Current
Diagnostic Ultrasound

现代超声诊断学

（第二版） 主编　张　武

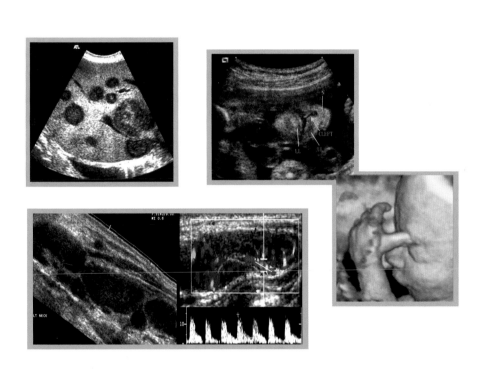

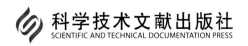

科学技术文献出版社
SCIENTIFIC AND TECHNICAL DOCUMENTATION PRESS

·北京·

图书在版编目（CIP）数据

现代超声诊断学 / 张武主编. —2版. —北京：科学技术文献出版社，2019.4
ISBN 978-7-5189-4624-2

Ⅰ.①现…　Ⅱ.①张…　Ⅲ.①超声波诊断　Ⅳ.①R445.1

中国版本图书馆 CIP 数据核字（2018）第 150604 号

现代超声诊断学.第二版

策划编辑：薛士滨　　责任编辑：薛士滨　　责任校对：文　浩　　责任出版：张志平

出 版 者	科学技术文献出版社
地　　　址	北京市复兴路15号　邮编 100038
编 务 部	(010) 58882938，58882087（传真）
发 行 部	(010) 58882868，58882870（传真）
邮 购 部	(010) 58882873
官 方 网 址	www.stdp.com.cn
发 行 者	科学技术文献出版社发行　全国各地新华书店经销
印 刷 者	北京地大彩印有限公司
版　　　次	2019 年 4 月第 2 版　2019 年 4 月第 1 次印刷
开　　　本	889×1194　1/16
字　　　数	1373千
印　　　张	51
书　　　号	ISBN 978-7-5189-4624-2
定　　　价	398.00元

内容简介
CONTENT VALIDITY

  2008 年出版的《现代超声诊断学》是在张武教授主编《现代超声诊断学手册》的基础上，由 33 名超声专家历经 4 年拓展撰写而成。如今，又过去了 10 年。面临这些年来超声技术不断日新月异地发展形势和培养医学超声人才的需要，我们深知需要本着与时俱进的精神，担当起《现代超声诊断学》的再版重任。为了保持该书再版的科学性和先进性，我们对《现代超声诊断学》原版的内容，从超声物理基础到临床应用，逐章逐节地进行了彻底的增补、更新，反复地删改，改换其他专家重新撰写某些章节，以至于编写期长达 4 年之久。目的在于力求反映近年来国内外先进超声技术及最新进展，舍弃某些陈旧、片面乃至有误的学术观点。全书共 29 章，分总论和各论两部分，130 余万字，精美图片 2000 余幅。再版书的总论，主要介绍与临床密切相关的超声诊断基础及超声新技术；各论，按解剖部位或器官系统分别阐述了超声解剖概要、超声诊断的适应证、检查方法、正常声像图，主要疾病的超声诊断要点及临床意义，注重超声对临床客观、公正、实事求是的评价。再版书中列举了大量珍贵的超声图片和丰富的临床资料，并进行了深入浅出、简明扼要的讨论、分析。最后，就介入性超声诊断和治疗的临床常用技术及其进展，做了简要的专章论述。

  《现代超声诊断学》再版，继续保持原版的"资料新颖、内容丰富、技术先进、注重规范、力求删繁就简、精简扼要，以利超声新技术在我国的普及和推广"基本原则。本书尤其注重超声技术与临床实践相结合，具有很强的实用性和指导性，是广大临床超声诊断医师不可多得的简明工具书，亦可供各科临床医师、影像医学专业医师、进修医师和研究生学习和参考。

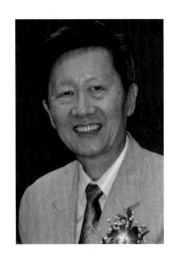

张武，男，汉族，1936年出生于安徽滁州。主任医师，教授，博士生导师。1959年毕业于北京医学院医疗系，1966年北京医学院第三医院（现北京大学第三医院）内科消化专业研究生毕业。1960年起从事超声诊断至今。1979年被首批公派加拿大留学2年，师从 Edward A. Lyons 教授（温尼伯医院超声影像中心，与美国 Thomas Jefferson 大学教授 Barry B. Goldberg 联合举办超声医师培训班并颁发资格证书），研修超声解剖学和临床超声（重点腹部、妇产、新生儿颅脑），完成肝癌超声征象实验与临床研究论文各一篇。回国后，参与创建全国性和北京市超声学会，推动我国超声教育改革和教材建设，主编全国性超声学习班超声讲义和《现代超声诊断学手册》。曾主讲腹部超声断层解剖和男、女盆腔超声解剖，超声伪像，新生儿颅脑，肝、胆、胰、脾、肾、腹膜后肿物，前列腺超声和超声引导自动活检等专题。在脾脏、肝外胆管和前列腺超声扫查技术和正常值研究方面有所创新；率先开展超声监测卵泡发育和"试管婴儿"监护研究。科研主攻方向为腹部超声与自动活检技术改进和临床应用。在国内率先开展经直肠超声引导前列腺等活检；将自动活检的临床应用技术推广到全国，并获得巨大成功。

1978年因对A型超声和M型超声心动图的技术革新和应用，获全国科学大会科技成果集体奖。先后发表论文160余篇，获部级科技进步奖两项、北京市科技进步奖三项。1982年起，参与创建并连任3届中华医学会超声分会常务委员，为中国超声医学工程学会常务理事；参与创建并兼任3届中华医学会北京超声学会主任委员。自1993年起，参与创办并担任《中华医学超声杂志》（电子版）总编8年，现任名誉总编辑。

1986年获北京市高教先进工作者称号，同年被评为中国十名有突出贡献的超声医学专家之一。曾3次荣获北京医科大学优秀教师称号。1998年，在北京"纪念中国超声创建40周年大会"上被授予对中国超声诊断事业做出杰出贡献的"先驱者"称号。2016年和2017年，被中华医学会超声学会、中国医师协会超声医师分会分别授予"对中国超声事业做出杰出贡献"的终身成就奖。

2018年荣获中国超声创建60周年纪念大会颁发的"周永昌中国超声教育功勋奖（金奖）"。

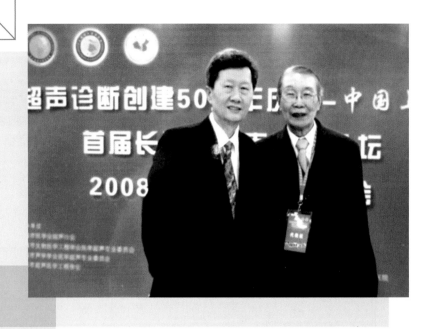

　　2016年9月周永昌教授和张武教授分别获得中华医学会超声学会颁发的"对中国超声事业做出杰出贡献"的终身成就奖。照片是2008年在上海召开的庆祝中国超声诊断创建50周年纪念大会时，张武教授与周永昌教授的合影

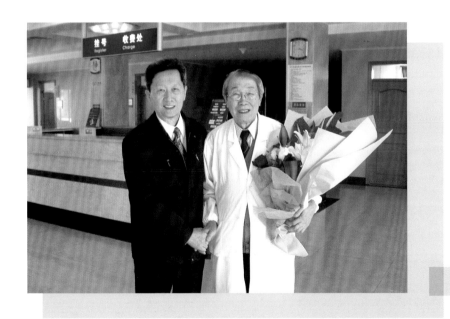

　　本书第一版承蒙周永昌教授审阅指正。主编张武教授亲自拜会周永昌教授表达谢意，并合影留念，2008年4月摄于上海市第六人民医院

作者名单
AUTHOR LIST

主　编　张　武（北京大学第三医院）

副主编　崔立刚　王金锐（北京大学第三医院）

编　委（按姓氏笔画排序）

王　浩（中国医学科学院阜外医院）

王月香（中国人民解放军总医院第一医学中心）

王金锐（北京大学第三医院）

王淑敏（北京大学第三医院）

牛凤岐（中国科学院声学研究所）

文华轩（南方医科大学附属深圳妇幼保健院）

冉维强（北京大学第三医院）

吕国荣（福建医科大学附属第二医院）

华　扬（首都医科大学宣武医院）

刘效慈（首都医科大学附属北京同仁医院）

严　昆（北京大学临床肿瘤医院）

李胜利（南方医科大学附属深圳妇幼保健院）

杨　颖（北京大学第一医院）

杨文利（首都医科大学附属北京同仁医院）

汪龙霞（中国人民解放军总医院第一医学中心）

张　武（北京大学第三医院）

张缙熙（北京协和医院）

陈　文（北京大学第三医院）

陈敏华（北京大学临床肿瘤医院）

苗立英（北京大学第三医院）

俞　雯（中国人民解放军总医院第一医学中心）

逄坤静（中国医学科学院阜外医院）

姚　远（南方医科大学附属深圳妇幼保健院）

袁　鹰（南方医科大学附属深圳妇幼保健院）

贾建文（北京大学第三医院）

徐辉雄（上海市第十人民医院）

唐　杰（中国人民解放军总医院第一医学中心）

崔立刚（北京大学第三医院）

傅先水（中国人民解放军总医院第四医学中心）

葛辉玉（北京大学第三医院）

温朝阳（北京大学国际医院）

简文豪（中国人民解放军总医院第七医学中心）

现代超声诊断学自出版至今已经整十年过去了。这十年来,医学超声新技术不断涌现,新经验不断积累,临床研究和应用领域进一步扩大。超声作为一门崭新的影像学科极具特色,它和CT、MRI、核医学成像,共同形成了四大现代医学影像技术。超声在现代医学影像学中占有十分重要的地位。其特点可分述如下:

1. 超声检查是无创伤、无痛苦、无电离辐射的影像技术。

2. 对人体各个部位的软组织器官和病变,能够提供实时的、高清晰度的断层图像——声像图。它既能动态显示许多表浅和内脏器官组织的断面解剖结构,又能反映心脏和血管系统、消化系统、泌尿道以及宫内胎儿等许多重要的生理功能。现今,实时三维超声成像也广泛进入临床实际应用阶段。

3. 作为超声发展的重要里程碑——彩色多普勒血流成像(color Doppler flow imaging,CDFI)技术的问世,包括较高敏感性的彩色多谱勒能量图(power mode Doppler imaging,PDI)技术,不仅能够实时显示断层图像,还能同时提供不同组织器官及其病变的彩色血流信息,还可以对正常和异常血流特性进行频谱分析。彩色多普勒超声曾被誉为“无创性的血管造影术”,尽管其显示能力有一定的限度。此外,组织多普勒成像(tissue Doppler imaging,TDI)还可成功地应用于评价心肌收缩功能。

4. 超声造影(造影增强超声 contrast enhanced ultrasound,CEUS)能够动态即实时地显示不同组织器官微血管和血流灌注(微循环),从而进一步分辨其有无异常。CEUS成为现代超声发展的一个新的里程碑,使超声医学发生了革命性的变化,大幅提高了超声在临床的广泛应用和研究价值。例如,CEUS能够大大提高肝脏良恶性肿瘤病变诊断的敏感性、特异性和准确性,并且可以与增强CT、MR相媲美;肝、脾、肾外伤等急症的超声诊断和鉴别诊断也取得了突破性进展。

5. 超声可以通过不同的扫查途径如经腹壁、经体腔(食道、阴道、直肠、腹膜腔),以及血管内和手术中扫查,对许多不同器官做任意的断面观察,包括纵断面、横断面、斜断面和冠状断面,因而极大地拓宽了临床应用范围,扩大超声作为现代影像学检查适应证。

6. 介入性超声(interventional ultrasound):利用超声引导通过上述许多途径,开展多种多样的穿刺、插管和微创医疗新技术,临床应用范围极广。介入性超声包括诊断与治疗两大范畴。例如,它能够为临床提供细胞学、组织病理学(包括免疫组化甚至多种基因检测)、微生物学和生化检验等重要诊断依据,从而极大地提高临床诊断和治疗水平;又如,对于囊肿、脓肿等进行抽吸引流和局部注射药物治疗从而可大量替代手术治疗的创伤。多年来,介入性超声微创技术取得突破性进展,已使传统认为必须接受外科手术的多种肿瘤和包虫病等许多疾病,能够进行微创治疗。一本专著《现代介入性超声与治疗》(刘吉斌主编)已经出版。

7. 在现代医学影像设备中,超声诊断仪器不断更新换代,而且向小型化发展,推出高、中、低不同档次的多种便携式超声仪,而性价比却趋优,有利于多次重复超声影像检查和随诊观察。超声可在急诊床旁和手术中进行。便携式超声仪还特别适用于边远灾区和野战医院的紧急医疗救助。

正是以上这些突出的优点，现代超声在临床医学中有着极其广泛的用途。它不仅涉及一般内外科、妇产科、儿科等主要临床科室，还与不少专科如眼科、神经内外科、心血管内外科、泌尿外科、肾病科、内分泌科、肿瘤科、急诊科，以及计划生育、围产医学（产前胎儿畸形）、老年医学等专业有着密切联系，近年来，肌肉骨骼系统超声的发展，更开拓了新兴领域——骨科和运动医学的用途。总之，超声诊断业已成为现代医院、医学中心，以至边远地区不可缺少的影像学诊断工具。超声诊断技术正在我国各地城乡各级医院推广。

超声面临如此快速发展的新形势，要求我们超声诊断的技术水平跟上去。广大的超声诊断工作者迫切需要对超声诊断的基本原理、临床应用范围和适应证、检查方法、各类疾病的主要超声表现及其临床意义、局限性等有一个比较全面、内容丰富但又简明扼要的了解和认识。为此，我们邀请了北京超声诊断方面具有丰富临床及教学经验的 30 多位教授、专家学者，共同编写了这本《现代超声诊断学》。其中，我们特邀南方医科大学附属深圳妇幼保健院李胜利教授以及其他几位专家共同撰写妇产科超声（包括围产期超声检查）和新生儿颅脑超声，以增加本书学术上的先进性和权威性。

本书是在 1996 年出版普及性的《现代超声诊断学手册》的基础上，参考最新权威性超声专著和重要文献，结合编著者们丰富的临床实践经验，进行全面扩充、修订、改写和补充于 2008 年完成的，以便在普及的基础上进一步达到提高技术水平的目的。本书在十年后再版，恰逢我国改革开放 40 周年，唯一的目的是，顺应现代超声的迅速发展，与时俱进。

在编写过程中，各章节不仅着重于内容丰富、观点新颖、技术先进，重点突出、简明扼要，还十分重视超声诊断基础和超声在临床各个不同领域应用中技术操作和专业术语的规范，力求反映当代超声诊断技术发展的先进水平和最新成就，重点介绍成熟的超声技术、经验和常规方法，阐明超声临床应用的实用价值及其特色，指出超声存在的局限性及改进的方法，注重对超声诊断、治疗进行客观的而非盲目评价。希望本书对于广大超声工作者和临床医师能有所裨益，也可为影像医学工作者以及高等医学院校师生和研究生学习或参考。本书承蒙德高望重的周永昌教授热情鼓励和指教，在此谨表我们衷心的谢忱！中国科学院声学研究所牛凤岐教授科学严谨、认真把关，重新撰写整个超声诊断学基础一章；工金锐教授除亲自参与本书策划和部分章节撰写而外，还负责审阅部分章节；崔立刚教授重新撰写肌肉骨骼系统超声一章并更新前腹壁、腹膜—腹膜腔超声检查；此外，参与本书撰写的还有国内一流医院的老、中、青超声专家以及北京大学第三医院超声科同道们，为完成或完善本书付出了艰辛的劳动。在此，一并向他们表示衷心的感谢！

本书编委们掌握尽可能"少而精"和删繁就简的原则，由于篇幅限制和编著者的水平，本书内容难免尚有疏漏、不当之处，诚恳希望同道们不吝指正。

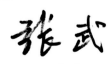

于北京

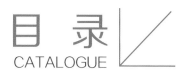

目 录
CATALOGUE

第二篇 各论

第一篇 总 论

第一章
超声诊断的物理基础

第一节　超声波的物理特性

一、超声波及其类型

1.超声波的定义

超声波属于声波,认识超声波需首先了解声波。一些著述中将声波定义为"机械振动在物质中的传播",将声波列为机械波;另一些著述中将声波定义为"机械振动产生的交变压力在物质中的传播",将声波列为应力波、压力波。国际标准 IEC60050—801：1994 和等同采用该标准的国家标准 GB/T2900.86—2009 将声波定义为"弹性媒质中质点在平衡位置附近的运动(movement of particles in an elastic medium about an equilibrium position)"。

人类最初是通过听觉认识声波的,但事实上只有频率在 16Hz(或 20Hz)至 16000Hz(或 20000Hz)的一段能够被人耳听到。这一频段的声波,称为可听声(audible sound)。低于可听声频率下限的,称为次声波;高于可听声频率上限的称为超声波(ultrasonic waves, ultrasound)。其中,16Hz 和 16000Hz 是 IEC60050—801 和某些资料中的说法,20Hz 和 20000Hz 是另一些资料中的说法,其差异是资料来源不同所致。

2.超声波的波型

根据传播方向与质点振动方向关系的不同,声波有纵波、横波、拉伸波、弯曲波、扭转波、表面波等之分。纵波又称压缩波,特点是传播方向与质点振动方向相同;横波又称剪切波,特点是传播方向与质点振动方向垂直,如图 1-1 所示。气体、液体中只能传播纵波。包括人体软组织和骨骼在内的固体、凝胶体中既能传播纵波,也能传播横波。超声诊断技术采用的主要是纵波,但在剪切波弹性成像和瞬时弹性图技术中采用的则是横波。

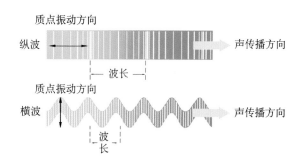

图 1-1　纵波、横波的声传播方向与质点振动方向示意图

二、超声波的特性

超声波的特性,主要是声场特性、声输出特性、声传播和衰减特性以及声波的多普勒效应等。其中,有些参数与声传播媒质无关,有些参数与声传播媒质密切相关,后者通常作为媒质声学特性参数研究和应用。

（一）描述超声波特性的物理量

1.频率

频率即媒质质点在单位时间内的振动次数,如图 1-2 所示。常用单位有 Hz(赫兹)、kHz(千赫兹)、MHz(兆赫兹)等。1kHz = 1000Hz,1MHz = 1000kHz = 10^6Hz。频率直接影响到超声诊断设备的空间分辨力和探测深度:频率低时,探测深度大,但空间分辨力差;频率高时,空间分辨力好,但探测深度小，最终选择必须兼顾二者。不同检查部位和不同用途常用频率范围如表 1-1 所列。

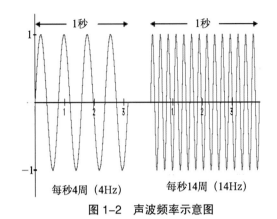

图 1-2　声波频率示意图

表 1-1　人体不同部位或不同用途所用声波频率

检查部位或用途	常用频率范围
腹部成像	3.5 MHz～5 MHz
心血管成像	2.5 MHz～3.5 MHz
眼部成像	10 MHz～50 MHz
皮肤成像	10 MHz～50 MHz
小器官成像	5 MHz～12 MHz
外周血管成像	5 MHz～10 MHz
血管内超声成像（IVUS）	10 MHz～50 MHz
经颅多普勒/小儿颅脑超声	2MHz/5MHz～8 MHz
剪切波弹性成像和测量	数十 Hz～上千 Hz

2. 周期

声波以周期方式传播，波形循环一周（360°）构成一个波长，其时间跨度称为波的周期，常用单位为 s（秒）、ms（毫秒）、μs（微秒）。频率与周期呈倒数关系。

3. 波长

波长即声波在一个振动周期内传播的距离，或者说是声传播方向上相邻两个振动相位相同的点之间的距离，如图 1-3 所示。常用单位为 m（米）、cm（厘米）、mm（毫米）、μm（微米）。

波长参数之所以重要，是由于：在声学中，衡量超声换能器孔径、声束粗细和扫查界面、目标物的大小，不是以其绝对尺寸，而是以其尺寸与波长的比值。实践中，大于 10 个波长即可视为"远大

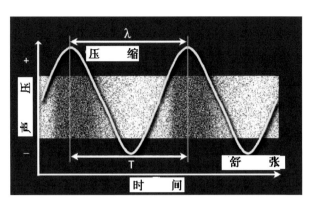

图 1-3　声波的波长（λ）、周期（T）、振幅（a）示意图

于""无限大"，小于 0.1 个波长即可视为"远小于""无限小"。

4. 振幅

振幅（amplitude）指媒质质点振动从平衡点至最大位移的距离。

5. 相位

相位也称相角，即正弦波波形上某一时间点所在的位置，如图 1-4 所示。用数学式表示该段波形，为 $A_t = A_0 \sin(\omega t) = A_0 \sin(2\pi ft) = A_0 \sin(2\pi t/T)$。式中 $\omega t, 2\pi ft, 2\pi t/T$ 即是相位。相位的常用单位为°（度）和 rad（拉德），$2\pi\ \text{rad} = 360°$，$1\text{rad} = 57.3°$。不难算出，在该段波形中，当 t 分别等于 0，T/4，T/2，3T/4，T 时，相位分别为 0°，90°，180°，270°，360°，瞬时幅度 A_t 分别等于 0，A_0，0，$-A_0$，0。

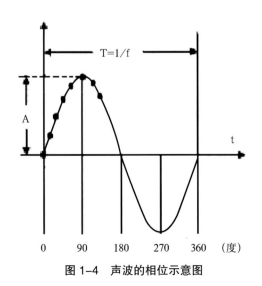

图 1-4　声波的相位示意图

6.声速

声波在媒质中传播的速度称为声速，常用单位为 m/s（米/秒）。不同媒质中的声速有很大的差别（见第二节）。声速等于波长与频率的乘积。

（二）医用超声波的类型

医用超声技术中所用的超声波有连续波和脉冲波两种，如图1-5所示。

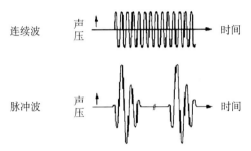

图1-5　连续波（上）、脉冲波（下）示意图

1.连续波

频率和振幅固定的不间断声波称为连续波，用于连续多普勒超声。在工程实践中，长度达到20个周期的极窄频带信号即可视为连续波。在超声诊断设备中，只有基于超声多普勒原理的血流仪和胎儿心率仪采用连续波。

2.脉冲波

波与波之间有时间间隔的非连续性声波称为脉冲波。超声诊断技术大多采用脉冲波，其中医学成像全部采用脉冲波。

3.表征超声脉冲波的物理量

（1）脉冲频率　单个脉冲声波本身的频率，通常包含多个频率，称为频带。

（2）脉冲持续时间（pulse duration）　相关标准中的定义是"脉冲声压平方积分达到终值的10%时与达到终值的90%时两点之间间隔的1.25倍"，也称脉冲宽度（pulse width），简称"脉宽"，如图1-6中所示。

（3）空间脉冲长度（spatial pulse length）　声波是在媒质中传播的，任何媒质都是占据几何空间的，声脉冲既然有时间跨度，也必然同时有空间跨度。单个声脉冲所占空间的长度称为空间脉冲长度，

其值等于所在媒质中的声速与脉冲持续时间的乘积。媒质中的声速不同，同一持续时间的脉冲的空间长度必然不同。

（4）脉冲重复频率（pulse repetition frequency，PRF）　单位时间内发射的超声脉冲次（个）数。

（5）脉冲重复周期（pulse repetition period，PRP）　两个相继脉冲起始的时间间隔，亦即脉冲重复频率的倒数，如图1-6中所示。不发射声波的间隔时间称为脉冲间隙时间，也称脉间（interpulse）。

（6）占空比（duty ratio）　单个脉冲持续时间在一个脉冲重复周期中所占的比率，原意是"占周比"，但一直被称为"占空比"。

（7）频带宽度（frequency band width）　简称带宽（band width），为单个脉冲声波包含的频率范围，其中又分为发射带宽和回声带宽。发射带宽的定义为"发射脉冲频谱中比峰值频率幅度低3dB（即约等于峰值幅度的70%）的两个频率（f_2，f_1）之间的频率范围"；脉冲回声带宽的定义为"回声脉冲频谱中比峰值频率幅度低6dB（即等于峰值幅度的50%）的两个频率之间的频率范围"，如图1-7所示。

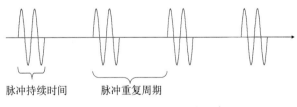

图1-6　脉冲重复周期概念示意图

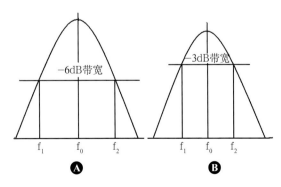

图1-7　A.回声脉冲带宽示意图；B.发射脉冲带宽示意图

绝对带宽 = $f_2 - f_1$，相对带宽 = $(f_2 - f_1) / f_0$

第二节 媒质声学特性与超声波传播规律

与电磁波、光波不同，超声波不能在真空中传播，必须依靠媒质。超声波在媒质中传播时，遵循其与媒质相互作用的固有物理特性，也是超声成像的物理基础。人体是传播声波的物质实体，因而必须研究和了解人体组织声学特性的一般性和特殊性，这对理解超声成像并正确解读超声图像至关重要。

一、媒质的声学特性

1. 声传播速度

声波的传播速度通称声速，不同媒质中的声速不同，有的相差很大，大体情况是：固体中声速＞液体中声速＞气体中声速。其基本特点和主要规律包括：

（1）在具有方向性的组织（如肌肉、骨骼等）中，沿纤维长轴方向的声速高于沿纤维短轴方向的声速。

（2）绝大多数媒质的声速都是随温度升高而降低，只有水例外，在74℃以下，其声速是随温度升高而升高。

（3）有些媒质的声速会随声波的频率而改变，这种现象称为频散。水是典型的非频散媒质。而有些媒质，尤其是橡胶、塑料以及人体软组织等黏弹性高分子物质，声速是随频率升高而升高，称为正频散媒质；跟骨之类以散射衰减为主的物质，声速是随频率升高而降低，称为负频散媒质。

（4）气体、液体中只能传播纵波，而橡胶、凝胶以及包括软组织和骨骼在内的人体组织中，除纵波外还可传播横波等其他波型。

（5）人体组织结构异常复杂，超声波在人体不同组织中的传播速度见图1-8。其中，1540m/s是国际公认的人体软组织声速平均值。

2. 声特性阻抗

声特性阻抗（acoustic characteristic impedance）的定义是"平面自由行波在媒质中某一点的声压与质点速度的比值"，其值 Z 等于媒质密度 ρ 与声速

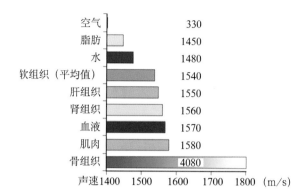

图1-8 水、空气和典型人体组织的纵波声速值

c 的乘积，即 Z=ρc。声特性阻抗的法定计量单位为 Pa·s/m（帕秒/米），1Pa=1kg/（m·s²）。典型人体组织及水和空气的声特性阻抗值见表1-2。声特性阻抗是影响不同媒质界面上反射强弱和不均匀媒质内部背向散射强弱的主要声学特性参数。其中，遇到大于波长的界面时产生反射，遇到小于和远小于波长的界面时产生散射。

3. 声衰减

声波在媒质内传播的过程中随距离而逐渐减弱的现象称为声衰减，单位距离上减弱的量称为声衰减系数，常用单位为Np/m（奈培/米）和dB/cm（分贝/厘米），1Np=8.686dB。

声衰减的原因，在不考虑声束扩展时，均质性媒质的主要因素是吸收。而在阻抗不均一的非均质性媒质中，除吸收因素而外，还包括散射作用。也就是说，均质性媒质的总声衰减系数等于吸收衰减系数，而非均质性媒质的总衰减系数等于吸收衰减系数和散射衰减系数二者之和。反射、折射虽然也可引起不同程度的后方声压、声强减弱，但并不属于衰减。

所有各种媒质的声衰减系数都是频率的函数。对于不存在黏滞衰减和黏弹性损耗峰的媒质，声衰减系数 α 随频率 f 单调升高，二者关系可以表达为指数函数 $\alpha = \alpha_0 f^n$。人体软组织不同于其他媒质的特点是n=1，此时的 α_0 称为声衰减系数斜率，常用单位为 dB/（cm·MHz）。几种人体组织、水和空气的 α_0 值见图1-9。表1-2列出了典型人体组织以及水和空气声衰减系数的 n 值。

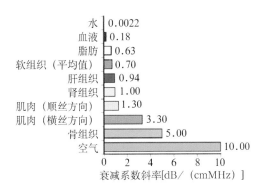

图 1-9　典型人体组织及水和空气的声衰减系数斜率（α₀）

表 1-2　典型组织的声特性阻抗、衰减系数频率指数和非
线性参量

媒质	Z（10^6 Pa·s/m）	n	B/A
空气	0.0004	2	
血液	1.61	1.3	6.1
脑组织	1.58	1	6.6
脂肪	1.38	1	10
肝组织	1.65	1	6.8
肌肉	1.70	1	7.4
颅骨	7.80	2	
软组织（平均值）	1.63		
水	1.48	2	5.2

4. 非线性参量

通常，在对声学问题的论述中，都是基于线性的假定，即：由声源发出的正弦波形，在传播过程中始终保持不变，波形上不同时相的点，都以相同的声速 c_0 传播。但事实上，线性声学只是非线性声学在小振幅条件下的近似理论。按照严格的，即非线性声学的理论推导和实验验证，波形上任意点 x 处的声传播速度应该是：

$$c(x) = c_0 + [1 + \frac{1}{2}\frac{B}{A}]u(x)$$

式中，无量纲量 B/A 即媒质的非线性参量（non-linearity parameter），u(x)是 x 点处的质点速度。该式表明：在声波刚刚发出的时刻，是以速度 c_0 传播的；在声波的压缩期（即正半周，声压为正的时段），u(x)为正值，声波以大于 c_0 的速度传播，

且波峰时速度最高；在声波的稀疏期（即负半周，声压为负的时段），u(x)为负值，声波以小于 c_0 的速度传播，且波谷时速度最低；在两种时相的交界处，仍以速度 c_0 传播。这一情况在声传播过程中不断积累和强化，于是正弦波即逐渐蜕变成锯齿波，如图 1-10（上）所示。波形畸变意味着谐波的产生。对锯齿波的频谱分析发现，其中除基频 f 之外，还有 2f、3f、4f 等谐频成分，如图 1-10（下）所示。谐波成像是医学影像技术的一项重大进步，而 c(x)与 B/A 的关系则清楚地表明：自然组织谐波成像之所以能够实现，是由于人体组织具有声学非线性；造影剂谐波成像的效果之所以更为显著，是由于这类制剂具有更大的非线性参量，故媒质的非线性特性是谐波成像的物质基础。表 1-2 中列出了几种典型人体组织和水的非线性参量值。

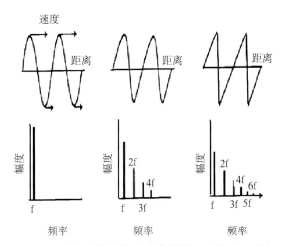

图 1-10　（上）媒质的声学非线性导致的波形畸变示意图；（下）波形畸变导致谐波产生示意图

二、声传播现象与规律

1. 反射和透射

在声阻抗不同的两种媒质的分界面上，入射的声能将有部分反射，部分透过界面。当两种媒质声速不同，且声波为斜入射时，透射波将改变角度，不沿入射波的方向传播，这种现象称为折射，如图 1-11 所示。反射、折射的基本规律是：（1）界面两边声阻抗相差越大，反射越强，透射越弱，声阻抗相差极大时，几乎全部反射而无透射；（2）反射角恒等于入射角；（3）折射角正弦与入射角正

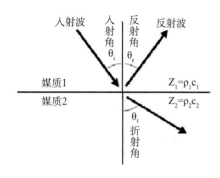

图 1-11　超声波束反射、透射（折射）示意图

弦之比等于两种媒质声速的反比。表现在超声影像中，在同为软组织的不同器官的界面处，透射能量将多于反射能量，既有回声亮带以作区分，又足以看清界面后方的目标（图 1-12A）。但在软组织—骨骼、软组织—含气腔体等界面处，因强反射造成的后方声影将妨碍对后方组织的诊查（图 1-12B）。

2. 散射

在非均一性媒质中，声波遇到小于波长的障

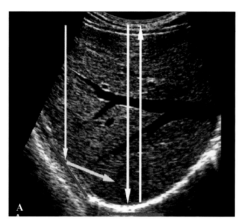
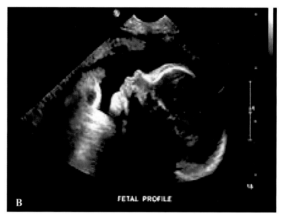

图 1-12　A. 超声波在人体隔膜处的反射和透射；B. 胎儿颅骨的强反射和后方声影

碍物（散射体，如肝、肾实质）而向多个方向反射、折射和衍射的现象称为散射（图 1-13A）。与入射声束方向相反的散射称为背向散射（back scattering）。人体组织的背向散射（图 1-13B）尽管很微弱，却是其内部不均匀性和结构细节的形象反映，是超声影像得以形成和鉴别诊断所依赖的重

要物理基础。

3. 干涉

在线性声学中，声波服从叠加原理，即：当两列或更多列声波在同一媒质中相遇时，相遇区域内任一点的振幅等于各列声波振幅的矢量和。而在相遇之后，各列声波仍保持各自特性不变，继

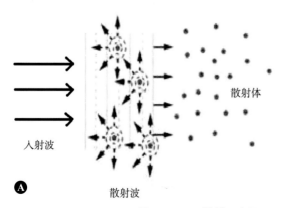
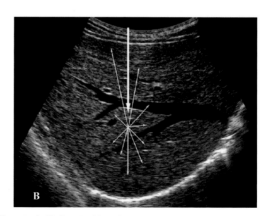

图 1-13　A. 散射示意图；B. 人体组织中的背向散射现象

续沿原有方向独立传播。这种振幅矢量叠加的现象，称为干涉（interference）。如两列频率相同的声波的波峰在空间某点相遇，即二者相位差为零或为 π 的偶数倍，称为"同相"，此时的合成振幅等于各自振幅之和，称为相长干涉（constructive interference）；反之，如一列声波的波峰与另一列声波的波谷相遇，即二者相位差为 π 的奇数倍，称为"异相"，其合成振幅等于各自振幅之差，称为相消干涉（destructive interference）。图 1-14（A）所示是两列振幅相等的声波（A 下）相长干涉形成

驻波（A 上），（B）所示是两列振幅相等的声波（B 下）相消干涉变成幅度为零（B 上）。但超声成像采用的不是单频连续波，而是具有一定带宽的脉冲波，所产生的不是如图 1-14 中所示的简单叠加形成驻波，而是如图 1-15 中所示的，由微细结构产生的不同频率、不同幅度、不同方向散射波无规叠加形成的斑点噪声（speckle noise）。斑点噪声会掩盖尺度虽小但具有诊断意义的解剖特征，是超声影像领域一直在着力解决的技术问题之一。

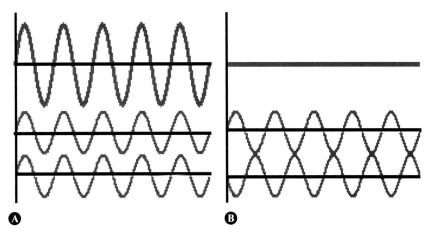

图 1-14 相长干涉（A）和相消干涉（B）示意图

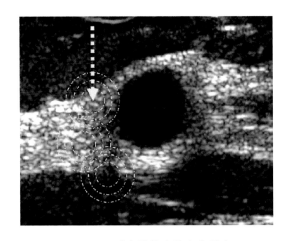

图 1-15 乳房影像中的斑点噪声

三、仪器设定与人体结构实际情况的矛盾及其后果

利用超声脉冲回波技术将人体解剖结构可视化，是具有重大意义的技术进步。但由于人体本身的高度复杂性、超声波的固有特性和技术本身的局限性，具体实现时往往需作一些大框架的简化假定。但人体结构和超声波的特性并不会由于人为假定而消失，它们将在影像、图谱、声音、数字等信息呈现形式中造成伪差或伪象（artifact，现多称"伪像"），如表 1-3 中所列。发现、分析乃至巧妙地利用它们，是提高临床诊断水平的要义之一。

表1-3 超声成像技术中的理想假定与真实情况的对照及相关的伪像表现

仪器假定	实际情况	二者不符导致的伪像
各种软组织声速均为1540m/s	高低不等，最大差异达8% 注：骨组织声速比软组织声速高2倍	声速伪像：（1）如骨组织、肝脂肪瘤的声速高于或低于周围组织，导致膈胸膜—肺影像位置前移或延后；（2）包含物（如病灶）声速高于或低于1540m/s时，影像轮廓形状将有所改变，尺寸测量结果相应地偏小或偏大
各种软组织声衰减系数相同	高低不等，最大差异达上千倍	衰减伪像：（1）局部高衰减区域后方回声减弱甚至消失（形成声影）；（2）极低衰减的囊性结构后方呈回声增强
声束无限细窄，扫描平面无厚度	侧向和俯仰方向都有一定尺寸，且远粗于光束	侧向分辨力伪像和切片厚度伪像（也称部分容积伪像，partial volume artifact），影响声束扫描方向和俯仰方向小尺寸目标或间隙的检出
脉冲无限短	时空都有一定跨度	产生轴向分辨力伪像，影响深度方向小尺寸目标或间隙的检出
声束为独瓣，无分支	单元换能器有旁瓣，阵列换能器有栅瓣和旁瓣	产生旁瓣或栅瓣伪像，特征是一物多像，导致误识误判
反射一次终结	强反射往返多次	产生混响伪像（彗尾伪像），影响被遮盖区域的目标观察
声波皆直行，反射沿原路	折射、斜入射反射使声束斜向传播	产生折射、反射伪像，目标易位或有真有假，导致误识误判

第三节 超声波的产生与声场特性

一、超声波的产生和接收

1. 换能材料

在超声频率范围内，能够将电能转换为声能和（或）将声能转换为电能的部件称为超声换能器。超声换能器的核心部分是承担能量转换的换能元件，

绝大部分换能元件是用压电材料制作的。表1-4列出了迄今所用的典型压电材料及其优缺点。超声诊疗设备中使用的主要是属于多晶体的压电陶瓷和压电复合材料。既往最常用的压电陶瓷材料是锆钛酸铅（PZT），目前应用最普遍的是压电复合材料。单晶压电材料具有更加优异的声学特性，也已经在高性能换能器中使用。在阵列式换能器中，还要进一步将长方形、正方形、圆形的压电元件细切成数十、数百甚至数千个阵元。

表1-4 典型压电换能材料的比较

类别	典型举例	优点	缺点
石英	水晶	取自天然，不易老化，性能稳定	灵敏度低，阻抗高，不易匹配
压电陶瓷	锆钛酸铅	机电耦合系数高，压电常数优良，介电常数可在一定范围内调节，机械品质因数范围较大，居里温度较高，便于加工成不同形状和尺寸的元件	强度不够高，难以制成频率数十MHz元件；机械品质因数不够低，难以制成宽频带元件；与人体组织声阻抗失配
压电复合材料	锆钛酸铅-环氧树脂1～3型复合材料	声阻抗低，易于与人体组织匹配；质地较软，便于制成凸阵；机械品质因数低，便于制成宽带、高分辨力换能器；抗冲击性较好	制作工艺复杂，成本较高，难以制成频率数十MHz高频元件；易老化导致性能退化
弛豫铁电体	铌镁酸铅-钛酸铅、铌锌酸铅-钛酸铅单晶体	介电常数高，压电常数高，机电耦合系数高，损耗角正切低，可制成高灵敏度、100%带宽、高分辨力探头和数十MHz高频探头	娇脆易碎，工艺复杂，成品率低，价格昂贵
压电聚合物	聚偏二氟乙烯（PVDF）	声阻抗与人体组织匹配良好，柔软易成型，适宜制作宽带水听器	电极安装困难，难以承受高电压，发射灵敏度偏低

2. 压电效应

某些材料受到压力时，其适当的表面上会产生电荷，称为正压电效应；施加电场时，会在适当的方向上产生应变，称为逆压电效应。压电型超声换能器中声电转换所依赖的正是这些效应。但人工制造的压电陶瓷材料，需经极化，即在高压直流电场作用下使偶极子取向排列后才具有压电特性，如图1-16所示。

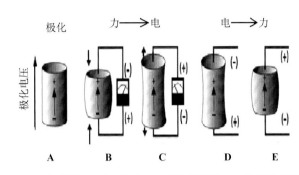

图1-16　极化作用和极化后压电陶瓷材料的正—逆压电效应示意图

3. 超声波的产生和接收

将换能材料加工成适当形状和尺寸的器件，在其表面覆设电极，通过电极施加数兆赫兹的交变电压，即会发生相应频率的机械振动，通过媒质发射传播，产生超声波；而当受到超声波交变压力的作用时，即会产生相应的交变电压。阵列式换能器中发射和接收超声波的压电单元称为阵元，数个阵元并联后一起发射和接收超声波，称为阵元组。

二、声场特性

媒质中有声波存在的区域称为声场。医用超声声场是很复杂的，其基本特征是：

1. 束射性

阵元发出的超声波在较小的立体角内呈指向性传播，即束射性。所形成的声场称为声束（sound beam）。声束中声压分布的对称轴（中心轴线）称为声轴，为声束传播的主方向。但必须注意：只有当声源横向尺寸（孔径）显著大于波长时，超声波的声场才呈束状，具有指向性；而当声源的横向尺寸小于波长，成为"点源"时，发出的超声波是向四面八方发散的。

2. 圆形单元换能器声场中的声压分布

（1）声轴上的声压分布　采用圆形换能元件的超声换能器，其声轴上的声压分布如图1-17所示。该图表明：在与换能元件距离小于 $z_g = a^2/\lambda$ 的范围内，声轴上的声压是起伏振荡的，在 $z_g = a^2/\lambda$ 处出现最后一个极大值，之后就单调降低。声学上将与换能元件表面距离小于 $z_g = a^2/\lambda$ 的区段称为近场区，大于 $z_g = a^2/\lambda$ 的区段称为远场区，$z_g = a^2/\lambda$ 称为近场区长度。对于同一传声媒质和换能元件孔径，超声波的频率越高，其近场区越长，即束射性越好；对于同一传声媒质和频率条件，换能元件孔径越大，则近场区越长，束射性越好。

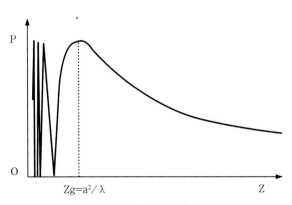

图1-17　采用圆形换能元件的超声换能器声束轴上的声压分布

（2）垂直于声轴的平面上的声压分布　与声轴垂直的平面上，声压也是起伏变化的。基本规律是：对于采用圆形换能元件的单元式换能器，在近场区内，与声轴垂直的平面上的声压随声轴距离的变化是杂乱无章的；在远场区，从最后一个轴上极大值处开始，与声轴垂直的平面上的声压随与声轴距离的增大而单调降低，如图1-18所示。

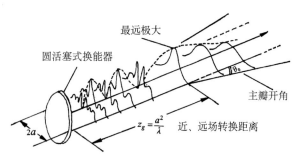

图1-18　垂直于声轴的平面上的声压分布

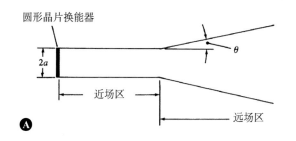

Ⓐ

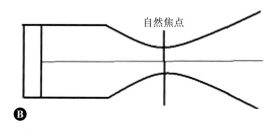

Ⓑ

图1-19　非聚焦声束形状：A.文献中所示；B.实验测量结果

3.非聚焦声束的形状和扩散角

在教科书和文献资料中，大多将非聚焦型单元换能器的声束纵剖面画成图1-19（A）所示的形状：在近场区，声束为截面不变的圆柱形；在远场区，自最后一个极大值处开始，声束截面逐步扩展，有如喇叭形，一侧边缘线与声轴的夹角称为扩散角（θ），也称主瓣开角。但实际测量表明，此类超声换能器发射的超声声束纵剖面，是如图1-19（B）所示的近似哑铃型，其最细处称为自然焦点。

三、聚焦和聚焦声束

1.惠更斯原理

超声波从声源发出后，若在均匀的媒质中传播，被激发产生振动的质点都可以视为发射子波（wavelet）的新声源。由子波到达的各质点所连成的包络构成新的波阵面，也称波前（wave front）。波前的法线方向就是波的传播方向。这一规律称为惠更斯原理（Huyghens principle）。波前为平面的称为平面波，波前为球面的称为球面波，如图1-20所示。其中，左图为平面波 Δt 时刻的波阵面情况，右图为球面波 Δt 时刻的波阵面情况。控制多个相邻振源的振动顺序和时间和即可使波束向不同方向偏转，控制振动延时的长短即可控制波束偏转的角度，故惠更斯原理是相控阵换能器实现扇形扫描和所有阵列式换能器实现电子聚焦的物理基础。

2.声束的聚焦

为提高空间分辨力，所有超声诊断设备均配用聚焦型探头。其中，机械扇形扫描探头和经颅多普勒血流检测仪配用的脉冲波探头，为声透镜单段聚焦（图1-21A）；通用B超和彩超仪器配用的一维探头，为多段聚焦和全程连续聚焦（图1-21B、图1-21C）。传统上，声束扫描方向（侧向）是利用延迟线作电子动态聚焦，与扫描平面垂直的方向（俯

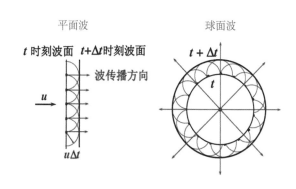

图1-20　惠更斯原理示意图

仰方向）为声透镜聚焦（图 1-22）。但在近年出现的分数维探头中，换能元件的俯仰方向也进行了切割，采用了电子聚焦。然而，由于客观规律的限制，对于既定的阵元组孔径，采用电子聚焦技术获得的声束焦距长度不可能大于其自然焦距，即近场区长度。依据公式 $z_g = a^2/\lambda$，近场区长度正比于成像子阵孔径的平方，欲实现阵列式探头的多段和全程聚焦，对深处目标需采用大孔径，即大的阵元数，对表浅目标需采用小孔径，即小的阵元数，这就是著名的动态孔径（dynamic aperture）或称可变孔径（variable aperture）技术。

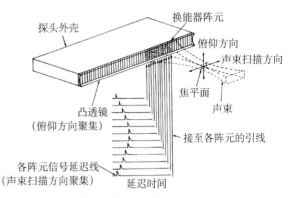

图 1-22　阵列探头的声束聚焦原理示意图

还需说明的是，前面附图中所示声束都只有一个主瓣（main lobe），而真实情况并非如此，单元换能器都有旁瓣（side lobe），阵列换能器都有栅瓣（grating lobe），如图 1-23 中所示。它们是产生伪像的重要原因之一。

3. 聚焦声束的焦点、焦域、焦斑

在聚焦声束中，声轴上的声压最高点称为焦点；在三维空间中，由声压为焦点处声压指定分数的点组成的曲面包围的区域称为焦域（focal region，focal zone），其形状大体呈椭球形，长轴在声束轴线上。按照学科和专业习惯，其中的"分数"常用 dB（分贝）数表示。指定声压为焦点处声压的 0.1，0.5，0.707 倍的曲面包围的区域，称为 -20dB，-6dB，

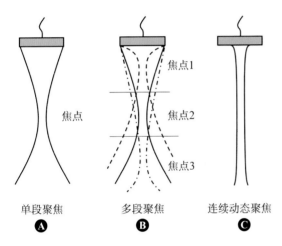

图 1-21　超声成像常用的三种聚焦声束纵剖面图

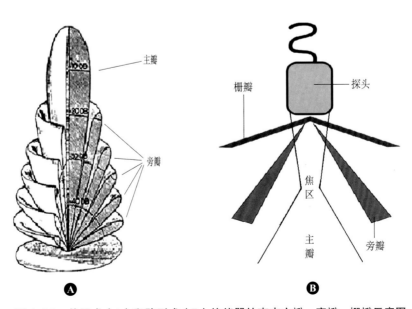

图 1-23　单元式（A）和阵列式（B）换能器的声束主瓣、旁瓣、栅瓣示意图

13

−3dB焦域。通常，如不特别说明，均指−6dB焦域。在二维空间中所见的，是包含焦点的焦域最大纵剖面，称为焦斑（focal spot），焦斑中的声压分布如图1-24所示，其中图（A）以颜色和等高线表示声压高低分布，图（B）以立体图和剖面轮廓线表示声压高低分布。

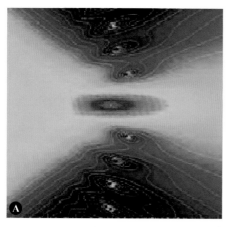
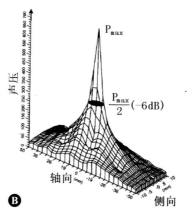

图1-24　A.以颜色表示的焦斑声压分布；B.以剖面图表示的焦斑声压分布

第四节　超声换能器和探头

换能器是超声诊疗设备中承担声—电转换作用的器件。换能器连同外围结构一起，用于诊断的称为探头（probe），用于治疗的称为治疗头、声头（applicator，treatment head）。本节只介绍超声诊断、监护所用的换能器和探头。

一、换能器的基本结构

换能器的结构包括换能元件和引线、匹配层、声透镜、吸收背衬以及用于灵敏度、空间分辨力调节的部分。探头除换能器外还包括前置放大器、屏蔽外壳、电缆、机械驱动机构、油腔等。换能器的核心是用换能材料制作的压电晶片。

压电陶瓷材料的声特性阻抗约为人体软组织的20倍，二者界面上的阻抗失配将导致发射声波难以进入人体组织和接收组织内的反射回声，为此需要在压电晶片前表面粘贴一至两个匹配层。匹配层不但能大大提高换能器的发射—接收灵敏度，而且能够显著增大频带宽度，改善轴向分辨力。再者，压电晶体属于低内耗材料，固有频带极窄，导致在电脉冲激励后产生的声脉冲过长，严重影响影像的轴向分辨力。为此需要在晶片后面加一层声阻抗较高的吸声背衬。但吸声背衬的声阻抗也不可高到与压电晶片材料相当的程度，否则将显著降低换能器的发射灵敏度。二者权衡，在当今常用的超声探头中，背衬材料的声特性阻抗一般在6×10^6Pas/m左右。此外，对于阵列式探头，背衬还是保证其结构整体性的必备依托。

早期的机械扇扫为单元换能器，通过微电机驱动作摆动扫查。现代换能器几乎都采用阵列式结构，利用电子门控技术实现声束形成和扫描。

二、探头的类型

超声诊断—监护设备配用的探头种类繁多，基于不同角度的分类如表1-5所列。图1-25所示是各种常用探头的照片。

（一）单晶片或双晶片笔式探头

此类探头一般采用一个圆形晶片或两个半圆形晶片，前者多用于A型超声诊断设备，后者多用于连续波多普勒仪器。

（二）机械扫描探头

将一个单元式聚焦换能器或三个单元式聚焦换

表 1-5　基于不同角度的超声诊断用探头分类

划分角度	换能器类别
按换能器结构形式	单元式（一个圆形换能元件或两个半圆形换能元件）、梅花式（数个彼此分开的换能元件）、阵列式（一个大尺寸换能元件切割成依序排列的数十、数百至上千窄条）
按阵元布置—组合方式	平面线阵、凸阵、相控阵、环阵
按阵列几何维度	一维、1.25 维、1.5 维、1.75 维、二维（面阵，矩阵）
按凸阵探头曲率半径	小 R（R30，R20，R15，R9），即微凸阵探头，用于心脏和胎儿、胸部；中 R（R60，R40），用于腹部、妇产科；大 R（R76），用于胖人和腹部深部脏器
按声束聚焦方式	声透镜聚焦、电子聚焦；单点聚焦、多段聚焦、连续动态聚焦
按声束扫查方式	机械扇形扫描（单换能器摆动式和三换能器旋转轮值式）、电子线性扫描（线阵）、凸阵扇形扫描（凸阵）、电子扇形扫描（相控阵）、机械—电子复合扫描（volume 探头）、锥体扫描（面阵）
按中心频率	低频（5MHz 以下）、高频（5MHz 及以上）、超高频（10MHz 以上）
按临床使用部位	腹部、心脏、表浅器官、腔内（经直肠、阴道、食道等）、血管内、手术中

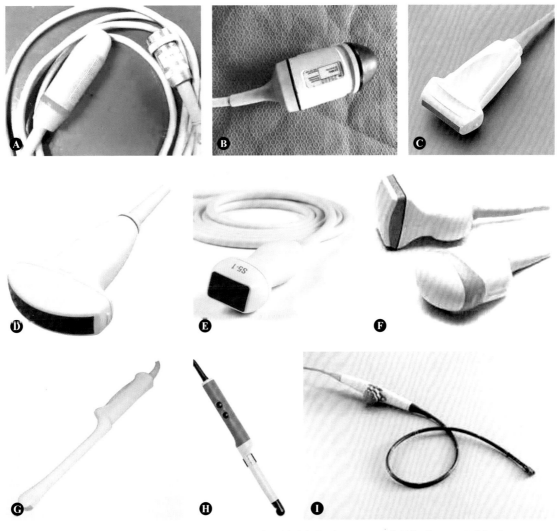

图 1-25　A. 单元式机械扇扫探头；B. 环阵机械扇扫探头；C. 平面线阵探头；D. 凸阵探头；
E. 相控阵探头；（F，上）面阵探头，（F，下）机械—电子复合扫描探头（volume probe）；
G. 经阴道微凸阵端射式探头；H. 经直肠探头；I. 经食道探头

能器依托轮轴的 120° 开角组合，安装在油腔内或导管的前端，用微电机驱动实现摆动或旋转，在探查区域内作声束扫描，将回声信号线按扫描顺序组合，得到一个扫查面的回声，处理后成为二维切面图像。此类探头在眼科、膀胱和经食道超声扫描仪中仍在应用。

机械扫描探头中最为先进的是环阵探头。该类探头的压电晶片被切割成中心圆片和外围同心圆环，与平面线阵和凸阵一样，通过对各阵元的延时激励控制聚焦深度，其声束横截面为圆形，侧向与俯仰方向具有相同的空间分辨力。这种设计先进的机械环阵扫描探头由 Diasonics 公司首先推出，由于在图像清晰度和临床使用寿命方面并不比凸阵（小 R）更为优越，此后多被电子扫描探头所取代。

（三）电子扫描探头

电子扫描探头分为平面线阵、凸阵和相控阵。

1. 平面线阵探头

平面线阵探头的声束扫描和成像原理如图 1-26 (a) 所示。细长条形阵元依序排列在同一平面上，数个阵元组合成一个阵元组进行超声的发射和接收，通过对阵元组内各阵元的延时控制实现声束聚焦，通过电子开关切换实现声束扫描。接收这些扫描线的回声信号，构成包含组织声学特征的切面声像图，显示画面为长方形。

2. 凸阵探头

凸阵探头的声束扫描和成像原理如图 1-26 (b) 所示。细长条形阵元依序排列在圆弧形背衬上，工作方式与平面线阵相同。由于声束方向呈扇形分布，影像显示画面呈扇形。凸阵探头与身体的接触面较好，扫查面较大，比较常用。其中曲率较小者适合经肋间心脏探查。

3. 相控阵探头

相控阵探头的声束扫描和成像原理如图 1-26 (c) 所示。细长条形阵元也是依序排列在同一平面上，也是通过延时控制实现声束聚焦。但与平面线阵的显著不同是：(a) 阵元数只有几十个；(b) 所有阵元同时参与声束形成和发射、接收；(c) 通过另一组时间参数控制，其声束呈扇形扫描，故称为电子

扇形。对于超声波束，时间变化相当于相位变化，故称其为相控阵。

4. 面阵探头

面阵也称 2 维阵，辐射面整体呈正方形，压电晶片被正交切割成数百至上万个方形阵元，通过延时控制和开关切换，可以在两个正交的方向上实现声束的聚焦和扫描，直接实现实时三维成像，即所谓四维（4D）成像。

（四）机械—电子复合扫描探头

该类探头的英文名称为 volume probe，意思是"容积探头"，是将平面线阵或凸阵探头安装于充油腔体内，在电机驱动下作机械平移、摆动或围绕竖直轴的旋转，实现声束在两个正交方向上的扫描，经计算机实时采集存储，可以获得一定体积内组织的回声信息，经重建获得三维影像。这类设备的三维成像被称为动态三维，成像速率达到每秒 24 帧即可视为实时三维。

（五）腔镜和导管探头

即将微型换能器与腔镜、导管组合，做成腔镜探头、术中探头、血管内探头等。由于大多采用 10MHz 及以上的工作频率，且更接近被检查的器官，因而可获得分辨力极高的影像。

三、声束扫描—声场的时空特征

（一）声束扫描的方式

在超声诊断设备中，A 超、胎儿心率仪、频谱多普勒血流仪、骨密度仪等非成像仪器的探头，无论是发—收合一的还是发—收分开的，其声束形状及其在人体中的空间位置都不从外部予以改变。但 B 超和彩超是成像仪器，为了形成二维和三维影像，其声束形状及其在人体中的空间位置都必须按照一定规律和顺序不断改变，如图 1-26 所示。声束空间位置的改变称为扫描，其中 (a) 为一维平面线阵探头的声束扫描；(b) 为一维凸阵探头的声束扫描；(c) 为一维相控阵探头的声束扫描；(d) 为 1.25 维相控阵探头的声束扫描；(e) 为面阵（二维阵，矩阵）

探头的棱锥体形声束扫描。图注中的"俯仰"指俯仰或称切片厚度方向，"方位"即声束扫描方向。

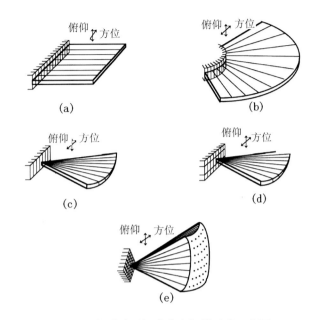

图 1-26 各种阵列探头声束扫描形式示意图

（二）声线与帧率

在声束扫描成像中，实施扫描的每一声束轴线称为声线，扫描形成的每一画面（picture）或称视图（view）称为帧（frame）。以 N 代表构成一帧的声线数目，以 M 代表每秒钟完成的帧数，即帧频或称帧率，L 代表超声波的扫描深度即声线长度，c 代表人体软组织中的声速，它们之间的关系为 $N \times M \times L = c/2$。超声诊断设备都是按照人体软组织平均声速 c=1540m/s 设计的，故 N、M、L 三者乘积是一常数。该等式表明：在超声成像设备中，声束扫描深度、每帧声线数和帧率之间是此消彼长、互相制约的；欲提高某项指标，必须以降低另外的指标作为代价，无法兼得。

四、灰阶成像的分辨力

（一）空间分辨力

仪器能够区分的回波目标之间的最小距离称为空间分辨力（spatial resolution），包括轴向、侧向和俯仰三个维度。需要说明的是，虽然超声成像的

临床对象是人体组织和解剖结构，但仪器性能检测评价却是在作为组织替代物的人体仿真模块，称"超声体模"（phantom）上进行的，因而表征仪器性能质量的技术参数也是以超声体模为着眼点定义的。

1. 轴向分辨力（axial resolution）

国际标准和国家标准中对轴向分辨力的定义是，"在体模的指定深度处，沿超声波束轴能够显示为两个回波信号的两靶线之间的最小间距"。B 超仪器是依据脉冲回波的到达时间识别目标远近的，但声脉冲是具有一定时间和空间跨度的。理论研究和测量实践都证明，如果沿声束轴线有一远一近两个目标，当二者间距小于脉冲空间长度的一半时，则较远目标回波脉冲的前段即会叠加在较近目标回波脉冲的后段上，从而在图像显示中表现为"粘连"在一起的整体无法分辨，如图 1-27 所示。影响轴向分辨力的因素包括超声工作频率和脉冲空间长度。在可能的条件下，采用高频和宽带探头以缩短超声脉冲的空间长度，将获得更好（数值更小）的轴向分辨力。

轴向分辨力

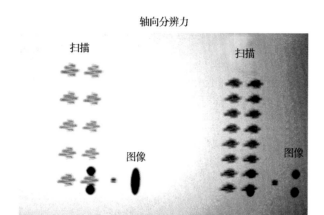

图 1-27　轴向分辨力形成机制示意图

度，将有助于获得更好（数值更小）的侧向分辨力。

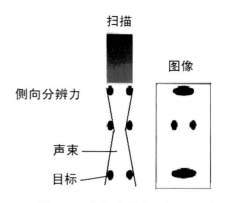

图 1-28　侧向分辨力形成机制示意图

2. 侧向分辨力（lateral resolution）

国际标准和国家标准中对轴向分辨力的定义是，"在体模的指定深度处，扫描平面中垂直于超声波束轴的方向上，能够显示为两个清晰回波信号的两靶线之间的最小间距"。仪器是根据回波出现时的声束方位确定目标位置的。如声束扫描平面中与声束轴垂直的方向上两个紧邻目标的间距小于声束宽度，其回波影像就会"粘连"成一体无法分辨，如图 1-28 所示。影响侧向分辨力的因素包括超声工作频率、声束宽度、至换能器的距离和旁瓣、栅瓣。在可能的条件下，采用较高频率的探头和动态孔径、变迹等控制技术，在尽可能大的深度范围内减小声束宽

3. 俯仰分辨力（elevational resolution）

垂直于扫描平面方向的分辨力称为俯仰分辨力，但更通用的名称是切片厚度（slice thickness）。国际标准和国家标准中对切片厚度的定义是，"在体模的指定深度处，垂直于扫描平面方向上显示声信息的仿组织材料的厚度"。与侧向分辨力的定义相比，这一表述或许不够直观，但俯仰分辨力的形成机制与侧向分辨力是非常相似的，即：在与扫描平面垂直的方向上，处于同一深度的两个回波目标，当间距小于切片厚度时，其回波影像就会"粘连"成一体无法分辨。图 1-29（A）中，位于声束厚度

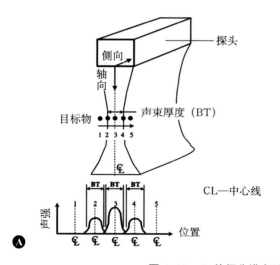

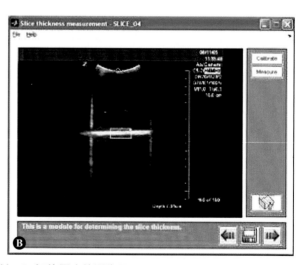

图 1-29　A. 俯仰分辨力形成机制；B. 切片厚度的影像显示

18

范围之内的 2、3、4 三个目标，在二维灰阶影像上将显示为一个无法分开的整体，位于范围之外的 1、5 两个目标则不会出现。图 1-29（B）画面上所示亮带的上下宽度，是利用专用体模测得的切片厚度。为了改善俯仰分辨力，传统阵列式探头一直是利用硅橡胶声透镜作几何聚焦。在采用机械—电子复合扫描方式的三维成像中，为在俯仰方向也获得较好的空间分辨力，于是出现了在换能晶片的另一方向也作切割和实施电子聚焦的分数维（1.25D，1.5D，1.75D）探头。

（二）对比度分辨力（contrast resolution）

相关标准中对对比度分辨力的定义是，"对嵌埋于指定的仿组织材料中，具有指定特性的散射或反射结构，能够检出的回波幅度的最小差异"。所称"回波幅度差异"是以 dB 数表示的。临床超声影像的对比一般为 256 灰阶，但人眼视觉的对比度分辨力仅 8～10 个灰阶。检测成像设备对比度分辨力的专用体模，靶标之间的级差为 3dB，背向散射最强与最弱的差异不超过 30dB。但对比度分辨力参数至今未被任何组织列为产品质量检测评价项目。

第五节　多普勒效应及其在超声诊断技术中的应用

一、多普勒效应

如图 1-30 所示，站在路旁的人会发现，当火车或汽车等朝自己开来时，鸣笛的声音"发尖"，当离开自己远去时，鸣笛的声音"发闷"。"发尖"表明频率高，"发闷"表明频率低。这种由于声源与收听者相对运动而使接收到的声信号频率发生改变的现象，是由奥地利科学家克里斯蒂·多普勒发现的，为纪念他而命名为多普勒效应。在这一现象中，接收信号频率减去发射信号频率所得的差值，称为多普勒频移。

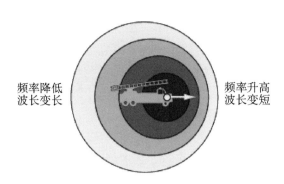

频率降低　波长变长　　　　频率升高　波长变短

图 1-30　多普勒效应示意图

二、血流多普勒技术中的定量关系

在人体结构中，有些部分始终处于运动状态，其中最典型的是血液的流动和心脏的搏动。与非生物体一样，当超声波经过血管、心脏时，处于运动状态的红细胞和心肌将产生与发射频率不同的回波信号。研究发现，多普勒频移与声源—接收器相对运动的速度成正比。图 1-31 所示，是探头向与声束之间夹角为 θ 的血管中发射超声波并接收红细胞产生的回波信号的示意图。夹角 θ 称为多普勒角。若以 f_T，f_R，f_d 和 v 分别表示发射频率、接收频率、多普勒频移和血流速度，则有：

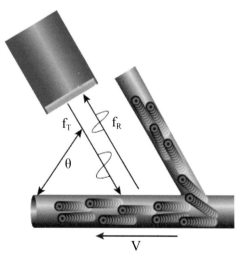

图 1-31　血流多普勒示意图

$$v = \frac{(f_T - f_R) \cdot c}{2f_T \cdot \cos\theta} = \frac{f_d \cdot c}{2f_T \cdot \cos\theta}$$

该式中，声速 c 取软组织平均值 1540m/s，$\cos\theta$ 取角度 θ 校正后的值，发射频率 f_T 是已知数。这样，超声仪器通过快速傅立叶变换（FFT）即能自动显示血流速度 v 的数值。由于接收信号频率有高于和低于发射信号频率两种情况，流速 v 也相应地有正负之分。正值表示血液朝向探头流动，负值表示血液背向探头流动。这样，超声多普勒技术既能测出血流速度，也能告知血流方向。

需要注意的是：超声声束与血流之间的夹角即多普勒角 θ 对频谱显示具有决定性作用。图 1-32 中将其分为四种情况：A 为声束与血流接近平行，频谱信号最高；B 为声束与血流方向平行程度不如 A，频谱信号比 A 低；C 为声束与血流方向近乎垂直，频谱信号很低；D 为声束与血流方向相反，频谱信号为负向。故只有对血流方向做过校正之后，流速读数才有意义。为了准确测速，须仔细操控探头角度，使多普勒角 θ 小于 $60°$。

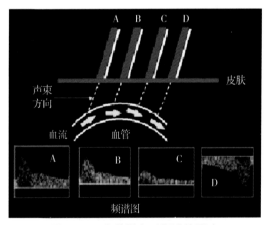

图 1-32　多普勒角对频谱的影响

三、多普勒超声的类型

超声诊断用的多普勒技术有音频、频谱、彩色血流成像、组织多普勒成像和多普勒能量成像等多种，各有其用途和局限。

（一）音频多普勒（audio Doppler）

超声多普勒胎儿心率检测仪、胎儿监护仪和笔式血管检测仪属于这一类。该类设备的特点是，向探测部位发射超声连续波，接收血流的频移回波信号，以音频形式供临床医生监听。其中，胎儿心率检测仪和笔式血管检测仪的超声发射和接收由两个晶片分别完成。为防止在胎儿娩出过程中信号丢失，胎儿监护仪采用的是梅花式探头。

（二）频谱多普勒（spectrum Doppler）

频谱多普勒有脉冲波多普勒（pulsed wave Doppler，PW）和连续波多普勒（continuous wave Doppler，CW）两种，各有优缺点。

1. 脉冲波多普勒

如图 1-33 所示，该类技术采用单元式换能器，一个元件兼做发射和接收。作为声源发射出一组短脉冲后，又作为接收器通过对延迟时间（距离选通）的控制选择接收来自人体不同深度的血球背向散射频移回波。PW 的局限性在于，可测的最大血流速度仅为发射信号脉冲重复频率（PRF）的一半，无法对深部高速血流定量检测。PRF 的半值被称为奈奎斯特（Nyquist）极限频率。如多普勒频移超过这一极限，频谱显示就会出现幅度和方向的伪像，即频谱混叠，须通过移动基线和选用高 PRF 予以纠正，如图 1-34 所示。

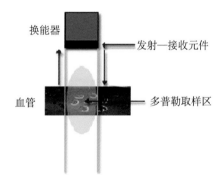

图 1-33　脉冲多普勒原理示意图

2. 连续波多普勒

如图 1-35 所示，该类技术的原理与音频多普勒相似，单元式探头采用两个半圆形晶片分作发射、接收，阵列式探头将阵元分成两半，一半发射，另一半接收。由于超声连续波在理论上的脉冲重复频率为无限大，故其频谱显示不受血流速度的限

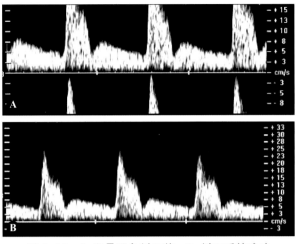

图1-34　A.混叠现象纠正前；B.纠正后的脉冲
多普勒频谱

制，能够检测高速血流。该类的局限性在于没有
距离选通功能，来自声束沿线的所有回波信号都
会被不分先后地检测和记录下来，无法依据它们进
行位置诊断。

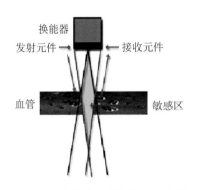

图1-35　连续波多普勒原理示意图

3. 频谱多普勒的临床使用

在临床实践中，一般是将脉冲波和连续波多普
勒联合使用，即把频移信号作快速傅立叶转换（FFT）
后通过声音和频谱两种方式输出，因而既可听声，
又可看图。

（1）音频输出　经扬声器输出的音频信号，其
频率代表频移大小，音量代表信号强弱。正确听取
并理解音频信号，有助于判断血流的性质和声束的
方向：正常血流为层流，音调和谐；异常血流为湍流，
声音嘈杂。

（2）频谱显示　早期的频谱多普勒仪器，屏幕

显示的是多普勒频移的频谱，现已改为血流速度谱，
X轴代表血流时间先后，单位为s；Y轴代表血流
速度高低，单位为cm/s，灰阶代表信号强度，宽度
代表速度分布的范围，如图1-36所示。

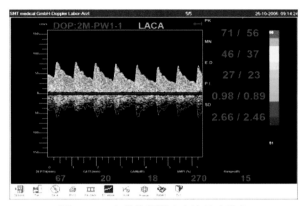

图1-36　多普勒频谱（血流速度谱）

4. 脉冲多普勒血流频谱分析的内容

（1）收缩期峰值血流速度（V_s）用A表示，舒
张末期流速（V_d）用B表示，血流速度在频谱图中
直接测出。

（2）时间平均峰值速度（time-average peak
speed）　受检血管取样区（sample volume）中一个
完整的心动周期中空间最高血流速度的时间平均值。
选取一个心动周期的曲线包络，由仪器直接计算出
包络下的面积，即血流速度—时间积分（VTI）。
平均峰值速度是一个心动周期内的平均血流速
度V_{mean}。

（3）阻力指数（resistive index，RI）　阻力指
数＝（收缩期峰值速度－舒张末期速度）/收缩期峰
值速度

$$RI=\frac{A-B}{A}$$

（4）搏动指数（pulsatility index，PI）　搏动指
数＝（收缩期峰值速度－舒张末期速度）/平均血流
速度

$$RI=\frac{(A-B)}{Time-AvgPK}$$

（5）收缩/舒张比值（S/D）　S/D=|A/B|

（6）压力差（PG）　当狭窄前方的血流速度与
狭窄处的速度比较低到可以忽略不计时，可以使用

以下公式：

$$PG=4V^2$$

（7）加速时间 AT（acceleration time）和平均加速度 加速时间为血流速度从基线至最高峰或某一瞬间所需的时间，在频谱图中直接测出。

平均加速度＝峰值速度 / 加速时间

（8）减速时间 DT（deceleration time）和平均减速度 减速时间为血流速度从峰值下降至某一瞬间或基线所需的时间，在频谱图中直接测出。

平均减速度＝峰值速度 / 减速时间

（9）动脉血流量 血流量（Q）＝血管中的平均血流速度 × 血管横截面积 × 血流时间

（10）静脉血流量 血流量（Q）＝$\pi AB \times 0.57V_{max} / (\cos\theta \times 60)$

式中 A 和 B 分别为血管横截面的左右径和前后径。Vmax 为最大血流速度，θ 为声束与血流的夹角。

（11）压力减半时间（pressure half-time，PHT）
$PHT=DT \times (1-0.707)$

（12）心功能测量（见心脏超声部分）

（三）彩色多普勒血流成像（color Doppler flow imaging，CDFI）

1. 成像原理

彩色多普勒血流成像的基本原理与脉冲多普勒相同，是利用同一探头将二维彩色多普勒血流信息叠加到同一显示器上二维灰阶影像的相应部位组合而成。即利用运动目标显示器接收血流中红细胞的回波信号，获得的频移信息被分为两条路径：一条经处理后形成二维影像，另一条利用自相关和彩色编码技术将多普勒信号转变为色彩，以红、绿、蓝三原色显示，根据三原色原理将三者混合成不同颜色和不同亮度的血流信号以表示血流状态。

2. 显示方式

临床常用的有方向（direction）和能量（power）两种血流显示方式，如图 1-37 所示。其中，方向显示方式更为常用和重要。

多普勒能量成像（Doppler power imaging，DPI），又称彩色多普勒能量图（color Doppler energy，CDE），也是利用多普勒原理将血流成像，但所展示的是血流存在与否，并不关心其方向和有无湍流。与彩色血流图相比，其主要优点在于：①信息显示与血流的速度和方向无关，不会发生混叠现象；②与超声声束垂直的血流也能显示；③比彩色血流图灵敏度更高。

3. 彩色血流图分析的内容

（1）血流方向 通常将朝向探头的血流显示为红色，背离探头的血流显示为蓝色。

（2）血流速度 用红蓝两种颜色的亮度表示速度的大小，速度越快，颜色越鲜艳、明亮。

（3）血流时相 结合同步心电图 ECG 描记，判断血流的收缩期、舒张期或全心动周期。

（4）血流的性质 血流为层流时，色彩单纯，呈纯红或纯蓝；如果血流紊乱或湍流，紊乱程度越重，颜色越鲜艳、明亮；如遇高速血流或狭窄后管腔内的急速湍流，超过彩色最大显示速度时，将出现彩色混叠伪像（aliasing artifact），又称为"五彩

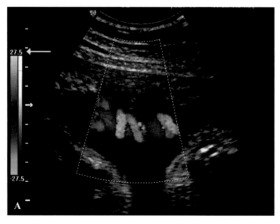
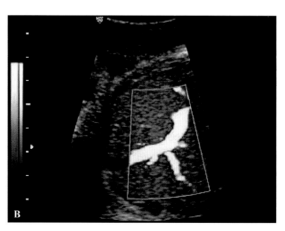

图 1-37 彩色血流成像的两种方式：A. 方向型显示脐索动静脉；B. 能量型显示胎儿肝内血管

"镶嵌"现象。

（5）血流的分布范围　可以显示血流的起始、走行、面积等，有助于判断分流、折返，判断反流程度。

（四）组织多普勒成像（tissue Doppler imaging, TDI）

在心肌组织运动时，其反射和散射会相应产生比较低的多普勒频移。同理，在二维超声影像上，用低通滤波及彩色编码技术显示运动的心肌组织，包括运动方向和相对运动速度，进行彩色多普勒组织成像（CDFI 即 TDI），在观察心肌收缩运动和冠心病诊断中非常有用。

第六节　超声仪器和成像原理

一、超声仪器的基本结构

超声仪器的基本构成包括换能器、脉冲发生器和声束形成器、回声接收器和处理器、信息显示器。换能器的结构如前所述，是实现电—声和声—电转换的核心部件。

（一）脉冲发生器和声束形成器

前者的功能是形成高频（数 MHz 至数十MHz）电脉冲，后者的功能是通过控制电路将高频电脉冲按时间和空间顺序分配给换能器的阵元，利用逆压电效应产生超声波，通过多种技术措施实现声束聚焦和在目标区的扫描。

（二）接收器和处理器

发—收兼做的超声换能器接收携带有体内信息的声脉冲，利用正压电效应将其转换为电脉冲，再经处理器存储、滤波、放大等一系列处理，最终形成视频信号。

（三）显示器

显示来自处理器的视频信号，供医生读取、分析。

二、探头扫描

声束是采集人体组织结构和功能信息的"侦探"和携带、输运信息的载体。探头向人体内发射扫描声束并接收携带有人体声学特征信息的回声，最终以切面图像或其他形式展示，如图 1-38 所示。

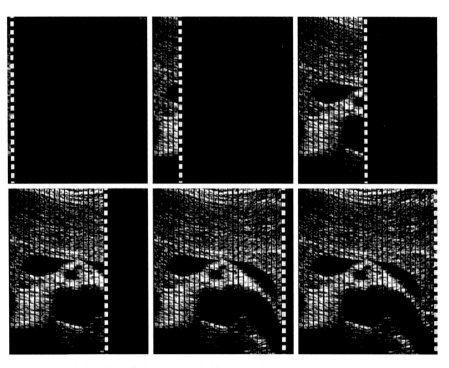

图 1-38　声束扫描及声像图形成，扫描线逐行发射、接收，最终形成二维声像图

三、回声信息的表达呈现方式

超声诊断设备是采集、提供人体信息，以作为临床诊断依据的重要技术手段，其信息表达呈现形式有影像、图谱、音频、数字四种。其中，影像（imaging）是指，在空间位置、几何尺寸、结构细节、声学质感等各方面与扫描声束剖切的人体断面（切面）上的实际解剖结构基本对应（因有伪像）的，类似照片的画面，包含有多种和大量信息；图谱（map，spectrum）是指，没有声束扫描剖面解剖结构图景，仅以波形、图形、谱线等形式表达的人体单项信息；音频是指，以声音表达的人体信息；数字是指，以数字形式显示的测量或处理结果。

（一）影像形式

1. B 型（brightness mode，B mode）成像

（1）成像原理　探头在人体表面或腔体内取固定或滑移方式，将回声放大和处理后以亮度（brightness）即灰阶（明暗）层次显示于屏幕。在显示屏幕上，纵向表示检查目标所在深度，横向表示目标在扫描平面内的横向位置，像素点亮度表示回声信号的强度。由于超声波的反射和背向散射分别源于宏观和微观的声阻抗差异，故灰阶超声成像属于阻抗差成像。二维影像由声束的机械扇形扫描和电子扫描形成，三维影像由机械—电子复合扫描和两个相互垂直方向的电子扫描形成。图 1–39 是不同扫描方式形成的影像，图 1–40 是胎儿的二维、三维和动态三维影像的伪彩色显示。

（2）人体不同组织和体液的回声强度　人体组织内回声是因反射和背向散射所致，但其强度不仅取决于不同器官和结构界面两侧声阻抗差、组织内部亚结构的声阻抗差，还与入射声束与界面的夹角，组织对声能的吸收、散射，回波目标的几何尺寸等密切相关，对其影像表现的认识和解释需作综合考虑各种因素。根据临床超声诊断和声像图描述的需要，对回声强度大致分级为：①高水平回声，简称高回声（hyperechoic）。国内学者习惯将最高水平（接

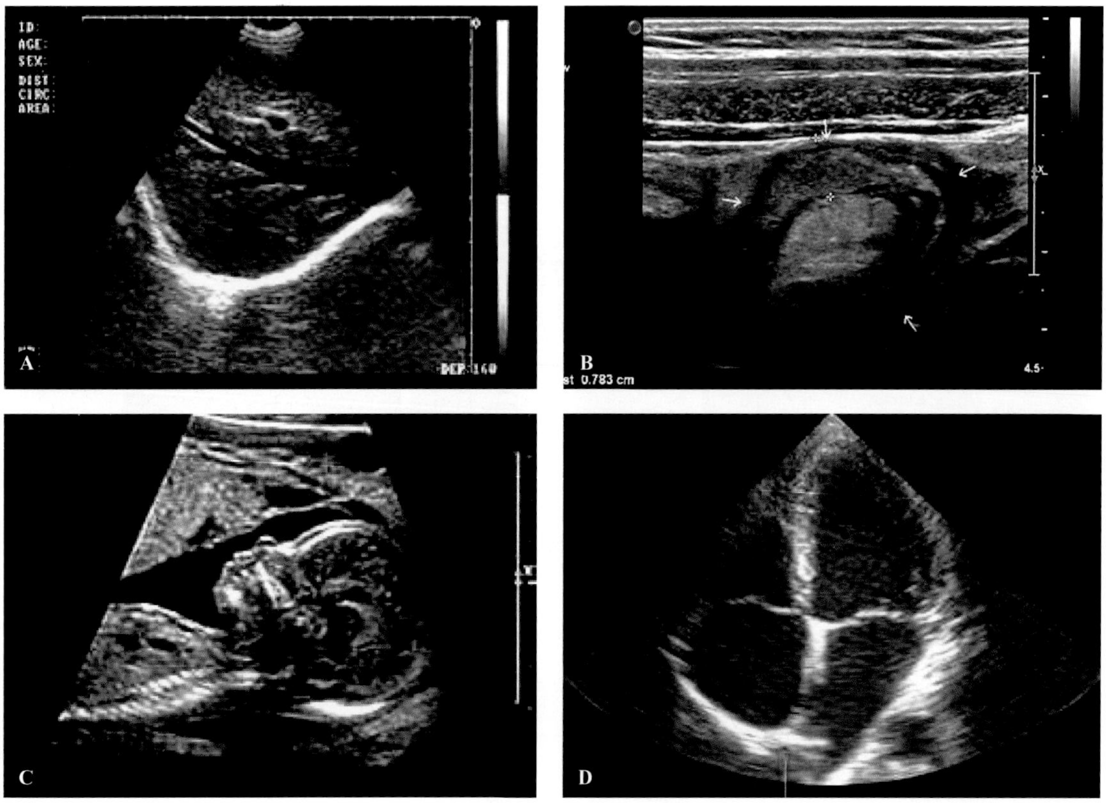

图 1–39　B 型超声成像：A. 机械扇形扫描；B. 线阵线性扫描；C. 凸阵扇形扫描；D. 相控阵电子扇形扫描

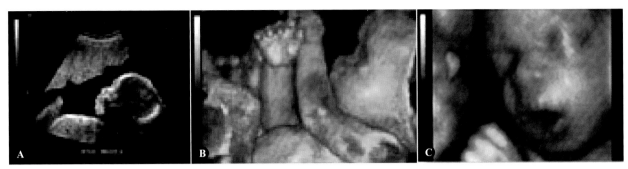

图 1-40　胎儿 B 型影像的二维（A）、三维（B）、动态三维（C）显示

近灰标最亮端）的回声称为强回声。②中等水平回声，简称等回声（isoechoic），亮度居于灰标中段。③低水平回声，简称低回声（hypoechoic），亮度介于无回声与等回声之间。国内学者习惯将更低或极低水平的回声称为弱回声。④无回声（anechoic），相当于灰标的最暗端。

人体组织回声强度由高至低的大致排序为：骨骼／软组织之间的界面＞肾窦＞胰腺＞肝、脾实质＞肌肉＞肾皮质＞肾髓质（肾锥体）＞血液＞胆汁和尿液。部分人体组织的回声见表 1-6。

2. 彩色血流成像（color flow imaging）

超声多普勒彩色血流成像是为诊断心血管疾患而设计制造的。其影像是将红细胞散射产生的多普勒信号经多种处理，赋予其方向、速度、强度特征，按照其解剖位置叠加在毗邻组织的灰阶影像上一并显示。图 1-41 所示分别是肝脏和心脏的彩色血流影像。

3. 超声弹性成像（ultrasound elasticity imaging）

表 1-6　部分人体组织、体液的回声强度

回声强度	人体组织
强回声※	软组织与骨骼界面，软组织与含气肺或气体间的界面，钙化斑
高回声※	多数脏器的包膜、囊肿壁等界面，肾窦区、微钙化点
等回声	肝、脾实质，甲状腺、睾丸实质
低回声	皮下脂肪
弱回声	流动缓慢的血液、血性液体或脓性液体
无回声	正常的胆汁、尿液、脑脊液、玻璃体

※界面反射引起的强回声与声束入射角与界面保持垂直有关，稍倾斜（≥12°）即可呈现低回声甚至无回声伪像。

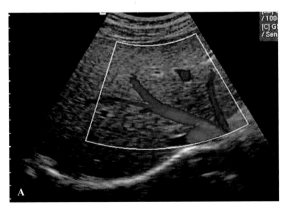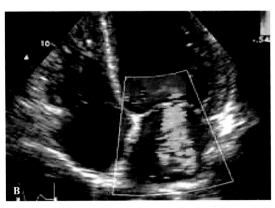

图 1-41　肝脏血管 A 和心脏房室腔内 B 的彩色血流影像

超声弹性成像，即借助于外加或人体内部的静态或动态力，使人体组织产生局部弹性形变或剪切波传播，用超声波跟踪、采集位移、应变或剪切波速（或换算成杨氏模量）信息，以彩色编码形式叠加在灰阶影像上一并显示。其分类见本章表1-7。图1-42（A）、（B）分别是乳房肿物及前列腺增生的超声弹性影像。

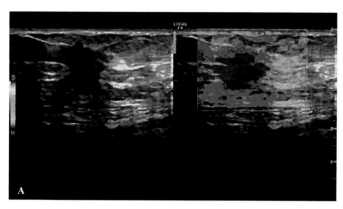
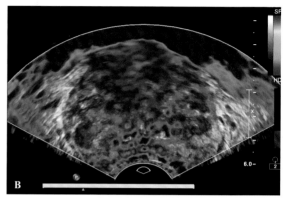

图1-42　A.乳腺导管癌（硬癌）灰阶超声和超声弹性图；B.前列腺增生（腺瘤）超声弹性成像图表现

（二）图谱形式

1. A型（amplitude mode，A mode）显示

令机械扇扫仪器探头停扫，只沿一条声线发射超声波并接收、显示体内回声信息。屏幕上以纵坐标表示回声信号的幅度，以横坐标表示回声目标所在的深度，显示内容为来自人体表面至体内各层次的，经检波处理后的回声波形。现仅有眼科B超仪器带有A型显示，如图1-43所示。

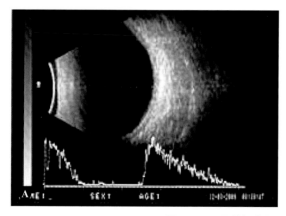
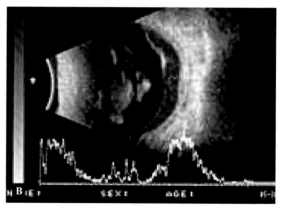

图1-43　眼科超声仪器的B型、A型一并显示

A. 健侧正常眼球玻璃体和视网膜；B. 患侧眼球玻璃体和视网膜

2. M型（motion mode，M mode）显示

在B超或彩超仪器的二维灰阶影像上，以一条扫描线（取样线）穿过心脏影像的感兴趣区，屏幕显示即变为被穿过区域各层结构上下（朝向和背离探头）运动的时间轨迹曲线。屏幕上纵向表示回声目标所在的深度，横向是观察、显示、记录回声信息的时间标尺，如图1-44所示。该类图形被称为超声心动图（echocardiography），对心脏疾患的诊断具有重要的应用价值。

3. 多普勒频谱（速度谱）

相关内容见本章第五节。

4. 瞬时弹性图

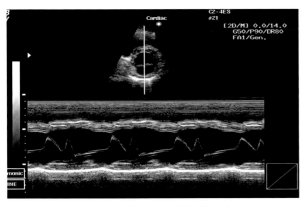

图 1-44 心脏二尖瓣的超声心动图

相关内容见本章第七节。

（三）音频（audio）

以音频形式表达诊断信息的代表性设备是超声多普勒胎儿心率监测仪（ultrasound Doppler fetal heart monitor）。该类设备普遍采用谐振频率在 2.5MHz 至 3MHz 的两半圆晶片多普勒探头，半片向孕妇体内发射超声连续波，另半片接收胎儿心脏部位的回声信号，处理并提取多普勒频移后，以胎儿脉搏调制作音频输出，供分析、判断胎儿发育、健康状况之用。

（四）数字

以数字形式表达诊断信息的代表性设备，是以

松质骨（如跟骨）和皮质骨（如胫骨）为主要对象的超声骨测量仪（bone sonometer）。前者提供的是跟骨（实为整个足跟）的相速（phase velocity）和声衰减与频率关系的斜率（通称宽带超声衰减，BUA），后者提供的是沿长轴方向的皮质骨信号速度（signal velocity），以了解骨质健康状况，预报骨折风险。

第七节　超声成像新技术

一、谐波成像（harmonic imaging）

目前，普遍采用先进的反向脉冲/多次反向脉冲成像技术，以消除基波（f_0），利用二次谐波（f_2）或多次谐波进行超声成像。谐波成像有组织谐波成像（THI）和造影谐波成像/造影增强超声（CHI/CEUS）两种。THI 是利用宽频带技术接收组织的，尤其是深部组织的因非线性效应产生的高频信号和谐波信号，消除基波和旁瓣伪像干扰，提高信噪比，改善图像质量，如图 1-45 和图 1-46 所示。CEUS 则是利用宽频带技术接收血管中的，尤其是微细血管中的微泡造影剂因非线性效应产生的大量高频谐波信号，显示人体器官组织微细结构、血流供应特征及其改变，从而为临床提供极为重要的诊断和鉴别诊断信息。

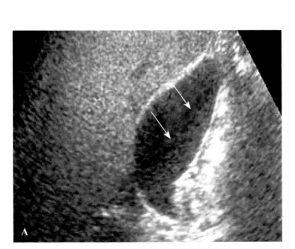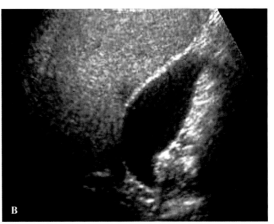

图 1-45　A.胆囊内旁瓣引起的胆泥样沉积伪像（↑）；B.谐波成像后伪像消失

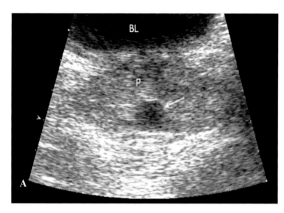 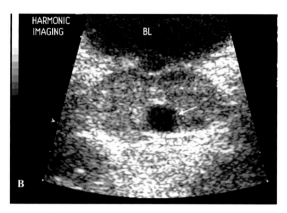

图 1-46 A. 前列腺囊肿（↑）声像图；B. 采用谐波成像后囊肿内低回声伪像消失

BL 膀胱，P 前列腺

二、实时复合成像（real-time compound imaging）

为改变传统探头声束的单纯垂直发射扫描方式，采用电子技术发出 9 个声束，从 9 个不同方向对人体器官组织进行高速复扫描，用以减少回声失落伪像和斑纹噪声，提高空间分辨力，如图 1-47 所示。复合扫描技术使各种组织界面以及内部结构包括微小钙化灶等清晰显示，如图 1-48 所示。

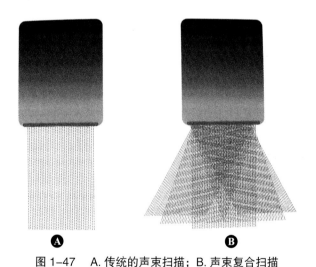

图 1-47 A. 传统的声束扫描；B. 声束复合扫描

三、超宽视野（全景）成像（extended field-of-view imaging）

该项技术能够将以往须通过多幅声像图逐段显示的人体结构，在一幅画面上"无接缝"地展示出来

（图 1-49），已成为常规有限视野成像的有力补充，对腹部、妇产科和肌肉骨骼系统等超声诊断非常有用。

四、三维成像（three-dimentional imaging）

三维（3D）成像是 20 世纪 80 年代后期医学成像技术最引人注目的进步之一。目前临床所用的三维超声成像有静态三维、动态三维、实时三维，显示方式有表面成像、透明成像及多平面成像（切面成像）三种模式。所谓四维（4D）成像，不过是将实时三维成像中的时间也算作一维，与三个空间维度加在一起构成"四维"。

三维超声成像数据采集与操作

1. 静态三维（static 3D）

静态三维超声主要看重其空间分辨力，重组各种图像。相对于屏气时活动幅度较小的器官如肝、肾、脾等，由于不同方位所获取的二维图像上各结构位移小，易于叠加而组成清晰的较高分辨力三维图像。

2. 动态三维（dynamic 3D）

动态三维也称重建三维（reconstructive 3D）。其基本步骤是，利用二维成像探头，按一定空间顺序采集一系列的二维信息存入工作站中，由计算机对按照某一规律采集的二维信息进行空间定位，并对按照某一规律采集的空隙进行像素差补平衡，形成一个三维立体数据包，即影像的后处理，然后勾画感兴趣区，通过计算机进行三维重建，再将重建

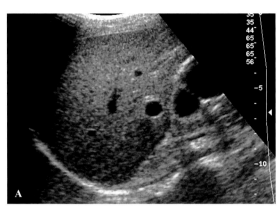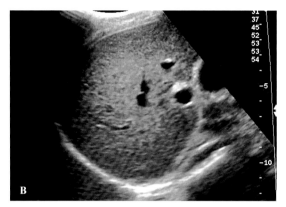

图 1-48　肝炎早期硬化声像图

A.显示"正常"，界面反射层次欠清晰；B.利用复合成像技术显示出弥漫性肝内小结节，而且肝包膜、血管等界面反射层次清晰

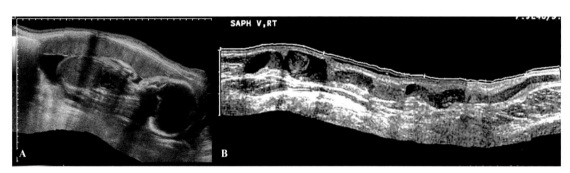

图 1-49　A.妊娠 32 周胎儿和胎盘（腹部正中纵断）；B.大隐静脉曲张合并血栓形成

好的三维影像按时间顺序在屏幕上显示出来。如欲显示心脏结构的活动，须将同一时相、不同方位上的解剖结构二维信息组成一幅立体图像，再将不同时相的立体图像顺序显示，才能形成动态三维影像。此成像过程复杂而缓慢。限于存储空间和处理速度的制约，必须以牺牲空间分辨力为代价，也无法实现真正意义上的实时显示，即动态而非实时，故应用价值有限。

3.实时三维（real-time 3D，即 4D）

实时三维也称直接三维（directive 3D）。已经实用的方法有机械定位方式和应用二维面阵探头方式。三维成像技术的发展趋势是应用二维面阵探头，在保持超声探头完全不动的情况下，直接获得三维体积的数据。二维面阵探头用电子学的方法制作，超声声束在三维空间进行扫描，即在两个相互垂直的方向上同时扫描，并同时采集和处理回声信息，在荧光屏实时显示立体（三维）影像。

应用实时三维超声法检查时探头固定不动，切面的间距均匀，取样的时相和切面的方向易于控制，探头体积较小，使用起来较方便，能在较大的空域内提供相当于二维影像扫描线密度的实时三维影像。在心脏和胎儿结构的实时空间显示和介入超声定位中有较人的应用价值。

五、超声弹性成像

超声弹性成像（sonoelastography）是利用人体组织的力学特性、力学量与声学量的换算关系、凝胶态物质泊松比 $\sigma \approx 0.5$，$E \approx 3G$ 等科学原理（σ—泊松比，E—杨氏模量，G—剪切模量），由外部或内部对人体内感兴趣区施力，使之产生形变或剪切波传播，从中提取位移、应变、应变速率或剪切波速信息，以影像、图形形式予以显示，并可定量测量的一种新型超声诊断技术，是对现有超声图像诊断技术的重要发展和补充。其中，除基于外加振动，专门针对肝纤维化的瞬时弹性图法（transient elastography，TE）之外，其余都是超声弹性成像（ultrasound elasticity imaging）技术。需要说明的是，传统手诊技术所称的硬软是对主观感觉的描述，不是组织力学特性概念，弹性模量在力学中称为劲度或刚度（stiffness），不是硬度。科学概念中的硬度（hardness），是指橡胶、玉石等材料抵抗压痕和刻

划的能力。目前，超声弹性成像的主要应用部位包括肝脏、乳房、甲状腺、前列腺等。鉴于界内对厘清和统一相关概念、术语的迫切需求，欧洲医学和生物学超声联合会、日本医学超声学会、世界医学和生物学超声联合会均编写和发布了包括基本原理、术语定义和临床应用内容的建议。表1-7即取自欧洲医学和生物学超声联合会的文件。

表1-7　超声弹性图像形成技术分类表

方法名称		施力类型	施力方法	显示特性	定性/定量
位移或应变成像	应变弹性成像	准静态力	利用机械装置（压板）从体外经皮肤施加	应变	定性
	应变速率成像		利用生理过程（脉搏）从体内施加	应变速率	
	声辐射力脉冲成像	动态力	利用超声波产生的聚焦辐射力脉冲在指定深度施加	位移	定性
剪切波速度测量	瞬时弹性图		利用机械装置由体外经皮肤施加（敲击）	剪切波速度	定量
	点剪切波弹性成像（声辐射力脉冲定量）		利用超声波产生的聚焦辐射力在指定深度施加	剪切波速度	定量
剪切波速度成像	剪切波弹性成像（超波速剪切波成像）		利用超声波产生的聚焦辐射力在若干深度施加	剪切波速度	定量
			令超声波产生的聚焦辐射力以快于剪切波的速度扫过一定深度范围，形成马赫锥	剪切波速度	定量

1. 弹性成像在肝脏检查中的应用

对于肝脏，目前所做的主要是评价纤维化的程度，监控疾病进展及评估预后。应用较多的技术是瞬时弹性图法（TE）。采用该技术检查时，条件控制非常重要，包括患者空腹，取仰卧位，右臂上举，探头置于9～11肋间，在实时超声引导下，选择深度约25～65mm，周围没有大血管的肝脏组织。肝脏中被测区域呈椭圆形，长轴约4cm，短轴约1cm。由软件判断每次测量是否成功。测量成功的判据是：①测量成功次数在10次以上；②成功测量的比例大于60%；③测量的四分位距（IQR）小于被测肝脏中位劲度（stiffness）的30%（反映测量的变异程度）。测量不成功不会显示具体数值，10次测量均无数值显示则认为测量失败。

采用剪切波成像（shear wave imaging，SWI）技术检查时，探头置9～11肋间，感兴趣区选在肝被膜下1.5～2.0cm处，避开大血管，深吸气后屏气，

测量5～10次，取其平均值。需要注意的是：采用该项技术时，感兴趣区应选在探头正下方，尺寸足够大，如声束偏斜，将对测量结果造成较大影响。

应变弹性成像（strain elastography，SE）主要依靠心脏搏动激发组织形变，探头略偏向心脏方向，利用灰阶影像选择没有血管等干扰的肝区组织作为感兴趣区（建议2.5cm×2.5cm），嘱患者屏气，获得持续的SE图像。

需要指出的是：TE、SWI、SE三项技术所得肝脏硬度值结果差异较大，不同设备的SWI、SE技术评价结果也不具有可比性。

尽管多数研究结果与肝脏纤维化程度具有显著相关性，但由于影响因素众多，无法定量评估肝纤维化程度。综合学者们的研究资料认为：肝脏弹性成像有助于减少临床对肝穿刺活检的依赖。然而，是否能区分早期肝纤维化的不同分级还需要更多的研究。对弹性成像结果的解释还应紧密结合临床，

且需考虑所用方法。

2. 弹性成像在乳腺、甲状腺检查中的应用

目前，弹性成像在乳腺和甲状腺的应用仅作为灰阶成像的辅助方法。与对肝脏的检测一样，SE和SWI检测乳腺和甲状腺的方法，遵循规范至关重要。探头位置、声束角度、加压力度和频率等都会影响检测结果。

对乳腺和甲状腺肿物SE弹性影像的分析，最常用的指标是弹性评分和应变比（strain ratio，SR）。弹性成像的表现：癌组织一般比良性病灶硬度更高，质地更不均匀，且硬度最高的部分一般在肿物的周边，如图1-50所示。但是，其临床应用存在着以下局限性：有些良性纤维腺瘤的质地也可能较硬；比较少见的恶性肿瘤，如髓样癌、黏液癌的质地是较软或很软的。所以，试图以弹性成像作为良恶性肿瘤鉴别诊断的主要工具并不完全可行。迄今为止，常规灰阶和彩色多普勒超声检查依然是诊断乳腺和甲状腺肿物的首选影像方法，必要时还需要结合肿物穿刺活检以明确诊断。

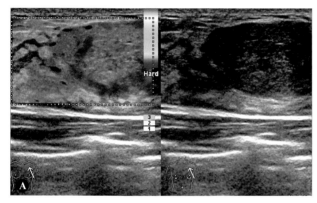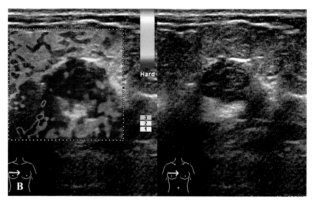

图1-50　A. 乳腺纤维腺瘤二维及SE声像图，可见瘤体应变与周围乳腺组织比较一致，表明质地较软；
B. 乳腺浸润性导管癌二维及SE声像图，二维声像图显示结节近圆形，后方回声增强。
弹性图显示病变为深蓝色，与呈红色、绿色的周围组织相比表明质地较硬，无明显应变

第八节　超声诊断仪的常规使用和调节

一、实时灰阶超声成像系统的使用和调节

1. 选择探头类型及适当的发射频率

按检查部位、脏器和患者年龄而定。

2. 前处理（pre-processing）

可理解为"脏器最佳条件预设置"（优化的多种调节，包括适当的输出功率调节）。可按菜单首先调出"腹部"（包括妇科）"产科""小器官""心脏""血管"各项目，并选出其中某项的具体项目。这样可选定该脏器诸仪器条件的优化调节组合。例如：

（1）"腹部"（肝、肾、妇科等）：应选中某个需要检查的脏器或比较接近的脏器。

（2）"小器官"（甲状腺、乳房、睾丸、肌骨、眼等）：应选中某个需检查的浅表脏器或比较接近的脏器，如"乳房"。

（3）"血管"（颈动脉、腹主动脉、肾血管、肢体血管、经颅血管TCD等）：应选中某种血管或近似的血管。

（4）"胎儿/产科"

3. 深度增益补偿（DGC）调节

根据不同探头和频率调整；不同脏器也需要区别对待。例如，观察腹部肝脏和位于膀胱后方的前列腺、子宫时，DGC完全不同。

4. 总增益

调至图像显示适当。增益过低易造成低回声和对比度差的病变漏检；增益过高，又可能妨碍对小病变的辨认。

5. 聚焦调节

可选一点聚焦，根据观察不同深度随时调节；

也可选择两点或多点聚焦。

二、超声彩色血流成像系统的使用和调节

1. 首先进行实时灰阶超声仪的调节（同前述1～5各项）和影像观察

在声像图上找到"感兴趣区"（关注区，interested area），特别注意有关脏器/血管是否选准。

2. 按 CD（Color Doppler）钮，显示彩色取样框

（1）将取样框置于"感兴趣区"，调整聚焦点，注意彩色取样框不可过大。

（2）核定彩标色谱指示的血流方向（通常设定血流朝向探头为红色，背向探头为蓝色）。

（3）调整彩色速度标尺（scale/PRF），使流速指示值接近实际血流速度水平。流速指示过低时易出现彩色混叠现象，过高时彩色充填不足。

（4）调节彩色增益，直至适当显示血管内的血流信号。

（5）如果检查发现深部组织内血管彩色血流信号不显示或显示不充分时，宜降低仪器多普勒频率（限高档仪器）或提高彩色多普勒增益。

（6）取样框偏转（左、中、右）调节：使声束与血流夹角变小，有利于增强彩色血流信号，提高敏感度。

（7）滤波器调节：有助于滤掉低频噪声信号，但过多滤波易损失真实的血流信号。

3. Doppler 频谱的调节

（1）按 PW（多普勒频谱）键。

（2）调整取样线，使取样区（sample volume）位于血管或心腔内的特定位置。

（3）调节取样区大小，并使其位于血管中间。

（4）调节取样线与血流夹角 θ，使校正后的角度＜60°、＜30°或接近于0°（与血流方向一致）更好。

（5）调节 Doppler 增益：增益过高出现背景噪声，难以分辨正常频谱主波的"窗"；增益过低时血流信号显示不清。

（6）注意基线（baseline）：适当放低，可使正向频谱波充分朝上；反之亦然。

（7）如出现混叠现象，应适当提高彩色/频谱血流速度标尺（scale/PRF）。

第九节　超声生物学效应与超声诊断的安全性

一、超声生物效应的产生机制

超声波作为力和能量的一种形式，在生物媒质中传播时将与其发生相互作用。这些作用导致的生命活动和组织结构发生的具有生物学意义的变化，称为生物学效应。

超声波在组织中产生生物学效应的作用机制有力学的（mechanical）、热学的（thermal）、空化的（cavitation）三种。力学机制和空化机制又统称为非热（non-thermal）机制。

1. 力（学）机制

力机制主要不是指超声声压的直接作用，而是指辐射力、声冲流、声扭等；声压的作用，最主要的是负声压导致和增强空化。在组织中产生剪切波，从而得以实现辐射力脉冲成像的，就是超声传播产生的这种辐射力。在媒质内部，辐射力正比于媒质的吸收衰减系数和超声波的时间平均声强；在两种不同媒质的分界面上，辐射力正比于超声波的功率。

2. 热（学）机制

包括人体组织在内的所有真实媒质，由于其固有的黏滞、导热率、黏弹性等，当有超声波在其中传播时都将或多或少地吸收部分声能并将其转化为热能，而热能又转而作用于媒质自身，导致局部温度升高。生热量主要取决于超声波的空间峰值时间平均声强和目标组织的吸收衰减系数斜率。在各种工作模式中，以脉冲多普勒的空间峰值时间平均声强最高。在人体组织中，吸收衰减系数斜率高的骨骼，尤其是胎儿骨骼，更容易生热和受热升温。但研究表明，温升不超过 1.5℃ 是安全的。

3. 空化机制

所谓空化，是指在适当的声压作用下，液体中微小气泡的产生、运动和最终崩溃破灭的现象。气泡崩溃瞬间产生的高温、高压对人体组织具有极大

的损伤作用。在通常条件下，人体组织中并不包含气泡或气核，很难发生空化。但是，微泡超声造影剂的存在将使产生空化的危险大大增加。

二、仪器的超声输出特性及其表征

医用超声波的声输出有两种表达方式：一种是声输出参数，另一种是声输出指数。前者包括声压、声强、声功率，主要用于理工和产业界进行基础研究、技术研发和产品评价；后者包括热指数、力指数，主要用于临床上对人体检查安全性的控制，它们将显示于设备屏幕，供医生调节、使用仪器时直观参考。

1. 描述声输出的物理量

（1）声压（sound pressure，P）　处于声场中的媒质质点，在声波的驱动下于平衡位置附近作周期振动，有声波传播时的压强与静压强之间的差值称为声压。声压的常用基本单位为Pa（帕）、kPa（千帕）、MPa（兆帕）。从超声生物效应和临床安全出发，其中最重要的是与空化效应密切相关的负峰值声压。

（2）声强（sound intensity，I）　声源在垂直于声传播方向的单位面积上辐射的声能量称为声强，单位为mW/cm²、W/cm²、kW/cm²。从超声生物效应和临床安全出发，与组织温升密切相关的，主要是空间峰值时间平均声强。

（3）声功率（sound power）　声源在单位时间内向媒质中辐射的总能量称为声功率，单位为mW（毫瓦）、W（瓦）、kW（千瓦）。对于采用脉冲信号的超声诊断—监护设备，所测声功率系时间平均值。测量功率参数的目的，是通过它计算热指数。

2. 声输出指数

（1）力指数（mechanical index，MI）　力指数在相关标准中的定义为"表示潜在的源于空化的生物效应的显示参数"。该指数与超声使用安全性的关联，是由于负声压作为"力"导致空化，空化作用产生的高温、高压可能使组织发生生物学变化。

（2）热指数（thermal index，TI）　热指数在相关标准中的定义为"指定点的衰减后声功率与指定组织模型中该点温度升高1℃所需要的衰减后声功率的比值"。依据诊断部位的不同，热指数又细分

为软组织热指数（tissue thermal index，TIS，用于远离骨骼的软组织检查）、骨热指数（bone thermal index，TIB，用于早孕期胎儿和新生儿经囟门颅脑检查）、颅骨热指数（cranial bone thermal index，TIC，用于经颅骨检查）。

三、超声诊断—监护设备的安全标准

国际电工委员会（IEC）是国际上最有权威的医用电气标准化组织，负责制定超声诊断和监护设备的基本性能和安全标准。现行有效的国际标准是IEC60601-2-37，现行有效的国家标准是GB9706.9—2008。该标准的要点是：

1. 基本性能要求

（1）不存在不能归因于生理作用和可能改变诊断结论的情况，包括波形中的噪声，影像中的伪像或失真，显示数值的误差；

（2）不存在与所进行的诊断相关的不正确数值显示；

（3）不存在与安全有关的不正确指示显示；

（4）不产生非预期的或过量的超声输出；

（5）不产生非预期的或过高的换能器表面温度；

（6）拟用于腔内的超声换能器不产生非预期的或不受控制的运动。

2. 对声输出的要求

（1）在使用说明书中，须列表给出每一种工作模式下热指数和力指数的最大值（以及导致该最大值的工作条件参数），告知哪一种工作模式是对该指数的最大贡献者；

（2）热指数和力指数能够超过1.0的，需提供自0.4起始的屏幕显示；

（3）指数小于2.0者，显示增量不大于0.2；指数大于2.0者，显示增量不大于0.5。

需要强调指出的是：该标准中没有最高输出水平限制，而且在超声诊断—监护设备的IEC标准和国家标准中，从未规定过"超过10mW/cm²不能照射胎儿"或"不允许使用"的输出声强限制；对于以声束扫描方式工作的换能器，从没有"以超声功率除以换能元件面积"定义的声强参数。

3.对换能器表面温度的限制

为防止换能器表面温度超过规定限度而导致人身伤害，出厂前均须经专门测量检验。检验分为有载和无载两种情况。无载，即让换能器辐射面露置于不流动的空气中；有载，即把换能器辐射面耦合于具有规定温度的声—热仿组织体模的声窗上，体模分为体表换能器专用和腔内换能器专用两型，声窗与换能器辐射面之间夹以细丝或薄膜式热电偶，于30min后读取换能器表面温度。标准中要求：

（1）无载状态，换能器表面初始温度与环境温度均为（23±3）℃时，开机发射30min后换能器表面温升不超过27℃。

（2）有载状态

1）采用温度法测量时，将体模置于恒温水浴中。其中，体模温度为33℃时，开机发射30min后，体表用换能器表面温度应不超过43℃；体模温度为37℃时，开机发射30min后，腔内用换能器表面温度应不超过43℃。该方法适用于所有换能器（无论有无自动控温功能）。

2）采用温升法测量时，将体模置于恒温空气中，体模和换能器表面初始温度与环境温度一致，均为（23±3）℃。其中，开机发射30min后，体表用换能器表面温升应不超过10℃，腔内用换能器表面温升应不超过6℃。该方法仅适用于不具有自动控温功能的换能器。

对于经食道诊断设备，如换能器表面温度能够超过41℃，超过时应显示其表面温度或向操作者提供其他指示。

四、超声诊断安全性的有关共识

为确保诊断超声临床应用的安全性，自20世纪90年代以来，世界卫生组织（WHO）、世界医学生物学超声联合会（WFUMB）、美国食品与药物管理局（FDA）、美国医学超声学会（AIUM）和英国医学超声学会（BMUS）等多国权威机构和学术团体制定、发布过有关建议和指导原则。这些文件的基本原则和结论大体相同，即：诊断超声可能有潜在风险，宜慎重使用的原则，以及将其具体化

的ALARA原则。其中，以美国AIUM发布的文件最具权威性，英国BMUS《超声诊断设备安全使用导则》的表述最细，被国内外超声学者普遍接受。

五、ALARA原则

英文ALARA是"as low as reasonably achievable"的缩写，直译是"如合理可达到的那样低"。AIUM的具体解释是：在确保获得所需要的诊断信息的前提下，采用尽可能低的声输出水平和尽可能短的辐照时间。

声输出指数和辐照时间控制，是实施ALARA原则的关键环节，对人体不同部位、不同用途选择适宜的声输出水平和辐照时间，其中最需要关心的是胚胎、胎儿和新生儿的超声检查。为此，英国BMUS《导则》建议：对产科—新生儿和非产科—非新生儿超声检查，分别采用不同系列的辐照时间和声输出指数。

六、BMUS《超声诊断设备安全使用导则》规定的关键原则

1.医学超声影像只应用于医学诊断目的。

2.超声设备只能由在安全使用和正确操作方面接受过足够训练的人员使用。对这些人员的要求包括：

（1）知晓源于热机制和力机制的潜在超声生物效应；

（2）熟悉设备各键钮的调节设置；

（3）明了键钮调节设置对声输出功率的影响。

3.检查时间应保持在产生有用诊断结果所需要的最短程度。

4.声输出应保持在足以产生有用诊断结果的最低水平。

5.操作者应遵循英国医学超声学会建议的超声扫描时间（尤其对产科检查）。

6.不应为了获得娱乐视频或照片而进行产前检查。

七、声输出指数和辐照时间控制

实施ALARA原则的关键环节，是针对人体不

同部位、不同用途选择适宜的声输出水平和辐照时间，其中最需要精心的是胚胎、胎儿和新生儿的超声检查。为此，BMUS 导则建议对产科—新生儿和非产科—非新生儿超声检查，分别采用不同的辐照时间和声输出指数，还分别制定了详尽的参照规定，如表 1-8 中所列。声输出指数应明确显示在仪器屏幕上，图 1-51 所示是不同成像模式的显示示例。

还值得注意的是：针对不同部位、不同声束路径，所用声输出指数也应有所不同。以热指数为例，当超声波只照射软组织时，例如 10 周内的产科检查，应使用软组织热指数 TIS；当超声波束投射在位于焦点处或焦点附近的骨头上时，例如 10 周的胎儿扫描，应使用骨热指数 TIB；当超声探头非常靠近新生儿颅骨经颅扫描时，应使用颅骨热指数 TIC。

表 1-8　对产科和新生儿超声检查建议采用的辐照时间和声输出指数值

用场	屏幕的右上角显示	热指数 TI 数值			力指数 MI 数值		
		0—0.7	0.7—3.0	> 3.0	0—0.3	> 0.3	> 0.7
产科，最后一次行经后 10 周内和妇科，可能怀孕时	TIS 和 MI	无限时理由	限制时间 0.7 < TIS ≤ 1.0：60min 1.0 < TIS ≤ 1.5：30min 1.5 < TIS ≤ 2.0：16min 2.0 < TIS ≤ 2.5：4min 2.5 < TIS ≤ 3.0：1min	不建议对胚胎或胎儿作超声扫查	无限时理由	无限时理由	使用造影剂时有空化风险
产科，最后一次行经后 10 周以上	TIB 和 MI	无限时理由	限制时间 0.7 < TIB ≤ 1.0：60min 1.0 < TIB ≤ 1.5：30min 1.5 < TIB ≤ 2.0：16min 2.0 < TIB ≤ 2.5：4min 2.5 < TIB ≤ 3.0：1min	不建议对胚胎或胎儿作超声扫描	无限时理由	无限时理由	使用造影剂时有空化风险
新生儿——经颅和脊柱	TIC 和 MI	无限时理由	限制时间 0.7 < TIC ≤ 1.0：60min 1.0 < TIC ≤ 1.5：30min 1.5 < TIC ≤ 2.0：16min 2.0 < TIC ≤ 2.5：4min 2.5 < TIC ≤ 3.0：1min	不建议对中枢神经系统作超声扫描	无限时理由	无限时理由	使用造影剂时有空化风险
新生儿——普通和心脏成像	TIB 和 MI（建议）	无限时理由	限制时间 1.0 < TIB ≤ 1.5：120min； 1.5 < TIB ≤ 2.0：60min； 2.0 < TIB ≤ 2.5：15min； 2.5 < TIB ≤ 3.0：4min； 3.0 < TIB ≤ 4.0：1min； 4.0 < TIB ≤ 5.0：15sec； 5.0 < TIB ≤ 6.0：5sec； TIB > 6：不建议用于超声扫描		无限时理由	对肺和肠可能造成轻微损伤，应缩短辐照时间	使用造影剂时有空化风险
胎儿多普勒心脏监护	此类用途通常不设置 TI 或 MI 显示	胎儿监护仪采用的功率水平足够低，以致在安全方面没有禁忌，即使辐照时间更长					

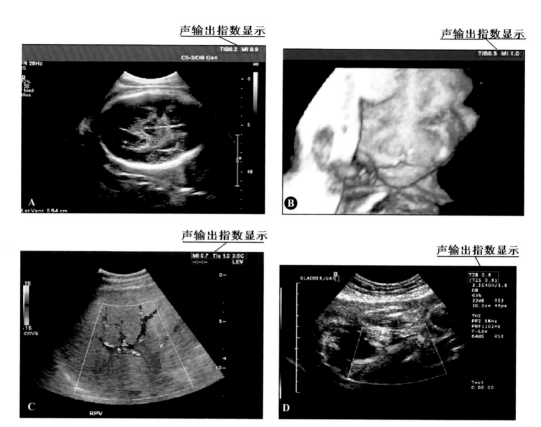

图 1-51　不同成像模式声输出指数显示的区别
A. 2D 灰阶成像；B. 3D 伪彩；C. 彩色方向多普勒；D. 能量多普勒

第十节　超声诊断设备的质量评价和质量保证

一、超声诊断设备的质量检测评价

超声诊断设备是医疗器械中的重要类别。为了保证其符合安全有效的原则，注册前均须经由法定检测机构检测合格，出厂前均须经内设检测机构检测合格，而检测和合格判定的项目，系由产品的国家标准或行业标准规定。安全要求由医用电气通用标准和超声诊断—监护设备专用标准规定，性能要求及其检测方法由相应的产品标准及检测方法标准规定。表 1-9 所列是相关标准中规定的产品性能检测评价项目。

二、医疗机构在用超声诊断设备的质量保证

按照法定定义，超声诊断和治疗设备仅属于医疗器械，其研制、生产、经营、使用所遵守的最高层级法规是《医疗器械监督管理条例》，监管权责属于食品药品监管部门。现行《条例》明确规定，"食品药品监督管理部门和卫生计生主管部门依据各自职责，分别对使用环节的医疗器械质量和医疗器械使用行为进行监督管理。"依据已经和正在制定的管理办法、规范，监督管理的关键环节是质量检测。验收检测和定期监督检测由获得授权、具有资质的医疗器械质量检测机构承担，日常检测一般由医疗机构自己承担。在用设备质量检测依据的规范性文件，是正在陆续制定的"在用医疗器械检验技术要求"。按照已经发布的标准，对于在用超声诊断—监护设备，质量检测只涉及性能项目，不涉及声输出等安全项目。

表 1-9　相关标准中规定的超声诊断—监护设备性能要求项目

设备类别		性能检测评价主要项目
通用 B 型超声诊断设备		探测深度、盲区、典型深度轴向和侧向分辨力、规定深度范围切片厚度、纵向和横向几何误差、三维成像体积测量准确度
眼科专用 B 型超声诊断设备		探测深度、盲区、轴向分辨力和焦点处侧向分辨力、纵向和横向几何误差
超声彩色血流成像系统		血流方向识别能力、血流探测深度、血流速度准确度、取样游标位置准确度、黑白 / 彩色图像吻合度（配准）
超声经颅多普勒血流仪（TCD）		血流方向识别能力、血流探测深度、血流速度准确度
超声多普勒胎儿心率仪		综合灵敏度
超声多普勒胎儿监护仪		胎心率测量和显示范围、胎心率测量误差、宫缩压力测量范围、储存记录功能、报警功能
超声弹性成像系统	准静态应变成像	靶标—背景应变比与杨氏模量比之比、应变成像最大深度、应变成像空间分辨力、应变成像几何误差
	声辐射力脉冲成像	声辐射力位移成像最大深度、空间分辨力、几何误差
	剪切波成像	剪切波成像最大深度、空间分辨力、几何误差，剪切波速度测量准确度

（牛凤岐　张　武）

第一节　人体不同组织和体液回声强度

一、回声强度分级

已如总论前章所述，声像图上人体组织和体液回声强度大致可以分为：高水平回声（high level echo）、中等水平回声（medium level echo）、低水平回声（low level echo）和无回声。也可分别简称为高回声（hyperechoic）、等回声（isoechoic）、低回声（hypoechoic）和无回声（anechoic, echo-free）。事实上，界面反射有多变性，可能遇到高、极高水平的回声，以及很低、极低水平的回声。因此，可进一步细化描述：回声强度贴近灰标最亮端，可称为强回声/很强（strong/very strong）回声；贴近灰标最暗端的回声，可称为弱回声/很弱（weak/very weak）回声。

人体界面反射回声强度的多变，除取决于相邻组织的声阻差外，还特别取决于入射声束与界面的角度，称"入射声束与界面的角度依赖性"。当垂直时，界面反射呈强回声或很强的回声；探头稍有轻度倾斜，界面即可变为中低水平回声和弱回声，甚至呈无回声，并给人以"界面消失"的假象（伪像）。此外，仪器灵敏度和人为调节对于回声强弱也有显著的影响。后者，也即"超声诊断的技术依赖性"。

二、一般规律

1.均质性液体（介质）如胆汁、尿液为无回声。

2.非均质性液体（介质）如尿液中混有血液、脓液悬浮或沉淀，例如囊肿合并出血或感染时，液体内回声增加。软骨等均质性组织如果纤维化、钙化（非均质性改变），则由原来无回声（或接近无回声）变成有回声或回声增多的（echogenic）表现。

3.均质性的液体（如血液、脓液）中如果混有许多微气泡，常引起回声显著增强；血液常是无回声的，但是新鲜的出血与血肿、静脉内血栓形成时回声增多、增强（凝血块内有大量纤维蛋白）；纤维化、钙化等非均质性改变亦如此。

4.人体不同组织回声强度顺序

肾中央区（肾窦区）＞胰腺＞肝、脾实质＞肾皮质＞肾髓质（肾锥体）＞血液＞胆汁和尿液。

正常肺（胸膜—肺）、软组织—骨骼界面的回声最强；透明软骨和小儿肾锥体回声很低，甚至接近于无回声。

三、正常人体不同组织回声强度举例

正常人体不同组织回声强度举例见图2-1、图2-2。

1. 皮肤和深浅筋膜

高（水平）回声或中高水平回声。

2. 皮下脂肪组织

常被作为典型的低（水平）回声参照物。但是，由于胶原纤维含量和血管成分多少的不同，不同部位的脂肪组织可有很大的差别。例如：肾中央区（肾窦内脂肪组织与肾血管、肾集合系统交错排列）呈高水平回声或强回声；腹腔动脉和肠系膜上动脉周围脂肪组织呈高水平回声；大网膜富含血管、胶原纤维成分，亦呈高回声。

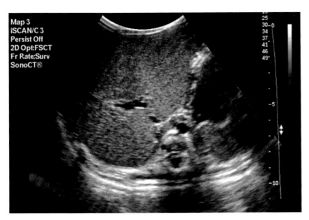

图 2-1　上腹部横断面声像图（饮水后，坐位扫查）
肝、脾实质呈等回声，膈面/胸膜—肺呈高水平回声或强回声，胃腔液体呈极低水平回声或无回声

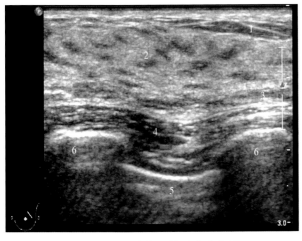

图 2-2　正常青年女性乳房声像图
皮肤呈高水平回声，乳腺实质呈中等偏高回声，皮下脂肪呈典型的低水平回声，胸膜—肺界面回声随呼吸运动，呈高水平回声—强回声。1.皮下脂肪组织层；2.乳腺实质层；3.乳腺实质后方脂肪组织层；4.胸大肌；5.胸膜—肺界面反射；6.肋骨

3. 肝、脾实质、甲状腺、心肌组织

常被作为典型中等水平回声(等回声)的参照物。

4. 肾脏

肾皮质呈等回声，但比肝脾实质回声略低。

肾锥体：中低水平回声。低水平回声多见于青少年和儿童肾锥体。

5. 心、肝、脾、肾的包膜

通常呈高回声，但是如果入射声束与包膜界面不完全垂直，回声反射会减低，呈中、低水平回声，甚至是无回声。

6. 胸膜—肺组织

呈高水平回声或强回声，伴有多次反射和声影。

7. 病理组织中，结石、钙化最强；纤维化、血管平滑肌脂肪瘤次之；典型的淋巴瘤回声最低，甚至接近无回声，并可酷似囊肿（注：改用 7～10MHz 较高频率探头，通常呈低回声或弱回声）。

第二节　不同组织声衰减程度的一般规律

1. 组织内含水分愈多，声衰减愈低

血液比脂肪、肝、肾、肌肉等软组织较少衰减，但比尿液、胆汁、囊液等衰减程度高，后方回声增强程度不及尿液，胆汁、囊液显著。

2. 液体中含蛋白成分愈多，声衰减愈增加

由于血液蛋白含量比胆汁、囊液、尿液高得多，故声衰减较高，声像图上血液和囊液、胆汁后方回声增强有显著区别，具有鉴别诊断意义。

3. 组织中含胶原蛋白和钙质愈多，声衰减愈高

瘢痕组织、钙化和结石、骨组织均可有显著的声衰减，而且常伴有声影。人体组织以骨骼和含气肺衰减程度最高，而且均伴有声影（注：骨骼或结石后方声影边界清楚；含气肺的混响后方声影的边界模糊不清，称"模糊声影"）。软骨、瘢痕和肌腱声衰减的程度也很高，肝、脾、肾等组织属于中度衰减，皮下脂肪声衰减较低。

第三节　腹部器官组织声像图分析方法

对于任何腹部器官组织的病变，原则上采用 2 个以上断面图像即多平面显示，包括纵断面、横断面和斜断面，目的是避免超声容易产生的某些伪像和诊断误区。

1. 对于腹部超声断层图像，可以由浅入深地按解剖层次进行分析。腹部应包括皮肤、皮下组织、

肌肉组织（腹壁组织）、腹膜腔以及腹部内脏和腹膜后结构。对临床上要求检查的部位和脏器，如肝、胆、胰腺等，应重点进行仔细检查和分析。对浅表的腹部皮肤、皮下组织、肌肉组织（腹壁组织）、腹膜局部病变，若比较微小或表现模糊、可疑，可在左右相应部位进行对比检查。

2. 实质脏器（如肝、脾）、含液器官（如胆囊、膀胱）、胃肠含气器官和浅表器官组织具有各自声像图特点和分析方法。

3. 实质脏器以肝脏为例，描述的内容包括：外形和大小、包膜（边界）回声、实质内部回声，后方有无回声衰减或增强、血管回声、脏器位置和毗

邻关系、实质内有无弥漫性病变或局限性病变如肿物或其他回声异常，对于肿物应描述肿物的物理性质，如囊性、实性、混合性等。

4. 囊肿和实性肿物的声像图分析和鉴别方法参见表2-1。应根据肿物的外形、边界、内部回声，后方回声是否增强或减低等进行综合分析。因为，不典型囊肿如合并感染或出血，内部可以出现回声；有的淋巴瘤呈圆形、椭圆形，边界清晰、光滑、整齐，内部无回声，有时酷似囊肿；又如部分小肝癌（≤3cm），内部回声低，因有假包膜，其边界清晰、光滑，呈圆形，可有轻度后方回声增强等。

表2-1　囊肿和实性肿物的声像图特征

	囊 肿	实性肿物
外形	圆、椭圆	不定，可圆、椭圆、分叶状或不规则
边界/包膜回声	清晰、光滑、整齐，有明显的囊壁回声	不定，可光滑、整齐，可有无回声晕
内部回声	无回声、可有低水平回声，分隔	有回声、无分隔
后方回声增强	显著	不显著/或回声减少，可有衰减声影
侧边声影	常有	多无
CDI/PDI	内部无血流信号	肿物周边和内部常有血流信号

5. 腹部许多其他器官组织包括含液器官、含气器官，以及浅表器官组织的声像图分析，在此从略。

第四节　超声伪像

声像图伪像（伪差，artifacts）是指超声显示的断层图像与其相应解剖断面图像之间存在的各种差异。伪像的表现为：声像图中回声信息特殊的增添、减少或失真（王威琪，1986）。任何图像的不真实，回声缺失，结构移位，不正确的回声增多、减少，形状或大小的变化等，均属伪像（伪差）的表现（Kremkou，2011）。

伪像在声像图中是普遍存在的。任何声像图上都会存在一定的伪像，任何先进的超声诊断仪均无例外。彩色多普勒超声仪还有显示血流和运动的功能，任何不正确或不完全正确的彩色或频谱多普勒

显示也属于伪像或伪差。

伪像产生的原因：首先，伪像是超声波的物理特性等许多因素决定的（详见第一节）。由于超声脉冲在传导过程中与人体复杂多样的介质之间存在着相互作用（反射、折射、散射、绕射、衰减等），在超声成像即声束扫描解剖结构产生声像图的过程中，脉冲信息传递的过程中必然会受到多种因素影响。第二，伪像是由于超声仪器固有的人为设计，它主要基于以下不完全符合实际的假设（有一系列不完全符合实际的假设详见第一节）：

1. 假设发射声束呈理想的"直线传播"，反射体的空间位置由初始发射声束的直线方向和偏转角决定。

2. 组织的平均声速为1540m/s，假设人体各种组织的声速是相同的。其实，不同组织声速均有差别，即使对声速颇低的脂肪组织和声速极高的骨组织也无一例外地按照平均声速计算。

3. 人体各种组织／介质声衰减系数相同，均似肝、脾、肌肉等软组织。一律用（DGC）调节，即按软组织平均衰减系数（1dB/cm·MHz）人为地加以补偿，即使对几乎无衰减的液体也不例外。

识别超声伪像的意义 ①更科学地解释声像图，区分哪些伪像是有用的，哪些伪像是不利的；②避免因为伪像可能引起的误诊或漏诊；③利用某些特征性的伪像帮助诊断和鉴别诊断，提高我们的诊断水平。

一、声像图伪像产生的主要原因（表2-2）

表2-2　声像图伪像产生的主要原因

1. 反射、折射
混响、多次内部混响、镜面伪像（多途径反射）、侧边声影（回声失落）、棱镜伪像

2. 衰减
衰减声影、后方回声增强（与软组织衰减系数差别过大，产生伪像）、聚焦区回声增强、声影

3. 断层厚度（扫描厚度）
也称部分容积效应伪像

4. 声场形态及其能量分布的特殊性
近场盲区伪像、远场（聚焦区外）图像分辨力降低所致伪像、聚焦区回声增强伪像

5. 旁瓣效应

6. 声速的差异
实际组织声速与仪器设定的平均软组织声速1540 m/s差别所导致伪像和超声测量误差

7. 仪器设备因素
仪器的档次和探头的品质（相控阵探头的图像质量相对较差，如近场盲区伪像、聚焦区增强伪像等）

8. 操作者技术因素
增益、TGC/DGC、聚焦调节不当；声像图测量方法不规范

二、常见声像图伪像

1. 混响（reverberation）

超声垂直照射到平整的界面，如胸壁、腹壁上，超声波在探头和界面之间来回反射，引起多次反射。混响的形态呈等距离多条回声，回声强度依深度递减。较弱的混响，可使胆囊、膀胱、肝、肾等器官的表浅部位出现假回声；强烈的混响多见于含气的肺和肠腔表面，产生强烈的多次反射伴有后方声影，俗称"气体多次反射"（图2-3）。

彗星尾征：超声束在遇到器官组织的异物如细针或塑料管时，会在异物内来回多次反射，产生特

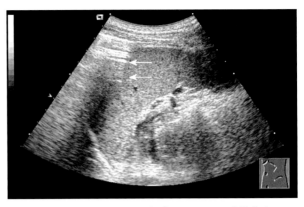

图2-3　脾脏声像图（包膜膈面显示混响伪像）
"↑"混响伪像，系胸膜／肺多次反射伴有后方声影

征性的彗星尾征。此现象是一种特殊的混响，也称"内部混响"。彗星尾征常见于宫内节育器（图2-4），也见于泌尿系结石和胆囊腺肌增生症病变内的胆固醇结晶。后者呈细点状强回声，其后有细小的彗星尾征（图2-5）。

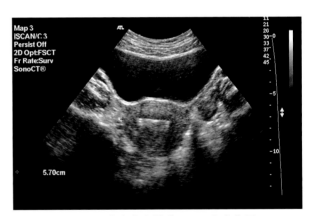

图2-4　宫内节育器（+…+）声像图

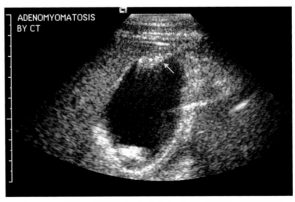

图2-5　胆囊腺肌增生症（↑）合并胆囊结石声像图
胆囊底部细小的彗星尾征位于点状强回声后方，需要仔细观察

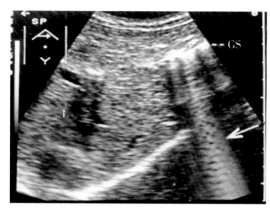

图 2-6 肝内胆管积气声像图

肝内胆管微气泡（GS）引起强回声和振铃伪像（↑），它们可随患者体位变化而移动，L 肝脏

2. 振铃伪像

超声束在相距很近的多界面里，或遇有多个微气泡积聚的少许液体中强烈地来回反射，会产生很长的条状图像干扰，称为振铃效应。振铃伪像在胃肠道（富含微气泡和黏液）相当多见（图 2-6）。

3. 切片（断层）厚度伪像

亦称部分容积效应伪像。产生的原因是：超声束形状特殊而且波束较宽，即超声断层扫描时断层较厚引起。例如，肝脏小囊肿内可能出现细点状回声（来自小囊肿旁的部分肝实质），远离聚集区的囊肿更容易出现（由于超声扫描的声束过宽）。

4. 旁瓣伪像

由主声束以外的旁瓣反射造成：①在结石、异物、肠气等强回声组织团两侧出现"披纱征"或"狗耳征"；②胆囊底部可出现"沉积物"似胆泥图形。旁瓣现象在低档的超声仪和探头比较严重，中高档超声仪采用组织谐波成像（THI）技术有助于改善这种伪像（图 2-7A、B）。

5. 声影（shadow）

扫描声束遇到声衰减程度很高的物质如结石、瘢痕，声束完全被遮挡时，在其后方出现条带状无回声区——边界清晰的声影（clear shadow），对识别它们很有帮助（图 2-8）；边缘模糊的声影（dirty shadow）常是胸膜—肺气体反射伪像或"彗星尾"征后方的伴随现象（图 2-4）。

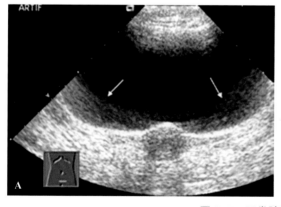
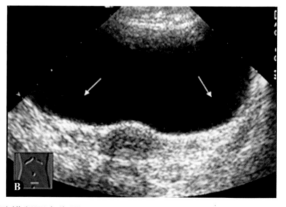

图 2-7 正常膀胱横断面声像图

A. 图中可见膀胱底部旁瓣伪像（箭头）；B. 采用组织谐波成像，伪像消失

6. 后方回声增强

当声束通过胆囊、充盈膀胱、囊肿等衰减甚少的器官或病变时，其后方回声增强（超过同深度的邻近组织的回声）。这是由于距离增益补偿（DGC）对于几无衰减的液体仍在起作用的结果。显著的后方回声增强，通常可以用来鉴别液性与实性病变。

7. 侧边声影（edge shadow）和"回声失落"

声束通过囊肿边缘或肾上、下极侧边时，常因入射角超过临界角而产生侧边声影或"回声失落"。"回声失落"、侧边声影有时使我们较难观察到完整的肾脏上、下极包膜（图 2-9），肝静脉管壁也较难清晰，胎儿的脐血管更难显示，经前囟冠状断面常不易显示新生儿的大脑中线结构，又如细小的血管和主胰管的横断面，呈小等号"="而非小圆形。

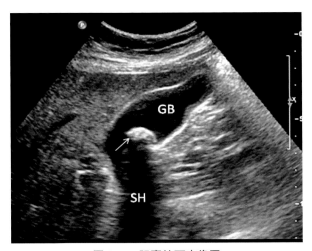

图 2-8 胆囊结石声像图

GB 胆囊 ，↑结石，SH 声影伪像

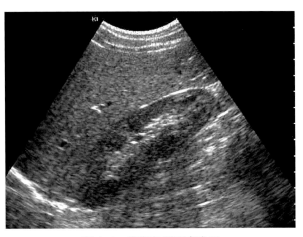

图 2-9 肝肾纵断面声像图

显示常见的右肾上极和包膜的界面回声模糊或消失

超声引导穿刺时，人们经常遇到针管或导管显示不清的困扰，皆因声束未能垂直入射界面引起。总之，此类伪像非常多见。解决或改善办法有：（1）移动或改变探头方向，尽可能使声束与所需观察的界面垂直，或采用实时复合扫描技术（图 2-10A、B）。（2）显示脐血管时，需要更多耐心，还可采用 CDFI 技术协助显示。

8. 镜面伪像

右肋缘下向上扫查右肝和横膈时，遇到声阻差很大的膈—肺胸膜界面，可能发生镜面伪像，也称多途径反射伪像。通常在声像图上，膈下出现肝肾实质回声（实像），膈上出现对称性的均匀的"肝肾实质回声"（虚像或伪像）；若膈下的肝肾内有

一肿瘤或囊肿回声（实像），膈上对称部位也会出现一个相应的肿瘤或囊肿回声（虚像或伪像），声像图上伪像总是位于实像深方（图 2-11A、B），由"多途径反射"造成。

9. 棱镜伪像

常在腹部靠近正中线横断面扫查时（腹直肌横断）出现。例如，早孕子宫在下腹部横断扫查时，宫内的单胎囊可能出现重复胎囊伪像，勿误诊为"双胎妊娠"。将探头方向改为矢状断面扫查，上述"双胎囊"伪像消失。

10. 散射体伪像

肥胖体型例如对"啤酒肚"患者经腹壁超声检查时，肝、胰等内脏结构图像常一片模糊，出现迷

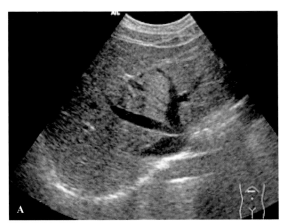
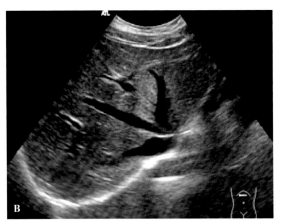

图 2-10 正常肝静脉声像图

A. 常规超声成像；B. 实时复合扫描成像清晰显示血管边界

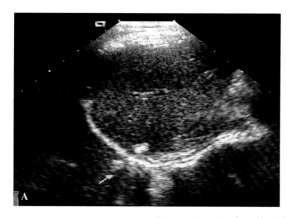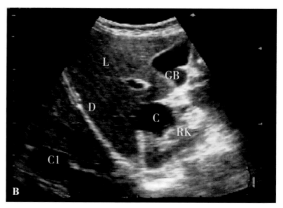

图 2-11　A. 肝内血管瘤声像图；B. 右肾囊肿声像图

L 肝脏，GB 胆囊，C 囊肿，C₁ 囊肿镜面伪像，RK 右肾，↑血管瘤镜面伪像，D 膈肌

雾般大量细点状回声（有时被误认为重度脂肪肝），系声束通过厚层腹壁脂肪组织——散射体的缘故。利用组织谐波技术（THI）可能使图像有所改善。

11. 声速伪像

是由于组织声速差别过大所致伪象，超声诊断仪示屏上的厘米标志（电子尺），是按人体平均软组织声速 1540m/s 来设定的。通常，对肝、脾、子宫等进行测量不会产生明显的误差。但是，对声速过低的组织（如大的脂肪瘤）就会表现前后径线测值过大的伪像特征（图 2-12）；对于声速很高的组织（如胎儿股骨长径测量），必须注意正确的超声测量技术，应使声束垂直于胎儿股骨长轴进行测量（不可使声束平行于股骨长轴），否则引起测值过小的误差。

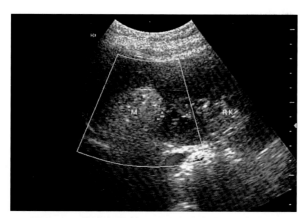

图 2-12　肾上极血管平滑肌脂肪瘤（M）声像图

显示瘤体（M）前后径"增加"伪像，瘤体下缘边界似已超出肾包膜，RK 右肾

12. 声学斑点（acoustic speckles）

垂直的扫描声束在遇到实性而又均质的组织器官时会产生许多散射波。散射波之间会产生波的抵消和增强，即干涉现象。例如，肝脏实质会产生弥漫的均匀斑点状回声，也称声学斑点。声学斑点可能妨碍某些细微结构和界面的显示，如早期肝硬化的微小结节、静脉管壁、囊肿壁等。采用空间复合扫描技术，可能改善微小结节和许多界面显示（图 2-13A）；又如，均质性乳房纤维腺瘤结节内也有同样的声学斑点表现，在采用空间复合扫描技术后消失（图 2-13B）。

三、彩色多普勒超声伪像

常见原因和分类

1. 有血流，彩色信号过少或缺失

（1）多普勒超声（频移）衰减伪像：表现为彩色信号分布不均，即"浅表血供多，深方血供少或无血供"的假象；深部器官如肾实质血流、股深静脉血流信号较难显示。此种伪像最为常见。

（2）技术操作因素：①彩色多普勒增益过低；②彩色血流速度标尺（PRF）设置过高；③聚焦不当；④彩色取样框过大；⑤频谱滤波（filter）设置过高；⑥探头入射声束与血流方向角度过大，接近垂直；⑦测浅表组织的低速血流时，不恰当地采用低频率探头，测较深组织的高速血流时，不恰当地采用较

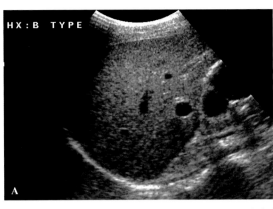
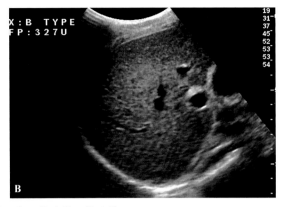

2-13A　慢性肝炎合并早期硬化声像图的比较

A.常规凸阵超声扫描：肝脏实质似均匀点状回声；B.空间复合扫描：实质内显示无数弥漫的微小结节

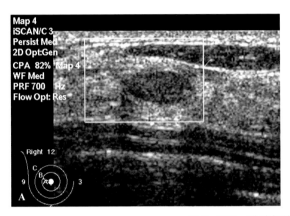
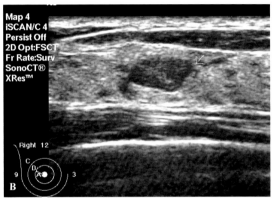

图2-13B　乳腺纤维腺瘤声像图的比较

A.常规线阵超声扫描：乳房组织和肿物内细点状声学斑点伪像；B.空间复合扫描：乳房组织和肿物内声学斑点伪像消失，细微结构和界面回声清晰

高频率探头；⑧以上各种因素的组合。例如，多普勒频率过高、聚焦不良（图2-14A），需要采用较低频率和适当的聚焦（图2-14B）。

2．有血流，彩色信号过多

彩色混迭（彩色"镶嵌"）或外溢伪像，常见原因有：

（1）彩色速度标尺（PRF）过低（图2-15A、B），或彩色增益过高（图2-16A、B）。

（2）仪器厂商设置"彩色优先"（color priority），使小血管结构内充满粗大彩色信号，更多见于低档彩色超声仪（实时空间分辨力低）。

（3）使用声学造影剂。超声造影时往往使微血管和血流回声显著增强。此时，近场、远场可能出现信号分布不均匀的伪像；造影剂的量如果过多，还可出现后方声影即衰减伪像；当造影剂微泡破裂，会出现一片亮丽的"开花伪像"（blooming artifact），在脏器的浅表部位表现更加明显（图2-17）。利用开花伪像有助于发现肝实质的更小的肿瘤结节，并不代表血流速度／血流灌注增长。

3．无血流，出现彩色信号

（1）闪烁伪像（flush artifact）：来自心脏搏动、呼吸运动、大血管搏动等机械运动。通常彩色能量多普勒（DPI）比普通彩色多普勒（CDFI）的闪烁伪像更加显著（图2-18）。

（2）组织震动伪像：颈、胸部超声检查时，患者说话、咳嗽均会产生严重的组织震动——杂乱彩色伪像干扰。此外组织震动伪像还见于高速血流特别是有湍流的部位，如某些严重动脉狭窄和动静脉

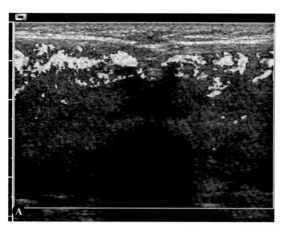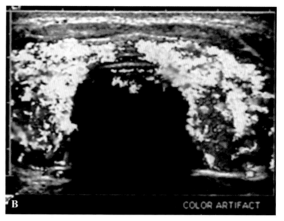

图 2-14　甲状腺功能亢进声像图表现

A. 多普勒频率过高（8.5MHZ），聚焦不足，显示深部血流信号减弱、消失；B. 采用 6.5MHZ 并注意适当聚焦，显示典型的"火海征"

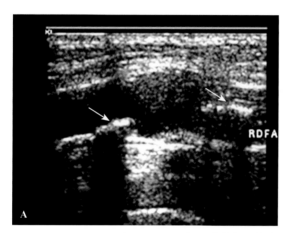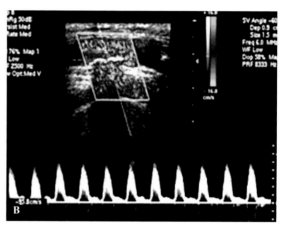

图 2-15　A 股总动脉灰阶声像图 B. CDFI、频谱多普勒超声表现

↑代表硬斑块，RDFA 股深动脉。右图 CDFI 彩色速度标尺设置过低，（PRF16cm/s），引起彩色混迭和镜面伪像；而右图频谱多普勒 PRF 设置正确，显示基本正常的股动脉血流（98cm/s）

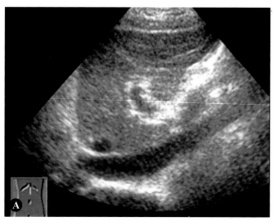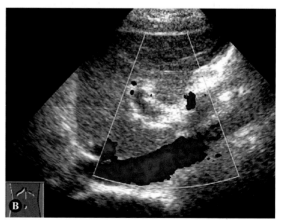

图 2-16　下腔静脉灰阶和彩色多普勒超声表现

A. 灰阶超声表现；B. CDFI 表现：由于增益过高，引起彩色血流信号外溢伪像

瘘（图 2–19A ～ C）。

（3）快闪伪像（twinkling artifact）：多见于尿路结石等（约占 70%，彩色信号位于结石声影中），对提示不典型的肾、输尿管、前列腺结石诊断常很有用（图 2–20A、B）；快闪伪像也见于胆囊壁内微小结石或胆固醇结晶（图 2–20C、D），然而，快闪伪像很少见于胆囊结石。

（4）镜面反射伪像：多发生声束垂直于强反射界面，在界面深方出现倒影般彩色血流信号（图 2–21）。

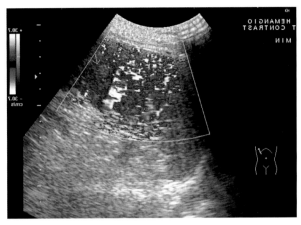

图 2–17 肾脏超声造影时出现彩色多普勒开花伪像（开花征）

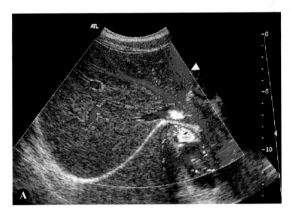 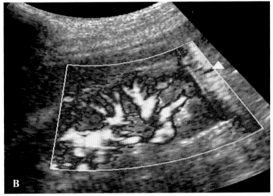

图 2–18 正常肝 CDFI 和肾血流 DPI 表现（△箭头表示闪烁伪像）

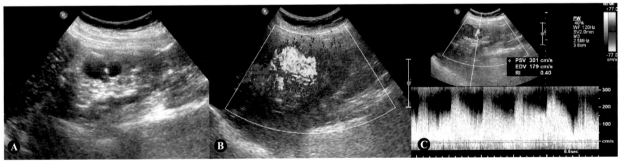

图 2–19 肾脏动静脉瘘超声表现与 CDFI 显示组织震动伪像

A. 右肾动静脉瘘酷似肾囊肿；B. CDFI（PRF 速度标尺为 18.5cm/s）时显示囊性肿物充满彩色混迭伪像，其周围组织出现组织振动引起的马赛克彩色伪像；C. 调整 PRF，脉冲多普勒血流速度测出高速低阻的动脉血流信号，PDV=301cm/s

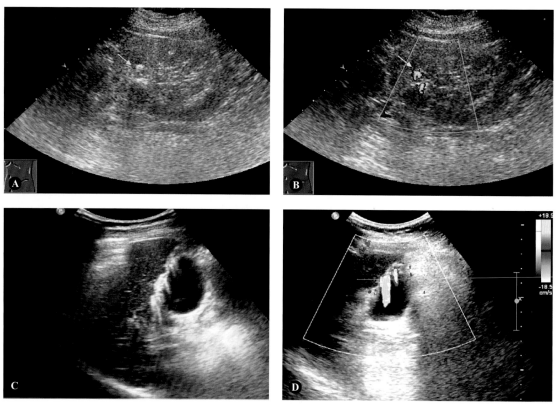

图 2-20 彩色多普勒快闪伪像（两例）

　　A、B 声像图显示不典型的肾小结石，CDFI 显示快闪伪像更明确提示存在两个小结石；后经 CT 证实；C、D 胆囊壁内微小结石或胆固醇结晶，声像图显示典型的彗星尾征，CDFI 显示快闪伪像

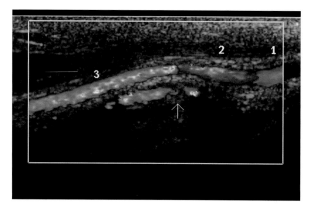

图 2-21 胫前动脉的镜面反射伪像（↑）

1→2→3 代表彩色因血流方向而改变

　　（5）输尿管口的喷尿现象：位于膀胱内的输尿管口，似"红色火苗"。

　　（6）技术因素：频谱滤波（filter）设置过低；多普勒增益过高，均可产生背景噪声。

　　4. 彩色血流信号因血流走行方向和流速的改变

而发生改变

　　（1）彩色混迭（彩色镶嵌 aliasing）伪像　常由于 PRF 设置过低、测高速血流时，采用过高频率探头或较高 Doppler 频率设置引起（图 2-22）。然而，

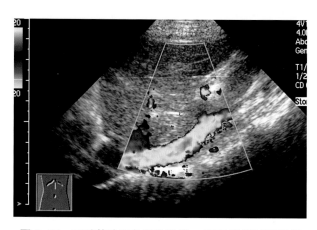

图 2-22 下腔静脉彩色混迭伪像：PRF 设置过低引起

（与图 2-16B 比较，适当提高 PRF 即可改善）

我们有时却可利用彩色混迭伪像，区别同为入肝血流的门静脉（流速较低，呈红色）和肝动脉（流速较高，呈鲜艳红黄色，或彩色混迭）并准确测速（图2-23）。彩色混迭有时还发生在正常颈动脉血管的自然弯曲处，应注意正确解读、避免误判。

（2）较宽的入射声束与弯曲血管内血流方向的夹角不同，使部分血流朝向、部分血流背离探头，容易发生红蓝相间的血流色调改变（图2-24）。夹角过大时，可能出现镜面伪像（后述）。

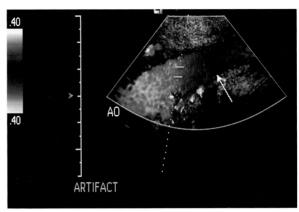

图2-24　腹主动脉血流CDFI表现出现红蓝
相间色调改变伪像

AO 腹主动脉

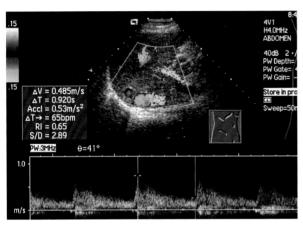

图2-23　利用彩色混迭伪像，有助于肝动脉血流的
Doppler频谱测定

（3）超声造影伪像　比较常见有"开花伪像"（blooming artifact）

注射微泡造影剂后，血管内彩色血流信号强度突然增加百倍以上，有利于微小血管如低速血流包括肿瘤新生血管显示。在灰阶图像上，表现出短期增强效应；在彩色多普勒超声见到大量彩色不规则片块状外溢伪像，也称开花伪像或"开花征"（图2-17）。

（4）其他技术因素　如血流方向翻转键设置不当/探头倒置等。

四、频谱多普勒超声伪像

充分了解上述彩色多普勒超声伪像的产生原因，便于理解频谱多普勒超声伪像的产生和多种表现，如混迭伪像（图2-25A、B）、多普勒曲线上下错位、镜面伪像（图2-26）等。

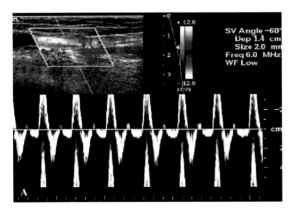
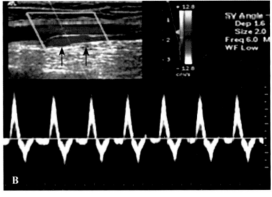

图2-25　血管频谱多普勒混叠伪像

A. CDFI显示彩色外溢；B. 调节频谱血流速度标尺，将基线适当下移，适当降低CDFI增益，混叠伪像、彩色外溢消失，但彩色镜面伪像依然存在（箭）

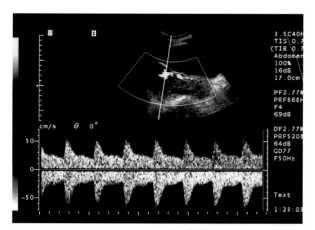

图 2-26 子宫动脉频谱多普勒镜面伪像，
显然发生于入射声束垂直于子宫动脉时

彩色多普勒成像的优点是迅速、直观地显示血流，并且可以迅速引导频谱多普勒取样测速。但是，CDFI 检测血流的敏感性不及能量多普勒血流图（PDI）。如果 CDFI、PDI 和频谱分析均未发现血流信号，应当首先注意仪器调节和检查方法是否正确。

多普勒超声伪像受操作者技术因素和仪器调节的影响很大，故应熟悉仪器的性能，熟练掌握有关的旋钮操作。例如：

（1）正确选择仪器设置和探头 对于浅表器官采用高频探头（7～10MHz 或更高），对于腹部和心脏分别采用 3.5～6MHz 和 2～3.5MHz 探头。

（2）对于深部组织内的血流多普勒频移，宜选择较低的多普勒频率（限于高档机）或较低频率的探头。

（3）根据"感兴趣区"正确调节聚焦区、适当决定取样框的大小和取样容积的大小，正确调节彩色以及频谱多普勒速度标尺（PRF），适当调节多普勒增益的灵敏度，注意血流方向，特别注意 0 角度校正（＜60°）。

（4）频谱多普勒基线（baseline）的适当调节。

（5）测量高流速时，需要改用连续多普勒（CW）检测。

以上每一个环节都很重要，值得注意。

第五节 超声诊断结论的书写

超声诊断主要依据超声检查所获得的声像图资料。彩色多普勒和频谱多普勒检查提供了血流动力学的重要信息。造影剂增强超声（CEUS 简称"超声造影"）能够显示正常和病变器官组织微细血管结构及其血流特征图像，从而进一步增加了超声诊断的敏感性、特异性和准确性。现今在不少情况下，临床医师已将超声结论作为临床诊断以决定手术治疗的唯一影像学依据。例如：诊断典型的肝、肾囊肿，胆囊、膀胱结石，判断胎儿死活以及是否无脑畸形，发现动脉瘤以及诊断心脏房室间隔缺损和心瓣膜功能不全等，不胜枚举。

但是，必须认识到，超声属于影像学诊断，毕竟不等于病理组织学诊断。不同的病变可能有相似的超声表现；同一种疾病的不同阶段或机体反应的不同，病理改变也不同，还有简单与复杂、典型与不典型的巨大差别，从而又可出现多种多样的超声表现。这就是超声征象的非特异性和复杂性。超声诊断还受包括仪器条件、操作者技术水平等因素限制。不同的病变，超声检出率是不同的，例如等回声肿瘤超声诊断敏感性很低。骨骼和胃肠气体等常引起伪像干扰，还会使肿瘤或其他较大的病变漏检。以上这些因素均会影响到超声诊断结论的可靠性。

超声诊断结论直接关系到临床医师对患者正确的诊断和处理，故其意义重大。不恰当的超声结论尚有可能涉及医师的法律责任。因此，正确的临床思维和书写规范的超声诊断结论十分重要。

超声影像学分级诊断方法

影像学分级诊断方法可以充分反映超声诊断特长与优点，同时为超声检查客观存在的局限性保留必要的余地。分级诊断可使超声结论更为科学、合理，做到实事求是。

Ⅰ级：解剖学部位／定位诊断。超声提示器官组织某部有无异常，如心脏（左右房室、心肌、瓣膜），肝（左右叶），肾（上极／下极／皮质／髓质），子宫（宫腔内外、肌层，底、体、颈部），头、颈、躯干、肢体各部的皮肤、皮下组织、肌肉层等。

超声解剖学定位诊断具有高度特异性而且通常非常准确。如遇较难确定时，可以如实进行解剖学描述（如胰尾、肾上腺可分别写成"胰尾区""左／右肾上腺区"；输卵管、卵巢部位可写成"左／右附件区"）。

Ⅱ级：病变物理性质的诊断。应区分弥漫性或局限性病变，有无肿物或结节；判断肿物为囊性（含液性）、实性或混合性。根据声像图对病变物理性质综合分析判断或诊断，通常是相当准确而肯定的，少数例如似囊肿的低—无病变（不能除外实性肿物、动脉瘤）需要借助于CDFI等其他检查，来鉴别其性质。

超声诊断结论至少应包括上述Ⅰ级、Ⅱ级的内容。

Ⅲ级：病理学诊断。以下几点值得注意：

1.只在具有典型的、特异的超声表现情况下，通过综合判断，超声才可提示明确而肯定的病理学诊断。

2.超声影像学诊断不同于病理学诊断（肉眼和显微镜诊断）。很多超声征象是非特异性的。超声诊断存在着操作者的技术依赖性，超声诊断还有其敏感性的限制（造成假阴性）和诊断陷阱如某些超声伪像（造成假阳性）。因此，超声提示病理学诊断必须特别慎重。

3.超声提示病理诊断的结论可以是充分肯定的。如宫内妊娠（早、中、晚各期）以及死胎、活胎的诊断，典型的肝囊肿的诊断，典型的房／室间隔缺损和心包／胸膜腔积液等。

4.超声提示病理诊断在很多情况下是不完全肯定的，如"右肝实性占位病变，肿瘤可能／可能性大／肝癌"；还可以是疑似的，如以下描述："右肝实性占位病变，血管瘤？局限性脂肪肝待除外，建议增强CT或超声造影"。

5.对于难以确定的病变可以如实客观地描述。如"右肝实质局限性回声异常，局限性脂肪肝？肿瘤待进一步除外"。

（张 武）

第三章
造影剂增强超声（超声造影）的临床应用

实时灰阶超声成像和彩色多普勒成像技术广泛临床应用以来，超声造影谐波成像，即造影增强超声(contrast-enhanced ultrasound, CEUS) 的临床应用，被视为重大的技术进展和医学超声发展新的里程碑。借助于静脉注射微泡造影剂和超声造影谐波成像技术，能够清楚显示微细血管和组织血流灌注，增加图像的对比分辨力，大大提高超声检出病变的敏感性和特异性。这和增强 CT 扫描极为相似，还具有实时显示、无放射性辐射和方便、快捷、实用等优点。超声造影不仅提高常规灰阶/彩色多普勒超声的诊断水平，进一步开拓了临床应用范围，在靶向治疗方面还具有一定的发展潜力。

（一）超声造影的概念

微泡造影剂属于血管造影剂（vascular contrast agents）或称血管增强超声造影剂，应与通常用于胃肠造影的口服造影剂（oral contrst agents）相区别(Barry B. Goldberg, 1992)。因此，超声造影剂有微泡造影剂和口服造影剂两类。20 多年来，微泡超声造影或血管超声造影技术的临床应用和发展最为迅速。

（二）微泡超声造影剂发展阶段

最早用于造影的气体主要是空气，其后，是以 CO_2 等自由微气泡为代表的无壳膜造影剂静脉注射和经导管肝动脉内注射进行超声造影。自 20 世纪 90 年代开始，新型超声造影剂问世，以 Levovist（利声显）、Albunex 和 Echvist 为代表的含空气微泡的壳膜造影剂，称为第一代造影剂。此后，更有含惰性气体的 SonoVue（声诺维）、Optison 等为代表的壳膜型造影剂出现，亦称第二代新型造影剂。新型造影剂的平均直径约 3 ~ 5μm，可以顺利通过肺循环，实现左右心室腔、心肌以及全身器官组织和病变的造影增强。

（三）微泡超声造影剂的结构及其安全性

已上市的造影剂只有利声显的壳膜是由半乳糖/棕榈酸构成，其余造影剂多以白蛋白（Optison）、磷脂（SonoVue）等构成，易被人体自然代谢，对人体一般不会产生毒副作用，是比较理想的超声造影剂。第二代新型超声造影剂采用低溶解度和低弥散性的高分子量含氟惰性气体如 SF_6、C_3F_8 等，可显著延长微泡造影剂在人体血液中的寿命，增加了微泡的稳定性。经大量实验研究和超过万例临床应用证明，新型微泡造影剂是安全的。据测算，超声造影每次静脉注入无数的微泡，所含空气/惰性气体的总量小于 200μl（0.2ml），因此没有发生气栓的危险。

（四）微泡造影增强原理

1. 血液中悬浮着的大量造影微气泡，微气泡的背向散射比红细胞散射增加 1000 倍，从而使来自血液的回声显著增强。

2. 新型造影剂微泡在特定的声压(低机械指数)不易破裂条件下，会产生谐振。微气泡谐振时出现"膨胀—压缩—再膨胀—再压缩"的复杂运动，形成非线性背向散射并产生丰富的二次谐波和多次谐波。造影剂产生的二次谐波比人体自然组织谐波的幅度强 1000～4000 倍。再有，当微泡破裂时气体突然外溢，在灰阶和彩色多普勒超声表现出肉眼可见的"开花伪像"（blooming artifacts），这在高机械指数造影成像和间歇性超声造影成像时也非常有用。

微泡谐波超声造影大大增强了深部组织微血管和低速血流的显示，而且少受肥胖、颅骨引起的声衰减和因呼吸运动产生的闪烁超声伪像等因素影响。因此，微泡谐波超声造影比常规彩色多普勒超声更具有优势。

（五）微泡造影成像技术的发展

1. 高机械指数超声造影

彩色多普勒成像条件相当于高机械指数（MI > 0.4），适合于 Levovist 等第一代造影剂血管注射超声造影的连续观察。其微气泡容易破裂。

间歇超声造影成像技术：为了减少超声对于微气泡破坏以便增强并延时显示，可通过心电图 R 波触发或定期触发技术，每隔若干心动周期多次重复地观察心肌灌注，或间歇观察微泡进入肝内局部病变的动态过程，了解肝内微血管有无血流分布紊乱。

2. 低机械指数超声造影

随着二次谐波成像技术的进展，如反向脉冲/多次反向脉冲成像成功地用于谐波超声造影，出现了与超声造影剂匹配的灰阶谐波超声造影。低机械指数输出声功率可调至 MI ≤ 0.1，适合于第二代新型造影剂如 SonoVue 等的临床应用。灰阶谐波超声造影的突出优点如下：

（1）不破坏造影剂微泡，借助于微泡与声波的谐振，高度选择性地获得血流信息，真正做到微血管超声造影增强。

（2）可以消除人体自然组织谐波干扰，还能够排除彩色多普勒超声因微气泡带来的彩色外溢、闪烁伪像和微泡破裂引起的许多"开花"伪像。

（3）灰阶谐波造影很像数字减影血管造影，适合于长时间实时地观察和记录组织血流变化。

（4）对于肝脏血流，可像 CT 造影那样明确区分动脉相、门静脉相和延迟相，故对于诊断和区分肝脏良恶性肿瘤十分有利。延迟相的可能机制：微泡在肝窦间隙集聚和被 Kupffer 细胞摄取。

（5）灰阶谐波造影使组织分辨率显著提高，图像质量得到极大改善，超声检查肿瘤的敏感性和特异性显著提高，因而有着广阔的临床用途。

（六）微泡超声造影的临床应用

1. 造影超声心动图（contrast echocardiography）

据报告，约有 10%～20% 的患者常规灰阶和彩色多普勒超声心动图遇到技术困难。微泡超声造影用于改善心内膜显示，使心功能测定更加准确。此外，还可直观显示心肌血流灌注，改进心肌存活的定量测定，从而成功地用于判断心肌缺血和坏死。

2. 肝脏谐波超声造影

谐波超声造影在肝脏临床应用方面最为成功。在肝脏肿瘤方面的应用有突破性进展，并且可与 CT 造影相媲美。首先，显著提高了小肿瘤的敏感性，对于检出小于 1cm 的肿瘤特别有用；其次，特异性显著增强。

超声造影在肝脏的应用主要包括：

（1）局限性肝脏病变良性与恶性的鉴别，包括肝癌（原发性肝癌、转移瘤）、血管瘤、局灶性结节增生(FNH)、非均匀分布脂肪肝的鉴别等(图 3-1，图 3-2)。

（2）肝癌术前常规肝脏超声造影，进一步确定肿瘤的大小和侵犯范围，查明有无隐蔽的肝内小的转移灶或多灶性肿瘤。

（3）超声造影有助于对肝内可疑的微小肿瘤特别是等回声结节的定位穿刺活检。

（4）在肝动脉栓塞化疗后或在射频、微波消融等治疗结束前立即超声造影，即刻判断治疗效果和有无残留癌组织，以决定是否适当补充治疗，从而显著提高疗效。对于治疗后的患者可以进行定期超声造影监测，早期发现有无原位复发或转移。

（5）在肝癌手术中超声造影可检出/除外更小的肿瘤，及时改变外科处理范围或途径；原发肿瘤病灶切除后，可进行肝内隐匿转移灶的检查，即刻决定再切除或采用消融术。

（6）肝外伤类型（包括钝挫伤、肝破裂、有无活动性出血）的分级诊断和实际损伤范围的评价。微泡超声造影的敏感性和准确性高达 98%，远远超过常规超声包括彩色多普勒（因假阴性率过高）（图3-3）。

（7）其他肝脏疾病：如移植肝有无血管狭窄、闭塞，门静脉高压患者 TIPS 支架是否保持通畅以及布一查综合征彩色多普勒超声检出有困难者，肝脏超声造影均有一定的应用价值（表3-1）。

表 3-1　肝脏局灶性病变超声造影的一般特征

	动脉相 10～20s 开始 30～45s 结束	门脉相 30～45s，120s 结束	延迟相 120～180s 直至微泡消失
肝细胞癌	快速增强至 高回声（坏死区无增强）	快速消退 等回声或低回声	持续减退 低回声
转移瘤	快速边缘增强或不够显著	快速消退低回声	持续减退低回声
血管瘤	边缘结节状开始缓慢增强	向心性增强	持续增强（中心部分可不全增强）
FNH	中央开始快速增强	高回声（中央 瘢痕低回声）	等/高回声
增生结节	增至等回声	等回声	等回声
局限脂肪浸润，或低脂区	增至等回声	等回声	等回声
肝腺瘤	快速增强至高回声（出血坏死无增强）	等回声	低回声等回声

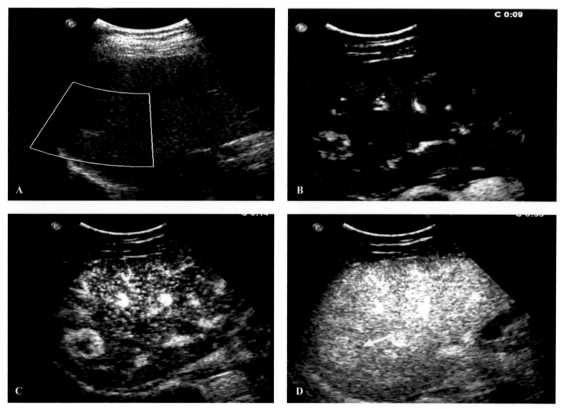

图 3-1　肝血管瘤超声造影表现

A.肝脏内低回声结节，常规声像图难以确定性质；B.超声造影动脉相瘤体周边环形增强；C.门脉相呈典型的向心性缓慢增强；D.延迟相显示造影剂缓慢消退（"↑"）

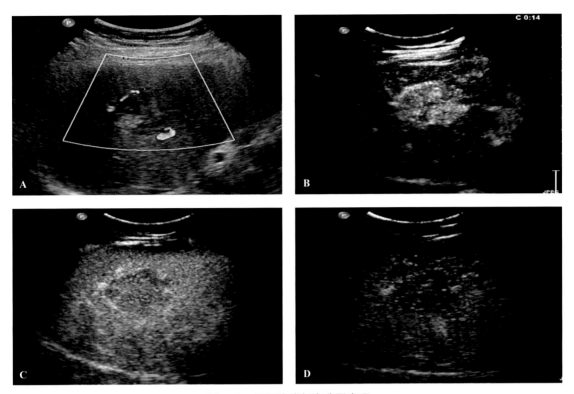

图 3-2　肝细胞癌超声造影表现

　　A. 肝内低回声肿物，边界清楚，周边可见血流信号；B. 动脉相肿物在 14″ 时迅速增强（快进）；C. 门脉相：迅速消退，肿物回声低于肝实质；D. 延迟相：回声持续减退（呈"黑洞"表现）

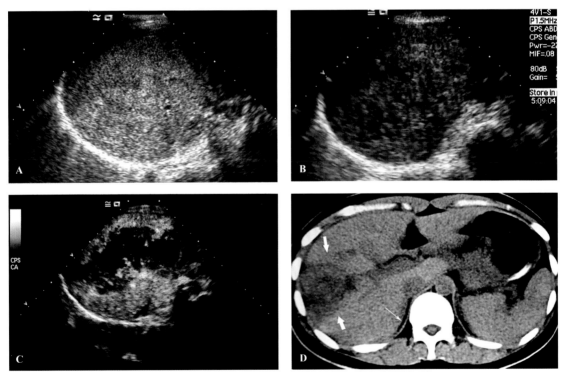

图 3-3　肝破裂常规超声与超声造影比较（唐杰教授馈赠，2008）

　　A. 肝外伤声像图：常规超声表现为肝脏外形饱满，实质紊乱，呈"轻度肝挫伤"表现；B. 组织谐波成像，声像图表现同前；C. 超声造影：显示严重肝外伤伴有肝实质内巨大血肿，有助于肝外伤的分级诊断，避免了常规超声可能的误诊；D. 超声造影结果与 CT/ 增强 CT 检查结果一致肝脏超声造影的局限性与注意事项：①腺瘤和炎性假瘤等某些良性病变表现为"快进快出"，与恶性难以区分。②有学者指出，原发性和转移性肝癌中总有少数不典型病例，重视延迟相180秒以后至微泡消失的观察，可能进一步提高检出率。但是，有的仪器显示有困难。③位置过深的肿瘤病变超声造影显示困难。④超声造影对人员操作技术、记录系统等有依赖性。

3. 肾脏超声造影

与肝脏造影不同，肾脏超声造影所用的造影剂剂量仅为肝脏造影的 1/2～1/3。此剂量已足够。用量过大时，会干扰对病变血流的观察。

超声造影的应用：①在急性肾外伤的诊断、分型和超声引导经皮穿刺注射血凝物止血中，具有重要的实用价值；②肾脏超声造影可以显示常规超声难以显示的肾动脉，减少伪像干扰，提高肾动脉狭窄的检出率，弥补彩超检查的不足；③超声造影有助于更敏感地检出肾脏肿瘤，对复杂性囊肿的分类具有重要应用价值；④对移植肾血管彩色多普勒检查有困难者很有帮助。

4. 脾脏超声造影

超声造影有助于脾外伤的精确诊断及其分级评估，对决定处理具有重要临床实用价值；还有助于对脾梗死的进一步诊断及其范围的评价。国内学者已开始将超声造影结合实时三维超声用于微波消融治疗脾功能亢进效果的评价。

5. 乳房肿物超声造影

借助于超声造影，能够更清楚显示肿瘤滋养血管分布特点，对鉴别肿瘤良、恶性有一定帮助。

6. 淋巴结和淋巴管超声造影（contrast-enhanced lymphoangiography）

实验和临床研究证实，微泡超声造影有助于显示引流的淋巴管和淋巴结。正常和良性反应增生性淋巴结皮髓质呈均匀性增强，与转移癌侵犯有明显区别。超声造影对于识别肿瘤的淋巴结转移有肯定的帮助，故对乳癌患者有无前哨淋巴结转移具有潜在的临床应用价值。

7. 超声造影有助于增强成人经颅多普勒（TCD）信号，提高常规经颅多普勒超声检查的敏感度和准确性。

8. 造影剂注入子宫腔，有助于证实不育妇女输卵管是否通畅，超声造影效果良好，可替代传统的有放射性的 X 线输卵管造影。

9. 其他

将微泡造影剂注入膀胱可以敏感地诊断膀胱—输尿管反流；成为诊断膀胱—输尿管反流的"金标准"。超声造影用于前列腺超声引导活检，可能提高前列腺癌的阳性检出率。

（七）超声造影剂在靶向性治疗方面的应用

可利用微泡携带特殊药物或基因，使之在高机械指数超声作用下对一定的器官组织释放，其治疗作用看来颇有前途并备受关注，已成为当前重要的研究课题之一。

结语　现代医学影像技术如CT、MR多少年来普遍采用并依赖造影剂增强手段增加诊断信息。相比之下，超声影像仍然较少用造影剂发挥其巨大潜能。近20多年来，微泡超声造影成像新技术已经愈益被证明可以卓有成效地在临床广泛应用，并且展现其独到的许多优点，因此，值得在我国进一步普遍推广。

（张　武　王金锐）

第四章
三维超声成像临床应用及其进展

自 20 世纪 50 年代起，就有学者开始探索在三维空间内显示人体组织的超声图像，即三维超声成像。早期主要用于动脉粥样硬化斑块的显示及心室容积的测量等。近十几年来，随着数字化超声技术的发展，计算机数据存储能力、运算能力及图像处理技术的不断提高，精密定位系统的推出以及新的可视化计算方法的开发，三维超声不断有突破性进展，在妇产科（尤其是胎儿）、心脏（包括胎儿心脏）、新生儿颅脑、乳腺等方面，均成功地应用于临床并发挥了重要的作用。

一、三维超声成像原理和方法

三维超声成像原理及方法较多，最常见的方法是基于计算机处理实现三维重建。一般包括三维图像数据的采集、数据的处理、容积数据库的建立、三维图像的显示等步骤。其中三维图像数据的采集是最基本的步骤，而三维图像的显示则是最终步骤。

（一）三维图像数据采集

三维图像数据的采集是三维超声成像的基础，简言之，就是要获得感兴趣结构整个容积范围内的全部回声信息，即要获得感兴趣区一系列断面的信息。目前，大多数图像采集方法是利用常规超声探头对感兴趣区扫查获得一系列二维图像，通过精确的定位系统计算出所采集的图像的空间位置，将超声数据与定位信息一起输入计算机，从而形成三维容积数据库。

数据库的大小取决于被扫查的对象及对数据处理的要求。例如，对肝脏的静态扫查，以每秒 10 帧的成像速率，5 ～ 10 秒内可扫查完毕；而对心脏的动态扫查，以每秒 30 帧的速率，常常需要 30 ～ 45 秒才能建立一个完整的数据库。

目前常用的二维断面扫查方式主要有三种：一体化容积探头扫查（机械驱动）；自由臂扫查；矩阵探头扫查。

1. 一体化容积探头扫查（机械驱动）

这种探头是将定位系统、二维探头和驱动马达置于一个三维探头壳体内部形成三维容积探头（图 4-1），扫查时由内部的步进马达驱动，同时获得二维图像及其位置数据。操作者只需将探头对准所需探测的目标，启动开关系统即可自动地采集一系列的断面图像。每获得一个断面图像后，驱动马达自动地使探头改变一个微小的角度，采集下一个切面，从而获得一系列距离和角度固定的断面图像（图 4-1A、B）。这是一种以二维图像为基础的三维超声成像技术。

一体化采集其优点：①定位精确，避免了图像合成时的失真；②图像采集完后即刻可形成容积数据库，不需要复杂的投射和处理过程，成像时间较短。同时每帧图像间的位置和角度比较确定，不易出现变形，因此消除了定位不准所致的伪像，适合定量分析。基于以上优点，此类采集装置目前应用最为广泛。此类探头的局限性是：扫查范围相对较小，不适于体积过大的目标。

2. 自由臂扫查法（free-hand scanning）

外附于探头上的位置传感装置（externally attached position sensing device）此种扫查法是将位置传感器贴附于常规二维探头上，操作者如同二维

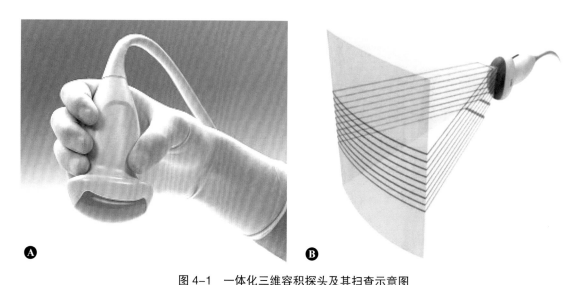

图 4-1　一体化三维容积探头及其扫查示意图
A. 一体化三维容积探头；B. 容积探头由内置马达驱动获得一系列摆动的二维图像数据

超声检查一样扫查感兴趣的解剖部位，探头扫查时传感器可感受探头的位置和空间运动轨迹。这种采集方式的优点是操作者可以按照自己的意愿选择任意位置及角度扫查，而不必担心受到人体体表凸凹不平因素的影响。自由臂扫查的缺点是图像间常存在间隙，因此最终影响了三维图像的质量。常用的方法有：

（1）声场定位（acoustic positioner）：常规二维探头上贴附着三个声发射装置，相互间的位置固定。在患者的上方（如天花板上）安装有一组麦克风组成的阵列。检查者手持探头作自由扫查时，探头上的声发射装置被激活。由于空气中的声速相对固定、麦克风的位置已知、声音的脉冲可以测量，所以探头的位置和角度信息能被连续地获取。

（2）人工关节臂定位（articulated arm postioner）：探头固定在一个机械性的人工关节臂上，后者包括有多个可活动的关节。操作者可手持探头以多种复杂的方式扫查，或选择所需要的观察角度。在关节内安装有电位计，能记录探头运动时产生的电压变化，这些数据转化为数据信号后输入到计算机中。通过这种方式图像的位置信息被获取，进而记录探头的空间运动轨迹。

（3）磁场空间定位（electromagnetic positioner）：目前应用最为广泛的自由臂技术，它是利用电磁场遥控装置的方法来确定探头的位置与角度，因此称为磁场空间定位自由扫查。由电磁场发生器，空间位置感测器（或接收器，磁传感器）和微处理器三部分组成。操作者可如同常规超声检查一样，手持附有磁传感器的探头扫查时，计算机即可感知探头在三维空间内的运动轨迹，从而获得每帧二维图像的空间坐标及图像方位信息，这些信息被储存于计算机之中，即可对所扫查结构进行三维重建。采用磁场定位系统的自由扫查方式，通常扫查的范围大、采集的数据量比较多，要求计算机具有较大的数据存储及数据处理能力。

非循迹自由扫查法（untracked free-hand system）这一类的自由扫查方法无须借助任何辅助定位系统、特殊的探头或支架，利用普通的探头即可实现三维重建。该技术对操作者来说非常方便、扫查方式如同常规二维超声检查，可作扇形、平行及旋转扫查。探头在体表作稳定、平滑的移动时，二维图像被数字化后存储，经过处理后形成三维数据库。但该方法的图像质量不稳定，在很大程度上取决于操作者移动探头的平滑性及稳定性，不同的操作者或同一操作者不同时间检查得到的三维图像都可能会出现较大的偏差。也正是因为没有获得图像间的直接位置信息，应用该技术作定量的测量（径线、面积或体积测量）是不准确的。

3. 矩阵超声探头

这种探头由二维矩阵阵元组成，与前几种探头先采集二维数据不同，三维矩阵探头直接采集容积数据（三维信息）。这是一种以无数原始三维信息为基础的成像技术，是三维超声技术的重大进展，已面世的矩阵探头内包含近 3000 个阵元，每个阵元的体积比一根头发还细（图 4-2）。探头可在 360 度的空间范围内聚焦，并进行全容积成像。该技术可实现对快速跳动的心脏等复杂解剖结构实时三维成像，甚至具有同时显示彩色多普勒血流信号的功能，因而在临床实现真正实用的三维超声功能成像，它有望成为三维超声领域的革命性的变革。

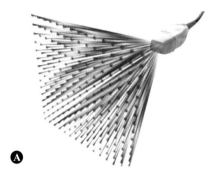 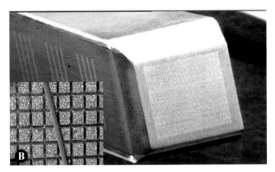

图 4-2 A. 三维矩阵探头示意图；B. 探头表面 / 放大观（Phillips 公司提供）

（二）三维超声图像的显示

采集的系列图像经插补、去噪、平滑等预处理后形成容积数据库，后者包含了病变区及其周围组织的全部回声信息，之后直接过渡到三维图像显示阶段。在三维超声的显示中有两个基本的概念，即数据的分类（classification）与分割（segmentation）。前者是指在表面拟合时选择恰当的阈值或在容积重建中选择合适的亮度或透明度。后者是指如何将具有不同回声特征的数据区分开来，准确而自动的数据分割算法是三维研究所追求的目标。矩阵容积成像运算方式不同于传统三维超声。

现今三维超声一般有以下几种显示方法：

1. 平面投射（slice projection）

也有学者称为多平面成像方法（Multi-planar mode）、超声 CT 或断面显示法。是一种互动的显示技术。该方法无须进行得到三维立体图像，而是通过平行移动、旋转等方法可对感兴趣区进行逐层、多角度的观察，能得到容积数据库中任意角度的平面图像。多平面成像方式常用的有两种观察方式：

直交平面显示（orthogonal planes）该观察方式见于大多数三维超声成像系统中，通常显示三个相互垂直的平面上的断面图像，对理解感兴趣区的解剖关系非常有用。这里的二维图像常被称为重新格式化的二维图像（reformatted 2D image），它与经二维超声采集得到的断面图像有所区别。三个平面分别称为 X、Y、Z 平面。当中 X 平面是与声束方向平行的平面、Y 平面是与声束方向纵向垂直的平面、Z 平面是指与探头表面相平行的平面（也称为冠状面或 C 平面）。经过恰当的插补、平滑等技术处理后，一般认为这种处理后得到二维图像与经二维超声采集得到的断面图像间的区别可以忽略不计，但实际应用中 C 平面的分辨率往往有所下降。因为人体许多组织和器官用常规超声都无法获取冠状断面，而后者对显示某些特定空间位置的解剖结构或病变有特殊用途，故有重要临床意义（图 4-3）。

纹理映射法（texture mapping）应用相对较少。在这种显示方法中，三维图像以一个多面体来表示，以此来与周围的组织结构区分，多面体内部包含有感兴趣的结构。在多面体的每一个面上，有采用纹理映射技术处理得到的二维图像。多面体可以作任意角度的旋转以得到所需的平面，同时多面体的每一个面都可以以平行移动或旋转的方式来显示多面体内部任意平面的二维图像。这种显示方法的优点

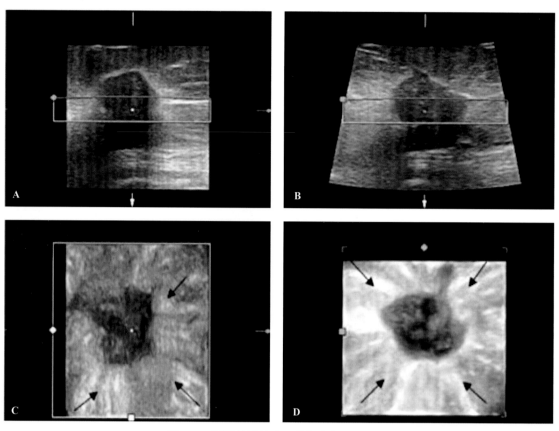

图4-3 浸润性导管癌三维超声多平面成像

A、B为癌结节的常规二维图像；C.为三维重建后的冠状断面，肿瘤边缘呈典型的辐射状；D.为重建的三维图像，显示典型的"太阳征"

是操作者能较直观地观察到所选择的平面在整个容积数据库中的空间位置信息。

2.表面拟合（surface fitting）

基本特征是：对于图像数据中具有不同特征的数据如灰阶值等进行分割，并对每一被分割的部分构造轮廓，然后采取用类似表面拟合的方式进行图像重组。系统仅显示每一声束方向距离探头最近的界面的回声信号，这些回声信号在空间上形成一个大体轮廓，即感兴趣结构的表面轮廓，因此主要用于描述感兴趣结构的表面特征。表面拟合主要采用几何原物模拟（geometric prototype simulating）。几何原物模拟的方法是在容积数据库的数据分割中，利用一些平面的几何原物（如多边形、斑片等）来模拟被分割的图像资料。几何原物模拟方法对细微特征的处理不理想，容易产生伪像，目前应用较少。

3.容积重建（volume rendering）

容积重建方法将三维空间内的多个体元直接投射到荧光屏上，而不需要几何原物的模拟。最常用的获得高质量三维图像的容积重建方法是声束投射法（ray-casting）。在这里声束的概念不是图像采集时的声束，而是由多个体元组成的条状体元簇，它可以为任意方向，最后则投射到荧光屏上，因此在这里声束的含义较广泛。声束投射法充分利用了容积数据库中某一声束方向上的全部体元的灰阶（或血流多普勒信息）及透明度信息。声束的轨迹则由观察者及容积数据库的方向确定。沿某一方向投射到荧光屏上的像素的强度由这条声束方向上的所有体元决定。容积重建主要有两种方式：

（1）表面重建（surface rendering） 是目前应用最为广泛的表面成像方式。与前述表面拟合方式不同的是，表面重建利用的是原有的回声信息，而不是几何原物。通过合理的阈值调节，滤掉周围结构的回声信息，保留感兴趣物体表面的回声信息，即可得到物体表面的立体信息。通过表面平滑和光感的调节能增强立体感。在实际应用中一般要求感兴趣结构周围应被无回声区包绕或内部被无回声区充填，如胎儿、胆囊息肉、膀胱肿瘤、血管内的斑块等（图4-4A、B、C）。

（2）透明成像（transparent mode） 通过阈值的调节和观察方向的调节，容积重建也可用于观察感兴趣区的内部结构特征。按其算法的不同又分为以下几种模式：

1）最小回声模式（minimal mode）：透明成像最小回声模式仅显示容积数据库中每一声束方向上最小回声信息，如可显示肝内的血管或扩张的胆管的立体走行及彼此的空间关系。（图4-5 A、B）。

2）最大回声模式（maximal mode）：仅显示容积数据库中每一声束方向的最大回声信息，适合于观察实质性脏器内强回声结构，如胎儿脊柱结构等（图4-6）。

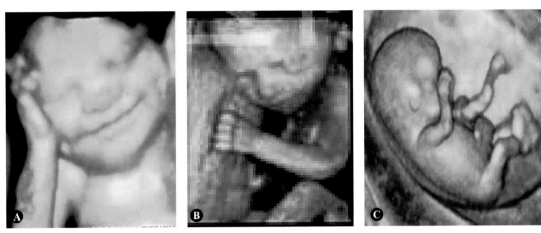

图4-4A、B、C 三维表面成像在产科的应用——胎儿面部和上、下肢表面成像显示

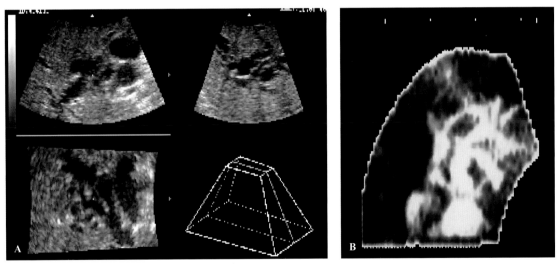

图4-5 A．肝内胆管扩张，从三维数据库内提取的相互垂直的三个断面；B．采用三维透视成像最小回声模式显示扩张的胆管的立体形态

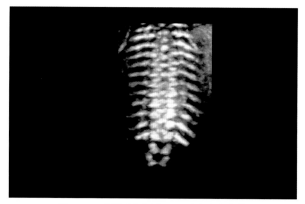

图 4-6　透明模式显示 26 周胎儿脊柱

引自 Philips Co.，2007

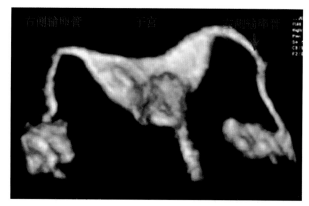

图 4-7　输卵管造影三维超声表现，显示双侧输卵管通畅

3）X 线模式（X ray mode）：显示声束方向上所有灰阶信息总和的平均值，其成像效果类似于 X 线平片的效果。

以上几种模式相互间及与表面成像间可以相互组合，形成混合模式。可用于观察病变组织与周围结构的空间毗邻关系，譬如肝内占位病变与周围血管的空间毗邻关系。

（3）其他的一些仪器生产厂家将容积重建方式按计算方法的不同分为：

1）密度加权模式（density-wighted mode）：即对容积数据库中每一声束投射方向上的体元值作加权后相加。应用这种方式能对解剖结构作透明显示。

2）最大强度投射模式（maximum intensity projection）：仅显示容积数据库中每一声束投射方向上最大强度的体元，类似前面的最大回声模式。

表面成像与透明成像中的多种成像模式在临床上多组合应用，达到既能显示感兴趣区的表面结构，同时又能显示与周围结构位置关系的效果。根据提取回声信息来源的不同，3DUS 可基于灰阶、多普勒血流图、造影等多种信息实现（图 4-7）。

二、三维超声成像新进展

1. 实时 3DUS

由于计算机处理速度的加快，目前已经初步实现实时 3DUS。根据横、纵、平行切面的相交断面获得由 3 个切面扫查后快速自动构成实时容积成像

图，可用于实时观测病变的三维图像。

2. 小型容积探头

目前，应用的新型探头较以往的探头轻小，频率为 2 ～ 5MHz，可在肋间进行扫查，克服了以往容积探头笨重及存在扫查盲区的缺点。

3. 断层超声显像技术（tomographic ultrasound imaging，TUI）

TUI 技术对感兴趣结构作平行切割，获得一系列相互平行且距离相等的断面图像，类似 CT 或 MRI 断层显像方式。断面之间的间隔距离可调，0.5 ～ 4.0mm 不等（图 4-8）。

4. 实时多平面成像（multiple plane imaging）或实时容积成像（life volume imaging）

这是以二维图像为基础的三维超声成像技术，也称智能化切片成像（intelligent slice imajing）。根据容积断层的设置，可调整显示格式为同屏幕显示多幅 2D 图像，并可对这些数据随时调控以适应检查要求（图 4-9）。

5. 三维超声造影

为 3DUS 与超声造影技术的结合，文献可用于判断实性占位病灶内部血管构筑、血流灌注、与周围血管关系等。通过管道注射造影剂，可用于肝内胆道树的三维空间显示，也有较多输卵管三维超声重建用于不孕症病因诊断的报道。

6. 三维穿刺技术

直接采用三维探头上附着的穿刺架实现准确穿刺，或用三维超声监视穿刺针的路径及布针，是

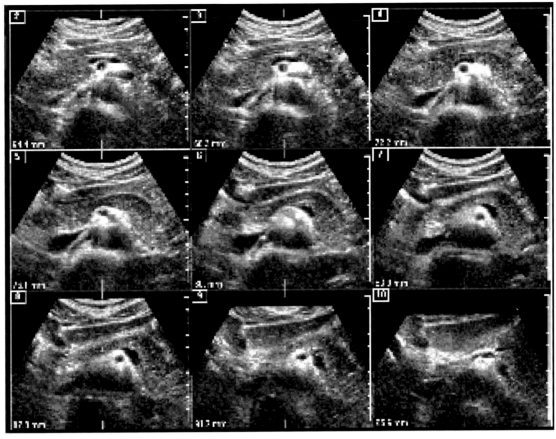

图 4-8　实时容积成像数据的智能化提取，多平面显示胰腺头体尾不同层面及其相邻结构的关系
引自 Philips Co.，2007

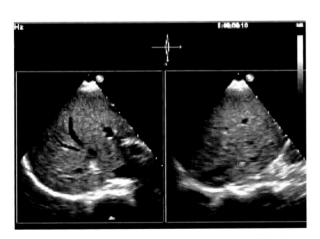

图 4-9　实时多平面成像，实时、同屏显示成任意
交互角度的两个平面

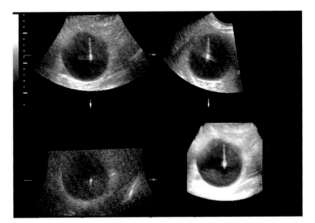

图 4-10　三维超声引导囊肿穿刺，清楚观察到
穿刺针在囊内的位置

3DUS 与超声介入技术的结合。实时三维超声在介入操作时能观察到穿刺针具在病灶内穿行过程及与周围结构空间关系（图 4-10）。

7.三维容积自动测量（VOCAL）技术
与传统的三维超声平行面积法不同，它首先确定感兴趣结构的上下极及中心轴，再选择相应的旋

转角度 α，系统自动勾画不同角度感兴趣区的边缘（共计 180/α 个平面），可即刻得到容积数据测量值。VOCAL 技术简便易行，避免了以往三维容积测量操作步骤烦琐和耗时较长的缺点，该方法使容积测量变得简单易行，具有较大的临床实用价值。研究表明 VOCAL 技术测量误差变化范围小，与实际容积间的相关性好，而且与实际容积间的偏离程度小。在测量不规则模型时上述优势表现更明显（图 4-11）。

8. 三维导航技术

三维导航技术借助磁场空间定位装置，采用自由臂扫查方法获取感兴趣区的三维数据库并记录在

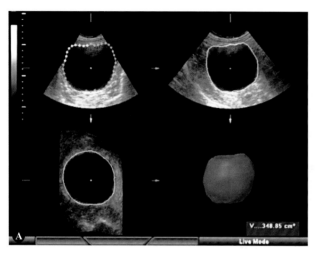
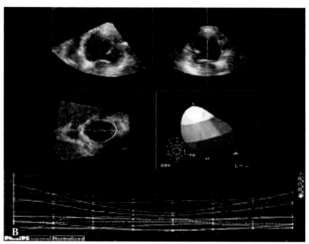

图 4-11 三维超声自动容积测量

A. 模拟三维图像和容积测值右下角显示；B. 左心室三维超声自动容积测量

系统硬盘中。之后通过点、面的匹配可以在超声仪器显示器一侧显示三维图像、另一侧显示实时二维图像。当二维图像实时变动时，三维图像也随之变动，并且两侧的图像一一对应。三维导航技术可适用于外科手术中或介入治疗中。如在射频消融治疗肾脏肿瘤需多针多点穿刺时，在做第二点消融时往往会遇到困难，因为会受到前次消融产生的高回声团干扰。采用三维导航技术，以屏幕一侧的术前三维图像作为定位参考，可解决此类问题。三维导航技术也可将消融前后的超声或超声造影图像进行匹配，用来判断肿瘤消融范围及安全边缘的情况。

9. Volume NT 技术

Volume NT 技术是近年来出现的一种三维超声新技术，主要用于测量胎儿颈项部透明层（NT）厚度。在普通三维超声的基础上利用三维超声成像的原理加上 Volume NT 技术，能自动调整角度后迅速获得英国胎儿医学基金会要求标准的正中矢状切面，并且自动在胎儿颈后皮肤与皮下软组织之间的距离选择最宽的无回声区测量。传统 NT 测量方法主要用二维超声，但需要较高的技巧；用三维超声的方法采集三维容积数据后调节图像来获得标准的正中矢状切面后测量 NT 值已经证实可行，但采集数据后需要人工调节图像获得正中矢状切面，并且放置游标尺的位置也是人工操作，这与二维超声一样带有操作者的主观性及依赖操作者的经验。Volume NT 则是一种全自动的 NT 测量技术，操作者间重复性更好（图 4-12）。

10. 时间—空间相关成像技术（spatiotemporal image correlation，STIC）

STIC 技术主要用于胎儿心脏——胎儿三维超声心动图（图 4-13）。首先通过三维容积探头自动连续扫描感兴趣区，迅速获得三维容积数据库。扫描时间 7.5 ～ 30s，扫描角度 20° ～ 40°，帧频可达到 150 帧 /s。之后系统根据房室壁收缩峰出现的时间

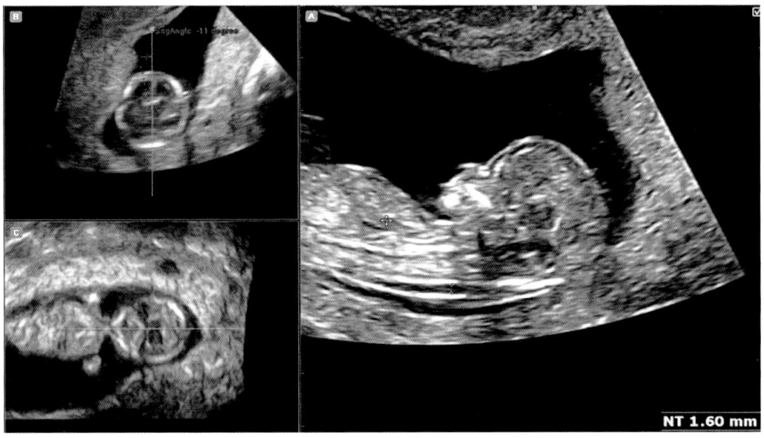

图 4-12　用 Volume NT™ 软件调整角度后获得的胎儿 NT 图像

点以及各点之间的时间间隔，自动计算出胎心率，进而得到每个二维切面的时相信息。所有处于同一时间点的二维切面再按扫查顺序排列，形成该时间点的三维图像；根据胎心率的变化，二维图像被重新排列，使同一时相的二维图像归于一组，实现时间和空间信息同步。STIC 容积数据库中的切面可以用来任意调节，显示胎儿心脏在一个心动周期中任

何时点的扫查切面。STIC 解决了胎儿心脏某些断面难以显示的难题，并提供了优异的容积图像来全面评价胎儿心脏，包括由于心率过快而常规难于评价的流出道结构。STIC 有断层显像、渲染模式、STIC 与彩色联合模式等新技术，此外 STIC 也可用于胎儿心功能测定。

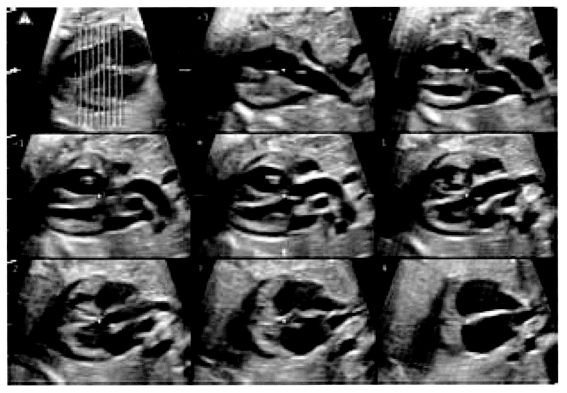

图 4-13　从 1 例胎儿三维超声心动图数据库中，可调取任何时点系列的心脏扫查切面

11. 三维弹性超声

为三维超声与弹性成像技术的结合，用于观察三维空间内感兴趣区内弹性分布特征，为近年来刚出现的新技术，其临床应用尚有待进一步研究。

12. 全自动容积扫查

全自动容积扫查为近年来出现的一项新技术，本质上为三维超声成像。主要应用于乳腺，又称为自动乳腺全容积扫查（ABVS）。ABVS是将传统的乳腺X线检查工作模式与超声成像原理相结合，革新性地研发的一种全方位的乳腺超声检测技术，它可对的容积数据库如横断、冠状及矢状切面进行多方位的连续观察。具有图像质量高、信息量大等优点，对乳腺疾病提供了新的观察视角和更丰富的诊断信息。

三、三维超声的优点与不足

（一）三维超声的优点

1. 三维超声只需一次扫查即可快速、高效率地获得三维图像及容积数据库。大量的超声回声信息及每帧二维图像的位置信息均可由计算机精确控制及记录，因此便于对解剖断面结构间的位置关系进行分析。而二维超声需对感兴趣区作反复多次扫查，并将得到的一系列二维图像在医生的头脑中重组，然后形成脑海印象中的"三维图像"。这一过程不仅耗时，受操作者的因素影响较大，并存在不同观察者之间的差异。

2. 常规二维超声观察方向受限，由于病变处解剖位置或体位的限制，有时不能显示某一方向的回声信息，而三维超声可从任意角度对感兴趣区进行观察。例如，常规二维新生儿颅脑超声经前囟扫查、乳房肿物扫查、胆总管扫查，比较容易获得矢状断面、横断面，很难获得重要的冠状断面，而三维超声可轻而易举快速获得一系列的冠状断面，（图4-3）。

3. 二维超声在连续观察、监测治疗效果时的应用受到一定程度的限制，因为不能保证前后多次获得的平面是同一断面的图像；而三维超声可得到前后两次的容积数据库资料，信息量更丰富。提高了评估的效果。

4. 三维超声提供了多种成像方式，能充分利用采集得到的图像信息。多平面成像方式可从任意角度显示感兴趣结构。三维超声表面或透明成像只需一幅图像即可得到二维超声需多幅图像才能得到的信息，且更为直观。而二维超声只能显示断面图像。

5. 可在患者离开后，对数据库内存储的大量图像资料可再次调取复习或重新成像。因此，可以大大缩短超声检查时间、减轻患者特别是患儿的不适或不必要的负担。

6. 三维超声用于测量一些形态特殊脏器或不规则病变的径线或容积（或体积），会比常规二维超声更准确。

7. 三维超声有助于开展远程会诊。三维数据库的传送可使超声医学专家从不同的角度对感兴趣区进行观察、研究，并能通过旋转改变感兴趣区的位置，如同对感兴趣区重新进行一次实时扫查。

（二）三维超声的不足

1. 目前三维超声已基本实现实时成像，尚需进一步提高对数据的处理能力。

2. 图像扫查方法仍较复杂，需进一步改进定位系统的性能，提高三维空间内定位的精确度。

3. 需要新的分割算法，更好地将感兴趣结构与周围结构区分开来。

4. 目前成像范围仍较局限，无法实现类似CT或MRI一样较大范围的三维图像重建。

（徐辉雄　傅先水　张　武）

参考文献

1. 伍于添. 超声诊断原理及诊断基础. 见：周永昌，郭万学主编. 超声医学. 第4版. 北京：科学技术文献出版社，2002：80-123.

2. 伍于添. 超声诊断仪. 见：周永昌，郭万学主编. 超声医学. 第4版. 北京：科学技术文献出版社，2002：124-168.

3. Zwiebel WJ, Pellerito JS 著. 血管超声经典教程. 温朝阳主译. Introduction to vascular ultrasonography. 北京：人民军医出版社，2008：2-54.（灰阶和多普勒超声基础和设备原理，周围血管血流动力学）

4. 徐智章. 超声测量、超声诊断分析原则和常见误区. 见：徐智章主编. 现代腹部超声诊断学. 北京：科学出版社，2001：65-95.

5. Christopher Merritt RB. Physics of ultrasound. [in] C.M.Rumack, S.R.Wilson, J.W.Chailoneau, et al. Diagnostic ultrasound. 3rd edition.（Vol. 1）Mosby Inc., 2005: 3-34.

6. Kremkau F. Diagnostic ultrasound: physical principles and exercise. New York, Grune & Stration, 1980.

7. Holland, CK, Fowlkes JB. Biologic effects and safety. [in] C.M.Rumack, S.R.Wilson, J.W.Chailoneau, et al. Diagnostic ultrasound, 3rd edition.（Vol. 1）Mosby Inc., 2005: 35-54.

8. 张 武. 超声造影——医学超声发展新的里程碑. 中华医学超声杂志（电子版），2004，3（1）：97-99.

9. 张 运. 心肌造影超声心动图：从基础走向临床. 中华超声影像学杂志，2000，9（4）：197-198.

10. 张 运，赵 静，张 薇，等. 利声显经静脉心肌灌注显像的方法学和临床应用研究. 中华超声影像学杂志，2000，9（4）：199-201.

11. 刘吉斌，Forsberg F, Goldberg BB. 非心脏超声造影显像. 见：刘吉斌主编. 现代介入性超声诊断与治疗. 北京：科学技术文献出版社，2004：473-524.（肝脏，乳腺，前列腺，肾动脉狭窄，外周血管，淋巴造影，腹腔脏器创伤出血）

12. Emilio Quaia [ed]. Contrast media in ultrasonography. Basic principles and clinical applications. Springer, 2005:1-328.（all respects including cardiac application）

13. Peter N. Burns. Microbubble contrast for ultrasound imaging. [in] Rumack CM, Wilson SR, Charboneau JW[ed]. Diagnostic ultrasound. Third edition. Mosby，2005: 55-76.

14. Masatoshi Kudo. Contrast harmonic imaging in the diagnosis and treatment of hepatic tumors. Springer, 2003:22-120（Modes,Principles, Harmonic power Doppler），121-144（Pulse inversion harmonic imaging），180-215/216-242.（In differetial diagnosis and teatment）

15. Wei K, Ragosta M, Thorpe J, et al. Non-invasive quantification of coronary blood reserve in human using myocardial contrast echo cardiography. Circulation，2001，103:256-2565.

16. Wei K. Assessment of myocardial blood flow and volume using myocardial contrast echocardiography. Echocardiography, 2002, 19（5）：409-416.

第二篇 各 论

第一章
新生儿颅脑疾病超声诊断

1955 年，Leksell 出版专著，系统阐述了如何利用 A 型脉冲反射式超声仪探测颅脑中线结构。此后，超声在颅脑疾病诊断中的应用由于颅骨对超声波穿透力的影响，长期进展缓慢。20 世纪 70 年代末，随着新生儿重症监护室（NICU）迅速发展和完备，早产儿及危重新生儿抢救成功率的提高，新生儿颅脑出血和损伤的临床诊断需求日益增多，促进了颅脑超声影像技术的发展。20 世纪 80 年代，超声已成为新生儿颅脑疾病的首选影像检查方法，很多国家已将它作为新生儿病房及重症监护室儿脑损伤常规检查和筛查手段，张武教授率先将该技术引入我国。尽管 CT、MRI 等影像技术的发展令世人瞩目，但是超声以其实时成像、无放射性辐射、不需镇静剂、可靠性好、床旁操作简便、价格低廉等优势，迄今仍被公认为新生儿颅内疾病筛查以及诊断的重要首选方法。

第一节　新生儿颅脑超声检查方法

（一）探头选择

一般选择高频率小凸阵扇形扫描探头，频率范围在 5 ~ 7.5MHz，更高频率的探头对显示近场颅脑边缘及脑外间隙效果更佳。

足月儿或婴幼儿，常有较厚的头皮和头发，为了有更好的穿透力，可采用频率稍低的扇形探头，如 5MHz。早产儿头皮较薄，最好采用 7.5MHz 以上小型高频扇形探头，通过小的囟门声窗可以获得宽范围视野。10MHz 以上的探头有利于对表浅结构的检测，如上矢状窦或蛛网膜下腔。

（二）检查部位与方法

1. 经前囟检查

前囟是常规颅脑超声的首选检查部位。将探头置于前囟（图 1-1），要求作不同角度的缓慢偏转扫查，如冠状扫查从前到后、矢状扫查从一侧至另一侧的连续动态扫查，可分别获得系列冠状切面和矢状切面。作冠状扫查可获得颅内从额叶到枕叶各冠状切面影像；作矢状扫查，可获得脑中线结构至双侧颞叶间各矢状切面影像。

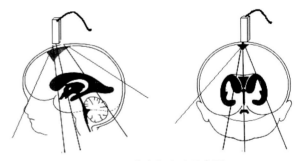

图 1-1　经前囟扫查法示意图

2. 经后囟检查

后囟是左右顶骨与枕骨形成的三角形骨间隙（图 1-2），后囟较小，多于出生后 2 ~ 3 个月闭合，可探范围有限，故不常应用。但值得注意：此处进行矢状扫查时，探头略偏正中线，探头前部略向内侧，可观察侧脑室三角区和后角，对判断后角内出血非常有帮助；进行横切面扫查时，自上向下偏转探头，可显示近似颅脑横切面，对比观察两侧后角大小和内部回声非常有用。

3.经侧囟检查

侧囟（图1-2）包括乳突囟（后外侧囟）和蝶囟（前外侧囟）。主要用于颅脑横切面扫查，尤其对经前囟扫查不十分满意的脑干、颅后窝结构等进行观察非常有帮助。蝶囟较小且闭合较早，但由于颞骨较薄，临床上常被作为脑血管血流动力学超声检查的探测声窗。

【注意事项】

1.一般常规经前囟扫查只适合于新生儿和前囟未闭的小婴儿，超声主要通过前囟显示颅脑的冠状切面和矢状切面。

2.通过后囟和乳突囟也可以获得非常有用的颅内超声图像：后囟扫查是评价侧脑室后角出血的最好方法；乳突囟横切面扫查显示后颅窝结构非常有价值。

3.经蝶囟扫查应用彩色多普勒可评价颅内脑底动脉环（Willis环）。

4.经枕骨大孔扫查对评价Chiari畸形有用。

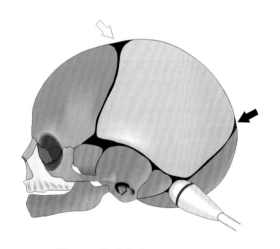

图1-2　颅脑超声扫查声窗示意图

超声探头所在位置为乳突囟声窗；黑箭头所示为后囟声窗；白箭头所示为前囟声窗；进行颅脑超声检查时，在冠状切面，患者的右侧显示在图像左侧；在矢状切面，患者的枕部显示在图像右侧

（三）检查前准备及注意事项

应避免新生儿交叉感染，注意戴口罩、清洗双手、酒精擦拭探头。首先检查弱小的新生儿，再检查足月儿；先检查未感染的患儿，再检查患有感染性疾病的患儿。

新生儿处于比较安静的状态即可检查，一般不需要服用镇静剂。将孩子放在诊察床上，取仰卧、头正位。检查者在小儿右侧或头顶侧，选择操作方便的位置进行经前囟、侧囟的超声检查。作后囟检查时，可将儿头转向一侧，或轻扶小儿坐起，暴露后囟。

早产儿检查：可在重症监护室（NICU），通过保温箱窗口进行操作。检查前须穿隔离衣、戴无菌手套；用手先触及前囟，再在头皮表面涂耦合剂；应视具体情况请儿科医师协助轻轻移动患儿，操作从轻，尽量减少给患儿带来干扰和刺激。

标准的颅脑超声检查程序：①经前囟的矢状切面和冠状切面扫查；②经后囟的矢状切面和横切面扫查；③经乳突囟的横切面扫查；④通过后囟横切面扫查对比较左右侧脑室后角的大小和内部回声有帮助。此外，利用局部放大功能对于近场病变的显示有价值。

扫查手法：检查时尽可能用拇指和食指紧握探头，其他指背贴在儿头表面以便固定。对颅内可疑病变应进行相互垂直的正交平面扫查。正常脑内结构左右对称，应注意两侧结构和回声强度比较，冠状切面最适合于双侧比较。

第二节　颅脑断层解剖和新生儿正常颅脑声像图

熟悉正常颅脑断层解剖结构知识，是颅脑解剖结构超声图像显示与识别的重要前提。下面主要叙述有代表性和诊断意义较高的颅脑超声几组典型切面图像。

（一）新生儿颅脑断层解剖与正常超声切面图

1.经前囟冠状切面扫查

探头横置于前囟,声束由前向后逐步经过额叶、眼眶水平，后至小脑及枕叶水平扫查整个脑部。扫查过程中注意保持两侧大脑半球和颅骨图像的对称性：最好以两侧三角区脉络丛显示对称为重要标志，判断扫查平面是否左右对称。以此标准，从前向后可获得一系列冠状切面。应获得以下6个标准冠状切面图（图1-3）。每一切面标明重要解剖结构，详见图中英文字符及其说明。

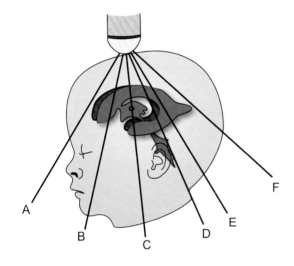

图1-3 冠状切面超声扫查模式图

（1）冠状切面A（图1-4A） 最前面为第一冠状切面：扫查平面通过侧脑室前角的前方，显示颅前窝及其内的结构，包括左、右大脑额叶（FL，WM代表脑白质）、大脑纵裂与大脑镰、深面的颅骨及眼眶等。

（2）冠状切面B（图1-4B） 扫查平面从第一切面稍向后偏转，恰好经过侧脑室前角水平。此切面显示的主要结构有：①侧脑室（LV）前角，呈左右对称的"羊角"形或裂隙样无回声结构。②尾状核（CN）、壳（P）与内囊（IC），侧脑室前角外下低回声结构为尾状核头部，其外侧为低回声的壳，两者之间为回声略高的内囊。③大脑纵裂（IF）：左右大脑半球中间线状强回声，中央可见极薄的无回声线，两侧可见两个垂直于大脑纵裂的强回声线，为两侧额叶的中线表面，邻胼胝体。当脑萎缩引起脑体积缩小，导致蛛网膜下腔扩大，此时大脑纵裂增宽。④扣带回（CG），扣带沟与胼胝体沟之间带状低回声结构。⑤透明隔腔（CSP）：位于左右侧脑室前角中间充盈液体的无回声区。透明隔腔在妊娠3个月左右出现，近足月时大多消失。据报道，

42%的新生儿和62%的早产儿可显示透明隔腔。它属于正常结构，切勿与第三脑室扩张混淆。⑥胼胝体（CC）：位于透明隔腔上方的横形条带状低回声结构。⑦大脑额叶脑实质：侧脑室前角周围的低回声区。⑧大脑外侧裂（SF）：左右两侧呈横"Y"字形强回声结构，该处有大脑中动脉（MCA）走行，为大脑额叶和颞叶的分界，颈内动脉在到达大脑外侧裂内分为大脑前动脉和大脑中动脉。

（3）冠状切面C 从冠状切面B进一步向后偏转探头，扫查平面通过侧脑室体部和第三脑室即可获得此切面（图1-4C）。此切面显示的主要结构有：①透明隔腔。②侧脑室体部，位于透明隔腔两侧。③丘脑、豆状核与内囊，在脑中线两侧显示的椭圆形对称均匀等回声结构为丘脑，丘脑外上方为豆状核，与尾状核共同构成基底神经核，丘脑和豆状核被内囊分开，但在新生儿期在超声图像上分界不明显；豆状核外侧面是大脑深部脑白质区，称为半卵圆中心。④第三脑室，位于两侧丘脑之间，呈裂隙样无回声，因第三脑室很小，正常新生儿在此切面很难显示。⑤脑干，丘脑下方的低回声。⑥大脑外侧裂。

（4）冠状切面D 从冠状切面C稍向枕部方向偏转探头，扫查平面通过侧脑室体部和小脑即可获得此切面（图1-4D）。冠状切面D由顶部至深面依次可显示的中线结构为：①扣带回。②胼胝体体部。③侧脑室体部，呈无回声，其内强回声结构为脉络丛。④半卵圆中心脑白质，为双侧侧脑室体部外上方对称的半卵圆形低回声结构。⑤透明隔腔后方在侧脑室体部和枕角中线位置显示一无回声囊性结构，也称为韦氏腔，透明隔腔逐渐由后向前闭合，至足月新生儿，一般仅有前面的透明隔腔。⑥丘脑，位于第三脑室的两侧，呈对称的椭圆形均匀等回声结构。⑦第三脑室，呈细长无回声裂隙，正常足月新生儿可能很难显示。第三脑室顶部也可显示强回声脉络丛。所以在此切面上可显示连同侧脑室体底部的脉络丛，共三个脉络丛强回声。⑧小脑幕，丘脑下方与小脑半球间呈倒"V"字形强回声线。⑨小脑半球和小脑蚓部，位于后颅窝内，两侧低回声的小脑半球由中线的稍强回声小脑蚓部相连。⑩颅后窝池。

（5）冠状切面 E　从冠状切面 D 继续向枕部偏转，扫查平面经过侧脑室三角区和枕角即可获得此切面（图 1-4E）。冠状切面 E 可显示的主要结构有：①顶叶。②扣带回。③侧脑室三角区和枕角：两侧脉络丛呈"八"字形强回声对称分布于中线两侧侧脑室内，几乎占据整个侧脑室，脉络丛周围仅显示少量无回声的脑脊液，正常情况下，脉络丛与侧脑室走行一致，边缘清晰。④半卵圆中心脑白质。⑤扣带回。⑥胼胝体压部，位于扣带回深面。⑦小脑、枕叶皮质与小脑幕。小脑幕将小脑和枕叶皮质分开，小脑幕与小脑回声较强。

（6）冠状切面 F　从冠状切面 E 继续向枕部方向偏转探头，即可获得最后一个冠状切面 F（图 1-4F）。主要显示的结构有：大脑枕叶皮质和侧脑室枕角周围的脑白质。

2.经前囟矢状切面扫查

探头纵向放置于前囟，首先行正中矢状切面扫查，然后由中线分别向两侧方偏转扫查（图 1-5）。每一侧向外扫查至大脑外侧裂水平，可获得一系列矢状切面：正中矢状切面、旁矢状切面和大脑半球矢状切面。

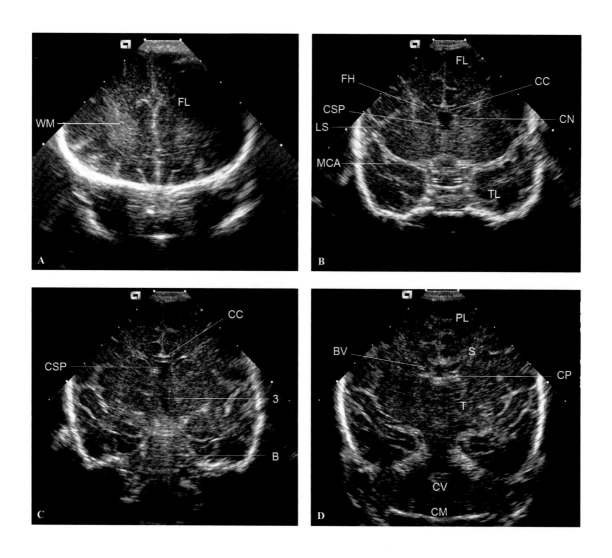

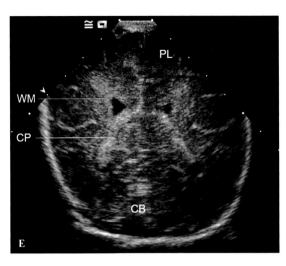 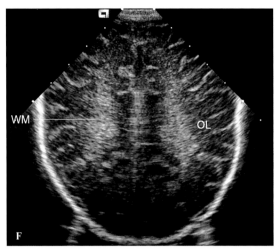

图 1-4 正常足月儿颅脑冠状切面声像图

A. 冠状切面 A；B. 冠状切面 B；C. 冠状切面 C；D. 冠状切面 D；E. 冠状切面 E；F. 冠状切面 F

FL 额叶，PL 顶叶，OL 枕叶，TL 颞叶，WM 脑白质，FH 额角，CC 胼胝体，CSP 透明隔腔，LS 外侧裂，CN 尾状核头部，CP 脉络丛，S 半卵圆中心脑白质，BV 侧脑室体部，T 丘脑，CV 小脑蚓部，CM 颅后窝池，CB 小脑，MCA 大脑中动脉，3 第三脑室，B 脑干

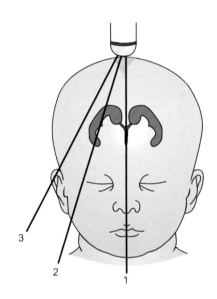

图 1-5 颅脑矢状扫查示意图

1 为正中矢状切面；2 为旁矢状切面；3 为大脑半球切面

（1）正中矢状切面——第一矢状切面 是颅脑检查中最重要的矢状切面，可显示脑正中线以下脑内结构（图 1-6A）：扣带沟、扣带回、胼胝体、透明隔腔、第三脑室、中间块、第四脑室、小脑蚓部、脑桥、中脑导水管、脑干等，应用彩色多普勒或能量多普勒可显示大脑前动脉及其分支如胼胝体缘动脉和胼周动脉。

本切面显示的主要结构：①胼胝体，是颅内最

大的联合纤维，位于大脑纵裂底，由连合左右半球新皮质的纤维构成，呈弯曲的均质带状低回声。胼胝体由前向后依次分为嘴、膝、干和压部。②透明隔腔：无回声透明隔腔位于胼胝体下方。③胼胝体沟：包绕胼胝体上方的稍强线状回声，内有胼周动脉。④扣带沟及扣带回：胼胝体沟与扣带沟之间为扣带回，扣带回与胼胝体平行走行。⑤第三脑室及第四脑室，第三脑室位于胼胝体和透明隔腔下方，足月儿有时难以显示，在侧脑室扩大的情况下则可显示，且可显示中间块；第三脑室向尾侧延伸经中脑导水管与三角形的第四脑室相通，在第三脑室的顶部可显示强回声的脉络丛。⑥小脑蚓部，位于第四脑室后下方与颅后窝池间，回声较强。

胎儿期，脑回比分隔它们的脑沟回声低，随着孕周的增加，脑沟回声变得越来越明显和复杂。22周脑沟回相对少，40周时呈典型的成人脑沟、脑回特征。胎儿孕龄的确认有助于识别无脑回畸形，脑沟回的辨认也可帮助确认新生儿月龄。

（2）旁矢状切面 从正中矢状切面向两侧轻微偏转10°扫查，可获得旁矢状切面，此时显示的侧脑室较小。由于侧脑室长轴从前向后并不完全与正中矢状切面平行，有一小的夹角，所以必须轻微旋转探头使声扫查面与侧脑室长轴一致，探头前端略

向内、后端略向外，可获得完整的侧脑室图像（图1-6B）。侧脑室上方是大脑皮质，后下方是小脑半球，尾状核和丘脑位于侧脑室下方，几乎为侧脑室所包绕。尾状核和丘脑连接处有一薄的强回声，即丘脑尾状核沟，它是生发基质出血最常见的部位，也是测量侧脑室体部宽度的重要定位标志。

旁矢状切面显示的主要结构有：①额叶、顶叶和枕叶大脑皮质。②侧脑室，左右对称，内衬室管膜，充盈脑脊液呈无回声。分为前角、体部、三角区、颞角（也称下角）和枕角（也称后角）。在没有脑积水时经前囟很难显示枕角，经乳突囟扫查才可显示。③尾状核头：尾状核头部呈卵圆形位于侧脑室体部下方。④丘脑。⑤丘脑尾状核沟。⑥小脑。

旁矢状切面超声检查时，几乎所有的新生儿在侧脑室三角区后上方脑白质回声轻度增强，称为侧脑室三角区周围强回声（hyperechoic peritrigonal blush），其回声均匀，回声强度弱于脉络丛，不能将其误认为是病变。回声增强是因为这部分脑白质内平行纤维走行几乎与声束垂直所致，在经后囟检查时则不再表现为强回声，因此时声束几乎与纤维平行。

（3）大脑半球切面　从旁矢状切面进一步向外侧偏转扫查，可显示侧脑室周围部分——侧脑室颞角和大脑半球外侧皮质，包括颞叶。此处大脑中动脉分支伸向侧脑室（图1-6C）。在实际操作中，必须认识矢状切面大脑镰引起的回声衰减，此时只要轻轻地向侧方偏斜以避开大脑镰即可，如果不能很好地识别此回声衰减则可导致漏诊和误诊。

3.经后囟超声扫查

探头置于后囟，扫查平面与正中矢状切面稍呈

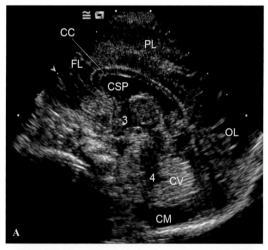

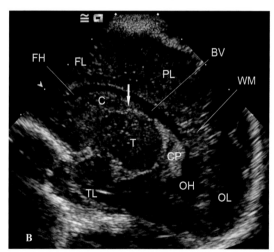

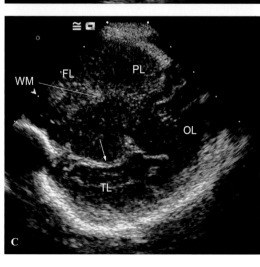

图1-6　正常颅脑矢状切面声像图

A.正中矢状切面；B.旁矢状切面；C.大脑半球切面

CC 胼胝体，CSP 透明隔腔，FL 额叶，PL 顶叶，OL 枕叶，TL 颞叶，3 第三脑室，4 第四脑室，CM 颅后窝池，FH 额角，BV 侧脑室体部，OH 枕角，C 尾状核头部，CP 脉络丛，WM 侧脑室三角区周围脑白质，细箭头所示为丘脑尾状核沟，粗箭头所示为大脑外侧裂，T 丘脑，CV 小脑蚓部

角度，可获得经后囟的矢状切面图像。矢状切面主要显示的结构有侧脑室三角区和枕角，侧脑室三角区内脉络丛伸向侧脑室体部和下角，枕角内因无脉络丛而呈无回声，侧动探头可显示侧脑室颞角（图1-7）。这些切面对发现孤立的扁平血块和附着在脉络丛上的血块非常有用。

将探头旋转90°，可获得的近似横切面图像，对比较左右枕角的大小及回声强度很有价值。所以经后囟超声检查对评估侧脑室后角，尤其对诊断脑室后角内出血非常有价值。

4.经乳突囟超声扫查

经乳突囟超声扫查主要用于评估脑干和颅后窝，从而弥补前囟超声检查之不足。经乳突囟扫查主要获得颅后窝横切面图像，将探头前部分轻轻向头侧偏斜，即可清楚显示第四脑室、小脑蚓部后份、小脑半球和颅后窝池。一系列的横切面可显示从颅顶到颅底的颅内结构，轻微旋转探头显示标准横切面有利于对解剖结构的识别（图1-8）。

探头从标准横切面向外耳头侧轻轻偏转还可获得稍高一点的颅脑横切面，即经乳突囟扫查的颅后窝—中脑横切面，在此切面上可显示丘脑、中脑、第三脑室、中脑导水管、四叠体池。

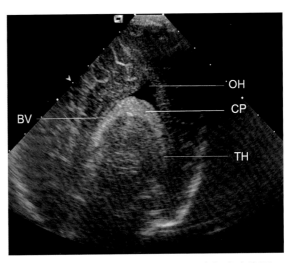

图1-7 正常足月儿经后囟扫查声像图

BV 侧脑室体部，OH 侧脑室枕角，CP 脉络丛，TH 侧脑室颞角

（二）颅脑多普勒超声的应用

随着彩色多普勒超声进展和探头技术改进，使新生儿颅内血管超声实时成像作为常规检查项目成为可能。CDFI可显示各大脑动脉分支和主要静脉回流途径。动态范围的增大和能量多普勒敏感性的提高，可检测出低速血流信号。尽管颅脑多普勒超声还不作为无症状早产儿常规检查项目，但患儿出现各种临床症状时有助于临床诊断和治疗。

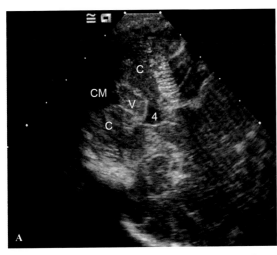 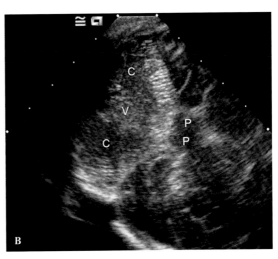

图1-8 正常足月儿经乳突囟声像图

A.经小脑半球水平横切面；B.经小脑半球上部横切面
V 小脑蚓部，CM 颅后窝池，C 小脑半球，4 第四脑室，P 大脑脚

1. 检查途径和注意事项

（1）检查途径　经前囟、后囟和侧囟扫描途径各具优点，其中经前囟检查应用最广。①前囟矢状切面可常规显示基底动脉、颈内动脉和大脑前动脉，以及脑内静脉如 Galen 静脉、上矢状窦和直窦（图1-9A）。下矢状窦由于与胼周动脉的后部分相叠加而难以作为单一血管显示。更小的丘脑纹状体动脉和大脑中动脉的岛盖支有时亦可显示（图1-9B）。②经前囟冠状切面扫查，在略偏前的冠状切面上可显示颈内动脉床突上段，大脑中动脉 M1 段，丘脑纹状体动脉，大脑前动脉 A1 段和海绵窦。在略偏后的冠状切面上大多可见成对脑内静脉及其分支、

丘脑纹状体动脉、基底动脉、直窦和横窦（图1-9C）。经前囟冠状切面多普勒检查的缺点是，大脑中动脉和超声声束垂直，血流信号接近零。

经蝶囟（前外侧囟）扫查是显示大脑中动脉最好的途径。在大部分的足月儿，以薄颞骨作为声窗，可显示 Willis 动脉环及其主要分支（图1-9D）；在大部分早产儿中，从一侧探查即可显示双侧的大脑中动脉。

经后囟扫查，对于需要显示横窦和窦汇的患者是一种很好的方法。

（2）多普勒技术操作注意事项　为了更好地显示颅内血管，应采用局部放大功能，在感兴趣区应

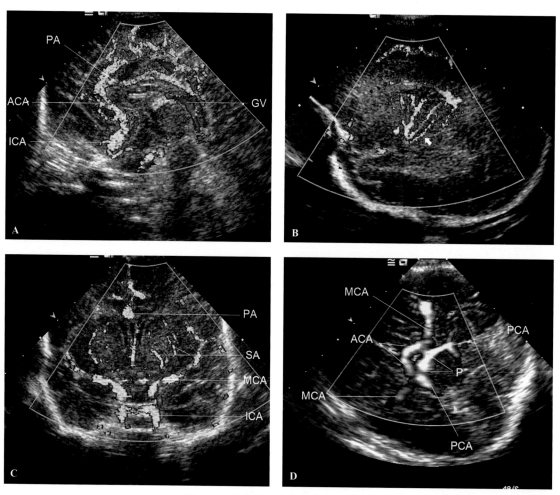

图1-9　正常颅脑彩色多普勒声像图

A. 颅脑正中矢状切面彩色多普勒显示颈内动脉（ICA）、大脑前动脉（ACA）、胼周动脉（PA）和 Galen 静脉（GV）等；B. 大脑半球矢状切面彩色多普勒显示大脑中动脉向丘脑垂直发出丘脑纹状体动脉（箭头所示）；C. 颅脑冠状切面彩色多普勒显示双侧颈内动脉（ICA）、大脑中动脉（MCA）、丘脑纹状体动脉（SA）、胼周动脉（PA）等；D. 经蝶囟颅底横切面彩色多普勒能量图显示颅底 Willis 动脉环及其主要分支，大脑前动脉（ACA）、大脑中动脉（MCA）、后交通支（P）及大脑后动脉（PCA）等

用彩色多普勒,提高彩色增益以组织运动伪像最小、血流信号显示最大为宜，低速血流信号敏感同时旁瓣效应最小时有利于评价静脉系统。检查浅表的上矢状窦时推荐应用 7～14MHz 高频线阵探头。对于大多数正常早产儿和足月儿，推荐应用 7～10MHz 扇形探头，以便显示大脑前、中动脉的分支。当只需显示血流信号，不需要血流方向信息时，建议应用能量多普勒。

阻力指数（RI）是检查颅脑血流动力学最简单和可重复性好的指标（图 1-10）。RI 不受血管角度影响，而且与急性颅内压变化相关。但是，脑血管阻力以外的许多因素可影响脑血管的 RI。例如，高滤波设置、探头加压可以使 RI 增加，心率增加和心输出量降低可以使 RI 减低。在许多生理状况下，用 RI 预测脑血管阻力价值不高。平均血流速度是脑血流量（CBF）的可靠指标。

脉冲多普勒检查时应注意：①通过增加增益而不是能量输出来获得最大的信号强度。②限制检查时间。

2. 新生儿颅脑正常血流动力学

正常颅内动脉血流均朝向脑内，频谱为低阻力型（图 1-10）。脑动脉血流动力学受新生儿成熟度的影响：大脑前动脉 RI 平均值从早产儿 0.78 下降到足月儿 0.71，这种降低趋势与舒张期血流速度的逐渐升高有关。在足月儿，RI 可在新生儿最初几天内有所变化。但变化范围较小，变化超过基础值 50% 以上应视为异常。

正常脑静脉血流：较小的颅内静脉及其分支的静脉血流是连续的。较大的颅内静脉结构如 Galen 静脉和矢状窦呈现低振幅波动波形。异常的高振幅或锯齿搏动波形，见于患有左心压力增大或三尖瓣关闭不全的婴儿。正常呼吸时通常无呼吸性变化，但在哭泣时胸腔压力迅速变化，可见静脉血流速度的显著改变。

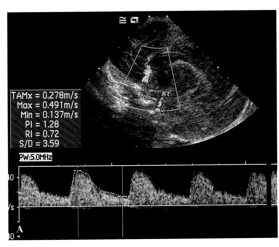
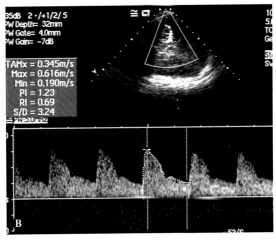

图 1-10　正常大脑动脉彩色多普勒频谱图

A. 大脑前动脉彩色多普勒频谱图；B. 大脑中动脉彩色多普勒频谱图

（三）颅脑一些结构的正常发育和变异

1. 脑沟回和蛛网膜下腔的发育

胎儿脑沟的超声观察，可通过颅脑横切面、冠状切面及矢状切面上观察，不同的脑沟观察的切面不同。大脑表面的脑沟最晚形成，有些胎儿最早可在 23.2 周显示，27.9 周可恒定显示，最先出现的主要有颞上沟、中央沟、中央后沟。

脑沟开始形成时最早的表现为形成处呈点状强回声，慢慢发育形成一个"V"形凹陷，逐渐加深并向脑实质内深入、分支，形成"Y"形。因此脑沟发育由点变线、由直变曲，脑沟分支增多、汇合，到足月时胎儿脑表面形成许多脑沟的外周分支。极早早产儿其蛛网膜下腔仍显著存在，以致大脑外侧裂处为宽广的无回声区，但是不久则变成狭窄的强回声沟，其内有大脑中动脉走行（MCA）。

2. 透明隔腔和韦氏腔

透明隔腔是由透明隔壁围成的一个无回声囊腔，位于左右侧脑室前角之间，不与脑室和蛛网膜下腔相通。透明隔腔和韦氏腔（Vergae 腔）在本质上是一个结构（图 1-11），分别位于穹隆柱所形成的垂直分隔的前、后方（即室间孔前、后方），从孕6 个月开始，透明隔腔按照由后向前的顺序开始退化、闭合，故胎龄越小，透明隔腔越宽，到足月时，97% 的胎儿 Vergae 腔都闭合。所以，在足月出生时只有透明隔腔存在，出生后 3 ~ 6 个月 85% 的婴儿透明隔腔也都闭合，但在某些成人透明隔腔依然存在。

3. 中间帆腔

中间帆腔位于第三脑室顶的上方，穹隆柱的下方，又称第三脑室上池，在松果体压部区域的前方和后方形成像倒置的头盔样无回声囊性结构（图1-11）。据报道仅 1/5 的新生儿颅脑超声可显示中央帆腔。到 2 岁时，这个囊性结构通常不能发现。

4. 脉络丛

脉络丛位于脑室系统内，产生脑脊液，超声呈强回声结构。侧脑室三角区内的脉络丛是脑室内脉络丛的主体部分，它斜向前深入室间孔延续到第三脑室及其顶部；斜向后下深入侧脑室下角。侧脑室前角和枕角内没有脉络丛。整个脉络丛在旁矢状切面呈弧形强回声。第四脑室顶部也存在脉络丛。侧脑室内脉络丛增宽，形态不规则，回声进一步增强，应考虑为脑室内出血可能。脉络丛小囊肿很常见，4 ~ 7mm 不等，通常无症状。一些脉络丛的血管酷似脉络丛囊肿，可应用彩色多普勒超声进行鉴别。

脉络丛的正常变异：脉络球位于左右侧脑室三

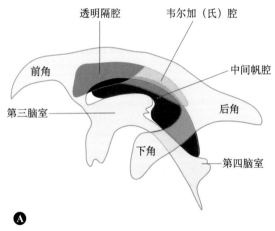

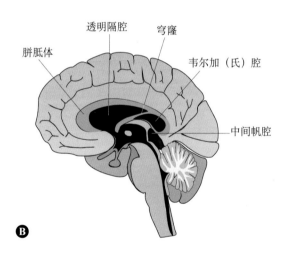

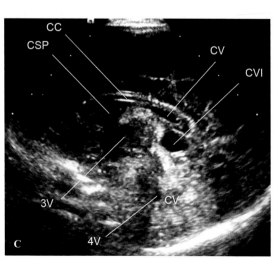

图 1-11 透明隔腔、韦氏腔及中间帆腔的解剖
示意图及超声图

A、B. 透明隔腔、韦氏腔及中间帆腔的解剖示意图；
C. 透明隔腔、韦氏腔及中间帆腔超声图

CSP 透明隔腔，CV 韦氏腔，CVI 中间帆腔，3V 第三脑室，4V 第四脑室，CC 胼胝体角区，呈分叶状。在冠状切面，侧脑室三角区水平最肥大的脉络丛有时显示为扁平状，可能与超声探测角度有关。正常脉络球和凝血块黏附于脉络丛上，两者图像相似，不易鉴别，易误诊为出血，CDI有助于鉴别：正常脉络丛内可显示血流信号，而凝血块内则无。

5.生发基质（germinal Matrix）

生发基质是脑室下有细胞分化功能、结构疏松的大量成神经细胞，它们可分化形成大脑皮层的神经元、神经胶质和基底神经节，同时又是大脑发育中血管最丰富的区域，后者是一种不成熟的毛细血管网，仅由一层内皮细胞组成，缺乏肌肉和结缔组织支持，很容易由于缺氧等引起颅内出血。

孕早期，脑室系统壁全部由生发基质形成。孕3个月后开始退化，到24周，生发基质仅存在于尾状核头上方至尾状核体部间很小的区域；32周后，生发基质出血已很少发生。这种退化持续到足月。如果早产儿脉管网未全退化，生发基质持续存在，很容易发生早产儿颅内出血。超声发现颅内出血十分敏感，它有利于出血部位、范围的精确解剖学定位。

6.禽距（calcar avis）

强回声的距状沟向前伸至侧脑室壁使大脑皮质内陷形成纵形隆起，称为禽距。通常位于侧脑室三角区和枕角交界处（图1-12），识别正常的禽距超声图像，可避免将正常超声结构误诊为异常的肿物或出血。在显示侧脑室枕角的切面中部轻轻偏转探

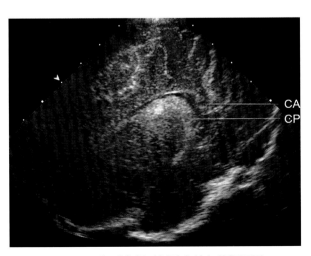

图1-12 经后囟通过侧脑室的矢状切面图
CP 脉络丛，CA 禽距

头可显示禽距，应用彩色多普勒有利于鉴别诊断。

第三节 新生儿先天性颅脑畸形的超声诊断

一、器官生成障碍（disorders of organogenesis）

（一）Chiari畸形（Arnoid-Chiari畸形）

Chiari畸形又称小脑扁桃体下疝畸形，是颅凹中线脑结构在胚胎时期发育异常。分为三种类型：Chiari Ⅰ型：小脑扁桃体下移至椎管，而第四脑室和延髓不下移；Chiari Ⅱ型：小脑扁桃体和蚓部下移并第四脑室延长下垂，是最常见类型，此型往往合并脊髓脊膜膨出，所以其临床意义最重要；Chiari Ⅲ型是颈部高位的脑膜脑膨出，脊髓、第四脑室和小脑完全膨出，是最严重类型。Chiari畸形主要临床表现有神经损害、颅内压增高和脑积水症状。

后神经管孔闭合失败是引发此病的原因。由脊柱缺陷和脊髓脊膜膨出造成脑室内压力减低，颅后窝枕骨发育不良；小脑幕下移并压迫小脑，使之疝入枕骨大孔，颅后窝池缩小或消失；小脑扁桃体和蚓部通过扩大的枕骨大孔疝入椎管，脑桥和延髓向下移位，第四脑室同时被拉长向下。

【超声图像特征】

主要有：

（1）颅脑正中矢状切面显示丘脑低回声类圆形结构范围增大。

（2）增大的丘脑挤压致使第三脑室轻度增大；相反，第四脑室由于细小、受压、向下拉长通常不能显示。

（3）冠状切面显示侧脑室前角细小，侧脑室显著扩大并使其周围脑组织受压变薄。

（4）透明隔腔可部分或全部缺失。

（5）冠状切面显示大脑纵裂增宽；颅后窝池变小，小脑幕位置相对较低。

（6）脑积水。Chiari畸形Ⅱ型在胎儿期通常是

轻度脑积水，出生后经脊髓脊膜膨出修补术反而变得更严重。

【临床意义】

常规产前甲胎蛋白检查，可用来筛查胎儿神经管缺陷和大部分的 Chiari 畸形。由于 Chiari 畸形Ⅱ型有典型的超声图像特征，所以产前超声（图 1-13）可及早诊断，并可监测脊髓脊膜膨出情况。超声和 CT 是监测脑室引流术的可靠影像学方法，必要时应用 MRI 评价新生儿脑干受压情况。

（二）胼胝体发育不全（agenesis of the corpus callosum）

胼胝体是连接左右两侧大脑半球横行的宽大神经纤维束，是两侧大脑半球信息沟通的重要通路。胚胎第 8～20 周胼胝体是形成期，其轴索于胚胎 12 周开始越过中线，于 18～20 周越过完成，形成胼胝体的膝部和体部的一部分，然后继续向前发育形成胼胝体嘴部，向后发育形成胼胝体压部。宫内胼胝体发育不全有部分和完全之分。如果胼胝体发育早期受损，导致胼胝体完全缺如；如果受损较晚，则部分发育不全（通常膝部存在而压部和嘴部缺失）。而且，大于 80% 的病例合并其他神经系统异常，包括 Chiari 畸形Ⅱ型、Dandy-Walker 畸形、前脑无裂畸形、脑膨出等。MRI 可以在宫内或出生后做出诊断，并可显示其他相关的严重颅脑异常。

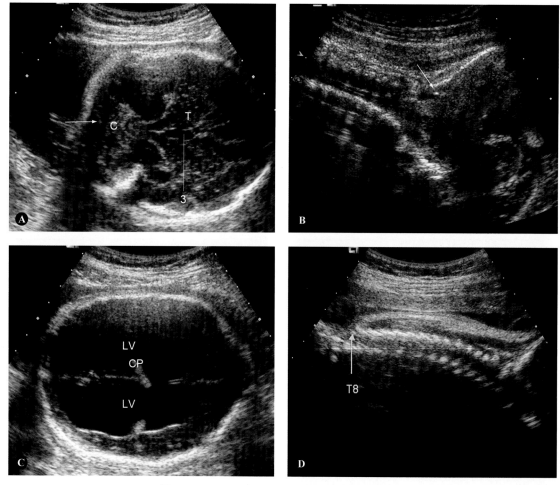

图 1-13　37 周胎儿 Chiari 畸形Ⅱ型合并脊柱裂

A. 小脑水平横切面显示颅后窝池消失（箭头所示），小脑（C）小，呈"香蕉状"，第三脑室（3）扩张。T 丘脑；B. 颅脑矢状切面显示颅后窝池消失（箭头所示），小脑陷入枕骨大孔内；C. 侧脑室水平横切面显示侧脑室（LV）明显扩张，脉络丛（CP）呈悬挂状；D. 脊柱矢状切面显示胸 8 椎（T8）以下脊柱裂

【超声图像特征】

（1）前囟冠状切面：①透明隔腔消失；②两侧侧脑室扩大，似"泪滴"状。侧脑室前角狭小、远离；侧脑室体部明显分开、平行；侧脑室枕角扩大。③第三脑室扩大，上移至两侧侧脑室之间，形态改变呈"头盔"样（Viking's helmet），与大脑纵裂相连续。胼胝体完全不发育时两侧大脑半球的纤维不能跨越中线，则沿大脑半球的内侧缘纵向行走。

（2）前囟正中矢状切面：由于胼胝体缺失，正常与第三脑室平行的胼胝体上方的脑沟强回声线变成与第三脑室垂直走行呈典型的放射状排列的强回声线，称"日光射线"征（sunburst sign）。

无论在胎儿期（图1-14）还是新生儿期，超声诊断部分胼胝体发育不全都较胼胝体缺如难。

（三）胼胝体脂肪瘤（corpus callosum lipoma）

胚胎神经嵴组织发育异常可引起大脑纵裂脂肪瘤。本病常合并胼胝体发育不全。由于没有肿块占位效应，多不需要手术。

【超声图像特征】

冠状切面和正中矢状切面显示胼胝体周围可见带状稍强回声，彩色多普勒无血流信号显示。

（四）Dandy-Walker畸形

Dandy-Walker畸形的典型特征是小脑蚓部完全或部分发育不良，伴不同程度小脑半球发育不良，第四脑室扩大并与颅后窝池相通；颅后窝池扩张伴

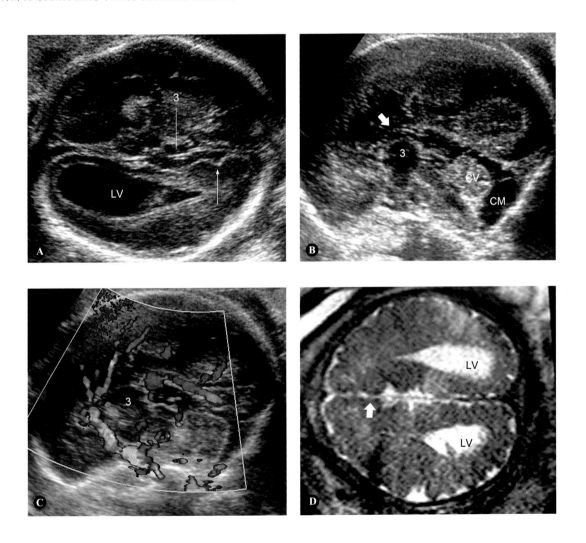

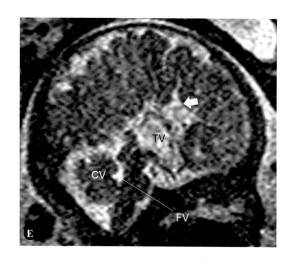

图 1-14 26 周胎儿胼胝体发育不全

A. 胎儿侧脑室水平横切面，透明隔腔不显示（箭头所示），侧脑室后角扩张，前角外展，呈"泪滴状"，第三脑室上抬；B. 胎儿正中矢状切面，胼胝体及透明隔腔均未显示（箭头所示），第三脑室上抬；C. 胎儿正中矢状切面彩色多普勒显示胼胝体周围动脉缺失；D.32 周 MRI 检查，侧脑室水平断面，透明隔腔不显示（箭头所示），侧脑室后角扩张，前角外展，呈"泪滴状"；E.32 周 MRI 检查，正中矢状位断面，胼胝体及透明隔腔均未显示（箭头所示），扣带回消失，第三脑室上抬，脑沟与第三脑室垂直走行呈典型的放射状排列，呈"日光射线"征。

LV 侧脑室，3 第 3 脑室，CV 小脑蚓部，CM 颅后窝池，FV 第四脑室，TV 第三脑室

小脑幕、直窦和窦汇上移；脑干前面受压或发育不良。大于 80% 以上的病例伴有梗阻性脑积水，70% 合并胼胝体缺失。

Dandy-Walker 畸形的病因不很清楚，可能原因是早孕期第四脑室正中孔和左、右侧孔发育不良，第四脑室顶畸形或者第四脑室正中孔开放延迟等。

Dandy-Walker 畸形的变异型，应与颅后窝池蛛网膜囊肿和巨大颅后窝池鉴别。部分严重病例可在早孕期诊断，典型的 Dandy-Walker 畸形通常在 17 周后诊断，因为此时小脑下蚓部发育完全。

Dandy-Walker 畸形多数合并其他严重中枢神经系统异常，包括胼胝体部分或全部发育不良、脑膨出、前脑无裂畸形、小头畸形、灰质异位、脑回畸形等。还可合并其他系统畸形包括胃肠道、泌尿生殖道、心血管系统、骨骼肌肉系统异常以及胸腔异常等。据报道，染色体异常可达 20% ～ 50%。

【超声图像特征】

小脑蚓部部分（图 1-15）或完全缺如，小脑半球不同程度发育不良并由于第四脑室扩张而异位，颅后窝池增大，第四脑室扩张与颅后窝池相通，多数合并脑积水，伴胼胝体缺失。经乳突囟扫查的横切面超声声束通过第四脑室时可显示正常颅脑的第四脑室正中孔，脑积水时常扩大。

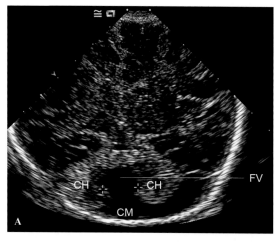
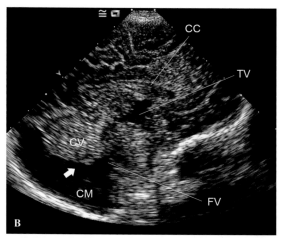

图 1-15 Dandy-Walker 畸形（变异型）

A. 经前囟冠状切面显示小脑下蚓部缺失，第四脑室（FV）直接与颅后窝池（CM）相通；B. 经前囟正中矢状切面显示小脑下蚓部缺失（箭头所示），上蚓部可见，第四脑室直接与颅后窝池相通

CC 胼胝体，CV 小脑蚓部，TV 第三脑室，CH 小脑半球，FV 第四脑室

颅后窝池囊肿 有两种：一种是 Dandy-Walker 畸形假性囊肿，颅后窝池增大，没有占位效应，此种异常不发展为脑积水，小脑上蚓部、第四脑室和小脑半球是正常的，小脑下蚓部发育不良，第四脑室与颅后窝池相通；另一种为颅后窝池蛛网膜下腔囊肿，第四脑室和囊肿不相交通，因此可以与典型 Dandy-Walker 畸形或变异型相区别开来，超声显示正常的第四脑室、小脑蚓部，小脑半球由于蛛网膜囊肿而移位。

（五）大脑脑沟回异常和神经元移行异常

神经管最初由单层柱状神经上皮所构成，至胚胎第 6 周分为 3 层，内层室管膜上皮的生发细胞不断增殖，在室管膜下形成胞核密集的细胞层称为生发基质，其中细胞不断分化成为神经元和胶质细胞，数百万神经元由脑室区和室管膜下区沿放射状排列的胶质纤维向外移行形成皮质，剩下的以后形成深部神经核。神经移行是大脑发育过程中复杂而有序的过程，任何原因导致的神经元移行障碍都可引起神经元移行畸形。主要引起严重的神经畸形有：脑裂畸形、无脑回畸形、巨脑回畸形、多小脑回畸形和半侧巨脑畸形等。

（六）脑裂畸形（schizencephaly）

脑裂畸形是神经元移行过程中，局灶性紊乱引起，为最严重的神经元移行异常。内衬有灰质的脑裂从脑室到蛛网膜下腔，贯穿大脑半球。可发生于大脑半球的任何部位，以位于中央前回和中央后回多见，单侧或双侧病变。分为两种类型，Ⅰ型为融合型，也称闭唇型；Ⅱ型为非融合型，也称开唇型，此型多见。脑裂畸形Ⅰ型超声很难诊断，常需 MRI 诊断。

脑裂畸形Ⅱ型超声图像特征：脑实质内双侧或单侧囊性腔隙（图 1-16），由脑实质表面延伸至侧脑室，与增大的侧脑室相通，由于有皮质组织，囊腔边缘回声增强，延伸至整个大脑半球，与侧脑室的室管膜及覆盖皮层软脑脊膜相连。70% 以上的患儿无透明隔腔，胼胝体通常较小，脑裂附近的脑回肥厚或多小脑回。

此病的严重性与累及的脑损害程度有关。大部分的患儿会有抽搐、轻偏瘫和程度不等的发育迟缓。一些会有眼盲，原因可能是和透明隔缺乏及视神经发育不全有关。

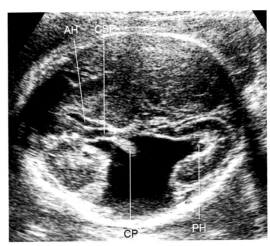

图 1-16 25 周胎儿左侧颞顶叶脑裂畸形
侧脑室水平横切面显示左侧大脑半球颞顶叶区裂开成两部分（箭头所示），裂开处为无回声区且与侧脑室及蛛网膜下隙相通，无回声区直达左侧颅骨内面
AH 侧脑室前角，CSP 透明隔腔，CP 脉络丛，PH 后角

（七）半侧巨脑畸形

此病是一种罕见的脑发育畸形，大脑半球一侧的全部或部分错构瘤样过度增生，以神经运动发育迟滞、偏瘫、偏盲及顽固性癫痫为特征，与结节性硬化、局部皮质发育异常同属于神经元、胶质细胞异常增生性畸形。国外统计患病率为癫痫儿童的 0.3% ～ 1%，占皮质发育异常疾病的 1% ～ 14%。

本病以受累大脑半球弥漫性肥大为特点，并伴有同侧侧脑室扩张和大脑中线向对侧偏移，小脑和脑干也可受累。病理显示病变侧皮质发育异常包括无脑回或多小脑回，皮质增厚且皮质层结构紊乱，缺乏正常分层现象，可见巨大神经元，与健侧相比，患侧神经元数目下降，胶质细胞数目上升，"未受累"半球也能见到。

半侧巨脑畸形有 3 个主要类型：

（1）单独 / 孤立型（isolated hemimegalencephaly），是指不伴有任何皮肤或全身疾患，而只有一侧大脑半球畸形的半侧巨脑畸形，为最典型和常见的类型。

其预后取决于癫痫和神经系统损害的严重程度；

（2）综合征型（syndromic hemimegalencephaly），一般合并有其他疾病及病变侧的肢体肥大（半侧巨人症），其预后取决于全身损害情况，其癫痫的表现与单独型相似；

（3）完全型（total hemimegalencephaly），是指除了单侧大脑半球受累外，同侧小脑、脑干也受累，更少见。

【超声图像特征】（图1-17）

（1）一侧大脑半球增大、皮质增厚及同侧脑室不对称增大。

（2）大脑外侧裂增宽、平直。

（3）脑沟回形态改变，包括多小脑回、巨脑回、无脑回。

（4）脑中线向对侧移位。

（5）白质区域回声增强等。

二、破坏性脑损伤（destructive lesion）

（一）脑穿通畸形（porencephalia）

脑穿通畸形，也称孔洞脑，分为先天性和获得性两种。先天性脑穿通畸形为胚胎6周前发生畸形造成脑组织的局部缺如，局部脑损伤会以发育不良的脑灰质来修复。获得性脑穿通畸形主要是因为出生后，继发于脑实质内出血、感染或创伤。采用CT和超声可以确诊。

【超声图像特征】

脑实质内出现大的囊腔，可单侧或双侧，囊壁光滑，不规则或规则，囊腔内一般无分隔，与脑室或蛛网膜下腔相通，不延伸至脑皮质表面，同侧脑室扩张。进展性囊腔预后不良，需行分流术，少数患儿仅遗留轻微的神经体征，智力可正常。

（二）水脑畸形（hydranencephaly）

水脑畸形也称积水性无脑畸形，两侧大脑半球全部或大部分为充盈液体的囊腔，它可被看作脑积水最严重的类型——大脑皮层完全缺失。以往一直认为水脑畸形是胎儿发育阶段双侧颈内动脉闭塞引起，现在认为可由任何一种颅内病变如颈内动脉梗死或感染引起。这些胎儿出生时令人惊奇地面部表现正常，但在早期就出现发育迟缓，一般在出生1年内死亡。

【超声图形特征】

双侧侧脑室极度扩张，脑室内脑脊液充盈，造成巨头畸形。双侧大脑皮质严重破坏，而丘脑、小脑、脑干仍存在但可显示不清或缺失。颈内动脉的多普勒血流信号消失。水脑畸形和严重的脑积水很难鉴别，但在脑积水中超声可以见到皮层薄的边缘。

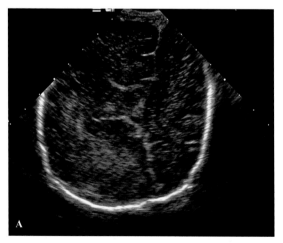
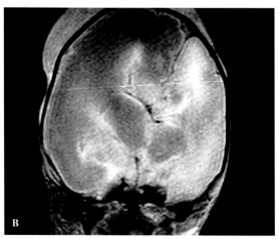

图1-17 半侧巨脑畸形

A. 经前囟冠状切面，右侧大脑半球较左侧大脑半球明显增大，脑中线明显偏向左侧；B. MRI冠状位断层与超声所见一致

（三）囊性脑软化症

脑软化症可以是局部脑损伤的结果，病理上是星形胶质细胞再生和神经胶质的分隔；在弥漫的脑损伤中，可出现大面积的囊性脑软化症。新生儿感染或缺氧，能导致广泛的脑损伤，而血栓可导致局部损伤。损伤的位置由损伤的类型决定。超声图像显示为脑实质内无回声的囊腔。

（四）脑积水（hydrocephalus）

脑积水是活产儿中最常见的先天异常。脑积水的发生主要有三个原因：脑脊液的引流梗阻、吸收减少和产生过多。表现为脑室扩张、脑脊液压力增高等。

（五）脑脊液的产生和正常循环

脑脊液主要由侧脑室等处脉络丛产生，最终被蛛网膜下腔的蛛网膜微粒吸收进入静脉系统。脑脊液在颅内的循环途径如下：双侧脑室脑脊液经室间孔流入第三脑室，与第三脑室脉络丛产生的脑脊液汇合并经中脑导水管流入第四脑室，再与第四脑室脑脊液汇合，经正中孔和外侧孔流入蛛网膜下腔。然后，经蛛网膜颗粒渗透至硬脑膜窦内，回流入血液。（图1-18）脑积水的病因。

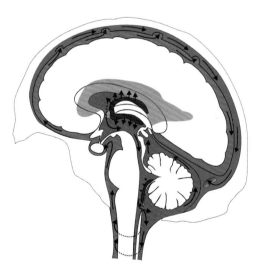

图1-18 脑积液在颅内的循环途径示意图

脑积水多由脑室内梗阻或脑室外梗阻引起，其病因多种多样（表1-1）。脑室外梗阻通常发生在蛛网膜下间隙或继发于矢状窦的重吸收障碍。不常见的原因：脉络丛乳头状瘤、静脉梗阻或盖伦静脉畸形。

表1-1 脑积水的病因分类

脑室内梗阻
出血后、中脑导水管阻塞或狭窄、第四脑室阻塞、脑硬膜下血肿、脑部各种畸形、Danky-Walker畸形、感染后、静脉畸形、肿瘤或囊肿

脑室外梗阻
脑室外梗阻、感染后、软骨发育不全、蛛网膜颗粒发育不全或缺失、静脉栓塞、脑脊液产生过多、脉络丛乳头状瘤

（六）脑积水的分级与超声诊断

常用的侧脑室测量Levene推荐的方法，即在旁矢状切面由顶到底测量侧脑室体部的纵径。若>6mm为脑室扩张，6～10mm为脑室轻度扩张；11～15mm为脑室中度扩张；>15mm为脑室重度扩张。

1. 侧脑室扩张 正常情况下脑室壁紧紧环抱脉络丛，脉络丛周围没有或仅有少量脑脊液。在明显脑室扩大时，脉络丛一侧的脑积液明显增多，脉络丛向下悬挂在侧脑室内，不接触侧脑室的壁。

2. 前角或后角扩张是脑积水的早期征象 因为新生儿常处于仰卧位，液体易沉积在侧脑室三角区及后角，故侧脑室三角区和后角较体部先扩大，在旁矢状切面（图1-19B）易显示此特征，侧脑室后角>14mm为脑室扩张。如果仅出现第三脑室和侧脑室扩张，第四脑室大小正常，提示中脑导水管的狭窄或闭塞。

3. 冠状切面可以对左右侧脑室扩张情况进行比较（图1-19A），也可观察颞角尖端、第三脑室、第四脑室的扩张情况。

4. 正中矢状切面（图1-19B） 可用于第三脑室和第四脑室扩张的情况进行评估。第三脑室>2mm为扩张。

【多普勒频谱特征】

（1）严重脑积水时脑血管舒张期前向血流降低，阻力指数（RI）增高。

（2）超声探头放在前囟进行分级加压试验 脑

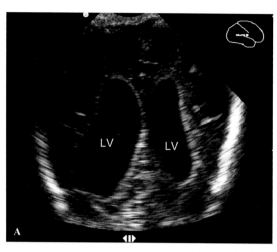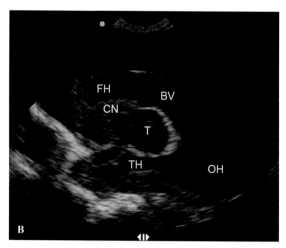

图 1-19 25 天新生儿胎儿轻度脑积水

A. 经前囟冠状切面，双侧侧脑室（LV）明显扩张；B. 经前囟旁矢状切面，（双侧）侧脑室明显扩张。
FH 额角，BV 侧脑室体部，OH 枕角，TH 颞角，CN 尾状核头部，T 丘脑

积水及脑水肿患儿的 RI 会显著增加，但正常婴儿 RI 不增加。这种方法还可用来预估脑积水分流术患儿的预后。

此外，超声监护有助于引导神经外科医生放置脑室分流装置，也可对分流效果进行评价。

（七）Galen 静脉畸形(vein of Galen malformation, VGM)

本病罕见，约占颅内血管畸形的 1%，但它是新生儿最常见的颅内血管畸形，具有很高的死亡率。患儿通常发生充血性心力衰竭。后期表现包括抽搐、颅侧杂音、脑积水和心脏肥大。

【病理】

VGM 实质上是一种特殊类型的动静脉瘘。由于先天缺乏正常的 Galen 静脉，此处胚胎期残留的前脑中央静脉与大脑后动脉形成了动静脉瘘，表现为囊性瘤样扩张。

VGM 可分为脉络膜型和漏斗型。脉络膜型的特点是，异常的脉络膜动脉在进入瘤样扩大的 Galen 静脉前形成复杂的血管网络。新生患儿通常表现为心衰；漏斗型的特点是，有一到数支动脉直接流入 Galen 静脉形成动静脉瘘。临床上主要表现为婴幼儿巨头，一般无心脏症状。由于大部分血液经低阻

力的动静脉瘘流失（"窃血"），使其他大部分脑组织血供减少甚至缺失。

【超声图像特征】

在中线处可见囊性无回声包块，位于室间孔后方，第三脑室上方。这种囊性包块具有脉动性血流，必须仔细与其他囊肿鉴别。彩色多普勒血流成像有助于迅速确立诊断，还可用于鉴别 Galen 静脉畸形的不同类型。频谱多普勒显示典型静脉血流动脉化、高速低阻血流频谱（图 1-20）。

第四节 新生儿脑损伤的超声诊断

新生儿脑损伤的原因错综复杂。大多数脑损伤是代谢性的，由暂时性缺血再灌注损伤或由遗传性代谢通路缺陷所致。新生儿常见脑损伤主要为颅内出血和缺氧缺血性脑病。随着产科水平的显著提高和围生保健的广泛开展，因窒息产伤所导致的新生儿脑损伤发生率逐年降低，而主要发生在早产儿的脑损伤则跃升为新生儿脑损伤的主要类型。早产儿脑损伤并导致后遗症相当普遍，成为影响我国人口质量的严重隐患。

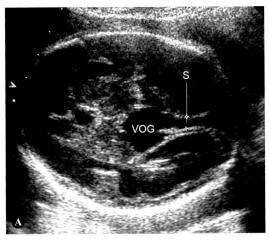

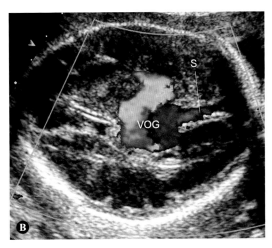

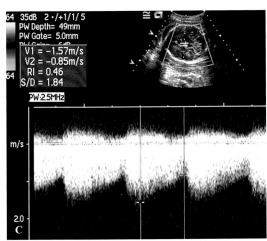

图 1-20　25 周胎儿 Galen 静脉畸形

　　A. 侧脑室水平横切面，第三脑室后上方中线处搏动性无回声包块，形状呈圆形，其内可见密集点状低回声流动，通过扩张直窦（S）汇入上矢状窦内；B. 侧脑室水平横切面彩色多普勒血流成像显示无回声的囊腔内充满彩色血流信号，在瘤体内分成蓝红二部分，蓝色部分为流入部分，红色部分为流出部分，追踪观察可见瘤体内血流通过扩张的直窦汇入上矢状窦内；C. 多普勒取样容积置于瘘口处，检测到高速低阻动静脉漏频谱。

　　VOG　Galen 静脉畸形

一、新生儿颅内出血（intracranial hemorrhage，ICH）

　　新生儿颅内出血临床主要分为 5 种类型：① 生发基质—脑室内出血（subependymal germinal matrix with intraventricular hemorrhage，GMIVH）；② 脑实质出血（intraparenchymal haemorrhage，IPH）；③ 原发性蛛网膜下腔出血（primary subarachoid haemorrhage，SAH）；④ 小脑出血（cerebellar hemorrhage，CH）；⑤ 硬膜下出血（subdural hemorrhage，SDH）。其中，早产儿颅内出血（主要是生发基质—脑室内出血）是新生儿颅内出血最常见类型；由于产科技术进步，因损伤引起的新生儿颅内出血（如硬膜下出血）发生率则明显下降。

　　影像学检查是确诊颅内出血的方法，颅脑超声检查对出血有很高的敏感性，可提供出血的部位、程度，并可系列观察出血的变化及并发症的发生，给临床诊治提供重要依据。

　　颅内出血超声图像特征是随出血时间而变化的。① 出血早期，血块边缘回声强度低于中部；② 2 ～ 7 天，出血块稳定表现为边界清晰的强回声团块；③ 7 ～ 10 天，出血开始吸收，回声强度逐渐减弱；④ 如强回声团消失则提示出血被完全吸收，如出血不能被完全吸收，则形成大小不等的囊腔。出血常位于侧脑室前角附近。脑室内出血，常可见局限性脑室壁回声增强，脑室内可见到强回声团块和隔带状回声。脑实质出血中范围较大者可形成孔洞脑。室管膜下出血和脑室内出血的并发症包括脑室梗阻性脑积水（通常在室间孔或中脑水管）和脑室外梗阻性脑积水（通常在蛛网膜粒）。脑实质内出血的并发症是永久性的脑损害，即脑坏死继而形成脑穿通囊肿和脑积水（图1-21）。不同部位颅内出血的超声诊断详述如下。

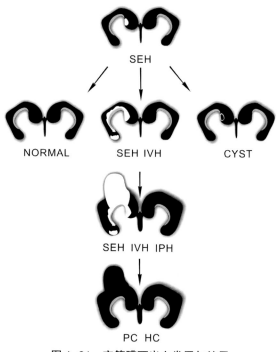

图1-21　室管膜下出血发展与结局

室管膜下出血（SEH）可吸收变为正常（NORMAL），也可液化变为小囊肿（CYST），也可进一步发展破裂入脑室内导致脑室内出血（IVH），或者延伸入脑实质内导致脑实质出血（IPH），最后结局可出现脑穿通畸形（PC）和脑积水（HC）

（一）生发基质—脑室内出血（germinal matrix with intraventricular hemorrhage，GMIVH）

生发基质—脑室内出血也称脑室周围—脑室内出血（peri-intraventricular hemorrhage，PIVH），是新生儿颅内出血的最常见类型，多见于早产儿。大部分出血（90%）发生在生后的头7天内，三分之一发生在第一天内。

早产儿首次颅脑超声筛查最佳时间是在出生后1～2周（出生10～14天），可以发现明显的颅内出血和出血后脑积水。如果超过最佳筛查时间，Ⅰ级较小的室管膜下出血可能已被吸收而被漏诊，这在临床上也是很重要。因为首次颅脑超声不能预测后期的脑积水的发生或室周囊性改变，所以应在1个月左右后进行第二次超声筛查。否则，可能漏

检严重的神经损害（脑室病变和脑室扩大）的预测指标。

【**室管膜下生发基质出血的分级**】

（引自 Burstein 和 Papile）

Ⅰ级：室管膜下生发基质出血，或极少量的脑室内出血（旁矢状切面出血量少于脑室面积的10%）。

Ⅱ级：室管膜下生发基质出血进入脑室，但无脑室扩张（旁矢状切面出血量占脑室面积的10%～50%）。

Ⅲ级：室管膜下生发基质出血进入脑室，伴发脑室扩张（旁矢状切面出血量大于脑室面积的10%）。

Ⅳ级：脑实质内出血伴或不伴脑积水。

彩色多普勒超声检查可显示随着生发基质出血范围增大而引起终末血管的位移、逐渐包埋和阻塞。研究显示终末静脉的位移或闭塞可见于50%的生发基质出血和92%的脑室周围白质出血。这个发现也许对新生儿颅内出血恶化趋势的早期预测有用。

1. 生发基质出血（germinal matrix hemorrhage，GMH）

【**超声图像特征**】（图1-22，图1-23）

（1）急性期出血区域呈片状或团状强回声，常位于丘脑尾状核沟，可向侧脑室前角内突起，冠状切面显示出血主要位于侧脑室前角和体部下方，矢状切面显示出血主要位于丘脑尾状核沟。

（2）可单侧也可为双侧，较大的出血可压迫侧脑室前角和体部。

（3）随着出血吸收，强回声血肿中央回声逐渐减低，形成无回声的囊腔。出血病灶可存在6～8周，持续时间的长短与出血量多少有关。

（4）室管膜下出血常常在几天或几周内消失，有些中间出现液化，最后形成室管膜下囊肿，囊肿可持续存在达1年之久，这些囊肿无临床意义，但是有时很难吸收，需与感染后形成囊肿或其他囊肿鉴别。

（5）注意与侧脑室内脉络丛出血鉴别：脉络丛

出血主要表现为脉络丛回声增厚增强，外形不规整，或在局部可见突出的强回声，两者虽均为强回声，但是后者出血位置固定，一般不会在侧脑室前角内显示。如果冠状切面怀疑出血，需作矢状扫查，因为冠状切面可能出现假阳性（将不对称的脉络丛强回声误认为出血）。

2. 脑室内出血（intraventricular hemorrhage, IVH）

室管膜下出血量较大时，可由原发部位破入同侧侧脑室内，发展为脑室内出血，侧脑室随出血量增多而扩大。可单侧或双侧发生，原因尚不清楚。可分为脑室内出血不伴脑积水（Ⅱ级出血）和脑室内出血伴脑积水（Ⅲ级出血）。

脑室内出血可引起化学性脑室炎，产生脑脊液免疫球蛋白，导致脑室膜壁回声增厚增强；脑积水如果有扩大趋势则需要引流。部分出血块可随头部位置变化而移动，经后囟扫查可发现隐匿在脑室枕角处出血。

【超声图像特征】（图1-24）

（1）侧脑室内可见团块状强回声，占据侧脑室的一部分或充满整个侧脑室，强回声团块可粘贴在脑室壁上或漂移在脑室内。只在极短时间内发生的出血为无回声，稍后由于纤维蛋白沉积，临床超声往往显示为均匀的强回声团。

（2）少量血块可能仅位于侧脑室下垂部位，即

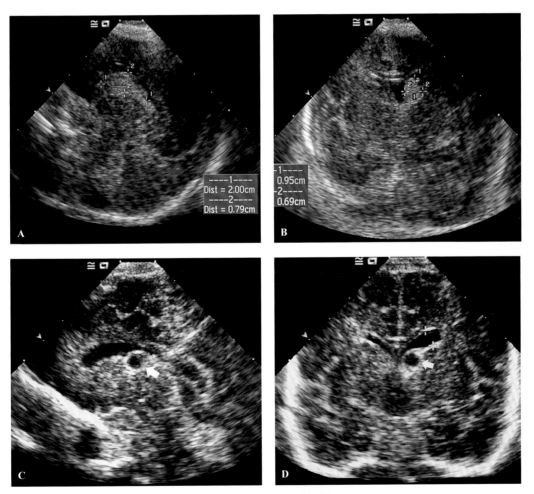

图 1-22 早产儿生发基质出血

胎龄 31 周，出生体重 1480g，轻度窒息，Apger4-7-10 分 /3-6-10min，出生第 3 天头颅超声检查，A. 左侧旁矢状切面；B. 侧脑室前角冠状切面；C. 显示左侧丘脑尾状核沟处有一强回声区（"＋＋"），部分突入脑室内。第 14 天复查，左侧旁矢状切面；D. 侧脑室前角冠状切面显示左侧丘脑尾状核沟处呈一无回声小囊肿（箭头所示）

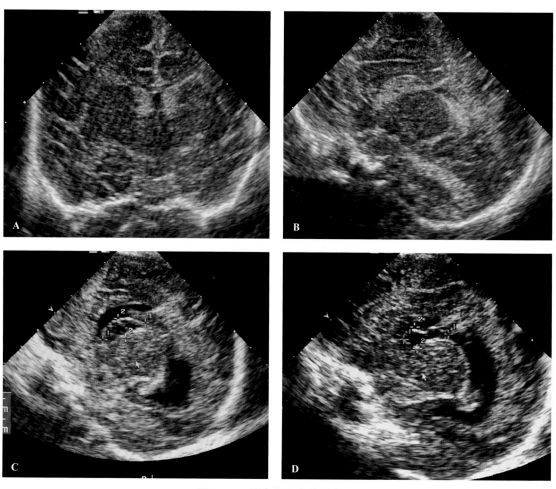

图 1-23　早产儿生发基质出血

胎龄 30 周，出生体重 1384g，轻度窒息，Apger2-6-10 分 /3-6-10min，出生后第 3 天颅脑超声检查，侧脑室前角冠状切面（图 A）及右侧旁矢状切面（图 B）显示双侧丘脑沟尾状核处均有一强回声区，部分突入脑室内。出生后第 14 天复查，左侧旁矢状切面（图 C）及右侧旁矢状切面（图 D）显示双侧丘脑沟尾状核处各出现有分隔无回声小囊肿（"++"），双侧侧脑室轻度扩张

侧脑室枕角，在矢状切面仅见枕角及三角区轻度扩张或变形；大量出血时，整个侧脑室均扩张。如果团块充填整个脑室，脑室不显示无回声，代之为与脑室形态相一致的强回声区。久之，血凝块中央液化呈无回声，此时易和脉络丛强回声相鉴别。脑室内血凝块破碎后，可以发现脑室内有低回声漂浮物。

（3）经后囟或乳突囟可以更好显示脑室枕角和颞角，可以发现位于这些部位或漂浮在脑脊液中的小血块。经后囟扫描也容易发现第三和第四脑室内的出血。

（4）脑室内出血常合并脑积水时，表现侧脑室明显扩张，后角扩张更明显，前角变圆钝甚至呈球形；第三脑室宽度＞ 3mm（冠状断面）。

（5）发现颅后窝池内出血块，是预测出血后脑积水的较好指标。

（6）室管膜下出血发生 6 个小时内，脑室内出血不常见。一般情况下，应每周进行一次超声检查，以便在颅内高压症状出现前及时发现梗阻征象，争取及早治疗。脑积水通常在脑室内出血数周发生，脑室内出血消失后，脑室会恢复正常大小；严重脑积水例外。

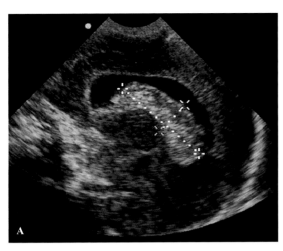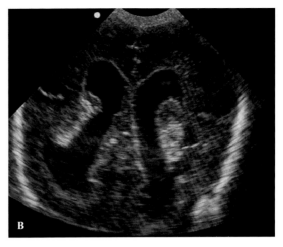

图 1-24　脑室内出血

28 周胎龄，出生体重 1100g，重度窒息，Apger2-4-6 分 /1-5-10min，频发性呼吸暂停，机械通气。A. 右侧旁矢状切面显示尾状核头部周围区及脉络丛表面可见一强回声团块（"＋＋"之间），其内可见不规则低回声区，伴脑室扩张；B. 冠状切面，双侧脉络丛表面均可见不规则的强回声团块，伴双侧脑室扩张

（二）脑实质出血（intraparenchymal haemorrhage，IPH）

脑实质出血相对少见，但它是新生儿颅内出血最严重的类型。好发部位是额叶和顶叶，其次是枕叶，有时累及丘脑。脑实质出血主要由于丘脑尾状核沟处室管膜下出血延伸所致。另一种原因是出血性疾病，见于维生素 K 缺乏、血友病、免疫性血小板减少症、高钠血症等。

【超声图像特征】

（1）急性期，脑实质内局灶性均质强回声团块，形态规则或不规则，边界清晰，较大的单侧出血可

导致脑中线向健侧偏移（图 1-25，图 1-26A）。

（2）出血吸收期：出血吸收早期血凝块回声减低，病灶中央液化呈无回声（图 1-26B）；出血吸收晚期血块萎缩，范围逐渐减小，回声更低，大部分液化呈无回声，有强回声边界包饶（图 1-26C、D）。

（3）出血后期：2 ～ 3 个月后出血几乎吸收完全，出血区则形成边界清晰的无回声囊肿，最终发展为孔洞脑，后者可与脑室相通或不通。

（三）蛛网膜下腔出血（subarachoid haemorrhage，SAH）

新生儿蛛网膜下腔出血发生的原因主要与窒息、

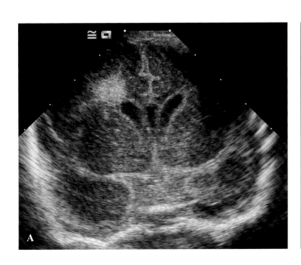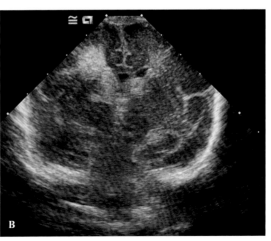

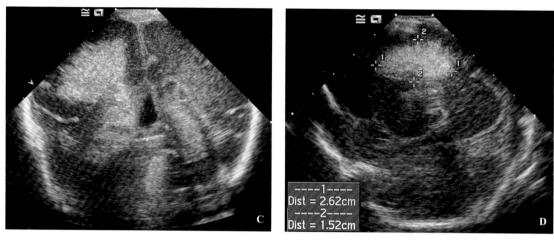

图 1-25　脑实质出血（急性期）

　　胎龄 29 周，出生时体重为 1180g，Apger3-4-6 分 /1-5-10min，频发性呼吸暂停，机械通气。出生后第 1 天超声检查，在不同水平的冠状切面（图 A、B、C）及大脑半球矢状切面（图 D）显示右侧顶叶脑实质有大片状强回声区，占位效应明显，脑中线稍向左侧移位

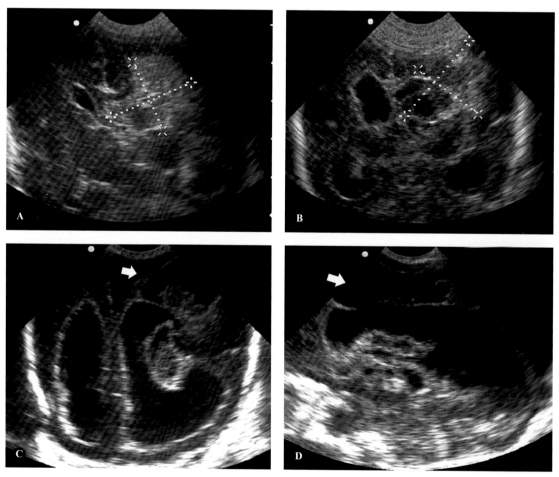

图 1-26　脑实质出血不同时期的超声表现

　　胎龄 28 周，出生时体重为 1150g，Apger2-4-6 分 /1-5-10min，频发性呼吸暂停，机械通气。出生后第 1 天超声检查，A. 冠状切面显示左侧额顶叶脑实质强回声团（"++"之间），脑室受压，无扩张。出生后第 7 天；B. 冠状切面显示病灶回声明显较前次减低，其内出现不规则低回声区，双侧脑室明显扩张，左侧脑室受压。出生后第 14 天，C. 冠状切面；D. 旁矢状切面显示病灶已经大部分液化为无回声区（箭头），双侧脑室均明显扩张，脉络丛表面可见不规则的无回声区

创伤等有关，可发生在无生发基质出血危险的足月儿。

【超声声像图特征】

经前囟冠状切面显示大脑纵裂或大脑外侧裂间隙增宽，呈无回声暗带，内有散在的点状强回声（图1-27）。

蛛网膜下腔出血大部分位于脑的周边部位，超声由于颅骨的影响和声窗有限，检查远不如CT和MRI全面，如果超声发现蛛网膜下腔出血，需要建议CT和MRI检查。

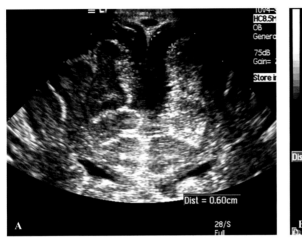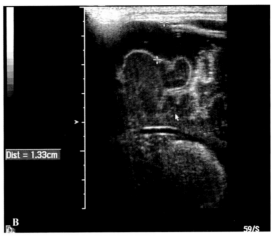

图 1-27　蛛网膜下腔出血

4个月婴儿，发烧40℃入院，体查前囟饱满，张力明显增高，腰穿抽出血性脑积液。A.超声检查冠状切面及B.矢状切面显示蛛网膜下腔及大脑纵裂增宽，其内可见密集点状回声

（四）小脑出血（cerebellar hemorrhage，CH）

新生儿尸体解剖发现小脑出血发生率为5%～10%，早产儿较足月儿多见。小脑出血的原因多数与足月儿产伤或早产儿有关的循环功能障碍有关。本病多发生在出生后的第一周内需要监护的不稳定新生儿，常伴有酸中毒、低血压，一般不伴有小脑幕上出血。早产儿小脑出血预后差，足月儿预后较好，但有后遗症如运动障碍，伴有不同程度的智力障碍。

经乳突囟扫查，作为常规途径检查小脑，便于发现小脑出血及评价颅后窝池。它显然可以弥补仅经前囟进行颅脑扫查的不足。

【超声图像特征】

出血部位表现回声增强。小脑蚓部正常时显示为强回声，超声检查时应仔细比较两侧小脑半球回声强度是否对称，它有助于诊断小脑出血。但应结合临床病史考虑，并进一步CT检查。颅后窝硬膜下出血与小脑本身出血很难通过超声鉴别。

（五）硬膜下出血（subdural hemorrhage，SDH）

硬膜下出血主要由于大脑镰或小脑幕撕裂引起，多见于足月儿。常由于巨大儿、胎位异常、难产、产钳助产所致。目前随着产科水平提高，在发达地区硬膜下出血发生率明显下降，但是边远地区本病仍然是新生儿颅内出血的主要类型之一。出血部位可发生在上矢状窦、下矢状窦、直窦和横窦。当大脑镰、小脑幕撕裂引起直窦、横窦出血，可很快压迫脑干并危及生命。因此，早期诊断和治疗有重要意义，可挽救生命。超声检查用高频探头（10～12MHz）效果更好，但超声诊断由于颅骨的影响和声窗有限，不如CT、MRI。

【超声图像特征】

（1）上矢状窦出血可形成硬膜下局部液体积聚，

贴近大脑皮质。超声显示大脑实质周围无回声区，多呈带状，可双侧或单侧发生。由于颅骨声影的影响，少量出血超声不易显示。

（2）下矢状窦出血超声表现跨越大脑中线的强回声团块，并常向两侧大脑半球扩展。

（3）当直窦、横窦出血时，局部脑组织水肿，中线偏移。

二、新生儿缺氧缺血性脑病（hypoxic-ischemic encephalopathy）

HIE 也称缺氧缺血性脑损伤（hypoxic-ischemi brain ingury，HIBI），是围生期缺氧所致的颅脑损伤，是新生儿死亡和致残的主要原因，发生率约为活产儿的 0.6%，其中 15% ～ 20% 在新生儿期死亡，存活者中 25% ～ 30% 留有某种类型的远期神经发育后遗症如脑瘫、癫痫、智障和视听障碍。

缺氧缺血互为因果，其中缺血对脑组织带来的损伤较之单纯缺氧危害更大。当脑的灌注降低到严重影响组织从血液中提取氧气的能力时即发生缺氧缺血性脑病。发病原因：包括出生前母亲因素和新生儿原因。母亲因素占 20%，主要见于慢性心肺疾病、胎盘功能不足、胎盘早剥等，引起胎儿窒息；胎儿出生时和出生后因素占 80%，主要包括难产、新生儿肺部疾病及先天性心脏病等。

【基本病理学类型】

有四种，即：①矢状旁区损伤。②选择性神经元坏死。③脑室周围白质损伤。④局灶性和多灶性坏死。然而，新生儿月龄不同，发病原因不同，缺血缺氧性脑损伤的病理部位和超声表现也不同。

在妊娠最后 3 个月，随着大脑的发育其大脑动脉走行也在变化。早产儿，大脑动脉分布主要在脑室周围区域，因缺乏血压的自主调节功能，生发基质出血及室周白质损伤最常见；而足月产儿，因为大脑动脉分布到皮层和皮层下，最易受累的部位是矢状旁区，所以足月或近足月的新生儿的病理学类型主要为前两种——矢状旁区损伤和选择性神经元坏死。早产儿与足月儿颅脑缺血缺氧损伤程度及受累部位的区别，见表 1-2。

表 1-2　早产儿与足月儿颅脑缺血缺氧损伤程度及受累部位

	中度	重度
早产儿	脑室周围白质软化	丘脑、基底节、脑干受累
足月儿	大脑皮质、矢状旁区	丘脑、基底节、脑干、中央沟周围脑白质受累

（一）脑水肿（cerebral edema）

缺氧缺血的早期典型的病理改变是脑水肿，继之神经元损伤，直至脑组织发生萎缩或液化形成孔洞、囊腔。超声检查可显示脑损伤病理和反映病情演变过程。脑水肿是足月儿缺氧缺血性脑病早期病理改变的主要特点。

【超声图像特征】

（1）脑实质回声增强：呈弥漫性或局限性，以脉络丛的回声强度作为参照，当回声强度低于脉络丛，水肿的可恢复性较大，而当回声强度等于或强于脉络丛时，脑水肿完全恢复的可能性较小。脑实质回声强度越强，提示神经元损伤越严重。

（2）脑整体结构模糊：大脑整体结构模糊，甚至脑的正常结构消失，伴有大脑纵裂或大脑沟回弥漫性轮廓界限不清，甚至脑沟消失。

（3）脑室变化：脑水肿引起脑容积增大，脑室因受挤压而变窄，冠状切面和矢状切面上侧脑室前角呈裂隙状或消失，第三脑室模糊；侧脑室内脉络丛周围无回声带消失，脑室旁回声异常增强，脑室边界模糊不清。矢状切面显示侧脑室窄如缝隙，有"压迫感"。

（4）多普勒超声表现：脑水肿持续时间越长，病变越广泛、越严重，脑动脉阻力越增加，舒张期血流速度减低。多普勒频谱的典型波形为：RI 逐步增高，舒张期血流逐渐减低甚至反向。

（二）脑室周围白质软化（periventricular leukomalacia，PVL）

早产儿脑损伤包括脑室周围白质软化（PVL），脑室内出血和出血后脑积水等。近年来，脑室内出血发生率呈逐渐下降趋势，PVL 已上升为早产儿脑损伤的主要类型。据报道，极低体重儿（< 1000g），

PVL 的发生率以往高达 25% ～ 40% 正确认识，及时诊治 PVL 对降低中枢神经系统功能障碍，降低脑瘫、认知及行为后遗症的发生有重要意义。

PVL 是早产儿脑损伤的重要形式。受累的脑白质通常距脑室 3 ～ 10mm，主要涉及侧脑室前角和体部、侧脑室三角区和后角（视区）和侧脑室下角（听区）。

PVL 发生的主要原因：脑内缺血性障碍引起脑室周围白质的梗死和坏死。孕妇如有心肺功能障碍、母体绒毛膜炎也是此病原因之一。PVL 病理改变与三个因素有关：(1)早产儿脑室周围脉管系统发育不成熟；(2)早产儿有脑白质病变时，缺乏大脑血管自主调节功能；(3)成熟少突胶质细胞前体细胞易损性，病理改变主要是这种细胞的坏死和缺失，少突

胶质细胞前体细胞代谢旺盛，缺氧缺血后易受到自由基攻击并加重脑白质损伤。

【超声图像特征】

PVL 不同时期，超声图像表现不同（图 1-28，图 1-29）。

（1）PVL 早期：脑白质回声逐渐增强，多为局限性，可以多个部位同时发生，有对称发生倾向，强回声范围随损伤范围增大而扩大，可直至皮质下。强回声表现通常是由于梗死引起的组织水肿或出血所致。以前囟冠状切面表现最明显，常见部位在侧脑室前角、后角、三角区附近及侧脑室外侧。

根据脑室周围白质回声增强的程度不同，Hashimotok 等将其分为三度：

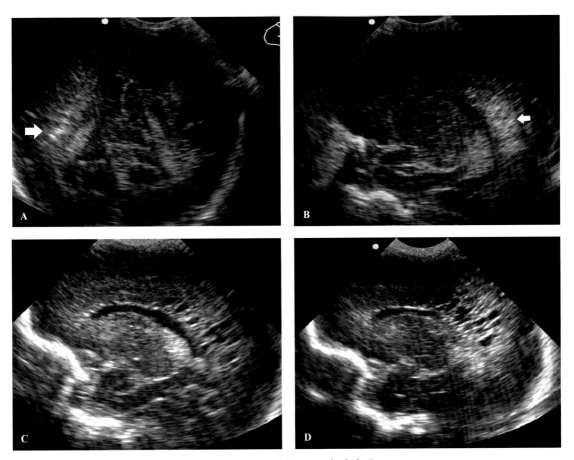

图 1-28　不同时期 PVL 超声表现

　　胎龄 29 周，出生体重 1250g，重度窒息，Apger2-4-6 分 /1-5-10min，出生后频发性呼吸停止，机械通气，出生后第 2 天头颅超声检查，枕叶冠状切面（图 A）及右侧旁矢状切面（图 B）显示右侧枕叶脑室周围白质局限性回声增强（箭头所示），回声强度高于脉络丛。出生后第 7 天超声检查，通过右侧旁矢状切面（图 C）显示病变区回声增强，内可见多个细小囊肿。出生后第 14 天超声检查，右侧旁矢状切面（图 D）显示囊肿增大

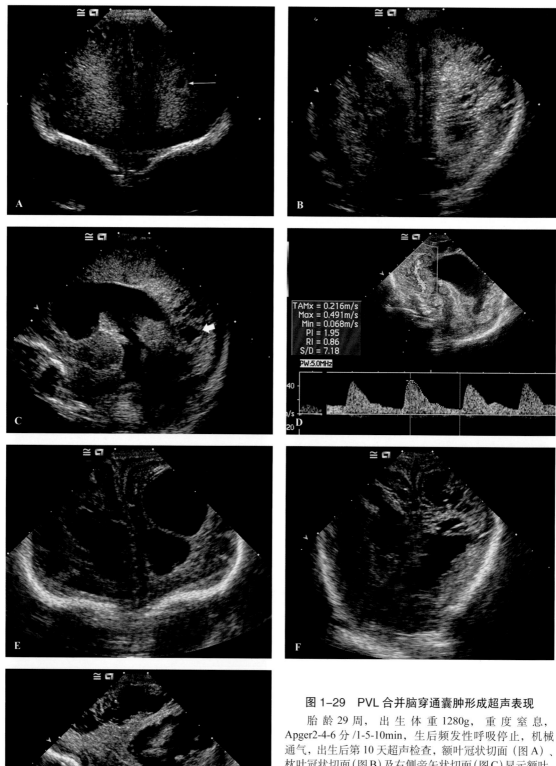

图 1-29　PVL 合并脑穿通囊肿形成超声表现

胎龄 29 周，出生体重 1280g，重度窒息，Apger2-4-6 分 /1-5-10min，生后频发性呼吸停止，机械通气，出生后第 10 天超声检查，额叶冠状切面（图 A）、枕叶冠状切面（图 B）及右侧旁矢状切面（图 C）显示额叶、枕叶及脑室周围白质回声增强，内部可见多个细小囊肿（箭头所示）。大脑前动脉血流频谱（图 D）显示大脑前动脉阻力指数增高。出生后第 20 天复查，额叶冠状切面（图 E）、枕叶冠状切面（图 F）及右侧旁矢状切面（图 G）显示病灶区囊肿明显增大，右侧顶叶脑室旁白质内囊肿与右侧侧脑室相贯通，形成脑穿通囊肿

PVL Ⅰ度：脑室周围实质回声增强，但回声强度低于脉络丛。

PVL Ⅱ度：脑室周围实质回声增强，回声强度与脉络丛相同。

PVL Ⅲ度：脑室周围实质回声增强，回声强度高于脉络丛，或与其相同但范围超过侧脑室三角区。

注意：早期超声诊断时应与早产儿未成熟脑质鉴别，PVL 病变回声不均、粗糙，边界稍清晰，范围更大。

（2）PVL 囊肿形成期：损伤 2～4 周后，异常的脑实质回声强度逐渐减弱，出现囊性改变，囊肿可以为一个或多个，规则或不规则，囊肿大小可从数毫米到 1～2 厘米不等，通常是双侧对称的，也可为单侧。如果严重，在以后的一段时间内囊肿会逐渐增加，侧脑室也会相应增大，预示患儿预后不良。

（3）PVL 后期：此期超声显示囊肿增大或吸收消失。较大的、多发的白质软化灶难以被胶质细胞完全充填，故导致囊肿长期存在。

注意：①明显缺氧缺血的胎儿，如果第一次超声扫描是正常的，再次超声扫描应当在出生后 4 周进行，以排除 PVL，防止漏诊。② PVL 需与生发基质出血引起的脑实质出血相鉴别，然而两者可以同时存在。③新生儿颅脑超声尽管对局灶性 PVL 诊断可靠性高，但对检测非囊性的弥漫性脑白质损伤有一定的局限性。④颅脑超声有助于判断 PVL 的远期预后，检测到脑室周围有囊腔和脑室扩张，与以后发生痉挛性双侧瘫及其他神经管缺陷有强烈的相关性。单纯的额部囊腔预后较好，而广泛的顶、枕部囊腔预后差。

【超声检查局限性】

无论超声或 CT，诊断 PVL 的最佳时间是脑损伤后 3～4 周，太早、太晚都会漏诊。Adcock 等尸检研究发现，44% 的病例颅脑超声不能做出囊肿的诊断。主要原因是，颅脑超声检查时错过了 PVL 的囊肿期；另外，超声不能显示微囊肿。MRI 可能是 PVL 诊断的最佳方式。MRI 比 CT 和超声敏感，可用于长时间随访皮质病变。

（三）脑梗死（cerebral infarction）

脑梗死是新生儿最严重的脑损伤之一，常为某条或某几条动脉分布区域的脑组织缺血性损害。新生儿高危因素包括严重窒息、早产、先天性心脏病、血栓形成与栓塞、脑膜炎、红细胞增多症、创伤及脑血管畸形等。早产儿脑梗死发生率高于足月儿。

1. 大脑梗死

最常发生脑梗死的部位是大脑中动脉分布区域；同时发生在大脑前、后动脉分布区域也有报道。脑梗死的临床症状变化很大，从无症状到癫痫发作、嗜睡和昏迷。足月儿常见单个部位的脑梗死，而早产儿常见多部位的脑梗死。应用彩色多普勒和能量多普勒可评价大脑血流信号，尤其对不稳定的新生儿有用。2 周后，脑梗死则逐渐进入吸收期。

【超声图像特征】（图 1-30）

（1）脑梗死早期，病变区域处于水肿状态，脑实质回声增强，局灶性者呈新月形或三角形，也可为广泛性回声增强。与缺氧缺血性脑病、早产儿脑室旁白质损伤早期相似。轻者脑水肿是可逆的，一周左右超声图像基本恢复正常；重者病变区呈典型的"楔形"图像特征，窄的一端指向脑中心部位。

（2）出血梗死常产生占位压迫效应，侧脑室变窄，尤其是病变侧侧脑室明显变窄，两侧脑实质回声不对称。实时超声可显示病变侧血管搏动减弱。

（3）梗死灶吸收期：①在原梗死灶强回声部位出现无回声囊腔，与 PVL 所形成的囊腔不同，前者囊腔通常为单个、较大，后者通常较小、多发，且常常双侧对称。②脑室扩大及脑萎缩。③脑动脉主要分支搏动逐渐恢复。

（4）彩色多普勒：在病变区不能检测出彩色血流信号，脉冲多普勒不能检出动脉血流频谱。

2. 小脑梗死

小脑梗死比大脑梗死少见，可能是弥漫性缺血损伤引起。由于小脑蚓部正常即为强回声，超声诊断小脑水肿、梗死或出血比较困难。

【超声图像特征】

（1）小脑梗死初期，小脑皮质回声增强、缺少

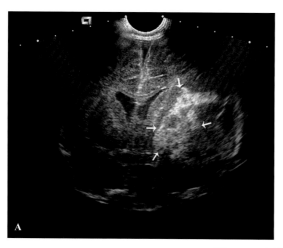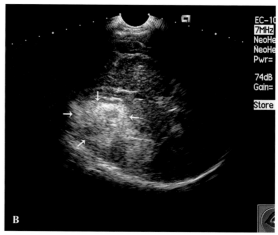

图 1-30　脑梗死超声表现

胎龄 36 周，体重 3000g，轻度窒息，Apger4-7-10 分 /1-5-10min，出生后第 11 天出现呼吸暂停，双侧瞳孔不等大，前囟张力高。经前囟冠状切面（图 A）及经乳突囟横切面（图 B）显示左侧基底节部位大片状强回声区（箭头所示），脑中线向右侧移位，双侧侧脑室前角不对称。

动脉搏动、多普勒血流信号消失、小脑沟回减少。

（2）两周后，异常病变区回声减低，开始显示囊性改变及脑萎缩带来的同侧脑室增大，同时逐渐从邻近的动脉周围区开始恢复血液供应，出现搏动性血流信号。

（四）缺氧缺血性脑病（HIE）的多普勒超声表现

近年来，多普勒超声在新生儿领域获得了广泛应用，对 HIE 的早期诊断、病情判断、预后评估和指导治疗均具有重要价值。

【多普勒超声的异常表现】

①脑血流速度减慢，以舒张期血流速度减慢比较显著。当血流速度低于正常值的两个标准差时，常发展为 HIE。②舒张期无血流灌注，即舒张末期血流速度为零，血流频谱呈单峰型，属于严重型，见于重度 HIE。③脑血流过度灌注：脑血流速度如果高于正常值的 2～2.5 个标准差时，提示存在脑血流的过度灌注。④舒张期逆灌注，此血流信号常为脑死亡的征兆。⑤RI 增大或减低（RI＞0.72～0.75 或≤0.55），提示存在 HIE。低 RI 比高 RI 预后差，RI≤0.5 时血流速度也明显减低，提示低灌注。RI＜0.5 而且血流速度显著增高，提示高灌注：RI 越低预后越差。但当 RI＞0.9 时，提示脑血管严重痉

挛，脑血流灌注显著减少，可能预后不良，见于重度 HIE。⑥如果收缩期峰值流速（PSV）、舒张末期血流速度（EDV）和平均流速（TMV）成比例一致减慢，RI 也可能不增大甚至降低≤0.55，轻、重度患儿可见此类频谱表现。

第五节　其他颅脑病变

一、新生儿中枢神经系统感染

颅内感染包括脑膜炎、脑炎、脑室炎，或者三者合并存在，先天性感染会给胎儿成长带来严重后果，可导致死胎、先天畸形、智力障碍或发育迟缓、抽搐、癫痫。颅脑超声在鉴别和随访出生后情况以及新生儿感染后并发症中有重要作用。

宫内感染常见的病因：是弓形虫、风疹病毒（图 1-31A）、巨细胞病毒、单纯疱疹病毒 2 型、梅毒等。其中，巨细胞病毒感染发生率居第一位（约占所有出生儿的 1%）。这些感染大多是从母体经胎盘传播到胎儿。75% 的单纯性疱疹病毒感染是在出生时通过产道感染。梅毒能引起急性脑膜炎。

在出生时或出生后感染巨细胞病毒，一般没有或仅有轻微后遗症，但在出生前感染巨细胞病毒，会引起大脑的严重损伤。巨细胞病毒或弓形虫引起

感染的严重程度取决于胎儿感染时孕周。早期感染，即 20～24 孕周前感染，会产生很严重的后果，主要包括：小头畸形、脑软化、异常髓鞘形成、小脑发育不全、多小脑回和皮质发育不全、脑穿通畸形、多囊性脑软化症。在 24 周以后的感染则极少导致严重的神经损害。围产期死亡儿一般是早期严重感染所致。智力障碍、发育迟缓、抽搐和癫痫发作都是潜在的后遗症。

【超声图像特征】

（1）脑内钙化：包括脑室周围钙化和脑实质钙化（图 1-31B）。钙化是感染后神经元死亡的最终结局。钙化灶大小不等，以小点状多见，偶有稍大斑块状强回声，形态不规则，边界清晰，可伴有或不伴有声影。巨细胞病毒感染钙化典型者是脑室周围钙化，弓形虫会引起脑内分散钙化，好发于基底神经节，然而这两种形态钙化在这两种病中都会出

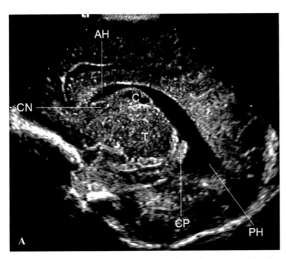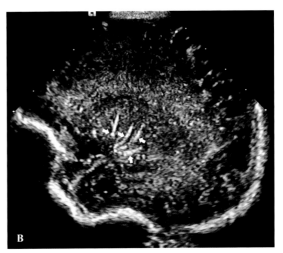

图 1-31　风疹病毒感染，新生儿检查：风疹病毒 IgM 阳性，听力减弱，白内障

A. 颅脑旁矢状切面；B. 大脑半球矢状切面显示产前所见的尾状核丘脑沟处强回声团已液化为无回声区，丘脑多条条状强回声（箭头所示）

AH 前角，PH 后角，CP 脉络丛，C 囊肿，CN 尾状核头部，T 丘脑

现。严重者超声可显示弥漫的脑实质感染。值得注意，明显的宫内或出生后细菌、病毒、真菌感染，合并有严重的后遗症，但可能没有任何超声表现。

（2）脑室增大。脑室增大是因为脑容量减少。所有的颅内感染，不管是产前宫内感染、出生时还是出生后颅内感染，都可能引起脑室扩张，并出现脑室内点状强回声或强回声带，脑室周围出现腔隙，室管膜表面不规则，脑实质内出现囊腔或脓肿。

（3）严重的化脓性脑膜炎，超声表现为脑沟回声增强、粗糙（图 1-32），这是由于脓性分泌物沉积于脑沟的缘故。此外，脑室透声性差，回声不均，脑室内有强回声带和碎片状强回声，随头部运动而移动。

（4）近年来，报道与感染有关的超声声像表现有：丘脑内单个或多个线状或点状强回声，但无特

异性（与多种感染、可卡因和其他药物应用有关）。

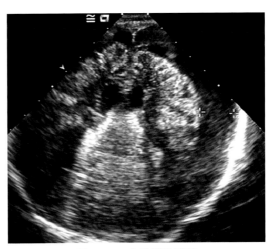

图 1-32　化脓性脑膜炎

1 岁婴儿，发烧 39℃入院，体查前囟饱满，张力明显增高，腰穿引流出混浊的脑积液。经前囟冠状切面显示颅内回声紊乱，蛛网膜下腔明显增宽，内有密集点状回声，脑沟回声增强

二、新生儿颅脑肿瘤（intracranial masses）

新生儿脑肿瘤少见，11% 发生在 2 岁前。1 岁内的儿童最常见的脑肿瘤主要有畸胎瘤、蝶鞍上星形细胞瘤、杆状或棒状细胞瘤、室管膜瘤、脉络丛肿瘤。

本病在新生儿期很难诊断，常因肿瘤导致脑水肿，出现颅内压增高的症状和体征如头围增大、呕吐、行为改变才被发现。肿瘤所在位置不同，症状和体征也不同。

对于有临床症状和体征者，MRI 和 CT 一般作为首选影像学诊断方法。但是对于没有典型的临床症状和体征者，可以优先选择超声检查，超声可以观察肿瘤所在的位置、大小、囊性或实性。

（一）颅脑实质性肿瘤

颅脑肿瘤的超声图像特征最初常表现为颅内出血声像。实际上，新生儿颅内出血比肿瘤更常见。鉴别单纯血肿还是肿瘤出血非常困难，因为两者在超声图像上均表现为相似强回声，因此任何发生在不常见部位的出血都应该用增强 CT 或增强 MRI 检查以发现潜在肿瘤的存在。

对于不常见部位的出血，随访超声检查非常必要，因为单纯出血的血凝块会随着时间的推移而吸收，而肿瘤则不会。脉冲多普勒和彩色多普勒血流成像可发现肿瘤内的血管成分故有助于鉴别诊断。

（二）囊性病变（cystic lesions）

颅内囊性病变很常见，超声是首选的影像诊断方法。颅内囊性病变的定义是"临近大脑或在大脑内的充满液体的腔，有占位效应。脑室囊性病变包括脉络丛囊肿、室管膜下囊肿、脑穿通囊肿等。颅后窝池增大不是真正的囊肿。

蛛网膜囊肿是脑内最常见的真性囊肿，但它只占儿童所有占位性病变的 1%。它们是发生在两层蛛网膜之间的间隙里包含脑脊液的囊肿。原发性和继发性蛛网膜囊肿有不同的发病机制。原发性囊肿是由于蛛网膜的异常分裂及两层间的脑脊液聚集引起。继发性囊肿是脑积液积聚在蛛网膜的粘连处。尤其那些在中线的蛛网膜囊肿，增大后会导致脑室系统的梗阻。蛛网膜囊肿常见于胎儿脑积水病例。

【蛛网膜囊肿超声图像特征】

其好发部位，依次为：颅中窝前部、蝶鞍区、颅后窝、四叠体区、大脑镰、大脑纵裂。有明显包膜的无回声结构，边界清晰，形态规则。

（姚 远 李胜利 文华轩）

参考文献

1. 张 武 . 颅脑超声检查 . 见：张 武，简文豪主编 . 临床超声诊断 . 北京医学杂志（专辑），1987，9（增刊）：1-15.

2. 吴 瑛 . 新生儿颅脑超声检查 . 北京：人民卫生出版社，2004.

3. 周丛乐 . 新生儿颅脑超声诊断学 . 北京：北京大学医学出版社，2007:10-300.

4. Gerda van Wezel-Meijler. Neonatal Cranial Ultrasonography: Guidelines for the Procedure and Atlas of Normal Ultrasound Anatomy. Springer Berlin Heidelberg, 2007.

5. Ilan Timor-Tritsch, Ana Monteagudo, Harris Cohen. Ultrasonography of the Prenatal & Neonatal Brain（Second Edition）. McGraw-Hill Comanier, 2001.

6. Chao CP, Zaleski CG, Patton A.Neonatal hypoxic ischemic encephalopathy: multimodality imaging findings. Radio Graphics, 2006, 26: s159-s172.

第二章
眼和眼眶的超声检查

第一节　超声解剖概要

眼球位于眼眶的前部，借筋膜与眼眶壁相连，后部借视神经连于间脑的视交叉。双眼平视前方，眼球前面正中点称前极，后面正中点称后极。前后极的连线称眼轴。

眼球由球壁和球内容物构成。眼球壁从外向内依次分为眼球外膜，即角膜和巩膜；眼球中膜，也称血管膜，由前向后分为虹膜、睫状体和脉络膜；和眼球内膜，又称视网膜。在眼球后极内侧约3mm处，视神经起始部有一圆形区域，为视神经盘。眼球内容物包括房水、晶状体和玻璃体。这些结构透明，无血管，具有屈光作用。

眼球接受眼副器的保护，支持及运动支配。眼副器包括眼睑、结膜、泪器、眼球外肌、眶脂体和眶筋膜。

第二节　适应证

1. 角膜、结膜疾病

角膜、结膜肿瘤、角膜白斑等必要时可行 UBM 检查。

2. 眼内压异常

如青光眼所致的高眼压、眼外伤等所致的眼内压下降等可通过 UBM 明确病因。

3. 晶状体疾病

白内障遮挡屈光间质可行二维超声检查除外眼底疾病，如需植入人工晶状体可行 A 型超声测量眼球生物学参数，为计算眼内人工晶状体度数提供帮助。晶状体位置异常可以通过二维超声检查确诊。

4. 玻璃体疾病

玻璃体积血、玻璃体后脱离、玻璃体机化、玻璃体变性、原始玻璃体增生症、玻璃体内囊虫等。

5. 视网膜疾病

视网膜脱离、视网膜母细胞瘤、早产儿视网膜病变、Coats 病、视网膜血管瘤等。

6. 脉络膜疾病

脉络膜脱离、脉络膜黑色素瘤、脉络膜血管瘤、脉络膜转移癌、脉络膜骨瘤、脉络膜结核、先天性脉络膜缺损等。

7. 巩膜疾病

巩膜炎症、巩膜葡萄肿等。

8. 眼外伤

眼内异物、巩膜裂伤等。

9. 眼眶肿瘤

横纹肌肉瘤、纤维瘤、黏液瘤、神经胶质瘤、脑膜瘤、神经鞘瘤、神经纤维瘤、绿色瘤等。

10. 眼眶炎症

眶蜂窝织炎、球筋膜炎、炎性假瘤等。

11. 泪腺病变

泪腺炎症、泪腺上皮性肿瘤等。

12. 眼睑疾病

基底细胞癌、睑板腺癌、毛细血管瘤等。

13. 全身疾病的眼部表现

甲状腺相关眼眶病、糖尿病视网膜病变等。

14. 介入性诊断

眼内、眼眶肿瘤或可疑肿瘤的病例，可行穿刺细胞学检查和组织活检明确诊断。

15. 眼部血管性疾病

前部缺血性视神经病变、视网膜动脉阻塞、视网膜静脉阻塞、视网膜色素变性、视神经萎缩等可行彩色多普勒血流成像，定量测量眼动脉、视网膜中央动脉、睫状后短动脉等的血流参数。

第三节　检查方法

（一）A型超声

专门用于眼球生物测量，探头频率通常为10MHz，准确度达0.01mm，为眼内人工晶状体屈光度的计算提供条件。

1. 直接接触检查法

检查者手持探头，置于角膜正中央，注视助视灯。在角膜中央作小范围移动寻找最佳声像图。如此重复3～5次，通常应将多次测量的差值控制在0.1mm以内，一般双眼测量值差不超过0.3mm。

2. 间接浸润检查法

其优点在于可减少探头对角膜的压力，保证检查结果的准确性。检查时将探头置于盛满液体的眼杯内，探头不与角膜直接接触，余同直接接触检查法。

（二）B型超声

1. 直接探查法

探头上涂耦合剂，直接置于眼睑上，首先做眼球的轴位扫查，然后依据时钟方向做8点位的横切和纵切扫查确定病变在眼球内的具体位置。

2. 间接探查法

眼睑上放置水囊或水浴罩，余同直接探查法。

（三）彩色多普勒超声

通常患者为仰卧位，眼睑闭合。探头以线阵探头首选，频率在6～18MHz。注意勿对眼球加压，以免影响结果的准确性。二维条件应用仪器默认的小器官条件即可，但需注意将壁滤波调整至最小，以免将舒张末期的低速血流滤除。

首先清晰显示视神经回声，此为选择血管重要的解剖标志。然后叠加血流信号，在视神经暗区中可以探查到红—蓝相间的血流信号（视网膜中央动—静脉），取样点位于球后2～3mm。鼻侧或颞侧可探及多个围绕之的红色血流信号（睫状后短动脉），取样点在球壁后3～5mm。球壁后15～25mm处可以探及横跨视神经的粗大血流信号（眼动脉），选择与取样线相平行的节段进行取样。

（四）超声造影检查

目前，常用的造影剂为六氟化硫微泡（声诺维SonoVue），常规配置药品，调整仪器条件适用于浅表器官。取1ml药品经肘静脉弹丸式注射，同时开启仪器的计时器同步记录图像，观察造影剂在病灶内充盈和消退的过程。眼部一般在15″左右开始充盈，5分钟基本消退完毕。可以通过仪器内置的分析软件对造影剂在病变内的充盈和消退情况进行时间—强度曲线分析。

第四节　正常声像图

（一）A型超声

1. 有晶状体眼包括以下4部分：角膜波、晶状体前波、晶状体后波、眼球壁波。保证4个波同时处在饱和状态，仪器可自动测量前房深度、晶状体厚度、玻璃体腔长度和眼球轴长（图2-1）。

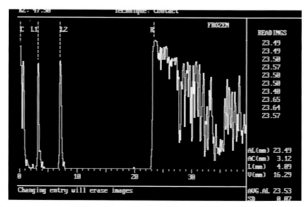

图2-1　有晶状体眼A超声像图

自左向右依次为角膜波、晶状体前波、晶状体后波、球壁波

2. 无晶状体眼指晶状体摘除后的眼球状态，因此晶状体前囊波消失，而晶状体后囊膜或玻璃体膜存在，晶状体后波仍存在。其他波形与有晶状体眼相同。

3. 假晶状体眼指人工晶状体植入术后的眼球状态，导致晶状体后有大量逐渐衰减的波形，其他同有晶状体眼。

产生误差的主要原因：

（1）探头压迫角膜。

（2）角膜和探头之间有液体存在。

（3）探头没有沿着视轴方向探查。

（二）B 型超声

轴位图可见对称的虹膜，视神经在图像的中央，即沿眼球的轴位方向所做的图像。玻璃体为无回声区，眼底回声呈弧形、光滑，视神经为类倒 V 形的低回声区，球壁后的眶内脂肪、肌肉等呈中低回声区（图 2-2）。

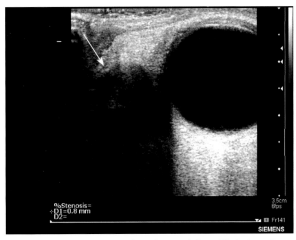

图 2-3 线阵探头眼球图像，图中标记箭头为泪腺

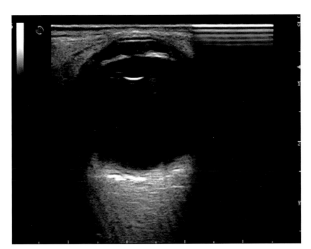

图 2-2 眼球轴位图

如果使用线阵探头，可以将眼睑的各层组织结构，前房、虹膜、晶状体显示的更加清晰。尤其对泪腺的显示有独到之处，正常泪腺为类三角形结构，内回声均匀，与周围组织界限清晰（图 2-3）。

（三）正常眼前段的 UBM 表现

超声生物显微镜（UBM）为 20 世纪 90 年代出现的超高频超声诊断仪，应用 50MHz 换能器对眼球的前段结构进行检查。（见：刘磊.眼超声生物显微镜诊断学）

角膜表现为前后回声强中间（基质层）回声弱的特殊结构。巩膜相对于角膜基质层呈均匀的强回声。而被覆其上的结膜及结膜下组织和眼外肌则为中强回声。角膜、角巩膜缘、巩膜及虹膜构成房角结构。虹膜、睫状体的全部可以被清晰地显示，在活体组织中观察后房的形态和动态变化为 UBM 的独特优势（图 2-4）。

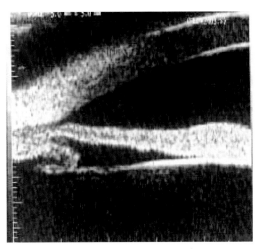

图 2-4 眼前段 UBM 图像

（四）眼部血管的正常表现

频谱形态正常的眼部动脉血管（包括视网膜中央动脉、睫状后动脉、眼动脉）都为三峰双切迹状。且与心脏的心动周期是完全一致的（图2-5，图2-6）。

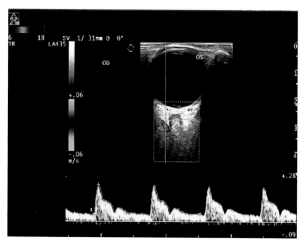

图2-5　眼动脉血流频谱图

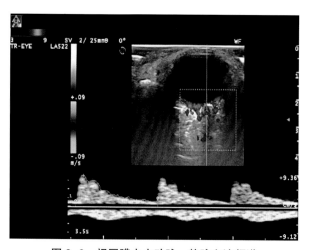

图2-6　视网膜中央动脉—静脉血流频谱

第五节　主要疾病诊断要点

眼内疾病

一、眼内病理膜的诊断及鉴别诊断

后运动实验为眼内疾病诊断及鉴别诊断的重要方法。首先探查到眼球的轴位，观察病变与视盘之间的关系，嘱患者眼球运动观察玻璃体内病变随眼球运动的情况，如病变随眼球运动而运动，则运动实验阳性，反之则为阴性。嘱患者眼球运动后立即停止运动，观察此时病变的运动情况，如病变仍有运动则为后运动阳性，反之则为阴性。

眼内病理膜指玻璃体积血、玻璃体后脱离、视网膜脱离、脉络膜脱离等表现为点状、膜状回声的一组病变。因超声表现有类似之处故综述之，见表2-1。

（一）玻璃体积血

玻璃体的血液主要来自其周围组织，出血的原因既可是全身疾病在眼部的表现，也可是眼局部的疾病引起。常见病因如糖尿病视网膜病变、高血压视网膜病变等；眼科手术及眼外伤；视网膜血管炎；老年性黄斑变性；眼内肿瘤和玻璃体后脱离等。

眼内出血进入玻璃体，少量出血易于吸收且无后遗症。较多的出血则难吸收，导致玻璃体部分液化、浓缩、后脱离等。反复大量出血可刺激眼部发生增生反应，形成纤维增生膜，它的收缩可致视网膜产生裂孔及牵拉性视网膜脱离。

表2-1　眼内膜状回声鉴别诊断表

病种	形状回声强度	固着点	运动后	运动血流
视网膜脱离	带状，规则，光滑凹面向前"V"	100%与视盘轻相连延续	（—）	与CRA
脉络膜脱离	带状，规则，光滑，多个，凸面部之前向玻璃体	100%眼赤道轻	（—）	有血流
玻璃体后脱离	带状，光滑，弧形	<100%不定显著	（+）	无血流
玻璃体机化	膜不规则，分叉状	<100%无，显著	（+++）	无血流

【超声诊断特点】

（1）玻璃体内均匀细弱点状回声，可局限于玻璃体的某一局部或充满整个玻璃体。

（2）一般不与眼球壁回声相固着，运动和后运动试验均阳性。

（3）形成机化条后，机化条呈中低至中强回声，可与眼球壁回声相连，二者之间的固着关系是探查的重点。

（4）A 型超声病变的回声强度＜ 100%。

（5）CDFI 检查玻璃体积血、机化条内无异常血流信号（图 2-7）。

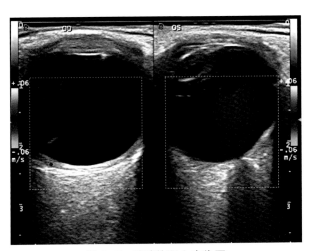

图 2-7　玻璃体积血声像图

（二）玻璃体后脱离

玻璃体脱离为玻璃体的境界层与视网膜的内界膜之间的脱离。引起玻璃体后脱离的原因较多，可为玻璃体液化、收缩、机化牵拉，视网膜脉络膜的渗出、出血、压迫所致。以玻璃体基底部为界分为前部玻璃体脱离和后部玻璃体脱离，临床上以后部玻璃体脱离常见。

【超声诊断特点】

（1）部分玻璃体后脱离为与视网膜相连的连续条带状回声，光滑，中等回声强度。动度大，后运动明显。固着点一般为视盘前或黄斑区前。

（2）完全玻璃体后脱离表现为连续的条状回声，不与后极部球壁回声相连，动度及后运动明显，

为自球壁一侧向另一侧波浪状运动（图 2-8）。

（3）单纯的玻璃体后脱离临床上因不影响视力患者很少就诊，多在合并玻璃体积血行超声检查时被发现。

（4）A 型超声病变的回声强度＜ 100%。

（5）CDFI 检查玻璃体后界膜上无异常血流信号发现。

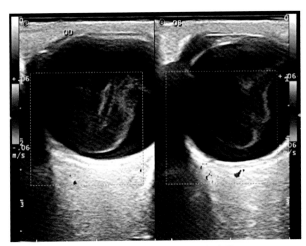

图 2-8　完全型玻璃体后脱离声像图

（三）视网膜脱离

为视网膜的神经上皮层与色素上皮层之间的脱离，而非视网膜与脉络膜之间的脱离。视网膜的内层即神经上皮层和色素上皮层均来源于神经外胚叶，胚胎期视杯内陷神经上皮层构成视杯的内层，色素上皮层构成视杯的外层，以后在视神经和锯齿缘处有紧密连接，而其余部分则松弛地联系在一起，因此二者存在脱离的潜在因素。

【超声诊断特点】

（1）典型的视网膜脱离表现为玻璃体内条带状回声，一端与视神经乳头相连，另一端与周边部的眼底回声相连。

（2）带状回声表面光滑，有轻度运动，但后运动多为阴性。

（3）与声波垂直方向为强回声，A 型超声回声强度等于 100%。

（4）如果同一切面的视网膜全部脱离则表现为

类"V"形条带状回声，其尖端与视神经相连，两端分别与周边球壁回声相连。

（5）CDFI 检查带状回声上可见与视网膜中央动脉、静脉相延续的血流信号，且频谱形态与之完全相同（图 2-9）。

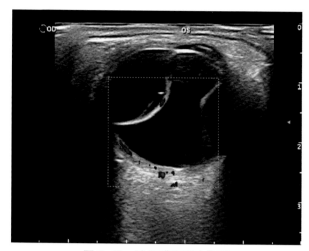

图 2-10　脉络膜脱离声像图

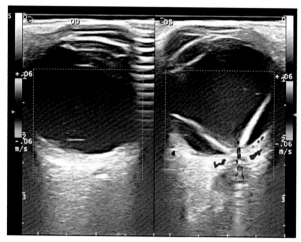

图 2-9　视网膜脱离 CDFI 图像

（四）脉络膜脱离

色素膜在巩膜后极部和涡静脉穿行处与巩膜连接紧密，其他部位仅为疏松连接，因此容易造成脱离。尤其脉络膜静脉丰富而粗大，且仅有一层内皮细胞，血管内的液体容易通过引起脉络膜的脱离。

常见病因有白内障、青光眼、视网膜脱离、角膜移植等手术后脉络膜脱离；因炎症、外伤或血管性疾病可致渗出性脉络膜脱离；对于那些原因不明的脉络膜脱离称为特发性浆液性脉络膜脱离。

【超声诊断特点】

（1）玻璃体内可见多个弧形回声，弧心均指向玻璃体中轴，与球壁回声相连，但一般不与视盘相连。

（2）嘱患者眼球向鼻侧转动，做类冠状位探查，玻璃体内呈连续的多弧形回声，即"玫瑰花征"阳性。

（3）A 型超声表现为有切迹的双峰样波形。

（4）CDFI 检查带状回声上可见较丰富的血流信号，不与视网膜中央动脉相延续，频谱为动脉型血流频谱，与睫状后动脉相似（图 2-10）。

（五）糖尿病视网膜病变

为糖尿病的严重并发症之一，可致盲。眼科眼底病学组参考国外分期标准制定了我国的"糖尿病视网膜病变分期标准"。其中 Ⅰ～Ⅲ 期为背景期，超声检查一般无阳性发现；Ⅳ～Ⅵ 期为增生期，超声检查可见以下形态改变。

【超声诊断特点】

（1）玻璃体内点状、条状回声，与眼底回声相连亦可不与球壁回声相连，呈中强回声。

（2）部分由于机化条索牵引形成牵拉性视网膜脱离，形成多条带状回声，可为 X 形、渔网形、帐篷形等多种形态。

（3）CDFI 玻璃体内的增生膜上在疾病的早期一般没有异常的血流信号，随病程的发展，新生血管膜上发现异常血流信号，血流频谱不与视网膜中央动脉相同。反之，如果糖尿病视网膜病变继发牵拉性视网膜脱离，其上的血流信号与视网膜中央动、静脉相同。

二、儿童白瞳症的超声诊断及鉴别诊断

白瞳症因患儿的临床表现为白瞳而得名。现将一组表现为白瞳的疾病综述如下。引起白瞳症的疾病鉴别方法，见表 2-2。

表 2-2　白瞳症鉴别诊断表

病种	患侧	形状	边界	内回声	声衰减	眼轴	血流
视网膜母细胞瘤	单侧或双侧	球形，单个或多个	不规则	强弱不等有强回声区	钙斑可见	正常稍长	与 CRA 相延续
早产儿视网膜病变	双侧吸氧	晶状体后不规则	不整齐	弱回声	不显著	短	与 CRA 相延续
原始玻璃体增生症	单侧	圆锥形由前向后	整齐	中强	不显著	短	与 CRA 相延续
Coats 病	单侧多见	弧形带状回声下均匀点状回声	清晰规则	均匀以弱为主间有强回声	不显著	短	病变内无异常血流信号

（一）视网膜母细胞瘤

为婴幼儿常见的眼内恶性肿瘤。我国发病率居眼内恶性肿瘤的首位，随年龄的增长发病率降低，绝大部分发病于 4 岁前，10 岁以上发病者很少。RB 的发生无明显性别差异，可单眼发病亦可双眼均发病。有遗传型与非遗传型之分，遗传型占 35% ～ 45%。

肿瘤发生于婴幼儿，故早期症状不明显，初诊以"白瞳症"及斜视居多。眼内期视网膜可见圆形或椭圆形边界不清的黄白色实性隆起，可伴浆液性视网膜脱离。可因播散于玻璃体内的肿瘤团块造成玻璃体混浊、前房积脓和角膜后沉着。青光眼期可形成"牛眼"或巩膜葡萄肿。眼外期因肿瘤向球外生长致眼球突出。转移期肿瘤可经视神经向颅内或眶内扩展，或经淋巴管向附近淋巴结、软组织转移，或经血循环向全身转移，最终导致死亡。

【超声诊断特点】

（1）玻璃体内实性病变，与球壁回声紧密相连。

（2）病变形态不规则，可为半球形、不规则形等，边界清晰。内回声强弱不均匀，在实体内可有囊性区，80% 以上患者可见"钙斑"，且其后有声影。

（3）可伴视网膜脱离，眼轴正常或稍长。

（4）CDFI 瘤体中可以发现红—蓝相伴行的血流信号，且与视网膜中央动、静脉相延续，频谱表现与视网膜中央动、静脉的特征基本相同（图 2-11）。

（二）早产儿视网膜病变

是一种视网膜血管增生性疾病，多双眼发病，但发病程度可不一致，男女之间发病率无明显差异。"白瞳症"是最常见的症状。产生原因与早产、出生

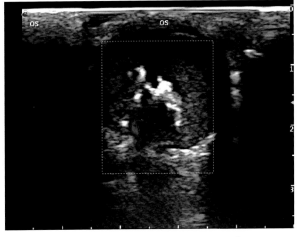

图 2-11　视网膜母细胞瘤 CDFI 图像

体重低和过度吸氧有关，尤其是未成熟儿其周边视网膜血管发育不完全，对血氧浓度的改变十分敏感。

【超声诊断特点】

（1）玻璃体内可探及类三角形条状中强回声，一端与视神经乳头相连，另一端与晶状体后相连，形成团状中强回声包绕之，动度及后运动均不明显。

（2）CDFI 可探及与视网膜中央动脉、静脉相延续的血流信号，频谱与其完全相同。

Coats 病又称外层渗出性视网膜病变，1908 年首先由 Coats 报告而得名。临床特点为眼底大量黄色或黄白色渗出，可见胆固醇结晶和出血，视网膜血管呈梭形或球形扩张，可继发视网膜脱离、白内障等。

【超声诊断特点】

（1）玻璃体内可探及均匀点状回声，动度大，后运动极明显，呈"流沙样"改变。此均匀点状回

声可被多个半弧形回声所分割，半弧形回声与视盘相连，有轻度运动。

（2）早期病例，表现为玻璃体内局限的半球形或不规则形病变，表面光滑，内为均匀点状回声，动度和后运动均阳性。

（3）CDFI 玻璃体内与视神经相连的条形回声上可见与视网膜中央动脉相延续的血流信号，频谱与之完全相同，而点状回声内无血流信号。

（三）永存原始玻璃体增生症

为原始玻璃体增生所致，多为单眼发病，亦可见双眼病例。增生以前部玻璃体为主，常伴有小眼球、白内障、前房发育异常及继发性青光眼等。

临床检查表现为大块血管纤维性增生物，其前可黏附于晶状体后囊，周围可附于睫状突上。后方为残存玻璃体动脉伴增生纤维组织呈线状连于视盘。

【超声诊断特点】

（1）玻璃体内倒三角形或条状中强回声，基底部与晶状体相贴近，尖端与视盘相连。

（2）病变的运动及后运动均不明显。

（3）CDFI 带状回声内可探查到与视网膜中央动脉、静脉相延续的血流信号。

（4）注意病变与视神经之间的关系。少数病例同时合并有视网膜脱离。

三、脉络膜肿瘤的超声诊断及鉴别诊断

脉络膜血供丰富且血流速度缓慢因此为眼内肿瘤的好发之处，现将脉络膜常见肿瘤综述如下，见表2-3。

表 2-3　脉络膜占位病变的超声诊断和鉴别诊断

病变	边缘	内回声	脉络膜凹陷	挖空	RD	血流信号
脉络膜黑色素瘤	整齐光滑	不均匀，前界强后界弱	（+）	（+）	（±）	病变内部粗大血流
脉络膜血管瘤	整齐光滑	均匀的中强回声	（-）	（-）	（±）	病变基底丰富血流
脉络膜转移癌	整齐有切迹	不等，中等为主	（±）	（±）	（±）	（±）
脉络膜骨瘤	整齐光滑	均匀的强回声	（-）	（-）	（-）	（-）
脉络膜结核瘤	欠整齐	变化显著，中强至无	（-）	（-）	（±）	（+）

（一）脉络膜黑色素瘤

由恶性黑色素性瘤细胞组成的肿瘤，其组织发生于脉络膜基质内的黑色素细胞。临床症状与肿瘤位置有关，位于后极部或黄斑部的肿瘤在早期即可引起视力下降，视野缺损、玻璃体漂浮物等症状，是患者就诊的主诉之一。近周边部或体积较小的肿瘤，因早期症状不明显故诊断较困难。眼底检查为边界清晰的结节状实性病变，随肿瘤的生长，侵及bruch膜和色素细胞层可表现为蕈状肿物，肿物表面可见斑块状色素沉着，可引起继发视网膜脱离。因瘤体内色素含量分布不均，肿瘤外观的黑色素可分布不均。

【超声诊断特点】

（1）A 型超声病理波峰峰顶与基线成45°～65°角称声衰减，而其他眼内肿瘤则缺乏此特征。

（2）B 超病变隆起≥2mm 即显示实性肿物，有以下特征：①形状：呈半球形或蕈状。②边界：肿瘤表面有完整的视网膜时，边界清晰。③内回声：由于边缘血管呈窦样扩张，故声像图上前缘回声多而强，向后回声逐渐减少，接近球壁形成无回声区，即所谓"挖空"现象。④脉络膜凹：肿瘤所在部位的脉络膜被瘤细胞浸润，形成局部脉络膜无回声状，呈盘状凹陷带，约65%的患者可发现此征。⑤声影：因声衰减显著，肿瘤后眼球壁及球后脂肪回声较低或缺乏回声，用低灵敏度检查，声影更易发现。⑥继发改变：可见玻璃体混浊及继发视网膜脱离。肿瘤穿破巩膜后，可见相邻眶脂肪内出现低或无回声区。

（3）CDFI 检查病变内可见丰富的血流信号，呈

树枝状分布，频谱为低速动脉型血流频谱，与睫状后动脉完全相同（图2-12）。

（4）超声造影检查　病变内完全被造影剂填充，病变内的造影剂的最强浓度高于正常的眶组织，且病变内造影剂的消退早于眶组织；时间强度曲线呈典型的快进快出型。

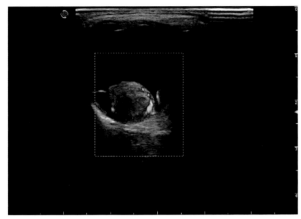

图2-12　脉络膜黑色素瘤CDFI图像

（二）脉络膜血管瘤

为良性血管错构性病变，大多为海绵状血管瘤，毛细血管瘤极为罕见。分为孤立型和弥漫型两类：孤立型多发生于眼球后极部，边界清晰；弥漫型无明显界限，多自锯齿缘延至后极部，常伴有脑、颜面部血管瘤病（Sturge-Weber综合征）。

【超声诊断特点】

（1）孤立型　玻璃体内扁平或半圆形实性病变，与球壁回声紧密相连，内回声均匀，为中强回声，声衰减不明显。病变边缘整齐，界限清晰，没有脉络膜凹陷和声衰减。部分病例伴有视网膜脱离。

（2）弥漫型　玻璃体内扁平实性病变，病变范围较大。内回声与孤立型基本相同。

（3）CDFI检查　瘤体的内部发现斑点状的血流信号，部分在病变的基底部可见血管池样改变，频谱为高收缩期高舒张期低阻力的动脉型血流（图2-13）。

（4）超声造影检查　病变内完全被造影剂填充，病变内的造影剂的最强浓度高于正常的眶组织，

且病变内造影剂的消退晚于眶组织；时间强度曲线呈典型的快进慢出型。

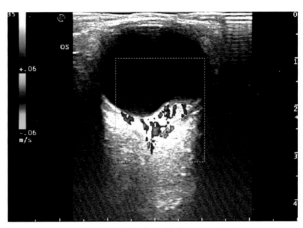

图2-13　脉络膜血管瘤CDFI图像

（三）脉络膜转移癌

多发生于后极部脉络膜，眼底表现为多灶性或弥漫性、扁平状、黄色或奶酪色、无色素性的脉络膜肿物，表面有不均匀色素沉着，亦可继发视网膜脱离。少数脉络膜转移癌呈团块状或蘑菇状生长，与脉络膜黑色素瘤相类似。

大多数病例具有身体其他部位或器官的恶性肿瘤病史。女性多为乳腺癌，其次为肺癌或支气管癌。男性患者原发癌主要为肺癌、支气管癌，其次为肾癌、前列腺癌。少数病例的眼内转移可先于原发病灶而被诊断，亦有极少数病例原发癌灶不清，以男性患者多见。

【超声诊断特点】

（1）扁平型肿瘤紧贴脉络膜生长，眼底回声厚度不一，病变范围广泛，形态亦不规则，但隆起度一般不超过5mm。当肿瘤未突破视网膜前，形态规则，若突破视网膜则前表面形态不规则，呈"花边"样改变（图2-14）。病变的内回声与原发病灶关系密切，可为中强回声亦可为低回声。部分可继发视网膜脱离。

（2）半球型病变自眼球壁突入玻璃体腔内，基底宽大，隆起度较高，内回声密集，为中强回声。

（3）CDFI检查病变内可见血流信号，血流信号

的多少与病变的大小、隆起程度相关，在半球形病变内可见较丰富的血流信号，病变内为中高流速，低阻型动脉频谱。

（4）超声造影检查病变内完全被造影剂填充，病变内的造影剂的最强浓度高于正常的眶组织，且病变内造影剂的消退早于眶组织；时间强度曲线呈典型的快进快出型。

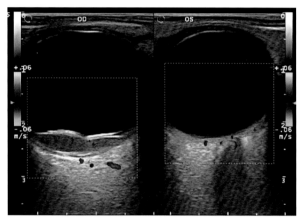

图 2-14　脉络膜转移癌 CDFI 图像

四、眼外伤

（一）眼内异物

窗实验为检查眼内异物的常用检查方法，即首先采用仪器的最大灵敏度对病变进行检查，发现病变后将灵敏度降低 50% 以上，观察此时的病变回声强度是否亦随灵敏度的下降而下降，下降为阴性，反之则为阳性。

异物为眼外伤在眼症状之一，可造成各种严重的并发症如铁锈沉着、铜锈沉着等将严重影响患者的视功能。应用超声检查较 X 线、CT、MR 更具优势。超声检查可将异物与眼球置于同一平面进行观察，异物的位置与球壁之间的关系一目了然。尤其异物位于眼球壁，应用 X 线检查进行定位是根据标准的眼球轴长进行定位，而实际上每个人的眼球轴长各不相同，当异物在角膜缘后 20mm 左右时，应用标准定位器进行定位极易造成误差。而应用超声检查则无此顾虑，异物在球内、球壁、球外根据异物与球壁的关系极易判断。此外，超声检查不仅能够显示眼球内异物的情况，同时可显示玻璃体、视网膜情况，如异物是否同时伴发玻璃体积血、视网膜脱离等，为临床医师决定手术方式提供可靠帮助。

【超声诊断特点】

（1）眼球内不规则形强回声，主要位于玻璃体内，亦可在前房、晶状体、眼球壁等处，内回声一般均匀。

（2）部分病变可呈三角形回声，声波在三角形的尖部逐渐衰减为尾影，相应的眼球壁可有相应的缺失，为声影所致（图 2-15）。

（3）通过窗实验或降低灵敏度可见异物始终为眼内的最强回声。

（4）A 型超声检查表现为 100% 饱和单高波。

（5）部分病例可并发玻璃体积血、视网膜脱离、脉络膜脱离、玻璃体脓肿等的超声表现。

（6）眶内异物　检查方法及表现与球内异物相同，仅异物在眼球外。

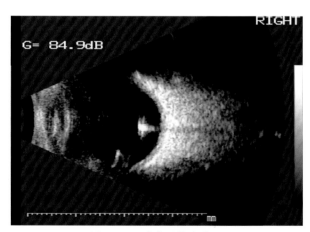

图 2-15　球内异物声像图

（二）巩膜裂伤

为外力或锐器刺破巩膜所致。常导致葡萄膜、晶状体、玻璃体损伤，亦可致眼内组织脱出，最终眼球萎缩。因此早期明确地诊断对挽救患者的视功能有极大的帮助。

后巩膜裂伤仅凭临床检查有时很难确定，进行手术探查的破坏性较大，应用超声检查可明确断定是否存在后巩膜裂伤。

【超声诊断特点】

（1）正常巩膜回声的连续性消失，代之以部分巩膜组织缺如，表现为形态不规则无回声区，并延续至眶内软组织形成形态不规则的无回声区，为玻璃体脱出至眶内所致。

（2）绝大多数病例伴有严重的玻璃体积血，表现为不规则形点状、条带状回声，部分病例伴有视网膜脱离和脉络膜脱离的声像图表现。

（3）A型超声为无回声或极低的丛状波。

（4）CDFI检查缺如的巩膜壁未见异常血流信号。

（三）睫状体脱离

睫状体后连脉络膜，与巩膜之间仅为疏松连接，在解剖上存在着脱离的潜在因素，临床上常因外伤或手术的冲击，导致睫状体与巩膜附着处分离，房水自前房流入睫状体上腔，造成睫状体与巩膜分离。如不及时治疗，可对患者视功能造成严重损害。

【超声生物显微镜表现】

（1）所有睫状体脱离均为360°全周脱离，而非某一象限的脱离。

（2）UBM检查可见巩膜与脉络膜间存在无回声区，部分病例可探查到虹膜、睫状体与巩膜突完全脱离，前房与睫状体上腔之间形成完全沟通的瘘口（即睫状体离断），见图2-16。

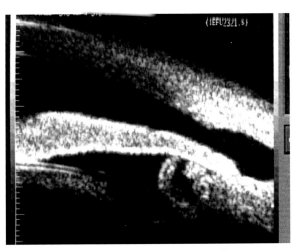

图2-16 睫状体脱离UBM图像

眼眶疾病

眼眶疾病相对于眼部其他疾病为少见病，一般以单侧或双侧的眼球突出而就诊，诊断上不仅要依靠超声检查，同时需结合X线、CT、MR等检查共同做出诊断及治疗方案。

眼眶超声检查方法　由于眼眶疾病的位置多变，可位于眼眶的前部，亦可位于眼眶的后部，在探查时需注意以下几个方面。

1.在对眼眶进行全面探查的基础上，结合临床检查对眼球突出方向的对侧进行重点探查。

2.探查时应注意将病变的边界、内回声、声衰减及病变与视神经的关系作仔细观察。

3.探查方法可用直接探查法和间接探查法两种。直接探法，查即在病变的表面直接探查，一般泪腺疾病、眶内疾病侵及前部眼眶在眼睑可直接触及的病变可应用此方法。间接探查法，即经球法。顾名思义就是探查时在病变的对侧经过眼球对病变进行探查，对大多数眼眶疾病均可应用此方法进行检查。

4.压缩实验　明确探查到病变后，用探头直接压迫病变，观察压迫前后病变的大小改变，如压缩后病变的大小有改变，则压缩实验阳性，反之，则为阴性。

五、眼眶肿瘤

（一）炎性假瘤

临床特点为眼球疼痛和水肿，伴有眼球突出及移位，位于前部的病变可直接触及病变，眼部检查可见视盘水肿、视神经萎缩、复视、眼球运动障碍等。临床上可分为淋巴细胞浸润型、肌炎型、纤维增生型等。

【超声诊断特点】

（1）病变侵及蜂窝组织时，B超检查呈低回声占位病变，肿物形状不规则，边界不清或不光滑，病变内缺乏回声。在急性期，多伴有眼球筋膜及眼外肌肉水肿。

（2）眼球外弧形无回声区，在视神经部位呈

"T"形暗影。眼外肌肿大。

（3）泪腺炎性病变可侵及一侧或双侧，泪腺肿大，内部缺少回声，声衰减较少，压迫阴性。眼球可被病变压迫变形。

（4）CDFI显示病变内不丰富的血流信号。

（二）神经鞘瘤

为神经外胚叶肿瘤。多发于肌肉圆锥内，临床表现为渐进性眼球突出，晚期可因视神经萎缩，视力减退。部分病例伴有复视，眼球固定，急性视力下降，与球后视神经炎相类似。

【超声诊断特点】

（1）可见球后圆形、椭圆形、哑铃形病变，边界清晰，内回声为低或无回声区。病变透声性强，为与海绵状血管瘤相鉴别之处。有轻压缩性，近球壁的肿瘤可压迫球壁变形。

（2）CDFI检查　病变内部可见分支状血流信号。

（三）视神经胶质瘤

是一种好发于儿童的良性肿瘤。多表现为视力下降后眼球轴性突出。部分表现为视盘水肿或视神经萎缩。15%～30%的患者伴有神经纤维瘤体征。临床表现对诊断有帮助，如儿童慢性进行性视力减退、斜视、视盘水肿或萎缩，更为重要的是在躯干皮肤的棕色色素斑等神经纤维瘤体征。

【超声诊断特点】

（1）B超检查　病变呈梭形肿大，边界清晰，内回声前部稍多后部略少。轴位探查多不能将病变的后界显示清晰。视盘回声前移，其后的病变与之紧密相连，表明病变与视神经相连并有视盘水肿存在。眼球后极部弧形回声变得扁平且与病变相连，说明病变对眼球产生压迫，导致眼球变形。

（2）CDFI检查　在病变内部有或无血流信号，属血管不丰富病变。

（四）脑膜瘤

中年女性多见，亦可见于儿童，常侵及一侧眼眶。视神经脑膜瘤发生于脑膜细胞，沿视神经蔓延，使神经增粗。自眼球入视神经管，终止颅内向蝶鞍区发展。故在疾病的早期即可引起视盘水肿，视野缩小，视力下降，继发视神经萎缩。若瘤细胞早期穿破硬脑膜，则眼球突出明显，且眼球运动受限。临床表现对诊断有较大帮助。

【超声诊断特点】

（1）A型超声检查　视神经实体性增大，内回声不规则。视神经鞘间隙增宽。

（2）B超检查　可见特征性图像，视神经实体性增粗，前端增宽，边界清晰，内回声较少，声衰减明显，后界常不能显示或回声微弱。病变内部偶见强回声。

（3）CDFI检查　病变内部可见较丰富的血流信号。

（五）泪腺混合瘤

又称泪腺多形性腺瘤。为眶内常见的良性肿瘤，多位于泪腺窝，为泪腺上皮性肿瘤。成年女性较男性多见，临床可见眼球突出，伴内、下方移位，在眼眶的外上方可触及病变，移动性差。如有自发性疼痛或压痛可能是泪腺恶性上皮肿瘤。良性肿瘤生长缓慢，可有视力减退，为肿瘤压迫眼球变形引起屈光不正所致，眼球向上运动受限。

【超声诊断特点】

（1）泪腺区类圆形回声，边界清晰，内为中强回声，声衰减少，后界清晰。压缩性差，但眼球壁可因肿瘤压迫变形（图2-17）。

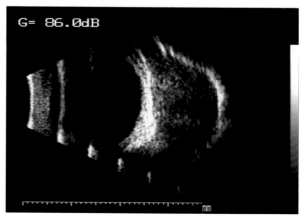

图2-17　泪腺混合瘤声像图

（2）CDFI 检查病变内可见血流信号，但不丰富。

六、眼眶血管性疾病

（一）海绵状血管瘤

是成年人较常见的眶内良性肿瘤。最初症状为进行性眼球突出，视力一般不受影响，或仅减退 1～2 行。就诊时常有眼球突出，且多为一侧性，双眼眼球突出度的差值在 2mm 以上。呈轴向突出，压迫眼后极致眼轴缩短，视力减退。眼底检查可见脉络膜、视网膜皱褶和水肿，需与球后视神经炎或原发视神经萎缩相鉴别。海绵状血管瘤呈慢性扩张性生长，一般不侵及眼外肌，对眼球运动无显著影响。

【超声诊断特点】

（1）A 型超声检查 内回声波峰较高，在 60%～95%，为眶内肿瘤回声最强的一种。肿瘤内波峰顶端连线与基线夹角小于 45°。

（2）病变为圆形或椭圆形，边界清晰，有肿瘤晕，圆滑。内回声多而强，分布均匀，中度声衰减。有轻度压缩性（图 2-18）。

（3）CDFI 检查 病变的内部缺乏血流信号，在个别病例的被膜上可见点状血流信号。个别病例的病变内部可见低速静脉型血流信号。

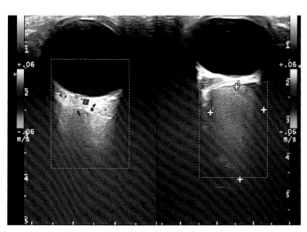

图 2-18 海绵状血管瘤声像图

（二）淋巴管瘤

为迷离瘤，因眶内并不存在有内皮衬托的淋巴瘤，也无淋巴滤泡或淋巴结。多发生在儿童和青年，且女性多于男性。临床检查波动性大，若有特发性出血可产生巧克力囊肿，引起明显的眼球突出。

【超声诊断特点】

（1）B 超检查 眶内不规则形病变，边界不清晰，内回声不均匀，可见冠状或片状的无回声区。压迫眼球上述无回声区可变小甚至消失。

（2）CDFI 检查 在病变内部无血流信号，频谱分析部分病例在病变内部可发现静脉型频谱。

七、眶血管畸形

（一）颈动脉海绵窦瘘

指由于动—静脉交通引起的海绵窦的血管畸形。分类上有以下几种：按造成瘘的解剖结构可分为颈内动脉海绵窦瘘和硬脑膜动脉海绵窦瘘两种。而前者又可称为高流瘘，后者称为低流瘘。

【超声诊断特点】

（1）水平切面上，扩张的眼上静脉表现为球后与视神经之间的类似英文字母"S"的无回声区。

（2）垂直切面上，扩张的眼上静脉表现为视神经与上直肌之间圆形无回声区。

（3）A 型超声表现为中低丛状波，间有轻微的抖动，为扩张的血管内流动的血液所致。

（4）CDFI 检查 可见眼上静脉异常扩张，呈红蓝相间的五彩血流信号，在水平切面上可表现为血管走行面，垂直切面为血管的横断面，可以对血管直径进行测量。脉冲多普勒为异常的动脉化频谱，血流速度不一，在高流瘘患者可以听到明显的血管杂音。低流瘘患者的血管杂音不明显（图 2-19）。

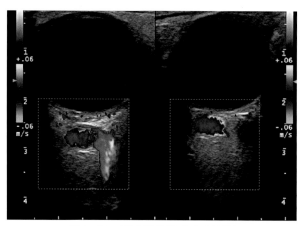

图 2-19　颈动脉海绵窦瘘声像图

（二）眶静脉曲张

原发眶静脉曲张是一种较少见的先天性血管异常，常表现为一条或几条静脉病理性扩张，多数患者为单侧发病。搏动性眼球突出，是一种随体位变化而出现的症状。多数为低头时或用力屏气时出现。检查时，需要患者进行体位配合，即采用眼球突出时的体位进行检查方可发现阳性症状。

【超声诊断特点】

平静呼吸时，CDFI 检查可无异常表现，Valsalva 试验有助于提高诊断的阳性率。当患者深吸气时，CDFI 检查可见患眼出现缓慢扩张的血管结构，彩色信号显示为朝向探头流动的红色血流信号；部分患者其扩张的血管可以遮挡视神经暗区，当扩张到最大时，可见血流信号消失。当患者呼气开始后，CDFI 检查显示扩张的血管逐渐缩小，血流信号为背向探头流动的蓝色信号。频谱分析始终为无搏动的静脉型血流频谱。

八、眼外肌疾病

（一）正常眼外肌

6 条眼外肌中的 4 条直肌可被超声明确探查，方法如下。

1. A 超探查法

眼外肌表现为两个中强回声内的低回声，其两个中强回声波为测量眼外肌厚度的标志。

2. B 超探查法

应用经球法对对侧的眼外肌进行测量，即在眼球的上方探查下直肌，外侧测量内直肌，下方测量上直肌，内侧测量外直肌。眼外肌在眶内表现为回声强度低于眶脂肪的中低回声区，但与眶脂肪间有明显的强回声带进行分隔，可与眶脂肪明确分辨。

（二）甲状腺相关眶病变

为内分泌原因造成的甲状腺功能亢进或垂体前叶分泌的促甲状腺激素过多所致显著性眼球突出。

【超声诊断特点】

（1）通过测量各眼外肌较正常均不同程度地增厚，球后脂肪间隙增宽。

（2）CDFI 检查眼上静脉较正常组明显下降，且其下降程度与眼球突出程度呈明显的负相关。表明在患眼的眶静脉郁滞，并且郁滞程度与视神经病变的发生有关。且静脉的郁滞可能加重眼球突出。

眼球和眼眶介入性超声

因篇幅所限从略。可参阅本书第一版。

（杨文利　刘효慈）

参考文献

1. 刘家琦 . 实用眼科学 . 北京：人民卫生出版社，1984：1-10.

2. 孙为荣 . 眼科病理学 . 北京：人民卫生出版社，1997.

3. 刘　磊 . 眼超声生物显微镜诊断学 . 北京：北京科学技术出版社，2002.

4. 杨文利 . 眼超声诊断学 . 北京：科学技术文献出版社，2006.

5. Byrne SF, Green RL. Ultrasound of the eye and orbit[M]. 2nd ed. St Louis, USA：Mosby, 2002.

第三章
甲状腺、甲状旁腺超声检查

超声解剖概要

第一节　甲状腺超声解剖概要

甲状腺是人体最大的内分泌器官，呈蝴蝶形或"H"形，平均重 25～35g，位于颈前偏下，紧贴于喉与气管的两侧，两侧叶近中、下三分之一交界处的横行连接处为峡部。其左右侧叶形似尖端向上的锥体，锥状叶仅少部分人（10%～40%）在儿童期可见到，成人常萎缩。甲状腺前方有颈前肌群，外侧为胸锁乳突肌、颈总动脉及颈内静脉（图3-1）。

甲状腺有丰富的血液供应，甲状腺上动脉起自颈外动脉或颈总动脉分叉处，甲状腺下动脉发自锁骨下动脉的甲状颈干。甲状腺静脉有上、中、下三对静脉，其中甲状腺下静脉管径比较粗大很容易被声像图识别，并可作为甲状腺侧叶的下极声像图标志。

颈部淋巴结分布广泛，可分为7区（图3-2）：Ⅰ区包括颏下及颌下淋巴结；Ⅱ区为颈内静脉淋巴结上组，自颅底至舌骨水平，前界为胸骨舌骨肌外侧缘，后界为胸锁乳突肌后缘；Ⅲ区为颈内静脉淋巴结中组，自舌骨水平至环状软骨下缘（肩胛舌骨肌与颈内静脉交叉处），前后界同Ⅱ区；Ⅳ区为颈内静脉淋巴结下组，自环状软骨下缘至锁骨上，前后界同Ⅱ区；第Ⅴ区为颈后三角淋巴结，前界为胸锁乳突肌后缘，后界为斜方肌，下界为锁骨，第Ⅵ区为颈前隙淋巴结，包括咽后淋巴结、甲状腺周围

淋巴结、环甲膜淋巴结及气管周围淋巴结，两侧界为颈总动脉，上界为舌骨，下界为胸骨上窝。Ⅶ区为上纵隔区，自胸骨上缘至主动脉弓上缘。

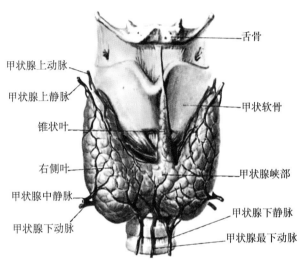

图 3-1　甲状腺解剖的正面观

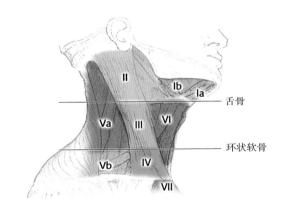

图 3-2　颈部淋巴结分区示意图

117

第二节　甲状旁腺解剖概要

甲状旁腺为扁椭圆形棕色小腺体，位于甲状腺侧叶的后方。在大多数情况下，有上、下两组，上组位置较恒定，多位于甲状腺侧叶深方的上中 1/3 交界处，相当于环状软骨下缘水平；下组位置变化较大，大约有 60% 紧靠着甲状腺侧叶的下极，约相当第四气管软骨环的高度（图 3-3）；26% ～ 39%

可出现在甲状腺胸腺韧带中或见于胸腺舌叶；更为罕见的位于纵隔内的胸腺中，或位于甲状腺下极水平以上的颈总动脉旁。成人甲状旁腺每个大小约为 5mm×3mm×1mm，重 30 ～ 50mg。

上组甲状旁腺由甲状腺上动脉或甲状腺下动脉或两者的吻合支供应，下组甲状旁腺由甲状腺下动脉供应。甲状旁腺的静脉回流同甲状腺的静脉，分别回流至颈内静脉和头臂静脉。

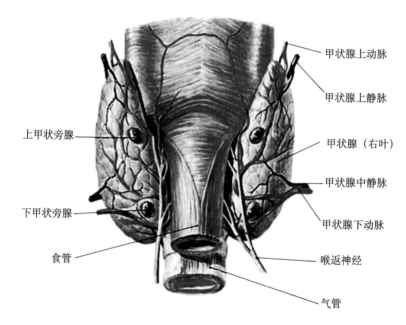

图 3-3　甲状旁腺解剖学位置的背面观

甲状腺超声检查

第一节　适应证

1. 甲状腺肿　毒性弥漫性甲状腺肿（Graves 病）、单纯性甲状腺肿、结节性甲状腺肿。

2. 甲状腺炎　亚急性甲状腺炎、慢性淋巴细胞性甲状腺炎（Hashimoto 甲状腺炎，桥本氏病）、慢性纤维增生性甲状腺炎、急性化脓性甲状腺炎。

3. 甲状腺肿瘤　甲状腺腺瘤、甲状腺恶性肿瘤（甲状腺腺癌、转移癌等）。

4. 甲状腺囊性肿物。

5. 介入性超声应用

（1）甲状腺及颈部淋巴结超声引导下穿刺细胞学、组织学活检。

（2）囊性肿物穿刺抽液、超声引导酒精硬化治疗（限于良性的囊肿和某些孤立性良性结节）。

（3）无水酒精注射 / 激光 / 射频消融，用于治疗甲癌术后复发转移性淋巴结肿大。

第二节　检查方法

（一）仪器条件

宜选用中、高档实时彩色超声诊断仪器和高频探头。最好应用 ≥ 7.5MHz 探头或 ≥ 5 ～ 10 MHz 的超宽频带探头及变频探头，并可近场聚焦。一般采用线阵式探头。配有梯形扫描功能的线阵式超声探头有利于展宽视野。如有条件，还可加用拓宽视野成像技术。

（二）检查前准备

患者一般无须特殊准备。穿高领上衣者宜先脱去。有金属项链者宜解开，以免扫查过程中损害超声探头表面。

（三）体位

常规采用仰卧位，充分暴露颈部。在肩及颈后垫枕，使头部后仰。如甲状腺肿物较大，可将患者头部转向对侧，或适当侧动体位。

（四）检查方法

1. 直接扫查法

采用高频线阵探头在颈部甲状腺区涂耦合剂后直接扫查，包括纵断（从外向内）横断（自上而下）扫查。全面了解甲状腺形态、大小、内部回声以及血流等情况，包括甲状腺左右叶和峡部。如果发现肿物，再做细致观察。记录肿物位置、大小、边缘特点、内部回声以及血流信号，注意肿物与周围组织的关系。

此法所获图像清晰，伪像干扰少，简便易行，值得作为首选方法。缺点：由于探头较短，甲状腺长度测量比较困难。

2. 间接扫查法

采用 3.5 ～ 5 MHz 线阵或凸阵式探头，由于近场图像分辨力差，需在颈部皮肤与探头之间加一水囊或导声垫，采用水囊间接扫查易出现混响伪像干扰，图像分辨率低。目前，3.5 ～ 5 MHz 仅适用于体积很大的甲状腺肿物，还可能用于甲状腺长度的测量。

3. 扫查范围

左右：通常在左侧颈总动脉和颈静脉至右侧颈总动脉和颈静脉之间。甲状腺肿大时，需超出此范围。

上下：自下颌骨向下，至锁骨和胸骨柄之间的颈部软组织。

重点观察甲状腺左右叶、峡部和颈部淋巴结。

第三节 正常声像图

（一）颈部横断扫查（图 3-4A）

颈前皮肤呈弧形强回声。其深方可见回声较低的颈前浅肌层群，两侧可见梭形对称的胸锁乳突肌断面。气管位于中央，呈弧形强回声并伴有宽大的声影。甲状腺左右侧叶位于气管两旁，二者之间可见有峡部相连，略呈马蹄铁形，内部为均匀细点状中等水平回声。食管位于气管深方，大部分被气管声影遮盖，其左侧管壁断面为半月形，层次清晰，位于左叶背侧。饮水时管腔内液体流动回声可加以证实。甲状腺两叶的后外方，有颈总动脉和颈内静脉断面，颈部大血管为甲状腺外缘的重要解剖学标志。甲状腺两叶深方，可见左右横向排列呈条状的颈长肌。

（二）颈部纵断扫查（图 3-4B）

可自颈内静脉和颈总动脉开始向内侧移动，容易显示呈长梭形的甲状腺侧叶纵断图。扫查时应充分观察纵断面的全貌，注意包括甲状腺侧叶的上极和下极。正常上、下极的边缘均呈锐角。

正常甲状旁腺位于甲状腺左右叶的背侧，由于体积很小，不易探到。

（三）甲状腺多普勒超声表现

正常甲状腺实质内可见少许散在的血流信号。在侧叶纵断面其上极容易显示甲状腺上动脉；在其下极容易显示较粗的甲状腺下静脉（图 3-5A）。甲状腺上动脉血流频谱图及其测量方法见图 3-5B。

（四）甲状腺超声测值

目前，国内关于甲状腺正常值尚无统一标准。根据北京协和医院 1979 年测定 100 例正常值及多年工作实践制定以下正常平均值标准：长径 4 ～ 5cm，

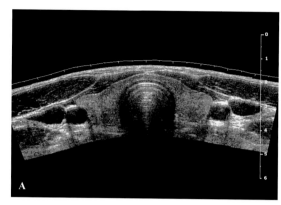

图 3-4A　正常甲状腺声像图（横断图）
颈部横断扫查示甲状腺左右叶和细长的峡部

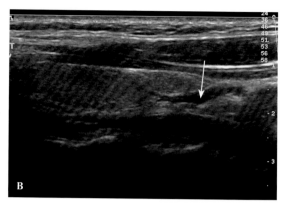

图 3-4B　正常甲状腺侧叶声像图（纵断面）
呈长梭形，上、下极边缘均呈锐角，箭头代表比较粗大的甲状腺下静脉

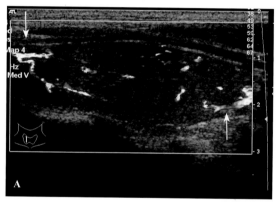

图 3-5A　正常甲状腺 CDFI 表现（纵断图）
朝下箭头代表甲状腺上动脉，朝上箭头甲状腺下静脉
在甲状腺上极，容易显示甲状腺上动脉；下极容易显示较粗大的甲状腺下静脉（↑）

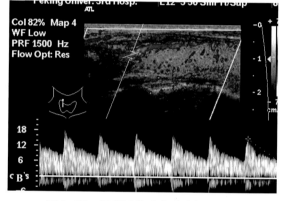

图 3-5B　正常甲状腺上动脉频谱多普勒

左右径 2～2.5cm，前后径 1～1.5cm。此外，我们的经验是，正常甲状腺峡部前后径应＜3mm。CDFI 示少量分布的彩色点状血流，甲状腺上动脉流速 Vs=20～40cm/s，Vd=10～15cm/s。甲状腺实质内动脉流速 10～30cm/s。

【注意事项】

（1）在径线测量参数中，以前后径线指标判断甲状腺是否肿大最为敏感。成人一般不超过 17mm。

（2）肉眼观察甲状腺形态饱满，尤其纵断面甲状腺上、下极边缘的角度变钝，有助于提示体积轻度增大或轻度增生。

（3）甲状腺上动脉多普勒超声测定应选择侧叶纵断面（后述，见下节图 3-6）。

（4）超声测量甲状腺长径受到探头长度以及扫描方式（有无梯形、宽景成像）的限制。

（5）测量甲状腺上动脉流速时，应避免探头对甲状腺加压，以防人为的阻力指数测值过高。

（6）以往文献报告正常甲状腺峡部厚度测量往往测值过高，应清晰显示低回声的甲状软骨及其与腺体之间的界面（图 3-4A），这样做方可避免误测。

第四节　主要疾病诊断要点

一、毒性弥漫性甲状腺肿（Graves 病）

本病简称"甲亢"，属自身免疫性疾病。患者血清中存在促甲状腺素受体抗体，脑垂体促甲状腺素分泌增加，引起甲状腺滤泡上皮弥漫性增生和甲状腺激素分泌过度增加，产生甲状腺功能亢进和一系列新陈代谢率增高的临床症状和征象。

【声像图表现】

（1）甲状腺呈弥漫性、均匀性增大，左右两侧叶对称。增大明显时，颈总动脉及颈内静脉被挤向外侧移位。

（2）腺体内部呈弥漫状回声，回声水平正常或稍低；放大仔细观察，似有实质弥漫紊乱（实为小血管扩张）。

（3）用彩色 Doppler 可以发现腺体内无数小血管增多，扩张及血流显著加速现象。称为"甲状腺火海征"（thyroid inferno）。此征具有特征性。频谱 Doppler 收缩期最高峰值为正常人的两倍以上，Vs=70～90cm/s 或更高，阻力指数 RI 降低（图 3-6）。

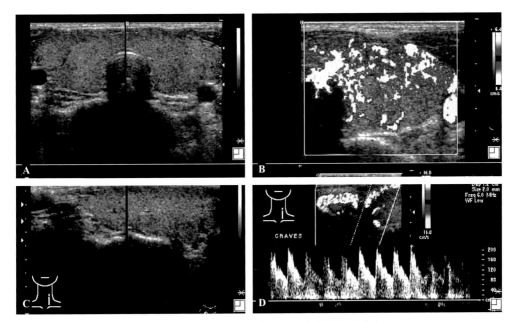

图 3-6　毒性甲状腺肿声像图和多普勒超声表现

A. 颈部横断面声像图（拼幅）示甲状腺均匀弥漫性肿大；B. "火海征"；C. 甲状腺纵断面声像图（拼幅）示上、
下极边缘变钝、饱满；D. 甲状腺上动脉呈彩色混迭，频谱显示血流速度高达 200cm/s，RI＜0.60

【鉴别诊断】

（1）单纯性甲状腺肿　本病大多系地方性缺碘引起的甲状腺增生性疾病，青春期女性相对多见，各地有散发病例。早期甲状腺轻度弥漫性增大，内部回声均匀，超声尚未显示典型的多个结节，但甲状腺功能正常或稍减低。CDFI 示血流及流速无显著增加。

（2）结节性甲状腺肿　本病是甲状腺增生的进一步发展，往往出现双侧甲状腺体内多个结节；也可呈无数弥漫性分布的增生结节。甲状腺两侧叶增大不均，两侧叶不对称为其特征。本病 CDFI 检查相对缺乏血流信号，其流速＜40cm/s，与甲亢"火海征"迥然不同。然而，少数结节性甲状腺肿患者的多数结节或某个自主性高功能结节可合并甲亢，此时该结节 CDFI 显示血流信号显著增加。

（3）甲状腺腺瘤　部分腺瘤患者（＜10%）可合并甲亢，临床上可能只注意甲亢的检查和治疗，忽略了腺瘤的存在。超声检查具有重要意义。腺瘤特点：呈局限性低回声肿物，肿物周边有薄而完整的声晕，其周边及内部有丰富血流。因此，易于将两种疾病加以鉴别。

二、甲状腺增生与甲状腺肿

甲状腺增生（hyperplsia）及增生引起的甲状腺肿（goiter），在我国十分多见。病因有：①最多见为碘的缺乏（地方性甲状腺肿），或青春期、妊娠期相对性碘的缺乏。也称单纯性甲状腺肿（simple goiter）。有学者认为，本病患者沿海地区也不少见，含碘食物过量摄入也可成为本病的诱因之一。②少见的病因（散发型甲状腺肿）为甲状腺对碘的利用不良或障碍，以及先天性或家族性内分泌性疾病引起。

病理改变可分为：增生期、胶质贮存期、结节期。上述原因造成甲状腺激素合成障碍，导致垂体分泌促甲状腺激素（TSH）过多，促使甲状腺腺泡细胞代偿性增生。病变初期滤泡细胞增生，甲状腺体积增大，但质地均匀。此后胶质贮存形成多数微小结节，或产生肉眼可见的大结节（增生结节）。增生结节常液化变性，造成浆液、胶样液、有时血液集聚。因此病理学有：腺瘤样结节或胶样结节、囊性结节（为增生结节大范围液化、胶样变性或出血，其实并非甲状腺真性囊肿）。随着病变进展，增生结节边缘可逐渐钙化，数年内出现更多、更大结节，软硬不一。

单纯性甲状腺肿

单纯甲状腺肿系指甲状腺非炎症、非肿瘤性肿大，无明显功能异常者。有弥漫性和结节性两类；又可分为地方性甲状腺肿和散发性甲状腺肿。散发性甲状腺肿并非由于缺碘，原因比较复杂，已如上述。本病十分多见，约占人群总数的10%。女性发病率为男性的3～5倍。

1. 弥漫性甲状腺肿

为早期轻型患者，也见于青春期儿童、妊娠期和生育期妇女。

【声像图表现】（图3-7）

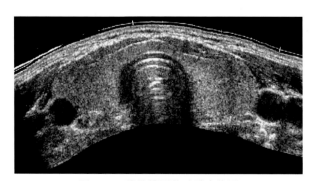

图3-7　单纯性甲状腺肿声像图

（1）甲状腺呈弥漫性、对称性肿大，表面光滑。

（2）腺体内部回声大致正常，无结节。纵断面显示上下两极稍变钝，形态饱满。

（3）CDFI显示正常血流信号。

【鉴别诊断与注意事项】

（1）弥漫性结节性甲状腺肿（后述）。

（2）毒性弥漫性甲状腺肿。彩色多普勒显示"火海征"，甲状腺上动脉血流速度异常增高，易于鉴别（见上一节）。

2. 结节性甲状腺肿

简称结甲，最初为腺瘤样增生，并非真正腺瘤。长期产生多发胶样增生结节和较大肿物，可合并囊性变、出血、纤维化、钙化，严重者可压迫气管和喉返神经，引起声音嘶哑。本病女性较多，好发年龄30～50岁，有4%～7%发生恶变。

【声像图表现】

（1）典型者甲状腺两侧叶腺体增大，可不对称，表面不光滑。

（2）增生结节　以多数和双侧性居多，并以大小不等和多样化为特征。有实性结节、囊性结节、囊实混合性等不同类型。还有合并钙化和纤维化等类型，形成多种多样或复杂的声像图表现。有的患者无数增生结节呈弥漫性分布，完全看不到正常的甲状腺结构。实际上，增生结节（结甲）单发性和单侧性也不少见。（图3-8A、B）

实性结节　以等回声性居多，以后变成高回声性（可能由于无数滤泡稍长大）。

混合性结节　囊实成分皆有，以边界清晰为特征。典型者呈疏松的"海绵样"或蜂窝状结构（图3-9A）。腺瘤样结节发生不同程度囊性变，可出现各种表现，甚至出现多房囊肿样结构（图3-9B）。

囊性结节　囊肿样结节为无回声-低回声结节，但以边界清晰、形状规则和少-无血流信号为特征（图3-10）（注：罕见甲状腺有病理学意义上的真性囊肿，属于增生结节囊性变）。

出血性囊肿　实际上系增生结节合并出血，青年女性多见，急性出血常伴有疼痛症状。囊肿内出

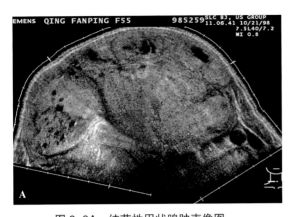

图 3-8A　结节性甲状腺肿声像图

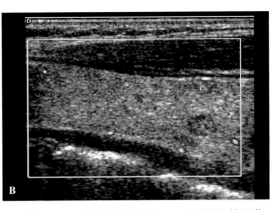

图 3-8B　结节性甲状腺肿——小的增生性结节

多数大小不等结节，以等回声为主，部分高回声、混合性；左侧巨大肿物压迫引起气管移位（见弧形强回声）

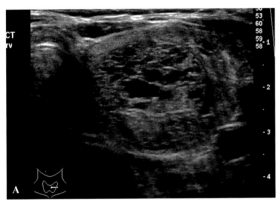

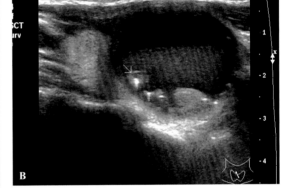

图 3-9　A.混合性结节 呈"疏松样"结构；B.囊性为主的混合性结节，可见分层平面和彗星尾征

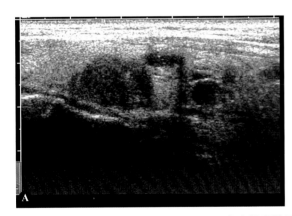

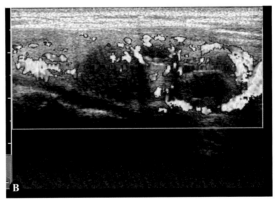

图 3-10　多发性囊性结节声像图和 CDFI 表现

现低水平回声（图 3-11A、B）。也常遇到无症状性陈旧出血和胶样液体集聚引起的囊性肿物。

（3）CDFI 表现　多数结甲结节大多显示少血流信号。但是，部分实性结节、混合型结节的周边和内部可有较丰富的血流信号，但这些结节往往边界清晰。极少部分患者还可能有"功能自主性增生结节"，本病多数为单发结节，它大量分泌甲状腺素，并产生"甲亢"症状。此时，CDFI 检查可见该结节内出现极其丰富的高速血流信号，并且具有重要诊断价值（图 3-12）。

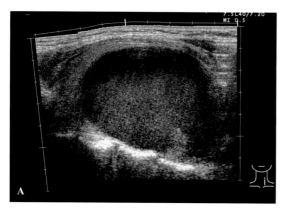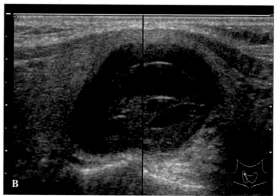

图3-11　A.出血性囊性结节，女22，穿刺证实；B.腺瘤样结节囊性变，似多房囊肿手术病理证实

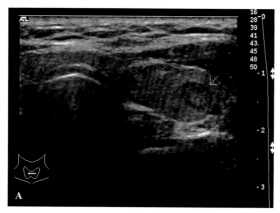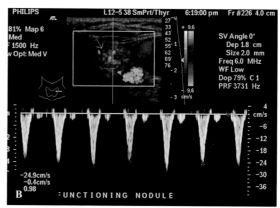

图3-12　结节合并功能自主性增生结节（↓）灰阶声像图（A）和多普勒超声表现（B）

【鉴别诊断】

（1）轻型单纯性甲状腺肿（已如前述，图3-7）。

（2）甲状腺腺瘤（表3-1）。典型腺瘤可见明显的低回声晕及包膜。

表3-1　甲状腺腺瘤与结节性甲状腺肿鉴别点

	甲状腺腺瘤	结节性甲状腺肿
结节数目和分布	单侧，单发多见，孤立性	双侧，多发性。极个别呈单发
边界	整齐，有包膜和低回声晕	不光滑、不完整、无包膜和声晕
内部回声	均匀，较密细点状回声	不均，病变多样化大小不等结节，囊、实性、混合性
甲状腺组织	可见正常组织	在后期无正常组织，呈弥漫性结节
CDFI	周边血流信号很丰富	不丰富或较丰富

（3）甲状腺癌　应当警惕结节性甲状腺肿患者的某些增生结节有恶性变的可能，即结节性甲状腺肿合并甲状腺癌。如发现结节生长迅速，超声显示结节边缘不规则，特别是结节呈低回声改变、边缘不规则、结节的前后径超过宽径、血流信号丰富，或有颈部淋巴结肿大，均应想到恶变的可能性。宜做进一步检查如针吸细胞学或组织学活检，必要时做其他如核医学检查葡萄糖代谢成像等。

关于良性结节与恶性结节的区别以及超声提示方法，详见表3-3。

三、甲状腺腺瘤

甲状腺腺瘤分常见的良性滤泡状腺瘤与少见的乳头状（囊）腺瘤两种。滤泡状腺瘤有恶变倾向，且细胞学上与滤泡癌难区分。病理：常为单发性，呈圆形或椭圆形结节，有包膜，表面光滑，生长缓慢。

腺瘤质软，与周围正常组织界限清楚。半数以上有囊性变、出血坏死，纤维化钙化少见。一般无任何症状，常偶然发现。10%的腺瘤有癌变，20%的腺瘤引起甲状腺功能亢进。

【声像图表现】

（1）甲状腺内孤立性结节，呈圆形或椭圆形，边界清楚、光整、有包膜，常有完整的低回声晕。其周围可见正常甲状腺组织。

（2）肿物内部回声均匀，常为均质等回声。较正常甲状腺组织回声稍强（图3-13A）。如为滤泡型腺瘤，内部回声较低（图3-13B），且中间常有囊性变，显示不规则片状无回声区，但肿物边界仍整齐、光滑。

（3）CDFI常见腺瘤周边多数血管缠绕，可从周边进入中央，血供丰富。

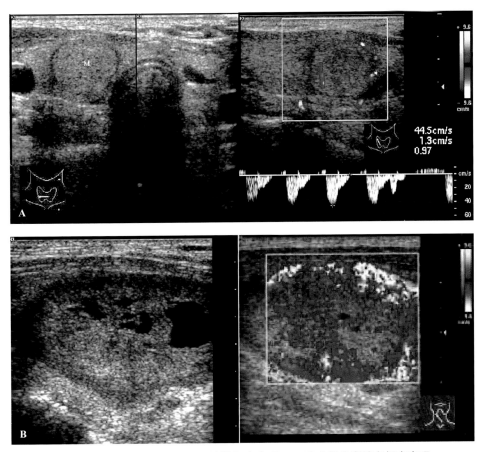

图3-13　A.腺瘤声像图和多普勒超声表现；B.腺瘤部分囊性变超声表现

【鉴别诊断】

（1）结节性甲状腺肿的增生结节（表3-1）。

（2）本病囊性变时应与甲状腺囊肿鉴别。后者为纯含液性，可为无回声区，或因出血内部呈细点状低回声、壁薄，后壁回声增强。

（3）甲状腺癌（表3-2）。

【注意】

（1）滤泡状腺瘤有时很难与滤泡癌绝对区分和鉴别。滤泡癌显微镜下的标志或证据是：血管内和包膜及其血管内的瘤细胞侵犯（浸润），故需病理组织学检查而非细针穿刺细胞学分析。组织学活检以至手术病理检查方可获最后结论。

表3-2 甲状腺瘤与甲状腺癌鉴别点

	甲状腺瘤*	甲状腺癌
边界	完整、光滑、低回声晕	多数不整、模糊
内部回声	半数有囊性变	不均，多数衰减
向周围组织浸润	无	多有
钙化	偶有	多呈微粒状或簇状
转移性颈淋巴结肿	无	常有
CDFI	周边可有血流信号	内部出现高阻动脉血流信号

* 滤泡腺瘤与滤泡癌有时较难区分，包括细针细胞学抽吸活检（FNAB），需要组织学活检

（2）还有约10%滤泡变异型乳头状癌和部分髓样癌声像图与良性腺瘤十分相似，可见下超声结论时必须慎重。

四、甲状腺癌

本病女性较多。其中乳头癌占50%～80%，以30～40岁多见，并有年轻化趋势，可向颈部淋巴结转移。经过早期诊断和治疗10年存活率高达80%～90%；滤泡癌占20%，发病的高峰在50岁左右，常有包膜，但滤泡癌通过血行播散，转移至骨及肺内，10年存活率为50%。其他有髓样癌及未分化癌，比较少见，后者生长特别迅速，向临近组织直接蔓延和扩散，预后也差。

【声像图表现】

（1）肿物或结节病变多数单发，少数为双侧性或多中心性结节。

（2）肿物大多数轮廓不清，边界不整，可呈锯齿状，边缘不光滑。

（3）内部不规则低回声最具特征。少数呈等回声或高水平回声。

（4）肿物内部可因坏死、出血或囊性变引起不均质的回声和囊实性改变。

（5）多见合并钙化灶，以微小点状钙化灶或斑点状钙化强回声为特征，后方可无声影或伴有声影。（图3-14A、B左图）

（6）CDFI：显示内部丰富动脉血流信号，常表现为高阻性（图3-14A、B右图），也有的表现为高速低阻型（图3-14C，右图）。

（7）可能发现颈部淋巴结转移征象：近圆形或不规则形，皮质增厚，髓质偏心或消失，淋巴结内可出现微小钙化灶，血流信号异常等。

其他少见恶性肿瘤：①非霍奇金淋巴瘤，多在Hashimoto甲状腺炎基础上发生，局部呈不规则低回声肿物，血流信号显著增多。②转移性甲状腺肿瘤，呈低回声结节。

【鉴别诊断】

（1）甲状腺瘤：声像图特征及其鉴别要点是重要的，详见表3-2。但有的滤泡癌声像图很可能酷似滤泡腺瘤（图3-14C），利用CDFI可能发现甲状腺癌肿物内高速高阻血流信号，部分尚可见动静

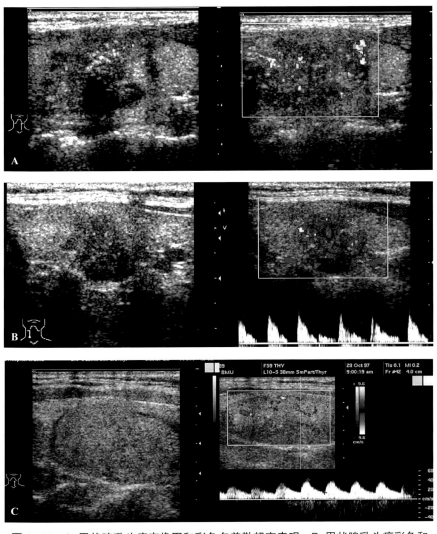

图 3-14　A. 甲状腺乳头癌声像图和彩色多普勒超声表现；B. 甲状腺乳头癌彩色和
频谱多普勒超声表现；C.滤泡癌声像图及其多普勒超声表现，声像图酷似良性腺瘤，
但边缘低回声晕不完整，可见瘤内丰富的高速低阻血流

脉短路或低阻血流信号。单纯利用 CDFI 鉴别良恶性虽然有一定的参考意义，但二者之间存在较多重叠，结合声像图多种征象综合分析十分必要。超声引导穿刺组织学活检和抽吸细胞学检查未必对于鉴别滤泡癌有重要意义，确诊有赖于手术和仔细的组织学检查。

（2）本病应与结节性甲状腺肿的单发性甲状腺结节相鉴别。良性结节多以形状规则、等回声和高回声为特征，或呈囊性或混合性病变，若有钙化常为粗大的点状或弧形而非多数细点状钙化，彗星尾征常为良性特征。

（3）本病还应与亚急性甲状腺炎（单侧性）鉴别。后者常有低热，局部有压痛、血沉快等。肿大的甲状腺质地均匀，回声亦均，扫查时有压痛。应用药物治疗后，局部肿胀区数周内消散。少数无痛性局限性亚甲炎容易误诊为甲状腺癌（图 3-16）。

五、甲状腺炎

（一）急性化脓性甲状腺炎

本病属全身性脓毒血症在甲状腺局部的一种表现。比较少见，与其他化脓性疾病无特殊，包括高热、白细胞增多，局部红、肿、热、痛，在此从简叙述。超声检查显示甲状腺显著肿胀，回声异常并伴有压痛应怀疑本病。甲状腺炎合并脓肿时出现不规则无回声和低回声区（图3-15）。超声检查有助于本病诊断，还可以超声引导穿刺抽吸脓液，既进一步明确诊断，又可抽液引流治疗。值得指出，儿童青少年反复甲状腺脓肿，要注意寻找有无合并鳃瘘。

（二）亚急性甲状腺炎

本病常为病毒感染所致，女性多见，病程数周至数月。病理为慢性炎性细胞及肉芽组织。早期可有低烧，白细胞增多，血沉快，甲状腺肿大、疼痛。多为自限性疾病。

【声像图表现】

（1）双侧甲状腺对称性中度肿大；也可为单侧性，仅一叶甲状腺局部肿大。

（2）在甲状腺内部出现低回声病变，呈比较弥漫性分布，边界模糊不清。

（3）局部扫查时，患者常伴有显著的触痛，但有少数例外（图3-16）。

（4）CDFI：在低回声病变区显示丰富血流信号，分布均匀，阻力较低。

【鉴别诊断】

（1）本病如为单侧性，常可形成2～3cm大小的低回声结节，此时应与甲状腺恶性肿瘤相鉴别。二者的边界均模糊，但炎症常有压痛，后者无压痛。二者CDFI血流信号均增多，但炎症阻力指数较低，而肿瘤常增高（RI：0.70）。

（2）慢性淋巴细胞性甲状腺炎 少数患者病变比较局限（局限型），病变周围为正常甲状腺回声，故单从超声图像难以区分。结合临床及实验室检查，必要时活检可予以鉴别。

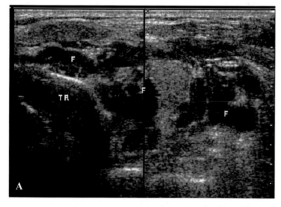
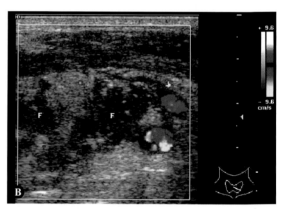

图3-15 化脓性甲状腺炎声像图CDFI表现（颈部横断面）

F代表多数脓腔，TR气管

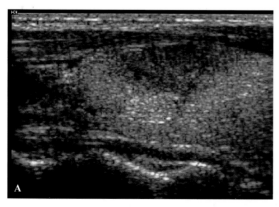
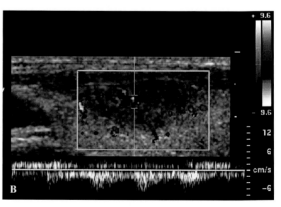

图3-16 亚急性甲状腺炎超声表现（男59，手术病理证实，纵断面）

（三）慢性淋巴细胞性甲状腺炎

本病又称桥本病（Hashimoto 病）为一种慢性自身免疫性疾病，可同时伴有其他自身免疫性疾病，如类风湿性关节炎、红斑性狼疮、干燥综合征等。病理：甲状腺弥漫性肿大，质地坚硬、均匀。大量淋巴细胞和浆细胞浸润，伴有弥漫性纤维化和微结节形成（micronodulation）。本病女性多见，30 ～ 50 岁为多发年龄。甲状腺缓慢生长，增大明显者可有压迫症状，引起呼吸困难及吞咽困难。患者可逐渐出现甲状腺机能低下，最终甚至甲状腺萎缩——体积明显缩小。

【声像图表现】

（1）甲状腺两侧叶呈弥漫性、对称性肿大，以峡部增厚特别突出，但包膜整齐规则。

（2）腺体内部呈均匀弥漫分布的细网状结构，高分辨率超声可能隐约显示无数低回声的微小结节（1 ～ 6mm），伴有细线样高水平回声，代表纤维化。

（3）整体甲状腺呈低回声，可能由于大量淋巴细胞浸润所致。

（4）CDFI 典型病例显示丰富血流信号，酷似"火海征"，但甲状腺上动脉血流速度不及 Graves 病高，个别甲减低偿期 Vs 可达 200–300 cm/s；但部分患者缺乏典型的"火海征"或较少血流信号，频谱表现血流速度在正常范围以内（图 3–17）。

【鉴别诊断】

（1）亚急性甲状腺炎（前述），病变常为相对局限性，非对称性。

（2）毒性甲状腺肿（Graves 病）本病双侧甲状腺弥漫性肿大，血流信号极丰富，呈"火海征"，$V_s > 70 ～ 90cm/s$。

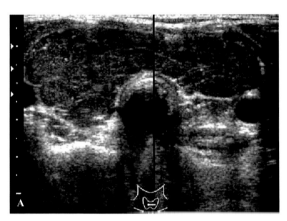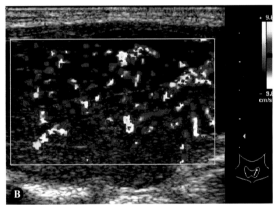

图 3–17 慢性淋巴细胞性甲状腺炎声像图和 CDFI 表现（"火海征"）

（3）甲状腺恶性肿瘤 如淋巴瘤和甲状腺癌。值得注意桥本氏病相对地比较容易合并淋巴瘤，也可合并甲状腺癌。此时超声表现为腺体内局限性低回声病变，CDFI 显示丰富血流信号。淋巴瘤生长迅速，肿物边界不整。有边缘浸润，可伴有颈部淋巴结肿大等。

六、甲状腺疾病超声诊断临床评价

（一）超声检查甲状腺的临床意义

1. 确定甲状腺内有无肿物；是弥漫性病变或是局限性病变。

2. 鉴别肿物是囊性、实性或囊实混合性。

3. 确定肿物是单发或多发。

4. 综合声像图和多普勒超声各项指标，判断肿物可能是良性或是恶性（表 3–3）。

5. 对手术或用药后，进行随访疗效；对扪不出的结节，超声可以发现 ≥ 0.5cm 的结节及数目。

（二）超声诊断甲状腺疾病的临床思维方法与步骤——如何进行筛选检查和初步鉴别

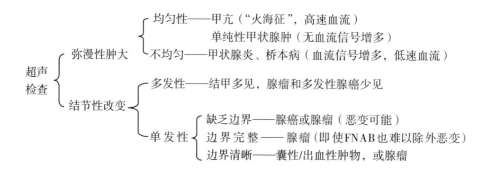

（三）甲状腺结节和肿物的超声征象与良恶性的判断

1993 年华秀云指出甲状腺恶性结节的七项特征，认为恶性结节的钙化灶以沙砾样钙化为特点，占 65%（21/32）。1985 年 Woodcock 发现甲状腺腺癌周边有典型的动—静脉瘘引起的彩色血流信号。有关超声征象与良恶性判断的文献不胜枚举。

1996 年 Sobiati 等强调必须全面评价超声指标及其判断和鉴别良恶性的可靠性。认为，单一指标是不可靠的，必须从结节的囊实性内容物、回声强弱、边缘、有无声晕、钙化特点和血流分布这 6 个超声检查项目，进行综合的多指标分析（表 3-3）。特别指出：单纯囊性、彗星尾征、高回声、薄而完整声晕、蛋壳样和粗大钙化等高度提示良性（＞ 85%）；微小钙化、低回声、边缘不清、厚而不全声晕等，高度（＞ 85%）或中度（16% ～ 84%）提示恶性。1996 年 Rago 等认为单纯依据 CDFI 并不可靠，联合灰阶和 CDFI 指标，例如，声晕＋微小钙化＋血流类型，超声诊断的特异性高达 97.2%。目前学者们公认，判断甲状腺结节良性或恶性，必须根据诸多超声指标进行综合分析并做出适当的结论（表 3-3）。

表 3-3 各种超声征象与良、恶性结节的可能性（%）*

	超声特征	良性	恶性
内容	单纯囊性	++++	+
	囊性伴薄间隔	++++	+
	囊实混合性	+++	++
	彗星尾征	+++	+
回声	高回声	++++	+
	等回声	+++	++
	低回声	+++	+++
声晕	薄	++++	++
	厚而不全	+	+++
边缘	清晰	+++	++
	不清	++	+++
钙化	蛋壳样	++++	+
	粗大钙化	+++	+
	微小钙化	++	++++
Doppler	周边血流	+++	++ 一般不易区分
	内部血流	++	+++ 一般不易区分

* 引自 Solbiati 1996

+ 很少见，＜ 1%；++ 可能性低，＜ 15% ～ 84%；+++ 中等可能，16% ～ 84%；++++ 高度可能，＞ 85%

（四）甲状腺超声检查总体评价

现代高频超声及 CDFI 的应用，为甲状腺疾病诊断提供了许多重要的诊断信息，因而已经在临床上广泛地应用。高频超声的图像分辨率甚至超过了 CT，MRI，而且具有更多的优越性如观察血流信号和引导穿刺活检。然而声像图在实际应用中，良、恶性肿物或结节的鉴别仍会遇到不少困难。这毕竟由于超声属于影像诊断，各种超声征象敏感性和特异性存在着很大的差别（表 3–3）。例如，囊性结节和滤泡状癌均可能出现很低的回声以至于无回声；良、恶性结节均可能有点状钙化，少数肿瘤可有边缘整齐、边缘晕和内部粗大钙化；其 CDFI 血流信号亦有交叉现象。因此，必须综合判断，必要时做进一步检查。至于甲状腺肿瘤超声造影研究的实用价值，尚有待进一步研究。

学者们公认超声引导穿刺细胞学检查和组织学检查，可为临床提供重要的病理学诊断依据，但也有一定的局限性。有学者主张（1988），利用彩色超声检查和引导，并对实性结节的低回声部位细针穿刺，可显著提高鉴别良、恶性肿物的准确性和取材成功率（95.2%）。在 139 例一组 146 个结节研究中，发现超声可使得多数良性结节免于手术（82.9%）；仅少数需要手术治疗（11.7%），其中术前诊断恶性 8 例、可疑恶性 10 例（9 例证实为恶性）。然而，细针穿刺活检有较高的操作者技术依赖性，发现肿瘤的漏检率或假阴性率较高。

此外，介入性超声已有新的进展。国内外报告利用超声引导对甲状腺囊性肿物、良性增生结节和腺瘤进行酒精硬化治疗取得一定的效果。酒精硬化治疗适合于某些不宜手术或拒绝手术的病例，特别是小的甲状腺功能自主性结节或良性腺瘤。酒精硬化治疗、激光、射频消融还可用于甲状腺癌术后某些肿大的转移性淋巴结。

甲状旁腺超声检查

第一节　适应证

临床上常因寻找甲状旁腺机能亢进（简称甲旁亢）和高血钙症的病因而要求检查甲状旁腺。引起原发性甲旁亢的病因和适应证有：

1. 甲状旁腺腺瘤
2. 甲状旁腺增生
3. 多发性内分泌肿瘤（multiple endocrine neoplasm，MEN）
4. 甲状旁腺癌

第二节　检查方法

仪器条件、检查前准备体位与甲状腺检查大致相同。当疑有胸骨上窝有异位甲状旁腺肿物时，宜采用坐位或半卧位，在胸骨上窝部进行扫查。

甲状旁腺通常有四个（上下两对），分别位于甲状腺左右侧叶的背侧。先做横断扫查。上一对可在甲状腺侧叶背侧内缘上中 1/3 处寻找；下一对则在甲状腺侧叶下 1/3 近下缘查找。后者位于甲状腺与颈长肌之间，气管与颈总动脉之间。吞咽动作或有助于显示位置很低的甲状旁腺肿物。双侧比较扫查仔细观察十分重要。

第三节　正常声像图

正常成人甲状旁腺大小：Wang 根据 645 例测量分析，长 × 宽 × 厚为（5×3×1）mm。由于正常腺体很小，其回声与甲状腺相近或略低，一般不易显示。

甲状旁腺增大标准：Sample 认为超过 5mm 为增大。增大在 6 ～ 15mm 即可显示。据报道，有 5% 的正常甲状旁腺处于超声扫查盲区以内。

第四节　主要疾病诊断要点

一、甲状旁腺腺瘤

甲状旁腺功能亢进中，腺瘤约占80%。Reading报告有5种形态，即椭圆形、长方形、三角锥形、囊性变及钙化增强形。此外，还有泪珠形，叶状及杆状。95%为单发，多见于甲状腺的背侧下方。腺瘤可合并坏死、囊性变。

【声像图表现】

（1）通常为圆形或椭圆形，边缘清晰、光滑，有包膜。应注意形态可能有变异。

（2）内部多为均匀低回声。如有囊性变，可见其中有无回声区。

（3）腺瘤大小多数较小，约1cm，文献报道最小0.3cm×0.3cm×0.8cm，最大4.5cm×3.2cm×

1.8cm，甚至达到5cm。

（4）腺瘤位置以甲状腺背侧下方多见，有5%～10%异位于锁骨上、胸腺及纵隔等处。

（5）CDFI显示腺瘤内有丰富的小动静脉血流。甲状腺下动脉可在甲状腺和甲状旁腺之间穿过，以此可鉴别腺瘤的来源。

（6）腺瘤侧的颈长肌厚度明显大于对侧，这可能是血流供应丰富所致（图3-18，图3-19）。

【鉴别诊断】

（1）甲状旁腺增生　腺瘤单发多见体积较大。若为多发性腺瘤，则难以与增生相鉴别。

（2）多发性内分泌肿瘤（MEN）　在垂体、胰岛、肾上腺、甲状腺等一处或多处发现肿瘤，应考虑MEN。

（3）甲状旁腺腺癌　本病极为罕见，肿瘤大，生长快、病情重，只有活检或手术病理才能鉴别。

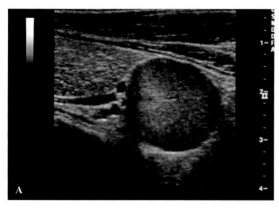
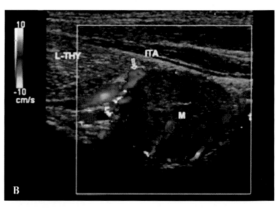

图3-18　甲状旁腺腺瘤超声表现

颈部纵断面示腺瘤呈低回声，周边和内部血流丰富。L-THY甲状腺左叶，ITA甲状腺下动脉，M腺瘤

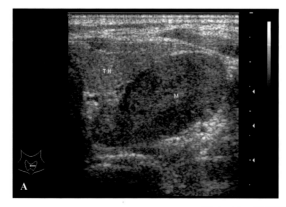
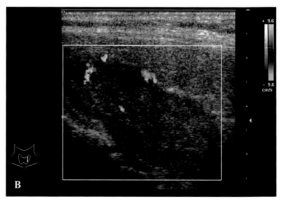

图3-19　甲状旁腺腺瘤超声表现

TH甲状腺，M腺瘤

二、甲状旁腺增生

甲状旁腺增生是甲状旁腺功能亢进发生的原因之一，仅次于腺瘤。慢性肾脏疾病（肾衰及透析患者多见）或其他疾病可引起继发性甲状旁腺功能亢进。可以多发（2～4个）。其声像图特点：

1. 甲状旁腺增大，呈梭形或椭圆形。

2. 呈等回声或低回声，少数为强回声。

3. CDFI 显示血流信号增多（图 3-20）。

4. 超声穿刺活检 根据形态难以确定时，有助于病理诊断。

三、甲状旁腺腺癌（图 3-21）

本病少见，肿瘤较大，通常大于2cm，生长迅速。肿瘤侵犯喉返神经可引起声音嘶哑。声像图特点：

1. 体积平均达 2.4cm，呈椭圆形或分叶状，边界可不清晰。

2. 低回声多见，亦有较强回声及囊性变者。如有复发，则可见强回声并有钙化。

3. 转移征象 常有颈外浅表淋巴结肿大。

多发性内分泌肿瘤（multiple endocrine neoplasia，MEN）

1. 本病为少见的家族性疾病，具有不同类型，可累及多个内分泌腺，其中以甲状旁腺增生最为常见，少数形成腺瘤（声像图表现见腺瘤及增生结节）。

2. 可能同时发现有胰岛细胞瘤、肾上腺嗜铬细胞瘤、甲状腺髓样癌及垂体肿瘤等。由于组合的不同，又分为 MEN I 型、MEN II 型 A 及 MEN II 型 B 三类。

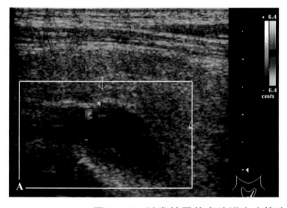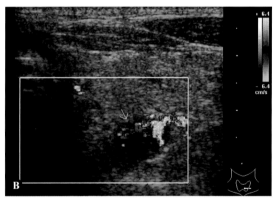

图 3-20　继发性甲状旁腺增生（箭头）声像图（男 63，慢性肾功能衰竭）

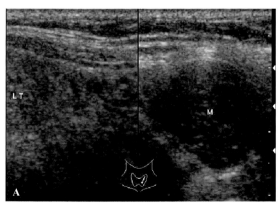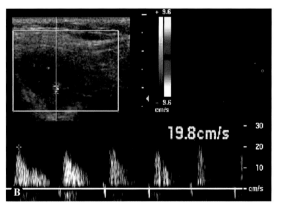

图 3-21　甲状旁腺腺癌超声表现（女 70）

LT 左侧，M 肿物

四、原发性甲状旁腺功能亢进的超声评价

1. 原发性甲旁亢是常见的内分泌病之一，发生率为 1‰ ~ 2‰，女性为男性的 2 ~ 3 倍。约80%由于腺瘤所引起；增生肥大约占15%，累及四个腺体。超声对寻找腺瘤和术前定位有重要诊断价值。一旦准确定位并手术切除，患者将很快恢复。据文献报告：超声诊断原发性甲旁亢的敏感性为 66% ~ 84%，与放射性同位素相近。笔者发现最小的腺瘤为 $(12 \times 13 \times 14)$ mm。认为超声不仅能定位，而且可以发现其数目。为一次手术全部切除提供了条件。

2. 彩色多普勒超声的应用价值 以往作者认为彩超对甲状旁腺腺瘤并无特殊价值。本文作者根据18例研究发现，甲状旁腺腺瘤或增生时，内部及周围皆有丰富的动、静脉血流，甲状腺下动脉的血流亦很丰富。这样，彩超不仅能够提高普通二维超声对甲状旁腺小病变检测的敏感性，有助于定位诊断，而且便于将它与甲状腺和淋巴结肿物相鉴别。

3. 介入性超声应用

（1）超声引导穿刺活检（20G）有助于本病的组织学诊断，并减少术前超声诊断的假阳性。

（2）采用超声引导经皮穿刺96%的酒精硬化治疗甲状旁腺业已取得优异的疗效。据报告，78例患者按照规定剂量和疗程完成酒精注射治疗后，血钙增高迅速恢复正常。因此，它是一种微创的替代手术的疗法。

4. 超声局限性及诊断注意事项

（1）超声检查具有很高的技术依赖性，超声诊断医师必须经验丰富、训练有素，对超声仪器的分辨率和敏感度也有很高的要求。以下几点值得注意：

超声难以发现异位于胸腔、纵隔中的病变。

（2）少数增生及腺瘤还难以区别。对多发性内分泌肿瘤，还应从多个部位去寻找。

（3）甲状旁腺体积小，位于甲状腺旁和后方，需与甲状腺的结节、腺瘤、颈部淋巴结肿大甚至正常食管断面等鉴别，应避免可能发生的假阴性及假阳性。

（4）结合血清甲状旁腺激素（PTH）的测定，可以提高超声诊断的准确性和特异性。

（5）甲状腺瘤定位可选用的其他影像技术：MRI、放射性同位素 ^{99m} 锝闪烁摄影和 SPECT。

（张　武　陈　文　张缙熙）

参考文献

1. Rumack CM, Wilson SR, Charboneau JW [ed]. Diagnostic ultrasound. Third edition. Mosby, 2005: 735-770 (thyroid gland)，771-789.（parathyroid glands）

2. Anil T. Ahuja ed. Diagnostic Imaging: Ultrasound. Salt Lake City, Utah, Amirsys Inc., 2007.（thyroid and parathyroid）

3. 张缙熙，姜玉新. 浅表器官超声诊断学. 北京：科学文献技术出版社，2006.

4. 燕　山，詹维伟. 浅表器官超声诊断. 南京：南京大学出版社，2005：138-161（甲状腺），162-171.（甲状旁腺）

5. 傅先水，张　武，王金锐，等. 甲状腺超声诊断常见误区. 中华医学超声杂志（电子版），2008，（5）：152-164.

6. 刘　丽，徐辉雄，吕明德，等. 甲状腺癌颈部淋巴结转移的超声特征. 中华医学超声杂志（电子版），2007（4），3：156.

第四章
浅表淋巴结

Bruneton 等（1984）首次报告用 7.5MHz 灰阶超声诊断鼻咽部肿瘤转移和乳癌转移引起的淋巴结肿大。Solbiati 等（1988）采用更高频率超声（10 ～ 13MHz）不仅能够显示正常浅表淋巴结的皮质与髓质，而且还能进行正常和病理性淋巴结的鉴别诊断。随后，Sutton、Tohnsu（1988—1989）和 Vassallo 等（1992）结合细针穿刺活检提出良恶性淋巴结肿大的灰阶超声声像图鉴别指标。1990 年，Rubaltelli 等则通过超声与组织学相关研究，揭示了良恶性淋巴结病变声像图产生的病理组织学基础。1991 年，Shammler 等利用 CDFI 和频谱多普勒研究了 220 个良恶性淋巴结的血流特征，认为恶性病变阻力指数增高，RI ≥ 0.9 可提示恶性淋巴结肿大。1995 年，Tschammler 对 173 例浅表淋巴结进行前瞻性研究，提出恶性淋巴结的彩色多普勒表现及其分类，即：无血管型，血管移位型，中央血管紊乱型和周边血管型。他发现良性淋巴结无一例出现上述类型，同时认为 CDFI 对于鉴别反应增生性和恶性淋巴结具有高度敏感性、特异性和准确性（分别为 93%、86% 和 89%）。近年来，更有淋巴结灰阶超声造影研究报告，正常与良性反应性增生淋巴结表现为快速灌注、均匀增强，门部血管及其分支清晰、规则，而出现灌注异常如充盈缺损区则可以用于早期发现癌的淋巴结转移，此外门部血管及其分支异常和结内不均匀增强，均有利于良性与恶性淋巴结的鉴别。

第一节 超声解剖概要

全身淋巴结与淋巴管合称淋巴系统。淋巴结与脾脏、扁桃体、阑尾和肠管集合淋巴结等，同属外周免疫器官，是 T 细胞、B 细胞定居的场所，也是识别外来抗原后发生免疫应答的部位（淋巴结反应性增生）。淋巴结受到不同的抗原刺激，结内可发生不同的应答变化。例如，抗原刺激引起体液免疫应答时，皮质淋巴小结显著增多、增大；淋巴回流区慢性炎症如颌下淋巴结，更多引起髓索（髓质）增生，其内浆细胞大量增多；细胞免疫时，淋巴结副皮质区显著增生。另一方面，淋巴结还可受到某些病毒、细菌、霉菌和癌瘤细胞的严重侵袭以致发生组织结构的破坏，发生诸如坏死性淋巴结炎、化脓性淋巴结炎、淋巴结肉芽肿（结核、梅毒）和肿瘤（转移癌、淋巴瘤）等多种不同的病理改变。

（一）淋巴结的解剖组织学结构（图 4-1）

正常淋巴结呈扁卵圆形似"小肾"，或呈扁圆形，长径 1 ～ 25mm 不等。许多淋巴结其一侧稍有凹陷，称淋巴结门（似"肾门"），此处有微细的动静脉和输出淋巴管出入；淋巴结门也可位于淋巴结的一端，此时微细的动静脉和输出淋巴管由该端出入。淋巴结由薄层致密结缔组织构成的包膜围绕，包膜结构深入淋巴结实质内形成小梁支架，若干细小的输入淋巴管由包膜进入淋巴结的淋巴窦。淋巴结实质有皮质和髓质之分。皮质包括浅层的许多生发中心（富含 B 淋巴细胞）和深层的副皮质区（含 T 细胞为主）；髓质包含髓索和髓窦（淋巴窦），还可能伴有或多或少的疏松结缔组织和脂肪，位于淋巴结的中央并和门部相连。正常淋巴结门部血管周围或多或少地被疏松结缔组织和脂肪包绕，故淋巴结的门部声像图上有"窄门型"和"宽门型"的两种类型。门部与髓质自然连续，这在宽门型更明显。正常门部血管（动、静脉）通常只有细小的一对，位于淋巴结的一侧或其一端（图 4-2A、B）。

（二）淋巴结的分布

人在出生后有 500、600 以至 800 个淋巴结。浅表淋巴结（superficial lymph nodes，SLN）主要分布于头颈部（约占 1/3），腋窝部，乳房内区（沿胸廓内动脉，相当于胸骨旁第 1～5 肋间隙）和腹股沟部。其中，头颈部约有 300 个淋巴结；腋窝部有 20～30 个（少则 8 个，可多达 87 个）；腹股沟部有 12～20 个。熟悉浅表淋巴结的解剖学分区很重要。

1. 头部淋巴结

头部淋巴结，亦称"颈周围淋巴结"，呈环行排列。包括枕前淋巴结（收纳枕、颈后头皮软组织淋巴管）、耳后（乳突）淋巴结（收纳颅顶头皮、耳区淋巴管）、

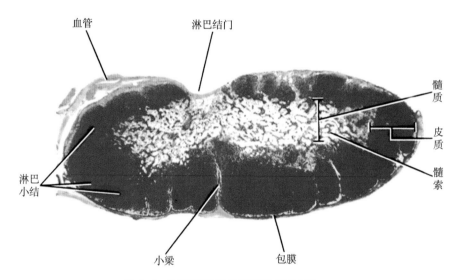

图 4-1　正常淋巴结的解剖组织学结构

引自 Gerard J. 等，2011

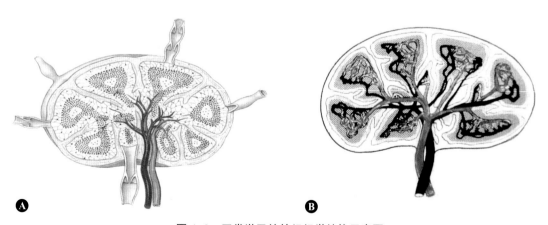

图 4-2　正常淋巴结的组织学结构示意图

A. 示多数输入淋巴管与包膜，淋巴结的皮、髓质与门部（输出淋巴管、门部血管）；B. 正常或良性反应性增生淋巴结的门部动静脉及其分支血流供应——"门型血管"

腮腺区淋巴结（收纳腮腺、脸面、头皮等部淋巴管）、下颌下腺淋巴结（收纳口腔、咽部、面部淋巴管）、颏下淋巴结（收纳颏部、口底、舌尖等淋巴管）。

2. 颈部淋巴结

（1）颈前淋巴结收纳甲状腺咽部等淋巴管。

（2）颈外侧浅淋巴结，均为纵行排列，亦称纵行链。①颈外侧浅淋巴结 在胸锁乳突肌浅方沿颈外静脉排列（图4-3A）。②颈外侧深淋巴结 沿颈内静脉排列，为数较多（图4-3B）。

颈部淋巴结超声检查简易分区（Hajek，1986）：①颏下淋巴结；②下颌下淋巴结；③腮腺淋巴结；④颈上淋巴结（舌骨水平以上）；⑤颈中

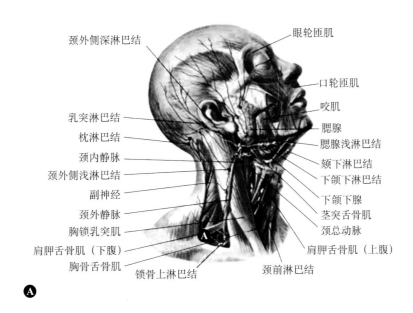

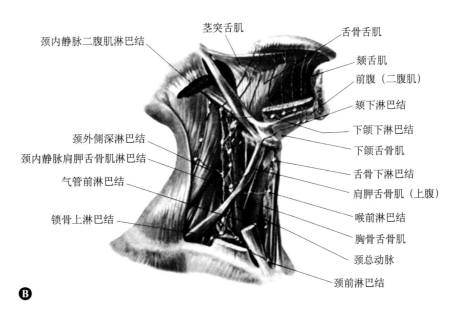

图4-3 头颈部淋巴结分布示意图

A.浅层淋巴结；B.深层淋巴结（引自郭文光，王序．人体解剖彩色图谱．1995）

淋巴结（舌骨与环状软骨之间水平）；⑥颈下淋巴结（环状软骨水平以下）；⑦锁骨上窝；⑧颈后三角。遵循上述分区或分组扫查，可以根据临床重点要求进行扫查，避免遗漏。

3. 腋窝淋巴结

腋窝淋巴结有 20～30 个，可分为五群：①外侧淋巴结（外侧群）：沿腋静脉排列，收纳上肢深浅静脉淋巴管；②胸肌淋巴结（前群）：沿胸外侧血管排列，收纳乳房外侧、上腹前外侧壁淋巴管；③肩胛下淋巴结（后群）：沿肩胛下血管排列；④中央淋巴结：位于腋窝中央，收纳上述 3 组淋巴管；⑤腋尖淋巴结：沿腋静脉近端排列，收纳中央淋巴结的输出管，收纳乳房上部淋巴管（图 4-4）。

腋窝淋巴结检查需沿腋静脉和锁骨下动静脉，基本上采取横断扫查辅以纵断扫查寻找肿大的淋巴结。因乳房转移癌检查需要，应注意包括腋窝淋巴结在内的乳房周围淋巴结的区域划分。临床以胸小肌为标志对淋巴结进行区域划分（图 4-4）：第 I 平面：为位于胸小肌外缘下外侧的淋巴结；第 II 平面：位于胸小肌外缘至内缘以及胸肌间淋巴结（interpectoral or Roter's lymphnodes）；第 III 平面：为胸小肌内缘内上区域，包括锁骨下淋巴结、尖群淋巴结。不同平面淋巴结代表了转移肿瘤的依次侵犯顺序。

对于乳房内侧的局部淋巴结，需要沿胸廓内动脉 / 乳房内动静脉，相当于胸骨旁第 1～5 肋间进行纵断扫查。

4. 腹股沟淋巴结

包括腹股沟浅淋巴结（上群和下群）以及腹股沟深淋巴结。前者主要收纳会阴部、外生殖器（如阴茎、阴囊，不包括睾丸、附睾）、臀部以及大腿前内侧淋巴管。

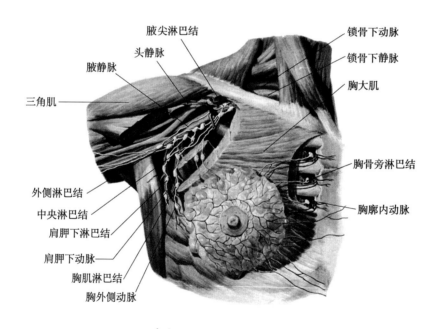

图 4-4　乳腺周围包括腋窝淋巴结分区图

黄色虚线代表胸小肌边缘投影，用于乳房周围淋巴结 I～III 区的划分（根据郭文光，王序 . 人体解剖彩色图谱 . 1995）

第二节 检查方法

（一）仪器

宜选用高分辨力实时彩色超声诊断仪，配以中心频率为 7～15MHz 的线阵式高频探头。采用超宽频带探头如 12～6MHz、10～5 MHz，利用中心频率可变（7MHz、9 MHz、10MHz、13 MHz）的探头也很理想。有条件者还可试用 15～20 MHz。探头应可近距离聚焦调节。为显示淋巴结内低速血流，超声诊断仪应具有高灵敏度的彩色多普勒血流成像（CDFI）和能量多普勒显示（DPI）功能。

（二）检查前准备

一般取仰卧位。颈部淋巴结检查时宜在颈、肩部垫枕，使头部后仰。腋窝淋巴结检查时，宜暴露上肢，取双手上举抱头姿势。检查腹股沟淋巴结区时，宜将下肢略分开，暴露腹股沟区和大腿内侧。

（三）步骤和方法

1. 常规进行认真细致的二维灰阶超声检查，决定有无肿大的淋巴结、数目及其分布

对肿大的异常淋巴结，应强调采用多切面、不同方向扫查，包括纵断面（最大长轴/冠状断面）和横断面（短轴）扫查和记录；描述淋巴结的形状、包膜以及内部回声（皮、髓质有无异常，包括有无钙化和液化等）；注意淋巴结肿大是单发或多发，多发淋巴结是否呈串珠状或蜂窝状，有无融合或融合倾向，以及病变与周围毗邻结构、皮肤/皮下组织、大血管的关系如压迫、浸润、周围软组织肿胀和液化等。

2. 进行彩色多普勒超声检查（CDFI/DPI）

在必要时，做频谱多普勒血流分析与记录。特别注意适当调节多普勒灵敏度、速度标尺（PRF）、取样框大小、聚焦区。多普勒频谱测速时，注意取样门（取样容积）大小以及声束与血流夹角等。

多普勒超声检查对于淋巴结肿大的鉴别诊断可能有帮助。需要观察以下内容：

（1）注意血流信号是否异常增多、减少或无血流信号；

（2）淋巴结血流供应的类型：①门部血供型；②边缘血供型；③混合型血供型；④无血流信号型。决定淋巴结血管分布有无异常。

（3）对于肿大的淋巴结进行频谱多普勒测定，记录其 Vmax 和 RI/PI。必要时分别在门部，皮质、髓质内部血流异常处进行多点测定，分别记录其最异常的血流参数测值（最大动脉流速和最高/最低阻力指数，对于异常淋巴结最好不要随意取其平均值）。

第三节 正常声像图

正常浅表淋巴结由于小而扁，如果采用 5MHz 探头难以发现，必须采用更高频率探头。常规采用 7MHz 以上至 10MHz 的探头。当然，即使采用高分辨力的 13MHz 探头，也未必能够发现所有的正常浅表淋巴结。

正常淋巴结的发现率：以颈部淋巴结为例，在 1000 例健康志愿者中，仅 67.6%（2/3）可以发现（Bruneton，1994）。正常腋窝淋巴结仅 33%～66.7% 可以探测到（李洪林等，2004）。许多正常小的淋巴结很可能被漏检，幸好并无重要临床意义。因为超声容易发现肿大的良性和恶性浅表淋巴结。超声显示正常淋巴结时，应当注意观察以下内容：

1. 形态

正常淋巴结通常呈扁的卵圆形或扁圆形，包膜整齐光滑。

2. 大小

正常淋巴结长径差异较大，平均 12 ± 0.5mm；短径平均 3 ± 1mm（2～5mm，< 5mm 占95%）。笔者等研究表明：短径测值≤ 0.5cm 是正常淋巴结较好的判断指标，短径> 0.5cm 通常表明淋巴结肿大，长径测值的意义较小。

3. 长短径比值（L/S）

正常淋巴结通常 L/S > 2。但是，不包括正常颌下淋巴结，后者通常短径稍大，L/S < 2。

4. 内部回声

正常淋巴结在充分放大的条件下，多数（80%左右）可区分皮质（cortex）和髓质（medulla）。皮质位于周围，呈均匀的低回声；髓质在中央（纵断面），或与淋巴结门部连成一片，呈稍强回声（冠状断面，似"小肾"）（图4-5A、C）。由于髓质和门部存在着较多脂肪组织，回声较强。老年人淋巴结皮质更薄（趋于萎缩），髓质被更多的脂肪组织代替而增宽。

皮质的低回声包绕髓质的高回声，形成规则的"C形征"，在冠状断面上显示最清楚，它是正常和良性增生淋巴结的特征（图4-5 B、E）。

部分正常淋巴结的髓质显示不清（占17%），可能与淋巴结体积过小、位置过深或过浅以及超声仪器分辨力有限等因素相关。

5. 淋巴结的门部（hilum）

门部位置可位于淋巴结的一侧（酷似"小肾"），门部也可位于淋巴结的一端。部分正常淋巴结难以显示门部，利用CDFI/DPI通过显示门部和髓质血管，有助于增加髓质和门部的辨认（图4-5 E、F）。

6. 多普勒超声表现

细小的门部动静脉，也称门型血管。在CDFI表现为门部和髓质的细线状或点状彩色血流信号，

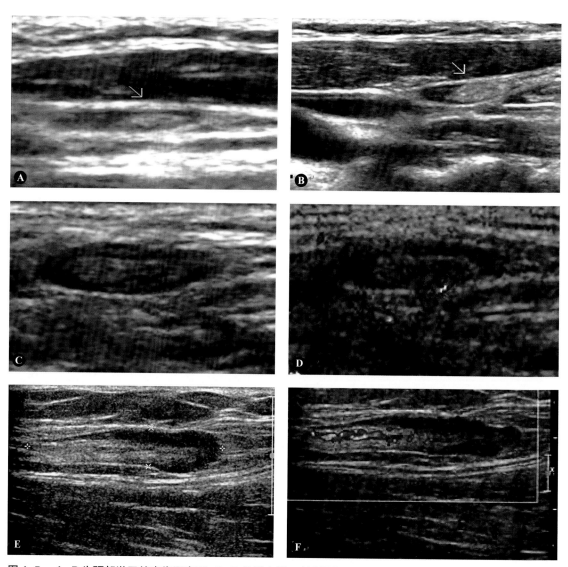

图4-5　A、B为颈部淋巴结声像图表现；C、D为腋窝淋巴结（纵断面），髓质位于淋巴结中央。B.（冠状断面）髓质位于淋巴结一端，并与门部相连。E、F.腹股沟淋巴结（冠状断面），显示门部位于一端，门部彩色血流信号代表正常门部及其向髓质延伸，看不到分支血流信号

通常闪烁出现（动脉较静脉容易显示）。来自门部或进入髓质的血流信号多为一（对）微弱的细支（很少出现分支），DPI 常使门部至髓质的血管显示得更加清晰和连续（图 4-5 D、F）。

频谱多普勒测量动脉平均最大流速很低，Vmax = 8.4±3.6cm/s，阻力指数 RI = 0.57±0.10（侯新燕，张武，1996）。以上正常值测定结果与国内孙彬报告非常相近（Vmax = 8.6±4.0cm/s，RI = 0.53±0.11）。

正常淋巴结彩色血流检出率为 80%（孙彬，2001）。这与彩色多普勒仪器的灵敏度和检查技术有关。

【注意事项】

1. 淋巴结超声检查取决于仪器的档次和操作的扫查技术。

2. 体积很小、位置较深的正常淋巴结，其皮髓质结构很难区分，也不易显示彩色血流信号，为正常现象。

3. 如果发现淋巴结呈球形、近球形，淋巴结局部膨隆或不规则，即使短径最大测值＜ 0.5cm，均提示淋巴结肿大或异常（Yang，2004）。

4. 正常双侧颌下淋巴结通常呈近圆形或椭圆形，皮质、髓质界限清晰，髓质回声较强，但很少血流信号。

第四节　病理声像图

一、淋巴结反应增生

淋巴结属于次级淋巴组织。他们是抗原滤过网络的组成部分，其抗原来自间质的组织液和从外周传递至胸导管的淋巴液。淋巴结是对组织抗原免疫应答的主要场所。

淋巴结反应性增生在临床上最为多见，本质上属于免疫应答反应，多由急慢性感染、药物或异性蛋白产生的抗原引起，本身并非一定由细菌、病毒引起的"炎症"。其基本病理改变表现为反应性滤泡增生，以高度的淋巴滤泡形成、滤泡增生和明显

的生发中心为特点。最初仅限于淋巴结皮质，严重时可扩展到髓质，使髓质空间减少。淋巴滤泡增生常伴有滤泡间的血管增生。从基本病理组织学来看，单纯反应性增生淋巴结的血管分布是规则的，与引起淋巴结组织三维结构破坏的化脓性细菌性淋巴结炎、结核等肉芽肿性淋巴结炎、病毒性如组织细胞坏死性淋巴结炎等不同。

【临床表现】

全身性和局部感染，无论急性或慢性病毒性或细菌性感染，均是淋巴结反应性增生的主要原因。全身性高度的滤泡增生多见于儿童及青年，以头颈部淋巴结为多见。急性良性反应性增生淋巴结在临床最为多见，肿大的淋巴结随着感染的控制可以好转和恢复。

【声像图】（图 4-6～图 4-12）

1. 淋巴结增大，呈单发或多发（图 4-6 A）。成年人多发的反应增生性淋巴结很少出现融合，但

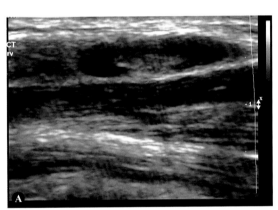

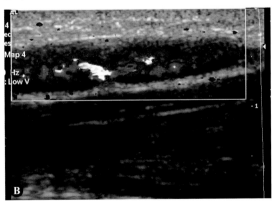

图 4-6　反应增生性淋巴结肿大

A. 二维声像图显示淋巴结皮质增厚，呈"C"形环绕髓质；B. CDFI 显示髓质彩色血流信号增多，呈树枝状分布

也有少数病例发生融合；多发的反应增生性淋巴结在儿童和青少年常有融合倾向（图4-7A）。

2. 外形大多数呈规则的卵圆形或长卵圆形（图4-6A），长径与短径比值 L/S ≥ 2（占80%～85%），少数近圆形，包膜完整、清晰。

3. 皮质均匀性显著增厚，呈低回声，它规则地环绕髓质，或呈规则的"C"形结构；髓质和门部相对较小，回声稍增强（图4-6A）。

4. 多普勒超声表现

（1）CDFI 显示髓质血流信号显著增多。门部血管向髓质内延伸，并发出多数细分支，分支通常呈树枝状，但是以血管的规则性分布为特征。由于血管深入到部分皮质，给人以"髓质增宽、皮质变薄"的错觉。增多的血管也可沿门部边缘走行，向髓质内平行地发出半羽状细支，分支血管均匀指向皮质（图4-6B，图4-7B，图4-8A，图4-9，图4-11）。很少呈羽毛状或半羽状。

（2）频谱多普勒：显示最大血流速度比正常淋巴结显著增加。Vmax = 16.0±8.0cm/s，相当于正常淋巴结最高流速的2倍左右。阻力指数典型者偏低，RI = 0.63±0.11（图4-7D，图4-8B），但是与正常淋巴结 RI 差别尚不显著。

【鉴别诊断】

1. 反应增生与正常淋巴结的鉴别，需要进行多个指标综合比较。

二者声像图与 CDFI 的比较，请分别参见示意图4-10，图4-11。

2. 关于良性与恶性淋巴结声像图和多普勒超声的鉴别方法，尚可参见后面表1和表2。

3. 淋巴结非典型性反应性增生，也称交界性反应性增生，可能在若干年后发展为淋巴瘤。临床上非常少见，笔者只遇到1例，其声像图和 CDFI 表现与淋巴瘤相似，超声误诊为淋巴瘤（图4-12）。

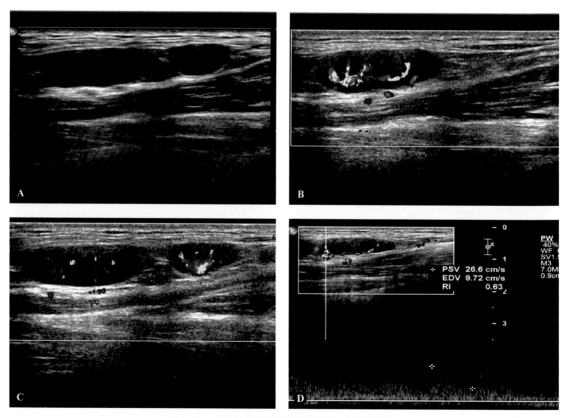

图4-7　反应增生性淋巴结声像图（融合性）

男，18岁。颈部多数淋巴结肿大，声像图显示多数肿大淋巴结，呈融合趋势。皮质明显增厚，此例"C"形征不明显。CDFI 显示血流信号增多，阻力较低

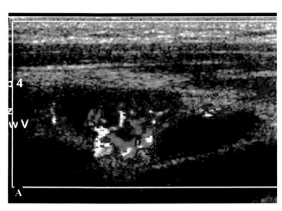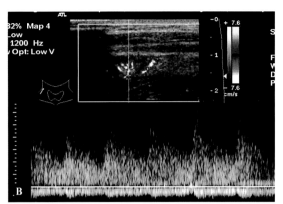

图 4-8　淋巴结反应增生声像图和 CDFI 表现

门部动静脉血管增粗，呈树枝状分支，规则地分布，向皮质延伸，频谱多普勒呈典型的高速低阻血流

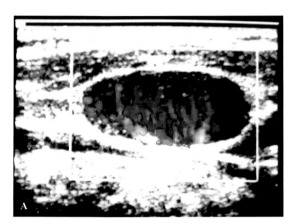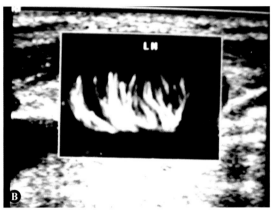

图 4-9　淋巴结反应增生彩色多普勒表现

门部血管分支增多，向淋巴结皮质内延伸，规则性排列呈半羽状（比较少见）

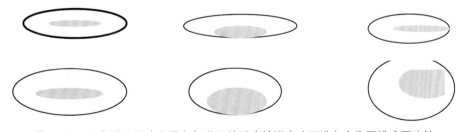

图 4-10　正常淋巴结（上排）与淋巴结反应性增生（下排）声像图模式图比较

上排：正常淋巴结—扁卵圆形，L/S ＞ 2；下排：反应增生性淋巴结，卵圆形、圆形，L/S ＞ 2，髓质增宽，皮质均匀增厚，C 形征

本病最后诊断依赖组织学活检和免疫组化检查。

二、恶性淋巴结肿大

恶性肿瘤所致淋巴结肿大相当多见，主要有转移癌和恶性淋巴瘤（霍奇金淋巴瘤 HD 和非霍奇金淋巴瘤 NHL）两大类。病理组织学上由于肿瘤细胞增殖、浸润和破坏，使淋巴结组织结构包括血液供应与上述反应增生性淋巴结有许多不同。

1. 转移癌

淋巴结发生癌细胞转移时，首先经过输入淋巴

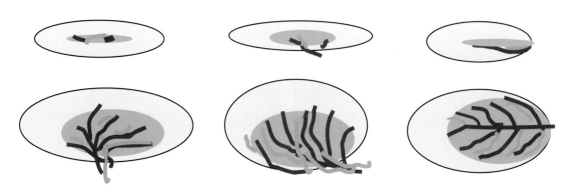

图 4-11　正常淋巴结与淋巴结反应性增生 CDFI 的模式图比较（长轴断面）

上：正常淋巴结—血流信号呈闪烁的点状、细线状；下：淋巴结反应性增生—树枝/辐射状、（冠状端面）羽毛状/半羽状

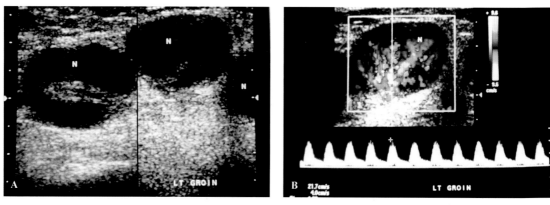

图 4-12　腹股沟部淋巴结非典型性反应性增生

女性，60 岁，声像图和多普勒超声表现酷似淋巴瘤，RI = 0.82，病理报告为非典型性反应增生

N 淋巴结

管进入淋巴结边缘窦，由于窦内网状纤维的阻碍，癌细胞停留在边缘窦。癌组织膨胀性生长，可呈局灶性、多灶性生长，破坏正常淋巴结组织结构，甚至整个淋巴结被转移癌细胞取代。同时，病变亦可穿透淋巴结被膜，侵犯周围组织。此时，淋巴结活动度可以消失。癌细胞分泌血管生长因子，转移癌组织血供主要来自周围组织新生的滋养血管，故更多地依靠周边血供而非正常的门部血供。严重者，淋巴结髓质和门部血管偏心以至完全消失。如果转移癌生长相对地缺乏滋养血管，可以产生微小钙化或小片坏死，后者比较少见。

2. 恶性淋巴瘤

淋巴瘤属于造血系统的实体瘤，可发生在淋巴结内或结外淋巴组织。其中 B 细胞来源占多数，T 细胞来源约占 1/3，其余还可源自组织细胞。发生于淋巴结的淋巴瘤，常见部位依次为颈部、纵隔、腹腔、

腋窝、腹股沟部。浅表淋巴结肿大，可以是全身性、纵隔或腹部淋巴瘤的一部分。多数恶性淋巴瘤组织主要依靠门部血管供血，表现为门部血供型；但也有少部分除门部供血外同时伴有周边血供(混合型)，或仅表现为周边血供型。

【临床表现】

1. 淋巴结转移癌

大多数的原发癌灶通常比较明显，癌的转移常出现局部或广泛的淋巴结转移，造成淋巴结肿大。少数癌肿，原发灶很小或比较隐蔽，亦可出现淋巴结转移。鼻咽部、舌根、扁桃体和甲状腺等处的原发癌，多转移至颈部淋巴结；乳腺癌多向腋窝、锁骨区淋巴结转移；上消化道、纵隔、肺等部位的癌可转移到锁骨上、锁骨下淋巴结；躯干下部、下肢、会阴、直肠、肛门、卵巢、前列腺等处的癌肿可转

移至腹股沟淋巴结。这些部位的淋巴结大部分触诊虽可扪及，但敏感性较差。

2. 淋巴瘤

以非霍奇金淋巴瘤（non-Hodgkin's lymphoma, NHL）多见，发病的高峰期在中老年。青少年中以霍奇金淋巴瘤（Hodgkin's lymphoma, HL）相对多见。各型淋巴瘤早期无自觉症状，如贫血、发热或出血等。患者常无意间发现淋巴结无痛性肿大，各种抗生素治疗无效。随病情发展，可出现发热、贫血、衰弱、食欲下降、体重减轻或局部压迫症状。

【声像图】（图 4-13～图 4-21）

1. 单发或多发淋巴结肿大

多发的淋巴结断面可呈蜂窝状、串珠状，并可相互融合。后者在淋巴瘤更为多见（图 4-13，图 4-14）。

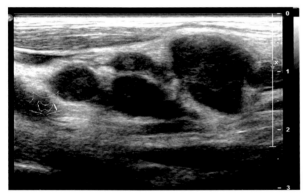

图 4-13 胃癌锁骨上窝多发淋巴结转移，肿大的淋巴结呈蜂窝状排列（男性 67 岁）

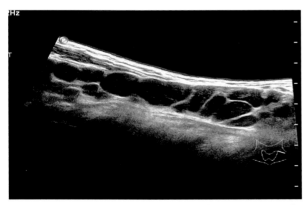

图 4-14 75 岁男性，确诊 NHL，超声显示颈部多发肿大淋巴结，呈串珠样排列，伴有融合现象

2. 外形特点

淋巴结肿大断面呈圆（球）形、近圆形或不规则形；长径与短径比值（L/S）：通常＜2。淋巴瘤的包膜常很光滑、清晰；但转移癌淋巴结包膜常较模糊、增厚，可有限局性隆起，甚至形状怪异、极不规则。在转移癌，还可向周围软组织及血管内浸润，甚至造成血管内癌栓。可见淋巴瘤与转移癌在声像图形态上常有相当多的区别（图 4-13，图 4-14）。

3. 内部回声异常

①恶性淋巴结的皮质多呈向心性增厚，使髓质的中央回声区变窄、变细、变形、偏心而且可完全消失。早期转移癌，淋巴结皮质局部增厚，或厚薄不一，皮质的"C"形征消失。

②转移癌的内部回声通常增多，而且不均匀，有时可见微小钙化所致细点状强回声（具有特征性，多见于甲状腺癌等转移）（图 4-15，图 4-16）。淋巴结内也可出现小片状不规则低回声区，由液化坏死引起，但比较少见。

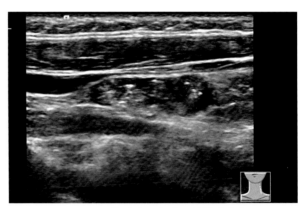

图 4-15 甲状腺癌颈部淋巴结转移声像图

左颈部纵断面扫查，于颈内静脉旁可见数个不规则淋巴结聚集，边界欠清，结内可见多发细点状强回声

③淋巴瘤引起的淋巴结肿大回声很低，也相对均匀，无钙化灶；以往用 5MHz 超声检查可能酷似囊肿，但其质地很硬（加压扫查）、无后壁回声增强，与真性囊肿不同；采用 7 MHz 以上高频探头容易加以识别。

值得注意，乳腺癌转移性腋窝淋巴结未必都显著肿大，根据一组 756 例组织学统计，最大径范围 0.4～4.5cm，平均仅 1.14cm（李洪林等，2004）。

145

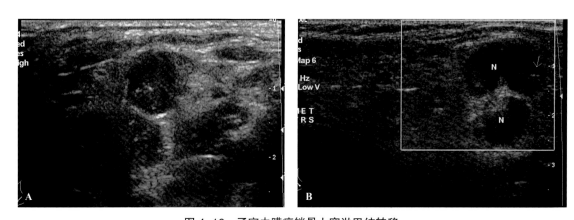

图 4-16　子宫内膜癌锁骨上窝淋巴结转移

声像图显示淋巴结（N）肿大，皮质增厚，淋巴门消失，淋巴结内可见少许散在点状强回声（↑）

研究表明，淋巴结外形异常和回声异常等其他特点更重要。此外，我们也发现个别乳腺癌无转移的腋窝淋巴结肿大，声像图和 CDFI 表现呈反应增生性特点，手术病理也未发现癌转移。

4. 多普勒超声表现

（1）CDFI 常有明显的血流异常表现。Tschammler 认为，恶性肿大淋巴结至少可见以下几种血管类型：①淋巴结内"无血管"型；②结内血管移位型；③中央血管紊乱型；④周边血管型（图 4-17）。与此相反，良性反应增生性淋巴结血流灌

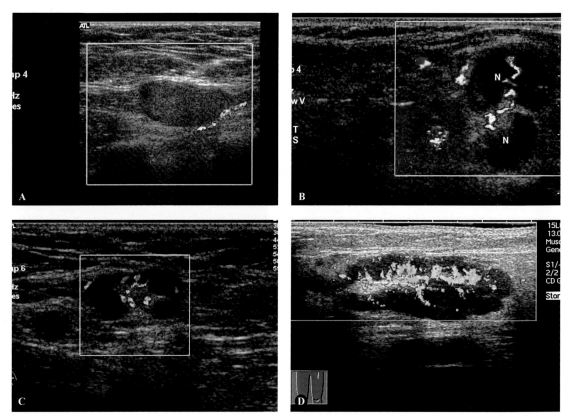

图 4-17　恶性肿大淋巴结的不同血供模式

A. "无血管型"（淋巴结内无血流信号，本例为淋巴瘤化疗后）；B. 周边血供，伴有中央血管紊乱和门部血管移位（混合型，本例为胃癌锁骨上窝淋巴结（N）转移）；C. 中央血管紊乱型，伴有少量周边血供（本例为乳腺转移癌）；D. 中央血管紊乱型为主，另一断面可同时见有门部血供，故实际上属于混合供血型（本例为恶性淋巴瘤）

注增多，血流分布规则，无一例出现上述类型。

值得注意，肿瘤生长方式不同，血液供应的类型也不同。①转移癌新生血管倾向于周边血供，癌结节常造成门部血管偏心、变细，最初表现为周边—门部混合型供血，以至最后门部血供减少到完全消失，造成比较单纯的周边血管型供血（图4-18A）。

而同时容易表现为淋巴结中央血管紊乱(图4-17C)。②淋巴瘤造成皮质弥漫性向心性增生，髓质不同程度受挤压，但大多数是以门部供血占优势；门部动静脉血管粗大、弯曲并向结内发出多数分支（图4-20B），淋巴结内血管最初可能比较规则，也可有不同程度的紊乱（图4-19D）。但是部分淋巴瘤

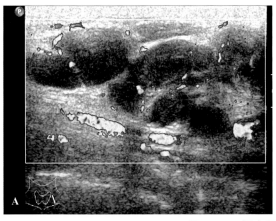
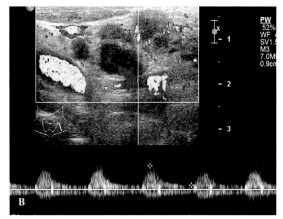

图 4-18　胃癌颈部多发淋巴结转移

A. CDFI 显示淋巴结血供走行紊乱，周边可见血流信号；B. PW 显示结内血流阻力明显增高

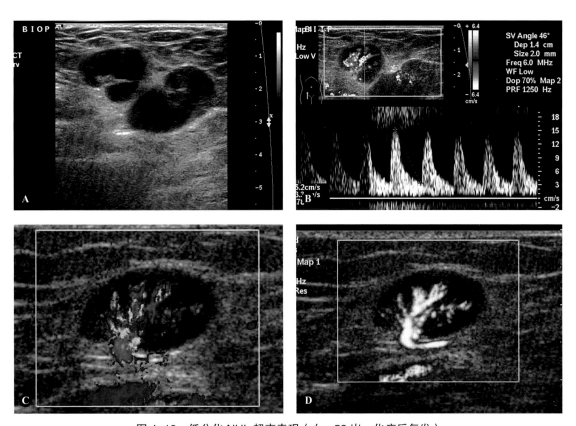

图 4-19　低分化 NHL 超声表现（女，59 岁，化疗后复发）

淋巴结肿大近球形，皮质高度向心性增厚呈低回声，髓质受压。能量多普勒显示极其丰富的血流信号和门部血供类型，频谱多普勒显示血流速度显著增加，阻力增高，RI = 0.78

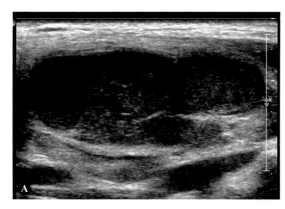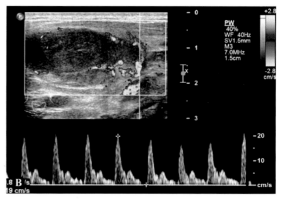

图4-20　颈部NHL淋巴瘤患者，男14岁。声像图显示结节回声减低，皮质向心性增厚髓质狭窄、偏心、移位，彩色多普勒显示周边和中央不规则血流信号，门部血管消失，PSV = 19.8cm/s，RI = 0.99

恶性增生最终也可导致髓质变细、偏心，门部血供几乎消失（图4-20A、B）。淋巴瘤细胞往往侵犯淋巴结的包膜（本病的组织学特征之一），故也可出现少许周边血流信号，从而表现为混合型供血（图4-19D）。

（2）频谱Doppler：恶性淋巴结最高血流速度（Vmax）增加显著，Vmax转移癌与淋巴瘤分别为19.3±12.3 cm/s和21.7±10.3cm/s，阻力指数均显著增高（图4-18B）。看来，门部供血和高速高阻血流，是多数淋巴瘤的重要特征（图4-19B），但少数患者出现周围血供伴有高速高阻血流（图4-20B）。如果发现腋窝淋巴结RI > 0.70，有利于该侧乳腺癌转移的诊断。

淋巴瘤CDFI可以有多种表现—多样性。一般来说，低分化淋巴瘤比高分化淋巴瘤CDFI显示更为丰富的血流信号（图4-19C，D）。多数为门部血供型，也有少数例外。淋巴瘤经过充分化疗、放疗后如果得到完全缓解，淋巴结体积减小，上述外形和内部回声异常可能减轻，血流信号减少，甚至恢复到接近正常水平（图4-21）。相反，治疗后复发或疗效不佳者，出现丰富的血流信号（图4-19C，D）。因此，超声有助于淋巴瘤治疗效果的随诊观察。

【鉴别诊断】

超声发现浅表淋巴结肿大，关键的问题是鉴别淋巴结的良性与恶性。根据各种超声征象，在大多数情况下可以鉴别良性反应性增生和恶性淋巴结肿

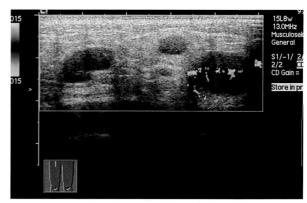

图4-21　NHL患者腹股沟部多数淋巴结肿大（治疗后），有的血流信号减少，有的已无血流信号

大。详细的鉴别方法请参见表4-1和表4-2。有时结合多种声像图特征及CDFI信息，特别是淋巴瘤患者，仍有部分病例与反应增生性淋巴结难以鉴别，发生诊断困难（图4-20），最终确诊还需淋巴结活检。

值得注意，良性淋巴结肿大的原因除了典型的反应性增生之外，还有如前所述的少数非典型性反应性增生（交界性），还有后面将讨论的坏死性淋巴结炎和淋巴结结核。可见，良性淋巴结肿大尽管多数是但不等同于良性反应性增生，也需要加以区别。

三、淋巴结结核

本病属于结核菌引起的淋巴结结核性肉芽肿，常伴中央干酪样坏死。在青少年相对多见。好发部位是颈部淋巴结。颈部淋巴结结核大多数继发于肺

表 4-1　良性与恶性淋巴结的声像图鉴别

	反应增生性	恶性
形态	卵圆形	近圆形，不规则
L/S	＞2	＜2
皮质	均匀增厚	增厚，偏心、不规则
髓质	相对较小	变细、门部变形
CDFI	血流信号丰富	丰富 / 减少 / 消失
	血管分支规则	血管分支不规则
	门部血供型	周边 / 门部 / 混合血供型

表 4-2　良性与恶性淋巴结的频谱特征鉴别

分类	Vmax（cm / s）	RI
淋巴瘤	25.8 ±9.3	0.70 ± 0.10
转移癌	20.9 ±7.6	0.79 ± 0.09
反应增生性	16.0 ± 8.0	0.63 ± 0.11
结核	17.3 ± 10.3	0.64 ± 0.10

结核、肺门淋巴结核，由淋巴管引流而来，常多发，并可相互融合。病变还常与周围皮肤发生粘连。淋巴结内干酪样坏死组织可液化形成局部结核性脓肿，常伴有淋巴结周围炎，皮下组织肿胀甚至积脓、破溃，皮肤色素沉着和窦道形成。结核病变过程中可能伴有不规则钙化。

【临床表现】

结核性淋巴结炎可以是全身性结核病的局部表现，也可以是局部感染的结果。一般无明显全身症状。若合并肺结核时，可有低热、盗汗、倦怠无力等全身反应。首发局部症状多为淋巴结的无痛性肿大。淋巴结质地较韧，可能有轻压痛。随淋巴结体积增大，其活动度逐渐减少，甚至粘连成串珠样。

胸部 X 线检查常为阴性或陈旧结核灶。血象检查正常，血沉也不一定加快。结核菌素皮肤试验常强阳性。

【声像图】

1. 淋巴结多呈圆球形、椭圆形肿胀，常见颈部蜂窝状、多发结节和融合性结节。边缘清晰，也可模糊不清。L/S 多数＜2（图 4-22）。

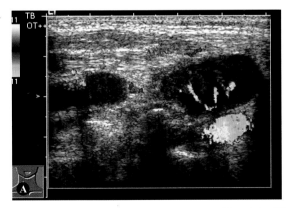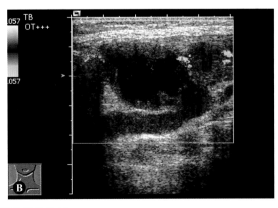

图 4-22　颈部淋巴结结核
声像图显示淋巴结肿大，门结构消失，血供分布紊乱，移位，以周边血供为主

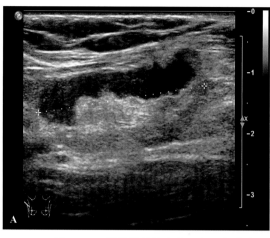
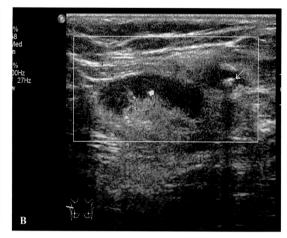

图 4-23　淋巴结结核病史 4 年。超声发现腋窝多发淋巴结肿大，部分边缘不清，模糊，部分淋巴结内可见钙化灶（↑）

2. 淋巴结内多呈不均匀低回声，髓质多数显示不清。但早期病变由于皮质向心性肿胀，髓质可被挤压淋巴结边缘。因此声像图表现可能酷似恶性淋巴结。在液化坏死的结节内可出现小片状低—无回声区，加压扫查可见肿物质地软而有流动性，代表结核性脓肿。加压扫查可见肿物质地较软，并见液体内低回声移动现象。淋巴结结核性病变内部出现钙化性强回声比较少见，经过抗结核治疗后以及陈旧性结核例外（图 4-23）。

3. 间接征象　皮肤、皮下组织受累时，局部皮肤肿胀或厚薄不均、粘连，淋巴结边缘与周围界限模糊不清。发现以上这些声像图间接征象，有利于淋巴结核诊断。

4. 多普勒超声表现

（1）CDFI 显示淋巴结内血流信号减少或消失，或血管分布紊乱，符合结核性组织破坏性病变。特点是彩色血流信号常位于淋巴结周围形成边缘环绕现象或靠近被挤压的门部。周围血流信号比正常淋巴结增多，可能代表淋巴结周围组织的炎性反应（图 4-22）。

（2）频谱多普勒表现：淋巴结内血流速度减低甚至无血流信号，门部或周边血流较正常淋巴结明显增多，Vmax 17.7 ± 10.3cm/s。但是，最高流速远不及恶性淋巴瘤和转移癌（结节内流速）。淋巴结结核阻力指数偏低与良性反应增生性淋巴结无明显区别，平均 RI 为 0.63 ± 0.11，但与恶性淋巴结的阻力指数增高显著不同（平均 RI 为 $0.7 \sim 0.8$ 以上）（图 4-24，图 4-25）。

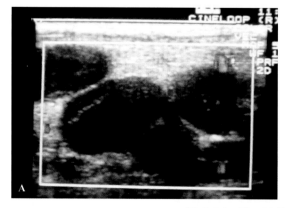
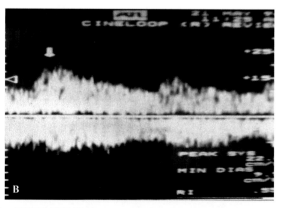

图 4-24　男，23 岁，颈部淋巴结结核

CDFI 显示淋巴结周边血流信号，频谱多普勒显示为 PSV 轻度增高的低阻动脉血流

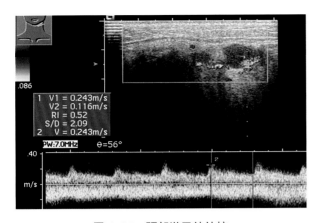

图 4-25　颈部淋巴结结核

CDFI 显示淋巴结周边血流信号为主，频谱多普勒呈速度增高的低阻血流信号

　　笔者曾遇一例 35 岁男性患急性粟粒性肺结核，2 周来伴有高热，双侧颈部、腋窝和腹股沟部多数浅表淋巴结肿大。浅表淋巴结声像图和 CDFI 呈典型淋巴结反应性增生的超声表现。经过正规积极抗结核治疗效果良好，全身淋巴结肿消退。本例提示此类播散性或全身性结核的反应性淋巴结病变，与颈部淋巴结结核等破坏性结核病变的病理过程和临床表现完全不同。

【鉴别诊断】

　　淋巴结结核主要需要与其他肿大淋巴结鉴别，

特别是恶性淋巴瘤。超声检查结合病史，诊断一般并无困难。详见表 4-3。

四、组织细胞坏死性淋巴结炎（ histocytic necrotizing lymphnatitis, Kikuchi 病，菊池病 ）

　　本病简称坏死性淋巴结炎，属于自限性的一种病毒性淋巴结炎，预后良好。本病与反应增生性淋巴结不同，病理组织学改变以淋巴结肿大、组织变性、坏死为主，淋巴滤泡增生，淋巴结结构尚存，或遭受不同程度破坏，淋巴结皮质及副皮质区内碎屑样坏死（散在单个核细胞坏死至大片"核尘"/核碎裂），坏死灶周围出现组织细胞增生，免疫母细胞、浆细胞聚集和单核细胞吞噬等现象。

【临床表现】

　　本病属于一类相对少见的独立病变，有证据表明与病毒感染有关。文献报道患者以亚洲中青年女性多见。典型患者起病急，表现高热，咽痛，白细胞正常或减低，血沉（ESR）升高，单侧或双侧颈部淋巴结肿大为特点，也可合并腋窝淋巴结肿大，一般淋巴结无痛或局部触痛。抗生素治疗无效。一般 1 ～ 2 周后自行缓解。有的患者无明显症状，可

表 4-3　淋巴结结核与淋巴瘤的声像图鉴别

	结核	淋巴瘤
形态失常 L/3 < 2	较多见（59%）	较多见（66%）
髓质消失	多见（73%）	多见（75%）
皮质非均匀增宽	可见（14%）	多见（50%）
结内液化、坏死/钙化区	可有	无
淋巴结相互融合	多见	多见
皮肤、周围组织改变	肿胀、粘连	无
CDFI		
血管分布	周边走行多见	门部血供/混合型
结内血流信号	减少或消失	丰富
频谱多普勒		
Vmax（平均）	17.3 ± 10.3	25.8 ± 9.3
RI	0.64 ± 0.10	0.70 ± 0.10

能有轻度上呼吸道感染历史，双侧颈部多发性淋巴结肿大，但程度较轻。

【声像图表现】

声像图表现有颈部和腋下多发性淋巴结肿大并群集。颈部淋巴结以颈后三角最为常见。淋巴结断面多呈椭圆形包膜完整，典型者皮质高度肿胀、增厚，呈低回声，伴有髓质偏心，不少淋巴结尚保留髓质回声（图4-26A）；重者淋巴结圆形肿胀，呈低至无回声病变，皮髓质结构被破坏且完全显示不清（图4-26F）。CDFI显示淋巴结内血流信号明显减少，部分淋巴结表现为明显的门部血供型（图4-26B～E）。周边血流多普勒频谱显示为高速低阻血流。

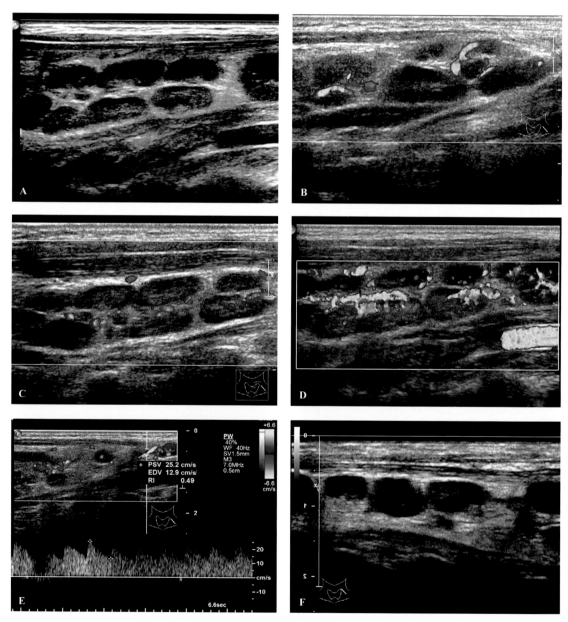

图4-26　组织细胞坏死性淋巴结炎超声表现（女，9岁）

A.左侧颈部多数淋巴结肿大呈蜂窝状排列，少数有融合倾向。淋巴结皮质高度肿胀，回声减低而且不均匀；B、C.CDFI显示多数淋巴结内少血流信号，结节周围或结节之间也仅有少许血流信号；D.部分淋巴结尚可见残存的门部血供。淋巴结活检证实为组织坏死性淋巴结炎；E.个别淋巴结门部血管频谱多普勒显示高速低阻动脉血流。PSV=25.2cm/s，RI=0.49；F.右侧颈部坏死性淋巴结炎声像图表现呈低—无回声，皮髓质结构不清

【鉴别诊断】

1. 传染性单核细胞增多症引起的淋巴结炎是由EB病毒引起的自限性淋巴增生性疾病,预后良好,青少年多见。临床上常有高热、咽痛、扁桃体炎、浅表淋巴结肿大、白细胞增多(淋巴细胞增多伴有异型淋巴细胞)、肝功能异常为特征。笔者遇到一例男性21岁,医学生。因急性高热、白细胞增多、颈部和腋窝多数淋巴结肿大、不能除外淋巴瘤来诊。颈部多发性淋巴结声像图和CDFI检查与反应性增生有些相似(图4-27A、B、C)。但是腋窝部多数淋巴结高度肿胀,近圆形,相互融合,呈低—无回声,皮、髓质分界不清,结节内少或无血流信号,血流信号主要分布在病变淋巴结的周边(图4-27D、E),但DPI显示有些淋巴结内具有丰富的门型血流信号(图4-27F)。频谱多普勒测定RI = 0.70。超声提示:颈部、腋窝多发性淋巴结肿大,淋巴瘤不能除外,请结合临床。患者血中淋巴细胞增多伴有异型淋巴细胞,肝功能异常,嗜异凝集试验阳性,病程经过良好。临床诊断为传染性单核细胞增多症。淋巴结手术活检初次病理报告为"坏死性淋巴结炎",最后仍然考虑为传染性单核细胞增多症。

值得指出:①病因学上,传染性单核细胞增多症与组织细胞坏死性淋巴结炎同属于病毒性淋巴结炎,伴有淋巴结组织三维结构的异常和破坏。此外,还有HIV等多种病毒性淋巴结炎,它们与单纯的反应性增生淋巴结不同。②同一患者,部分淋巴结声像图表现可以符合组织坏死,同时也有部分淋巴结表现与反应增生性淋巴结有相似之处。③病理组织学上,组织细胞坏死性淋巴结炎与单核细胞增多症性淋巴结炎合并组织坏死有时虽然有些相似,如果仔细检查坏死病变的背景,是能够加以鉴别的:前者为组织细胞,后者为B淋巴细胞。

看来,单凭超声表现,病毒性淋巴结炎(组织细胞坏死性淋巴结炎和传染性单核细胞增多症性淋巴结炎)和恶性淋巴结肿大的诊断,有可能发生混淆。结合患者临床病史,如发热、病程短暂和主要疾病的其他表现,有助于本病的识别。

2. 淋巴结结核

坏死性淋巴结炎超声表现与淋巴结结核有相似之处,但无周围软组织肿胀等异常征象,结合临床

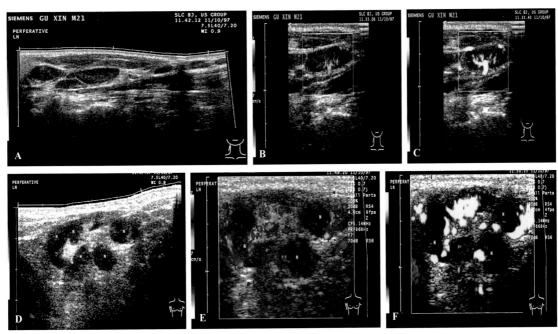

图 4-27 单核细胞增多症性淋巴结炎声像图和 CDFI 表现(男,21 岁)
上排:颈部淋巴结呈比较典型淋巴结反应性增生声像图表现;下排:腋窝部淋巴结群(N)似恶性淋巴结表现,淋巴结活检证实为"坏死性淋巴结炎"

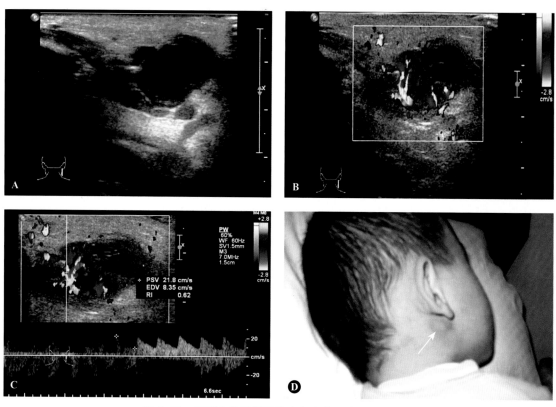

图 4-28　耳后化脓性淋巴结炎超声表现（男，3岁）
A. 二维声像图显示耳后皮下组织内低回声结节，内部回声欠均匀，未见皮髓质结构；　B、C. CDFI 显示内部实性部分内丰富血流信号，频谱形态呈高速低阻型；D. 患儿局部体表照片，显示耳后局部皮肤红肿、隆起（↑）

病史容易加以鉴别。

3. 化脓性淋巴结炎

本病由化脓性细菌引起。特点是局部淋巴结肿大，常伴有疼痛和触痛，表面皮肤红肿，淋巴结内炎性破坏伴有液性坏死，如果破溃则形成窦道。全身反应强烈者，伴有发热和白细胞增多。通常临床积极抗菌消炎处理效果良好，较少送来超声检查，更少需要淋巴活检。声像图表现为局部皮肤增厚，一个或相邻的数个淋巴结肿大，淋巴结结构不清，呈低回声至无回声结节，CDFI 显示淋巴结内门部及不规则坏死病变周围丰富的搏动性血流信号，动脉血流频谱呈高速低阻或高速高阻（图 4-28）。

五、浅表淋巴结超声检查临床评价及进展

许多疾病临床表现为浅表淋巴结肿大。临床触诊的敏感性仅 45% ～ 78%。常规实时灰阶和彩色多普勒超声检查浅表淋巴结肿大敏感性和准确性远远超过触诊检查，故具有重要的临床应用价值。

在多数情况下，超声有助于良性淋巴结反应性增生与恶性淋巴瘤、转移癌的鉴别诊断，超声发现典型的正常或反应性增生淋巴结，有助于临床消除疑虑，并可减少不必要的活检。

淋巴结结核通常存在着比较特征性的超声表现，有利于与恶性淋巴结特别是淋巴瘤鉴别。组织坏死性淋巴结炎相对少见，属于良性病变，与反应增生不同，声像图更易于和恶性淋巴结混淆，需要结合病史诊断。

超声鉴别良恶性淋巴结不可只根据单一声像图指标。多种良性 SLNE 与恶性淋巴结声像图征象存在着一定的交叉，必须利用多个声像图指标进行综合分析。结合 CDFI 及频谱多普勒分析可以明显提高超声诊断的敏感性、特异性和准确性。尽管如此，仍会遇到一些诊断困难的病例，此时，结合临床病史以及超声引导穿刺组织学—细胞学活检（18G）

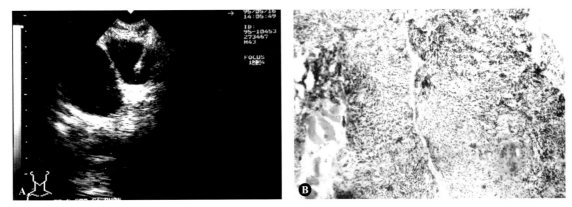

图 4-29　颈部淋巴结肿大，超声引导自动组织学活检，病理证实为淋巴结结核

或淋巴结手术活检仍有必要。目前，国外的淋巴结活检多采用细针，尽管可有效地诊断淋巴结转移癌，但对淋巴瘤的诊断因取材有限存在局限性（图4-29）。

近年来，国内外文献中已有多篇关于淋巴结谐波超声造影实验和临床应用的研究报告。学者们认为，淋巴结微泡超声造影有助于良性淋巴结反应性增生和转移癌、淋巴瘤的鉴别。淋巴结反应性增生表现为门部血管迅速增强，随后皮、髓质均匀性造影增强。转移癌表现为癌组织浸润区、坏死组织的充盈缺损及其不规则分布，仅部分正常淋巴组织造影增强。转移癌造成淋巴结内血管分布紊乱。淋巴结造影可以显著提高鉴别良恶性淋巴结的能力，其敏感性、特异性与准确性分别可高达92%、93%和93%（常规超声为80%、76%和78%）。此外，超声造影引导淋巴结转移癌穿刺活检，有助于提高穿刺活检的敏感性和特异性。对于淋巴瘤，其特异性超声造影表现为动脉期淋巴结内大量点状增强（落雪征，snow-like appearance），实质期结节内明显弥漫性增强。新近临床研究报告还指出，对于术前乳腺癌患者，在癌结节附近选4个点皮下注射少量超声造影剂，可以有效地进行区域淋巴管及淋巴结造影，有助于判断乳腺癌前哨淋巴结的侵犯，可能具有良好的临床应用前景。

（张　武　崔立刚）

参考文献

1. Anil T. Ahuja ed. Diagnostic Imaging: Ultrasound. Salt Lake City, Utah , Amirsys Inc., 2007：17-40 ~ 53（lymph adenopathy）.

2. 燕　山，詹维伟. 浅表器官超声诊断. 南京：南京大学出版社，2005：54-86.

3. 张　武. 浅表淋巴结超声检查及进展. 中华医学超声杂志（电子版），2004，1（5）：10-13.

4. 侯新燕，张　武. 浅表淋巴结病变彩色超声检查的临床应用. 中国超声医学杂志，1996, 12（增刊）：38-42.

5. 林建军，陈成海，陈　哲，等. 超声检查在鼻咽癌颈淋巴结转移诊断中的应用. 中华医学超声杂志(电子版)，2007，3（4）：175.

6. Chang D B, Yuan A, Yu C J, et al. Differentiation of benign and malignant cervical lymphnodes with color Doppler sonography. AJR Am J Roentgenol, 1994, 162:965-968.

7. Tschammler A, Ott G, Schang T, et al. Lymphadenopathy: differentiation of benign from malignant disease—color Doppler US assessment of intranodal angioarchitecture. Radiology, 1998, 208: 117-123.

8. J D Moritz, A Ludwig, JWOestmann. Contrast-enhanced color Doppler sonography for evaluation of enlarged cervical lymph nodes in head and neck tumors. AJR Am J Roentgenol, 2000, 174: 1279-1284.

9. Ho SS, Metreweli C, Ahuja AT. Does anybody know how we should measure Doppler parameters in lymphnodes? Clin Radiol, 2001, 56: 124-126.

10. Barry B. Goldberg, Daniel A. Merton, Ji-Bin Liu. Sentinel Lymph Nodes in a Swine Model with Melanoma: Contrast-enhanced Lymphatic. US. Radiology, 2004, 230:

727-734.

11. Yang WT, Metreweli C, Lam PK, et al. Benign and malignant breast masses and axillary nodes: evaluation with echo-enchanced color power Doppler. US. Radiology, 2001, 220（3）: 795-802.

12. Ying M, Ahuja A. Sonography of neck lymph nodes. Part I: normal lymph nodes. Clin Radiol, 2003, 58: 351-358.

13. Ahuja A, Ying M. Sonography of neck lymph nodes. Part II: normal lymph nodes. Clin Radiol, 2003, 58: 359-366.

14. 周建桥，詹维伟. 彩色多普勒超声在颈部淋巴结疾病诊断中的应用. 中华超声影像学杂志, 2005, 14（7）: 529-532.

15. 钟丽瑶，周　平，李瑞珍，等. 经皮注射超声造影剂在乳腺癌前哨淋巴结诊断中的价值. 中华超声影像学杂志, 2007, 16（9）: 770-772.

16. 刘彤华. 诊断病理学. 北京：人民卫生出版社, 2006；621-681.

17. Jean NB, Roux P, Caramella E, et al. Ear, nose, and throat cancer: ultrasound diagnosis of metastasis to cervical lymph nodes[J]. Radiology, 1984, 152（3）:771-773.

18. Tohnosu N, Onoda S, Isono K, et al. Ultrasonographic evaluation of cervical lymph node metastases in esophageal cancer with special reference to the relationship between the short to long axis ratio（S/L）and the cancer content[J]. JCU, 1989,17（2）:101-106.

19. 王永栋，田绍荣，李松年，等. 超声对乳癌淋巴结转移的探讨 [J]. 中国医学影像技术, 1995, 11（1）: 32-34.

20. Vassallo P, Wernecke K, Roos N, et al. Differentiation of benign from malignant superficial lymphadenopathy: the role of high-resolution US[J]. Radiology, 1992, 183（2）:215-220.

21. Rubaltelli L, Proto E, Salmaso R, et al. Sonography of abnormal lymph nodes in vitro: correlation of sonographic and histologic findings[J]. AJR, 1990, 155（5）:1241-1245.

22. Rubaltalli K, Khadivi Y, Tregnaghi A, et al. Evaluation of lymph node perfusion using continuous mode harmonic ultrasonography with a second generation contrast agent[J]. J Ultrasound Med, 2004, 23（6）:829-836.

23. Rubaltelli L, Khadivi Y, Tregnaghi A, et al. Evaluation of lymph node perfusion using continuous mode harmonic ultrasonography with a second-generation contrast agent[J]. J Ultrasound Med, 2004,23（7）:829-836.

24. Rubaltelli L, Khadivi Y, Tregnaghi A, et al. Evaluation of lymph node perfusion using continuous mode harmonic ultrasonography with a second-generation contrast agent[J]. J Ultrasound Med, 2004,23（7）:829-836.

第五章
乳房超声检查

第一节 超声解剖概要

（一）乳房解剖位置

女性乳房大部分附着在两侧胸大肌深筋膜的表面，左、右侧大致对称。乳房表面为皮肤层覆盖，其下有皮下脂肪层、腺体层、腺体后脂肪层和胸大肌，其中腺体层为乳房的实质层。妇女乳房形态、大小、腺体与脂肪组织比例，有很大的个体差异，它还与个人生长发育、营养状况、种族遗传等许多因素有关。而且，乳房随年龄（性成熟期、生育年龄、是否经期或绝经、老年期）的改变不断地发生变化。

（二）乳房的断面结构

请详细参阅附图（图5-1）。乳房的实质部分——腺体被结缔组织分隔成15～20个腺叶，每个腺叶又分20～40个腺小叶。每个腺叶和许多腺小叶由一条输乳管及其分支引流。15～20条输乳管汇聚于乳头，输乳管近段较粗，为大导管；远段和分支导管渐细，最终抵达小叶外和小叶内的终末导管；小叶内终末导管与腺小叶合称"终末导管小叶单位"（terminal duct lobular unit），简称TDLU。组织学上，TDLU由小叶内终末导管和腺泡上皮组成，是乳腺的基本结构—功能单位，同时也是乳房良性和恶性增生／良、恶性肿瘤的好发部位。

（三）乳房的周围淋巴结

乳房周围淋巴结包括：①腋窝淋巴结（含位置较低的胸前淋巴结）；②胸骨旁淋巴结；③乳房腺体内淋巴结。其解剖学分布，可参见图5-2。

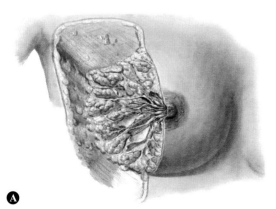

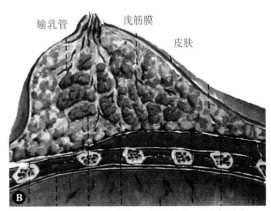

输乳管　浅筋膜　皮肤

乳房脂肪体　肋间肌　乳腺小叶　胸肌筋膜　乳房后隙

图5-1　乳房的系统解剖和断层解剖结构示意图

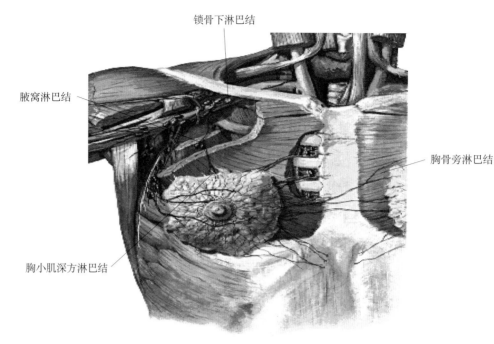

图 5-2　乳房的周围淋巴结和淋巴管分布

锁骨下淋巴结

腋窝淋巴结

胸骨旁淋巴结

胸小肌深方淋巴结

（四）腋窝淋巴结的分布

腋窝淋巴结主要有 3 组，它们的解剖学分布依据与胸小肌的关系分布在以下 3 个层次（level 1～3）：层次 1，淋巴结分布在胸小肌周围至其外下缘；层次 2，淋巴结分布在胸小肌的深方；层次 3，淋巴结亦称锁骨下淋巴结，分布在胸小肌内上缘。此 1 到 3 的层次（级）的顺序，也是临床大多数乳腺癌淋巴结转移的顺序。此外，腋窝淋巴结还包括胸肌间淋巴结（Rotter 淋巴结），分布于胸大肌与胸小肌之间。

（五）乳房的淋巴引流

乳房大部分特别是外上象限的淋巴液（75%），起初流到胸（前）淋巴结，再引流至腋窝淋巴结（注：腋窝淋巴结是乳癌转移最多的部位）；小部分源自腺体深方的尤其是内侧象限的淋巴液，可引流至同侧胸骨旁淋巴结。此外，乳房腺体内部，尤其腋尾区腺体内偶可见正常结构的淋巴结。

第二节　适应证

乳房影像学检查主要包括：乳房 X 线摄影、超声、MRI、PET-CT 等。尽管现代 MRI 成像技术包括图像三维重建取得了重要进展，特别有利于冠状断面扫查。有的乳腺肿物专用仪因其敏感性高可用于乳腺癌影像检查有困难的病例（如多部位、小灶性、双侧性乳腺癌以及腋窝淋巴结转移）。但临床常规仍首先选择乳房 X 线和乳房灰阶和彩色多普勒超声。在我国，乳房超声常常作为首选的影像检查方法，它特别适用于触诊不清和乳房 X 线检查不能明确良、恶性病变者，孕妇、哺乳期及年轻妇女，以及用来评价临床可触及但 X 线摄影阴性的肿块。关于乳房超声的适应证，见如下所述：

1. 确定乳房内有无肿块及其大小、位置。

2. 确定乳腺肿块是囊性或实性。

3. 鉴别乳房良性和恶性肿块并提示其可能性。

（1）提示良性肿块及其病变性质：纤维腺瘤、乳腺炎、脓肿、乳腺增生症或囊肿。

（2）提示恶性肿瘤：大小、部位、侵犯范围及有无腋窝淋巴结转移。

4.乳头溢液的病因检查

（1）提示导管内乳头状瘤或乳头状癌。

（2）其他良性病变：导管扩张症、纤维囊性增生合并交通性囊肿等。

5.隆乳术后的超声检查

乳腺实质病变、假体缺损（塌陷、破裂、溢漏），除外内囊破裂。

6.介入性超声应用

超声引导组织学活检；囊肿、脓肿穿刺抽液诊断与治疗；乳腺小肿物术前放置金属标记物、经皮乳腺肿物穿刺活检乳腺、良性肿物旋切术，如纤维腺瘤等。

第三节　检查方法

（一）仪器条件

通常采用中高档实时超声诊断仪；宜选择线阵式频率≥7.5MHz探头，或≥5～10MHz的超宽频带探头/变频探头。采用10～13MHz探头，利用实时复合成像技术对发现病变中微小钙化灶具有更高的敏感性。具有宽景成像功能（超宽视野）的仪器，有助于全面显示乳腺病变和整体乳房结构的关系。

（二）检查前准备

患者一般无须特殊准备。

体位

仰卧位为常规采用的体位、充分暴露双侧乳房，以便进行比较超声检查。检查腋下淋巴结时可以侧卧位抬高，同侧上肢取抱头姿势。

（三）检查方法

1.扫查方法　采用7MHz以上的高频线阵探头或超宽频带高频探头，直接放在乳房上直接扫查。此法扫查灵活方便，图像清晰，伪差少、效果好。此外有条件者，还可对于浅表的乳头和乳晕下的大导管进行更为细致的观察，此时需要采用10～13MHz探头，探头表面与皮肤之间应涂以稠厚的耦合剂。

2.常规步骤　首先灰阶超声，然后彩色多普勒超声（CDI或DPI）显示乳腺或肿瘤内血流信号，必要时再做频谱多普勒检查和记录。CDI或DPI检查时，注意轻持探头，切勿加压，以免影响血流显示。

3.最常采用的方法是　①以乳头为中心的放射状扫查(图5-3右，黑线代表探头方向)和"反放射状"扫查（图5-3右，红线代表探头方向）；②纵断扫查和横断扫查（图5-3左）。

以乳头为中心的放射状扫查，也即乳房腺叶长轴的断面扫查，便于系统观察乳腺的大导管长轴及其分支、腺叶和小病变，它还有利于肿物定位诊断，故极为重要。

垂直于放射方向的扫查，也即乳房腺叶的短轴断面扫查，也称反放射状扫查法，它可作为乳房腺叶长轴的断面扫查的重要补充。

必要时，采用10～13MHz探头，多涂耦合剂，对于浅表的乳头和乳晕下的大导管进行更为细致的观察，注意有无导管扩张或其他病变。

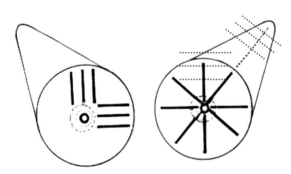

图5-3　乳房超声扫查方法示意图

右图：以乳头为中心放射状的乳房扫查方法（黑线）；红虚线代表垂直于放射方向的扫查方法；左图：纵断扫查（竖线，可水平来回移动）和横断扫查（横线，可上下来回移动）

4.乳房体表分区及病变定位方法（国际通用）

（1）成像乳房体表分区：外上象限、外下象限、内上象限、内下象限、尾区和乳晕区，共六区。乳晕区重点用来检查大导管及其病变。（图5-4A）

（2）乳房病变定位描述方法——时钟表示法（图5-4B）：此法准确方便，更能反映病变与乳房某个腺叶和导管的关系。举例："左侧乳房 3:00 距乳头4cm处有 2cm×3cm×2.5cm 的实性结节"。

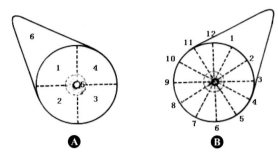

图5-4　乳房体表分区(A)和病变时针定位方法示意图(B)

A. 1外上象限，2外下象限，3内下象限，4内上象限，5乳晕（下）区，6尾区；B.病变时针定位方法，1:00～12:00代表时针指向

（四）乳房病变声像图描述方法和内容（根据国际规范编写）

乳腺肿物占乳房病变超声检查的首位。超声评价乳腺肿物及良恶性鉴别的可靠性，取决于对乳腺声像图诸多表现的综合分析。重视以下规范性检查内容并进行描述与记录，可以显著提高诊断水平。

1. 位置、数目、大小

（1）采用时针法标明肿物位置

（2）如果病变不在乳腺带区内,需指明特定位置,如皮肤层或皮下脂肪组织内。

（3）确定肿物大小时，首先找到肿物最大长径（L）和最大短径（S），必要时计算其纵横比（L/S）以及测定。

肿物的宽径（W）。后者需将探头由上述切面旋转90°。

2. 形态　是否圆形、近圆形、椭圆形、球拍形、不规则形等，有无包膜。

3. 边界　是否光滑、境界不清或不规则，有无大分叶、小分叶（梅花瓣状）、锯齿状、毛刺状，有无高回声的边缘晕（代表纤维组织反应）。

4. 内容物（性质）　实性，囊性，混合性（以液性为主，以实性为主）。如为实性，注意有无或可疑钙化灶，钙化灶的形态、大小、数目（特别是微小点状钙化）。

5. 内部回声　低回声，高回声，无回声；均匀性，非均匀性。

6. 肿物后方回声　增强，声影。

7. 继发性改变　导管扩张（单根，多数），皮肤浸润，库勃韧带（Cooper's ligament）有无异常增厚，肿物与胸大肌筋膜有无粘连，有无局部淋巴结肿大（发现部位、数目、表现）。

8. Doppler超声特点　肿物边缘和内部血流信号有无或增多，必要时频谱记录动脉最大血流速度和阻力指数。值得特别注意：肿物内彩色血流或血管的形态是否规则，其分布是否凌乱。特别是血流信号形态和分布不规则，强烈提示恶性可能（有"恶性CDI征象"之称）。

9. 其他　可活动性（明显，不明显），可压缩性。

说明：以上各个项目或指标是根据国际公认的规范性超声检查内容制定的，多项声像图指标对于综合判断良恶性乳腺结节或肿物并提高诊断的准确率必不可少。超声诊断医师应尽责尽职，通过临床实践和反复训练会不断提高工作效率，定能大大提高识别乳腺良恶性肿物的能力。

第四节　乳房断面的带区结构和正常声像图

（一）乳房断面的三个带区（zones of the breast，Stavros，2005）

1. 乳腺前区（皮下脂肪组织区）

位于皮肤和乳腺浅筋膜之间，可见弧形线状库勃（Cooper）韧带。皮下疏松结缔组织区内脂肪含量有很大的个体差异。原发于乳腺前区和皮肤组织的病变如脂肪瘤、皮脂腺囊肿、血管瘤等，理论上并不属于乳腺疾病，只不过位置在乳房的表层。

2. 乳腺区

即乳腺实质区,位于乳腺浅筋膜和深筋膜之间。主要成分包括：腺叶、导管及其分支，许多终端导管—小叶单元（TDLU）及其周围大量特异基质纤维成分（简称间叶组织）。此带区为乳腺良、恶性疾病的最好发的部位和来源，尤其是TDLU。

3. 乳腺后区

位于乳腺深筋膜和胸肌筋膜之间，由血管、淋巴管和深层脂肪组织构成的狭窄间隙。

（二）正常乳房声像图

采用以乳头为中心的放射状扫查法最能够清晰显示乳头、导管系统及其腺叶的解剖学分布。此时，乳腺实质断面略呈三角形（图5-5A）；超宽视野扫查时，整体乳腺实质呈梭形（图5-5B）。

正常乳房声像图的层次由浅入深依次为：

1. 皮肤—乳头层皮肤厚2～3mm的较强回声带，边界整齐、光滑。乳头呈中低水平回声，边缘整齐，后方常伴衰减声影。

2. 皮下脂肪层呈低回声区，其中散在分布细线状较强回声。此区内有细弧线形或吊床样强回声为库勃韧带（Cooper's ligament）。

3. 乳腺实质层包括腺叶和导管，呈非均质的中强回声。乳头下面的输乳管和输乳窦较粗（＜3mm），呈低回声，导管及其分支自然延伸，特点是有逐渐变细的倾向。乳腺导管壁的纵断面，呈低回声的"树根状"分布而且多弯曲，低回声可表现为连续的（图5-6A、B）或不连续的（图5-7，图5-8）。正常导管壁的厚度有很大的个体差异，主要取决于围绕导管壁周围黏液样基质的多寡。故横断面有的声像图呈明显或不明显的斑纹状，典型的斑纹状也有称"豹皮样"改变。

注意事项：①正常乳腺导管腔通常是闭合的。闭合的腔隙呈细线样回声，位于导管中央，声像图往往不易显示，或隐约、断续地显示（注：因腔隙

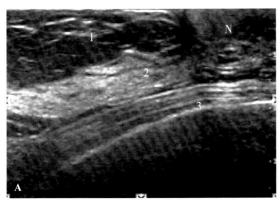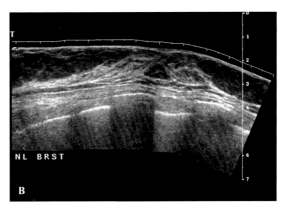

图5-5 正常乳房声像图及其带区结构（放射状扫查）

A. 1乳腺前区（皮下脂肪），2乳腺实质区，3胸肌层，乳腺后区实际上是在2、3之间的狭窄间隙中，N乳头；B. 为乳房超宽视野声像图：此图清楚显示皮肤层、乳腺前区（皮下脂肪组织层）、乳腺实质区、乳腺后区和胸壁（胸肌、肋骨），其后有胸膜—肺的界面反射

A. 女，50岁；B. 女，64岁

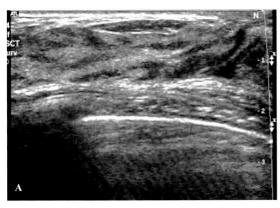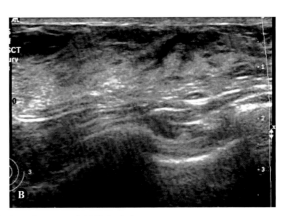

图5-6 正常乳腺实质的声像图（F35，放射状扫查）

A、B显示典型的乳腺导管（输乳管）长轴及其分支，呈条带状低回声结构，包括导管及围绕导管分布的黏液样基质。多条输乳管向乳头（N）集中。大导管的近端（靠近乳头）较粗，远端（末梢部分）渐细；乳腺导管周围的高回声区代表腺体间质成分

的界面偏离垂直声束，属于"角度依赖伪像"）。故必须采用高分辨力探头，在充分放大以后仔细观察细线样回声。只有在输乳导管梗阻扩张和积液时，才比较容易显示。②少数正常乳腺导管腔隙内存生理性微量液体，此时细线样回声分离，呈清晰的小等号"＝"表现，小等号的腔隙内表现为无回声。只有当导管腔隙表现出显著的不规则扩张，伴有腔内液体回声增加，或可见实性成分，才提示有炎症或肿物等异常。

4.乳腺实质后间隙——脂肪层呈薄层低回声区，有时很不显著或显示不清，但老年妇女较显著或较厚。

5.胸肌、胸壁层，包括胸大肌、肋骨及肋间肌。胸大肌纵断呈平行线条形回声，其表面可见筋膜回声；肋骨表现为衰减无回声区。

（三）正常乳房声像图类型

前已述及，正常妇女乳房的个体差异很大，特别是乳房／腺体内脂肪含量的不同，但左、右两侧基本上对称。超声检查时，必须注意妇女的年龄（包括生育期、泌乳期、老年期），是否月经来潮和绝经，以及由此带来妇女乳房生理性的动态变化。

1.青年型乳房

在我国，35岁以下青年妇女皮下脂肪含量较少，尤以未婚、未育妇女和体形瘦长者多见，乳房体积小，乳房X线呈致密型，而且对于乳腺肿物诊断不敏感。声像图表现特点：（1）乳房以乳腺实质为主体，总体呈较高水平回声，但质地柔软。因乳房腺体内存在着许多弯曲的乳腺导管，其断面呈许多不规则的低回声改变，好似"非均质性"（图5-7），然而

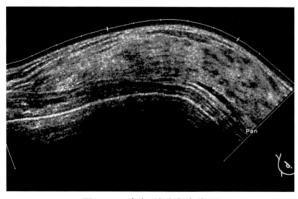

图5-7　青年型乳房声像图

永远以其质地柔软为特征（注意：需要加压扫查，找不到任何低回声硬结！）；（2）乳腺前区和乳腺后区脂肪组织很少，呈比较窄的低回声带，甚至难以辨认。

2.经产妇乳房

此型乳房中年妇女或已生育妇女多见。声像图表现介于青年型和老年型之间，由于皮下脂肪组织增多乳腺分区往往非常清晰（图5-8）。

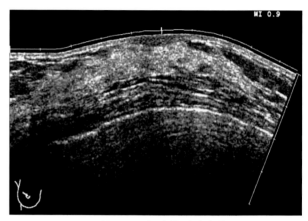

图5-8　经产妇乳房声像图

3.老年型乳房

多见于正常年迈、肥胖妇女。声像图：乳房皮下脂肪组织显著增多，腺体萎缩，间质成分相对较多，而且回声明显增强（图5-5）；或者乳腺腺体萎缩（回声增加），同时伴有乳腺叶间脂肪组织增多（乳腺实质内低回声区增多），并散在分布于乳腺实质区（图5-9）。值得注意。正常老年型乳房实质内，尽

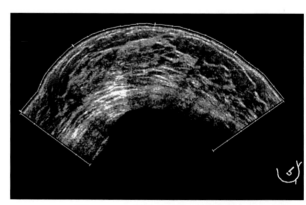

图5-9　正常老年期乳房声像图
女73岁，显示乳腺实质间低回声脂肪组织增多

管代表脂肪组织的低回声区增多（可似低回声结节或肿物），乳房实质质地柔软的重要声像图特征依然保持不变。

4. 泌乳期乳房

双侧乳房特别是乳腺实质弥漫性增厚，内部回声比较均匀；乳腺后区脂肪间隙消失（图5-10A）；乳晕（下）区若干大导管管壁清晰可见，管腔较宽。管腔内可见无回声和低水平回声，代表乳汁（图5-10B）。CDFI：增厚的乳腺实质内血流信号并无显著增多。

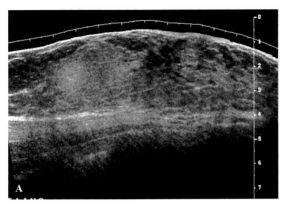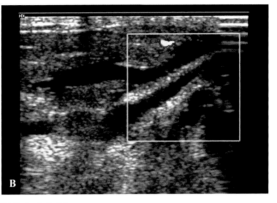

图 5-10　泌乳期乳房声像图
A. 乳房超宽视野声像图；B. 乳晕区增宽的导管和输乳管声像图

第五节　主要疾病诊断要点

一、急性乳腺炎及乳腺脓肿

本病是乳腺急性化脓性感染，好发于哺乳期妇女，尤以初产妇为多。乳头破损和乳汁淤积是化脓性感染的主要诱因。金黄色葡萄球菌为主要病原菌。乳腺炎患者除了全身症状外，局部表现红、肿、热、痛和炎性包块，病变可在短期内软化，形成脓肿。

【声像图表现】

1. 早期炎性肿块

边缘模糊、界限不清，肿块局部增厚，内部回声强弱不均。扫查时伴有局部压痛。

CDFI 表现：急性炎症期病变区血流信号显著增多，弥漫性分布。

2. 脓肿形成期

（1）发生的部位：可有乳晕下脓肿、浅表脓肿、深部脓肿和乳腺后区脓肿等多种不同部位。

（2）脓腔大小不等，形态可能很不规则。

（3）腔内出现不均质的无回声和低回声区，边缘不整，可有纤维间隔回声，加压时可见液体在腔隙中流动征象。后方回声增强。

CDFI 表现：脓肿形成后，脓腔局部血流信号消失，仅在其周边出现较丰富的血流信号（图5-11）。

【临床意义】

超声检查急性乳腺炎的主要作用在于协助临床诊断有无脓肿形成，并且可进行脓肿定位，指导外科进行脓肿引流。少数由于乳腺囊肿继发感染的脓肿患者，可考虑超声引导穿刺引流抽吸治愈。超声引导穿刺抽吸细菌培养，有助于明确病因学诊断和抗菌治疗。

二、乳腺囊肿

单纯性囊肿（simple cyst）　多见于30～50岁。多数囊肿开始在小叶内形成，代表小叶腺泡扩张，小囊肿彼此融合，小导管液体积聚不断扩张。囊肿形成机制未全明了，囊液是清亮液。可能由于腺泡上皮分泌与再吸收失衡所致。有些属于大导管扩张，停经妇女可由导管上皮退变引起，导管阻塞并非囊肿形成必要前提。

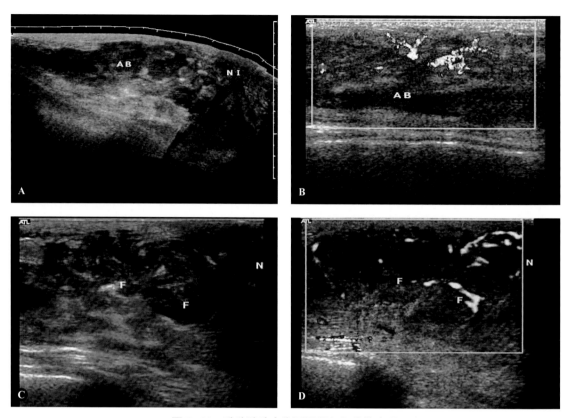

图 5-11　乳腺脓肿声像图及彩色多普勒表现
AB 脓肿，F 液化的脓肿区；NI、N 乳头

淤滞性囊肿（stagnation cyst）　哺乳期由于乳汁淤积引起，也称积乳性囊肿。囊内含有积乳所致大量脂肪和蛋白质。

以上两种囊肿预后良好，多数性小囊肿可单侧乳房或双侧乳房发生。

【声像图特点】

1. 边界清楚、整齐、光滑，一般呈圆形或长椭圆形，可与导管相连。单发或多发。

2. 单纯囊肿内部为无回声区。3～5mm 直径的小囊肿内可有低回声伪像。乳汁淤滞性囊肿常有弥漫性低水平回声，少数可有分层平面和囊壁钙化。

3. 囊壁后方回声增强。囊肿两侧可有侧边声影（图 5-12）。

三、乳腺增生病变

乳腺良性增生：是女性最常见的非炎症、非肿瘤性病变。然而乳腺增生病变的概念、病名和分类甚至于病理诊断标准，至今尚未完全统一。乳腺增生（hyperplasia of the breast）代表着一组病变，其中包括纤维囊性增生（fibro-cystic hyperplasia）、小叶增生（lobular hyperplasia）和在小叶增生基础上发展的结节性小叶增生，后者不少国内学者称为乳腺腺病（adenosis）。

乳腺增生的病理基础：乳腺终末导管小叶单元（TDLU）是本病主要的好发部位和组织学来源，有些学者将中小导管也包括在内。TDLU 含有多种对雌激素敏感的细胞和组织成分，包括小叶内终末导管、腺泡（肌细胞和上皮细胞两种）及其周围特定的（specfied）基质纤维组织。但是，以上多种不同的组织细胞成分，对于周期性女性内分泌激素改变所引起增生反应和复归程度并不完全相同。正因为如此，可以造成表现多样的乳腺弥漫性增生病变或乳腺局部增生病变：①乳腺小叶可以弥漫性/局部增厚、增大；②腺泡内不同细胞和其周围组织均可不同程度增生；③导管上皮细胞增生和退化，可能

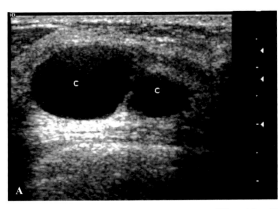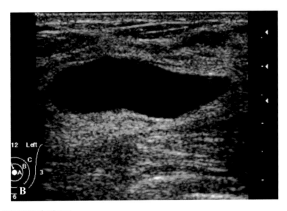

图 5-12 乳腺囊肿声像图
C 囊肿

是产生多数性小囊肿（包括肉眼未必可见的显微镜下微小囊肿）——纤维囊性增生的原因。

乳腺增生的发生率：本病是女性极为常见的病变。据研究，尸检妇女 50% 有之，多数患者死前并无症状。值得指出，有明显临床症状的患者仅占妇女人群中的一部分。

多数患者乳房双侧同时或先后发生包块，伴有胀痛，也可一侧较重或仅一侧比较明显。典型者月经来潮 3～4 天疼痛加剧，但月经一旦来潮，疼痛立即减轻。有人认为本病与卵巢功能失衡有关。

乳腺增生的预后：轻度乳腺增生不伴有导管增生者和单纯乳腺囊肿患者的预后良好，无恶变倾向；中度增生危险概率增加 1～2 倍；凡伴有导管重度增生特别是非典型增生者，则危险概率增加 5～6 倍，有家族史者 10 年内危险概率增至 11 倍。

【声像图表现】

1. 多数双侧乳腺不同程度地增厚、两侧对称，少数妇女不全对称或单侧乳房显著。乳腺实质的边界整齐，病变呈弥漫性。

2. 乳腺实质结构弥漫性紊乱，腺体回声强弱分布不均。

目前，用高档超声仪高频探头（10～13MHz）有时能够隐约可见乳腺终末导管小叶单元（TDLU），正常直径 2mm 左右，回声较低，有时似球拍状，边界欠清。增生时可达 3～5mm（小叶增生），此时边界较清晰，可呈明显的"豹皮样"（图 5-13，图 5-14）。浅层"豹皮样"改变常格外显著。

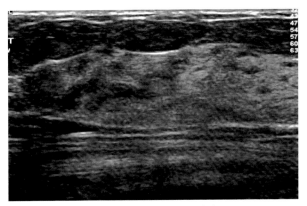

图 5-13 乳腺显著增生声像图
女 36

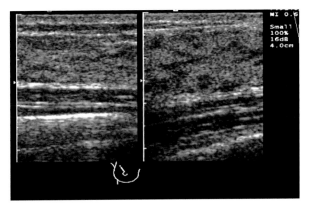

图 5-14 左侧轻度乳腺增生声像图，右侧乳房正常（左图）
女 36

乳腺增生较重者，整个腺体呈粗大点状或斑片状回声紊乱，弥漫的微小囊肿常不易显示（图 5-15）。

3. 结节型乳腺增生 结节可与弥漫性增生病变合并存在，多发或单发，可双侧性。乳腺实质内出现低回声结节，可能与纤维化和伴有玻璃样变有关。其特点是：结节低回声，直径通常 2～3mm，可达

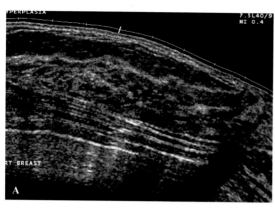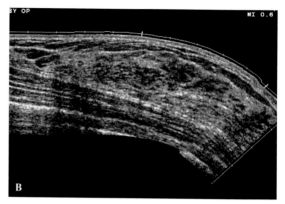

图 5-15　弥漫性乳腺增生宽景声像图

A. 年龄为 28 岁，B. 年龄为 34 岁

1～4cm。边界欠清晰或较清晰，无包膜，通常无点状微小钙化灶，CDFI 无血流信号（图 5-17）。少数增生性结节边缘不整（图 5-16），或伴有钙化，酷似恶性肿物。（注：国内部分学者将结节型乳腺增生称为乳腺腺病）。

4.囊性乳腺增生　有时可见乳腺合并多数性肉眼可见的小囊性扩张，呈多个很小的不等的无回声区，其后壁回声增强。本病乳腺小的囊性扩张，可以和比较大的乳腺囊肿合并存在（图 5-18）。CDFI：通常无明显血流信号。

【鉴别诊断】

弥漫性增生一般容易诊断；结节性增生声像图特点并无特异性，外形有时与纤维腺瘤和边缘比较整齐的小乳癌相似，其特点是极少血流信号。无论如何，必须与乳腺的良恶性肿瘤鉴别，CDFI、DPI

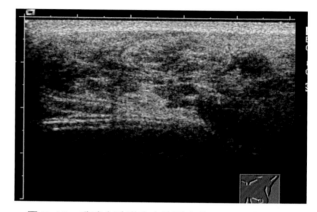

图 5-16　乳腺小叶增生声像图（女 33，活检证实）

因血流检测的敏感度不足，检查不完全可靠。微泡超声造影，特别是 MRI 检查，有助于进一步鉴别良、恶性。最终仍然需要穿刺病理组织学检查或手术病理进行鉴别。

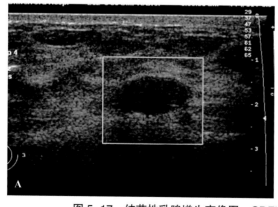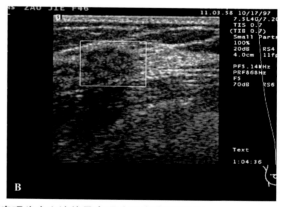

图 5-17　结节性乳腺增生声像图，CDFI 表现为少血流信号表现（手术病理证实）

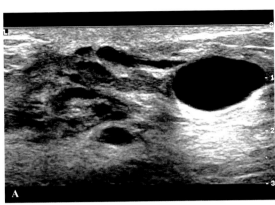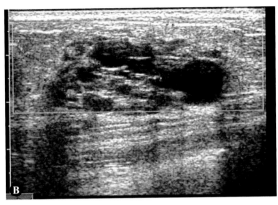

图 5-18　囊性乳腺增生声像图（女 36，A 灰阶超声；B 彩色多普勒几无血流信号，经手术证实）

四、乳腺纤维腺瘤

本病为乳腺最常见的良性肿瘤，系小叶和腺泡特殊的周围基质性结缔组织过度生长所致，与女性雌激素有关。多见于青年妇女，约占乳腺肿瘤的 10%，多单发，少数双侧性。常发生于乳房外上象限。

【声像图特点】

1. 边界光滑、整齐，偶有较大的分叶；有完整的包膜（图 5-19）。

2. 肿物多呈椭圆形。纵横比（前后径/宽径）<1。一般较小，偶见超过 5cm。

3. 内部呈均匀性低回声。较大肿物内可因囊性变出现小片无回声区。

4. 后方回声稍增强，常有侧边声影。

5. CDFI　结节内较少或无血流信号。周边部分血流信号也不多。

【注意事项】

必须从各个不同角度和方向扫查，以确认全部包膜的完整性，查明肿物的侧边（常有回声失落干扰）不存在任何可疑恶性征像。如果做出良性结节结论时，应当特别慎重

【鉴别诊断】

本病偶有较大的分叶和个别斑点状微小钙化，故应与乳腺癌相鉴别。后者边界不整（或部分边缘不整）无包膜，典型者后方衰减等，CDFI 常显示丰富血流信号。

五、叶状肿瘤（phyllodes tumor）

是少见的来源于间叶组织的分叶肿瘤，多见于 30 岁以上的妇女。本病 40% 合并纤维腺瘤，病理组织学上以显微镜下囊性分叶为特征，介于良恶性之间。瘤体小时临床表现与纤维腺瘤相似，但生长

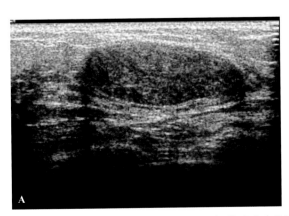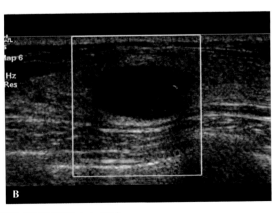

图 5-19　纤维腺瘤声像图及 CDFI 表现（女 23）

速度较快。本病鉴别诊断非常重要。因为瘤体较小时，临床、超声、穿刺病理均易当作纤维腺瘤而被切除；但叶状肿瘤具有低度恶性倾向，以往称"叶状囊肉瘤"，存在着术后复发与血行播散的可能（骨骼和肺转移）。本病合并纤维腺瘤占40%，缺乏经验的病理医师若不全面观察术后切片标本并找到"囊性分叶改变"特征，又极易误诊为单纯纤维腺瘤，从而影响预后的判断。

【声像图特点】

瘤体表面光滑，边界清晰，可活动；体积较大，瘤体表面可有大的分叶；内部多呈均匀低回声，与纤维瘤很相似；CDFI显示瘤内血流信号较多，或较丰富，故与纤维腺瘤不同（图5-20）。

【鉴别诊断】

叶状肿瘤早期体积很小时，临床表现与纤维腺瘤相似，但瘤体生长快，当被发现时体积常已较大。瘤体表面可有分叶，内部血流信号比较丰富；如果较大的纤维腺瘤发生在青少年（10～20岁多见），还应与生长速度快的巨大纤维腺瘤（giant fibroadenoma，或 juvenile fibroadenoma）相鉴别（图5-21）。

六、乳腺癌

乳癌好发于乳腺导管上皮特别是末梢导管和腺泡，称终端导管小叶单元（TDLU）。乳腺癌在国内占妇女恶性肿瘤第二位，部分城市已上升到第一位，欧美国家占第一位。

乳腺癌病理类型：有多种。其中以浸润性导管癌（invasive ductal carcinoma）最多见，但早期可以是小而隐蔽的导管原位癌（ductal carcinoma in situ，DCIS）；其次，有相对少见的浸润性小叶癌（invasive ductal carcinoma）。此外，尚有髓样癌、黏液癌、浸润性导管内癌（invasive intraductal carcinoma）等。

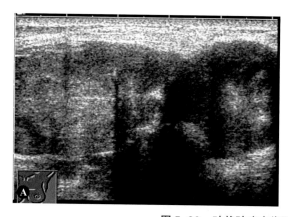
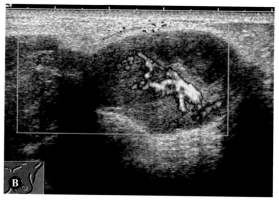

图5-20　叶状肿瘤声像图及CDFI表现（女52）

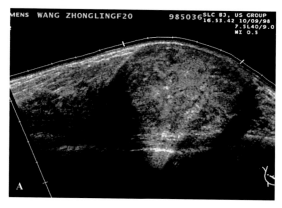
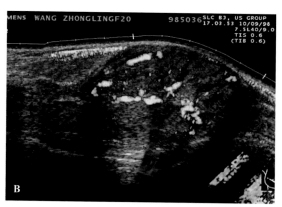

图5-21　巨大青少年纤维腺瘤超声表现

乳腺恶性肿物声像图特点和表现是多样性，具体取决于它们的病理性质和病期，取决于它们的组织学特点和非均质（heterogenicity）的程度。

乳腺癌常见有三种声像图类型：

1. 边界模糊型（poor circumscribed /speculated type）

本型乳腺癌以浸润性导管癌为代表。特点：肿瘤边界模糊不清，肿瘤细胞成分少，多为低分化，少血流信号，但浸润性生长比较突出，纤维组织反应显著，故瘤体的质地较硬（图 5-22）。

2. 边界清晰型（circumscribed type）

本型乳腺癌以髓样癌为代表。特点是：肿瘤边界比较清晰，细胞成分较多，为中分化或高分化，血流信号增多，纤维组织反应不明显，质地较软（图 5-23）。

以上是两种极端的类型。

3. 混合型（mixed type）

这是介于二者之间的不同类型。它兼有以上两型肿瘤的特点，两类组织成分皆有，二者比例不同，表现也各异（图 5-24）。

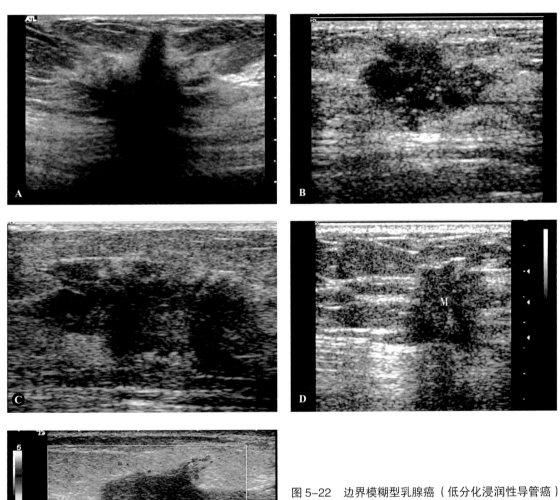

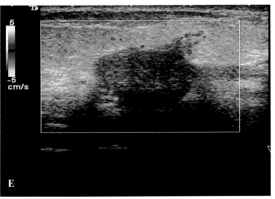

图 5-22 边界模糊型乳腺癌（低分化浸润性导管癌）多种灰阶声像图（A、B、C、D）和 CDFI 表现（E. 边缘少许血流信号）

M 肿物

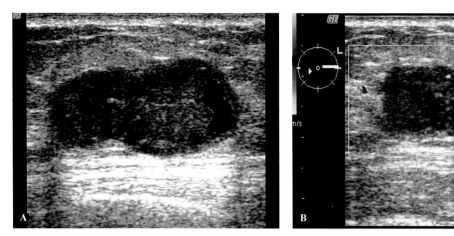

图 5-23　边界清晰型乳腺癌灰阶声像图和 CDFI 表现（髓样癌，有较丰富的内部血流信号）

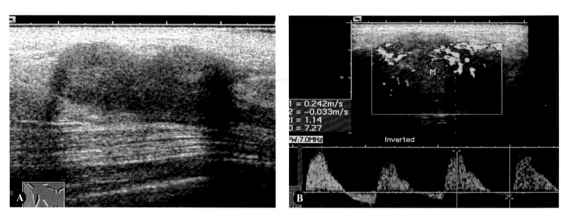

图 5-24　混合型乳腺癌声像图和 CDFI 表现（中分化浸润性导管癌）
边界大部分清晰，右半部模糊不清，边缘"成角"，周边和内部血流信号相对丰富，可见高阻动脉血流频谱图

【声像图表现】

乳腺癌声像图表现是多种多样的。提示可能为恶性征像有以下几种：

1.肿物形态不规则，边缘成角（呈锐角小突起），出现小分叶（梅花瓣状，提示腺泡内肿瘤细胞向外膨胀性生长），或呈毛刺状或蟹足样（提示肿瘤细胞沿导管浸润），无包膜。个别肿物如髓样癌例外，其形态规则，边界比较清晰。

2.瘤体内部通常呈低回声　其周边常伴有回声增强的"边缘晕"，代表人体组织对肿物的反应。

3.肿物内散在的点状强回声，通常无声影（代表微小钙化灶）。少数肿物中心液化坏死者可有小片低回声区或无回声区。

4.肿瘤后方回声明显减低，或出现显著的声影（声衰减现象）。

5.肿物纵横比≥1，即前后径大于左右径。此征象多见于小的、特别是位置比较表浅的恶性结节，位于乳腺实质靠近乳腺实质周边部分的恶性结节，未必有此特征。

6.彩色多普勒检查　大多数有血流信号。彩色血流信号特点是不规则，常分布在肿物的周边，导管癌通常血流信号并不丰富。如果肿物有丰富血流信号，提示肿瘤的细胞成分增多或以肿瘤细胞成分为主。多普勒频谱常见高速高阻血流，常出现彩色马赛克现象。发现穿支动脉血流和不规则血流信号，提示肿物为恶性可能。

7.肿物向周围组织浸润征象，如 Cooper 韧带增宽，与邻近组织如皮肤、胸壁粘连、固定（图 5-25）。

8.淋巴结转移性征象　如腋窝淋巴结、胸骨旁淋巴结肿大，其形态、大小、内部回声及血流信号异常，符合恶性转移性淋巴结表现。

【注意事项】

1.乳房恶性肿瘤超声征象或指标虽多（8 项），但是每个征象指标的敏感性有很大的差别（从低于 20%～70%），尽管它们的特异性很高（85%～95%）（图 5-26）。学者们主张采用多个声像图指标，结合彩色多普勒指标进行综合判断，这样，可以大大提高乳腺癌的超声诊断的准确率和可靠性。

关于三维超声技术在乳房超声的应用评价：三维超声实际上是基于二维超声图像的重建，优点只不过在于新增加一个冠状断面指标而已。根据我们有限的经验（白志勇、张武，2001），2D 超声多指标鉴别良恶性的敏感性 88.6%，特异性较差 64.6%，假阳率偏高；3D 敏感性略差 81.8%，但特异性较高 90%，实际的临床意义有限；2D 与 3D 超声联合应用，敏感性和特异性显著提高，分别可达 90.9% 和 97.6%。

2.乳房恶性肿瘤表现是多样性的。凡是遇到看似边缘规则的（良性）结节，应通过多个断面寻找结节的"最异常处"，努力查找有无任一可疑的"恶性超声征象"，并且进行多指标综合分析。注意肿物边缘有无哪怕微小的异常，如不形态规则、小分叶、毛刺样改变、边缘成角、强回声晕、微小钙化灶、纵横比≥1。CDFI 观察有无血流信号增多，特别是不规则分布，这样可大大提高乳腺癌的检出率。

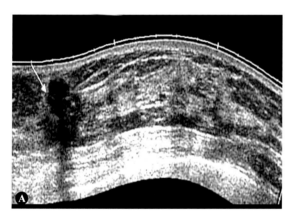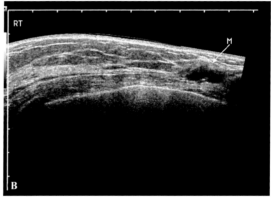

图 5-25 浸润性导管癌（↑）伴有不同邻近组织侵犯声像图

A.低回声肿瘤向相邻的皮下脂肪组织侵犯，可见微钙化灶；B.肿瘤（M）向深部胸壁软组织侵犯

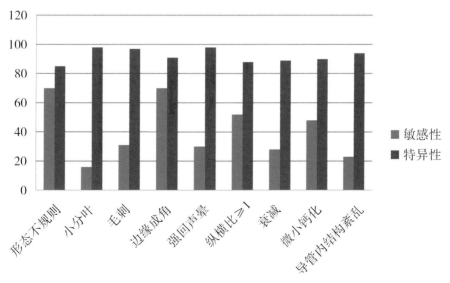

图 5-26 乳腺癌超声征象的敏感性和特异性的比较

引自姜玉新，2010

此外，遇到边界整齐、有包膜、外形规则并有回声增强的肿物，未必都是良性。如果 CDI 发现内部血流丰富者，应高度怀疑少见类型的恶性肿瘤如髓样癌、黏液癌等。

3. 关于瘤体径线超声测量，应包括回声增加的边缘晕，不应仅测量肿物的低回声区。否则，瘤体测值显著会低于乳腺癌的实际大小。

4. 乳腺癌的最早期为原位癌，经过乳房 X 线可能发现。因瘤体很小，多数单发，应注意乳腺癌可以多灶性少数患者双侧性。超声诊断容易发生漏诊，这给繁忙的超声医师带来巨大挑战。遇到 40 岁以上，特别是乳房体积大的肥胖妇女时尤其如此，宜结合乳房 X 线检查，宜根据微小钙化灶所在部位仔细检查。对于超声检查遇有困难、检查不满意时，可建议进一步做乳房 MRI 检查，后者对于诊断早期、多灶、双侧乳腺癌的敏感性和准确性，包括双侧腋窝淋巴结的检查，均优于乳房超声检查。

5. 注意"假肿瘤"，避免假阳性　乳腺局部纤维化，手术瘢痕、外伤史，可能造成不规则边缘不清的结节还伴有声影，而酷似肿瘤——"假肿瘤"，应注意询问病史并加以鉴别，CDFI/PDI 特点是无血流信号。病史不明者，声像图鉴别常很困难，可借助于其他影像检查如 MRI。

（一）几种具有特征性声像图的乳腺癌类型

1. 浸润性导管癌

占乳腺癌的 70% ~ 80%，纤维成分较多，也称为硬癌。其声像图表现有很多特征已如上述。癌瘤体积可以较小，但质地坚硬，边界凸凹不平，境界不清，有回声较强的边缘"晕"，后方衰减明显。CDFI 通常显示有血流信号，但未必一定丰富，可散在分布在肿瘤周边。此型细胞成分虽少，分化较低，恶性程度高。（图 5-22 A ~ E，图 5-24，图 5-25）

2. 髓样癌

少见，占乳腺癌的 3%。为典型的边界清晰型乳房恶性肿瘤。以细胞成分为主，纤维成分少，体积较大，常达 4 ~ 6cm。声像图呈圆球形，边缘光滑或欠规则，内部呈等回声或低回声，大片回声可接近无回声，后方回声无衰减，可有侧边声影。因此，单凭灰阶声像图容易与良性肿瘤混淆。CDFI 显示肿物内部血流信号十分丰富，有助于诊断。此型恶性程度相对较低。（图 5-23）

3. 黏液癌（胶样癌）

更少见，占乳腺癌的 1.4% ~ 5.2%，也为有边界型乳房恶性肿瘤。本病生长缓慢，分泌多量黏液，恶性程度较低。根据我们的经验，声像图呈圆球形，边缘光滑，内部呈低回声，后方回声增强。CDFI 显示肿物内部很少血流信号，故超声易与良性肿瘤混淆（图 5-27A、B）。

4. 导管内乳头状癌

由导管内原位癌（intraductal carcinoma in situ, ICIS）或导管内乳头状瘤癌变而来，也称浸润性导管内癌，发生在大导管，约占乳腺癌的 0.9%。临床表现主要为乳头溢液（单侧性、自发性），老年人居多。

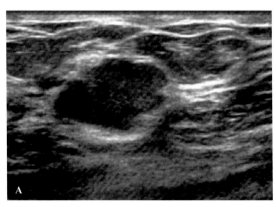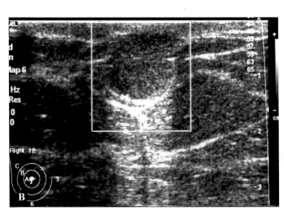

图 5-27　黏液癌（胶样癌）灰阶和 CDFI 表现

两例，A 女 57 岁，B 75 岁

【声像图表现】

乳头和乳晕下方大导管扩张，呈无回声或低回声；导管内低回声充满管腔，管壁模糊不清，向周围组织浸润生长。有时肿物表现为"乳腺囊肿内"壁立的低回声实性团块。CDFI 显示肿物内及其周边常有较多的血流信号（图 5–28）。

【鉴别诊断】（图 5–29）

本病应与良性导管内乳头状瘤鉴别，但实际上区别常有一定的困难，可统称"导管内实性（占位）病变"。导管内乳头状瘤一般瘤体较小（图 5–29A），但少数例外（图 5–29B）。瘤体较大者很难与癌区别。导管内乳头状瘤的声像图与导管内乳头状癌相似，但边界清晰，无管壁侵犯现象，导管内乳头状瘤 CDFI 检查较少彩色血流信号，呈单根细小点状或蒂状。随瘤体增大，血流信号增多。导管内乳头状瘤或癌的鉴别主要有赖于活检和手术病理组织学检查。

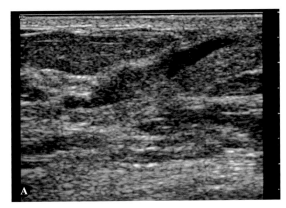
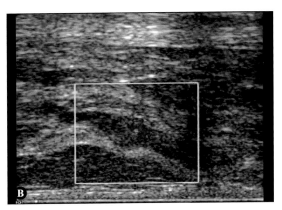

图 5–28　导管内乳头状癌（浸润型导管内乳头状癌）

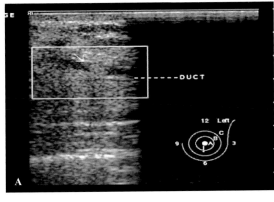
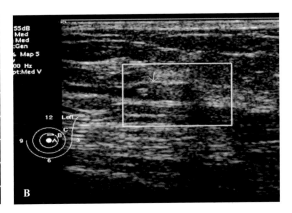

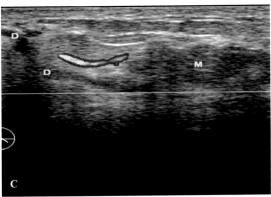

图 5–29　导管内乳头状瘤灰阶和 CDFI 表现
（3 例）

A. 导管内乳头状瘤一般瘤体较小，但 B. 少数例外；
C. M 肿瘤，D 增宽的导管

5. 炎性乳腺癌（inflammatory breast cancer, IBC）是乳腺癌的一种特殊类型，临床十分罕见，我国报告约占乳腺癌的0.9%（国外报告1%～10%），多为青年妇女在产后发生。笔者30余年来仅遇到2例。发病急性，患者常以乳房弥漫性红、肿、热、痛和皮肤层增厚就诊，有的皮肤为暗红、紫红色，极似急性炎症，有时很像蜂窝质炎。恶性程度高，早期即有腋窝、锁骨下淋巴结转移，是局部晚期乳腺癌中预后最恶劣的一类。

【声像图表现】

皮肤皮下组织和乳腺弥漫性增厚，不同组织之间界限模糊不清，呈迷雾状细点状回声。与回声紊乱的腺体整个结成一体。仔细观察，可发现局灶性实性肿物，否则有可能局限性肿块被忽略。本病必须与乳腺炎鉴别（图5-30）。

（二）乳腺实性肿物良恶性的鉴别

1. 乳腺实性肿物

超声表现变化多端，尤其是恶性肿物。它取决于良恶性肿物的病理组织学改变的多样性及病期的不同。很多超声征象是有诊断意义的，但每一种征象并不是特异性的，良恶性肿物之间常有交叉，需要结合多个超声征象进行综合分析、判断。鉴别方法参见表5-1。

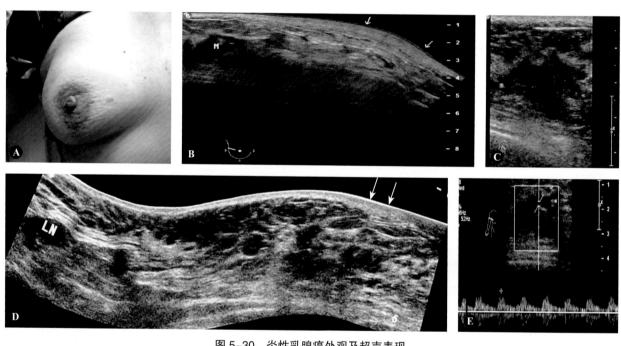

图5-30 炎性乳腺癌外观及超声表现

A. 患侧乳房外观；B. 乳房超宽视野声像图 M 肿物"↑"真皮增厚，皮肤与皮下脂肪组织、乳腺腺体模糊一片，分界不清；C. 典型的局部肿瘤结节，呈不规则低回声，有声晕；D. 右侧腋窝至乳房超宽视野成像，LN 淋巴结，"↑"局部真皮增厚，皮肤与皮下脂肪组织、乳腺腺体分界不清、层次紊乱，主要瘤体尚有多个不规则小结节浸润；E. 主要瘤体 CDFI 表现：肿物边缘彩色血流信号和多普勒频谱图

表5-1 乳腺良恶性肿物声像图征象和鉴别方法

	良性	恶性
形态	整齐、光滑、偶有2～3个浅分叶（大分叶）有回声增强晕	不规则、毛刺状、小分叶，边缘成锐角
包膜	有，完整	多无或不完整
内部回声	无回声或均匀低回声	低回声，或强弱分布不均匀

续表

	良性	恶性
钙化灶	偶有多见点状微钙化灶	
肿物后回声	增强或正常多有衰减，少数增强	
纵横比	< 1	> 1
CDFI/DPI	偶有少量血流，少有穿通支有血流 / 丰富血流穿支和不规则分支比较多见	
多普勒频谱	低速低阻，RI < 0.7	高速、高阻，RI ≥ 0.7

此外，近年来尚有学者利用三维成像和弹性成像其他新技术如进行鉴别的研究，典型者呈"汇聚征"或"太阳征"但其敏感性、实用性还有待进一步研究（图5-31）。

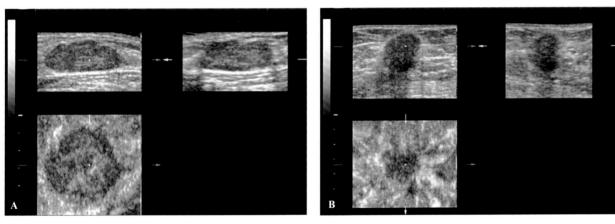

图 5-31　乳房良性与恶性肿瘤的三维声像图比较

A. 良性纤维腺瘤三维超声的不同断面，冠状断面显示肿物边缘比较整齐（冠状断面发现有一小隆起，纵断面、横断面未能发现）；B. 浸润性导管癌三维超声的不同断面，冠状断面显示典型的"汇聚征"，二维超声纵断面、横断面均出现典型的恶性征象

2. 鉴别诊断　①注意与某些其他良性病变如皮脂腺囊肿（位于真皮层，低回声，有包膜），脂肪瘤、血管瘤（多位于皮下组织，少数在腺体内，呈边缘清晰或欠清晰的高回声结节），乳腺结核（少见，青年女性相对多见，实性为主，可有肿物内部液化，伴有腋窝淋巴结肿大）。②其他少见的恶性肿物如淋巴瘤（图5-32）、转移癌。③此外，外伤/手术后瘢痕、既往乳腺炎病史、脂肪坏死等可能酷似恶性肿物——假肿瘤的鉴别，已如前述（图5-33A、B，图5-34）。

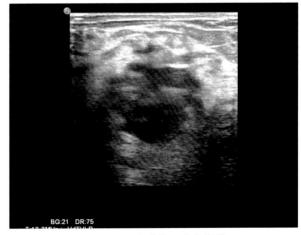

图 5-32　乳腺淋巴瘤声像图

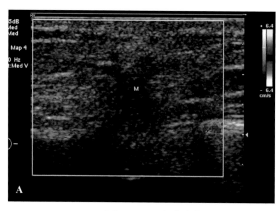

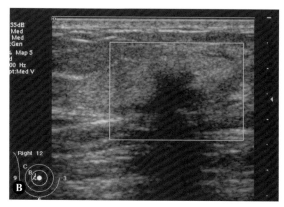

图 5-33　乳腺外伤后瘢痕声像图（两例），酷似不规则的低回声肿瘤

M 肿物

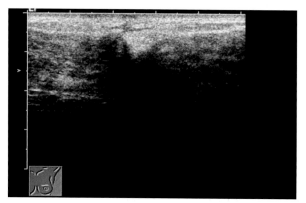

图 5-34　乳腺手术后瘢痕声像图

（三）乳房超声造影在良、恶性肿瘤鉴别诊断中的应用

乳房肿物超声造影的增强模式，文献报道有四种：①无增强；②周边增强；③均匀增强；④不均匀增强。良性增生或良性肿瘤，术后瘢痕、脂肪坏死通常表现为无增强，提示无血流信号；恶性肿瘤，则有周边（沿毛刺或强回声晕）增强、均匀增强和不均匀增强等不同表现。因此，超声造影可用于超声鉴别良、恶性病变或肿瘤有困难的病例。

（四）乳腺肿物超声影像学分级诊断和超声结论的书写方法

现代超声作为乳腺影像诊断技术，尽管判断良恶性具有很高的敏感性，其诊断结论属于提示性的。国际上普遍采用 BIRADS 分级诊断法用于乳房 X 线诊断。并且新的超声 BIRADS 的分类评估，更加具有实用意义（表 5-2）。

表 5-2　BIRADS 评估分类和管理

BIRADS 评估	超声结论或提示备注
0	不能有效评价病变或检查不满意需其他影像学检查
1	未见异常病变无须处理
2	良性病变无须处理，常规随访
3	良性可能性大建议密切随访（6 个月），如患者强烈要求，可以活检或切除
4	4a 类：低度怀疑恶性；4b 类：中度怀疑恶性；4c 高度怀疑恶性
	高度提示恶性 / 恶性可能大，建议活检或其他积极处理
5	高度提示恶性，组织活检
6	病理证实恶性病变，根据临床表现，手术切除或其他治疗

注：①美国放射协会 1993 年制定的 Breast Imagining Reporting and Data System，简称 BIRADS™。2013 年更新

②"良性可能性大"指恶性可能≤ 2%；"可能恶性"可分轻度（4a，恶性可能＞ 2% ～≤ 10%），中度（4b，恶性可能＞ 10% ～≤ 50%），高度（4c，恶性可能＞ 50% ～≤ 95%）；"高度提示恶性"指恶性可能≥ 95%

③ 0 级在乳腺的诊断性检查中不建议使用，除非出现特殊情况如乳腺表面较大面积溃疡或瘢痕、巨大乳腺致声束穿透困难等

（五）超声诊断的临床意义

1. 超声诊断的敏感性

综合声像图指标诊断乳腺癌，灰阶超声诊断的敏感性98.4%，特异性67.8%，阳性预期值38%，阴性预期值99.5%（Stavros，1995）。其准确率为85%～92%。采用高频超声，结合常规彩色多普勒超声技术可显著提高敏感性和准确性。必须指出，低于5MHz频率的超声对于早期难以触及的乳癌敏感性很差（49.2%）。

总的来说，超声诊断检出乳癌的敏感性高于钼靶X线摄影，但超声发现微小钙化灶的敏感性较差。据曾炜、朱世亮报道，二者检出率分别为93.9%和81.5%（2002年）。超声对于多中心和多灶性乳癌的发现和诊断有一定的帮助。值得注意：超声诊断检出早期乳癌的敏感性和特异性不及乳房超声造影和乳房MRI检查。因此，后者可用于常规超声诊断有疑问者的进一步检查。但是，最后确诊仍有赖于穿刺或手术活检病理检查。

2. BIRADS超声影像分级诊断用于超声结论或提示的意义

（1）对良性病变提供令人满意的保守处理。

（2）减少不必要的经皮穿刺活检以及外科干预，有助于选择性外科处理。

（3）根据朱庆莉、姜玉新、孙强等252例295个临床触诊不清的乳腺病变的前瞻性研究，BIRADS 2、3级提示良性或良性可能大者乳癌发生率分别为0和1.0%；4、5级提示可疑恶性和恶性可能性大者，乳癌阳性预期值分别为16%和91%，阴性预期值达99%。

3. 超声诊断在乳癌普查中的地位

（1）对于35岁以下妇女尤其是20岁以下青少年女性、孕妇以及乳房X线呈致密型者，以及乳癌高危人群（乳癌手术史、家族史），超声不失为主要的筛查工具（primary screening）。常规采用彩色超声可以进一步提高超声诊断早期癌的敏感性。

（2）乳癌普查对于40～65岁大龄妇女，尤其乳房体积较大者，主要依靠X线乳腺摄影。需要定期（1～2年）进行。X线乳腺摄影可高敏感地辨认乳腺内微小钙化灶。尽管其特异性较差，它仍被公认为特定乳癌高发人群定期筛查的最好方法。此时，超声具有二次筛查（secondary screening）的重要补充作用。

据统计，经X线普查的妇女中约30%患者有阳性X线所见。在美国每年约有50万人需做乳腺活检。然而活检仅发现20%为恶性肿瘤，其余80%为良性病变，包括不少无须手术的病变如乳腺增生症。现代高频超声的微小钙化显示率提高至53.5%～64.2%，仍低于乳房X线检查。根据欧美14所医院协作研究（Merritt，1995），高分辨率超声与X线乳腺摄影相结合，即乳癌的二次筛查，有助于进一步鉴别良恶性病变和有选择地进行活检，从而使乳癌阳性检出率比单纯乳房X线提高两倍，达60%。现代超声可使许多患有良性乳腺病变而又无须穿刺或手术活检的妇女，免除了不必要的痛苦并节省开支。

近年来，MRI用于乳癌的诊断愈益增多，其敏感性、准确性均超过超声检查。尤其是早期癌、多灶性肿瘤和双侧性乳腺癌，MRI还特别有利于腋窝淋巴结转移癌的诊断。

4. 介入性超声应用 超声引导穿刺组织学活检可以为临床确诊乳癌提供可靠的病理依据，宜采用自动活检技术和较粗的活检针（14～18G）。超声还可用于触诊有困难的小肿物切除术前精确定位，超声引导经皮穿刺在可疑微小肿瘤部位导入"J"字形20G金属丝定位针做标记。此外，尚有报告采用比较简便的碳素局部注射标记方法，以便手术顺利进行（注：不可用容易弥散的染色剂如美兰或甲紫）。

超声引导微创旋切新技术：采用8～13G活检针连续切割的Vacora活检系统。适用于乳腺小肿物的活检及良性小肿物（<2.5cm）包括多发性纤维腺瘤的完全切除，避免手术可能留下的皮肤瘢痕/瘢痕疙瘩。

（张 武 陈 文）

参考文献

1. 袁光华，张　武，简文豪，等．超声诊断基础与临床检查规范．北京：科学技术文献出版社，2005:77-78，400-402.

2. Rumack CM, Wilson SR, Charboneau JW[ed]. Diagnostic ultrasound. Third edition. Mosby, 2005: 795-844. (The breast)

3. 田家玮，王素梅．彩超诊断乳腺增生症及病理分型 800 例回顾．中华超声影像学杂志，1996，5（1）：39-41.

4. 何以牧，林礼务，高上达，等．乳腺增生症超声分型与病理关系的研究．中华医学超声杂志（电子版），2004，1（6）：252-255.

5. 姜玉新．乳腺超声诊断的现状与进展．中华医学超声杂志（电子版），2004，1（4）：145-146.

6. 杨敬英，王金锐，王建华，等．健康体检中高频超声对乳腺癌的早期诊断价值．中华医学超声杂志（电子版），2004，1（4）：158-159.

7. 朱庆莉，姜玉新，孙　强，等．超声引导定位切除临床触诊不清的乳腺肿块．中华医学超声杂志（电子版），2004，1（4）：155-157.

8. 周跃兴，肖健存，张　武，等．乳腺叶状肿瘤的二维及彩色多普勒超声诊断．中国医学影像学技术，2002，18（4）：353-354.

9. 吕　珂，傅先水．浆细胞性乳腺炎的超声诊断．中华超声影像学杂志，2000，9（1）：42-44.

10. Yang WT, Ahuja A, Tang A, et al. High resolution sonographic detection of axillary lymph node metastases in breast cancer. J Ultrasound Med, 1996, 15:644.

11. Weind KL, Maier CF, Rutt BK, et al. Invasive carcinomas and fibroadenomas of the breast: comparison of microvessel distributions- implications for imaging modalities. Radiology, 1998, 208:477-483.

12. Youssefzadeh S, Eibenberger K, Helbich T, et al. Use of resistance index for the diagnosis of breast tumours. Clin Radiol, 1996, 51（6）：418-420.

13. Kook SH, Kwag HJ. Value of contrast-enhanced Doppler sonography using a microbubble echo-enhancing agent in evaluation of small breast lesions. J Clin Ultrasound, 2003, 31（5）：227-238.

14. Schroeder RJ, Bostanjoglo M, Rademaker J, et al. Role of power Doppler techniques and ultrasound contrast enhancement in the differential diagnosis of focal breast lesions. Eur Radiol, 2003,13（1）：68-79.

15. Madjar H. Contrast ultrasound in breast tumor characterization: present situation and future tracks. Eur Radiol, 2001, 11（Suppl 3）：E41-46.

第六章
心血管疾病超声诊断

第一节 适应证

超声心动图检查适用于所有怀疑或确诊的心血管疾病患者，用以评价心脏结构、功能、血流动力学情况，为心血管疾病的诊断和治疗决策提供重要信息。

1. 了解心脏及大血管的结构、形态

（1）先天性心脏病；

（2）瓣膜性心脏病（风湿性瓣膜病、老年退行性瓣膜病、先天性瓣膜病变、瓣膜脱垂、感染性心内膜炎瓣膜赘生物及瓣膜穿孔等）；

（3）心肌病（原发性、继发性）；

（4）缺血性心脏病；

（5）肺源性心脏病；

（6）心脏肿瘤及心腔内血栓形成；

（7）心脏外科手术后；

（8）大血管病变（如动脉瘤与动脉夹层、Marfan 综合征等）及冠状动脉病变（如川崎病等）。

2. 利用多普勒超声评价心腔及大血管内血流动力学状况

（1）测量狭窄病变的狭窄口两侧压力阶差、推算狭窄瓣口有效面积；

（2）评价瓣膜反流程度；

（3）评价人工瓣功能；

（4）了解（心房、心室、大动脉水平）是否存在分流及分流方向、速度、程度；

（5）评价心腔和大血管内的压力情况。

3. 评价心功能

（1）心肌的收缩功能与心脏（左室）泵功能；

（2）心肌与心室的舒张功能。

4. 评价心包病变（心包积液、缩窄性心包炎、心包肿瘤等）及其对心脏的影响。

5. 了解心脏周围器官、组织病变与心脏的关系。

第二节 检查方法与正常声像图

一、经胸超声心动图（TTE）

M 型、二维、三维、多普勒超声心动图与组织多普勒经胸检查是超声心动图检查最常用、最基本的检查方法。一次完整的检查应以二维扫查为基础，综合应用 M 型、多普勒等技术，获取全面的心脏结构、舒缩功能、血流动力学信息。检查时患者通常取左侧卧位或仰卧位，连接同步心电图。

（一）二维超声心动图

二维超声心动图又称切面超声心动图，以二维切面显示心脏与大血管的断层结构、毗邻关系及动态变化，是超声心动图检查最基本、最重要的技术，血流多普勒、组织多普勒、三维超声等检查都需在二维检查的基础上进行。

二维超声心动图图像以扇形显示，扇尖为近场，显示身体浅表结构的反射回声；扇弧为远场，显示体内深处结构的反射回声。超声成像的方位与探头间有固定的关系，与人体解剖方位的关系随探头位置而变化。为避免混淆，方位描述均以解剖学的上、下、左、右、前、后为标准。扫查时因探头位置和声束方向的不同，可获得众多心脏与大血管切面图像。为了便于交流与对比，常规检查推荐使用标准切面。依据扫查时探头在体表放置的位置不同，经胸检查的常用声窗包括：胸骨旁、心尖、剑突下、胸骨上窝，必要时还可于胸骨右侧探查（图6-1）。

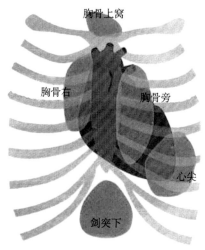

图6-1　经胸检查声窗

（二）胸骨旁区

1.胸骨旁长轴切面

（1）左心室长轴切面（图6-2）　由近场到远场依次为右室前壁、右室腔的一部分及与之相连的右室流出道部分、室间隔、左室腔、左室后壁；以及与室间隔相延续的主动脉根部前壁、与二尖瓣前叶相延续的主动脉根部后壁、主动脉右冠瓣与无冠瓣、部分升主动脉、左房。

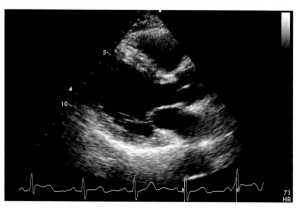

图6-2　胸骨旁左心室长轴切面

（2）右室流入道长轴切面（图6-3）　近场为右室、远场为右房，其间可见三尖瓣的前叶与后叶。右房下方可见下腔静脉开口。

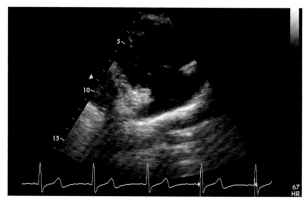

图6-3　胸骨旁右室流入道长轴切面

（3）右室流出道长轴切面（图6-4）　显示右室流出道、肺动脉瓣、肺动脉主干，室间隔、二尖瓣及左房。

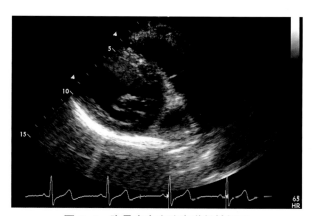

图6-4　胸骨旁右室流出道长轴切面

2.胸骨旁短轴切面

（1）主动脉根部短轴切面（图6-5）　图像中央为圆形的主动脉根部横断面，其内可见主动脉瓣的三个瓣叶。远场为左房。右房、三尖瓣、右室流出道、肺动脉瓣、肺动脉主干从右向左包绕主动脉根部。探头方位略做调整，可显示左、右冠状动脉开口及主干。尚可显示肺动脉分叉及左、右肺动脉。

（2）二尖瓣口水平短轴切面（图6-6）　由近场到远场依次为右室腔的一部分、室间隔、左室、二尖瓣前叶、二尖瓣后叶、左室游离壁。

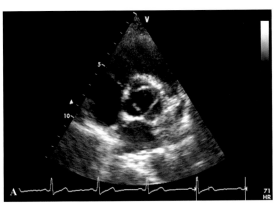 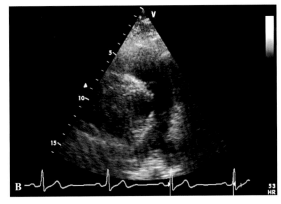

图 6-5 主动脉根部短轴切面（A），调整探头可显示肺动脉分叉及左、右肺动脉（B）

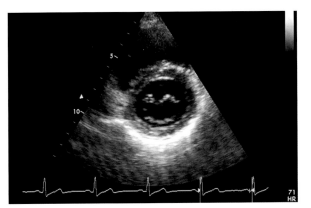

图 6-6 二尖瓣口水平短轴切面

（3）左室乳头肌水平短轴切面（图 6-7） 显示二尖瓣腱索水平以下的室间隔及左室游离壁，左室腔内可见前外侧及后内侧两组乳头肌。右室腔的一部分呈月牙形附着左室右前方。

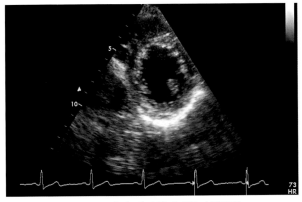

图 6-7 左室乳头肌水平短轴切面

（4）心尖水平短轴切面（图 6-8） 显示心尖段的左室壁及左室腔。

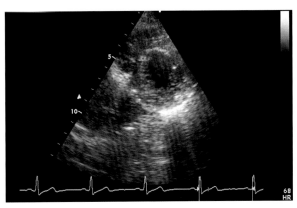

图 6-8 心尖水平短轴切面

3. 胸骨旁四腔切面（图 6-9）

显示左房、左室、二尖瓣前叶与后叶，右房、右室、三尖瓣前叶与隔叶，房间隔与室间隔（走行方向与声束方向呈一定角度）。

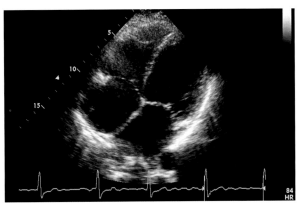

图 6-9 胸骨旁四腔切面

（三）心尖区

1. 心尖四腔切面（图6-10）　显示内容同胸骨旁四腔切面，即四个心腔、二尖瓣前叶与后叶、三尖瓣前叶与隔叶、房间隔与室间隔（与声束方向平行）。左房顶部可显示肺静脉入口。房间隔卵圆窝部位回声弱。

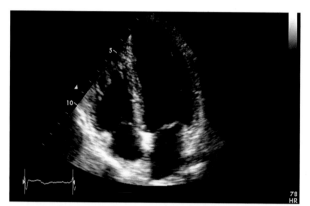

图6-10　心尖四腔切面

2. 心尖五腔切面（图6-11）　除心尖四腔切面所显示的结构外，尚可显示主动脉根部、主动脉右冠瓣与左冠瓣、主动脉前壁（与室间隔相延续）、主动脉后壁（与二尖瓣前叶相延续）。

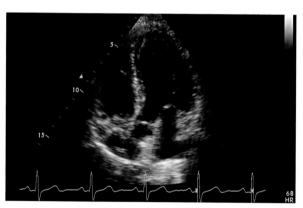

图6-11　心尖五腔切面

3. 心尖左室长轴切面（心尖三腔切面）（图6-12）　显示内容同胸骨旁左心室长轴切面，可见左房、左室、二尖瓣、主动脉根部及右冠瓣与无冠瓣、部分右室。

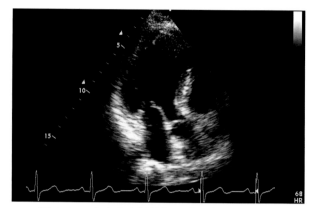

图6-12　心尖左室长轴切面（心尖三腔切面）

4. 心尖两腔切面（图6-13）　显示左房、左室、二尖瓣前叶与后叶、左室前壁与下壁。

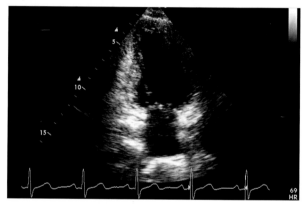

图6-13　心尖两腔切面

（四）剑突下区

1. 剑下四腔切面（图6-14）　图像的右上为部分肝叶，心尖位于左侧，显示结构大致同心尖四腔切面。因声束近于垂直投射房间隔，故为观察房间隔缺损的良好切面。

2. 剑下五腔切面（图6-15）　显示结构基本同心尖五腔切面。因声束投照方位不同，心尖位于图像左侧，室间隔趋于水平。

3. 剑下右室流出道长轴切面（图6-16）　主动脉根部位于图像中央，环绕其周由右向左依次为右房、三尖瓣、右室的一部分并延续为右室流出道、肺动脉瓣、肺动脉主干及左右分支。

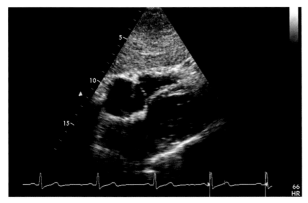

图 6-14　剑下四腔切面

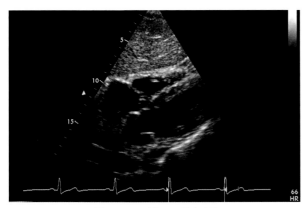

图 6-15　剑下五腔切面

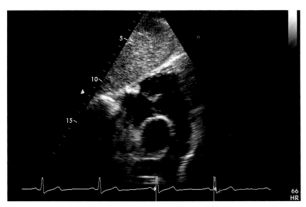

图 6-16　剑下右室流出道长轴切面

4.下腔静脉长轴切面（图 6-17）　近场为肝左叶回声，其深处可见下腔静脉长轴切面及其右房入口、右心房。有时可见欧氏瓣、三尖瓣回声。

（五）胸骨上窝

1.主动脉长轴切面（图 6-18）　显示升主动脉、主动脉弓及 3 支分支、降主动脉，中央为右肺动脉断面。

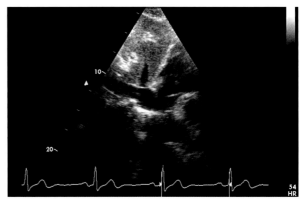

图 6-17　剑下下腔静脉长轴切面

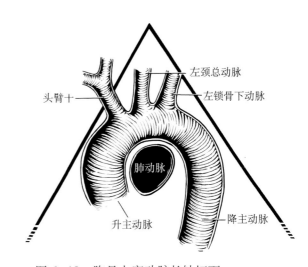

图 6-18　胸骨上窝动脉长轴切面

2.主动脉短轴切面（图 6-19）　近场为主动脉弓横断面，深处为右肺动脉纵切面，远场为左心房。

（六）M 型超声心动图

M 型超声心动图采用一维声束探测心脏和大血管的各层结构，图像为由浅至深的各层结构回声随时间而展开的时间—运动曲线。M 型是最早用于心脏检查的超声技术，由于其所能提供的空间结构信息有限，目前临床上 M 型已不再单独使用。但 M 型时间分辨率极佳，用于观察与评价室壁厚度在心动周期中的变化、运动速度与幅度、瓣膜高速运动轨迹等有独到优势。近年出现的"解剖 M 型"新技术可在声束扫查平面内任意角度取样（图 6-20），克服了传统 M 型只能在声束方向取样的局限，对于观察任意节段心肌运动、分析运动与时相的关系具

183

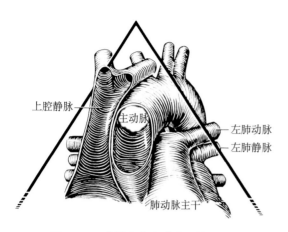

图 6-19 胸骨上窝主动脉短轴切面

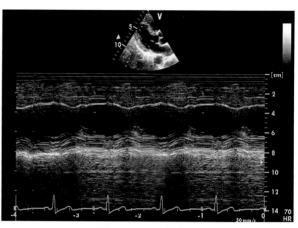

图 6-21 心尖波群

有优势。但解剖 M 型是基于二维图像的后处理分析技术，其帧频与相应的二维图像帧频相当，时间分辨率远不及传统 M 型。

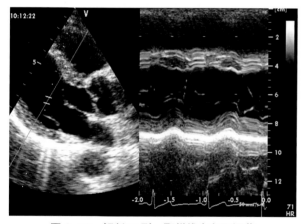

图 6-20 解剖 M 型：取样线方向可调节

超声心动图检查时通常在二维图像的引导下，将 M 型取样线放置于感兴趣区进行观察与测量。在胸骨旁左室长轴切面图像中，由心尖向心底放置取样线，可获取不同层次结构的特定波形（图 6-21～图 6-25）。

1. 心尖波群（图 6-21） 由浅（近）入深（远）显示右室前壁、右室腔、室间隔、左室腔（近心尖部）、左室后壁。

2. 心室波群（图 6-22） 由浅入深显示右室前壁、右室腔、室间隔、左室腔、二尖瓣腱索、左室后壁。测量左室与右室内径、室壁厚度等通常在此波群中进行。

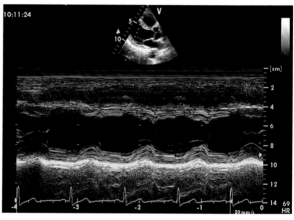

图 6-22 心室波群

3. 二尖瓣前后叶波群（图 6-23） 显示右室前壁、右室腔、室间隔、左室腔、二尖瓣前叶与后叶、左室后壁。常用于观察二尖瓣叶的运动。

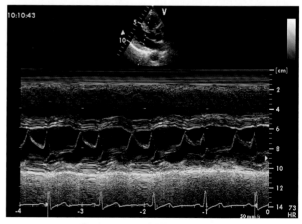

图 6-23 二尖瓣前后叶波群

4. 二尖瓣前叶波群（图 6-24） 显示右室前壁、

右室腔、室间隔、左室流出道、二尖瓣前叶体部、左房后壁。

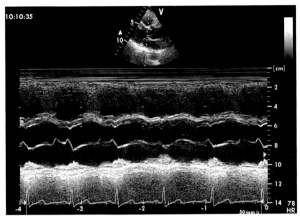

图 6-24 二尖瓣前叶波群

5. 心底波群（图 6-25） 显示右室流出道前壁、右室流出道、主动脉根部前壁、主动脉瓣、主动脉根部后壁、左房后壁。

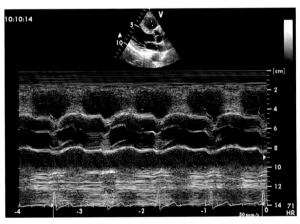

图 6-25 心底波群

6. 三尖瓣波群 在胸骨左缘 3～4 肋间探查时，将探头内斜，可见距体表较近、活动幅度较大的双峰曲线，为三尖瓣前叶反射。由浅入深依次可见右室前壁、右室腔、三尖瓣、右房、房间隔、左房。

7. 肺动脉波群 胸骨左缘 2～3 肋间探查可及肺动脉左瓣曲线，收缩期开放、舒张期关闭。

除上述几组较常用的胸骨旁波群外，尚可于剑突下、胸骨上窝探查获取相应 M 型波群。

（七）三维超声心动图

早期的三维超声图像由系列二维图像经重建获得。目前三维超声技术已实现真正的实时三维，可实时获取较小角度（如 60°×15°）的瓜瓣样立体动态图像，也可通过数个心动周期"瓜瓣图"拼接而获得较大角度（如 60°×60°）、包含更多心脏结构的"金字塔"形全容积立体动态图，还可通过多个心动周期图像采集获得三维多普勒彩色血流图。

三维探头兼具二维扫查功能。目前三维超声检查通常是在全面的二维检查基础之上，切换为三维模式，在与二维扫查相同的方位获取三维立体图像。检查者可对三维立体图进行任意旋转，或进行从上到下、从左到右、从前到后，以及任意方向的剖切，灵活地观察结构关系。三维超声的主要优势在于不依赖检查者抽象思维、直观显示心脏与大血管的立体结构与毗邻关系，以及不依赖几何假设而能准确定量心腔容积、计算心功能。目前的临床应用包括定量心室容积与质量、同步观察多室壁节段心肌运动、先天性畸形评估、瓣膜病变评价，以及心室机械运动同步性评价等。其不足为图像分辨率与帧频仍有限。

（杨 颖）

（八）多普勒技术

根据发/反射频率与接收频率之间位置变化时，接收频率会发生变化，这种效应称为多普勒效应，可以计算相对运动的速度。心脏和血管内的血液处于流动状态，运用多普勒效应可以反映血流速度与方向。目前主要有三种多普勒技术：脉冲多普勒（pulsed wave Doppler，PWD）、连续多普勒（continuous wave Doppler，CWD）、彩色多普勒（color wave Doppler，CDFI）。PWD 可距离选通，具有良好的定位能力。但显示的极限频率受组织深度的影响，不能用于测量高速血流。CWD 由于使用两个换能器工作，一个用于发射超声波，另一个用于接收反射信号，从而能够接收来自血流的全部信号，理论上可测量任何高速血流，实际上由于仪器处理信号速度的影响，一般能以频谱显示大约 7m/s 的速度。CDFI 技术将反射脉冲信息进行彩色编码，并将彩色信号叠加在二维图像上，即能显示所取切面内的结构状态，又能显示这些腔内的血流分布。多普勒组织成像（tissue Doppler imaging, TDI）是近年来发展起来的一种无创性定量分析心室壁运动的超声心动图新技术。TDI 技术是从心脏的多普勒信号中选出低频高振幅的室壁运动信息，通过计算处理后，以多种显示方式供临床使用。这些显示方式主要有：组织速度显像（tissue velocity imaging, TVI）、脉冲多普勒速度频谱曲线（Doppler tissue pulsed wave, DT2PW）、组织追踪显像（tissue tracking imaging, TTI）、组织同步显像（tissue synchronize imaging, TSI）、应变显像（strain imaging, SI）、应变率显像（strain rate imaging, SRI）、M 型显示模式和彩色解剖 M 型组织多普勒（color anatomic M-mode, CAMM）等。目前主要用于心肌组织成像，又称为多普勒心肌显像（Doppler myocardial imaging, DMI）或心肌组织速度成像（tissue velocity imaging, TVI）。多普勒技术的临床应用包括：

1. CWD 与 PWD

（1）对取样线/点上的血流进行定量分析

PWD 可测量某一点的瞬时速度，CWD 可测量整条取样线上的最高流速。根据泊努力方程 $\triangle P=4V^2$ 可计算出峰值压差。在有瓣膜或流出道狭窄时，腔内血流速度必然增快，压差增大，根据压差值可较准确地判定狭窄的程度。

（2）利用分流或反流测定心内压力

临床最常用压力测定是对肺动脉压的估测。在没有右室流出道及肺动脉瓣狭窄的情况下，右室压大致等于肺动脉压。如三尖瓣反流存在，根据右房的大小设定右房压。右房无明显增大设为 5mmHg 以下，轻中度增大，设为 10mmHg，明显增大伴下腔静脉扩张则为 15mmHg。取得三尖瓣反流压差与所设右房压相加即为右室压及肺动脉压。房缺、动脉导管未闭患者及原发肺动脉高压均可用此法判断肺高压程度。右房压也可根据下腔静脉内径来估测。需要注意的是三尖瓣反流量超过中量时不能用此方法测定肺动脉压力。室间隔缺损也不能用三尖瓣

反流判断肺动脉压力。可根据室水平分流压差判断。以肱动脉压作为左室压，减去分流压差即得到右室压。

2. CDFI

CDFI 的彩色血流信号叠加于二维切面上实时显示，可清楚地显示血流的来源及分布范围。

（1）定性判断狭窄疾病：血管横截面积的突然改变会造成血流性质的变化，从稳定的层流转变为湍流，流速加快。CDFI 上则出现血流信号由宽变窄，色彩倒错，呈喷射性流入狭窄远段。

（2）定性及半定量诊断瓣膜反流：CDFI 可敏感地检出瓣膜关闭不全出现的反流。根据反流束在受血心腔所占的比例判断反流的程度。房室瓣反流：反流束面积/心房面积小于 20%，为轻度反流；20%～40% 为中度反流；大于 40% 提示重度反流。主动脉瓣反流按反流束宽度占左室流出道宽度的百分比判断反流程度。小于 30% 为轻度，30%～60% 为中度，大于 60% 为重度。这种方法受仪器敏感性、仪器的增益调解及操作技术等多因素的影响。

（3）检出心内异常分流：房、室间隔缺损可看到血流过隔分流，根据流速及方向可提示是否合并肺动脉高压或其他畸形。动脉导管未闭可在肺动脉发现源于降主动脉导管相接处的连续分流信号。其他包括主动脉窦瘤破裂、冠状动脉瘘、肺静脉异位引流等均可通过 CDFI 发现异常血流走行。

3. TDI

（1）对左室整体收缩功能的评价：TDI 测量二尖瓣环的收缩期速度指标是反映左室整体收缩功能的重要参数。在二维图像质量不佳，心内膜边界显示不清时，应用二尖瓣环运动速度评价左室整体收缩功能更有价值。

（2）对左室整体舒张功能的评价：TDI 所测量二尖瓣环的舒张期速度指标相对不受血流动力学影响，是评价左室整体舒张功能的重要参数。在二尖瓣口血流频谱表现为假性正常时，QTVI 所测定的二尖瓣环运动速度可准确评价左室整体舒张功能（图 6-26）。

（3）对左室局域收缩和舒张功能的评价：TDI 能够把获得的多个（最多可获得 8 个）局部心肌（包

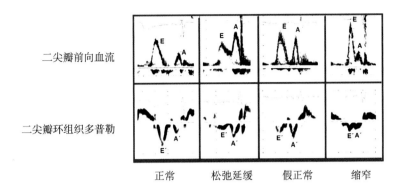

二尖瓣前向血流

二尖瓣环组织多普勒

正常　　松弛延缓　　假正常　　缩窄

图 6-26　组织多普勒评价左室舒张功能
上列为二尖瓣前向血流频谱，下列为二尖瓣环组织多普勒。二尖瓣前向血流 E 峰与 A 峰随舒张功能不同程度
减低可出现假阳性等变化，但二尖瓣环组织多普勒却表现为 E 波减低，不会出现假阳性

括瓣环）的速度曲线同步显示在同一时间轴上，分析局域心肌功能时直观、效能高，充分显示了该技术的优势。

（4）评价右室功能：TDI 通过对三尖瓣环运动速度的测量，是一种简易、定量、有价值的评价右室功能的方法。TDI 测量三尖瓣环运动获得的曲线与二尖瓣环相似，由收缩期 S 波（基线上方），舒张早期 E 波（基线下方）及舒张晚期 A 波（基线下方）三个主波组成。三尖瓣环运动速度可用于评价右室功能。TDI 对右室长轴方向的局域室壁心肌的评价与左室相似。

（5）评价心肌缺血：在心肌梗死患者的病变节段，平均峰值收缩速度 Sm、平均舒张早期峰值速度 Em 和 Em/Am（其中 Am 是平均舒张晚期峰值速度）较正常人显著下降。TDI 客观定量的反映心肌运动的变化，可用以评价早期的心肌缺血。

（6）组织多普勒与心脏再同步化起搏治疗：心脏再同步化起搏治疗（cardiac resynchronization therapy，CRT）对药物疗效不佳的心力衰竭患者显示了临床应用的良好前景。CRT 可以改善血流动力学状态，减轻心力衰竭症状，增加活动耐量，提高生活质量，其可行性和有效性已被多个大规模临床试验验证。TDI 的作用涉及对 CRT 病例的选择、电极植入的指导和程控参数的调节等多个方面，见图 6-27。

心脏收缩或舒张的不协调将降低心室收缩形变

的力学效应，加重血流动力学紊乱。CRT 治疗的机制就在于：①改善了室内同步性；②改善了室间的同步性；③缩短了等容收缩时间，延长了充盈时间，减少了二尖瓣反流。研究表明，存在不同步的心力衰竭 CRT 疗效最好。所谓"不同步"包括心房间、房室间、心室间和左室内的不同步，其中左室内不同步的临床意义最大。

存在室内传导阻滞和 QRS 波增宽曾被认为是判断不同步的标准。在 2002 年 ACC/ AHA/ NASPE 对心室再同步起搏治疗慢性心力衰竭的适应证中已有体现：NYHA 分级Ⅲ～Ⅳ级，伴心室内传导阻滞，QRS 宽度 > 130ms，左心室舒张末内径≥ 55mm，左室射血用哪种组织多普勒方法，采用哪些参数作测量标准尚无一致意见。虽然不同的学者对判断室内不同步运动所采用的参数不相同，但所得出的结论基本相同，即对于正确选择 CRT 的适宜病例来说，对室内不同步的分析要比单纯依靠 QRS 波重要。

应用 TDI 可预测 CRT 效果。有研究表明运用 TVI 测量左室壁 12 个节段的收缩达峰时间（TS）的标准差作为不同步指数，认为不同步指数在术前 > 32.6ms，可以准确预测患者 CRT 有应答的患者（以左室收缩末期容积较术前减小 15% 以上为有应答标准），其敏感性和特异性均达到 100%。

（王　浩　逄坤静）

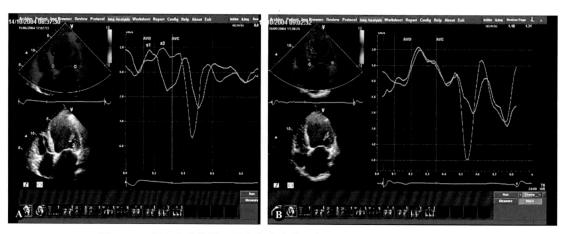

图 6-27　组织多普勒显示同步化治疗前后左室间隔与侧壁的收缩同步性

A. 为同步化治疗前，可见室间隔与侧壁收缩达峰时间存在明显差异（130 ms）；B. 为治疗后，室间隔与侧壁收缩达峰时间一致

二、经食道超声心动图（TEE）

各种心血管疾病在常规经胸超声心动图检查图像不清晰、深部结构不易观察或位于经胸检查的"盲区"，因而诊断不能明确者，可行经食道超声心动图检查。TEE 避开了胸壁与肺气干扰，近距离对心脏进行扫查，探头频率高，图像分辨率优于经胸检查。因需将探头管体送入食道与胃内，患者会有恶心等不适；偶尔可致咽部和食道损伤，穿孔罕见；局麻药或镇静剂过敏反应少见。

（一）探头与切面

经食道探头与食管内窥镜相似，管体（标有长度刻度）顶端装配小的超声探头，可前后左右转动，操作方便。其成像方式包括单平面、双平面、多平面。目前超声心动图仪配备的经食道探头多为多平面电子相控阵探头，在手动按钮的控制下探头扫查平面可从 0° 到 180° 任意旋转，0° 为水平切面，90° 为（身体）长轴方向切面，其间为不同方向的系列斜切面（图 6-28）。为了便于理解与观察，可参考 Seward 等介绍的三个基本 TEE 断面（心底短轴、四腔图、经胃底断面）进行探查（图 6-29），这些断面取决于探头在食道内的深度与位置，在每一断面水平通过旋转 TEE 角度又可获得系列切面图像。

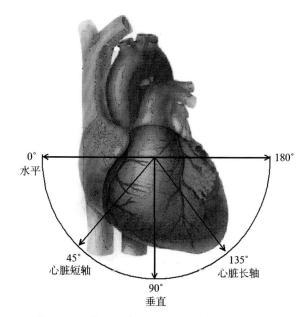

图 6-28　多平面电子相控阵经食道探头的扫查

平面可由 0° 到 180° 任意旋转。0° 平面为冠状面，45° 平面为心脏短轴切面，90° 平面为人体长轴方向切面，135° 平面为心脏长轴切面，180° 平面为 0° 的镜像切面

（1）心底短轴：探头距门齿 25 ～ 30 cm 时首先观察到心底断面，主动脉根部系重要标志。通过转动探头方向与扫查角度，可在这一深度显示肺动脉的近端、肺静脉、右室流出道、左心耳、冠状动脉近端、主动脉根部、升主动脉、主动脉瓣和房间隔。

（2）四腔图：该断面深度可显示房室瓣、四心腔、主动脉瓣、左室流出道和房间隔，是评价房室瓣病变的理想切面，易观察二尖瓣或三尖瓣的反流。

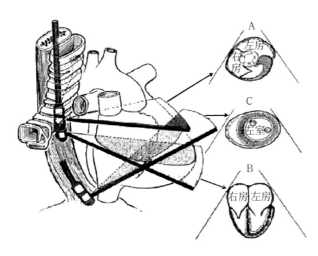

图 6-29 经食道超声心动图基本水平断面
A. 心底短轴水平切面；B. 四腔切面；C. 经胃底心室短轴切面

（3）经胃底断面：探头深入胃底，此断面显示的心脏短轴相当于胸骨旁短轴水平，可观察左室乳头肌和二尖瓣的横断面及右室斜切面，常用于术中观察整体与局部左室心肌运动情况；向左后方旋转探头连续扫查可观察到大部分胸主动脉图像，但因气管夹在食管和主动脉弓之间，升主动脉上部及主动脉近心端是 TEE 探查盲区。

（二）禁忌证与检查前准备

以下情况不宜行 TEE 检查：①与食道相关的禁忌证：食道狭窄、新生物、瘘管、裂伤、穿孔、憩室等（疑有此禁忌证者应先行食道钡餐造影检查排除）。②与心脏相关的禁忌证：严重心律失常、严重心力衰竭、心肌梗死急性期。③胸部症状：剧烈胸痛、胸闷、剧烈咳嗽不能缓解。④全身状态：体质极度虚弱、持续高热不退、血压过高、过低。⑤颈椎不稳定状态。⑥相对禁忌证：新近的胃—食管手术、食管静脉曲张、已控制的上消化道出血、较大的膈疝、颈椎关节炎、纵隔放射治疗、不能解释的吞咽困难和吞咽疼痛。

检查前准备：嘱患者检查前 12 小时内禁食（或至少禁食水 4 小时），以防呕吐物误吸而致窒息。检查者（或申请检查的临床医师）须向患者与家属说明检查的必要性、解释检查过程及可能出现的意外，消除患者的疑虑和不安，征得合作与理解，并

签署知情同意书。

（三）检查操作方法

（1）复查经胸超声心动图或回顾先前（近期）经胸超声心动图检查报告，明确检查目的，再次核实适应证和禁忌证情况，并检查患者一般情况（体温、脉搏、呼吸、血压）。

（2）局部喷雾麻醉：使用 1%～2% 利多卡因或 1% 丁卡因溶液喷雾咽部 2～3 次，间隔 5 分钟，以充分麻醉咽部黏膜，减轻插管时的恶心与呕吐反应。

（3）确认患者无活动义齿（如有术前取出，以免脱落误入食管或气管）后，嘱患者取左侧卧位，连接超声仪器设备的心电图。

（4）检查者立于患者左侧。患者上下齿间垫咬口器（以免咬坏探头管体）。润滑探头与管体表面（使用利多卡因凝胶或无菌耦合剂）后，插入食道。

（5）扫查各切面图像，重点观察经胸超声心动图检查不明确或本次检查欲了解的部位或病变。检查全过程一般为 15 分钟左右，时间不宜过长。

（6）密切观察患者情况。检查过程中须密切观察患者的一般情况和反应，全程密切监护心电图。轻度恶心者可按压合谷，并说服安慰。一旦发现病情有不良变化，应立即退出探头，及时进行处理。检查室应备有必要的急救设施（急救药品、输液器材、吸氧设备、吸痰器、除颤器等）。病情严重的患者，检查时应有临床医师陪同。

（7）检查完毕退出探头。嘱患者休息数分钟再离开检查台，并嘱其 2 小时内不宜饮食，4 小时内宜进流食。

有条件的情况下，可在使用静脉镇静剂的情况下进行检查，患者处于睡眠、但可唤醒状态，无明显不适。检查中应予患者鼻管吸氧、全程密切监测血氧饱和度。

（四）食道探头的消毒

检查结束后须对探头进行消毒。通常使用 0.1% 氯己定浸泡 30 分钟以上，或戊二醛溶液浸泡 20 分钟，继以自来水反复冲洗、晾干。

（五）临床应用

（1）瓣膜病变：二尖瓣、三尖瓣、主动脉瓣疾病；人工瓣功能评价及判断是否存在瓣周漏。感染性心内膜炎检出赘生物、发现瓣叶破坏及脓肿形成等均优于经胸检查。

（2）心腔内肿物及血栓形成，尤其对发现左心耳等经胸检查不易显示部位的血栓独具优势。

（3）主动脉病变：主动脉扩张、硬化斑块、主动脉夹层、主动脉撕裂（如外伤致降主动脉起始段撕裂）等。

（4）冠脉病变：冠状动-静脉漏、冠状动脉起源异常等。

（5）先天性心脏病：房间隔缺损、室间隔缺损、Fallot 四联征、右室流出道及肺动脉狭窄等。

（6）心脏及非心脏手术的术中监护。

（杨　颖）

三、血管内超声

随着介入技术的不断发展，血管内超声（IVUS）逐渐应用于临床。目前 IVUS 主要用于冠状动脉疾病的检查。由于分辨率高、可多角度观察、定量测量功能等优势，IVUS 对冠状动脉疾病的诊断及评估作用明显优于冠状动脉造影。

（一）诊断冠状动脉造影不能明确的病变

冠脉造影不能明确的病变包括狭窄程度不确定的中间病变、分支部位病变、扭曲血管、左主干病变、局灶痉挛部位、斑块破裂部位、冠脉血管成形后夹层、血管造影淡染病变及局部血流紊乱病变。IVUS 常用于检查具有上述特征的病变。某些情况下，IVUS 能够提供有用的证据来确定狭窄有无临床意义。研究表明，冠脉造影的敏感性远较 IVUS 低，并常常低估狭窄程度（图 6-30）。

（王　浩　逄坤静）

（二）选择冠脉介入治疗方法

IVUS 可弥补冠脉造影不能提供病损详细形态学特征及斑块主要成分的不足，对决定治疗方案非常重要。严重钙化斑块行球囊扩张后，可发生大而深的夹层，引起血管闭塞，导致急性心肌缺血甚至心肌梗死。IVUS 可准确分析斑块的形态和组成，尤其对钙化的识别非常敏感。因此，其可指导冠脉介入术，即选择合适的技术治疗特定的病变，以达到更好的效果，减少并发症。

（三）评价介入治疗效果

冠脉成形术后，许多病例虽然行冠脉造影提示管腔明显扩大，但 IVUS 往往显示残留斑块仍很大，狭窄程度仍很高。冠脉成形术后多有不同程度的内

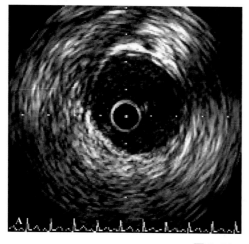 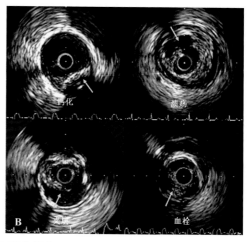

图 6-30　血管内超声
A. 正常冠状动脉影像；B. 不同冠状动脉病变的声像图

膜撕裂和血管壁夹层形成，IVUS可明确血管损伤的范围、程度，以决定进一步治疗，预防心肌梗死的发生。

（四）经皮腔内冠脉成形术（PTCA）后远期随访性研究

IVUS为临床提供了一种可在活体内直接观察血管腔及管壁结构的方法，对PTCA的机制有了更深入的认识。由于IVUS有高度敏感性和准确性，已被应用于冠脉粥样硬化的病理研究，长期随访可阐明PTCA后再狭窄是由于内膜过度增生还是血管负性重构所致，为预防和治疗再狭窄提供依据。

（五）定量测量的临床意义

应用IVUS可作一些指标的定量测量。用IVUS测定最小管腔面积（MLA），以4.0mm作为分界值，区分是否行介入治疗，临床效果满意。研究发现心绞痛患者的冠脉粥样斑块面积为（67±9）%，稳定型心绞痛为（57±12）%。

（六）评价冠脉重构和狭窄

IVUS是在活体上精确地测量及评价冠脉重构的最好方法。重构指数是病变血管段的血管面积与近端参考段的管面积之比，重构指数＞1.05的区域为正重构，＜0.95为负重构；0.95～1.05为中间类型重构（或称无重构区域）。不同种类斑块中的重构程度也不尽相同，研究显示，软斑块中较多发生正重构；钙化斑块中较多发生负重构。正重构多发生于远端冠脉，负重构多发生于近端冠脉。说明动脉粥样斑块的组成成分及斑块部位是冠脉粥样病变进程中血管重构的主要因素。收缩性重构（即负重构）是动脉粥样病变的晚期表现。硬斑块的出现是收缩性重构的独立预测因子。软斑块合并正重构容易破裂，从而导致心绞痛。

四、负荷超声心动图

（一）临床应用

（1）评价心肌缺血（运动负荷试验、大剂量多巴酚丁胺药物负荷试验、腺苷药物负荷试验、双嘧达莫药物负荷试验等）：中度危险患者冠心病的诊断；对中/高度危险患者进行冠心病危险因素分层及预后评估；心肌血运重建治疗（药物或手术）疗效评价；评估冠心病患者的活动耐力，或对非心脏手术、有创性检查的耐受力；鉴别缺血性心肌病与扩张性心肌病。

（2）检测存活心肌(小剂量多巴酚丁胺负荷试验、小剂量腺苷负荷试验)：预测心肌血运重建术后的效果，辅助治疗策略选择；血运重建术疗效评价。

（3）联合（经胸或冠脉内）冠脉多普勒超声或心肌声学造影检查评价冠脉血流储备（腺苷负荷试验、双嘧达莫负荷试验）：评价冠状动脉微循环状态，协助介入性治疗前病例选择、术后疗效评价；从血流动力学角度评价冠脉狭窄的严重程度；为心肌微血管病变（如X综合征）提供诊断依据；评价患者预后。

（二）禁忌证

（1）不稳定型心绞痛，急性心肌梗死。

（2）血流动力学状况不稳定时，尤其正在接受儿茶酚胺类药物治疗时。

（3）严重室性心律失常、心房纤颤、预激综合征并阵发性室上性心动过速、心房纤颤史者。

（4）有附壁血栓及其他心内占位病变者。

（5）假性室壁瘤者。

（6）血压过高者：收缩压≥160mmHg和/或舒张压≥110mmHg。

（7）未能纠正的心功能不全。

（8）肥厚性梗阻型心肌病。

（9）对负荷药物极度敏感不能耐受、长期服用影响负荷试验的药物且不能停药者。

（三）负荷方式与方案

药物负荷，包括：多巴酚丁胺（dobuamine）、腺苷（adenosine）、双嘧达莫（dipyridamole）负荷试验等。

1.多巴酚丁胺负荷试验

用输液泵将准备好的浓度为1mg/ml或2mg/ml

的多巴酚丁胺用静脉泵按一定速度输入。

小剂量试验从 2.5μg/kg·min 开始，后依次按 5.0μg/kg·min、7.5μg/kg·min、10.0μg/kg·min 递增给药。必要时小剂量多巴酚丁胺负荷试验可与大剂量多巴酚丁胺负荷试验一起进行，即完成小剂量负荷级别后，继续进行大剂量负荷试验。

大剂量试验从 5μg/kg·min 开始，后依次按 10μg/kg·min、20μg/kg·min、30μg/kg·min、40μg/kg·min 递增给药。如达到最大剂量，心率仍未达标，且无其他终止试验的指征，可酌情静脉注射阿托品 0.5～1.0mg。

每一剂量开始 3min 后记录超声心动图，每一剂量的持续时间控制在 5～10min。停药后 6min 记录恢复期超声心动图。

2. 腺苷负荷试验

评价心肌缺血：以 140μg/kg·min 剂量静脉泵给药 6min（总剂量 0.84mg/kg）。

检测存活心肌：初始剂量 80μg/kg·min，继之 100μg/kg·min，最后 110μg/kg·min，每一剂量持续 3min。

测定冠脉血流储备：方案一，140μg/kg·min 给药 6min。方案二，初始剂量 50μg/kg·min 持续 1min，随后每间隔 1min 逐渐增加至 75μg/kg·min、100μg/kg·min、140μg/kg·min。最大剂量 140μg/kg·min 持续 2min。

运动负荷，包括：动态型（如站立踏车及仰卧位踏车负荷试验）、静态型（如握力、冷加压试验）。

以踏车运动负荷试验为例，负荷量从 25W、50W、75W、100W、125W、150W 递增（1W=6kg·m/min），每级 3min，蹬速 60r/min。

3. 双嘧达莫药物负荷试验

双嘧达莫 0.56mg/kg，用 5% 葡萄糖稀释，4min 内缓慢静脉注射，观察 4min；如无节段性室壁运动异常，追加静脉注射双嘧达莫 0.28mg/kg 持续 2min（总量 0.84mg/kg），再观察 4min。无论是否出现节段性室壁运动异常，均静脉注射氨茶碱 250mg，结束试验。记录超声心动图。

（四）操作方法

1. 药物负荷试验前停用 β 受体阻滞剂、硝酸盐及钙离子拮抗剂 2～3 天。腺苷负荷试验前 12 小时禁服茶、咖啡及其他含咖啡因饮料。

2. 备好心电、血压监护设备、氧气、硝酸甘油及除颤器、抢救药物等。

3. 向受检者交代整个检查程序征得合作、签署知情同意书。

4. 药物负荷试验受检者接受肘静脉或手背静脉注射，接通输液泵。

5. 根据负荷方式患者取合适体位，一般取左侧卧位或平卧位。连接心电、血压监护，按预先选定的负荷方案进行试验。在负荷前（基线）、每一个剂量下和负荷后（恢复期）均须记录心电图、血压及症状，并采集与存储的图像，包括左室长轴切面、左室短轴二尖瓣、乳头肌水平切面及心尖四腔心与二腔心切面等，以便按美国超声心动图学会的 16 段左室壁分析方法，做出定量评价。

6. 终止标准　当发生下列情况之一时，应终止试验。

（1）出现节段性室壁运动异常（或小剂量多巴酚丁胺负荷时出现节段性室壁运动异常改善）；

（2）出现新的节段性室壁运动异常；

（3）达到最大剂量；

（4）心率达到（190 - 年龄）次/min；

（5）心电图 ST 段较基线下移超过 1mV；

（6）出现心绞痛；

（7）出现严重心律失常；

（8）收缩压＞160mmHg，或舒张压＞110mmHg，收缩压＜90mmHg；

（9）出现其他不能耐受的症状。

7. 结果判断

（1）诊断心肌缺血

阴性：完成试验，无新的节段性室壁运动异常出现。

阳性：在试验过程中出现新的节段性室壁运动异常，或原有的节段性室壁运动异常进一步恶化。

（2）检测存活心肌

阴性：完成试验，室壁运动异常的节段无任何改善，即无心肌存活性。

阳性：在试验过程中出现下列情况之一者，表明室壁运动异常的节段有存活心肌：①试验中首先出现节段性室壁运动异常改善，随负荷级别增加，原室壁运动改善的节段再度恶化，即"双向反应"（冬眠心肌）；②节段性室壁运动异常改善（顿抑心肌）。

（3）测定冠脉血流储备（CRF）

冠脉血流多普勒评价 CRF 参数计算：负荷后冠脉峰值流速／负荷前（基础）冠脉峰值流速；或负荷后冠脉血流速度时间积分／负荷前冠脉血流速度时间积分。

心肌声学造影评价 CRF：动态记录感兴趣区心肌在负荷前后的灰度变化，得到时间—强度变化曲线，计算视频密度峰值、峰值强度减半时间、曲线下面积积分等参数。

（杨　颖）

五、对比超声心动图

心脏声学造影（contrast echocardiography）是帮助诊断及研究心脏疾病的一项技术。通过外周静脉或心导管向心脏内注入造影剂，由于造影剂产生强烈超声波反射，与心肌形成强烈对比，便于观察心脏的解剖结构、心内膜边界及心功能、心肌灌注等。

（一）右心声学造影适应证

1. 检出心内分流　最常用的适应证之一。对各种先心病可通过观察左心系统有无造影剂回声及右心系统有无负性显影而确定或提示有无分流，分流的方向和分流量（图6-31～图6-33）。

肺动静脉瘘的检查：经静脉注入声学造影剂，右心房显影后经 3～5 个心动周期左心也会出现较明显的显影。

2. 检出静脉畸形引流　如永存左上腔静脉引流入左房，经左肘静脉注入造影剂后，左心房先于右房首先显影。

3. 帮助显示心内膜及心腔结构　对经胸超声图像显示不佳者，可以帮助显示心内膜以便了解心腔

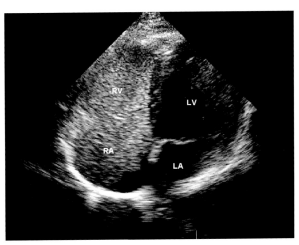

图 6-31　右心声学造影

心尖四腔心切面显示右房、右室显影，房间隔右房侧部分造影剂被房间隔缺损的左向右分流冲击，呈现负性显影，提示存在房间隔缺损，RV 右心室，RA 右心房，LV 左心室 LA 左心房

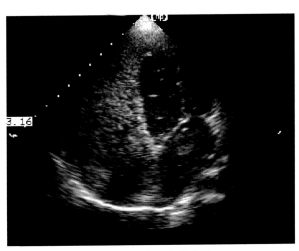

图 6-32　右心声学造影

心尖四腔心切面显示右房、右室显影，左房及左室内可见少量气泡回声，证实存在房间隔缺损，同时合并房水平右向左分流

内径、右心功能，同时可以观察心腔内的血流变化。

右心声学造影的禁忌证：

（1）冠心病不稳定型心绞痛或急性心肌梗死。

（2）严重心功能不全。

（3）严重缺氧发绀。

（4）严重贫血患者。

（5）有血管栓塞病史或高凝状态。

（6）既往对声学造影剂有过严重不良反应者。

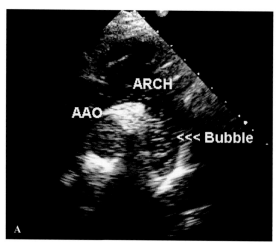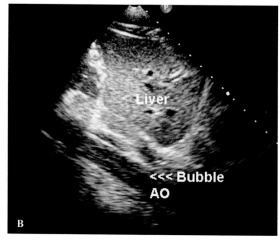

图 6-33 右心声学造影

A. 胸骨上窝切面，显示降主动脉内出现造影剂回声，而升主动脉（AAO）内无造影剂回声；B. 剑下切面，显示同一患者腹主动脉内也有造影剂回声

ARCH 主动脉弓，AO 降主动脉，Bubble，造影剂气泡，Liver 肝脏

（二）操作方法

1. 右心声学造影造影剂种类及使用方法

（1）含空气的声学造影剂：临床较常使用，主要是利用注射器反复推注将 5% 葡萄糖液和少量空气混合，制作成微气泡，快速注入静脉。

（2）二氧化碳类声学造影剂：主要包括稀盐酸和碳酸氢钠造影剂、维生素 C 和碳酸氢钠造影剂。方法均是将两者按一定比例混合，产生大量二氧化碳气泡，混匀后缓慢静脉注射。

（3）过氧化氢造影剂：将 3% 过氧化氢 0.01ml/kg，缓慢静脉注射。经血细胞中的过氧化氢酶催化会分解出氧气。目前临床较少使用。

2. 右心声学造影的分析

（1）正常情况：正常人经外周静脉注射声学造影剂后，造影剂先出现在右心房，然后右室、肺动脉。永存左位上腔静脉者，经左肘静脉注入造影剂后，可见造影剂先出现于扩张的冠状静脉窦，之后进入右房、右室。如果永存左上腔引流入左房则可见左房最先显影，然后右房、左、右室。肺动静脉瘘者经静脉注入造影剂，右心显影后，2~3 个心动周期左心会清楚显影。

（2）分流与反流：房、室间隔缺损或动脉导管未闭患者合并严重肺高压时，彩色多普勒观察分流已不明显，诊断有困难。右心声学造影，右心显影后如观察到左心亦有显影，则提示存在双向分流。对于较难诊断的间隔缺损如冠状静脉窦型房间隔缺损，左上腔通过缺损的冠状窦顶与左房相通，经左肘静脉注入造影剂后右房显影的同时左房也会显影。

（3）充盈缺损：又称负性显影区。房、室间隔缺损的患者，肺动脉压无明显升高时主要为左向右分流。经外周静脉注入造影剂后，右侧心腔内充满云雾状显影，在房、室间隔缺损处因左侧不含造影剂的血液分流过来，会出现局部无造影剂显影，称充盈缺损。

（4）滞留时间：造影剂在心腔内出现至消失的时间即滞留时间。可间接反映心脏功能、压力阶差、有无流出道梗阻及心内分流等。右心功能减低或右室流出道有梗阻时，血流速度较慢，滞留时间延长。存在三尖瓣反流或右向左分流时也会延长滞留时间。滞留时间缩短见于甲状腺功能亢进等引起的高血流动力状态，房间隔缺损左向右分流者。

（三）心肌声学造影

心肌声学造影（myocardial contrast echocardiography, MCE）是诊断微循环水平心肌灌注的新技术，它采用特制的微泡造影剂由冠状动脉直接注入或经周围静脉注入，应用超声技术观察微泡的背向散射信号。

由于微泡直径小于红细胞，能够与红细胞一起自由地通过心肌的毛细血管并均匀分布于心肌，可视为红细胞的示踪剂，故能够真实地反映心肌血流。近年来，MCE 发展迅速，已经从实验室走向临床应用。目前临床的研究较多，并且已证明其诊断作用。

1. 心肌声学造影声学造影剂

声学造影剂所产生的微泡由两部分组成：外壳及其内含的气体。外壳由蛋白质、糖类、脂质或多聚化合物构成。根据内含气体的不同，声学造影剂可分为两代：第一代内含气体为空气，如 Levovist、Albunex、Echovist 等，这类造影剂的特点是：包裹空气的壳厚、易破，谐振能力及稳定性差。第二代内含气体为氟碳气体或其他惰性气体，如 Optison、Echogen、SonoVue 等，由于氟碳气体或其他惰性气体分子量大，溶解度低，在血液中持续的时间长，因此第二代造影剂较第一代造影剂更加稳定，而且微泡能够产生较好的谐波信号。第三代声学造影剂目前正在研制之中，主要为造影剂微泡上携带具有治疗目的的基因片段，这类造影剂的研制有助于心肌声学造影向治疗方面发展。

2. 心肌声学造影成像技术及原理

造影剂的特异性成像技术基于微泡的非线性声学效应，提高了灰阶成像的对比分辨率和空间分辨率。在心肌声学造影方面，目前主要应用的是低机械指数的实时成像和高机械指数的间歇性触发成像技术。

（1）二次谐波成像技术。

（2）间歇性触发成像技术。

（3）脉冲反相谐波技术。

（4）能量调制成像技术。

（5）实时超声造影成像技术，是目前心肌血流灌注的新技术。

（6）分子成像技术。

3. 心肌声学造影临床应用

（1）在急性心肌梗死、侧支循环形成及再灌注疗效的应用。当心肌梗死时，由于心外冠脉某主支发生急性血栓性闭塞，因此含有微泡的血液不能进入该支冠脉灌注区域的微循环，MCE 显示为局部心肌灌注缺损，称为危险区。危险区代表心肌缺血，而真正的心肌坏死的范围常常比危险区小，故危险区大小具有重要的预后和治疗意义。

（2）测定冠脉血流储备及心肌血流量。MCE 通过分别测定冠脉最大程度扩张前、后的心肌血流量，定量反映冠脉血流储备。

（3）评估存活心肌。MCE 能够正确评估存活心肌及范围，对急性心肌梗死后存活心肌的识别以及慢性缺血性心脏病的诊断具有重要意义。MCE 通过是否具有完整的心肌微血管灌注来区分心肌梗死患者的存活心肌和坏死心肌。

（4）评估左室功能。目前研究表明，应用 MCE 测量左室功能是非常可靠的方法。

（5）评价介入治疗或冠脉搭桥术的疗效。在术前应用 MCE 可以判断心肌梗死的范围，选择手术方案，术中可以根据心肌灌注情况判断搭桥术是否成功，并且术后 MCE 显示毛细血管水平的心肌血容量、血流速度和血流量均明显增加。

（6）在急性冠状动脉综合征（ACS）的应用。结合多巴酚丁胺负荷超声造影可以用来早期预测冠状动脉疾病，WMA 阳性而 MPA 阴性的患者 3 年生存率为 49%，WMA 阴性而 MPA 阳性的患者 3 年生存率为 51%。MCE 已成为 ACS 危险因素的分层、诊断、选择治疗的一种手段和重要方法（图 6-34）。

（7）协助梗阻性肥厚型心肌病的消融治疗。MCE 能够确定冠脉分支灌注的心肌范围，从而帮助选择合适的冠脉进行化学消融，以降低并发症，达到最佳的疗效。

（8）超声介导的心肌靶向治疗随着分子生物学的发展，可以将靶基因转移到人体的细胞上，使得基因转移的方法得到了改进。同时也为 MCE 在预防和治疗心血管疾病方面提供了一个新的方法。其主要原理是，将靶基因黏附于造影剂微泡上，经体外超声波照射，使得微泡释放该基因，以达到治疗的目的。

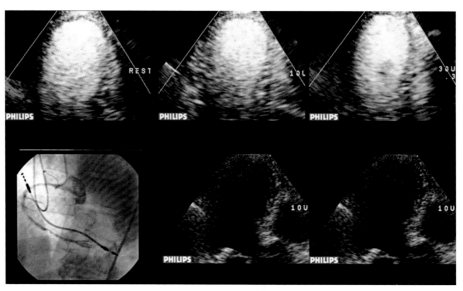

图 6-34 负荷心肌声学造影

上列为输注不同剂量多巴酚丁胺（静息状态下、10μg/kg·min、30μg/kg·min）的心肌声学造影，可见静息状态下与小剂量多巴酚丁胺输注时前壁、下壁和心尖部心肌灌注正常，30μg/kg·min时下壁灌注缺损；下列左侧为冠状动脉造影显示右冠状动脉狭窄

（王 浩 逄坤静）

第三节 心功能评价

心室收缩功能评价为超声心动图检查的最常见指征。常规检查均应对左室收缩功能进行定量评价。左室舒张功能至少应在收缩功能受损、高血压、心力衰竭、心肌病等患者中进行评价。对于累及右心疾病（如肺栓塞、右室心肌梗死、肺心病等）患者，右心功能亦应重点关注。

（一）左室收缩功能

全面评价左室功能应测量收缩末与舒张末内径、容积、室壁厚度、评价室腔几何形态。临床上左室收缩功能最常用的评价指标为射血分数（EF），其超声测量方法有：

1. 目测法

有经验的检查者可通过观察室壁运动情况，目测评估 EF 为正常、减低、增强，或可估测其大致数值。在情况不允许定量测量，或无法获取可供准确测量的图像切面时，可使用该法。但其存在明显的主观性与经验依赖性，常规检查推荐使用定量方法测量。

2. 内径法

在左室腔大小、形态正常、室壁运动幅度均匀的情况下，可测量左室内径通过一定公式计算容积。常用 Teichholtz 公式：$V=[7.0/（2.4+D）]·D^3$，其中 V 为左室容积，D 为左室内径。在胸骨旁左室长轴腱索中段水平（左室长轴近心底 1/3 水平），使用 M 型或二维方法，测量左室舒张末期内径与收缩末期内径，即可计算出容积与 EF（图 6-35）。该法简便易行，但对于心室形态失常、节段性室壁运动异常的患者，会造成明显误差。

3. Simpson 法

心尖双平面 Simpson 法是二维超声心动图测量左室容积与 EF 最准确的方法。其基本原理为，将左室沿长轴方向等分为若干份，每一份均可假设为一个圆柱体（或圆盘），因高度与底面直径已知，体积易于算出；将心底到心尖的若干圆盘体积相加，即可得到心室容积。在标准心尖四腔与二腔切面中，分别于舒张末期、收缩末期停帧，手动勾画左室心内膜并确定左室长径，即可测得容积与 EF（图 6-36）。该法虽相对烦琐，且对图像质量要求较高

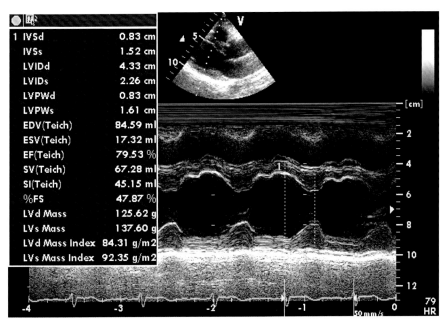

图 6-35　Teich 法测量 EF

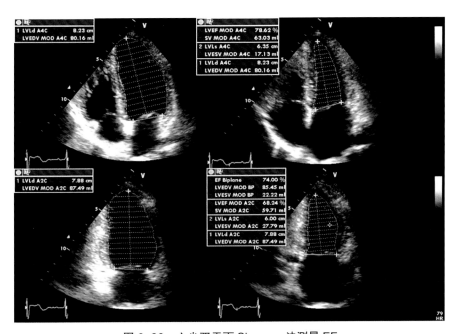

图 6-36　心尖双平面 Simpson 法测量 EF

（心内膜面显示不清时影响测量准确性），但在理论上与对比研究中均证实了其良好的测量准确性，无论对室壁运动正常或节段性运动异常的患者均适用。

（二）左室舒张功能

左心室舒张包括等容舒张期和充盈期两个时相，而充盈期又可分为快速充盈期、减慢充盈期和心房收缩期三个相位。舒张早期（等容舒张期和快速充盈期）是耗能的主动过程，此期心肌本身的松弛性决定舒张能力；减慢充盈期左室的充盈是被动过程，心肌的顺应性或僵硬度是决定此期左室充盈的主要因素；心房收缩期左房的收缩射血进一步增加左室的充盈，此期左室内的压力与心肌的顺应性是决定充盈量的关键。正常的舒张功能表现为舒张期心室充分充盈、同时舒张压没有异常升高。

超声心动图是最常用的无创评价左室舒张功能的影像学方法。全面细致的二维超声心动图检查是评价心功能的基础，可为明确诊断或排除导致舒张功能不全的器质性病变提供重要信息。例如：左室壁增厚、左房扩大而不伴瓣膜病变是左室舒张功能不全与左室舒张压升高的强有力征象；另外如心肌淀粉样变性、肥厚型心肌病、高血压性心脏病等可导致左室舒张功能不全的典型器质性心脏病变均可通过二维超声心动图检查得以明确。综合多普勒技术是评价左室舒张功能主要方法。需强调的是任何单一指标都不足以全面评价左室舒张功能，正确合理诊断左室舒张功能不全有赖于对舒张生理的深入理解和多项参数综合分析。

1. 二尖瓣口舒张期血流频谱

二尖瓣口舒张期血流频谱通常为双相波型，由舒张早期的快速充盈血流 E 峰和舒张晚期左心房收缩的充盈血流 A 峰组成。测定的参数包括 E 峰最大血流速度、A 峰最大血流速度、E/A 比值、E 峰减速时间（DT）等。

正常人 80% 的左心室充盈发生于快速充盈期（E 峰时相），5% 的充盈发生于减慢充盈期，15% 的充盈发生于心房收缩期（A 峰时相）。E/A 血流速度比值随年龄而发生变化。正常年轻人，左心室弹性良好，舒张开始后心肌迅速松弛，在舒张早期大部分充盈已经完成，心房收缩期充盈量少，E ＞ A。随年龄增长，心肌松弛能力逐步下降，等容舒张期左心室压下降率及舒张早期充盈率均减慢，E 峰逐步减低；左心室与左心房间达到等压的时间延迟，DT 延长；早期充盈减少使得心房收缩的辅助充盈显得更为重要，A 峰逐渐增大。在 50 ～ 60 岁时，E 与 A 趋于相等，之后 E/A 比值逐渐小于 1。

以二尖瓣口舒张期血流频谱特征为基础，可将左室舒张功能不全的充盈模式分为三种类型：（1）松弛延缓：E/A ＜ 1，DT 延长。见于正常老年人与舒张功能轻度受损的病理情况。左室松弛功能减低而左房辅助充盈加强，心腔内压力正常。（2）假性正常：E/A ＞ 1，DT 正常或缩短。左室舒张功能中度障碍，由松弛异常向顺应性降低过渡，

左房压增加而使舒张早期左房－左室间压差恢复正常，以代偿左室舒张速率的减慢。（3）限制性充盈：E/A ＞ 2，DT 缩短。左室舒张功能严重障碍，舒张早期短促的左室充盈主要依赖于明显升高的左房压力，由于室壁僵硬（顺应性降低），心房收缩很少甚至不能形成左室充盈。三种充盈类型所反映的左室舒张功能不全渐次加重，预后逐级不良。

二尖瓣口血流频谱虽可在很大程度上用于评价左室舒张功能，但频谱形态在本质上是由左室充盈期的瓣口压差及其随时间的变化而决定的，左心室充盈和左心室舒张功能二者并不完全等同。二尖瓣频谱及其参数测值受心率、心律、前负荷、主动脉瓣反流、心包病变等诸多因素影响，并存在变异。

2. 肺静脉血流频谱

肺静脉血流频谱通常由正向收缩波（PVs）、舒张波（PVd）和负向心房收缩波（PVa）三相波型组成。有时收缩波可辨别 PVs_1 和 PVs_2 两个峰，前者较小、反映左心房舒张；后者较大、反映左心房压及其顺应性和左心室收缩功能。PVd 反映左心室充盈。PVa 峰值速度和间期反映左心房压和左心房收缩功能。与二尖瓣频谱结合分析，有助于鉴别前者的假性正常、评价左心房平均压和左心室舒张末压增高。

正常情况下，PVs ≥ PVd。左室舒张功能异常、左房压升高时 PVs 减低，随病情进展演变为：PVs ＞ PVd（松弛功能异常）→ PVs ＜ PVd（假性正常）→ PVs ≪ PVd（限制性充盈），在此过程中 PVa 速度逐渐增高、时限延长。见表 6-1。

3. 二尖瓣环组织多普勒

二尖瓣环处于左室与左房交界、心室肌附着的特殊位置，其运动形式可反映左室整体的功能状态。二尖瓣环舒张期频谱由等容舒张波、快速充盈期左室心肌主动松弛产生的 Ea 波及心房收缩期 Aa 波组成。Ea 与 Aa 的变化规律与意义类似于二尖瓣口血流频谱 E 峰与 A 峰，但前者受前负荷影响相对小。Ea 峰值速度呈现随年龄增长逐渐减低的趋势：儿童与青年人侧壁瓣环（在心尖四腔图中测量）Ea ≥ 20cm/s；30 岁以上的正常人通常侧壁 Ea ＞ 12cm/s。侧壁 Ea ≤ 8cm/s 提示左室舒张功能受损，

并可用以鉴别二尖瓣口舒张期血流频谱的假性正常。由于心肌排列的不同，室间隔瓣环的 Ea 峰值速度较侧壁 Ea 稍低。二尖瓣口舒张期血流 E 峰与组织多普勒瓣环 Ea 速度比值（E/Ea，可理解为经 Ea 校正的 E 峰速度）与左室充盈压相关良好，与导管检查进行对比的研究表明，E/Ea（侧壁）> 10 或 E/Ea（间隔）> 15 提示左室舒张末压升高；E/Ea < 8 提示左室舒张末压正常。

表 6-1　左心室舒张功能分级及参数变化

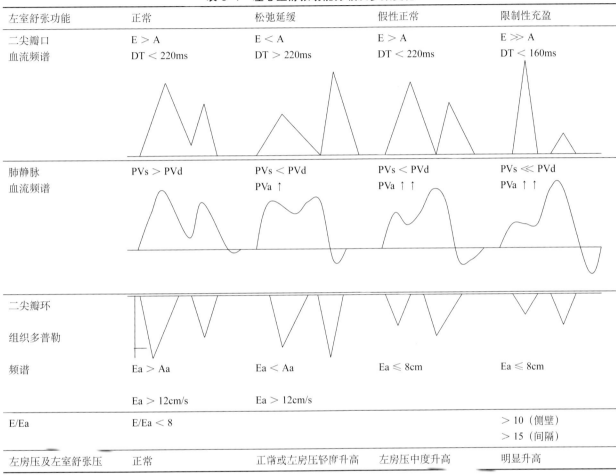

左室舒张功能	正常	松弛延缓	假性正常	限制性充盈
二尖瓣口 血流频谱	E > A DT < 220ms	E < A DT > 220ms	E > A DT < 220ms	E ≫ A DT < 160ms
肺静脉 血流频谱	PVs > PVd	PVs < PVd PVa ↑	PVs < PVd PVa ↑↑	PVs ≪ PVd PVa ↑↑↑
二尖瓣环 组织多普勒 频谱	Ea > Aa Ea > 12cm/s	Ea < Aa Ea > 12cm/s	Ea ≤ 8cm	Ea ≤ 8cm
E/Ea	E/Ea < 8			> 10（侧壁） > 15（间隔）
左房压及左室舒张压	正常	正常或左房压轻度升高	左房压中度升高	明显升高

结合分析二尖瓣口舒张期血流频谱充盈类型、肺静脉血流频谱、组织多普勒二尖瓣环运动速度等指标，可了解左室充盈特征与左房压、评价左室舒张功能：①对于左室收缩功能明显减低（EF < 40%）的患者，观察二尖瓣口舒张期血流频谱特征即可了解左室充盈压情况，通常 E/A ≥ 1.5、DT ≤ 140ms 为充盈压升高的可靠指征；② EF 相对正常（≥ 40%）的患者，二尖瓣口血流频谱 E 峰与 E/Ea 是估测充盈压最好的指标：E/Ea ≥ 15，则肺小动脉楔压（PCWP）

≥ 20mmHg；E/Ea < 10，则 PCWP 正常；③ E/Ea 介于 10 ~ 15 者，常需通过评价肺静脉血流频谱特征、行 Valsalva 动作、测量左室充盈时间等综合方法估测充盈压。

（三）右心功能评价与肺动脉压估测

常规检查应测量右房、右室内径，半定量评价右室壁收缩运动为正常、减弱或增强。累及右心的疾病可增加右室压力负荷（如肺栓塞）或容量负荷

（如甲状腺功能亢进），造成右室、右房扩大，功能性三尖瓣反流，肺动脉收缩压升高，右室壁运动代偿增强或正常、失代偿后运动减弱；右室收缩功能显著减低时可表现为肺动脉瓣口收缩期血流速度、三尖瓣反流速度均减低，下腔静脉增宽且内径随呼吸无变化（腔静脉压升高）。

肺动脉收缩压可通过测量三尖瓣反流速度与压差进行估测。在右室流出道通畅的情况下，可认为肺动脉收缩压 = 右室收缩压 = 三尖瓣跨瓣压差 + 右房压。三尖瓣跨瓣压差可依据简化的 Bernuli 方程计算：$\triangle P=4 \cdot v^2$，即通过测量收缩期三尖瓣反流峰值速度 v，就可算得收缩期三尖瓣口的峰值跨瓣压差（= 右室 - 右房压差）$\triangle P$。右房压的大小可采用简单的经验估计法：右房无扩大时为 5mmHg；右房扩大时为 10mmHg；右房显著扩大、三尖瓣重度反流时为 15mmHg。

（杨　颖）

第四节　主要疾病诊断要点

一、心脏瓣膜病

超声心动图是心脏瓣膜病最重要、最常用的影像学评价方法，在评价心脏杂音、四组瓣膜的狭窄与反流、瓣膜修复或置换后的功能、感染性心内膜炎等方面均非常有意义。通过发现瓣膜的结构异常（如纤维化、钙化、粘连、血栓或赘生物附着）与运动异常（如瓣叶固定不动、连枷样运动、瓣叶脱垂、修复瓣膜的撕裂）、并结合多普勒检测的血流动力学参数，超声心动图可以为瓣膜病诊断的确立与病因等提供极其重要的信息，同时可对心脏的大小与功能进行观察、对心室的代偿情况进行评价。只要条件允许，临床上所有瓣膜病诊断的建立及病情评估都需参考超声心动图检查结果。近年来，临床观察发现，即使不造成明显血流动力学变化的瓣膜病变也有明确临床意义：如主动脉瓣硬化与钙化、二尖瓣环钙化与脂代谢异常、心肌灌注异常、甚至生存率降低相关；大规模人群观察显示动脉硬化危险

因素与主动脉瓣钙化独立相关。因此超声心动图除了在传统瓣膜病评估中的重要作用外，还可能通过评价瓣膜结构变化而成为评价代谢综合征、动脉粥样硬化进展的重要替代方法。

心脏四组瓣膜的基本功能，是保证心动周期中血液在心腔内及心脏与大血管间通畅地正向流动。瓣膜病变在血流动力学效应上无一例外地表现为反流、狭窄或二者兼具。

（一）瓣膜反流

瓣膜反流，或称关闭不全，可由多种病因造成，包括感染、退行性变、钙化、纤维化、瓣膜支撑结构变化、瓣环扩张等。病变导致瓣叶对合不良，或脱垂、连枷、运动受限、穿孔，造成瓣叶在本应闭合的心动周期时相（二尖瓣、三尖瓣于收缩期，主动脉瓣、肺动脉瓣于舒张期）出现反流。微量至少量的瓣膜反流在正常人群中常见，且随年龄增长而更多发。多普勒技术因敏感性极佳而可发现这些听诊不易发现的生理性反流。Klein 等应用彩色多普勒血流显像对一组正常志愿者的观察发现，少量反流在二尖瓣、主动脉瓣、三尖瓣、肺动脉瓣的发生率分别约为48%、11%、65%、31%，无性别差异，但主动脉瓣反流通常不发生于 50 岁以下正常人。生理性反流者瓣膜结构、心腔大小正常。

1. 二维与 M 型超声

二维与 M 型超声用于评价瓣膜结构，以及因反流所致容量负荷增加而造成的受累心腔扩大、肥厚、功能障碍等情况。

瓣叶增厚、粘连、钙化、运动受限、脱垂、连枷运动、赘生物形成等造成反流的病理改变易于在二维超声检查中发现。心腔扩大情况由反流持续时间、反流严重程度等因素决定，如慢性明显反流（中度以上）可造成受累心腔扩大、肥厚；而急性反流即使为重度反流，受累心腔仍常常并无明显扩大。

2. 多普勒超声心动图

多普勒超声用于发现瓣膜反流、测量血流动力学参数、评价反流程度。

（1）彩色多普勒血流显像（CDFI）

CDFI 可直观地显示反流信号，表现为与瓣口正

向血流方向相反、时相不同的异常血流束。传统上通过反流束的最大面积半定量评估反流程度，但需考虑到反流持续时间亦影响反流量大小，有时反流并非全收缩期（二尖瓣、三尖瓣反流）或全舒张期（主动脉瓣、肺动脉瓣）反流，如二尖瓣脱垂时反流可只发生于收缩中晚期，在反流束最大面积相同的情况下，反流量很可能少于全收缩期反流。CDFI 显示的反流束面积大小虽与反流程度密切相关，但准确评估反流程度应对反流信号的 3 个组成部分（图 6-37）进行综合观察与分析。

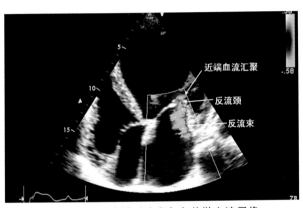

图 6-37　二尖瓣反流彩色多普勒血流显像
反流信号的 3 个组成部分：反流束、反流颈、近端血流汇聚进行综合观察与分析有助于准确定量反流程度

①反流束

在接受反流的心腔内观察到反流束是瓣膜反流的直接征象。通常反流束面积越大、反流程度越重，故可通过反流束面积大小半定量评估反流程度。但反流束面积受探头频率、仪器设置（尤其是脉冲重复频率与彩色增益）、瓣膜病变情况、生理状态等因素影响明显，因而单独依赖反流面积评价反流程度可能造成明显误差。反流束面积与脉冲重复频率成反比，常规检查应将尼奎斯特极限设置为 50～60cm/s，彩色增益调节为心腔内不出现噪声斑点的最大增益。反流束所显示的彩色信号并非完全为反流血液的信号，因反流血液以高速进入接受心腔后，将推动心腔内原有血流沿反流方向四散运动，即彩色反流束面积包含反流血液与外周被其推动的心腔内血液两部分所产生的多普勒信号。故在反流量相同的情况下，偏心型反流的反流束面积会比中

央型者明显小，因偏心反流撞击接受心腔的心壁而消耗能量、对心腔内血液的推动减小。偏心型反流常提示反流束对侧瓣叶存在结构异常，如脱垂、连枷、穿孔等。此外，反流束面积还受流率与压力等生理因素影响，瓣口压差增大、反流增加，因此了解患者检查当时的血压情况有助于全面评价左心瓣膜反流量。

②反流颈

反流颈是反流血流行程中最窄的部分，位于反流通过的瓣口处，或紧邻其下游。由于边界效应影响，反流颈略小于解剖反流口。反流颈的面积等于有效反流口面积（EROA）。反流颈的大小不受流率、压力影响，受技术条件（如脉冲重复频率）影响很小，因而可更准确地反映反流程度。但反流颈大小有可能在心动周期中有动态变化。因反流颈直径通常较小（很少超过 1cm），所以很小的测量误差即可对反流程度判断的准确性造成显著影响，故对测量精确度的要求较高。检查时应使用尽可能小的彩色取样框（增加时间分辨率）、放大图像（使用 zoom 功能）、在能够探及最大反流颈的切面（可为非标准切面）测量反流颈直径。

③近端血流汇聚（或近端等速面，PISA）

在反流发源的心腔内，当反流血流向反流口汇聚时，速度逐渐增高，形成以反流口为中心、由远及近、半径逐渐减小的半圆形等速面。在反流量较大的情况下，CDFI 可以观察到由于尼奎斯特极限所致的多层红蓝相间的半圆形等速面，靠近反流口的第一次色彩反转处的血流速度即为尼奎斯特极限速度 Va，测量反流口到该处的距离即为该等速面的半径 r。假设等速面在空间上为半球形，则其面积 = $2\pi r^2$；通过该等速面的反流流率（ml/s）为 $2\pi r^2 \cdot Va$，且与反流口的流率相等；使用连续多普勒（CW）测量反流最大流速 V_{reg}，即可算得最大有效反流口面积（EROA）：

$$EROA = (2\pi r^2)/V_{reg}$$

PISA 法测量 EROA 在偏心反流中不及中央型反流准确。此外如反流口不规则，等速面的基底不是平面（不等于 180°），则需乘以其角度加以校正。实际测量中还须恰当调节尼奎斯特极限（降低尼奎

斯特极限或将基线调向反流方向）。但并非所有反流信号均能分辨满意的等速面与反流口，PISA 法的普及应用还有待更多经验积累与技术改进。

（2）脉冲多普勒（PW）与连续多普勒（CW）

使用 PW 获取瓣环处的速度频谱，包络勾画频谱、测量一个心动周期的瓣环处血流速度－时间积分（VTI）；再使用二维超声测量瓣环的直径 d，即可计算每搏输出量（SV）：SV= 半环面积 ×VTI= $(\pi d^2/4) \times VTI$。使用该公式的前提是假设瓣环为圆形，三尖瓣环因形态不规则而不适用于该公式。在没有反流与分流、心律规则的正常人中，使用该方法在二尖瓣环处、主动脉瓣环处、肺动脉瓣环处测量的 SV 应均相等。而存在反流的瓣膜其 SV 将大于无反流瓣膜的 SV。据此可计算反流容积、反流分数及 EROA：

反流容积 =$SV_{反流瓣膜}$ － $SV_{非反流瓣膜}$

反流分数 =（$SV_{反流瓣膜}$ － $SV_{非反流瓣膜}$）/ $SV_{反流瓣膜}$

EROA= 反流容积 /$VTI_{反流}$

其中 $VTI_{反流}$ 为由 CW 频谱测量的反流 VTI。

3. 反流程度定量

轻度反流通常为良性临床病程，而重度反流将造成心腔重构、死亡率增高。准确评价反流程度对临床治疗决策的选择与预后评估非常重要。然而虽有上述诸多参数可做参考，定量评价反流程度仍非易事。因受图像质量、测量者经验、参数本身在理论上的不足等因素影响，各种参数测量虽可为定量反流程度提供重要参考依据，但对其准确性与局限性仍应有充分认识。检查当时的临床情况（如血压、用药情况）也会对反流定量产生影响。工作中可综合多普勒参数、心腔大小、患者临床情况等对反流量进行轻度、轻－中度、中度、中－重度、重度等分级。

4. 各瓣膜反流特点

（1）二尖瓣反流

二尖瓣装置包括瓣叶、瓣环、腱索、乳头肌、乳头肌所附着的室壁，装置的任何部位病变或功能失调都可导致二尖瓣反流的发生。常见病因包括风湿性心脏病、脱垂、连枷、腱索断裂、乳头肌功能失调或断裂、瓣环钙化、瓣叶裂、感染性心内膜炎、

穿孔等。

功能性二尖瓣反流者二尖瓣叶结构并无异常，反流由左室重构造成。多见于缺血性心脏病、扩张型心肌病等，常为中央型反流。左室重构导致室腔扩大、瓣环扩张、乳头肌空间移位而与瓣叶间距离增大、腱索紧张而牵拉瓣叶致其闭合不良，此外缺血导致的节段性室壁运动不良与乳头肌功能障碍也是功能性二尖瓣反流的常见原因。

二尖瓣脱垂常为瓣叶黏液样变性的结果。诊断标准通常为二尖瓣叶于收缩期脱入左房侧，超过瓣环连线水平 2mm。因二尖瓣环的立体形态类似马鞍形，所以应在胸骨旁左室长轴切面（该切面瓣环空间位置更靠近左房侧）测量脱垂瓣叶超过瓣环的距离；如在心尖四腔切面（该切面瓣环空间位置更靠近左室侧）测量将明显增加诊断的假阳性。

二尖瓣反流程度的定量参见表 6-2。

（2）主动脉瓣反流

主动脉瓣反流的病因包括退行性钙化、风湿性心脏病、先天性瓣叶畸形（如二叶瓣）、主动脉根部扩张、Marfan 综合征、感染性心内膜炎、主动脉夹层、人工瓣功能失常等。TEE 对于明确经胸检查不能明确的瓣膜病变有帮助。长期大量的主动脉瓣反流将造成左室扩大。偏心型主动脉瓣反流如冲击二尖瓣前叶可造成二尖瓣前叶舒张期震颤。M 型超声可很好地观察二尖瓣前叶的震颤、二尖瓣提前关闭、舒张期主动脉瓣开放等现象，后二者常为急性重度主动脉瓣反流、左室舒张压升高的标志。主动脉瓣反流程度的定量参见表 6-3。

（3）三尖瓣反流

轻度三尖瓣反流见于 2/3 以上的正常人，并无血流动力学意义，但可用以估测肺动脉收缩压。方法为：使用 CW 测量三尖瓣反流最大速度时的压差（右房－右室收缩期最大压差，因收缩期肺动脉瓣开放、右室与肺动脉相通，故可认为右室压 = 肺动脉压，所以三尖瓣反流压差 = 肺动脉－右房压差），估计右房压（最简单的方法为经验估计：右房大小正常的情况下右房压为 5mmHg、右房增大时为 10mmHg、右房显著增大并重度三尖瓣反流时为 15mmHg），肺动脉收缩压 = 三尖瓣反流压差 + 右

表 6-2　二尖瓣反流定量

评价指标	轻度	中度	重度
二维指标			
左房大小	正常 (前后径≤2.8cm/m² 体表面积或最大容积≤36ml/m² 体表面积)	正常／扩大	扩大（急性反流可无扩大）
左室大小	正常 (舒张末径≤2.8cm/m² 体表面积或舒张末容积≤82ml/m² 体表面积)	正常／扩大	扩大（急性反流可无扩大）
瓣叶或瓣叶装置	正常／异常	正常／异常	异常／连枷／腱索或乳头肌断裂
多普勒参数			
反流束面积	＜4 cm² 或 ＜20% 左房面积	轻重之间	＞10 cm² 或 ＞40% 左房面积或 左房内旋流
反流颈直径（cm）	＜0.3	0.3～0.69	≥0.7
反流容积（ml/beat）	30	30～59	＞60
反流分数（%）	＜30	30～49	＞50
EROA（cm²）	＜0.20	0.20～0.39	＞0.40
瓣口舒张期血流频谱	A 峰明显	不定	E 峰增高（多＞1.2m/s）
CW 反流频谱亮度	不完整或暗淡	亮	亮
CW 反流频谱形态	抛物线形	多为抛物线形	三角形

表 6-3　主动脉瓣反流定量

评价指标	轻度	中度	重度
二维指标			
左室大小	正常 (舒张末径≤2.8cm/m² 体表面积或舒张末容积≤82ml/m² 体表面积)	正常／扩大	扩大（急性反流可无扩大）
主动脉瓣叶	正常／异常	正常／异常	异常／连枷／对合不良
多普勒参数			
反流束宽度／左室流出道宽度（%）	＜25	25～64	≥65
反流束横截面积／左室流出道横截面积（%）	＜5	5～59	≥60
反流颈直径（cm）	＜0.3	0.3～0.6	＞0.6
反流容积（ml/beat）	＜30	30～59	≥60
反流分数（%）	＜30	30～49	≥50
EROA（cm²）	＜0.10	0.10～0.29	≥0.30
CW 反流频谱亮度	不完整或暗淡	亮	亮
CW 反流频谱减速率（PHT, ms）	慢，＞500	中等，500～200	快，＜200
舒张期降主动脉逆流	舒张早期，短促	轻重之间	全舒张期，明显

房压。右室流出途径收缩期存在压差时（如流出道狭窄、肺动脉瓣狭窄）此法不适用于肺动脉收缩压估测。

病理性三尖瓣反流的原因包括风湿性心脏病、脱垂、类癌瘤综合征、Ebstein 畸形、瓣环扩张、右室梗死、感染性心内膜炎（右心瓣膜受累多见于静脉不洁注射者）、三尖瓣破损等。功能性三尖瓣反流多由肺动脉高压造成，肺动脉压恢复后反流可减少或消失。右心起搏导线通常只造成轻度或轻－中度三尖瓣反流，但偶尔亦可造成大量反流。

三尖瓣反流程度的定量参见表6－4。

表 6-4 三尖瓣反流定量

评价指标	轻度	中度	重度
瓣叶	多正常	正常/异常	异常/连枷/对合不良
右房/右室/下腔静脉	正常 （四腔切面测量：右房上下径≤4.9cm、横径≤4.6cm、最大容积≤33ml/m² 体表面积；右室舒张末横径≤4.3cm、面积≤35.5cm²）	正常/扩张	多扩张
反流束面积（中央型反流）	< 5 cm²	5～10 cm²	> 10 cm²
反流颈直径（cm）	—	—	> 0.7
PISA 半径（cm）	≤ 0.5	0.6～0.9	> 0.9
CW 反流频谱亮度与形态	暗淡，抛物线形	亮，形态不定	亮，三角形、峰值前移
肝静脉血流	收缩期为著	收缩期速度减低	收缩期反相血流

（4）肺动脉瓣反流

不同的研究报道少量肺动脉瓣反流见于 40%～78% 的受检者，无瓣叶结构异常与器质性心脏病证据。病理性肺动脉瓣反流少见。成人功能性三尖瓣反流多继发于肺动脉高压，常伴肺动脉扩张、右室右房扩大，多数情况下反流程度并不严重。重度肺动脉瓣反流多见于瓣叶解剖异常及瓣叶切除术后。肺动脉瓣反流程度的定量参见表6－5。

表 6-5 肺动脉瓣反流定量

评价指标	轻度	中度	重度
瓣叶	多正常	正常/异常	异常
右室大小	正常 （四腔切面右室舒张末横径≤4.3cm、面积≤35.5cm²）	正常/扩大	扩大
反流束	短（长度多<10mm）而窄	轻重之间	多宽大
CW 反流频谱亮度与减速率	暗，慢	亮，不定	亮，陡直
$SV_{肺动脉}/SV_{主动脉}$	轻度增大	增大	显著增大

（二）瓣膜狭窄

1.二尖瓣狭窄

正常二尖瓣开口面积可达 4～6cm²，面积轻度减小时虽有解剖狭窄，但并不造成血流动力学障碍；通常面积小于 2.0cm² 时引发血流动力学异常。风湿性心脏病是二尖瓣狭窄最常见的病因。其他少见原因包括退行性钙化、二尖瓣手术后、药物毒性（减肥药芬－芬等）、嗜伊红细胞增多症、赘生物等。

风湿性二尖瓣反流的超声心动图表现为：
（1）二尖瓣叶、瓣下结构（腱索）增厚、钙化，瓣叶联合处粘连；（2）长轴图像中二尖瓣前叶开放时呈"鱼钩"样（或"曲棍球杆"样）、后叶运动障碍，短轴图像中二尖瓣开口呈"鱼口"样；（3）二尖瓣口舒张期多普勒频谱 E 峰降支平缓；（4）左房扩大，可见自发显影，甚至附壁血栓形成。对于拟行经皮二尖瓣球囊成形术的患者，应通过评价瓣叶厚度、钙化、活动度、瓣下结构等情况进行超声积分（见表 6-6），≤ 8 分者更可能从球囊扩张术中获益。

　　二尖瓣口面积的测量方法包括：（1）二维法。在胸骨旁获取二尖瓣尖（开口最小）水平短轴切面，使图像停帧于舒张期瓣叶开口最大时，在二维图中手动勾画瓣口面积。该法测得的面积最接近解剖面积，但有时难以获得满意切面，在瓣叶钙化明显、瓣口形状不规则时也难于准确测量。（2）压力减半时间（PHT）法。使用 CW 在心尖长轴切面中获得瓣口最大流速频谱，沿 E 峰降支（E 峰下降斜率方向）测量 PHT，通过经验公式算得面积：二尖瓣口面积 =220/PHT。合并重度主动脉瓣反流或左室充盈压增高者不适用此法。（3）连续方程法。因各瓣口每搏量相等，通过测量主动脉瓣环水平每搏量即可算得二尖瓣口面积：二尖瓣口面积 = 主动脉瓣环直径 $^2 \times 0.785 \times$（VTI$_{主动脉瓣环}$ / VTI$_{二尖瓣}$）。合并明显主动脉瓣或二尖瓣反流者不适用此法。（4）PISA 法。二尖瓣口面积 =（6.28× 等速面半径 $^2 \times$ 尼奎斯特速度 / 二尖瓣口峰值流速）×（等速面基底角度 /180°）。除使用上述 4 种方法测量瓣口面积外，还应通过 CW 二尖瓣口舒张期频谱包络勾画法测量平均压差、通过三尖瓣反流速度估测肺动脉收缩压，以便综合各参数评价狭窄程度，见表 6-7。

表 6-6　二尖瓣狭窄超声积分法

评分	活动度	瓣叶厚度	瓣叶钙化	瓣下结构
1	瓣叶仅瓣尖活动度减弱	瓣叶厚度基本正常（4 ～ 5mm）	局部回声增强	轻度增厚局限于二尖瓣叶下方
2	瓣叶中部和基底部活动正常	瓣叶中部正常，边缘显著增厚（5 ～ 8mm）	瓣叶边缘回声增强	腱索增厚占腱索长度 1/3
3	瓣叶于舒张期基底部向前运动	整个瓣叶增厚（5 ～ 8mm）	瓣叶回声增强延伸至瓣叶中部	增厚延至腱索远端 1/3
4	舒张期瓣叶没有或很小前向运动	整个瓣叶组织增厚（> 8mm）	瓣叶回声广泛增强	腱索广泛增厚缩短，延至乳头肌

表 6-7　二尖瓣狭窄定量

评价指标	轻度	中度	重度
瓣口面积（cm^2）	> 1.5	1.0 ～ 1.5	< 1.0
平均压差（mmHg）	< 5	5 ～ 10	> 10
肺动脉收缩压（mmHg）	< 30	30 ～ 50	> 50

　　2. 主动脉瓣狭窄

　　正常主动脉瓣为纤薄的三叶结构，开放面积 3 ～ 4cm^2，瓣叶间距约 2cm，且在收缩期持续不变。低心排或左室流出道梗阻患者可出现主动脉瓣早期关闭。主动脉瓣狭窄常见病因包括退行性瓣叶钙化、风湿性心脏病、先天性瓣叶畸形。退行性变者可见瓣叶增厚、僵硬、回声增强、开放受限。风湿性心脏病者常二尖瓣亦有累积，瓣叶粘连明显。中青年患者孤立的主动脉瓣狭窄者常常为二叶主动脉瓣畸形，经胸检查多可明确瓣叶数目，图像不良者可行 TEE 检查。瓣膜狭窄几乎均为慢性病程。狭窄进展导致左室肥厚（室壁增厚、质量增大）、舒张功能减低、并可继发肺动脉高压。中等到重度的主动脉瓣狭窄者仍可无明显临床症状。超声心动图随访评价瓣口速度、压差、面积的进展情况及左室肥厚与收缩功能变化情况对于瓣膜置换手术时机的选择非常重要。当重度狭窄者出现左室收缩功能减低、每搏量减小时，瓣口速度可减低。主动脉瓣狭窄定量见表6-8。

表6-8　主动脉瓣狭窄定量

评价指标	轻度	中度	重度
射流速度（m/s）	< 3.0	3.0 ～ 4.0	> 4.0
平均压差（mmHg）	< 25	25 ～ 40	> 40
瓣口面积（cm²）	> 1.5	1.0 ～ 1.5	< 1.0
左室壁	正常	轻度增厚	增厚

3. 三尖瓣狭窄

三尖瓣狭窄最常见的病因为风湿性心脏病，其他少见原因包括类癌瘤综合征、肿瘤、赘生物、导管术或起搏器植入术中损伤瓣叶、瓦氏窦瘤外压、人工瓣狭窄等。正常三尖瓣口舒张期血流速度< 0.5 ～ 1.0m/s，平均压差< 2mmHg。平均压差> 7mmHg、PHT > 190ms提示重度三尖瓣狭窄。

4. 肺动脉瓣狭窄

肺动脉瓣狭窄常为孤立的先天性畸形或复杂先天畸形（如法洛四联症）的一部分。少见病因包括类癌瘤综合征、赘生物、心内或心外团块（肿瘤、血栓）阻塞。使用CW测量瓣口流速与压差可反映狭窄程度。

（三）人工瓣评价

人工瓣置换可使严重瓣膜病的预后得以改善，但目前的人工瓣尚不能达到与正常自体瓣相同的完美功能，故瓣膜置换术后需对人工瓣功能情况进行定期随诊评估、评价可能出现的人工瓣功能异常。需强调置换术后人工瓣的基线功能评估非常重要，可作为日后随诊评估瓣膜功能变化的参考依据。人工瓣种类繁多，基本类型包括机械瓣与生物瓣两大类。人工瓣与自体瓣膜的形态结构、血流动力学效应不同，且不同类型与型号的人工瓣之间血流动力学参数也相异，故检查者应在对患者人工瓣类型及换瓣手术基本方法有一定了解的基础上进行评估。

导致人工瓣结构与功能失常的情况包括撕脱、瓣周漏、赘生物形成、血栓、退行性变、人工瓣－患者不匹配等。二维超声检查可发现严重的结构与运动异常，人工瓣功能的评价更多地有赖于多普勒参数测量。对于经胸检查不能明确的病变，需行TEE检查。人工瓣置换术后的患者常规超声心动图检查应提供的信息包括：心室大小与功能、人工瓣形态结构、血流动力学参数（瓣口峰值流速、最大压差、平均压差、PHT或减速时间、有效瓣口面积、肺动脉收缩压、舒张充盈类型、反流分数等）。

1. 人工瓣反流

少量反流在所有类型人工瓣中均属正常，为人工瓣设计特点。表现为起自瓣环支架内的细束反流，反流束方向与数目依人工瓣类型不同而不同。二尖瓣位人工瓣正常反流束面积通常< 2cm²、长度< 2.5cm；主动脉瓣位人工瓣正常反流束面积< 1cm²、长度< 1.5cm。

病理性人工瓣反流常伴有瓣叶结构异常、反流束起源异常、反流量增加。评价自体瓣膜反流的方法与参数仍适用于人工瓣反流的评价。以下征象提示严重人工瓣反流：主动脉瓣位人工瓣：反流束PHT ≥ 250ms，二尖瓣充盈类型为限制型充盈障碍，降主动脉可见全舒张期逆流，反流分数≥ 55%；二尖瓣位人工瓣：二尖瓣口舒张期峰值速度增高（≥ 2.5m/s）而PHT正常（≤ 150ms），二尖瓣反流CW频谱亮度高，反流分数≥ 55%，EROA ≥ 0.35cm²，收缩期肺静脉逆流。

瓣周漏表现为起自瓣环支架以外的异常血流束，

需与人工瓣反流鉴别。

2. 人工瓣梗阻

人工瓣开口面积小于自体瓣，所以瓣口流速总是高于相应自体瓣瓣口速度。人工瓣口的正常流速又因瓣的种类、型号、部位、心输出量等的不同而相异。评价自体瓣膜狭窄的方法与参数适用于人工瓣梗阻的评价。连续方程可用于计算人工瓣口有效面积；但 PHT 法会对人工二尖瓣瓣口面积造成高估。梗阻发生时，人工瓣叶活动常受限，但经胸检查不易清晰辨别。二尖瓣位机械瓣梗阻最常见的原因为血栓形成，表现为瓣口流速增高且 PHT 延长；主动脉瓣位机械瓣梗阻的常见原因为血管翳形成，表现为瓣口流速增高、而左室流出道速度不变，后者与前者比值常 ≤ 0.2。

3. 人工瓣—患者不匹配

部分患者人工主动脉瓣有效瓣口面积与体表面积相比过小，而可造成跨瓣压明显增加及相应症状。轻度不匹配定义为有效瓣口面积指数（有效瓣口面积 / 体表面积）> 0.85cm²/m²，中度为 ≤ 0.85 而 > 0.6 cm²/m²，重度 ≤ 0.6 cm²/m²。为避免不匹配发生，主动脉瓣置换术前应选择瓣口面积 > 患者体表面积 × 0.85 cm² 的人工瓣。

（四）感染性心内膜炎

感染性心内膜炎为潜在致命性疾病，6 个月病死率高达 25% ~ 30%。依据改良的 Duke 诊断标准，主要诊断标准的确立有赖于血培养和超声心动图两项辅助检查。多发于有基础器质性心脏疾病（风湿性瓣膜病、二叶式主动脉瓣畸形、二尖瓣脱垂、先天性心脏病）、人工瓣置换、心腔内器械植入（如起搏器）、静脉吸毒（右心瓣膜感染性心内膜炎）者，但在既往健康者中也不少见。瓣膜最常受累，但亦可发生于其他心内膜部位。

超声心动图检查用于发现赘生物、评价瓣膜损害所致的血流动力学异常程度及并发症（脓肿、穿孔、分流）、高危患者复查评价病情变化。经胸超声心动图检查发现赘生物的敏感性为 60% ~ 75%，经食道超声心动图敏感性可达 95% 以上。感染性心内膜炎的直接征象包括：（1）赘生物（图 6-38）。

"蓬草样"不规则团块，可附着于瓣叶、腱索、起搏导线、间隔缺损的低速血流侧心内膜表面，发生部位通常为高速血流的下游。赘生物 > 10 mm 的患者中，50% 以上至少会发生一次栓塞事件，二尖瓣赘生物要比主动脉瓣赘生物更易致栓塞。（2）脓肿。（3）新发的瓣膜反流、新发的人工瓣撕脱。

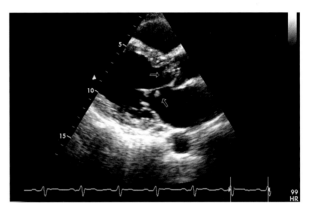

图 6-38 感染性心内膜炎二尖瓣与主动脉瓣赘生物

（杨 颖）

二、冠状动脉粥样硬化性心脏病

冠状动脉粥样硬化性心脏病（冠心病）是最常见的成人器质性心脏疾患，其临床综合征包括稳定性与不稳定性心绞痛、急性心肌梗死、缺血性心肌病、猝死等。超声心动图作为冠心病最常用的影像学评估手段，对冠心病的诊断、发现并发症、预后评估都具有重要作用。

（一）室壁运动与左心室功能评价

了解心室整体与室壁节段的收缩与舒张功能对于冠心病诊断的建立、治疗策略选择、预后评估均有重要意义。

1. 左心室整体收缩与舒张功能

左室整体功能的全面评价应包括对心室几何形态、内径（舒张末、收缩末）、容积（舒张末、收缩末）、EF、二尖瓣口舒张期血流频谱、肺静脉血流频谱、二尖瓣环组织多普勒频谱等参数的综合评估。

正常的左室形态类似圆锥体，横截面为圆形、纵截面近似长椭圆形或长三角形。心室功能障碍、心力衰竭、心室重构时往往表现为内径扩大、容积增加、形态逐渐由圆锥形变为球形；节段心肌缺血梗死时可表现为局部室壁膨出（室壁瘤形成）、心室形态失常。心腔形态的改变（或心室重构）是心脏在病理状态下的适应性、代偿性变化，但一旦重构发生，往往预示预后不良。

2.室壁节段的划分与节段功能

动脉粥样硬化造成的冠状动脉狭窄与闭塞，可导致病变血管相关区域的心肌灌注与运动障碍，即节段性室壁运动不良。为了便于描述室壁局部运动异常部位及进行定量分析，依据冠状动脉的走行与分布，人为对左室心肌进行分段（图6-39）。

（1）美国超声心动图学会（american society of echocardiography，ASE）16段划分法

ASE于1989年推荐16节段模型用以评价左室节段运动。该模型将左室沿长轴划分为3个水平：基底段、中段（乳头肌水平）、心尖段。基底段与中段水平又分别划分为6个节段：前间隔、前壁、侧壁、后壁、下壁、后间隔；心尖水平分为4个节段：前壁、侧壁、下壁、间隔，即总计16节段。二维超声心动图的标准切面可以全面观察到16个室壁节段的运动情况：胸骨旁左室流出道水平短轴、左室乳

头肌水平短轴、心尖水平短轴切面可用于观察3个水平的各段室壁；胸骨旁左心室长轴与心尖长轴（三腔）切面可观察前间隔与后壁各水平节段、心尖二腔切面可观察前壁与下壁各水平节段、心尖四腔可观察侧壁与后间隔各水平节段。

（2）美国心脏病学会（american heart association，AHA）17段划分法

2002年AHA推荐使用17节段模型评价心肌灌注情况，即在ASE16节段室壁划分的基础上增加心尖顶部（左心室末段心腔以外的心肌区）为第17段。16段模型常用于室壁运动的评价；17段模型用于心肌灌注评价更优，且与其他心脏影像学分段方法相一致，便于对比分析。尽管冠状动脉的分布存在解剖变异，但各室壁节段仍有相对固定的冠状动脉供血。室壁节段划分与冠状动脉供血关系见图6-39。

充分了解室壁节段的划分，有利于对冠状动脉病变与对应节段室壁的运动功能进行合理评价。对节段室壁运动情况的观察应着眼于运动幅度与收缩增厚率两个方面。缺血心肌表现为运动减弱或无运动，有时因周围非缺血心肌的牵拉，缺血节段心肌可有被动运动，但收缩增厚（收缩性）必然减低（低动力）或消失（无动力）。正常情况下左室游离壁

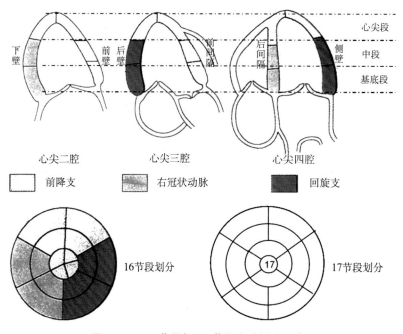

图6-39　16节段与17节段室壁划分示意图

的收缩增厚率超过40%，室间隔增厚率略低；增厚率＜30%为低动力；＜10%为无动力；节段心肌收缩期向外膨出（常伴室壁变薄）为矛盾运动。

临床常采用室壁运动积分法半定量评价节段运动功能：正常＝1、低动力＝2、无动力＝3、矛盾运动＝4、室壁瘤＝5，对每段室壁分别计分，计算室壁运动指数（wall motion score index，WMSI）。WMSI＝各节段室壁计分之和／节段数，正常为1，运动障碍的室壁节段越多指数越高，有报道WMSI大于1.7的患者心肌灌注缺损超过20%。

更为客观的节段心肌收缩与舒张功能定量评价方法包括：基于计算机心内膜连续追踪的AQ、CK技术；基于组织多普勒技术对心肌长轴运动速度、应变、应变率等参数的评价；基于超声斑点追踪（speckle tracking）技术对心肌长轴、径向、圆周方向运动速度、应变、应变率等参数的评价；基于三维超声心动图技术对左室节段射血分数的评价。各种新技术与方法对节段心肌功能的评价各有优势，检查者可根据设备条件与技术情况选择应用。

（二）心绞痛

并非所有胸痛均为心绞痛。即使一过性或反复发作的胸痛确为心肌缺血所致，静息状态下的单次超声心动图检查也很少能够提供明确的诊断信息。负荷超声心动图在疑似冠心病患者的诊断中有重要价值（参见"负荷超声心动图"章节）。但常规超声心动图检查仍可明确心脏结构与心功能情况，除外可能造成类似心绞痛症状的其他器质性心脏疾患（如主动脉瓣狭窄），或为可能危及生命的其他胸痛综合征提供诊断线索（如肺栓塞、主动脉夹层、心包压塞等）。偶尔患者恰于检查时发作胸痛，或发作胸痛时有条件即时行超声心动图检查，此时发现节段性室壁运动异常或室壁运动无变化，对于确立或排除冠心病的诊断均具有重要意义。

（三）急性心肌梗死

节段性室壁运动异常是急性心肌梗死的特征性表现，但不仅见于急性心肌梗死，还可发生于急性（顿抑心肌）或慢性缺血（冬眠心肌）但仍存活的心肌，

以及陈旧心肌梗死的瘢痕组织。

急性心肌缺血发生后，缺血节段的运动异常（低动力、无动力）立即出现，甚至早于心电图的变化。缺血心肌达到室壁厚度的20%以上即可导致室壁收缩运动减弱或消失，因此无论心肌梗死为透壁性或非透壁性（心内膜下心梗、非Q波心梗），急性期超声心动图检查均可发现节段性室壁运动异常。非缺血节段的心肌往往表现为代偿性运动增强，否则可能表明冠状动脉病变为多支病变、心肌缺血范围广泛。前壁心梗常表现为左室前壁、前间隔中段、心尖段，以及左室心尖运动不良；下壁心梗多表现左室下壁、后间隔基底段、中段运动不良；侧壁心梗常为左室侧壁中段运动不良。左束支传导阻滞可表现为类似心肌缺血的室壁运动异常，但多为左室前壁与室间隔基底段与中段的运动异常，心尖运动多不受累，而前壁心梗很少不累及心尖；此外束支阻滞造成的室壁运动异常为时相上的收缩延迟，而收缩增厚率正常。

需说明的是，心肌梗死早期超声检查所发现的运动不良节段与梗死范围大小直接相关，但并不等同于梗死范围，因其中包含顿抑心肌等功能障碍但仍存活的心肌。经再灌注治疗（溶栓、PTCA、搭桥术）后，运动不良的心肌节段可部分恢复；如再灌注治疗及时（＜4小时），甚至可以完全恢复。部分患者亦有可能自行侧支开通而使缺血改善。但多数未经治疗的急性心梗患者将发生心肌坏死、纤维化、心室重构。

超声心动图检查对于明确急性心肌梗死诊断，评价梗死部位、范围、预测预后、评估心功能状态及血流动力学情况均有重要作用。胸痛合并心电图改变、节段性室壁运动不良是急性心肌梗死的直接诊断指标，但多数医院并不以单独超声心动图检查作为常规诊断急性心梗的手段，原因为急诊即刻超声心动图检查不及心电图与心肌酶学检查简便易行，而后者亦有良好的诊断准确性且临床应用经验丰富。动物实验表明缺血受累心肌需达到1.0g以上，超声心动图才可检出节段性室壁运动异常；由此推测，范围很小的心肌缺血与梗死，超声心动图检查中可能不会发现节段性运动异常。临床研究结果显示

80%～95%的心肌梗死患者可检出室壁运动异常。

急性心肌梗死预后不良的超声心动图指标包括：EF < 40%、梗死范围大（WMSI ≥ 1.7）、限制型充盈障碍（E/A > 2，E/Ea > 15）、左室扩大、左房扩大（≥ 32ml/m²）、中度以上二尖瓣反流、负荷试验异常发现。

偶尔急性心肌梗死患者虽有典型的节段性室壁运动不良、心电图与心肌酶演变，但冠状动脉造影并无明显病变发现。可能出现此种情况的临床病变包括冠状动脉痉挛、蛛网膜下腔出血、嗜铬细胞瘤、球形心尖综合征等。

（四）心肌梗死并发症

1. 急性期并发症

（1）左室功能障碍：急性心梗发生后，节段室壁收缩功能障碍的同时，左室整体收缩功能亦受损。表现为心室扩大、容积增加、EF 减低。通常梗死范围越大、EF 越低，但非缺血区的代偿运动增强可能部分代偿 EF。与此同时左室舒张压升高、舒张功能受损，表现为二尖瓣口血流频谱 E/A 异常（各种舒张异常类型均可能）、E/Ea 增大。

（2）梗死区延展：透壁心梗发生后 24～48 小时，梗死区出现延展，表现为局部室壁变薄（常为 4～6mm）、呈瘤样膨出，但心肌回声尚无明显增强。多见于前壁心梗后。室壁变薄延展常预示机械并发症的发生危险增加。

（3）机械并发症：左室游离壁破裂、室间隔穿孔、乳头肌断裂。

游离壁破裂常迅速致命而无机会行超声检查。因左室内血液经破裂口进入心包腔，超声心动图可发现心包腔内液性暗区与回声不均的血肿。偶尔小范围室壁缓慢破裂可形成假性室壁瘤，超声可见局部室壁连续中断及其外周不规则血肿回声，以及心包腔内液性暗区。

室间隔穿孔发生于 3%～5% 的心梗患者，直接征象为室间隔连续中断、彩色多普勒左向右过隔分流。穿孔可发生于室间隔的任何部位，可能为常规检查标准切面不能显示的部位。为避免漏诊，应使用彩色多普勒血流显像（CDFI），通过系列切面、包括非标准切面连续扫查，对全部室间隔进行细致观察，发现分流信号。除直接征象外，急性分流还可造成左室非缺血室壁代偿性高动力表现、肺动脉压升高等，超声检查亦应予关注。

乳头肌断裂可为完全性、部分性或仅为腱索断裂，伴急性二尖瓣反流。二维超声可观察到受累瓣叶呈连枷样运动，断裂的乳头肌随瓣叶甩动；彩色多普勒可见中量以上反流信号，且常为偏心型。左室后内侧乳头肌多为单支冠脉供血，故较前外侧乳头肌更易发生缺血断裂。

（4）二尖瓣反流

心梗后二尖瓣反流常见，其机制包括：左室扩大、二尖瓣环扩大；左室腔形态改变而致乳头肌空间位置改变、牵扯二尖瓣叶；乳头肌功能障碍；乳头肌断裂；非缺血区室壁代偿运动增强而致收缩期二尖瓣前叶异常前向运动。超声心动图检查应使用多普勒技术发现反流，并评价反流程度，同时应寻找反流原因。

（5）左室附壁血栓

急性血栓形成的高峰期为心梗后 72 小时左右，但大面积心梗伴血流动力学障碍者亦可于心梗后数小时内形成附壁血栓。最多见于前壁心尖梗死、局部室壁运动消失者。二维超声检查可见局部团块回声附着（图 6-40），新鲜血栓多为低回声或中等回声，可为附着面较大的半月状或层状、活动度较大的不规则团块状，甚至可为有蒂状团块或"飘带"样活动明显，后两者提示血栓脱落栓塞的可能性大，超声检查应对血栓的部位、大小、回声、活动度等进行观察与描述。

（6）心包积液

心梗后一过性的反应性心包积液常见。常为少量积液、不造成血流动力学障碍，但偶尔也可为大量积液，甚至造成心包压塞，此时应与室壁破裂造成的心包积血鉴别，仔细观察梗死延展区有无结构中断。心梗后亦可有延迟出现的心包积液，即所谓 Dressler 综合征，表现为复发的胸痛与心包积液，多发生于心梗后 6 周至 3 个月。

（7）左室流出道梗阻

常见于老年女性、有高血压病史、室间隔基底

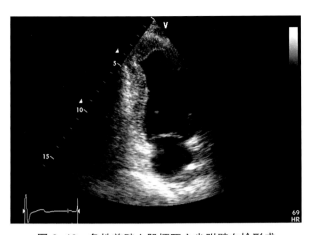

图 6-40　急性前壁心肌梗死心尖附壁血栓形成
心尖二腔切面显示心尖室壁延展，伴低－中等回声半圆形团块附着

段肥厚的前壁心梗患者，因下壁、后侧壁代偿收缩运动增强，导致二尖瓣收缩期前向运动，造成流出道梗阻，同时造成二尖瓣反流。

（8）右室梗死

90% 以上的右室心肌梗死发生于左室下壁梗死者，由右冠状动脉远端闭塞造成，鲜见孤立右室心梗。超声可见右室腔与三尖瓣环扩张，以及继发的三尖瓣反流，右室壁运动障碍常不明显，或很快恢复，因缺血常为一过性，很少导致右室心肌坏死。

2. 慢性期表现

透壁心梗发生后，心室重构自急性期开始持续进展。表现为心室大小、几何形态、室壁厚度与心肌质量的改变。超声对心室重构的评价指标包括左室内径、容积、几何形态（球形指数：左室长径 / 横径，或左室容积 / 以左室长径为直径的球体体积）、室壁厚度、心肌质量。重构的结果为左室逐渐扩大、形态渐趋球形（横径增加明显）、EF 减低、乳头肌空间移位而致二尖瓣反流加重，最终导致不可逆心力衰竭。

室壁瘤形成最常见于前壁梗死后于心尖形成室壁瘤，但也可见于下、后壁基底段与中段。急性心梗后 1～4 天即可发生梗死区延展、局部室壁呈瘤样膨出、无运动或矛盾运动。解剖室壁瘤的定义为局部室壁瘤样膨出于收缩期与舒张期持续存在，且膨出的室壁坏死心肌为纤维瘢痕组织取代。心梗后心肌的纤维瘢痕化约需 6 周时间，超声表现为局部

瘤样膨出的室壁变薄、回声增强、无运动或矛盾运动。室壁瘤类似无效腔，使左室射血效能减低；瘢痕化的瘤壁常为恶性心律失常的起源地；瘤腔内因血流淤滞而易形成附壁血栓，因而室壁瘤形成常为预后不良的标志。

无论是否形成室壁瘤，附壁血栓在陈旧心梗患者中均不少见。超声可见附着于运动不良节段室壁的团块回声，随血栓形成的时间延长回声增强。

（五）缺血性心肌病

缺血性心肌病定义为弥漫性冠状动脉病变造成的慢性左室功能障碍。患者多无明确的急性心梗病史，慢性反复缺血造成左室壁为正常心肌、瘢痕、非透壁纤维化心肌交错排列。超声表现为左室扩大、室壁运动弥漫性减弱、二尖瓣反流，继发的肺动脉高压与三尖瓣反流亦常见。缺血性心肌病与扩张型心肌病的超声心动图表现常难于鉴别，有时二者甚至可并存于同一患者，发病年龄、患者的心血管病危险因素、症状等可资鉴别，但确诊有赖于冠状动脉造影。

（杨　颖）

三、心肌病

心肌病指原发于心肌、导致心脏收缩和 / 或舒张功能障碍的器质性心脏疾病。

（一）扩张型心肌病

扩张型心肌病以左室或双室扩大、收缩功能减低为特征。广义的扩张型心肌病可为原发性、家族性 / 遗传性，亦可由病毒、免疫、酒精、中毒、代谢等因素造成，此外缺血性心肌病、瓣膜性心脏病、围产期心肌病等也可有与扩张型心肌病类似的表现，区别病因有助于治疗决策选择。

1. 超声心动图检查应提供的信息与主要表现为（图 6-41）。

（1）左室：扩大，内径、容积增大；形态呈球形；室壁运动弥漫性减弱；收缩、舒张功能减低；可有附壁血栓形成。

（2）二尖瓣：瓣叶结构多无异常，瓣环扩张、

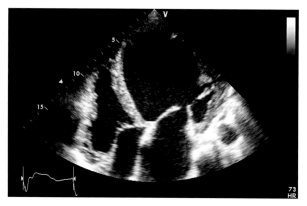

图 6-41　扩张性心肌病心尖四腔切面

乳头肌向下外移位致瓣叶对合不良、功能性反流。

（3）左房：扩大；可见自发显影、附壁血栓形成。

（4）右室、右房：多扩大，右室壁运动可减低。

（5）三尖瓣：瓣叶结构多无异常，功能性反流多见，通过反流速度可估测肺动脉收缩压，多升高。

2. 近年来，心脏再同步化治疗（CRT）在临床中应用渐广，以扩张型心肌病为表现、合并心脏失同步的心衰患者可从再同步化治疗中明显获益。超声心动图是评价心脏机械同步性、筛选 CRT 适应证的良好手段。心脏同步性的评价可从以下三方面进行：

（1）房 - 室同步性。主要指左心房和左心室的同步性。通过观察二尖瓣口舒张期血流频谱 E、A 峰形态、是否有融合、左心室充盈时间、二尖瓣反流程度等评价房 - 室间是否存在不同步。左心室舒张充盈的时间小于心动周期的 40%，E、A 峰融合，A 峰截尾均提示存在房室不同步。

（2）左 - 右室间同步性。可以左、右心室收缩延迟时间（左 - 右室射血前时间差）为指标进行评估。分别记录主动脉瓣和肺动脉瓣血流频谱，测量 QRS 波起点到肺动脉血流出现的时间，为右心室射血前时间（PPEI）；同法测量左心室射血前时间（APEI），计算（APEI - PPEI）差值。当左、右心室间运动不同步且左心室收缩延迟时（如 LBBB），此差值 ≥ 40 ms；右心室收缩延迟（如 RBBB）则差值变为负值。

（3）左心室内同步性。左心室内不同步是心脏不同步的最常见和最重要的表现形式。常用的

测量方法包括：①室间隔 - 左心室后壁运动时差（SPWMD）：取胸骨旁长轴切面或乳头肌水平短轴切面，获得 M 型图像，室间隔部和左心室后壁收缩达到最大厚度的时差即为 SPWMD，≥ 130 ms 作为室内不同步标准。②左心室射血前时间（APEI）：记录主动脉瓣血流频谱，测量 QRS 波起点到主动脉瓣频谱开始的时间为 APEI，≥ 140 ms 代表左心室收缩延迟，提示存在室内不同步。③室间隔 - 左室侧壁收缩速度达峰时间（Ts）差：使用组织多普勒显像技术获取节段心肌速度曲线，测量 QRS 波起始至该节段收缩达峰的时间，即 Ts。心尖四腔室间隔和左心室侧壁基底段 Ts 差值 > 60 ms，或心尖长轴切面上前间隔和左心室后壁达峰时差 ≥ 65 ms，均可视为左室内不同步。④心肌收缩达峰时间的标准差（Ts - SD）：Ts - SD 表示 12 个左心室节段（不包含心尖节段）心肌收缩达峰时间的标准差，> 32.6ms 可作为室内不同步指标。

（二）肥厚型心肌病

肥厚型心肌病以左室和 / 或右室肥厚为特征，常为室间隔受累的非对称性肥厚，左室容积多正常或减小，可伴左室流出道梗阻。左室肥大的类型与程度在不同患者中大相径庭。部分患者可仅表现为心尖肥厚。室间隔肥厚与二尖瓣前叶收缩期前向运动（SAM 征）造成动力性左室流出道梗阻（图 6-42，图 6-43）。左室舒张松弛性与顺应性均异常。有时难与高血压伴左室肥厚鉴别。超声心动图检查应提供的信息与主要表现为：

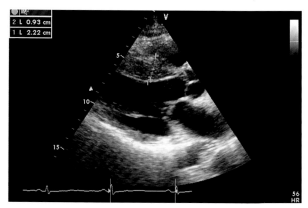

图 6-42　肥厚性心肌病
室间隔与左室后壁非对称性肥厚

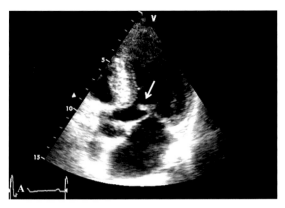

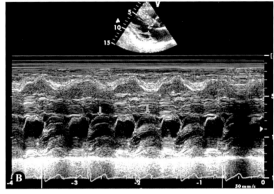

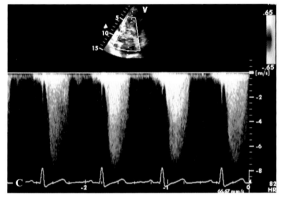

图 6-43　左室流出道梗阻

A. 心尖五腔切面可见二尖瓣前叶于收缩期向左室流出道运动（白色箭头）；B. M 型显示二尖瓣前叶收缩期异常前向运动（绿色箭头）；C. 连续多普勒测量左室流出道收缩期血流速度明显升高

1. 室壁厚度　左室壁明显肥厚（正常室壁厚度＜ 1.1cm），可为对称性，或以室间隔受累为著的非对称性。非对称性者室间隔／左室后壁厚度比常＞ 1.3。右室壁可增厚。

2. 心腔大小　左室内径、容积可正常或减小。左房扩大。

3. 左室功能　左室整体收缩功能（常以 EF 为指标）通常正常，舒张功能障碍。

4. 瓣膜　左室流出道梗阻者，二尖瓣前叶收缩期异常前向运动,致瓣叶关闭不良,常为偏心型反流。

5. 左室流出道梗阻　梗阻可发生于左室流出途径的任何部位,可为心尖室腔、乳头肌水平或主动脉瓣下。使用 CW 测量最大流速与压差。

6. 肺动脉收缩压可升高。

（三）限制型心肌病

以限制性充盈障碍及左室和／或右室舒张容量减少为特征；收缩功能与室壁厚度常正常。心房扩大。可为原发性,或继发于家族性心肌病、硬皮病、弹性假黄色瘤、糖尿病性心肌病、浸润性淀粉样变、结节病、Gaucher's 病、Hurler's 病、血色素沉积症、

Fabry's 病、糖原储积病、心内膜心肌纤维化、嗜酸细胞增多症、类癌瘤心脏病、转移癌、放射治疗,或使用 5- 羟色胺、二甲麦角新碱、麦角胺、白消安等。

临床上以心肌淀粉样变最多见（图 6-44）：左室与右室室壁增厚,心肌质地异常（可见特征性颗粒样强回声斑）,瓣膜增厚并反流,心房增大,心包积液；左室松弛异常、严重病例有限制性血流动力学表现。嗜酸细胞增多症可有附壁血栓与主动脉瓣反流。

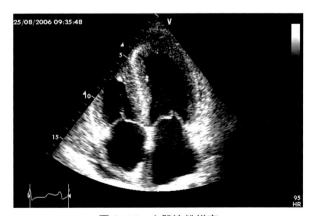

图 6-44　心肌淀粉样变

心尖四腔切面,可见室壁增厚、心肌内可见颗粒样强回声斑点、瓣膜增厚

（四）致心律失常右室心肌病

或称致心律失常性右室发育不良。右室局部心肌逐渐为纤维脂肪组织所取代，偶尔左室亦可受累，室间隔受累罕见。超声可见右室扩大、右室壁运动障碍、右室心尖与前壁节段性运动不良、三尖瓣反流（速度常＜2m/s，因右室收缩功能障碍）。

（五）心肌致密化不全

心肌致密化不全（noncompaction of the ventricular myocardium，NVM）是因胚胎期心肌致密化过程失败而导致的先天性心肌病变。胚胎早期，心肌呈海绵状，心腔内的血液通过心肌间的隐窝供应心肌。胚胎发育第5～8周，心室肌逐渐致密化，隐窝发育成毛细血管、冠脉循环形成。此过程失败造成心肌内窦状隐窝持续存在、肌小梁异常粗大、相应区域致密心肌形成减少。因致密化过程是从心外膜到心内膜、从心底到心尖，故致密化不全常发生在左心室心尖、心内膜面，右心室可同时受累，但单独的右室心肌致密化不全少见。LVNC可与其他心脏畸形（如发绀型先心病）伴发，也可单独发生而称为孤立性左室心肌致密化不全。

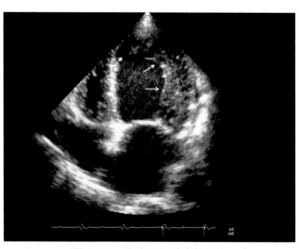

图 6-45　左室心肌致密化不全

心尖四腔切面显示侧壁至心尖心肌增厚呈双层结构，外层为薄层致密心肌，内层为粗大肌小梁呈网状交错排列、间以深陷隐窝（箭头所示）

超声心动图是心肌致密化不全的主要诊断手段（图6-45）。Jenni等提出的孤立性左室心肌致密化

不全诊断标准为：（1）病变区心肌呈典型双层状结构，外层致密心肌薄、内层心肌致密不良而表现为粗大肌小梁呈网状交错排列、间以深陷隐窝（收缩末期最大厚度处内、外层心肌比＞2）；（2）异常心肌呈显著的节段分布特点（多位于心尖、左室下壁与侧壁中段）；（3）彩色多普勒血流显像可见隐窝内血流信号与室腔相通（不与冠脉相通）；（4）无其他心脏畸形。也可参照相对定量的诊断指标：左室乳头肌水平以下心室内肌小梁＞3个可诊断心肌致密化不全。多数患者左室扩大、室壁运动减弱、EF减低。偶尔小梁隐窝内可见血栓形成。

（杨　颖）

四、心包疾病

心包外层为纤维层、内层为浆膜层，浆膜层又包含脏层（即心外膜）与壁层（紧贴纤维心包）两层。正常脏、壁层心包间存在间隙，并包含5～10ml液体，起润滑作用。心包的作用为保护心脏、减少心脏与周围组织的摩擦。因心包相对不可延展、心包腔容量固定，故能限制心腔急性扩张，并影响左室与右室的充盈匹配，即一侧心室的充盈增加将造成另一侧心室的充盈减少。心包疾病最常表现为心包积液、心包增厚与心包粘连，重者可因心包压塞或缩窄而致心力衰竭，甚至死亡。超声心动图是评价心包疾病最常用、最重要的影像学方法。

（一）心包积液

心包积液在超声图像中表现为心脏外周的无回声暗区，主要聚集于低垂部位，常以后房室沟处厚度最大（图6-46）。检查时应于胸骨旁、心尖、剑突下区域全面探查，在舒张末期测量暗区最大厚度，半定量心包积液量，观察并描述暗区透声情况及是否存在分隔，评价积液是否造成血流动力学影响。

心包积液难于准确定量，可参考以下标准进行半定量：微量积液：可为正常表现，仅在收缩期于后房室沟处见到少量暗区，舒张期暗区消失。少量积液：左室后壁后方暗区小于1cm，可伴或不伴心包其他部位液体积聚。中量积液：暗区厚度1～2cm。

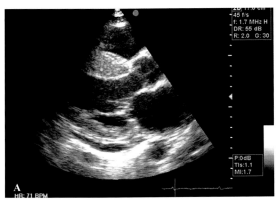
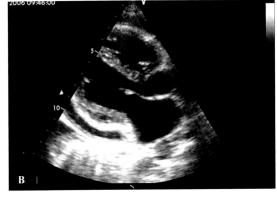
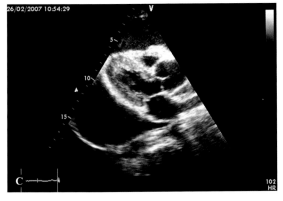

图 6-46 心包积液 胸骨旁左室长轴切面
　　A.肥厚性心肌病患者伴有少量心包积液,仅于左室后壁后方可见小于 1cm 暗区;B.中等量心包积液,暗区最大厚度＞1cm;C.大量心包积液,暗区常环绕心脏全周,最大暗区厚度超过 2cm

大量积液:最大暗区厚度超过 2cm,暗区常环绕心脏全周,心脏摆动其中,心电图出现电交替。

　　当心包积液造成血流动力学影响而出现临床症状,或临床需明确积液性质时,可行心包穿刺。穿刺点通常选择于心尖区或剑突下暗区厚度最大处,超声检查应描述定位点暗区距体表距离、暗区厚度(舒张期)、穿刺进针角度。条件允许的情况下可在超声引导下进行穿刺。穿刺抽液结束后可复查超声了解剩余积液量。进针或引流管位置不明确时,可在超声观察下注入少量振荡生理盐水进行造影,观察穿刺针或引流管是否在心包腔内。

　　心包积液需与脂肪垫、胸腔积液等鉴别。孤立出现于前心包(右室前壁前方)的无回声区可能为脂肪垫、纤维组织、胸腺等,与积液的区别为不可压缩,即厚度在心动周期中变化不明显。心包积液与胸腔积液的鉴别为前者位于降主动脉前方,而胸腔积液位于降主动脉后方。

(二)心包压塞

　　正常情况下,心包腔内(及心腔内)的压力随呼吸变化,吸气时与胸腔内压力同等幅度下降,心腔与胸腔间压差相对稳定,回心血量变化不明显。当心包积液量达到一定程度、心包腔内压力超过引流静脉的压力时,造成回心血流受阻,发生心包压塞。心包腔内压力超过心腔内压力时可出现心壁(右房、右室)塌陷。由于心包腔内压力的升高,其传递呼吸性压力变化能力减小,吸气时胸腔压力减小、而心包腔及心腔内压力相对无变化,胸腔(肺血管)与左房之间压差减小,回左心血量减少,故二尖瓣口血流速度减低、左室充盈减少、左室内径变小,而右室内径增加,室间隔随之异常运动。

　　心包压塞常发生于大量心包积液时,但急性发生的心包积液在相对较少量时即可造成心包压塞,因而积液量并不是判断是否存在压塞的敏感指标。心包压塞在二维与 M 型超声心动图中表现为右室壁舒张早期塌陷、右房舒张晚期塌陷、室间隔异常运动、心室内径随呼吸变化、下腔静脉增宽且内径随呼吸变化消失;多普勒超声表现为二尖瓣口舒张期血流频谱 E 峰随呼吸变化幅度增加(常＞25%,吸气时减低、呼气时增高)、肝静脉血流速度于呼气时减低、舒张期逆流。其中二尖瓣与肝静脉多普勒血流速度随呼吸的变化为相对特异的征象。

（三）心包缩窄

心包缩窄可因心包增厚、粘连、钙化、炎症等造成。因心脏舒张充盈受限，患者表现静脉回流受阻与心排量减低的相应症状，可因肝及消化道淤血症状明显而被误诊为消化系疾病。心包缩窄与积液可同时发生，即心包感染或炎症过程中可在积液没有完全吸收时部分心包即已发生缩窄。此外心包缩窄可为一过性表现，感染或炎症治疗及时的情况下可恢复正常。

正常胸腔内压力随呼吸变化（吸气时胸内压约下降 3 ～ 5mmHg），心包缩窄时僵硬的心包无法将胸腔内压力的变化传递给心腔，造成胸腔内压力与心腔内压力失匹配、心室间相互作用增强，出现类似心包压塞的血流动力学变化。心包的正常厚度为 1 ～ 2mm，在没有显著增厚、钙化、没有积液的情况下，二维超声检查不易直接观察到心包、更难准确测量其厚度。约 20% 心包缩窄者心包厚度正常。

心包缩窄的二维与 M 型超声表现包括：心房扩大、心包增厚、室间隔异常运动、左室后壁舒张期运动低平、心室内径随呼吸变化、下腔静脉增宽；多普勒表现相对特异的征象为二尖瓣口舒张期血流频谱 E 峰随呼吸变化幅度增加（常＞ 25%）、呼气时肝静脉舒张期逆流速度增高。二尖瓣环组织多普勒运动速度多正常，据此可助与限制型心肌病鉴别。

（杨 颖）

五、心脏肿瘤

原发性心脏肿瘤较为少见，以良性居多。最常见的是黏液瘤，占心脏良性肿瘤的 30% ～ 50%，任何年龄均可发生，以 30 ～ 60 岁的女性多见。一般认为黏液瘤起源于心内膜下间叶组织，长大后向心腔内突出，最常发生于左心房。超声心动图表现为（图 6-47）：左房内不均质的中高回声团块，质地较疏松，表面粗糙或呈毛刺状，无包膜，以长短不等的蒂附着于心内膜面，最常见的附着部位为房间隔的卵圆窝处。瘤体多有明显活动度，随心动周期在心

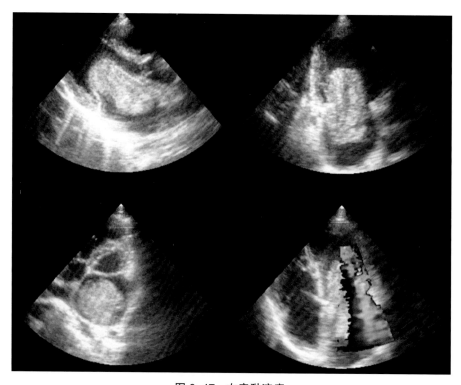

图 6-47 左房黏液瘤

瘤体于舒张期经二尖瓣进入左室

腔内往返摆动，可于舒张期堵塞二尖瓣口，甚至经二尖瓣进入左室，故左房黏液瘤造成的血流动力学障碍类似二尖瓣狭窄。其他良性肿瘤如横纹肌瘤，多见于儿童，表现为心肌局限性肥厚并向心腔突入，发生于室间隔者可类似肥厚性心肌病，应注意鉴别。

恶性肿瘤约占所有心脏肿瘤的1/4，以肉瘤最常见，其他罕见者包括淋巴瘤（绝大部分为非霍奇金B细胞淋巴瘤）、间皮瘤等。恶性肿瘤有一定的超声特征：瘤体大、表面不规则、多发或弥漫性生长、分叶状、无蒂、无运动、瘤体内部常见液化坏死等征象。此外恶性肿瘤常伴心包积液。

心腔内血栓亦表现为附壁团块回声，与肿瘤不同的是，心腔内血栓绝少发生于结构与功能正常的心脏。左房血栓多见于房颤或二尖瓣狭窄患者中，常附着于左心耳内（TEE可明确诊断）或左房后壁，基底宽，多无明显活动度。左室血栓多见于心功能衰竭、心腔内血流淤滞者，常附着于运动障碍的室壁节段。

（杨　颖）

六、先天性心脏病

（一）分流型先心病

1. 房间隔缺损（ASD）

（1）明确诊断根据：① 2DE 显示房间隔回声中断、断端清楚。通常大动脉短轴切面、心尖四腔心、胸骨旁四腔心及剑突下双心房切面均可从不同方向探查到房间隔（图6-48A）。② CDFI 显示明确过隔血流（图6-48B）。③ PWD 与 CWD 频谱表现为双期连续呈三峰状频谱。④ TEE 更清楚的显示小至 2mm 的 ASD 及很细的分流束，也能清楚显示上、下腔静脉根部缺损（图6-49）。

（2）血流动力学依据：房水平左向右分流，右室前负荷增大，右心扩大。三尖瓣、肺动脉瓣血流量增多，流速增快。

（3）分型：原发孔型（Ⅰ孔型）ASD 位于十字交叉处；继发孔型（Ⅱ孔型）中央型在房间隔卵圆窝周围，Ⅱ孔上腔型位于上腔静脉根部；Ⅱ孔型下腔型，位置低。Ⅱ孔混合型则是中央孔部位缺损连续至腔静脉根部。Ⅱ孔型还包括冠状静脉窦型，也称无顶冠状静脉窦综合征，是由于冠状静脉窦顶部缺失，造成血流动力学上的房水平分流。

2. 室间隔缺损（VSD）

（1）明确诊断根据：① 2DE 显示室间隔有明确中断。② Doppler 检查示有高速喷射性异常血流起自 VSD 处，走向右室。CDFI 显示分界清楚的多彩血流束，CW 测定有高速或较高速甚至低速分流频谱，见图6-50。

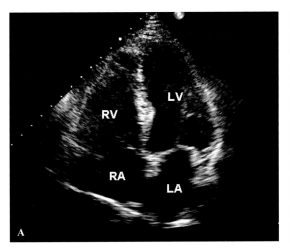
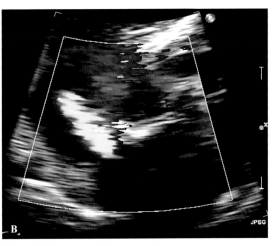

图 6-48　继发孔型房间隔缺损

A. 心尖四腔心切面，显示右心扩大，房间隔中部回声脱失；B. 右图为大动脉短轴切面彩色多普勒，显示房水平左向右分流

RV 右心室，LV 左心室，RA 右心房，LA 左心房

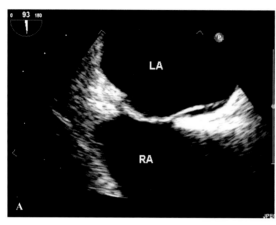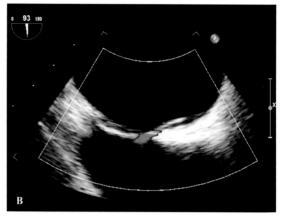

图 6-49　经食管超声心动图

A. 显示房间隔中部卵圆孔未闭的形态；B. 彩色多普勒显示存在左向右微少量分流

LA 左心房，RA 右心房

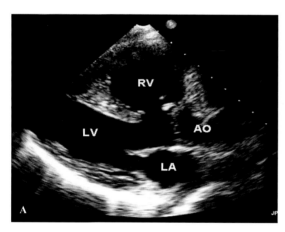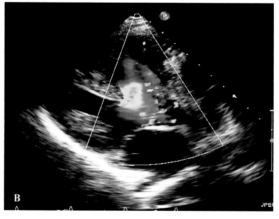

图 6-50　室间隔缺损

A. 二维图像显示室间隔缺损位于主动脉瓣下膜周部，累及肌部，患者右室扩大，右室壁肥厚；B. 彩色多普勒显示右向左分流

RV 右心室，LV 左心室，AO 主动脉，LA 左心房

（2）血流动力学依据：室水平左向右分流，肺循环血流量增加，左室前负荷增大，左心扩大。

（3）VSD 分型：根据所在部位分为①漏斗部VSD 包括干下型、嵴内型、嵴上型；②膜周型包括嵴下型、隔瓣下型和单纯膜部型；③低位肌部 VSD 称为肌部型。

3. 动脉导管未闭（PDA）

（1）明确诊断根据：① 2DE 显示未闭动脉导管：大动脉短轴切面上显示主肺动脉及左、右肺动脉分叉。PDA 常位于主动脉弓降部横切面与肺动脉分叉部偏左侧。胸骨上窝切面也可清晰显示 PDA 走行

及大小。② CDFI 检查可见双期异常血流束从 PDA肺动脉端起始，沿主肺动脉外缘走向肺动脉瓣侧。CW 测定有双期连续性频谱。表现为从舒张期早期开始的最高峰后，继以逐渐下滑的梯形，直到第二个心动周期的同一时相又出现最高峰。其流速在无明显肺动脉高压时为 3 ～ 4m/s，见图 6-51。

（2）PDA 分型：①管型：2DE 显示 PDA 如小管状，连接主、肺动脉之间。②漏斗型：PDA 的主动脉端较大，进入肺动脉的入口小。根据 2DE 图形可测两个口的大小和长度。③窗型：PDA 几乎不能显示，仅见主动脉与肺动脉分叉部血流信号相通。

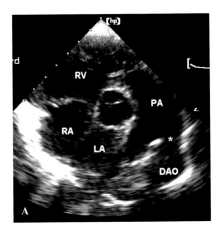
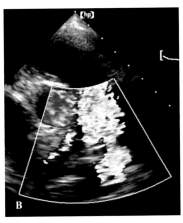
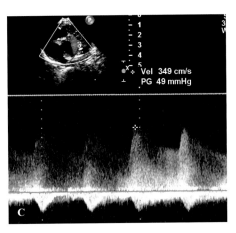

图 6-51　动脉导管未闭

　　A. 大动脉短轴切面，显示降主动脉（DAO）与肺动脉间存在异常通路（* 号处）；B. 彩色多普勒显示自降主动脉至肺动脉的异常血流；C. 连续波多普勒显示动脉水平的连续性分流信号

　　RV 右心室，RA 右心房，LA 左心房，PA 肺动脉

　　4. 心内膜垫缺损（ECD）

　　（1）明确诊断根据：① CECD 时，2DE 四腔心显示十字交叉部位 ASD 与 VSD 两者相通。二尖瓣前叶于隔叶形成前、后共瓣回声，横跨房、室间隔，房室瓣口通向两侧心室。追查有无腱索及腱索附着部位，可分型诊断。PECD 中 ASD 合并二尖瓣前叶裂时，2DE 能显示其裂口，在四腔心切面上可见正常时完整且较长的二尖瓣前叶中部出现中断。左室长轴切面可见二尖瓣前叶突向左室流出道。在左室右房通道时 2DE 四腔心显示三尖瓣隔叶附着点间的房室间隔缺损。② CDFI 能清楚显示血流量增加。

　　在 CECD 时，血流在四腔之间通过共瓣交通，当肺动脉高压不严重时，以左向右分流为主。PECD 左室右房通道时，在右房内可见起自缺损部的收缩期高速血流束，横穿右房。二尖瓣裂时在裂口处可见朝向左房的反流束（图 6-52，图 6-53）。

　　（2）分型：分为部分型（PECD）和完全型（CECD）。PECD 包括 I 孔 ASD、ASD 合并二尖瓣前叶裂、左室右房通道。完全型即十字交叉部完全未发育形成四个心腔交通，包括共同房室瓣、ASD 与 VSD 相连。CECD 又进一步为 Rastelli A、B、C 三型，A 型共瓣有腱索附着室间隔顶端，即 VSD 下

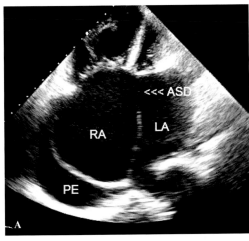
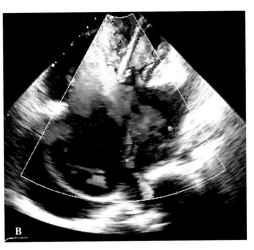

图 6-52　部分型心内膜垫缺损心尖四腔心切面

　　A. 原发孔型房间隔缺损；B. 房水平左向右分流

　　PE 心包积液，RA 右心房，PE 心包积液，LA 左心房，ASD 房间隔缺损

缘，B 型共瓣腱索越过室间隔至右室室间隔面，C 型共瓣无腱索附着。

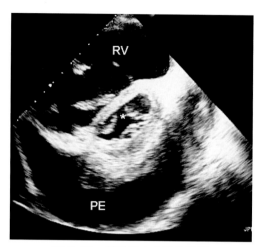

图 6-53　部分型心内膜垫缺损
二尖瓣短轴切面示二尖瓣前叶裂（＊号处）
PE 心包积液，RV 右心室

（二）异常血流通道型先心病

1. 主动脉窦瘤破裂（RAVA）

（1）明确诊断根据：① 2DE 显示主动脉根部瓣环以上窦壁变薄，局限性向外突出，可能突入相邻的任一心腔。瘤壁最突出部位可见小破口。② CDFI 在与 2DE 显示瘤壁之同一切面上可见异常血流色彩充满窦瘤并流入破入的心腔，为双期连续型的高速血流。CW 频谱可证实血流速度在 3 ～ 4m/s，舒

张期更清楚。如窦瘤破入右房或左房，则呈射流。CDFI 表现为细束样从破口处穿过心房腔，直达心房外侧壁。③ RAVA 常合并窦部下室间隔沿瓣环形成的新月形 VSD。2DE 观察时需仔细寻查瓣环与室间隔之间延续性。CDFI 可增加发现合并有 VSD 的敏感性，它表现为细小但流速仍较高的单纯收缩期血流（图 6-54）。

（2）血流动力学诊断依据：多数窦瘤破入右心系统，属左向右分流类心脏病。有明显的左心容量负荷增加表现。

（3）分型：主动脉有三个窦即左、右及无冠状动脉窦。三个窦均可能发生窦瘤，其破入不同。最常见的是，右窦瘤破入右室流出道、右室流入道或右心房。其次是无冠窦破入右室流入道或右房。

2. 冠状动脉瘘（CAF）

（1）明确诊断根据：① 2DE 显示右或左主冠状动脉显著增宽，容易辨认，可沿其走行追查，常见扩张的冠状动脉在很长的一段途径中显示清楚，但难以追查到瘘口处。瘘多埋藏在心肌组织中，受 2DE 分辨率所限，显示不清。较少情况可见瘘口边缘，则有利于诊断。② CDFI 的应用显著提高本病超声确诊率。在扩张的冠状动脉内，血流显色及亮度增加，舒张期更清楚。沿其走行可追查到瘘口。从瘘口处射出的血流时相，因其所在心腔不同，在右房者呈双期连续，在右室者亦为双期但收缩期较弱，如瘘

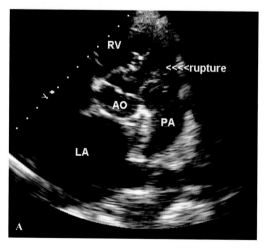
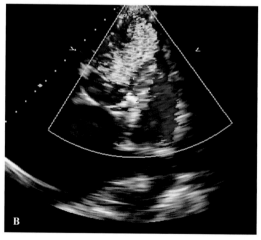

图 6-54　主动脉右冠窦破入右室
A. 显示破口位置；B. 显示血流从右冠窦通过破口进入右室
RV 右心室，PA，肺动脉，LA 左心房，AO 主动脉，rupture 破裂处

口在左室，则分流仅出现于舒张期。CW 检查血流速度亦较高，约为 3 ～ 4m/s（图 6-55）。

（2）血流动力学诊断依据：分流部位随冠状动脉瘘口位置而定，漏到右房则为左室向右房分流，右心容量负荷增加。瘘口在左心，则在左室和主动脉间有附加循环，左室增大及搏动更明显。

3. 肺静脉异常回流（APVR）

有完全型及部分型肺静脉异常回流，本文介绍完全型肺静脉异常回流（TAPVR）的诊断。

（1）明确诊断根据：① 2DE 的四腔心切面，在左房后上方显示一个斜行较粗的管腔，为共同肺静脉干（CPV），是 TAPVR 的重要诊断根据，正常的肺静脉回声已不存在。如为心内型 TAPVR，可见 CPV 与右房直接相通，或向后倾探头，可见 CPV 汇入冠状静脉窦，如为心上型，需沿 CPV 向上方探查垂直静脉（VV），但难以成功。心下型 TAPVR，也可能汇入门脉，能显示门脉或肝静脉扩张，下腔静脉扩张等。四腔心切面可同时显示必有的 ASD。② CDFI 可以显示异常血流途径，从 CPV 进入 VV，再入左无名静脉，然后汇入上腔静脉。VV 内血流为向上行与永存左上腔静脉向下行的血流方向正相反。PW 分析与正常静脉血流类似。③ CDFI 可证实大量的房水平右向左分流（图 6-56）。

（2）血流动力学诊断根据：由于肺静脉血未回流入左房而进入右房，左心前负荷减小，右心前负荷增大。左心依赖房或室水平分流提供的血液输入体循环，故患者均存在缺氧。

（3）分型：①心上型：血流通过上腔静脉进入右房。②心内型：血流经冠状静脉窦或直接引入右房。③心下型：血流经下腔静脉入右房。各型 TAPVR，均有 ASD，右房混合血经 ASD 引入左房供应体循环。

4. 永存共同动脉干（TA）

系指单一的动脉干发自心室并由它分出冠状动脉、体循环动脉及肺动脉。

（1）明确诊断根据：① 2DE 显示单一的动脉干，类似主动脉位置但明显增宽且靠前。无右室流出道及肺动脉瓣回声。根据肺动脉发出的起点及形式，TA 分三型。Ⅰ型，主肺动脉发自 TA 的根部，2DE 显示 TA 成分叉状。Ⅱ型，左、右肺动脉分别起自 TA 较高部位，需要仔细扫查。Ⅲ型，2DE 图像不易显示，因其供应肺循环的血管可能为支气管动脉，或其他较小的动脉。② 2DE 的第二个特点是明确的 VSD，在 TA 的下方，两者形成骑跨关系。③ CDFI 显示双室血流共同汇入增宽的动脉干内。血流动力学为左向右分流特点，二尖瓣血流量增加（图 6-57）。

（2）血流动力学诊断依据：两根动脉均接收双心室血流，左房、左室扩大，右室亦增大，均合并肺动脉高压，肺血管病变程度严重。

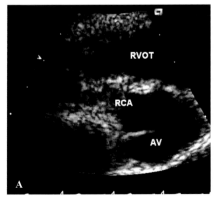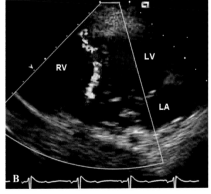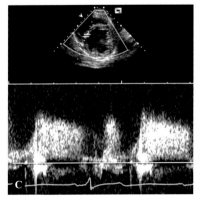

图 6-55 右冠状动脉瘘入右室

A. 胸骨旁大动脉切面，显示右冠状动脉（RCA）扩张；B. 类似胸骨旁四腔心切面，彩色多普勒显示室间隔右室侧心内膜下自基底段向心尖段的异常血流信号，该异常血流最终进入右室；C. 该动脉的血流频谱，呈典型冠状动脉血流信号

RVOT 右室流出道，RV 右心室，LV 左心室，LA 左心房，AV 主动脉瓣

221

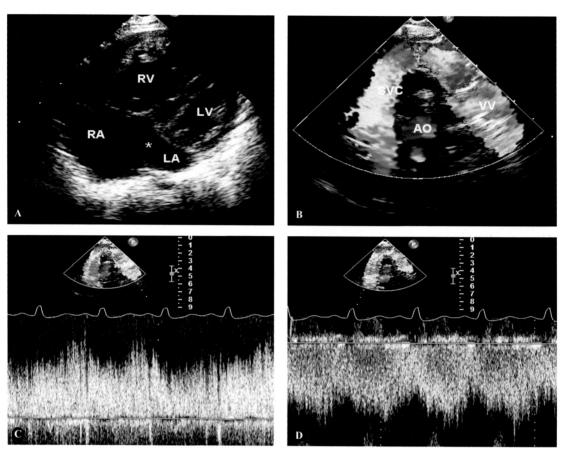

图 6-56　完全性肺静脉异位引流（心上型）

A.胸骨旁四腔心切面，显示右心扩大、右室壁增厚、左房缩小，＊号处为房间隔缺损；B.胸骨上窝主动脉短轴切面，显示心上型肺静脉异位引流环路；C.垂直静脉脉冲多普勒，显示为向上的静脉血流信号；D.上腔静脉脉冲多普勒，显示为向下的静脉血流信号

RV 右心室，RA 右心房，LA 左心房，LV 左心室，VV 垂直静脉，AO 主动脉，SVC 上腔静脉

（三）瓣膜异常血流受阻为主的先天性心脏病

1.左侧三房心

三房心常见类型为左房内隔膜称左侧三房心，见图 6-58。

（1）明确诊断根据：① 2DE 四腔心切面显示左房内有异常隔膜回声，将左房分为上下两腔（副房与真房）。上部接受肺静脉血通过隔膜孔入下部，下部通向二尖瓣口。隔膜位于左心耳及卵圆窝后上方，可与二尖瓣上隔膜鉴别。可能伴有 ASD 但不是必有的并发症。② CDFI 显示副房内血流受阻，显色较暗。隔膜孔常较小，血流通过时形成高速湍流。

（2）血流动力学诊断依据：由于隔膜构成对左房血流之阻力，副房增大明显，左室血流量相对低，

形成二尖瓣狭窄时的房大、室相对小的状态。

2.三尖瓣下移畸形（Ebstein 畸形）

病理改变不尽相同。瓣环与三个瓣叶同时下移者少见，多见隔叶和／或后叶下移，前叶延长，也有时隔叶或后叶全或部分阙如者。

（1）明确诊断根据：① 2DE 四腔心切面显示三尖瓣隔叶下移，与室间隔左侧二尖瓣的附着点距离加大，相差 1cm 以上。右室流入道长轴切面上，可见后叶下移，明显靠近尖部，低于三尖瓣及三尖瓣前叶附着点。有时不能探查到隔叶或后叶回声。有时下移瓣叶斜行附着室壁，可能一端下移轻，而另一端严重下移。② CDFI 常呈现右室腔及右房腔的特殊伴长的三尖瓣反流束，起自明显近心尖，甚至已到流出道的三尖瓣口，反流通过房化右室部分到真正的房腔内（图 6-59）。

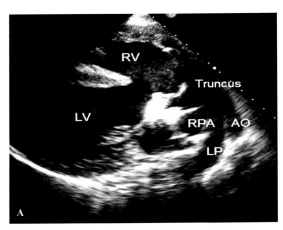
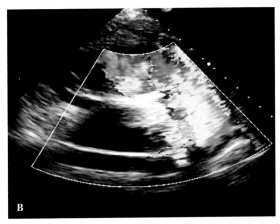

图 6-57　永存共同动脉干（I 型）

A. 显示室间隔缺损，共同动脉干远端分出主动脉和左、右肺动脉；B. 彩色多普勒，远场可见胸主动脉回声。
Truncus 共同动脉干，LPA 左肺动脉，RPA 右肺动脉，LV 左心室，RV 右心室，AO 主动脉

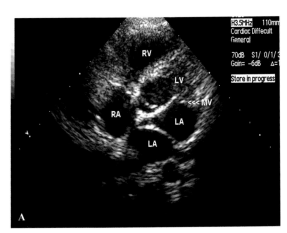
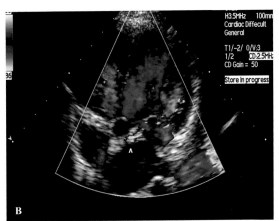

图 6-58　左侧三房心

A. 左侧胸骨旁四腔心切面，示左房内隔膜样回声将左房分为副房和真房（LA）；B. 彩色多普勒，^ 为血流由此从副房进入真房
RV 右心室，RA 右心房，LV 左心室，MV 二尖瓣

（2）血流动力学诊断依据：三尖瓣关闭不良，整个右房腔（包括房化右室部分）明显增大。不下移的三尖瓣前叶活动幅度也明显增大。形成房化右室，部分室间隔活动异常。

3. 三尖瓣闭锁（TVA）

三尖瓣闭锁时可合并大动脉转位，右室流出道狭窄或闭锁。根据其并发症程度详细分型。

（1）明确诊断根据：① 2DE 最佳选择切面为四腔心，三尖瓣回声波－无孔的薄隔膜或较厚的肌纤维性的致密回声带取代（图 6-60）。同时有较大的 ASD 和 VSD 并存。② C-UCG 检查时可见对比剂回声出现于右房后全部通过 ASD 进入左房，通过二尖瓣入左室。又一部分通过室缺进入右室。

（2）血流动力学诊断依据：右房、室间无血流通过，右室依赖室水平分流提供血压，故右室发育差，肺动脉和瓣往往存在狭窄或闭锁，统称为右心系统发育不良综合征。

4. 肺动脉瓣及瓣上狭窄

先天性肺动脉瓣狭窄常为瓣上粘连，开放时呈圆顶样，顶端有小口可使血流通过。肺动脉可见狭窄后扩张，大动脉短轴和右室流出道长轴切面可证实这种特征。瓣上狭窄如为隔膜型在 2DE 所显示瓣口上方，从两侧壁均可见隔膜回声，其中央回声脱失处为孔。管型瓣上狭窄时，在肺动脉瓣上的主肺

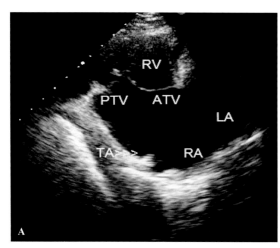
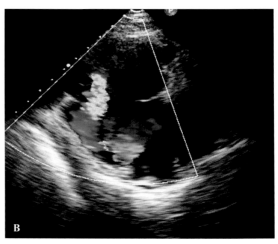

图 6-59　三尖瓣下移畸形

A. 三尖瓣后叶附着点离开三尖瓣环向下移位；B. 三尖瓣反流。此患者同时合并存在房间隔缺损。
ATV 三尖瓣前叶，PTV 三尖瓣后叶，TA 三尖瓣环，RV 右心室，LA 左心房，RA 右心房

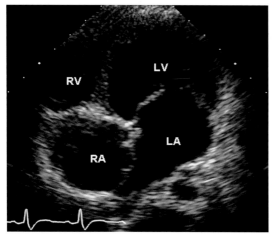

图 6-60　三尖瓣闭锁

心尖四腔心切面显示右房与右室间无连接关系（无瓣膜回声），右室缩小
RV 右心室，LV 左心室，RA 右心房，LA 左心房

动脉腔突然变细如管状，其后的肺动脉径又恢复正常。CDFI 检查，有起自狭窄口的多彩血流束显示，CW 证实其为高速血流，见图 6-61。

5. 右室流出道狭窄与右室双腔心

有高、中、低右室流出道狭窄，右室双腔心的狭窄处在右室体部。2DE 的左室长轴切面、右室流出道长轴切面及肋下区右室流入道至流出道到肺动脉切面，均可显示上述特征。各处狭窄多为肌性，少数为隔膜样，前者在 2DE 上呈现粗大肌性回声突向右室或右室流出道腔内，后者多见于瓣下区，为隔膜样回声从壁发出，中间孔径较小阻滞血流。CDFI 和 CW 可见发自狭窄水平高速血流。右室双腔心的异常血流束起自右室流出道下方，相当于右室调节束水平。狭窄前部右室壁明显增厚，见图 6-62。

6. 主动脉瓣及瓣上、瓣下狭窄

先天性主动脉瓣狭窄常由二瓣化引起。2DE 大动脉短轴可见主动脉瓣仅有两叶，关闭呈一字形，失去正常"Y"字形。也有的为三瓣叶的交界粘连。瓣上狭窄时，在主动脉瓣以上，见有狭窄段或隔膜回声。瓣下狭窄时常见主动脉瓣下隔膜，在左室长轴切面上，可见室间隔及二尖瓣前叶各有隔膜样回声突入左室流出道。CDFI 在狭窄水平出现湍流的多彩血流信号，CW 可证实其为高速血流。瓣上狭窄常见于 Williams 综合征，以瓣上环形狭窄为主，血流动力学与主动脉瓣狭窄类似，见图 6-63，图 6-64。

（四）综合复杂畸形

涉及大动脉、心室及瓣膜等心脏多种结构的病变。

1. 单心室（SV）

（1）分型诊断：一般分为左室型。右室型单心室和共同心室。可能合并左位型或右位型大动脉转位，也可能仍保持正常动脉关系（图 6-65）。

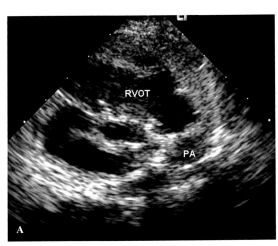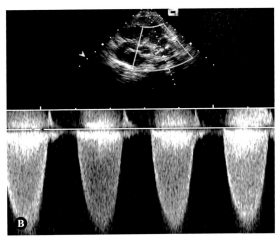

图 6-61 肺动脉瓣狭窄

A. 大动脉短轴切面，示肺动脉（PA）瓣增厚，回声增强；B. 连续波多普勒，示跨肺动脉瓣高速血流信号

RVOT 右室流出道

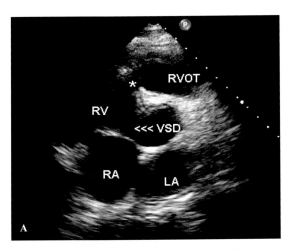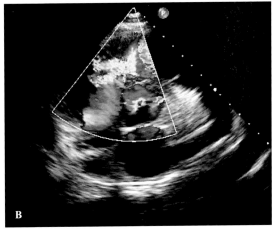

图 6-62 右室双腔心

A. 类似胸骨旁四腔心，显示室间隔缺（VSD）损下方的右室内粗大肌束（＊号处）；B. 彩色多普勒，显示血流通过此处时加速

RV 右心室，RA 右心房，LA 左心房，RVOT 右室流出道

（2）明确诊断根据：① 2DE 心尖四腔心切面无正常室间隔回声，显示一个大心腔接受两个心房供血，此即为 SV 的主腔。左室型 SV 可有小流出腔在主腔的前或后方。② 2DE 左室长轴及大动脉短轴可判断 SV 是否合并大动脉转位。③ CDFI 显示主腔血流通过球室孔进入流出腔，再通向主动脉。④ 2DE 及 CDFI 可明确房室瓣异常情况，鉴别是一组房室瓣供血（二尖瓣或三尖瓣），另一组房室瓣闭锁，或为共同房室瓣。

（3）血流动力学诊断依据：房室水平血压完全混合。体循环血压为混合血，患者均存在不同程度

缺氧。如果没有肺动脉瓣狭窄同时存在，肺循环则承受与体循环相同压力的血流量，早期便出现肺动脉高压，肺血管病变进行性加重，很快便成为不可逆改变。

2. 法洛四联症（TOF）

（1）明确诊断依据：① 2DE 左室长轴切面能全部显示 TOF 的四个特征：包括主动脉位置前移，与室间隔延续性中断，主动脉骑跨于室间隔上；嵴下型或干下型室间隔缺损；右室流出道狭窄；右室肥厚。与右室双出口鉴别时可见主动脉瓣与二尖瓣前叶仍有纤维延续性。② 2DE 大动脉短轴切面及右室

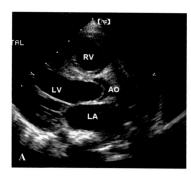
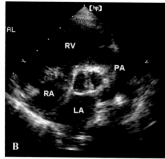
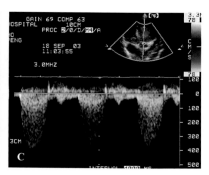

图 6-63　先天性主动脉瓣狭窄

A.胸骨旁左室长轴切面，显示主动脉瓣开放时呈穹窿状；B.胸骨旁大动脉短轴切面，显示主动脉瓣呈二瓣化；C.左下为连续波多普勒，显示跨主动脉瓣的高速血流信号

RV 右心室，LV 左心室，LA 左心房，AO 主动脉，PA 肺动脉，RA 右心房

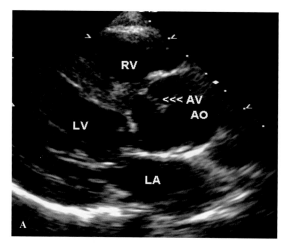
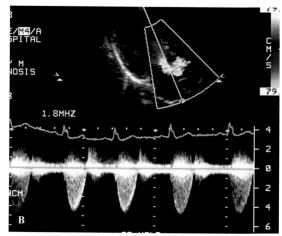

图 6-64　主动脉瓣下狭窄

A.胸骨旁左室长轴切面，示主动脉瓣（AV）下隔膜（<<<）；B.连续波多普勒，示跨主动脉瓣下隔膜处的高速血流信号

RV 右心室，LV 左心室，LA 左心房，AO 主动脉

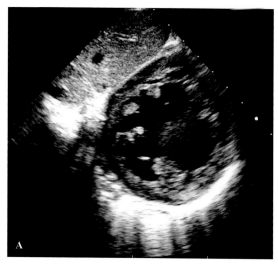
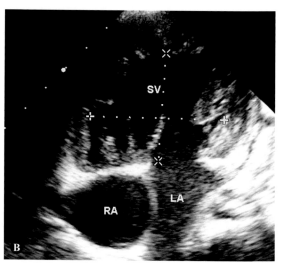

图 6-65　单心室，右侧房室无连接

A.为剑下切面；B.为心尖四腔心切面显示单心室形态

RA 右心房，SV 单心室，LA 左心房

流出道包括主肺动脉及左右肺动脉的长轴切面，可分段确定其狭窄部位及腔径测值，明确其发育情况，判断手术治疗可行性。③ CDFI 显示主动脉下 VSD 有双向分流。收缩期，双室血流均进入主动脉，少量右室血流进入肺动脉。肺动脉瓣狭窄的高速血流，可用 CW 定量测定，其流速可达 4m/s 以上，见图 6-66。

（2）血流动力学诊断依据：由于肺动脉瓣、瓣下狭窄，右室后负荷增大，右室壁增厚，右室扩大。TOF 时右向左分流为主，右室壁搏动强心泵功能呈右室优势型，为确定手术适应证，须定量测定左室壁厚度、腔大小及左室泵功能。

3. 完全型大动脉转位（D-TGA）

D-TGA 的主要病理特征是主动脉向前移位并与右心室相通；肺动脉则与左心室相通。D-TGA 需要有心内或大动脉间血流分流才能维持生命，最常并存的分流是 VSD 的室水平分流。

明确诊断根据：① 2DE 大动脉短轴表现主动脉位置前移与肺动脉同时显示两个动脉横断面。两者呈右前、左后排列，少见有前、后或左前、右后排列者。左室长轴或五腔心切面显示肺动脉出自左室，肺动脉瓣与二尖瓣有纤维延续性。主动脉出自右室，主动脉下圆锥与房室瓣远离。② 2DE 左室长轴或四腔心切面显示干下型或膜周部 VSD，也可能显示 ASD。③ C-UCG 法时经静脉注射对比剂，在右房、左室显示回声后迅速进入左房或左室。④ D-TGA

常伴有肺动脉瓣或肺动脉狭窄，见图 6-67。

4. 功能校正型大动脉转位（CTGA）

大动脉转位规律同 D-TGA。本病主要特点是心室转位，虽然主动脉出自解剖右室但接受左房血，而肺动脉出自左室却接受右房血。结果保持正常体肺循环通路，故称功能矫正型大动脉转位。

明确诊断根据：①大动脉转位：心尖五腔心切面可显示主动脉出自解剖右室；肺动脉出自解剖左室。大动脉短轴切面显示主动脉位置前移，一般位于肺动脉左前方。肺动脉可能正常或有狭窄。②心室转位称心室左祥：即右室转向左前方。2DE 可鉴别解剖右室与左室。前者与三尖瓣共存，且室内肌小梁丰富而粗大，有多条肌束。左室与二尖瓣结合、左室内膜光滑，回声呈细线状，显示整齐清晰。三尖瓣特点是可找到三个瓣叶，四腔心切面可见隔叶起点比二尖瓣前叶起点低 5～10mm；③ 2DE 可显示其常见并发症 VSD、ASD、PDA 等，见图 6-68。

5. 右室双出口（DORV）

为不完全型大动脉转位，两个动脉同时出自右室，是介于 TOF 与 D-TGA 之间的动脉位置异常。两个动脉间的位置关系变化较多，关系正常时类似 TOF，区别是主动脉骑跨超过 50%，甚至完全起自右室。关系异常时类似于 D-TGA，只是肺动脉大部分起自右室。肺动脉骑跨于室间隔缺损之上者又称 Tossing's 病。DCRV 均有 VSD 并存，VSD 位置可

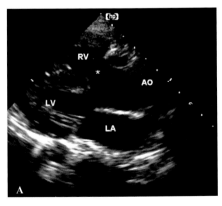
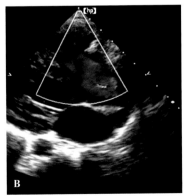
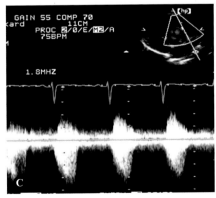

图 6-66　法洛四联症

A. 胸骨旁左室长轴切面，显示室间隔缺损（＊号处）、主动脉骑跨、右室壁增厚；B. 彩色多普勒显示室水平右向左分流；C. 大动脉短轴切面右室流出道及肺动脉的连续多普勒，呈高速血流信号

RV 右心室，LV 左心室，LA 左心房，AO 主动脉

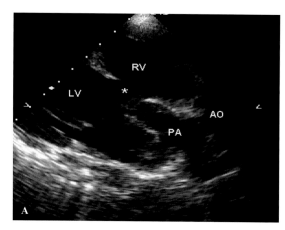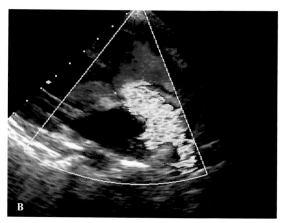

图 6-67　完全性大动脉转位

A. 显示肺动脉与左室连接，主动脉与肺动脉连接，* 号处为室间隔缺损；B. 彩色多普勒，示肺动脉口为高速血流信号，室水平为右向左分流

RV 右心室，LV 左心室，PA 肺动脉，AO 主动脉

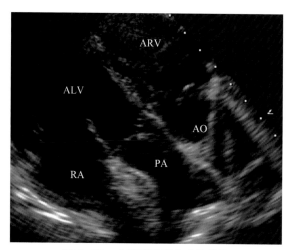

图 6-68　功能矫正型大动脉转位

房室与动脉连接关系为：右房－解剖左室－肺动脉；左房－解剖右室－主动脉

ALV 解剖左室，PA 肺动脉，ARV 解剖右室，AO 主动脉，RA 右心房

以多变，如主动脉瓣下、肺动脉瓣下、远离两大动脉等。

（1）明确诊断根据：① 2DE 显示两大动脉并列有前移，均起自右室，或一支完全起自右室，另一支大部分起自右室。大动脉关系可正常或异常。大动脉短轴表现两个动脉横断面同时显示在图的前方。心尖四腔心切面可显示两大动脉根部位置及与心室的连接关系。②左室长轴或心尖四腔心切面证实有并存的 VSD。③ DORV 时左心室的唯一出口是 VSD，也是肺循环血流的出口。CDFI 表现为显著的

左向右分流，在 VSD 处显示明亮的过隔血流信号，见图 6-69。

（2）血流动力学辅助诊断依据：DORV 心室水平双向分流，但两大动脉均起自右室，右室血流量明显增加，右室增大显著，右室壁增厚。如果不存在肺动脉瓣、瓣下狭窄，早期即可出现肺动脉高压，并进行性加重。

6. 心脏位置异常分类及符号

由于胚胎发育过程中，心脏是由原始心血管扭曲及部分膨大形成，故发育异常时，心脏位置及心腔相互间位置关系可能异常。

（1）整体心脏异位：包括胸腔外颈部心脏、腹腔心脏及胸腔内右位心等。

（2）正常心脏为左位心用 L- 表示，心脏随内脏转位至右侧胸腔称右位心用 R- 表示。内脏不转位单纯心脏旋至右胸称单发右位心或用右旋心用 R- 表示。内脏已转位，但心脏保留在左胸时称单发左位心或左旋心用 L- 表示。

（3）心脏所属心房、心室、大动脉间的位置关系亦可能有多种变化：

1）心房位置：①心房正位（S）；②心房反位（I）。正位即指右心房位于右侧，左心房位于左侧。反位即表示心房位置与正位相反。

2）心室位置：①心室右袢（D）：正常左位心，右室在心脏右前方位置称右袢。②心室左袢（L）：

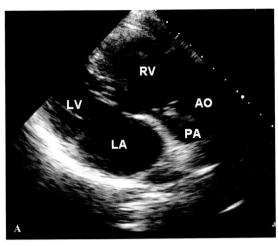 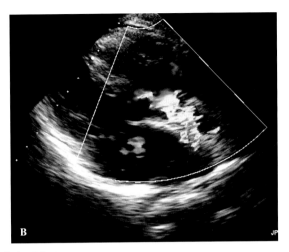

图 6-69 右室双出口

A. 图示主动脉与肺动脉均发自右室；B. 彩色多普勒示肺动脉口狭窄，血流通过时加速

RV 右心室，LV 左心室，LA 左心房，AO 主动脉，PA 肺动脉

为右位心时右心室位于左前方。

3) 大动脉位置：①正常（S）；②右转位（R）；③左转位（L）。

（王 浩 逢坤静）

参考文献

1. 王新房 . 超声心动图学 . 第 3 版 . 北京：人民卫生出版社，1999.

2. OH JK, Seward JB, Tajik AJ. The echo manual（third edition）. Lippincott Williams & Wilkins, 2006.

3. Feigenbaumm H, Armstrong WF, Ryan T. Feigenbaum's Echocardiography（sixth edition）. Lippincott Williams & Wilkins, 2005.

4. Lang RM, Bierig M, Devereux RB, et al. Recommendations for chamber quantification. J Am Soc Echocardiogr, 2005, 18:1440-1463.

5. Hunt SA, Abraham WT, Chin MH, et al. ACC/AHA 2005 guideline update for the diagnosis and management of chronic heart failure in the adult. A Report of the American College of Cardiology/American Heart Association Task Force on Practice Guidelines. J Am Coll Cardiol, 2005, 46:1116-1143.

6. 王方正，张 澍，黄德嘉，等 . 心脏再同步治疗慢性心力衰竭的建议 . 中华心律失常学杂志，2006, 10: 90-102.

7. Bonow RO, et al. ACC/AHA 2006 Guidelines for the Management of Patients With Valvular Heart Disease. Circulation, 2006, 114:84-231.

8. Zoghbi WA, Enriquez-Sarano M, Foster E, et al. Recommendations for evaluation of the severity of native valvular regurgitation with two-dimensional and Doppler echocardiography. J Am Soc Echocardiogr, 2003, 16:777-802.

9. Cheitlin MD, et al. ACC/AHA/ASE 2003 guideline update for the clinical application of echocardiography: A report of the American College of Cardiology/American Heart Association Task Force on Practice Guidelines（ACC/AHA/ASE Committee to Update the 1997 Guidelines for the Clinical Application of Echocardiography）.

第七章
胸膜、肺、纵隔疾病的超声诊断

对于胸部疾病，X线透视和摄影是传统的常规影像诊断方法，但有许多局限性。X线计算机体层扫描（CT）对人体组织细微结构分辨力比普通X线高10至20倍，故已被广泛应用于临床。磁共振成像（MRI）为胸部疾病影像诊断，特别是为纵隔结构和心脏大血管成像提供了新的手段。

尽管超声由于脊柱、肋骨和肺内气体影响超声传播，限制了在肺及胸部疾病诊断中的作用，但超声对胸壁软组织和胸膜的检查无肺气干扰，现代高频超声通过肋间扫查能清晰显示胸壁各层解剖结构，其图像分辨率远优于X线甚至CT。在少量胸水条件下，超声可显示胸膜1mm以上的凹凸不平；当大量胸腔积液或肺组织因病变含气量减少或消失时，超声通过积液和含气量少的肺组织作为良好声窗，使肺和纵隔病变得以更好地显示。超声检查胸膜腔积液具有独到的诊断价值，早已被人们公认。此外，超声诊断具有无损伤、无电离辐射、操作简便等优点，便于观察X线或CT所显示的病灶及病灶内的细微结构；更便于安全准确地引导进行介入性诊断与处理包括引导穿刺抽液、活检细胞学、组织学定性诊断等，为临床胸肺纵隔占位病变的治疗提供了依据。超声还可作为观察疾病过程和疗效的随诊手段，弥补X线和CT扫描等不足，在胸部疾病诊断中发挥着重要作用。

第一节　适应证

1.胸膜病变

（1）胸水（胸膜腔积液）　观察内部回声、有无分隔、包裹、纤维化，估计胸水量和性质，确定积液的位置和范围。

（2）胸膜增厚和肿瘤　了解胸膜形态、连续性、壁层及脏层胸膜是否增厚，是弥漫性增厚还是局限性增厚，胸膜病变是否累及胸壁、肋骨；注意呼吸运动时胸膜病变状况，以判断有无粘连，观察是否合并胸水。

2.肺占位病变

了解外周型病变的部位、形态、大小、内部结构及回声，与周围解剖的关系。

3.肺不张及肺实变

观察肺含气的程度，不张肺内部的结构、有无肿瘤，萎陷肺叶的形态、位置、移动状况等。

4.纵隔占位病变

了解病变的大小、形态、内部结构，与相邻大血管的关系等。

注：超声影像检查纵隔的局限性较大，通常难以显示纵隔细小结构及多组肺门淋巴结，包括较小的肿物和肿大的淋巴结。相对来讲，前上纵隔病变较适宜超声检查，前纵隔最显著的正常结构是胸腺，见于8岁以下儿童。随着年龄的增长，胸腺组织脂肪增多，年长儿童及成人声像图上无法显示胸腺。

5.横膈病变

观察横膈的形态、位置、活动性等，膈胸膜有无增厚。

6.肋骨骨折

肋骨位置表浅，骨折线如果位于X线切线位，则无法显示。高频超声扫查可以在患者胸壁疼痛处进行扫查，敏感地发现肋骨表面骨皮质强回声连续性中断、台阶样分布等骨折变化，并可评估周围有无血肿及范围。

7. 胸部介入性超声

超声引导下对胸壁、胸膜、肺占位病变及纵隔（前纵隔）占位病变的经皮穿刺组织学活检及细胞学检查；胸腔积液包括和脓胸等定位穿刺、置管引流或注入药物治疗等。

第二节　检查方法

（一）仪器装置

采用高分辨力实时超声诊断仪。观察胸壁、胸膜和表浅肺病变，宜选用视野较宽的高频或宽频线阵探头，探头频率5～13MHz。观察深部肺组织病变、纵隔病变时，宜选用凸阵或扇扫式探头，频率3～5MHz。某些纵隔病变可通过经食道探头检查。有时彩色多普勒超声诊断仪获取血流信息有助于病变的诊断与鉴别诊断。

胸部超声检查应根据观察范围调节聚焦区和TGC曲线，观察近场病变时，应适当降低增益，必要时可加用水囊，以减少近场噪声干扰。

（二）患者体位

根据检查要求与X线和CT提示病变部位选择患者体位。必要时检查中更换体位。

1. 坐位

是胸部检查，特别是胸水检查的常用体位，对少量胸水更为敏感。术后、重症不能坐立者可半卧半坐位检查。

2. 仰卧／俯卧位

根据病变贴近前胸壁或后胸壁选择仰卧位或俯卧位。嘱患者上肢上举，使肋间充分展开、肩胛骨外移而增大声窗。

3. 侧卧位

病变位于腋前线、腋中线、腋后线区域或利用重力推挤肺组织使纵隔占位易于检出。

（三）扫查方法

根据X线和CT提示病变部位选择扫查范围及部位。胸腔病变主要在各个肋间扫查，为观察纵隔病变，宜在患者呼气后的屏气状态下扫查，可减少肺内气体干扰。肋间宽度、肺内含气量、呼吸运动均可影响扫查结果，充分利用吸气呼气的不同状态进行观察很重要。

1. 经肋间扫查

要求左手触肋间作引导，右手持探头，从肋骨上缘向足侧变动角度扫查，然后嘱患者缓慢呼吸，防止遗漏肋骨后方的病变。扫查时探头应缓慢顺肋间滑行移动。

2. 肋缘下和剑突下扫查

可利用肝脾做声窗，观察横膈、肺底、胸膜、胸腔等部位的病变。

3. 胸骨上窝和锁骨上窝扫查

使用小凸阵探头可观察肺尖和上纵隔病变。

4. 其他

背部脊柱旁肋间扫查可检查较大后纵隔占位，食管内超声检查主要用于中、后纵隔占位。

第三节　正常声像图

（一）经肋间扫查

以肋骨为声学标志，胸膜腔各结构很容易被识别出来。由于超声波无法穿透骨骼，因此肋骨表现为弧形的强回声以及后方声影，相邻两个肋骨之间的低回声可见肋间肌。肋骨上方由浅至深依次为皮下组织、脂肪以及肌肉组织。胸膜腔位于肋骨深方约1cm处。沿肋间扫查，在胸壁肌肉层的深方，可见弧形明亮的细带状回声，为壁层胸膜回声。正常胸膜厚度仅0.2～0.4mm。该条细线样回声系由壁层胸膜、极少量生理性胸水的界面反射强度而产生（注：不代表胸膜实际厚度）。含气肺组织被表面的脏层胸膜紧紧覆盖，形成光滑平整的强度更高的回声反射界面（注：更不是脏层胸膜比较厚），影响了声波向深方穿透，因此超声表现为一个细长的弧形强回声，以及深方由于声波多次反射而形成的"混响伪像"，同时随呼吸做上下运动，这种现象称之为"滑动征"（sliding sign），具有特征性。脏层与壁层胸膜中间可见一细条状低回声带，将二者分离，内为少量的生理性胸膜间液（图7-1），这种低回声带通常被混响伪像（强回声）所遮盖，因此该结构也可通过与肋骨及脏层胸膜的关系推理而定位。

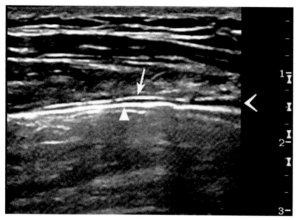

图7-1　正常肺胸膜声像图（肋间扫查）

壁层胸膜内侧缘（↑）呈连续线状强回声，脏层胸膜与肺形成强回声反射（△），两层胸膜之间见极薄的无回声带，代表正常胸膜腔内极少量液体（＜）

注：正常胸膜壁层、脏层的实际厚度相同，声像图出现的差别只代表它们的回声反射强度而非厚度

（二）经腹壁肋缘下和剑突下扫查

以肝脏、脾脏做声窗扫查时，"横膈"呈弧形的细条状强回声（实际上是胸膜－肺的界面反射，薄层膈肌呈低回声），同时随呼吸做规律运动。正常膈肌厚度约为5mm，其胸腔面由壁层胸膜覆盖，腹腔面由腹膜覆盖。当含气肺组织紧贴膈肌时，在膈肺交界处的曲形界面会形成一个"镜面"，在膈肌上方可呈现出看似肝脏或脾脏实质的弥漫细点状图像，这种现象称为"镜面反射伪像"。尽管这种假象很容易被识别，但它是确定正常肺组织及无胸腔积液的证据之一（图7-2，引自崔立刚、张武，2001）。

第四节　主要疾病超声诊断

一、胸膜病变

正常胸膜壁层紧贴胸壁内侧，呈细线样强回声，不随呼吸移动；脏层胸膜紧贴肺表面呈强回声线，随呼吸上下移动，可见"滑动征"。正确识别正常两层胸膜结构，是超声判断有无胸膜病变及其来源的关键。

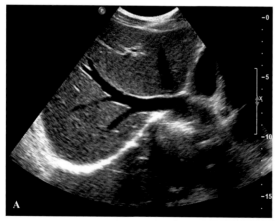
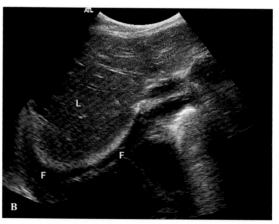

图7-2　肋缘下经腹壁扫查（探头方向指向膈顶部）

A. 正常膈顶部显示弧形的胸膜／肺界面强回声，其后方的"镜面伪像"与肝脏实质的弥漫点状回声极为相似；
B. 当胸膜腔积液时，弧形的胸膜／肺界面强回声消失，其后方的"镜面伪像"不复存在，清晰显示积液无回声区（F），即胸膜腔。此断面有利于显示膈胸膜和肺胸膜是否正常，如有无增厚和占位病变
　　L 肝脏

（一）胸腔积液

胸部 X 线检查对大量胸水引起的阴影，难以分辨其内部结构。超声显示胸腔积液十分灵敏而准确。它不仅能显示很少量胸水，还能估计积液量、确定积液部位、协助穿刺定位或置管引流等。

1.扫查方法及声像表现

经肋间扫查　高频线阵探头是检查少量胸腔积液的首选方法。扇形探头可用于探查大量胸水时胸腔深方的组织情况，然而高频线阵探头对于近场的显示效果优于扇形探头。大多数胸腔积液表现为相对透亮的无回声区，位于脏层胸膜与壁层胸膜之间。此时壁层胸膜位于肋骨深方约 1cm 处，而脏层胸膜包裹于肺表面，随呼吸运动。超声诊断要点：①胸膜腔内低或无回声区，将脏层与壁层胸膜分离；②液体内见飘动的点状强回声颗粒；③胸膜腔内见可移动的分隔；④液体内见飘动的压缩肺组织。

肋缘下和剑突下扫查　以肝脏、脾脏作为声窗扫查时，正常肺组织内充满气体，深方的肋骨及骨性胸腔结构受肺气影响无法清晰显示；当胸水产生时，声波可通过液体向深方传播，胸腔内结构才可被显示，膈的声像图表现为弧形强回声。超声诊断要点：①膈上可见低或无回声液体；②透过液体可见后方胸廓结构；③膈上肝脏或脾脏的镜面反射图像消失。

2.胸腔积液与胸膜增厚鉴别

当复杂性胸腔积液表现为强回声时，很难与胸膜实性组织相鉴别；同时增厚的胸膜或胸膜肿物表现为低回声时亦很难与胸腔积液相鉴别。声像图鉴别要点为：①胸腔积液随呼吸改变形态；胸膜肿物形态变化小。②若见点状高回声随呼吸做漂浮运动，倾向胸腔积液。③积液内可见随呼吸运动的分隔；胸膜肿物无此征象。④胸腔积液受到心脏搏动等影响时，彩色超声可能显示出红蓝相间的"液体彩色"伪像，此征象有助于判断为积液。⑤超声造影有助于鉴别胸腔积液与胸膜实性病变，积液通常表现为无增强，胸膜病变可出现增强。

3.渗出液与漏出液的鉴别

临床上胸腔积液以渗出性积液多见，中青年患者应首先考虑结核性胸膜炎，中老年患者特别是血性积液应考虑恶性肿瘤。渗出液主要由炎症或肿瘤产生，当胸膜病变或毛细血管内皮受损时，大量蛋白质如白蛋白、球蛋白或纤维蛋白原以及血液内其他成分通过血管壁而渗出，产生的积液为渗出液。漏出液为血浆的滤过液，正常胸膜腔内液体的滤过与吸收处于动态平衡。当上腔静脉回流受阻，血管内静水压升高或各种原因引起的低蛋白血症时，破坏了血管内外的动态平衡，可导致漏出性积液，如心衰、肝硬化、肾病综合征患者等。漏出液产生时胸膜通常无炎症变化。漏出液与渗出液常见病因见表 7-1。

表 7-1　漏出液与渗出液常见病因

漏出液	渗出液
静水压升高	感染
充血性心衰、狭窄性心包炎	结核性胸膜炎、细菌性肺炎继发胸腔积液，脓胸
胶体渗透压下降	肿瘤
肝硬化腹水、低蛋白血症	胸膜间皮瘤，胸膜转移癌（肺、乳腺、胃、卵巢等）
肾病综合征、急性肾小球肾炎	胸部外伤
其他	血胸
错位静脉导管	腹部疾病
	膈下脓肿、胰腺炎

胸腔积液的声像图表现有助于鉴别渗出液与漏出液。当胸腔积液表现为无回声区内可见漂浮的颗粒状物质、分隔或纤维组织，伴随胸膜内可见小结节或胸膜厚度超过 3mm 时，常提示渗出液。漏出液常表现为胸膜腔内的无回声区，然而少部分渗出液也可出现此表现。

4. 肺炎或肺脓肿继发性胸腔积液与脓胸

此类胸腔积液主要为渗出液，常见于细菌性肺炎和肺脓肿。前者，由于细菌性肺炎累及脏层胸膜。早期产生的渗出性胸腔积液，穿刺液色泽微黄、清亮，其蛋白质含量增多，白细胞计数升高，但细菌培养阴性；而由脓胸继发的胸腔积液，是由于化脓性病菌侵犯胸膜和胸膜腔，产生脓性渗出液并积聚于胸膜腔内。大多数脓胸主要由于肺炎病情的进一步加重而产生。其他诱因还包括外伤、手术、胸腔穿刺术、食管破裂、膈下脓肿等。

继发性胸腔积液与脓胸可以演变至纤维脓性阶段，这一阶段是以大量的胸腔积液为特征，纤维蛋白沉积在被累及的脏层和壁层胸膜，限制正常呼吸。这种纤维蛋白薄膜很容易被超声显示。机化阶段成纤维细胞从脏层和壁层胸膜表面向积液处生长，产生一无弹性的膜称胸膜皮，影响肺的膨胀。胸液浓稠，如未及时治疗，脓液可突破胸壁或肺，形成胸壁脓性窦道或支气管胸膜瘘。胸腔内插管引流为纤维脓性阶段与机化阶段的主要治疗方法。

5. 估计胸水量

胸腔少量积液首先聚集于肺底和肋膈窦区，液体微量仅 50～60ml 时，超声便能敏感地显示，患者坐位扫查有利于发现。积液量达 200～300ml 时，膈上见细长条状无回声区，厚度随呼吸略有变化。随着积液量增多，无回声区逐渐扩大。积液量超过 1000ml 以上的大量积液，胸腔内呈大片状无回声区，肺受压，膈肌下移，纵隔可向对侧移位（图 7-3A、B、C）。垂直距离液体深度更能反映胸腔液体量。

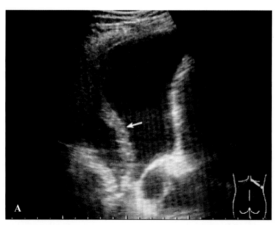

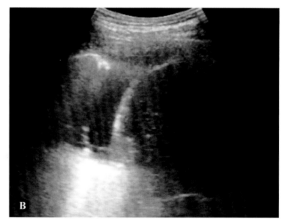

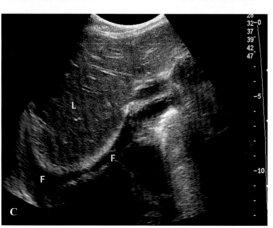

图 7-3　胸腔积液

A. 右侧胸腔大量积液，肺压迫不张（↑）；B. 抽液后胸腔少量积液；C. 肺底积液（扫查方法：取坐位，经腹壁肋缘下向膈顶部扫查，显示胸膜腔的肺底少量积液 F）。L 肝脏

（二）胸膜增厚

胸膜增厚分为弥漫性和局限性两种。弥漫性胸膜增厚常提示胸膜纤维化或胸膜恶性肿瘤。弥漫性胸膜纤维化常见于结核性胸膜炎、脓胸、胸腔术后等，转移癌可引起胸膜广泛的分叶状增厚或多发散在的胸膜肿物，胸膜钙化多见于结核性胸膜炎、化脓性胸膜炎及损伤性血胸后。局限性胸膜增厚常提示纤维化，多为炎症的结局，常见于肺结核、肺炎、肺梗死、外伤后以及药物相关性胸膜疾病等。

弥漫性胸膜增厚超声表现为胸膜广泛不规则增厚，呈等或稍低回声（图7-4）；局限性胸膜增厚时胸膜见边界清晰的低回声结节，呈扁平状或椭圆形。通过呼吸运动滑动征可鉴别病变来源于壁层或脏层胸膜。发生粘连时，呼吸运动受限。胸膜钙化表现为不规则强回声，后方伴声影或"彗星尾"征。明显的局限性胸膜增厚有时与胸膜肿瘤鉴别困难，可考虑穿刺活检确诊。胸膜病变细针活检成功率较低（80%以上），建议使用18G或16G针及自动活检枪取材，并重视参考细胞学检查结果。

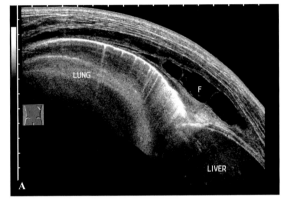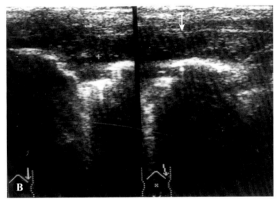

图7-4　胸膜增厚声像图

A. 结核性胸膜炎，伴有轻度胸膜增厚，合并少量积液超宽视野声像图。LUNG 肺，LIVER 肝脏，F 胸腔积液；B. 结核性胸膜炎，壁层胸膜不规则增厚达6mm（标尺，↑），呈弱回声，胸膜腔见少量积液，穿刺诊断为结核（引自崔立刚、张武，2001）

（三）胸膜肿瘤

胸膜肿瘤声像图特征　有以下共同点：①肿瘤多自壁层胸膜向腔内突起，与胸壁相连或分界不清；②多呈低回声或等回声，内部无气体强回声；③病变多为结节状或不规则状；④肿瘤常不随呼吸而移动；⑤恶性肿瘤常合并较大量胸水。

胸膜转移性肿瘤　主要与以下恶性疾病有关：①恶性肿瘤细胞如肺、乳腺和消化道肿瘤的胸膜种植；②由淋巴瘤或乳腺癌引起的胸膜或肺的淋巴回流受阻；③由肺癌引起的肺静脉回流受阻；④大量恶性肿瘤细胞散布在胸膜腔内（常见于肺癌或乳腺癌）；⑤胸导管受阻（常见于淋巴瘤），导致乳糜积液。

引起胸腔积液的恶性病变的声像图表现可归纳为：①胸膜腔内实性病变；②环绕型胸膜增厚；③结节状胸膜增厚；④增厚胸膜厚度＞1cm；⑤累及纵隔胸膜（图7-5）。

局限性胸膜纤维瘤　较少见，发病时患者常无特殊临床症状。约80%的纤维瘤发生于脏层胸膜。主要表现为孤立的原形或卵圆形的实性肿物，大小约2～30cm，一般不形成钙化。

胸膜间皮瘤　恶性胸膜间皮瘤发病率较低，但属恶性程度较高的胸膜肿瘤。多数病例（80%）与石棉接触有关。声像图表现为：①弥漫性胸膜增厚，呈结节状或不规则状（86%）；②增厚的胸膜内可见钙化（20%）；③胸腔积液（74%）；④局部性胸膜肿物（25%）。进展期可见肋骨破坏。超声引

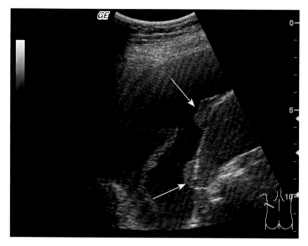

图7-5 膈胸膜多发转移癌结节（箭头）合并癌性胸水

导下胸膜占位病变穿刺活检，常可获得明确病理诊断（图7-6）。

胸膜肿瘤突向肺内易误诊为肺周围性肿瘤。若发现少量胸水位于肿瘤与受压肺部之间，或呼吸时肺与脏层胸膜在肿瘤深面滑动，有助于胸膜病变确诊。

（四）气胸

通过仔细观察，超声可识别气胸的声像图改变。正常脏层胸膜—肺组织界面产生强回声反射，随着呼吸运动而移动，故应存在"滑动征"。当胸膜腔内出现游离气体形成气胸时，特征性的"滑动征"

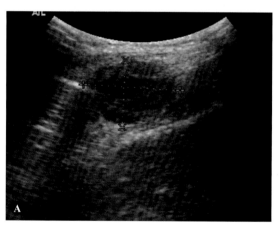
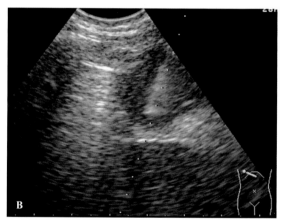

图7-6 胸膜间皮瘤（局限型）
A.壁层胸膜局限性增厚，形成边界清晰的弱回声实性占位（+……+）；B.穿刺活检诊断为间皮瘤

消失，气体产生的混响反射也呈强回声，但不随呼吸运动而移动。胸腔内积气可随体位改变而移动。当胸腔内同时出现气体与液体时，可出现气—液平面。结合病史怀疑气胸者，应行X线检查。X线胸片可显示气胸线，肺实质被压缩的程度，便于决定治疗方案。

二、肺部病变

（一）正常肺脏声像图

含气肺组织被壁层胸膜覆盖，形成一个光滑的强反射面，影响声波向深方传播，表现为弧形强回

声，随呼吸做前后运动，称为"滑动征"；当声波垂直投射于胸膜—肺界面时，可出现"混响伪像"，表现为等距离排列的多条强回声，其强度随距离依次递减。不规则的肺表面可形成"彗星尾"征。以上这些征象可以被看作正常含气肺组织的表现。

（二）肺不张

肺不张是由于支气管内阻塞及肺外压性因素(如大量胸腔积液等)，造成部分或全部肺组织内无气体，肺体积不同程度缩小。应用超声可清晰观察到萎陷肺的内部结构，如支气管状况等。其声像图根据病变范围和性质表现如下：

1.一侧肺不张

可见一侧肺各叶明显缩小，回声类似肝实质，呈等回声，内有较强的支气管回声，当支气管阻塞引起肺不张时，支气管强回声消失；阻塞性肺不张的彩超表现为不张肺内血流丰富、分布规律，如树枝状，肺动脉与扩张的支气管和静脉伴行。肺叶的大小形态因无气的程度、范围、病程不同而不同。萎陷肺的底部呈楔形，常伴有多量胸水。

2.部分肺不张

一侧肺部分无气并缩小，多呈楔形低至中等回声，尤以下叶不张显示较清晰（图7-7），由于不张的肺组织内含液体量低于肺实变，因此前者回声常高于后者。

3.肺膨胀不全

病变回声较肝脏强，内有散在气体强回声闪动，随呼吸肺体积有改变，吸气状态体积增大，气体强回声范围也增大，说明支气管尚未完全阻塞。去除病因或抽出积液后可使肺重新充气膨胀，声像图见肺内气体强回声逐渐增多，肺体积渐增大。

4.肿瘤合并肺不张

由于多量胸水，易显示位于不张肺内的肿瘤，呈弱回声、等回声或强回声。如肺内转移癌、中心型肺癌等。

（三）肺实变

当肺脏发生实变时，肺内气体消失，被液体及炎性细胞填充。肺内充满气体的强回声转变为坚实、密集的实性肿块。与肺气的强回声相比，由于肺实变内存在大量液体，表现为低于肝脏或脾脏的回声。实变的肺通常呈楔形。被肺实变包绕的支气管的超声表现为低回声内可见线状强回声，称为超声的"支气管气相"。含气肺泡被肺实变包绕，可表现为球囊状高回声，称为"含气肺泡"，内滞留的气体可产生声影和混响伪像。当支气管内充满液体时，表现为实变肺组织内可见多分支的无回声管状结构，称为超声的"支气管液相"。同样，肺血管也可显示为多分支的管状结构。观察管壁是否搏动、起始端是否来自肺动脉以及利用彩色多普勒观察是否存在血流信号可鉴别支气管与血管。识别支气管气相、含气肺泡、支气管液相以及肺血管等结构有助于鉴别肺实变与肺部肿物及胸膜病变（图7-8）。利用超声的特异性改变，也可鉴别单纯性肺炎与肺炎合并胸腔积液或积脓。

（四）肺脓肿

肺脓肿主要是指肺组织局限性化脓感染并继发液化坏死，肺脓肿分为原发性和继发性两种。原发性肺脓肿主要由于吸入致病菌、坏死性肺炎、脓毒

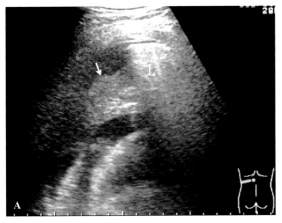
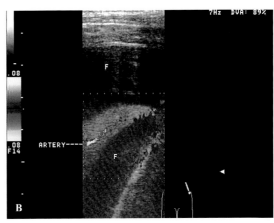

图7-7 肺不张超声表现

A.部分肺不张 左下肺含气量减少，呈楔形、等回声（↑），左上肺内含气正常，呈强回声（L）；B.大量腔积液（F）合并压迫性肺不张声像图表现，肺呈中等回声，体积变小，呈楔形。CDFI显示正常肺动脉（ARTERY）血流信号

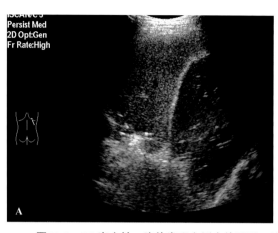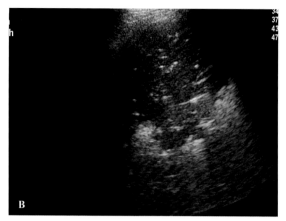

图7-8　21岁女性，胸片发现左侧大片阴影，诊断胸腔积液，抽液前行超声引导下胸水体表定位

A.图显示右肺下叶呈中等回声，类似肝脏；B.探头侧动，另外切面显示实变肺组织内大量支气管气相形成的等号样强回声

性栓子或慢性肺疾病的并发症引起，适宜于超声引导经皮穿刺置管引流治疗。继发性肺脓肿主要由肺癌、肺隔离症、肺囊肿或支气管食管瘘等引起，一般需要手术治疗。

【声像图特点】

1. 早期病灶类圆形，低回声而不均匀。

2.周边逐渐形成不规则增厚的偏强回声脓腔壁，内部可见强弱不等的杂乱回声，为脓液、坏死物和气体的混合物，可出现液—气平。

3. 可引起胸膜增厚、粘连或胸腔积液。

（五）肺隔离症

肺隔离症是指一种少见的先天性肺发育畸形，由异常体循环动脉供血的部分肺组织形成囊性肿块，这部分肺组织可与支气管相通，造成反复发作的局限性感染，不相通时则不会出现任何呼吸道症状，又称为支气管肺隔离症。临床特点为存在异常动脉供血。超声可见异常供血动脉进入隔离症区域，有利于确诊。

本病可分为叶内型和叶外型。叶内型临床多见，与正常肺组织包裹在同一胸膜下，解剖关系密切，与支气管相通，有症状；叶外型单独包裹在其自身的异常胸膜下，与正常肺相对独立，无症状，但50%可合并其他畸形，如膈疝、心血管畸形、肺发育不全、脊柱畸形、食管畸形等。

三、肺肿瘤

（一）周围型肺肿瘤

胸部X线片及CT扫描发现贴近胸膜的肿瘤，若表面没有正常肺组织，超声多数能显示。声像图特征如下：

1.肿瘤位于肺周围近胸壁，多呈类圆形、分叶状、不规则形，分叶状肿瘤因含气肺对肿瘤两侧的遮掩，声像图亦可显示为类圆形（图7-9）。

2.肿瘤多呈低回声，少数可呈等回声。肿瘤较大合并坏死则可呈强回声，中心有液化坏死时可见无回声区。

3.肿瘤后方为含气肺，呈现为强回声多次反射，该图像易将肺的低回声实性肿瘤误诊为囊性肿瘤，需注意鉴别（图7-10）。

4.观察肿瘤与胸膜关系，可判断肿瘤浸润程度。肿瘤侵犯脏层胸膜时，肿瘤两侧细带状强回声的脏层胸膜逐渐增厚不平整，并向内凹陷，形成"兔耳征"，肿瘤与壁胸膜间常伴少量胸水。肿瘤侵犯胸壁时一般较大且不规则，胸膜模糊或中断，呼吸时活动受限或固定不动，肋骨也可被侵犯包绕。

5.需要与肺炎实变、结核瘤、肺脓肿等良性疾病鉴别。超声引导组织学活检，对于肺癌的诊断和鉴别诊断有重要帮助，免疫组化染色和基因检测还有助于靶向药物等肿瘤的精准治疗。

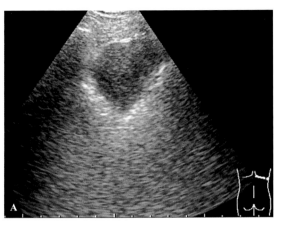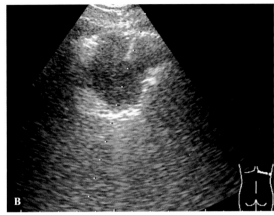

图 7-9　右肺周围型腺癌

A. 右肺周占位病变，呈类圆形，内部呈均匀弱回声，未见明显支气管气相；B. 超声引导下穿刺活检诊断为低分化腺癌

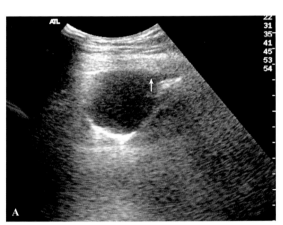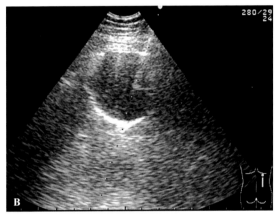

图 7-10　肺转移癌

A. 为右肺周边见类圆形低近无回声实性占位，边界清，肿瘤已侵及脏层胸膜，局部中断（↑）；B. 示超声引导下穿刺活检，诊断为腺样囊性癌肺转移

（二）中心型肺肿瘤

中心型肺肿瘤因肺组织与肿瘤间有气体的干扰往往不能显示，明确诊断有赖于增强 CT 或 MRI 检查。当肿瘤压迫阻塞支气管，致使远端肺含气量减少或消失，肺组织呈阻塞性实变、不张时，该段肺组织即成为较好的声窗，常可使中心型肿瘤得以显示。超声诊断需注意识别肺组织与肿瘤。中心型肺肿瘤的组织学诊断，通常有赖于 CT 引导或支气管镜引导细针穿刺。

1. 阻塞性无气肺为楔形或三角形，多呈较均等回声或稍强回声，胸膜层连续完整。无气肺内多可见支气管扩张及"支气管液相""支气管气相"；若在充满液体的支气管内并有气体强回声，为"支气管气液相"。支气管液相、气相及气液相有助于判断阻塞性无气肺、肺实变的存在，是中心型肺肿瘤的继发征象，提示进一步探查中心部有无肿瘤。

2. 中心型肺肿瘤呈圆形、类圆形、不规则形；内部回声较无气肺更低，肿瘤较小时以弱回声多见，较大时可出现强而不均回声甚至液腔。3/5 肿瘤与无气肺组织的分界清晰，分界欠清者应根据支气管分布及回声特点确认肿瘤范围。病灶内部较少有支气管（图 7-11）。

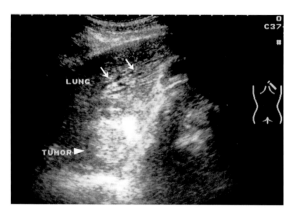

图7-11　右肺中心型鳞癌

右肺中心部见强回声实性占位（△ TUMOR），边界清晰，有晕征。阻塞性实变肺（LUNG）内见支气管液相（↑）

3.因各种原因不适宜纤维支气管镜检或镜检失败，经超声检查，通过实变肺能够显示中心型肺肿瘤者，可在超声引导下行穿刺活检，患者痛苦小，在超声及彩超引导下可避开大血管、支气管，通过无气肺或胸水直接穿刺肿瘤，一般多可安全获得组织学诊断。

（三）超声造影在肺部病变的应用

常规灰阶超声和彩色多普勒超声在肺部疾病应用中，仅能对病变的位置、形态、内部回声及较粗大血管的分布进行观察和评价，显示病变内部微血管仍存在困难。以SonoVue（声诺维）为代表的第二代超声造影剂为血管内显像剂，可较好地显示病变内微血管分布状态；通过动态连续观察组织的灌注增强特点，真实反映病变的血流动力学变化。由于超声造影能敏感区分正常肺不张组织、肿瘤实性组织及坏死组织，对病变的鉴别诊断、指导穿刺活检有重要临床意义。

1.超声造影对肺部病变的鉴别诊断

与肝脏的双重血供相似，肺脏亦具有两套供血系统，即肺动脉及支气管动脉双重供血，因此超声造影可用于鉴别肺部病变的血供来源以及病灶的微循环灌注状态。超声造影剂在注射后1～5秒内进入右心，随后迅速进入肺动脉（肺动脉相开始），在注射后8～11秒造影剂进入左心（支气管动脉相随之开始）。研究认为，造影剂到达实变区的时间少于10秒常提示病变区为肺动脉供血，多数实变肺、

炎性病变由肺动脉供血。造影剂到达时间超过10秒常提示病变区为支气管动脉供血，多数研究表明肺癌主要由支气管动脉供血，肺动脉不参与供血。基于这种供血差异，根据超声造影的增强时相和强度来鉴别肿瘤性质有一定临床意义。但对于有心脏和/或肺部疾病的患者来说，肺动脉血供的到达时间可能会长于10秒。因此，目前很多学者研究肿瘤造影剂出现时间与肺脏组织造影剂出现时间之间的差值，进行良恶性病变间的鉴别诊断，这种利用造影剂到达自身差值比较的方法，剔除了循环及肺脏功能对绝对时间的影响。

2.超声造影对经皮穿刺肺部病变的作用

有报道显示，肺肿瘤进行超声引导下穿刺活检，组织定性诊断率达可达80.6%，为临床确定中心型肺肿瘤的治疗方案提供了依据。然而当肿块较大时，肿瘤坏死的比例明显增加，其取材的满意率明显下降。超声造影能够显示不张肺组织、肿瘤实性组织与坏死组织，超声造影引导下穿刺可明显提高取材阳性率和准确率。曹兵生等研究结果显示利用超声造影引导下肺周围病变穿刺活检取材满意率在90%左右。朱贤胜等对53例周围性肺病变患者随机分成研究组（31例）和对照组（22例），结果显示研究组与对照组的平均穿刺针数分别为1.19针、1.86针，穿刺标本的阳性诊断率分别为100%及86.36%，并发症发生率分别为0及4.55%，差异均有统计学意义。以上研究结果均表明超声造影引导下肺部周围病变穿刺活检能显著提高标本的阳性诊断率、减少穿刺次数、降低并发症，具有重大临床应用价值。

四、纵隔占位病变

超声检查纵隔占位病变，通常主要限于前纵隔及中纵隔部分病变。较常见的纵隔占位病变有淋巴瘤、胸腺肿瘤、畸胎瘤、转移瘤（转移性淋巴结肿大）、胸骨后甲状腺肿等。

扫查方法：探头紧贴胸骨旁，通过肋间作矢状切面或沿2～4肋间进行扫查，前纵隔多数占位病变及中纵隔部分病变易于显示，但病变较小，未超过胸骨两侧，超声显示往往比较困难。后纵隔有较

大肿瘤时，可在胸椎脊柱两旁肋间或锁骨、胸骨上窝观察，但多数因脊椎胸骨、肺气体受到影响，显示较困难。因此，影像检查通常首选比超声更加优越的 CT 或 MRI。

1. 淋巴结疾病

正常纵隔淋巴结无法通过超声显示。当淋巴结被超声观察到时一般提示淋巴结肿大，如炎性、转移性淋巴结。大多数炎性肿大淋巴结表现为低回声。较小的转移性淋巴结（< 2cm）也可表现为低回声，当淋巴结增大时，则表现为混杂回声。钙化结节常表现为强回声结节及后方声影。淋巴瘤主要有多个结节融合成一个大的均质实性肿物，超声表现以低回声为主，呈圆形、椭圆形、分叶状或不规则形。淋巴瘤可随有效治疗的进展逐渐缩小，回声增强。

2. 实性肿物

超声一般无法对纵隔实性肿物做出明确诊断，其主要临床价值为鉴别诊断肿物的特性，如鉴别囊性或实性、是否为血管瘤，若是向纵隔内生长的甲状腺可通过被膜进行识别。其次是通过超声引导进行肿物穿刺活检。

3. 血管病变

超声是一种非常简便、无创的手段观察纵隔内血管病变。通过超声的实时显像以及彩色多普勒技术可有效评价胸部 X 线检查未发现的异常血管病变。

4. 囊性肿物

囊性病变的发病率占所有原发性纵隔肿物的

21%。超声可用于观察肿物的囊壁厚度，有无分隔及血供，肿物的位置及与周围组织的关系。需要鉴别诊断的疾病包括：胸腺瘤、生殖细胞肿瘤、甲状腺肿瘤及支气管或心包囊肿。

5. 纵隔肿瘤声像图特征 （图 7-12）

（1）前纵隔肿瘤内侧紧贴胸骨，前方紧贴前胸壁，外侧突向肺组织，受胸骨及肺气体影响，肿瘤两侧常显示不清。多切面扫查、侧卧位扫查可了解肿瘤的形态及相邻关系。

（2）肿瘤一般呈较规则圆形或椭圆形、分叶状，少数呈不规则或三角形。肿瘤边界较清晰，常有包膜回声。良恶性实性肿瘤缺少特异性表现，鉴别诊断有时较困难。

（3）畸胎瘤有较明显特征，肿瘤内部回声不均，有分隔或钙化样强回声，较大的囊性畸胎瘤又称皮样囊肿，囊壁较厚，呈无回声，内可见散在多发线状、团状强回声。

（4）淋巴瘤呈较均匀的低回声或无回声区，典型时呈多结节融合状，无明显包膜边界回声，需注意与后方大血管断面及囊肿相鉴别，彩色多普勒超声检查发现内部丰富血流信号有助于鉴别。

（5）成人胸腺一旦显示，常提示为肿瘤性病变。胸腺实性肿瘤的良恶性超声难以鉴别。囊性胸腺瘤与其他纵隔囊性病变相似，囊壁规则清晰，可随呼吸、体位改变而变形。

（6）胸骨后甲状腺可通过胸骨上窝扫查，显示

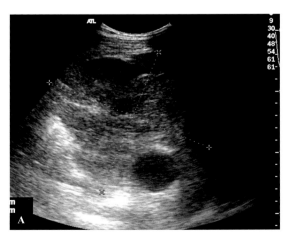
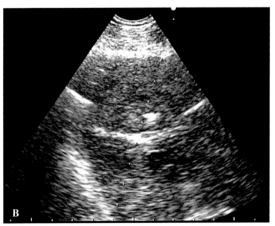

图 7-12　纵隔占位

A. 在右胸骨旁扫查见纵隔巨大实性占位，内部回声不均；B. 超声引导下穿刺病理诊断为恶性胸腺瘤

颈部甲状腺与纵隔内甲状腺或甲状腺肿瘤相连。

（7）多切面扫查可见位于前纵隔肿瘤旁及后方的上腔静脉、主动脉、肺动脉、肺静脉；较大肿瘤压迫后方血管，可见血管有压迹、增宽，患者有上腔静脉压迫的症状及体征。恶性肿瘤侵犯血管，可见血管被包绕、挤压、显示不清。

（8）前纵隔肿瘤可行超声引导下穿刺活检确诊，该方法简便、安全、准确。

（崔立刚　陈敏华　严　昆）

参考文献

1. 崔立刚主译. 胸部超声学. 北京：北京大学医学出版社，2016.

2. 崔立刚，张　武. 胸膜、肺和纵隔. 见：曹海根，王金锐. 实用腹部超声诊断学. 第2版. 北京：人民卫生出版社，2006：529-540.

3. 王金锐. 胸部疾病超声诊断与报告书写. 见：袁光华，张　武，简文豪，姜玉新主编. 超声诊断基础与临床检查规范. 北京：科学技术文献出版社，2001：266-276.

4. 张　武. 胸膜腔穿刺抽液和置管引流. 见：董宝玮主编. 临床介入性超声学. 北京：中国科学技术出版社，1990：15-24，83-90.

5. 张　武，贾建文，苗立英，等. 胸腔穿刺技术改进的实验研究. 中国医学影像技术，1989，5（4）：4-41.

6. Zhang W, Yong WB, Feng YZ. Clinical application of ultrasound for detecting pleural fluid. Chinese Medical Journal，1977:194-203.

7. Rumack CM, Wilson SR, Charboneau JW [ed]. Diagnostic ultrasound. Third edition. Mosby，2005: 603-622 (thorax)．

第八章
肝脏超声检查

第一节　超声解剖概要

　　肝脏是体内最大的实性器官，平均重约1300g，相当于体重的1/50。肝脏不仅是人体最大的消化腺体，而且是非常重要的代谢器官和防御器官。

（一）位置

　　肝脏主要位于右季肋部，部分位于中上腹部和左季肋部。肝脏上界与膈同高，与第五肋间平齐；下缘一般不超过右侧肋弓。从正面透视图来看，肝脏的大部分被肋骨、肋软骨、肋弓、胸骨柄和剑突遮挡，在膈肌上方还被右肺下叶覆盖。因此做肝脏超声检查时，应充分估计上述不利条件，需要采用适当的扫查技巧和被检者的配合，包括深吸气、改变体位（如左侧卧位、坐位）等，以完成比较完整的肝脏超声检查。

（二）形态

　　正常肝脏形态、大小的个体差异较大，且受体型、体重、先天发育等多方面因素的影响。例如，肝脏有长型、短型和中间型三种不同类型。又如，肝左叶体积可以减小甚至缺如；左叶也可能体积较大，向左季肋部延伸以至抵达脾脏前方；右肝前叶下段可增大呈舌状延伸，也称 Riedel 叶。其他如尾状叶的形态、大小，更是多变。

　　总体来说，右肝膈面呈圆顶形；脏面凹陷不平，有左、右两条纵沟和中间一条横沟，呈"H"形排列。横沟为肝门（第一肝门），门静脉、肝动脉和肝管等由此出入。(图8-1,图8-2)右纵沟前方为胆囊窝，

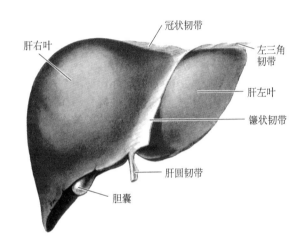

图 8-1　肝脏正面观

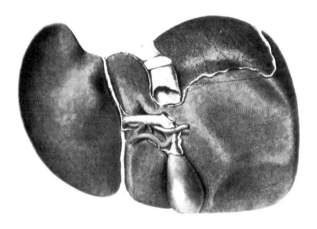

图 8-2　肝脏脏面观

内有胆囊相贴；左纵沟前方有肝圆韧带，后方有镰状韧带导入的静脉韧带，它们分别是胎儿期脐静脉和静脉导管闭锁后留下的遗迹。

243

（三）腹膜包绕、腹膜间隙、韧带

肝脏实质除了由被膜包绕（薄层结缔组织，Glisson capsule）以外，绝大部分被腹膜覆盖。由于腹膜反折，腹膜腔在膈顶部的前、后形成左、右冠状韧带，好像将肝脏左、右叶分别"悬挂"并附着在膈肌上；在左、右冠状韧带的外端，还存在有左、右三角韧带。如此，形成了左、右膈下间隙（后者又分右前间隙和右后间隙）。同理，肝下间隙是由肝脏脏面的腹膜反折所形成，其中有比较重要的肝肾间隙。一旦上述潜在的间隙发生积液，便很容易被声像图显示。此外，肝脏在膈顶部存在一条未被腹膜充分覆盖的三角形窄区，它较少被重视，称为"肝裸区"，实际上它与腹膜后间隙相延续。

（四）门部三联管与肝静脉

整个肝脏实际上被一薄层纤维结缔组织被膜（Glisson capsule）所包绕。此被膜在第一肝门变得很厚，它将门静脉、肝动脉和胆管紧密地鞘状缠绕，形成"门部三联管（portal triad）"，也称 Glisson 系统。门部三联管从第一肝门分别进入左、右肝脏各个叶、段（以至肝小叶）的中央（图 8-3）。它们，尤其是门静脉及其分支，声像图上很容易被识别。

肝静脉有三支，即左、中、右肝静脉，在靠近膈顶部与下腔静脉汇合，此处称为第二肝门。这三支肝静脉比较粗大，分别位于左右肝的肝裂之中，它们在左右肝脏的叶间或肝段间走行，与 Glisson 系

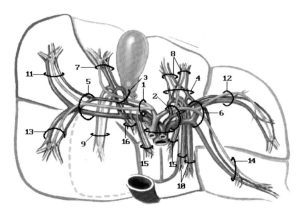

图 8-3　门部三联管（Glisson 系统）及其在肝内的分布

统在肝脏叶段内的走行路径和方向完全不同，因此也很容易在声像图上被识别。关于肝静脉、门静脉以及门部三联管在肝脏内的分布，请参见下面的示意图（图 8-4）。

第二节　适应证

肝脏超声检查作为影像学首选检查方法，临床应用范围非常广泛，甚至被列为腹部常规体检不可缺少的组成部分：

1. 了解肝脏形态、大小、位置改变；有无正常变异如肥大的尾状叶、Reidel 叶（右前叶舌状延长），有无病理性增大、萎缩。

2. 囊性肿物：肝囊肿、多囊肝、肝包虫病（棘

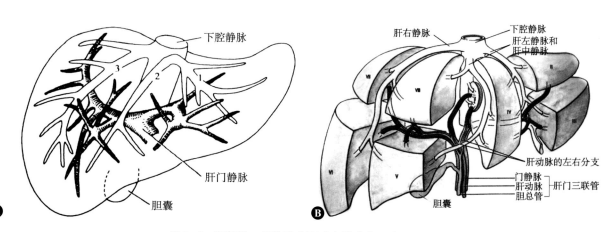

图 8-4　肝静脉、门静脉在肝脏内的分布示意图
A. 肝静脉和门静脉系统在肝内的分布透视示意图；B. 肝静脉和门部三联管在肝脏各叶、段内分布和走行的三维示意图

球蚴病）、先天性肝内胆管扩张等。

3. 肝肿瘤：原发性（良性、恶性）；转移性。

4. 肝脓肿（细菌性、阿米巴性）；肝结核，包括结核性脓肿。

5. 肝脏外伤。

6. 肝弥漫性疾病：肝炎、肝硬化、脂肪肝、血吸虫感染、糖原沉着病等。

7. 肝血管疾病：门静脉高压、门静脉血栓、栓塞；布—加（Buddi-Chiari）综合征；肝动脉瘤、假性动脉瘤。

8. 术中超声检查。

9. 介入性超声诊断和处理：肝穿刺活检；肝脓肿、肝囊肿穿刺引流；肝癌酒精消融治疗，射频或微波热消融治疗等。

10. 肝移植后的监护。

第三节　检查方法

（一）仪器条件

采用高分辨率实时超声诊断仪。成年人首选凸阵或线阵式探头。扇扫和小凸阵探头对婴幼儿最为适宜，也可用于过分消瘦的成年人。

探头选择：根据被检者年龄、体型和被检器官的深度尽可能采用较高频率和适当聚焦的探头。成人一般用 3.5 ～ 5MHz。肥胖、超力体型者偶尔需用 2 ～ 3MHz，消瘦者、青少年用 3.5 ～ 5MHz，婴幼儿用 5 ～ 7.5MHz 探头。随时根据被检器官组织的深度，选用近、中、远区相应聚焦调节。

调节"增益""TGC 时间增益补偿"等控制旋钮，使正常肝实质的回声无论在表浅部或深部尽可能均匀一致，仅出现中等水平的、均匀弥漫的点状回声，使肝静脉、下腔静脉的管腔和胆囊内基本上为无回声。

（二）检查前准备

一般无须特殊准备。若同时需要检查胆道系统疾病尤其是胆囊的疾病，则被检者必须空腹至少

6 ～ 8 小时。

（三）体位

先取仰卧位。为扩大观察范围，常需适当变动体位，嘱被检查者取左侧卧位 45° ～ 90°。左侧卧位时肝脏向下移位，便于从前腹壁观察肝门结构，对显示胆道系统（肝总管、胆总管、胆囊）以及右肝膈顶部病变十分有利。

（四）肝脏基本断面

1. 基本纵断面（图 8-5，图 8-6）

（1）肝—右肾断面图（图 8-5 A）：在腋前线和锁骨中线之间纵断扫查。需深吸气以显示肝脏和右肾、结肠的关系。断面上右肝大致呈锥形，膈面为弧形。肝包膜光滑整齐，下缘锐利。在切面的肝右静脉前后，见两个壁厚的管状结构彼此分离，分别代表门静脉右支的前、后分支，说明此处的右肝矢状面比较靠外侧。在肝的脏面深方可见右肾。肝肾之间的结肠（结肠袋）腔内常有气体强回声和多次反射，似彗星尾。该区通常代表结肠的肝曲（图 8-6 A）。

（2）肝—胆囊 / 右肾断面图（图 8-5 B）：在锁骨中线附近扫查，显示肝脏和胆囊的关系。需深吸气以显示肝脏和胆囊 / 右肾的关系。此断面以肝脏－胆囊长轴为特征。胆囊呈梨形的无回声结构，胆囊颈部指向门静脉右支的圆形断面。右肾可能因胆囊背面的十二指肠、横结肠内气体干扰而显示不清（图 8-6 B）。

观察上述肝－右肾断面和肝－胆囊断面，需要注意此处存在的两个重要潜在的腹膜腔间隙，即膈下间隙和肝下间隙，统称肝周围间隙，前者又分成较大的膈下前间隙和较小的膈下后间隙。正常情况下超声显示不出这些间隙，除非存在膈下积液（包括积脓、积血）或腹水。

（3）通过下腔静脉的肝脏纵断图（图 8-5 C）：显示肝脏尾状叶左内叶（方叶）。右侧肝脏的膈面呈弧形，左侧较平坦。肝下缘锐利，其脏面和胃窦部相邻。肝尾状叶与下腔静脉相邻。下腔静脉为一薄壁较宽的长管状结构，向上穿过膈进入右心房，

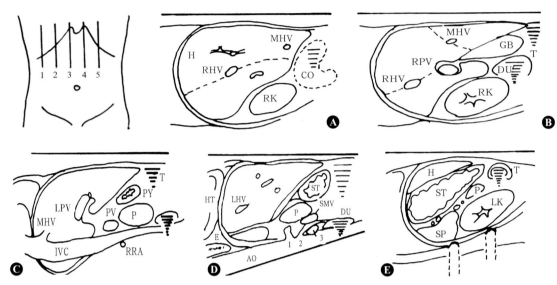

图 8-5　上腹部基本纵断面示意图（A、B、C、D、E）

　　H 肝，RK 右肾，CO 结肠肝曲，GB 胆囊，D 膈，DU 十二指肠，IVC 下腔静脉，P 胰腺头部，PY 幽门（窦），T 横结肠，RHV 肝右静脉，MHV 肝中静脉，LHV 肝左静脉，RPV 门脉右支，LPV 门脉左支，PV 门静脉，RRA 右肾动脉，ST 胃，SP 脾，SMV 肠系膜上静脉，E 食道下段，LK 左肾，AO 主动脉，1 腹腔动脉，2 肠系膜上动脉，3 左肾静脉

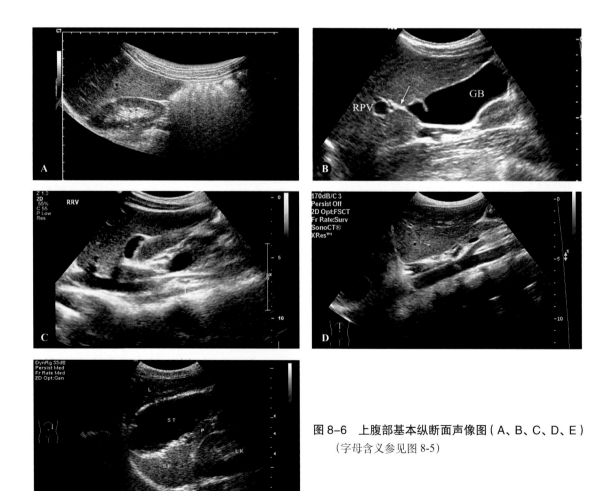

图 8-6　上腹部基本纵断面声像图（A、B、C、D、E）

（字母含义参见图 8-5）

在此，常见肝左、中静脉的共同开口。利用实时超声，可见下腔静脉的波动；嘱被检者深吸气后屏气（做 Valsalva 动作），可见下腔静脉的宽度显著增加，这对于进一步观察下腔静脉及其周围有无病变非常有利。

在此断面图上，恒定的解剖学结构——门静脉主干贴近下腔静脉之前，它向肝内延伸的部分为门脉左支，状似"C"形或倒置的手杖柄。门静脉主干与下腔静脉之间有一潜在的间隙，为网膜孔（图8-6 C）。

（4）通过腹主动脉的肝脏纵断图（图8-5 D）：此处显示肝左叶的矢状断面。特点是肝脏的膈面趋于平坦，肝下缘更加锐利。声像图上可见肝脏与胃、肝胃韧带、胰体部相邻；主动脉的腹侧可见食管－胃交界处、膈脚，还可见主动脉腹侧发出的重要血管——腹腔动脉、肠系膜上动脉（图8-6 D）。

（5）通过左侧锁骨中线肝脏纵断图（图8-5 E）：

此处显示左外叶肝脏更薄，断面略呈三角形，边缘更加锐利，其脏面其他结构的显示常有胃肠气体干扰。左上腹部并非"超声盲区"，饮水后（或口服胃肠超声造影剂）采取半卧位，可见充盈的胃体部及其深部重要器官，包括脾、左肾和胰尾部。此断面对于胰尾区、脾门区病变的发现和定位至关重要（图8-6 E）。

2. 基本横断面（包括需适当倾斜的基本斜断面图8-7～图8-8）

（1）第二肝门肝脏横断扫查图（图8-7 A）：也称高位肝脏断面图。它以放射状排列的肝静脉为特征，即：肝左、肝中、肝右静脉有向下腔静脉汇合的趋势，汇合处为第二肝门。因右膈顶部肝脏横断面位置太高，扫查比较困难，图像质量也较差。此处也常同时显示心底部及心脏搏动（图8-8 A），由此平面向下继续横断扫查，才可能显示胃底部。

如果适当将探头适当朝头侧进行斜断面扫查，

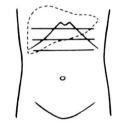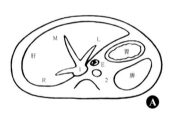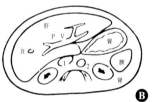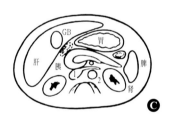

图8-7 肝脏基本横断面示意图（深吸气后屏气）
A. 高位肝脏横断扫查（声束向上倾斜指向第二肝门）；B. 通过第一肝门横断扫查；C. 通过脾静脉－胰腺水平横断扫查
1 下腔静脉，2 主动脉，L 肝左静脉，M 肝中静脉，R 肝右静脉，E 食管下端－贲门部，PV 门静脉，GB 胆囊

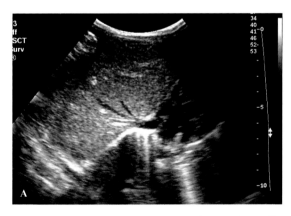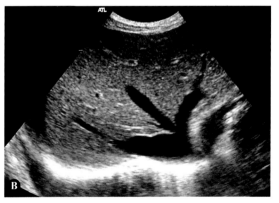

图8-8 高位肝脏——第二肝门水平横断面和/斜断面
A. 第二肝门水平横断面：显示肝静脉左、中、右三支汇入下腔静脉，左肝外侧搏动的椭圆形结构为心底部；B. 第二肝门斜断面扫查，肝静脉的图像质量显著改善

常可获得清晰的 3 支肝静脉及其汇合处——第二肝门声像图（图 8-8 B）。

（2）经门静脉左支矢状部的肝脏横断面：宜在饮水后（或小儿哺乳后）进行。此断面的声像图标志是门静脉左支矢状部，而且可以清楚显示左肝和胃底部的相邻关系（图 8-9 A）。

如果适当将探头适当朝上进行斜断面扫查，常可获得门静脉左支矢状部特征性的"工"字形分支结构，即左肝外上、下叶静脉（S2、S3），和左内叶静脉（S4）（图 8-9 B）。采用斜断面扫查，还

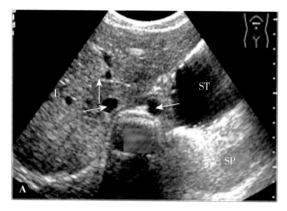
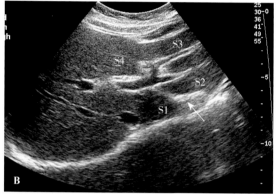

图 8-9　通过门脉左支矢状部肝脏横断面与斜断面

A. 横断面：↑门静脉左支矢状部，ST 胃，L 肝脏，SP 脾，→ IVC，← AO；B. 斜断面：显示左门静脉支矢状部的分支 S2、S3、S4，S1 尾状叶，↑静脉韧带裂隙

可清楚显示左肝外上叶（S2）和尾状叶（S1）的相邻关系，二者间的分界为静脉韧带裂隙。

（3）第一肝门肝脏横断扫查图此断面：以粗大的管状结构——门静脉及其左右分支为特征；在门静脉左支与下腔静脉之间，有舌状的肝尾叶，它以静脉韧带与左肝外侧叶相邻（图 8-10 A）。

如果适当将探头倾斜进行来回的斜断面扫查，

常可获得更多的声像图信息，包括胆囊，位于门静脉腹侧的左、右肝管等（图 8-10 B）。

（4）经腹腔动脉（腹腔干）及其分支的肝脏横断面——相当于第一肝门和胰腺（主体）之间又一水平横断面：此断面可用来显示肝脏与胰尾部或体尾部之间（隔以网膜囊）的关系（图 8-11）。

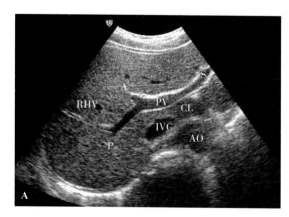
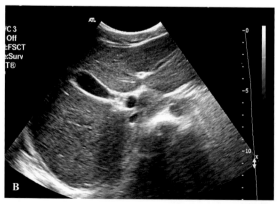

图 8-10　第一肝门水平横断面（A）斜断面（B）

显示第一肝门横断面：AO 主动脉，IVC 下腔静脉，PV 门静脉，A 门静脉右前分支，P 门静脉右后分支，S 门静脉左矢状部支，CL 尾状叶，RHV 肝右静脉

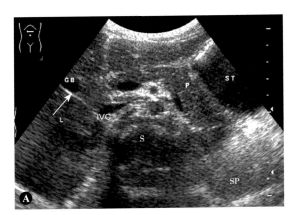

图 8-11　经腹腔动脉 - 胰尾部的肝脏横断面

IV 下腔静脉，AO 主动脉，SP 脾，↑腹腔干，T 胰尾，LL 左肝，ST 胃腔

（5）经脾静脉 - 胰腺水平的肝脏横断扫查：此断面的特征是，在肝脏和胃的深方，在脾静脉之前，胰腺呈条带状结构。此处可以显示肝脏与胆囊、十二指肠降部和胰头部的关系（图 8-12 A）。

如果手持探头适当上下移动进行横断或斜横断面扫查，常可获得清晰的肝脏与胃、十二指肠、胰头体部、肝外胆管以及右肾等相关的重要信息（图 8-12 B）。

（6）低位肝脏横断面：此断面可以显示肝脏和右肾等毗邻关系（图 8-13）。

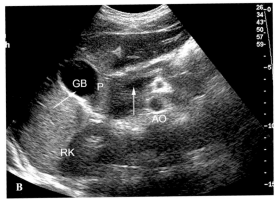

图 8-12　通过脾静脉 - 胰腺水平横断面与斜断面

A. 通过脾静脉 - 胰腺的肝脏横断面：P 胰腺，L 肝脏，↑ GB 胆囊，ST 胃，SP 脾，IVC 下腔静脉；S 脊柱；B. 通过胰腺头体部横断面（位置较低）。RK 右肾，GB 胆囊，P 胰头部，↑脾静脉，AO 腹主动脉

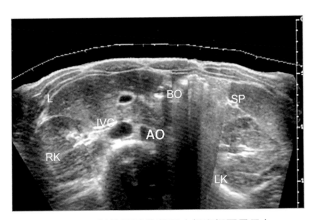

图 8-13　低位肝脏横断面（超宽视野显示）

L 右肝，RK 右肾，BO 肠管气体伪像，LK 左肾，SP 脾脏，IVC 下腔静脉，AO 腹主动脉

3. 右肋缘下斜断面（实时超声更为常用，与相应的横断面图相似）

（1）高位肝脏斜断面扫查（图 8-14 A）：肝静脉壁薄而光滑，内为无回声。三支肝静脉汇入下腔静脉处也称第二肝门。此处肝中静脉将肝脏分左肝和右肝。肝左静脉主干（与肝圆韧带、左门脉矢状部）进一步将左肝分成左外叶和左内叶（方叶）；肝右静脉又将右半肝分成右前叶和右后叶。正常肝脏共分五叶，上面述及左外侧叶、左内侧叶、右前叶和右后叶均可显示，还有尾状叶（尾状叶在此水平断面以下方能显示）。

（2）通过第一肝门斜断面扫查（图 8-14 B）：显示门静脉及其在肝内的主要分支。门脉管壁回声较强与肝静脉管壁不同，其肝内走行方向亦各异。

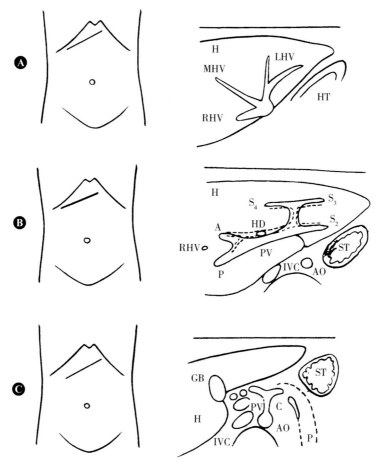

图 8-14 右肋缘下斜断面示意图

A.高位肝脏斜断面扫查；B.第一肝门斜断面扫查；C.腹腔动脉（胰尾）水平的斜断面扫查，继续向足侧扫查可显示脾静脉－胰腺水平断面（注：因属于横断面，在此从略）。

HD 代表门静脉腹侧的肝总管，其两侧的虚线分别代表左、右肝管及其在肝段内的分支，RHV 肝右静脉，LHV 肝左静脉及段间支，MHV 肝中静脉，HT 心脏，H 肝，IVC 下腔静脉，PV 门静脉，A 右前叶门静脉（再分 S_5/S_8），P 右后叶门静脉（再分 S_6/S_7），HD 肝管，S_2 左外下段门静脉，S_3 左外上段门静脉，S_4 左内叶（段）门静脉，AO 腹主动脉，ST 胃，GB 胆囊，P 胰尾，C 腹腔动脉

肝尾状叶呈舌状，位于门静脉和下腔静脉之间，尾状叶的形态大小可有较大的个体差异。

（3）通过经腹腔动脉（腹腔干）及其分支的肝脏斜断面／横断面（图 8-14 C）：注意因胰腺尾部位置较高，故在此断面较容易显示（P），而胰腺头体部位置较低未被显示（图 8-14 C，图 8-12）。高断面水平可能难以显示头体部。

（4）通过胰腺水平的肝脏斜／横断面扫查（图 8-14 C，图 8-12）：在此断面上，正常肝脏可被胆囊和下腔静脉左缘的假想连线分成左（半）肝和右（半）肝。肝实质呈均匀一致的中低水平点状回声，

回声强度一般比胰腺略低，比肾皮质略高。在青少年，肝实质回声强度与胰腺相近或略高于胰腺。

4.右侧肋间基本斜断面

（1）右第 6、7 肋间斜断面（图 8-15 A）：显示右肝前叶、胆囊、门静脉右支（右前叶静脉）及其上下段分支（S_8、S_5）。

（2）右第 8、9 肋间斜断面（图 8-15 B）：显示肝右后叶和右肾。其中，肝右静脉长轴，为最重要的声像图标志。肝右静脉前、后方，分别是右肝前、后叶的分界线，注：此断面可能同时显示右肝前叶的上下段 S_5、S_8 和后叶的上下段 S_7、S_6。

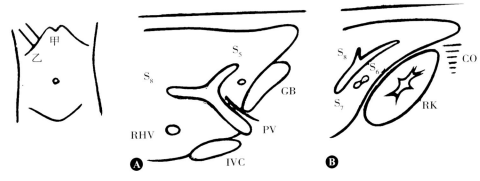

图 8-15 右肋间扫查方法及声像图标志示意图

A. 第 6、7 肋间，靠近锁中线，以胆囊、肝门为标志扫查；B. 第 8～9 肋间，靠近腋后线、肾脏扫查，以肝右静脉长轴为标志

PV 门静脉，GB 胆囊，RHV 肝右静脉，IVC 下腔静脉，S₅ 右前下段支，S₆ 右后下段支 S₇ 右后上段支，S₈ 右前上段支，RK 右肾，CO 结肠右曲

第四节　扫查步骤和正常声像图

一、扫查步骤

根据先易后难的顺序，首先从左肝开始扫查。步骤和方法如示意图 8-16：

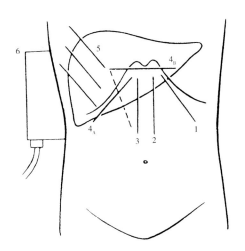

图 8-16　肝脏实时超声检查步骤和方法（根据竹原靖明方法补充修改，1986）

1 左肋缘下（向左肩方向做系列斜断面），2 左正中旁，3 右正中旁，4ₐ 右肋缘下（向右肩方向做系列斜断面），4ᵦ 剑突下（可做系列横断面），5 肋间斜断沿门脉长轴断面（虚线），6 右肝冠状断面，在 3-4ₐ 之间纵断面移动扫查，可以获得肝胆囊纵断面或肝肾纵断面；注：上腹部扫查 1～4 可连续缓慢滑动进行，需要同时配合深吸气运动

1. 左肋缘下斜断扫查

嘱被检者缓慢地深呼吸，使探头由垂直方向朝被检者左肩作侧动扫查，以观察左肝全貌（图 8-16，1）。如果饮水后半卧位，将探头由左肋缘下向左侧锁骨中线移动，显示左肝－胃纵断图（图 8-17 A、B）。可见左肝大致呈三角形，边缘锐利。

2. 左正中旁纵断扫查

将探头继续向内滑行移动，直至与腹主动脉平行（图 8-16，2），充分显示左肝及其膈面。方法是：①将探头沿矢状面朝被检者头部方向倾斜。②嘱被检者深吸气，直至出现肝脏膈面和心脏搏动图形（图 8-18）。

3. 右正中旁纵断扫查

探头自左正中旁线继续向右滑行移动，经正中线至右正中旁和下腔静脉平行（图 8-16，3），显示肝脏尤其是尾状叶与下腔静脉、门静脉主干的关系（图 8-19）。

此外，在 3～4ₐ 之间移动扫查过程中，当靠近右侧锁骨中线、腋前线时，可以分别获得肝胆囊纵断面或肝肾纵断面声像图（图 8-20 A、B）。

4. 右肋缘下斜断扫查

将探头由垂直位逆钟向转动≥90°，并朝被检查者右肩即横膈方向做缓慢扫查。在扫查过程中，同样嘱被检查者深吸气（图 8-16，4ₐ 位置）。所得图像与肝脏横断图有许多相似之处：①高位肝脏断面——向膈方向扫查，可显示第二肝门，即左、中、

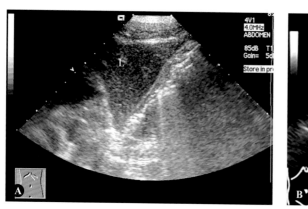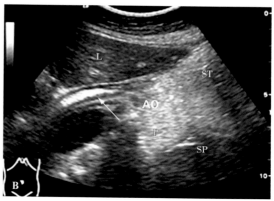

图 8-17 左肋缘下斜断扫查：空腹（A）和口服造影剂后（B）超声检查

L 左肝，↑食管下端（贲门部），ST 胃，SP 脾脏，P 胰腺，AO 腹主动脉，L 肝脏

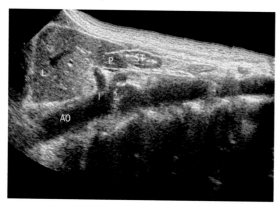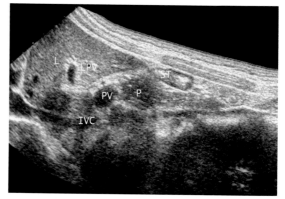

图 8-18 左肝 - 腹主动脉（AO）纵断声像图　　　　　图 8-19 沿下腔静脉（IVC）纵断面声像图

1 腹腔干，2 肠系膜上动脉，PV 门脉，LPV 门脉左支，L 肝脏，ST 胃，P 胰腺

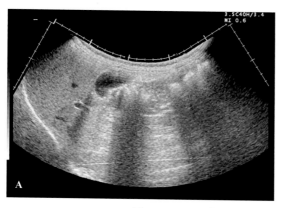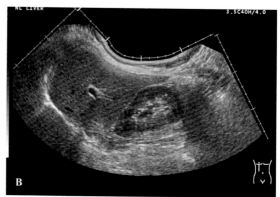

图 8-20 肝胆囊纵断面（A）或肝右肾纵断面（B）声像图

右肝静脉汇入下腔静脉和膈顶部等高位肝脏结构（图 8-21 A）；②第一肝门断面（图 8-21 B）——显示肝脏及其门部结构：门静脉及其腹侧的胆管（左右肝管及其汇合处——肝总管近端）；还可观察胆囊颈指向门静脉右支这一恒定的解剖学关系。③较低位肝脏断面——相当于腹腔动脉（胰尾）水平或脾静脉 - 胰腺水平的斜断扫查（图 8-21 C、D）。

5. 右肋间斜断肝脏扫查

（1）右第 6、7 肋间斜断面：本图以胆囊和肝门静脉为标志，重点观察右肝前叶肝实质、门静脉右干（右前叶静脉）及其上下段分支（图 8-22 A）；进一步沿门静脉长轴进行右上腹斜断，可显示门静脉腹侧的肝外胆管，包括胆总管（图 8-22 B）。（扫查技巧：嘱被检者深吸气，并可向左侧卧 30°～90°，参见图 8-16，5 及延伸的虚线）

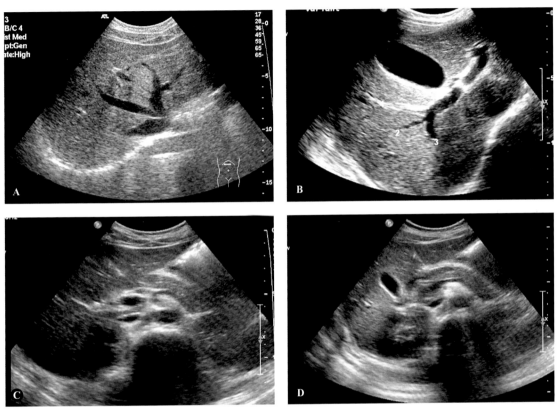

图 8-21 右肋缘下肝脏不同水平斜断面声像图及其扫查过程和技巧（A→B→C→D）

A. 第二肝门斜断面；B. 第一肝门斜断面（注意：本图门静脉右支的分支有 3 个，属于正常变异，可与图 8-10 A 比较。胆囊呈冠状断面显示，胆囊长轴指向门静脉右支）；C、D. 略向下倾斜，显示较低位的肝脏斜断面，相当于脾静脉 – 胰腺水平

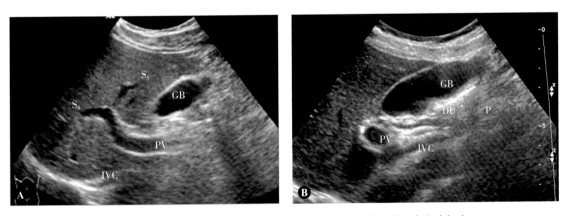

图 8-22 右第 7 肋间斜断面扫查及右肋间沿门脉长轴延伸至右上腹扫查

A. 右第 7 肋间斜断面：以胆囊和肝门静脉为标志，显示右肝前叶，门静脉的右前叶静脉及其分支（S5、S8）；
B. 右肋间沿门脉长轴延伸至右上腹扫查：显示正常肝门部声像图，显示门静脉及其腹侧肝外胆管；
PV 门脉，GB 胆囊，DU 十二指肠，IVC 下腔静脉，PV 腹侧为肝外胆管，胆总管位于 DU 背侧和 IVC 腹侧（部分被肠气干扰）走向胰头背侧，P 胰头部

（2）右第 8、9 肋间斜断面：探头靠近腋中线、腋后线，也可转动探头（近冠状切面）靠近右肾，注意显示肝右静脉长轴（图 8-26E、F），观察其后方的右肝后叶（上下段 S$_7$、S$_6$）与右肾的关系；此断面也可能观察到肝右静脉前方的右肝前叶（注：指 S$_8$、S$_5$ 两段，图 8-15 和图 8-26F）。

6. 肝脏冠状断面扫查（图 8-16，图 8-6）

将探头放在右侧腋后线上，通过肋间补充观察右后叶膈顶部肝实质和肝内血管回声，注意膈肌形态、运动以及有无膈下或胸腔积液的表现；显示肝脏和右肾的关系——肝肾冠状断面（图 8-23）。

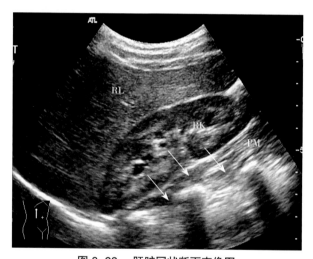

图 8-23　肝脏冠状断面声像图
RL 右肝，RK 右肾，PM 腰大肌，↑腰椎横突及其后声影

二、正常肝脏声像图

不同的肝脏断面，其声像图各异（图 8-17～图 8-23）。总的特点：

（1）肝脏包膜整齐、光滑，呈细线样回声。右肝膈面呈弧形，回声较强。肝脏左叶边缘锐利，右肝外下缘相对较钝。

（2）肝实质呈均匀的中等水平细点状回声。

（3）肝内血管（门静脉和肝静脉）呈自然的树状分布，其形态和走行符合解剖学断面特点；门静脉及其分支（汇管区）管壁回声清晰，故可以辨认。

（4）正常肝段内一般不易看到胆管或仅隐约可

见其与门脉分支伴行。在肝门部的门脉腹侧，可见左右肝管及其汇合处肝总管（图 8-21 C），以及沿门脉长轴斜断面可见其腹侧伴行的肝外胆管长轴断面（图 8-22 B）。

（一）正常肝脏超声测量

正常肝脏形态、大小个人差异很大，其质地比较柔软，呼吸和心脏搏动可使之变形，加上肝脏解剖学位置的特殊性，标准化超声测量比较困难，测量数据的重复性较差。在影像学检查中，核医学闪烁照相术仅被认为有助于肝上下径和左右径的客观测量，比较准确；CT、MRI 无疑有助于肝脏的上下、左右、前后和厚度各径，乃至三维重建后容积的准确测定。然而肝脏测量参数比起其他许多影像学诊断指标，其临床实际意义相当有限，在影像学检查报告中常不被提及。如此看来，肝脏径线超声测量虽属于一种简便易行、可供临床参考的影像学测量方法，但对其测值的临床意义不宜过高估计。

1. 右肝斜径测量方法

将探头置于右肋缘下平行于肝下缘并尽可能接近于肝边缘，然后转动探头使超声断面朝向右膈顶部的第二肝门区（肝右静脉汇入下腔静脉处），取肝脏膈面离探头较远而图像显示最清晰的部位停帧。扫查时须嘱被检者屏气，或吸气后屏气。

2. 左肝长径和厚径测量方法

将探头置于腹正中线偏左相当于腹主动脉处，嘱被检者深吸气后屏气，在显示包括膈面在内的完整左肝纵断面上进行测量。

【正常值】

目前尚无统一标准。1983 年中华医学会超声诊断专题学术会议通过的以下肝脏正常值标准草案仅供参考（表 8-1，表 8-2）：

表 8-1　正常肝脏平均测值（单位：cm）

		平均值 ± 标准差	95% 范围
腹正中线	前后径	5.8±0.8	4.1～7.4
	上下径	6.2±1.1	4.0～8.3
锁中线	上下径	10.7±1.2	8.4～13.0
右肝	上下斜径	12.2±1.1	10.0～14.3

表 8-2　正常门静脉、肝静脉测值（单位：mm）

		平均值 ± 标准差	95% 范围
门静脉	主干	11.5±1.3	9.0～14.0
	右支	8.6±0.8	7.0～10.2
	左支	8.9±0.9	7.0～10.7
肝静脉	左支	8.7±0.5	6.7～10.7
	中支	9.7±0.4	8.8～10.6
	右支	9.6±0.5	8.7～10.5

【肝脏声像图的解剖学分叶和分区】

1. 利用声像图上解剖学标志，可以将肝脏分成左肝和右肝两部分，也称左半肝、右半肝。肝脏共分五个叶，即左外叶、左内叶、右前叶、右后叶和尾状叶。

2. 在超声扫查技术熟练的基础上，还可根据门静脉的肝段支作为肝段中央的指向标志，以肝静脉等作为肝裂的分界标志，进一步识别肝段（表8-2）。

【国际通用的 Couinaud 肝脏分段方法】

将肝脏分成 8 段（segments），即 S1～8：S1 尾状叶（段），S2 左外上段，S3 左外下段，S4 左叶内段，S5 右前下段，S6 右后下段，S7 右后上段，S8 右前上段（图 8-24）。

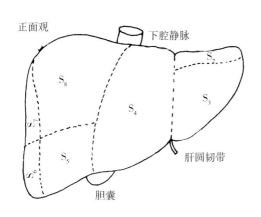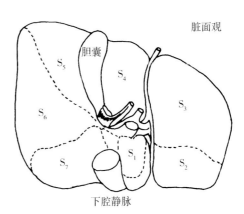

图 8-24　Couinaud 肝脏分段及排列的正面观与脏面观

正面观：S2→S8 呈顺时针排列（S1 位于左、右肝的背侧）；脏面观：S1→S7 呈逆时针排列（S8 为右肝前叶上段，仅见于正面观）

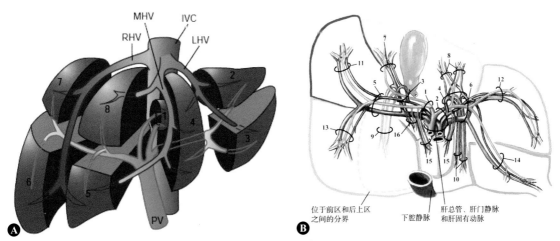

图 8-25　Couinaud 肝脏分段解剖与肝门部三联管分布示意图

（引自 Carol M.Rumack 等，2011；Netter 等，人体解剖学图谱.2005）

【肝脏分叶、分区的重要声像图标志和超声扫查技巧】

超声用于肝脏局灶性病变，尤其是肿物、外伤等定位诊断并确定其范围，有着重要临床意义。

1. 肝叶分界标志

主要有：肝中静脉、肝右静脉、肝左静脉；胆囊窝与 IVC 连线，可代表肝中静脉和肝中裂所在的切面,将肝脏分为左半肝和右半肝。其次有: 肝圆韧带、镰状韧带、静脉韧带（表 8-3）。

2. 肝段分界标志

左右门静脉的主要分支，其作用是指向肝段或位于肝段中央（注：不包括粗大的门静脉右支、左支及其矢状部。它们的位置仍在叶间）（图 8-25）。

3. 肝脏分段的声像图识别方法

声像图识别肝段的方法和扫查技巧，可详见表 8-4 及其说明。肝段有关的声像图，可参见图 8-26 A ～ F 及其说明。

表 8-3　肝脏解剖学分区的重要声像图标志

标志物	位置	意义
胆囊长轴与 IVC 连线	肝中裂	区分左半肝与右半肝
肝圆韧带	左肝叶间裂	区分左外叶与左内叶
静脉韧带裂隙	尾状叶的左缘、前缘	区分尾状叶与左内叶
肝中静脉	肝中裂	区分左半肝与右半肝
肝右静脉	右肝叶间裂	区分右前叶与右后叶
肝左静脉（主干）	左肝叶间裂	区分左外叶与左内叶
肝左静脉（外侧支）	左肝段间裂	区分左外叶上段、下段（S2、S3）
右门脉前支	进入右肝前叶的段间（S5、S8）	指向右前叶中央
右门脉后支	进入右肝后叶的段间（S6、S7）	指向右后叶中央
左门脉水平段	尾状叶的腹侧	尾状叶与左内叶的分界
左门脉矢状部	左肝叶间裂	左外叶与左内叶的分界

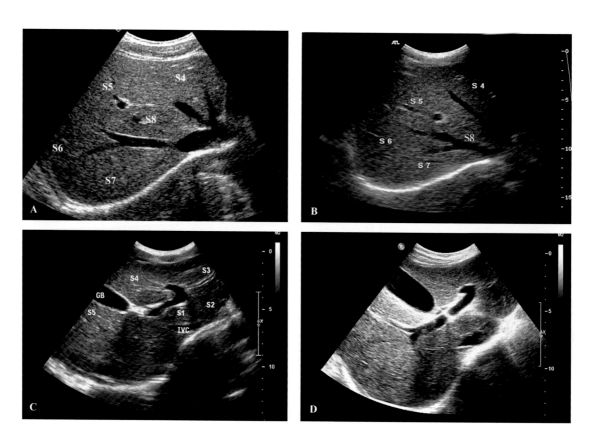

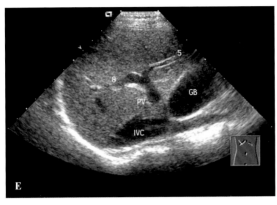
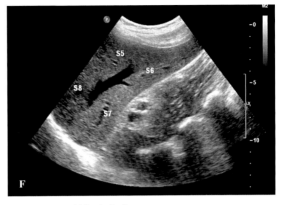

图 8-26 肝段声像图显示 S1 ～ S8 及其扫查方法

A、B. 右肋下第二肝门斜断面；C. 右肋下门静脉左支矢状部斜断面；D. 右肋下第一肝门斜断面，显示门静脉右支及其上下分支，分别指向右前叶（S5/8）和右后叶（S6/7）；E. 为右第 7 肋间斜断面，显示门静脉右前支及其上、下段的分支（S8、S5）；F. 第 9 肋间斜断面，显示肝右静脉划分右肝前叶（S5、S8）和后叶（S6、S7 的字符旁可见血管短轴，分别代表右后叶门静脉的第 6、7 段间支）

GB 胆囊，IVC 下腔静脉

表 8-4 肝脏 Couiaud 分段的声像图识别与扫查技巧

肝脏叶、段	肝裂	分界标志	门静脉指向标志	扫查方法和技巧
尾状叶（S1）	静脉韧带裂隙	①静脉韧带、肝胃韧带 ②下腔静脉 ③肝中静脉开口处 ④门静脉左支	不易显示	沿主动脉 正中矢状断 沿下腔静脉 上腹部横断（指向第一肝门）或斜断面
左外上段（S2）	左外叶的段间裂		左外上段支 S2	①左正中旁矢状断
左外下段（S3）		肝左静脉外侧支	左外下段支 S3	②左肋缘下斜断 ③上腹部横 / 斜断（指向第一肝门）
左内叶（S4）	①肝中裂 ②左叶间裂 ③静脉韧带裂隙	①肝中静脉、胆囊长轴 ②左叶间裂（三结构 *） ③门脉左支腹侧 ④静脉韧带裂隙	左内叶静脉 S4	①右正中旁矢状断 ②上腹部横断指向第一肝门
右前下段（S5）	右前段间裂	①胆囊切迹与肝右静脉右缘（S5 靠近右肝下缘） ②门静脉右干横断面（右肋缘下斜断面）	右前下段支 S5	①第 7、8 肋间斜断面，靠近锁中线（显示门脉右支长轴及其 S5、S8 分支） ②右肋缘下斜断（显示第二肝门）以门静脉右干横断面与 S8 分开
右前上段（S8）		①肝右静脉 ②门脉右支横断面	左前上段支 S8	同上
右后下段（S6）	右后段间裂	右后上下段支分叉点连线	右后下段支 S6	①第 8、9 肋间斜断，靠近腋后线（显示肝右静脉长轴及门静脉右后支和 S6、S7 分支） ②右肋缘下斜断（指向第二肝门）显示右后叶，S7 靠近膈顶部
右后上段（S7）			右后上段支 S7	同上

注：左叶间裂声像图标志有 3 个：①门静脉左支矢状部，②肝圆韧带，③左肝静脉主干

第五节　主要疾病及诊断要点

一、肝囊肿

　　肝囊肿可能属于某种先天性病变，也可能与后天的炎症、外伤有关，至今尚无定论。本病中老年人群较多见，发生率约高达 2.5%。呈良性经过，患者通常无症状，除非囊肿很大或有并发症如感染、出血。它们大致可分为单纯性囊肿和复杂性囊肿两类。往往是偶然被影像学检查发现。有以下共同超声表现：肝内圆形或椭圆形无回声区，通常一至数个，孤立地存在于左肝、右肝或左右肝，囊肿的体积可大可小，对周围肝实质、血管产生的压迫和肝局部外形改变程度不尽相同，一般程度较轻，也无快速生长趋势。

　　（一）单纯性囊肿

【声像图特征】（图 8-27 A、B、C）

　　1. 囊壁菲薄，边缘整齐光滑，与周围组织境界

分明。

　　2. 无内部回声，或仅有少量低水平点状回声（注：伪像引起）。

　　3. 囊肿后壁和深部组织回声增强，常伴有侧边声影。

　　以上 1 至 3 为基本声像图特征。CDFI 通常不显示血流信号。体积较大、位置表浅的肝囊肿，用实时超声探头加压，可能见到其可压缩性。

　　（二）复杂性囊肿（图 8-28）

【声像图特点】

　　复杂性囊肿也称不典型肝囊肿。多见于囊肿合并出血或感染后。囊内可出现弥漫性低水平回声，偶见沉渣、分层现象；囊内可出现细线样分隔。个别囊肿的囊壁和分隔较多，似多房囊肿。个别的复杂性囊肿囊壁较厚，甚至出现显著钙化。笔者曾遇一例女 49 岁复杂性多房囊肿患者，CT、MRI 和灰阶声像图不能除外包虫囊肿，CDFI 显示囊壁和囊肿内部无血流信号（图 8-28 A、B），经皮穿刺硬化

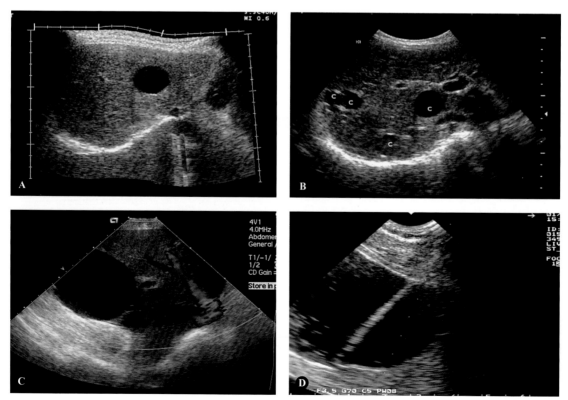

图 8-27　单纯性肝囊肿（C）声像图
A.单发性；B、C.多发性；D.巨大右肝囊肿和超声引导穿刺抽液治疗

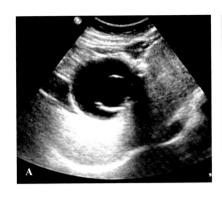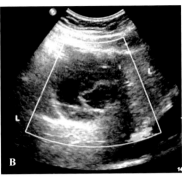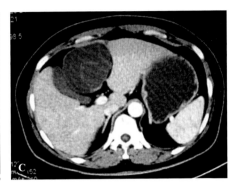

图 8-28 复杂性肝囊肿

A、B.声像图似多房性包虫囊肿；C.经 MRI、CT 检查不能除外包虫病（本图为 CT 表现）

L 肝脏

治疗无效，后经手术病理证实为肝囊肿。

【临床评价】

超声诊断肝囊肿具有高度敏感性。超声易于检出直径小至 1 cm 甚至更小的囊肿，准确率可达 98%。对于体积较大（＞5～6cm）或有症状的、合并感染的肝囊肿，超声引导穿刺抽吸和酒精硬化治疗效果良好，可以完全替代手术治疗（图 8-27 D）。尽管如此，检查仍应慎重，特别是复杂性肝囊肿，需要注意与以下情形进行鉴别：

1. 位于肝表面和位置很深的小囊肿，囊内常有伪像所致低回声，故应与实性肿物特别是低回声性实性肿物进行鉴别。声像图鉴别方法请见表 8-5。

2. 肝内其他囊性疾病如包虫囊肿，先天性肝内胆管囊状扩张（Caroli 病）等。

3. 正常结构如肝静脉、下腔静脉的横断面，胆囊的横断面。

表 8-5 囊性肿物和实性肿物声像图比较

	囊性肿物	实性肿物
肿物轮廓	有明显的囊壁回声 边缘清晰、光滑 无回声或少量回声	多无包膜 可清晰、模糊或不规则 多数有回声
内部回声	细线样分隔或分房 偶见沉渣分层现象	无 无
后壁回声增强	显著	无或轻度
侧边声影	常显著	常不显著
CDFI	无血流信号	常有

注：必要时，考虑做 MRI 或增强 CT 检查为最后确诊手段

4. 肝动脉瘤、假性动脉瘤虽然比较罕见，但可能酷似肝囊肿，CDFI 有助于二者的鉴别。

5. 某些恶性肿瘤如胆管囊腺瘤、卵巢囊腺癌和中心坏死占优势的肝内转移。所幸，此类囊腺瘤和腺癌等的肝内转移十分罕见。囊壁常不规则，伴有实性成分，且多伴有组织碎片和细胞沉渣引起的内部回声。

6. 对于"不典型肝囊肿"，必要时进一步做超声造影。应当认识到，影像学检查中，MRI 或增强 CT 对于肝囊肿的诊断比超声更加敏感、准确、全面，能够可靠地用于进一步除外恶性肿瘤。

二、多囊肝

多囊肝属于先天性显性遗传性疾病，由肝内小胆管发育障碍引起。成人型多囊肝平均在 30～50 岁左右出现体征，常因上腹部肿物和肝脏肿大被偶然发现。

【超声表现】

1. 肝脏左右叶普遍性增大。较重者肝脏形态失常，表面不规则。

2. 肝内显示许多大小不等直径自数毫米至数厘米的囊泡样结构。囊泡内为无回声或低回声，严重者甚至看不清正常肝的回声结构（图 8-29）。

3. 约有半数患者合并多囊肾。多囊肾超声表现可参见肾脏疾病篇。

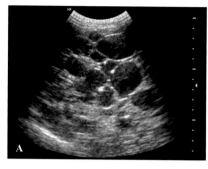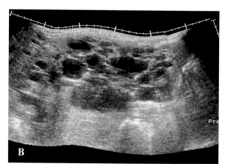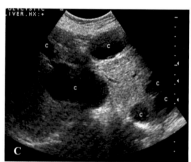

图 8-29　多囊肝声像图（上腹部横断面）

A、B.典型的多囊肝实时超声和超宽视野声像图；C.另一例有家族遗传史的年轻多囊肝患者，左肝增大突出，囊肿数量较少时应与多发性肝囊肿声像图鉴别

C 囊肿

【鉴别诊断】

多囊肝超声表现典型，诊断一般较容易，但有时须与多数性单纯肝囊肿鉴别（图 8-29）。

三、肝棘球蚴病与包虫囊肿

棘球蚴病，简称包虫病，是一种严重危害人类健康的人畜共患的寄生虫病，在世界范围内流行。我国主要分布在广大的畜牧地区，各地区均有散发病例。肝脏是本病的好发部位，约占 70%。

肝棘球蚴病有两大类型，最常见的是细粒棘球蚴病，即包虫囊肿（囊肿型）；比较少见的是泡型棘球蚴病，简称泡球蚴病，由无数微小囊泡组成，伴有肉芽组织和慢性炎症，呈浸润性生长，酷似肝肿瘤（实性）。两者之比约 100 : 1～3，声像图类型也不同。现将细粒棘球蚴病即包虫囊肿的 6 种不同类型分述如下（图 8-30）：

（一）包虫囊肿（囊肿型）

【分类及其表现】

1. 单囊型（图 8-30 A）

单纯性肝囊肿，并具有囊肿三个基本特征。声像图特点：

（1）囊壁较厚，有双边征，需用高分辨率超声仪放大仔细辨认。外囊（外层）整齐而光滑；内囊（生发层）可以很整齐或欠整齐，囊壁上还可有细粒状回声，代表子囊发育的前期。

（2）囊腔一般为无回声区。其底部可能有少许

沙粒样点状强回声沉积，体位改变或移动时呈落雪状，代表包囊砂（大量原头蚴）。内囊与外囊可有不同程度的分离。

（3）内囊破裂卷曲，内囊塌陷或呈不规则的条带状回声在囊液中浮动，亦称"内囊破裂型"。此系包虫囊肿内囊张力下降或因外伤、感染、介入性穿刺抽液治疗所致的损伤或蜕变表现（图 8-31）。

2. 多囊型

似多发肝囊肿。实为两个以上单囊型包虫囊肿，称多囊型（图 8-30 B）。

3. 子囊型

似多房囊肿。声像图除囊壁较厚外，尚有以下特点：

（1）在一个大的囊腔内，出现多数小囊或分隔样结构，代表子囊。子囊呈圆形、椭圆形或多边形，亦称"囊中囊"，其中可有孙囊（图 8-30 C）。

（2）子囊与子囊之间常见少许回声较强的实性间质成分。

（3）囊壁可以部分钙化引起弧形强回声。

4. 囊实混合型

似多囊型包虫囊肿，但兼有无数原头蚴积聚的颗粒样"实性间质成分"。"实性间质成分"常位于母囊的中央，多个子囊分布在其周围，似车轮状。此型包虫囊肿依然有严重的感染性。有学者提出此型属于包虫囊肿合并感染或化脓，但实际上并非如此，具体宜结合临床体征和其他实验室检查（图 8-30 D）。

5. 实变型或钙化型

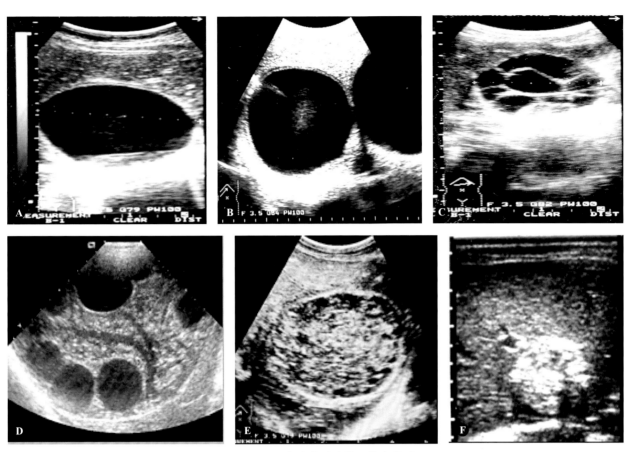

图 8-30　肝包虫囊肿声像图基本类型

A. 单囊型；B. 多发性囊肿型（引自宋书邦，2006）；C. 多房型（多子囊型）；D. 混合型；E. 实变型；F. 实性钙化型

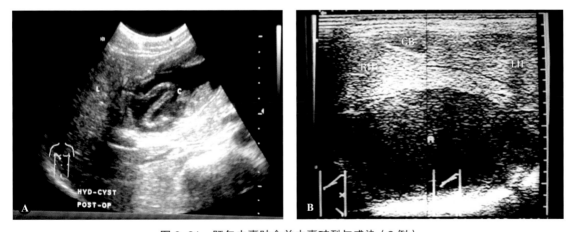

图 8-31　肝包虫囊肿合并内囊破裂与感染（2例）

A. 肝包虫囊肿内囊破裂卷曲，内囊塌陷；B. 包虫囊肿合并感染（抽液证实）
C 囊肿，L 肝脏，RH 右肝，LH 左肝，GB 胆囊

包虫囊肿衰老、死亡，母囊、子囊和间质成分退化变性，或因介入治疗后失去囊肿特征。声像图特点（图 8-30 E、F）：

（1）囊壁显著钙化、增厚，产生弧形强回声及声影。

（2）囊内结构模糊不清，呈非均质性斑点状或斑片状强回声，似实性肿物。

（3）CDFI 检查：囊壁及其内容物无血流信号。

（二）泡型棘球蚴病（实质型）

泡型棘球蚴病声像图呈实质性团块，无包膜，酷似肝肿瘤。分巨块型、多结节型两类。以非均匀性回声增强为主要表现，有明显的占位特点。肿物内常伴有许多点状或斑块状钙化产生的强回声，同时伴有肿块后方显著的声衰减（图8-32 A），巨块型肿物可出现中央坏死液化的无回声区（图8-32 B），伴有肿块后方声衰减。本病CDFI具有特征性表现：尽管实性肿物有时酷似肿瘤，但无论大小如何，均无血流信号，故与原发性或继发性肝肿瘤、肝脓肿的鉴别具有重要意义。超声引导穿刺组织学活检，有助于本病的确诊。

【临床意义】

超声、CT和MRI均是诊断肝包虫病的重要影像检查方法。超声诊断更加简便、经济、快捷，其符合率高达85%～97%。包虫囊肿的许多超声征象具有特征性，一般结合流行病学史、Casoni皮肤过敏试验或有关血清学检查即可诊断。诊断包虫囊肿时，需与肝囊肿、多囊肝、肝脓肿鉴别，决定是否穿刺抽液必须极其慎重。类实质型包虫囊肿和泡型棘球蚴病较易误诊为实性肿瘤，需与肝癌、血管瘤、肝结核等鉴别，可经超声引导组织学活检明确病理学和病原学诊断。

30余年来国内外介入性超声治疗包虫囊肿取得重要进展，包虫囊肿穿刺已非禁忌证。作为容易推广的微创技术，可以替代绝大多数传统的、高风险的、比较容易扩散和复发的手术治疗，包括难治性、多发性包虫囊肿。

包虫囊肿穿刺时，应尽可能通过肝实质，防止囊液外溢，迅速减压，避免原头蚴播散；对于预防过敏反应和过敏性休克并发症，仍应予以高度重视。采用18～20G细针，特别强调软接管抽吸，以及囊内无水酒精或20%高渗盐水灌洗，也已证明疗效卓著，其有效率接近100%（宋书邦等，1994）。采用多孔猪尾导管针（7～8F）迅速抽吸减压，囊腔灌洗和置管引流，配合丙硫咪唑等后续化疗，可望获得满意的疗效。

有学者报告，利用超声引导经皮射频消融(高温)方法治疗肝包虫病可取得良好效果。看来，它更适合于多囊型、囊实混合型和泡型棘球蚴等超声引导酒精硬化治疗有困难的病例。

四、肝脏良性肿物

（一）血管瘤

血管瘤是肝脏良性肿瘤中最常见的一种，尸检发生率高达4%～7%。30～70岁多见。本病实质上属于先天性血管畸形，多无症状，生长缓慢。女性患者较男性多见（3：1）。血管瘤组织学可分为毛细血管瘤和海绵状血管瘤，在肝脏以海绵状血管瘤最为多见。声像图表现有四种类型，即高回声型、低回声型、混合型和无回声型。高回声型以小血管瘤多见，较大的海绵状血管瘤往往为不均匀性回声

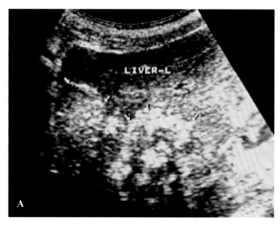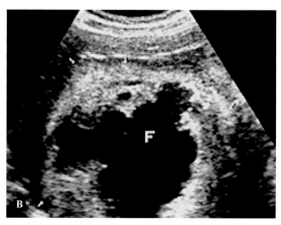

图8-32　肝泡型棘球蚴病（引自宋书邦，2006）

F囊液，LIVER-L肝左叶

减弱，呈混合型。其中，低回声和无回声型（"囊肿型"）血管瘤比较少见，也称不典型血管瘤。血管瘤可以单发或多发，罕有弥漫性分布者。

【常规超声诊断要点】（图 8-33）

1.典型的肝血管瘤声像图 ①多为直径小于 3cm 的圆形或椭圆形结节；呈致密的高回声型。②通常瘤内回声均匀，有时在高回声结节中可能见到细小的筛孔状弱回声，有时还可见纤细的管状结构，可能与肝静脉分支在瘤内自然穿行有关。③肿物边界清晰，看不到肿瘤边缘的低回声晕。④肿瘤血流速度非常低，CDFI 常无明显血流信号，或显示少量

低速血流信号（图 8-33 A～C）。不典型的血管瘤有等回声、低回声（图 8-33 D～F）、无回声型，后者非常少见（图 8-33 D）。

2.体积较大的血管瘤 也可呈高回声型；但大多数回声趋于减低，瘤内回声高、低不均匀，故称为混合型（图 8-33I、J）。体积巨大血管瘤，直径甚至可达 10cm 以上，内部回声强弱交错，常有低回声区，较少见到钙化斑点。有的肿瘤后壁回声增强，但并不多见（图 8-33 E、F）。

3.血管瘤占位效应欠显著 肿瘤结节有时位于肝静脉、下腔静脉边缘，但对血管无明显挤压现象。即使是体积较大甚至是巨大的海绵状血管瘤，其占

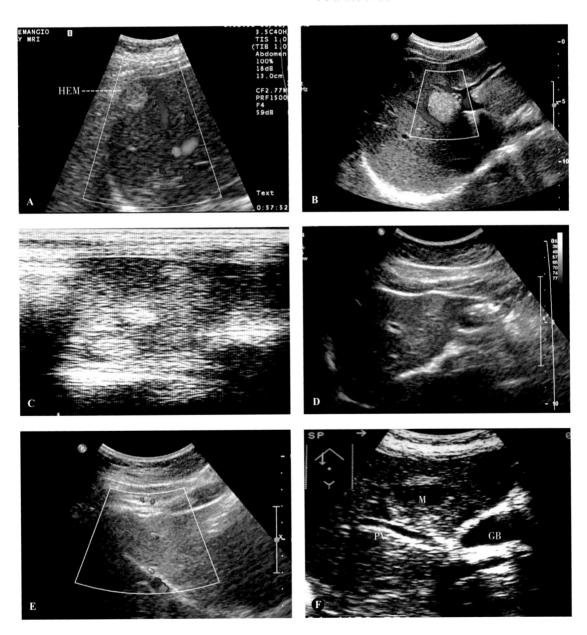

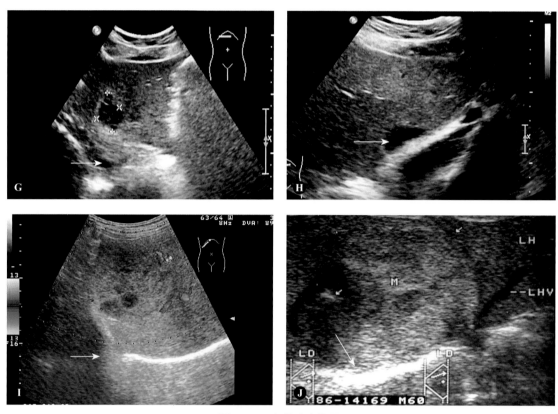

图 8-33　血管瘤声像图

　　A、B、C. 单发和多发性回声增强型血管瘤；D、E. 单发高回声结节，包膜轻度隆起，超声提示血管瘤，小 HCC 不能除外，CECT 证实为血管瘤，随诊 7 年无变化；F. 低回声型血管瘤（M）；G、H. 左肝无回声型血管瘤（同一例被检者，见↑）；I、J. 混合型海绵状血管瘤；瘤内钙化斑强回声（↑）

　　PV 门静脉，GB 胆囊，HEM 血管瘤，M 血管瘤，LH 左肝，LHV 肝左静脉

位效应如对于相邻器官挤压的程度相对较轻，更无不规则浸润现象。

　　4. 生长缓慢，观察 3～6 个月复查。瘤体无明显增长。但妊娠期妇女患者例外，可能与雌激素水平增高有关。

【临床意义评价】

　　灰阶超声结合彩色多普勒检查普遍用于肝脏血管瘤的常规筛查，已成为临床首选的影像学诊断方法。具有典型声像图表现者，可以提示诊断血管瘤。其局限性在于，血管瘤声像图表现是多样性和非特异性的，其他良恶性肿物可出现类似表现，加上血管瘤内的血流速度极低，彩色多普勒难以敏感显示，其准确性仅约 80%。

　　常规超声诊断血管瘤对于原发性肝癌和转移性肿瘤高危人群，需要特别慎重。例如，据 Carurelli

等的 1983 例肝硬化患者前瞻性研究，发现 50% 患者有血管瘤样声像图表现，其中半数证明是肝癌（HCC）。因此，本病需与其他肝脏肿物，特别是恶性肿瘤进行鉴别。

【诊断注意事项】

　　血管瘤诊断必须与肝脏其他多种局灶性病变鉴别。其重要途径和方法是：至少需要联合做一项其他影像学检查，包括：超声造影、MRI、增强 CT 或核医学成像技术等，以提高鉴别诊断水平（表 8-6）。其中，灰阶超声造影技术越来越受到重视（下述）。

【灰阶超声造影及其临床意义】

　　采用微泡造影剂实时观察。动脉期：开始在血管瘤周缘出现环形或结节状"血池"强化。随后，缓慢地或快速向心性增强——对小的肿物呈快速球形填充；对较大的肿物中央填充常不完全。门脉期：肿物回声强度≥肝脏实质回声。肿物回声在实质期持续增强，有的可持续数分钟。这种"慢进慢退"或小肿物"快进慢退"的特点，约95%有之，具有重要的诊断意义（图8-34）。需要注意，门脉期增强可能很快发生，也可能不完全增强。根据以上超声造影特点诊断，其敏感性与准确性比常规超声显著提高，甚至可以和增强CT媲美，故有助于良恶性的鉴别诊断，从而大大减少进一步MRI、增强CT等的需求。

值得注意，临床上仍存在少数影像学诊断难以确诊的血管瘤病例。超声引导经皮穿刺组织学活检，对于位于肝实质内血管瘤的诊断与鉴别诊断易被证明非常有用。注意采用经皮肝（肝实质）对血管瘤穿刺活检技术，可以防止穿刺出血并发症。

（二）肝局灶性结节性增生（focal nodular hyperplasia）

本病简称FNH，属于良性非肿瘤性肿物。发生率仅次于肝血管瘤，比良性肝腺瘤多见。FNH的病因未明，20～30岁年轻女性患者较多，可能与内分泌激素有关，尤其生育期妇女多见。本病多无症状，往往在超声检查时被偶然发现。通常表现为肝内孤立性结节或肿物，一般＜5cm，呈巨大肿物者极少见。结节与肝组织分界较明显，常有纤维包膜。肿物中央有不规则的纤维间隔和血管供应，呈放射状排列，还有大量增生的肝细胞、小胆管和Kupffer细胞。特点是病变内因血供丰富，极少发生组织坏死或出血。本病诊断主要依靠影像学诊断，由于本病比较少见，容易被误诊为恶性肿瘤而增加不必要的反复检查和手术治疗。

【超声表现】（图8-35）

1. 局灶性结节性增生　绝大多数呈单发性的肝内结节或肿物，呈圆形或椭圆形；大多数肿物小于5cm。

2. 内部回声　多呈低回声或等回声，后者与正常肝脏相似，故边缘欠清晰，靠近肝表面的肿物

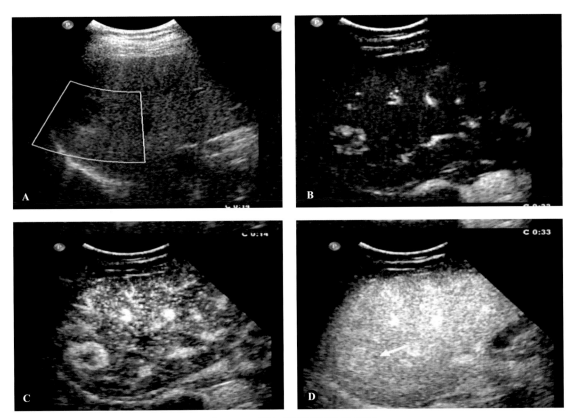

图8-34　肝血管瘤超声造影表现

A.肝脏血管瘤声像图（低回声性）；B.动脉期瘤体周边环形增强；C.门脉相呈典型的向心性缓慢增强；D.实质期显示造影剂缓退，回声强度仍然超过肝脏实质（见"↑"）

造成包膜局部隆起和对于周围实质轻度挤压；部分FNH呈低回声型和回声增强型（各约占30%），故边缘清晰，但无声晕。

3.灰阶超声 有时隐约可见中央瘢痕回声增强和分隔结构。本病CDFI显示有丰富的动脉血供，而且快速进入肿物中央，典型者呈放射状或轮辐状排列，（图8-35 A，图8-35 B），此征具有很高的特异性，但敏感性稍差。频谱测定动脉阻力指数低，RI在0.50～0.60左右。

【临床意义】

常规声像图诊断的价值比较有限，需要与肝癌、血管瘤鉴别。采用超声造影诊断FNH，其敏感性和准确性显著提高。目前超声引导经皮组织学活检仍为最为实用而有效的确诊手段。

【超声造影】

FNH具有特征性改变：动脉早期病灶中央增强，且向四周呈离心性轮辐状或星芒状强化，随后整体高增强（图8-36，图8-37）；在增强的高峰期可见中央瘢痕的增强缺失区。门脉期和延迟期持续强化，呈高增强或等增强。上述特征性表现强烈提示本病，因此具有重要诊断意义。

【其他影像学检查】

MRI能够敏感地反映病变组织的异常信号，尤其是增强MRI诊断FNH的价值较高；增强CT诊断效果较差，不及超声造影。血管造影36%～78%有特征性的中央放射状改变，但已很少采用。

（三）肝腺瘤

本病也称肝细胞腺瘤，是比较少见的良性肿瘤，发生率为0.3‰～0.4‰。其发病原因尚未明了。患者多为青壮年女性，可能与口服避孕药物有关。本病多呈良性经过，较少引起恶变。可分巨块型和结节型。有无症状与肿瘤大小和是否合并瘤内出血有关。瘤体可以达8～15cm，甚至更大，容易发生肿瘤中央坏死和破裂出血，并引起疼痛和出血性休克。

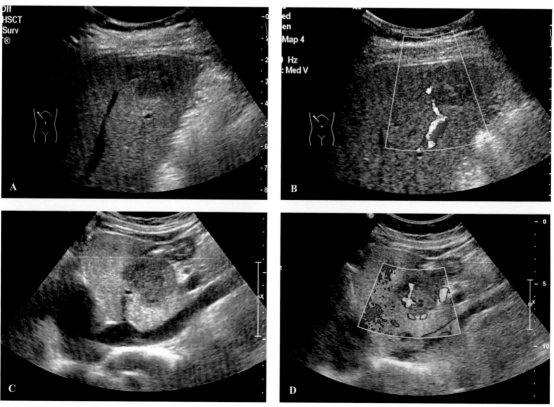

图8-35 低—等回声性FNH灰阶声像图和CDFI表现

A、B.女40岁；C、D.女46岁，CDFI显示丰富的瘤体中央血供，典型者呈轮辐状

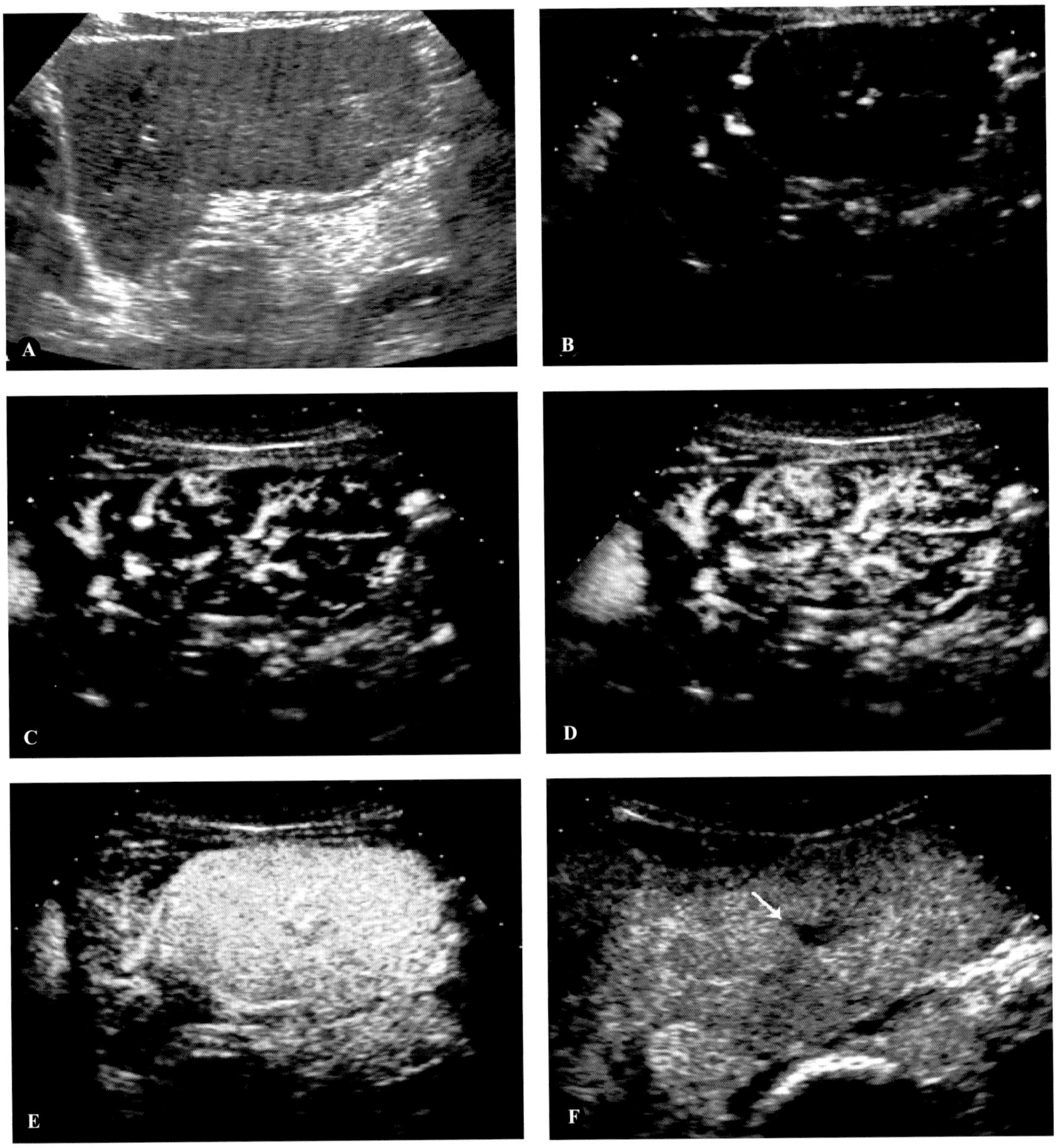

图 8-36　FNH 灰阶超声和超声造影表现——例 1（引自 Wilson，2013）

A. 声像图显示左肝肿物，呈等回声，边界模糊不清（超声造影）；B、C、D. 显示动脉期持续强化过程；E、F. 门静脉期增强和延迟期等增强（快进慢退）造影模式。↑代表结节中央的瘢痕组织

目前，肝腺瘤多种影像学表现缺乏特异性，加上发病率低，常规超声、超声造影、增强 CT、MRI 明确诊断均有一定的困难，最后诊断有赖于手术和病理。

【超声表现】

声像图为非特异性的。呈圆形或椭圆形，边缘清晰，部分患者可见包膜回声。内部回声可以是高回声、等回声、低回声和混合型。肿瘤中心多见出血、坏死引起回声增多或液化引起的无回声区。也可因钙化灶出现瘤内强回声。CDFI 常见丰富的动脉血流信号，RI < 0.60（图 8-38）。

【超声造影】

动脉期，肿物边缘高增强早于肝实质，内部可显示血管，与血管瘤边缘呈环形或结节形增强不同，可以均匀或不均匀高增强；门脉期和延迟期可持续性高增强、等增强，部分病例延迟期消退——低增

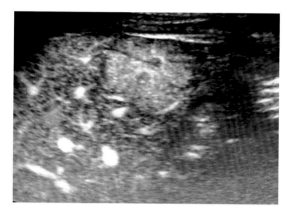

图 8-37 FNH 灰阶超声和超声造影表现——例 2
FNH，动脉期，可见轮辐状的强化动脉，门静脉期肿物强化超过肝实质，中央的无增强区代表瘢痕

强（图 8-39）。由于瘤内缺乏 Kupffer 细胞，其表现与肝癌近似，故与恶性病变难以鉴别。

【诊断与鉴别诊断】

肝腺瘤声像图表现无特异性，仅凭灰阶超声征

象、CDFI 和超声造影均很难与肝癌鉴别。CT 表现为境界清楚的低密度肿物，近半数在其中有高密度区代表新鲜出血。增强 CT 对鉴别肝癌无帮助，动脉相出现强化，门脉相呈等密度或低密度。核素扫描表现放射性缺损区。血管造影可见少血管或多血管病变，无毛细血管染色，与原发性肝癌有所区别。本病的最后确诊有赖于穿刺活检和手术病理组织检查。

五、肝脏恶性肿瘤

（一）原发性肝癌

是我国最常见的恶性肿瘤之一。按照肝脏的腺上皮组织来源可分：肝细胞癌（HCC）、胆管细胞癌和混合细胞癌。其中，肝细胞癌最为多见，占 90%。慢性病毒感染（乙型肝炎、丙型肝炎）、长期酗酒是本病的主要危险因素。好发年龄为

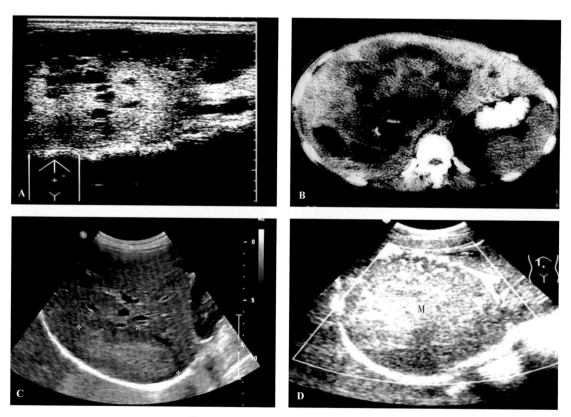

图 8-38 肝腺瘤影像学表现（2 例）
A、B.肝腺瘤声像图呈混合型，超声和 CT 显示瘤内有多数坏死液化小区；C、D. 肝腺瘤大致呈等回声，CDFI 显示血供丰富，此 2 例未见瘤内坏死液化区
M 肿物，+…+ 腺瘤

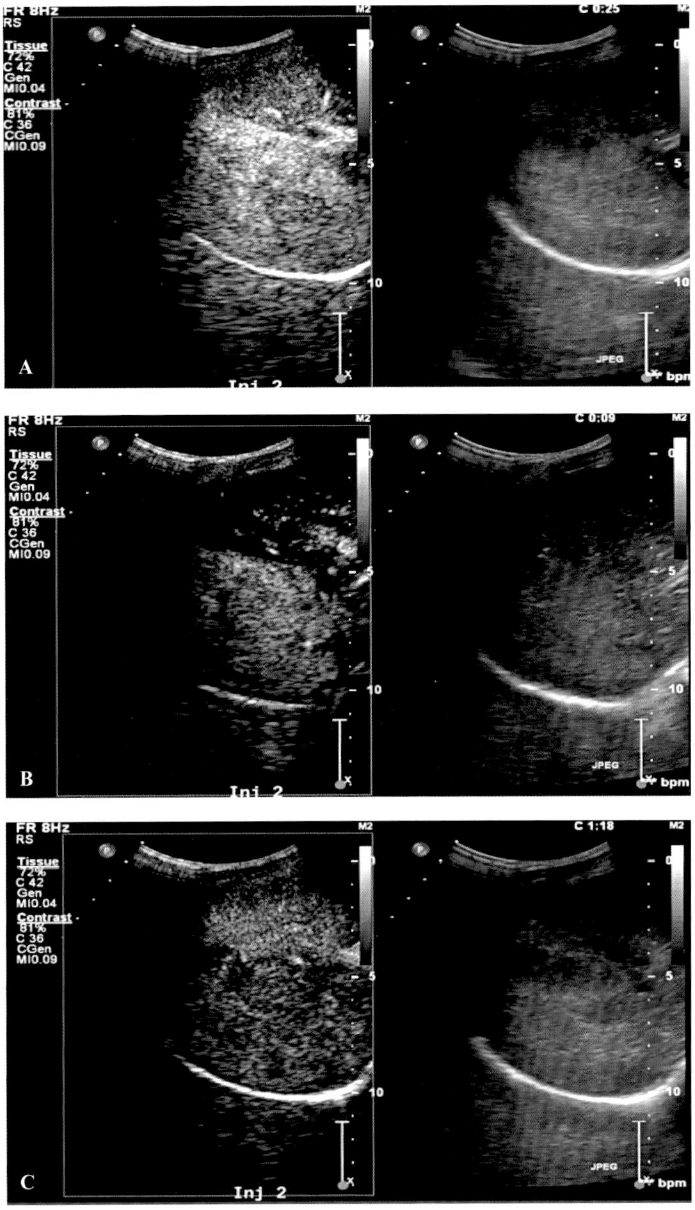

图 8-39 肝腺瘤超声造影学表现

女 30 岁，口服避孕药病史，发现肝内病变 3 年余，病变体积逐渐增大。手术病理证实为腺瘤。常规超声显示病变略呈稍强回声，造影后第 9 秒，迅速增强，门静脉期（25 秒）瘤体均匀增强，稍高于肝实质，实质期（1 分 18 秒）病变造影剂不均匀退出，略低于肝实质

30 ~ 60 岁，患者多数有慢性肝病史，男性较女性多见。早期通常无症状，进展期常有肝区痛、消瘦、腹部肿物、腹水等。本病常在超声、其他影像腹部检查或常规体检时，被较早发现。

【肝细胞癌的病理类型】

国内外学者迄今一致将 HCC 分为：①肿块型（massive type），指直径 > 5cm 的肿块；超过 10cm 或一叶者称"巨块型"。②结节型（nodular type），指直径 ≤ 5cm 的肿块。③弥漫型（diffuse type），指无法计数的小肿瘤结节，遍布于全肝。中国肝癌病理协作组（1979）根据我国 HCC 早期诊断和治疗需要，建议在以上 3 型基础上增加一个特殊类型，即④小肝癌型。将 ≤ 3cm 的结节定为小肝

癌，目的在于加强对于小肝癌临床病理特点的认识，并有助于 HCC 的人群普查，及早诊断、治疗和改善预后。

Kojiro 等根据肿瘤生长方式进行分类：①浸润型边界模糊，多不伴有肝硬化，大小病灶相互融合成大病灶；②膨胀型常有纤维包膜，边界清楚，可单发结节或多发结节，常伴有硬化；③混合型；④弥漫型：0.5 ～ 1.0cm 小结节布满全肝，常伴有硬化；⑤其他：门静脉栓塞瘤栓为主者（多见）、外生型（有蒂，少见）。

【声像图类型】

根据肝肿瘤内部回声的强弱，可作以下分类：

1. 高水平回声型　多见于体积较大的肿块型肿瘤，高回声常呈集中于肿块的中央部分，边缘回声较低，此型占 30% ～ 50%。代表血管和间质成分增多，或中央变性和坏死（干性）、组织修复等非均质性改变。

2. 低水平回声型　多见于体积较小（直径≤ 5cm），相对均质的肿瘤，占 15% ～ 35%。

3. 等回声型　回声与周围肝组织相等。此型超声检查容易漏诊，且在瘤体较大时相对容易被发现。

4. 囊性变型（混合型）　肿块中心小片液化性坏死，呈不规则低回声以至无回声区，故兼有实性和囊性。液化坏死占优势者无回声区增大，可伴有瘤内出血。

【声像图表现】

1.HCC 声像图表现多种多样，而且复杂，有些表现和肝脏良性肿物相似。以下系列征象有助于提示恶性肿瘤，值得加以仔细寻找：①占位性特征比较突出——膨胀性生长如对于邻近组织、器官、血管的挤压表现明显（图 8-40）；②浸润性生长表现，如肿物周边不规则隆起、形状怪异，突破肝包膜或肿瘤包膜生长（"子结节"形成），对于邻近肝内血管、器官组织的直接侵犯；③门静脉癌栓在肝癌

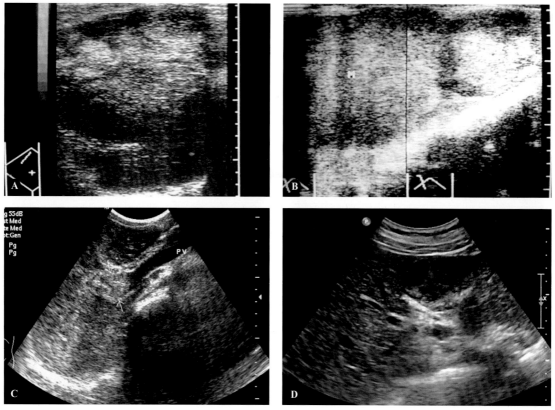

图 8-40　肝癌的占位性特征

A. 肿块型肝癌；B. 巨块型肝癌（融合性）；C. 巨块型肝癌合并门静脉癌栓（箭头）；D. 结节型
PV 门静脉

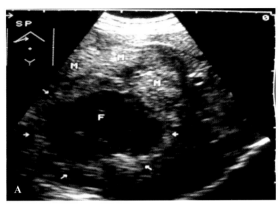
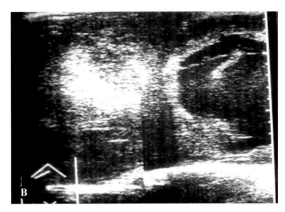

图 8-41 巨块型肝癌合并中央液化性坏死（囊实混合型）

M 肿块，F 液化区

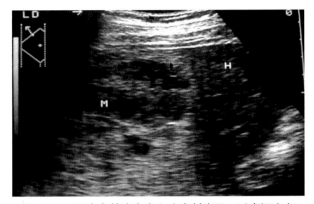

图 8-42 肝癌合并瘤内出血（穿刺病理、手术证实）

M 肿块，H 肝脏

最为常见（占 40% ～ 70%），多见于门静脉的 1 ～ 2 级分支，常伴有门静脉增宽。合并肝静脉、下腔静脉栓塞者，比较少见。④肿瘤扩散、转移征象：肝内转移如瘤周围出现"卫星灶"，肝外如腹膜腔转移灶和恶性腹水；⑤肝门淋巴结、腹膜后淋巴结转移等。⑥多普勒超声 CDFI/DPI 显示肿物血流信号

特别是动脉血流比较丰富，提示生长迅速。

2.边缘不清晰或不规则，常伴有低回声晕。后者可能与肿瘤的滋养血管、绕行血管和肿瘤膨胀性生长有关。

3.肿块周围可有子结节，也称"卫星灶"，可单发或多发，提示肿瘤的肝内转移（图 8-43）。

4.肝大往往十分显著。

【不同肉眼病理类型的声像图表现】

1.肿块型（massive type）

肿物直径＞ 5cm，多呈高回声，以非均匀性回声增强为特征。典型者呈"镶嵌状"或"块中块"。如果肿物直径＞ 10cm 或侵犯 2 叶以上，称巨块型或融合型肝癌（图 8-40）。此型 HCC 瘤体较大，容易合并小片或较大范围的中央液化坏死——肿瘤"囊性变"，声像图出现不规则无回声区（图 8-41）；HCC 还可以合并少量 - 大量瘤内出血而表现为无回声区（图 8-42），属于重征，有自发性破裂倾向。

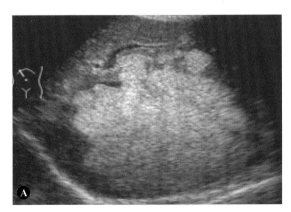
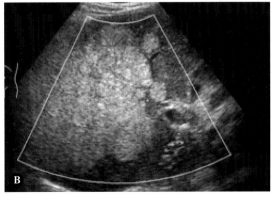

图 8-43 肿块型肝细胞癌声像图（巨块型，卫星灶）和 CDFI 表现

它们可统称为"囊－实混合型"肿物。

2. 结节型（nodular type）

（1）直径一般 3 ～ 5cm。可单发性或多发（图 8-44）。

（2）回声强度：可呈低回声、等回声或高回声型。总的规律是，瘤体较小时，多为低回声；瘤体越大，瘤体中央回声越多，回声越不均匀。

（3）单发结节边缘较清晰，并且常见低回声的"声晕"（1 ～ 2mm）。

（4）CDFI：常见丰富的血流信号。

此型多数患者伴有肝硬化表现或慢性肝病历史，与转移癌不同。

3. 弥漫型（diffuse type）

（1）患者常合并肝硬化，但伴有显著肝大（与肝硬化趋于萎缩不同）。肝脏明显变形，包膜凹凸不平，表面颇似肝硬化（图 8-45）。

（2）肝实质弥漫性回声紊乱，似虫蚀样。肝内常可见许多明显的小结节，直径 1cm 左右，或可疑

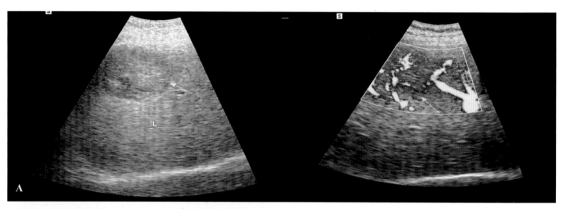

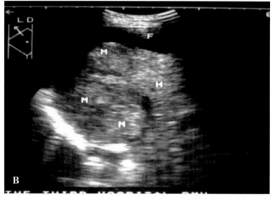

图 8-44　结节型肝细胞癌超声表现

A. 单发结节型肝细胞癌；B. 多发结节型肝细胞癌
H 肝脏，L 肝脏，M 肿块，F 腹水

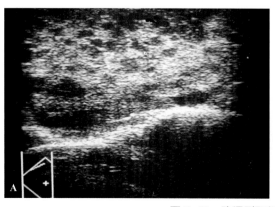

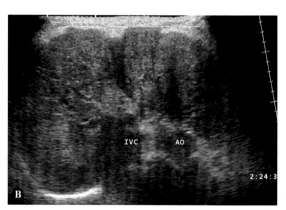

图 8-45　弥漫型肝细胞癌声像图（2 例）

IVC 下腔静脉，AO 主动脉

结节——明显的"结节感"。

（3）肝静脉往往显示不清，管壁回声因扭曲、变形而显著减弱。

（4）静脉分支也可扭曲、变形。门静脉可变形、狭窄；还可能增宽，管腔内多见低回声癌栓。CDFI可以进一步证实门静脉管腔狭窄、阻塞，显示癌栓

内丰富的血流信号——动脉血供。此征高度提示HCC合并门静脉侵犯。

4. 小肝癌型（图8-46）

（1）系指直径≤3cm的单发性结节。

（2）回声强度：①多数结节呈低回声型；②少数小肝癌（10%～15%）自始至终呈高回声型结节，

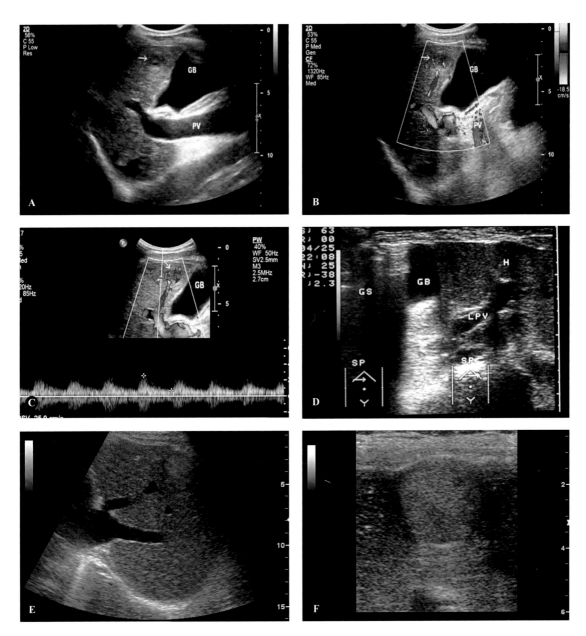

图8-46　小肝癌声像图、CDFI和频谱多普勒表现

A、B、C. 低回声性小肝癌（↑）肝硬化合并门静脉高压患者，GB胆囊（女38岁，CT证实）；D 等回声性小肝癌（M），LPV左门静脉和增宽的矢状部；E、F. 不同探头显示一例等回声高回声小肝癌，发生在同一患者，高频超声显示肿瘤结节引起包膜轻微隆起，伴有肿瘤后方轻度回声增强

PV门静脉主干，SP脊柱，GS气体

系瘤内脂肪变性所致（注：容易误诊为血管瘤）。

（3）边界清晰，常有"包膜"（实为假包膜），部分伴有侧边声影。占位效应明显（注：有别于血管瘤）或不够明显。

（4）低回声型结节后方回声可轻度增强，代表小肝癌低衰减组织特性。

（5）CDFI和频谱多普勒：显示丰富的血流信号和肝动脉血流。

【肝癌的多普勒超声表现】

1. 肿瘤结节周边和内部常有丰富的动静脉血流信号（图8-46 B、C），可呈点状、线条状、蓝网状分布。动脉血流往往呈现高速、高阻，RI一般超过0.60～0.70。

2. 门静脉癌栓在HCC非常多见。门静脉癌栓内出现血流信号，可证明新生血管的存在，并可与门静脉血栓鉴别。

注意：多普勒超声能够显示HCC丰富的动脉血供，它有利于本病诊断。小肝癌同样具有血流丰富的特点。但其特异性和敏感性有一定的限制，应联合超声造影CEUS或/和增强CT进一步加以证实。

（二）原发性肝癌超声诊断的临床意义评价

根据原发性肝癌声像图类型及其回声特征，包括多种间接征象，结合多普勒超声检查，以及血清甲胎蛋白测定等，一般可以做出初步诊断。对于＞5cm的肿瘤超声诊断准确率高达90%以上，＜5cm的肿瘤也可达80%以上。但是，常规超声敏感性和准确性远不及血管造影、增强CT及磁共振检查。超声有助于小肝癌的筛查和及早发现。大量临床研究证实，CEUS的应用可以大大提高肝脏恶性肿瘤的检出率和准确性，并能够与增强CT和MRI媲美。

【鉴别诊断】

1. 肝内良性局灶性病变　如血管瘤、肝硬化的增生结节、局灶性结节性增生、腺瘤、非均匀性脂肪肝的"孤岛样"结节——"低脂区"（sparing area，呈小圆形低回声）、炎性假瘤、脂肪瘤等。进一步做超声造影、增强CT或MRI，对于鉴别良

性与恶性通常很有帮助。但是区别腺瘤和炎性假瘤，尚有一定的困难。

2. 肝脏其他恶性肿瘤　①肝内型胆管癌（intrahepatic cholangiocarcinoma），也称原发性胆管细胞癌（cholangiocellular carcinoma），发生于肝内的细小胆管。本病相对少见，女性多于男性。胆管细胞癌常呈均匀低回声肿物或结节，较少出现等回声或高回声（图8-47）。CDFI显示较少的血流信号。本病预后较差，单凭声像图与原发性肝细胞癌很难区别。确诊依靠穿刺组织学活检。②肝母细胞瘤。本病小儿相对多见，常表现为右上腹包块和肝脏巨大肿物。一般呈不均匀低回声，瘤内及周边有丰富的血流信号（图8-48）。③肝脏转移瘤（非常多见，请见后述）。

3. 肝结核、肝泡型棘球蚴病等。

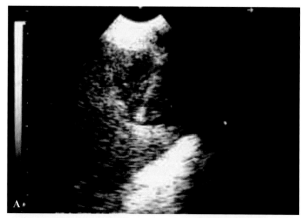

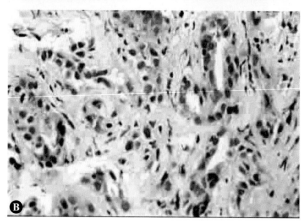

图8-47　原发性肝内胆管细胞癌

患者女，30岁，高热、昏迷待查，声像图拟诊为肝左叶低回声小HCC，穿刺活检证实为肝内胆管细胞癌

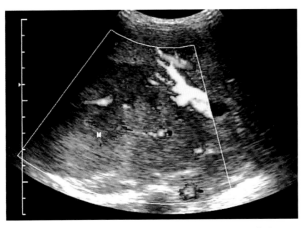

图 8-48　肝母细胞瘤声像图表现（男，2 岁半）

【临床意义】

1. 常规灰阶和彩色多普勒超声检查对原发性肝癌可提供包括血流在内的许多重要诊断信息，和血

管瘤等良性病变有明显区别，从而有助于提示诊断。但是局灶性肝脏良恶性病变的常规超声影像包括彩色多普勒表现缺乏足够的敏感性和特异性，即存在一定的假阴性率，此为其局限性。

2. 超声造影技术能够在很大程度上弥补常规超声包括CDFI的上述不足。肝脏局灶性病变种类繁多，多种良恶性的 CEUS 鉴别方法，详见表 8-6 并举例说明肝细胞癌的超声造影表现（图 8-49）。

此外，超声造影能够准确评估原发性肝癌的血供灌注特征，它与病理组织学分型密切相关，对于原发性肝癌定性和分型诊断、治疗方案的选择，以及预后判断，具有重要意义。

3. 超声检查在肝癌早期诊断和普查方面占有重要地位。超声检查结合甲胎蛋白测定，可对于高危人群（结节性肝硬化，慢性乙型肝炎、丙型肝炎患者）

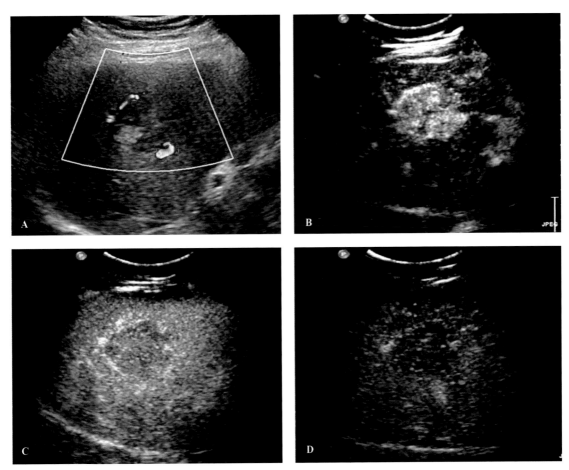

图 8-49　肝细胞癌超声造影表现

A.肝细胞癌声像图表现（低回声结节，小部分出现高回声）；B. 动脉期：肿物在 14″ 时迅速增强（快进）；C.门脉期：迅速减退，肿物回声低于肝实质；D. 实质期：回声持续减退（呈不典型"黑洞"表现）

表 8-6　局灶性肝脏病变超声造影增强特征（典型表现）

病名	瘤内血管特征	库普弗细胞 (KÜpper)	动脉期 10～20s 开始 30～45s 结束	门脉期 30～45s 120s 结束	实质期 120～180s 直至微泡消失
肝细胞癌	90% 多血管 6% 中等 4% 少血管	无	快速增强 超过肝脏	快速消退 低于肝实质	持续减退 （"黑洞"）
转移瘤	64% 周边血管稍多 （淋巴瘤多血管） 总体少血管	无	快速边缘增强；（快速 增强	快速消退,低于肝脏(快 退)	持续减退 （"黑洞"）
血管瘤	血池内血流缓慢,少 见较多分支血管	无	边缘快速或缓慢环状增 强 / 无增强	向心性增强 高回声或等回声	持续增强"明亮" / 中央 部分不全增强
FNH	中央星状血管,周边 滋养动脉,多血管	有	中央开始快速增强，放 射状 / 星芒状	超过肝实质与肝等同快 速消退，等回声	持续增强
增生结节	少血管	有	不增强	与肝实质同步增强	与肝实质同步
肝腺瘤	多血管	无或极少	快速增强		持续减退，等回声
炎性假瘤	①较多血管 ②纤维包裹少血管, 内部坏死	无 无	快速增强 轻度环状增强	与肝实质同步增强	减退，"黑洞"
不均匀脂肪肝	无	有	不增强	与肝实质同步增强	与肝实质同步，等回声

定期复查，它有助于早期发现亚临床型 HCC 和小肝癌，其敏感性优于单纯甲胎蛋白测定（超过 200μg/L 者不足半数）。

4. 超声引导组织学活检，是原发性肝癌诊断和鉴别诊断以及组织学分型有效而可靠的方法，还可了解癌细胞分化程度和基因检测，有利于决定治疗方案和判断预后。此外，利用超声造影引导组织学活检，避开肿瘤的坏死部分，针对有血流灌注的成分取材，可以显著提高组织学活检的成功率。

（三）转移性肝肿瘤

转移性肝肿瘤也是很常见的肝脏恶性肿瘤。在我国，转移性和原发性之比大体相当，为 1.2 : 1。在欧美国家，转移性肝肿瘤远超过原发性，高达 18～20 : 1。肝脏是人体各种恶性肿瘤转移最多的脏器，几乎任何部位和器官、组织发生的癌肿包括

肉瘤，均可转移至肝脏。

【转移途径】

1. 通过血行播散——通过门静脉转移，如胃肠、食道、胆、胰等消化系恶性肿瘤；通过肝动脉，如乳腺癌、肺癌等；

2. 通过淋巴管如胆囊癌等；

3. 直接侵犯或种植，如结肠、胃、胆囊癌等。

【病理特点】

转移瘤的血液供应，除恶性淋巴瘤之外，与 HCC 相比，动脉血供普遍稀少，肿瘤周缘血供相对较好，而瘤内血供颇差。随着瘤体快速增长，边缘瘤组织往往保持细胞活跃的细胞生长；肿瘤结节内部，尤其瘤体中央区或中心发生不同程度缺血，造成慢性组织变性、点片状坏死等不均质改变，伴随反复组织修复和结缔组织增生，有的发生液化性坏

死，但罕有瘤内出血。以上，成为转移瘤多种声像图改变的重要病理基础。这可用来解释随瘤体长大，转移癌中央回声常趋于增多，有的形似靶状结节，而肿瘤周边为较宽的"低回声晕环"。

【声像图表现】

转移瘤在肝内通常呈圆形或椭圆形。常多发，也可单发。大小相近、多发结节、散在分布是典型的转移癌的特征；单发性结节与原发性肝肿瘤难以区别。转移癌通常边界比较清晰,极少合并肝硬化(仅0.67%，Torres)。

【声像图类型】

由于转移瘤的血供特点，加上原发性肿瘤组织的来源各异，造成声像图表现多种多样，有低回声、等回声、高回声、混合性、囊性、钙化性等不同类型。靶形结节（也称"靶征"），实际上可理解为肿瘤

结节中央不同程度的回声增多，被认为是转移癌的典型征象之一。

1. 回声减低型

多见于乳腺、肺、上消化道（食管癌、胃癌、胰腺癌）等器官系统肿瘤和淋巴瘤的肝转移。肿瘤结节小，2～3cm以下者更多见，约占40%（图8-50 A、B）。淋巴瘤的肝转移，有弥漫浸润型和结节型之分，结节型瘤体即使很大，通常保持低回声性，可能与其非常丰富的血供有关（图8-50 C、D）。

2. 等回声型

结节回声与周围肝实质回声相似（图8-51）。故如果肿物体积过小同时其边缘不清晰，很容易漏检。等回声瘤体可能属于肿瘤浸润生长过程中的一个阶段。

3. 高回声型

以来自胃肠恶性肿瘤尤其是结肠癌为最多见，

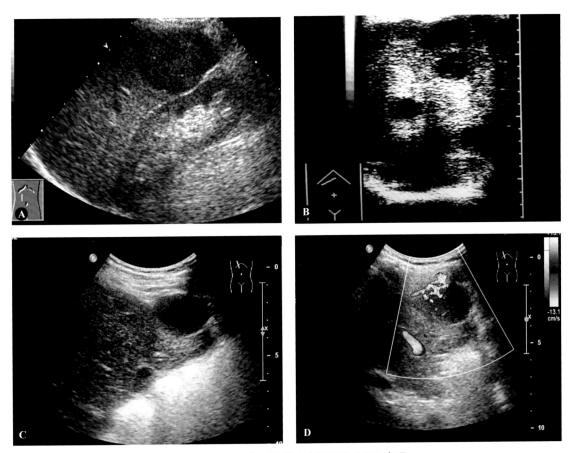

图 8-50 低回声型转移癌声像图和 CDFI 表现

A.胆囊癌肝转移；B.鼻咽癌肝转移；C、D.非霍奇金淋巴瘤

其中黏性腺癌常表现出特征性的显著高回声（图8-52）；还可来自肾细胞癌、胰岛细胞癌和其他少见的类癌、绒毛膜上皮癌等。

4. 靶征 / 靶眼征（target sign / bull's eye sign）

此型实际上可见于许多器官的原发性肿瘤肝转移。增多的点状回声聚集在结节中部或中央，点状回声也可能相对分散，而结节周缘部分呈较厚的环形低回声晕，如此形似射击用的靶标，故称"靶征"或"靶眼征"（注意：经牛津词典和专家查证，bull's eye sign 不应误译为"牛眼征"）（图8-53）。

有学者习惯上将"靶征 / 靶眼征"结节作为单独的一种回声类型。实际上，靶型结节声像图表现有典型的和不典型的，结节中央可有不规则回声增强，而且常与低回声型、等回声型转移癌患者的肝脏同时见到（图8-53 A 小△，图8-54）。

5. 钙化型

多见于黏液性结肠－直肠癌肝转移，瘤内常伴

有显著的斑块状钙化强回声及声影（图8-52 A）。其实，在许多高回声、等回声、靶型结节的转移癌中，普遍存在不同程度的细点状钙化回声，只是没有声影而已。

6. 弥漫浸润型

多见于小细胞性肺癌、乳腺癌晚期的广泛肝脏转移。声像图表现为肝脏普遍性肿大，实质内布满无数的癌肿结节。结合病史不难做出提示性诊断。

7. 囊性型

见于体积较大的胃肠间质肉瘤、卵巢囊腺癌、结肠－直肠黏液性腺癌等肝转移（图8-55）。

【转移癌超声造影表现】

转移癌超声造影特点：由于通常为少血供（淋巴瘤例外），造影剂在动脉期高增强的时间短暂。多数表现周边环状快速高增强（肿物内无增强）；小结节也可能出现整体快速高增强；少数动脉期和

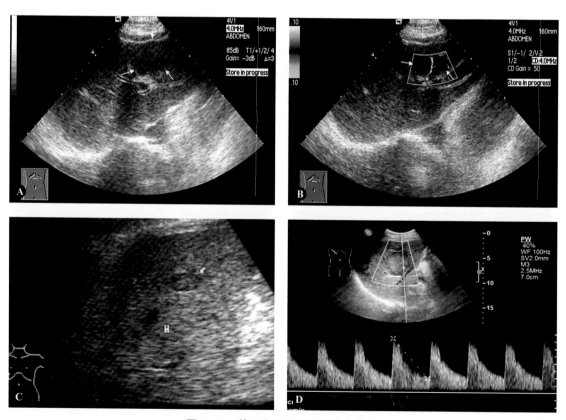

图8-51　等回声型肝转移瘤超声表现
A、B.胰腺癌肝转移（箭头）；C、D.肺癌肝转移瘤（2例）
H 肝脏

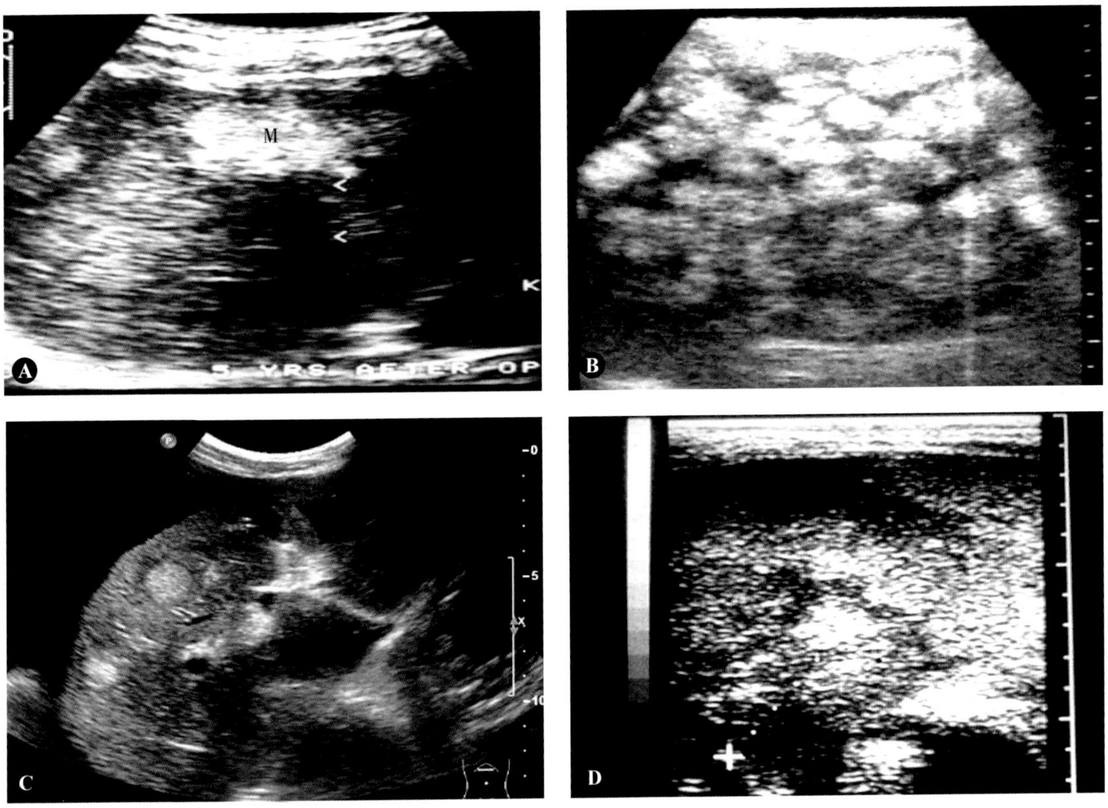

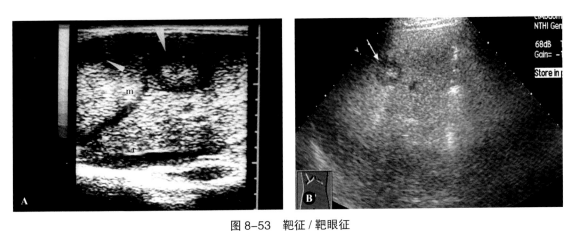

图 8-52　转移性肝肿瘤，回声增强型（4 例，黏液性腺癌）

A. 直肠黏液性腺癌，手术后 3 年肝转移，肿块（M）伴有钙化引起的强回声和声影；B. 黏液性结肠腺癌肝转移。男，37 肝大、发热待查，肝脓肿？超声提示多发结节性转移癌——黏液性，来自大肠？（经肠镜和活检迅速证实）；C. 胰腺癌肝转移；D. 黑色素瘤肝转移

图 8-53　靶征 / 靶眼征

A. 胰腺癌肝转移（△）；B. 直肠癌肝转移（↑），m 肝中静脉，r 肝右静脉

门静脉期低增强。造影剂在门静脉期全部显示迅速、几乎完全消退，实质期形成"黑洞"（图 8-56）。

【临床意义】

全身各器官、组织的原发性肿瘤，最多见的转移部位是肝脏。常规超声检查通常容易发现并提示诊断转移性多发性结节或肿物。对于单发性肿物、结节，提示诊断转移癌可能比较困难，除非有典型的征象如靶眼征或已知患者存在有原发性肿瘤。超声造影技术对于单发性或多发性占位病变，在原发

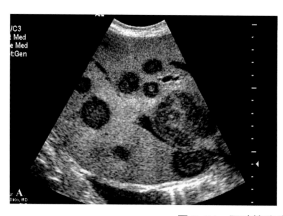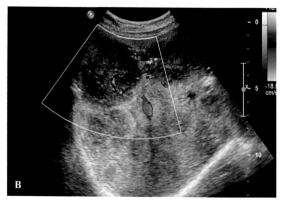

图 8-54　肝脏转移瘤声像图及 CDFI 表现

此 2 例说明，低回声、等回声结节可以和靶征 / 靶眼征结节出现在同一患者

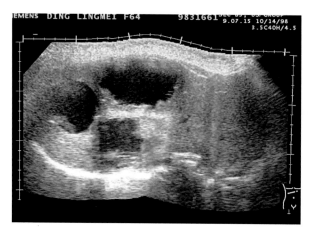

图 8-55　混合回声型（以囊性成分为主）

卵巢癌肝转移声像图

性或转移性肝肿瘤与其他许多良、恶性局灶性病变的诊断和鉴别诊断方面，往往可以起非常重要的作用（表 8-6）。超声造影对于转移癌检出率由常规超声 80%，提高到 91%；定性诊断的符合率由 60% 提高到 85%。这些数据已经接近 CECT 和 MRI 水平。如今，常规超声检查结合超声造影，已经成为原发性或转移性肝肿瘤的影像学有效筛查方法，成为恶性原发性或转移性肝肿瘤治疗过程中评判疗效和肿瘤患者定期监测的重要手段。

六、肝脓肿

肝脓肿主要有细菌性肝脓肿（大肠杆菌、金黄色葡萄球菌等引起，占 80%）和阿米巴性原虫性肝脓肿（占 10%）两类，是肝脏比较少见但又非常严重的化脓性疾病。化脓性细菌潜入肝脏，可来自胆囊、胆管逆行感染，也可来自血行播散——门静脉和肝动脉（可来自牙龈、皮肤、心内膜等处潜在的感染灶，也可来自脓毒败血症）；溶组织阿米巴原虫则是先引起结肠感染或炎症，再通过肠壁、肠系膜静脉和门静脉潜入肝脏。当人体免疫力显著低下或合并糖尿病时，容易引起发病。然而，临床 50% 以上患者找不到任何胆道感染和阿米巴结肠炎等原发灶的证据，合并糖尿病者却多达 32.3%。

【病理表现】

肝脓肿的病理表现多种多样。细菌性肝脓肿可单发或多发，以右肝多见。单发性脓肿的脓腔可以很大，多发性肝脓肿的直径则可在数毫米（见于粟粒性肝脓肿）至十几厘米之间，多个脓肿也可融合成一个大的脓肿。溶组织阿米巴性肝脓肿常单发，脓腔很大，脓液呈巧克力样。肝脓肿的构成：中央为弥散的组织炎性坏死区，包含坏死的细胞碎屑；周围炎性细胞浸润、充血、水肿伴有结缔组织增生。中央组织炎性坏死和脓肿液化的程度因病期而不同——早期肝脓肿（液化前期）：炎性坏死组织开始尚未液化；之后，迅速发生部分的或近完全的液化，脓腔边缘不规则。"成熟的"体积大的肝脓肿出现大部分坏死液化，或比较完全的液化，脓腔扩大、边缘规则或比较规则，与周围肝组织有结缔组织边界形成。

患者往往急性发病，有高热、肝区痛、肝大、

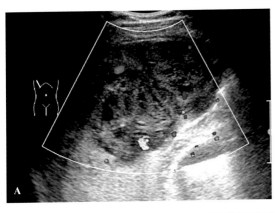

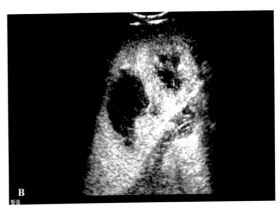

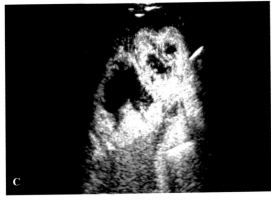

图 8-56　肝转移瘤超声造影表现

男，36 岁，原发灶为恶性肠间质瘤。A. 超声复查发现肝内两个转移灶；B. 超声造影：动脉期显示两个转移灶呈明显环形增强；C. 门静脉期环形增强区域内出现不同程度强度减退表现

白细胞增多等临床表现，需要及早诊断和治疗，病死率约 20% 左右。超声、超声造影对于本病的及早诊断和决定治疗方案有重要意义。

【声像图表现】

1. 早期肝脓肿

即坏死液化前期肝脓肿，此期尽管有大片肝组织炎性坏死、局部显著肿胀，但某些结构尚存、未充分液化。声像图表现：局部占位病变，呈相对均匀的低回声，边界模糊不清，往往酷似肝内实性肿物。此时，常规超声诊断肝脓肿会遇到困难。只能结合患者已有显著的临床症状、体征和检验诊断资料，做提示性诊断。增强 CT 和超声造影均有助于更为明确的诊断，包括脓腔真实大小和范围（图 8-57）。

2. 坏死液化期肝脓肿

为比较成熟的肝脓肿，有液化早期（不全液化）和液化后期（完全液化）的区别（图 8-58）。它们常有以下典型的超声表现，并有利于诊断：

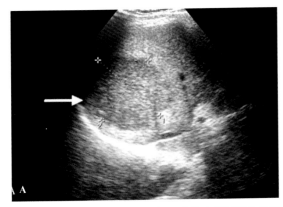

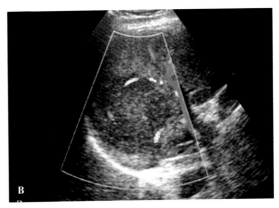

图 8-57　早期肝脓肿（坏死液化前期）声像图（引自施红、蒋天安，2013）

低回声肝脓肿（↑）的声像图和 CDFI 表现，酷似实性肿瘤

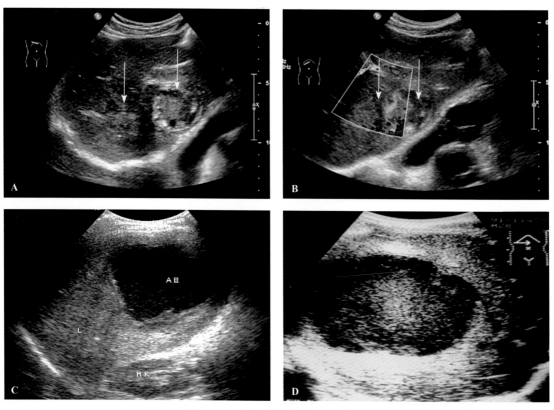

图 8-58　液化坏死期肝脓肿声像图

A、B. 液化坏死（不完全）的肝脓肿常规超声表现，显示脓腔（↑）为无回声和低回声，在周边和残存的分隔内 CDFI 显示血流信号，酷似实性肿瘤；C、D. 液化坏死（完全）的肝脓肿（AB）常规超声表现，显示脓腔为典型无回声或低回声区

RK 右肾，L 肝脏

（1）肝实质内通常出现比较大的占位性病变，包括局部饱满、膨隆，挤压邻近组织器官或血管。

（2）肿物主要表现为无回声，或弥漫的低回声(回声均匀或不均匀)，病变后方回声轻度增强。

（3）完全液化肿物的边界比较清楚，通常看到无回声晕（1～2mm）环绕。

（4）完全液化的肿物，边缘可以比较整齐、规则，壁稍厚；不全液化时则不整齐，或很不规则。有时，在脓腔周围的肝组织可见数毫米宽的不太整齐的低回声带，代表炎性反应区（图 8-58C）。

（5）彩色多普勒超声检查：仅在脓腔的周边有少量血流信号，脓腔内通常无血流信号；但若脓肿液化坏死不完全，腔内残存索条样分隔、网格状结构时，仅这些结构内也可能出现少许血流信号（图 8-58B）。由于 CDFI 敏感性较差，提供的诊断信息有限，尤其在早期肝脓肿，容易与实性肿瘤混淆。其敏感性、特异性不及超声造影（后述）或增强 CT。

【注意事项】

早期肝脓肿的炎性组织坏死，此期常规超声检查不够敏感，不均匀低回声容易与实性肿物混淆。有时，在实性占位病变内部，可见其细点状回声，随呼吸运动而有少许惯性移动，或出现不均匀的网状回声，或出现部分液化的无回声区及沉淀，均高度提示该肿物为含液的肝脓肿。此期肝脓肿还有迅速液化倾向，即动态变化（我们最早遇到一例不典型肝脓肿，首次穿刺仅抽出少量黏稠脓液，24h后，病灶内出现明显无回声区，再次穿刺抽出多量相对稀薄脓液。至今，已遇到 3 例类似情况，均经穿刺抽吸证实）。

【鉴别诊断】

1. 肝内实性占位性病变，特别是回声减低型和囊性变的转移性肝肿瘤，容易误认为脓肿。增强CT、超声造影和诊断性穿刺术有助于鉴别。

2. 不典型肝脓肿如继发囊内出血、感染（此时囊肿内可出现弥漫性低回声）。

3. 假性胰腺囊肿：较大的假性胰腺囊肿或合并感染可使左肝显著向上移位，比较少见，若不注意鉴别，可误认为肝脓肿。

【超声造影表现】

1. 早期肝脓肿（坏死液化前期）超声造影特点：动脉期病灶整体迅速出现蜂窝状增强，呈等增强或轻度的高增强，无增强区（代表坏死或微小脓腔）

呈细小点状或斑片状分布。部分病例病灶外周出现一过性小片状高增强，代表周围炎症充血改变。门静脉期呈等增强或低增强。即"快进慢退"模式（图8-59）。

2. 坏死液化不全期（脓肿形成），随着许多小脓腔形成、稍大，超声造影显示：动脉期病灶出现蜂窝状和分隔结构的增强，许多小脓腔均无增强。门静脉期、实质期呈等增强或低增强。即"快进慢退"模式。脓腔的边缘常不整齐，或不规则（图8-60）。

3. 坏死液化完全期（脓肿完全成熟），随着小脓肿增大、融合伴有大量液性坏死，形成大的脓腔。超声造影显示大脓腔各期均无增强，形成近圆形、花瓣形或不规则形脓腔，脓腔的边缘光滑或趋于光滑。脓腔周边组织各期为等增强。

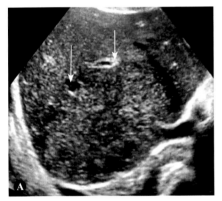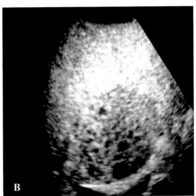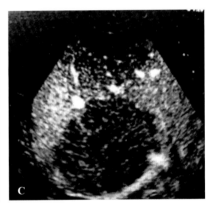

图 8-59 早期肝脓肿超声造影（引自王光霞，2010）

A. 声像图显示似是而非的低回声占位病变（↑），边界不清，右膈膨隆；B. 超声造影动脉期明确显示肿物的范围，其边缘斑点状高增强，病灶内部等增强（快进）；C. 门静脉期显示边缘和肿物内低增强（慢退，尚未退尽。内有细的网格样结构）

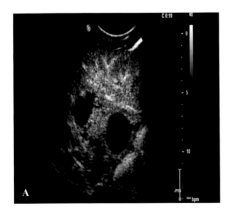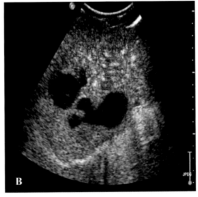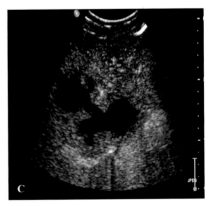

图 8-60 液化坏死期肝脓肿超声造影

CEUS 清楚显示脓腔边界和形态大小，以及有无分房和间隔。动脉期、门静脉期、实质期边界和分隔显示等增强，各期脓腔无增强。脓肿形态不规则，周边似花瓣状

【临床意义】

常规超声检查有助于多数肝脓肿的诊断，引导穿刺抽液或置管引流，但诊断尚未液化的早期肝脓肿可能遇到困难。CEUS 能够反映更加全面地评估肝脓肿的范围、形态、大小，显示脓肿的周边及脓腔内容物包括有无分隔、网格样结构。因此，有助于本病的确诊和分期，特别适合于常规声像图诊断有困难的早期（液化前）肝脓肿。CEUS 引导经皮脓肿穿刺比常规超声更加精确，有助于临床制定进一步处理方案——穿刺抽吸、置管引流或外科手术。

膈下脓肿（肝周围脓肿）

右膈下区包括肝前间隙和肝后间隙以及肝下区（肝肾隐窝）；左膈下区尚可分肝上区和肝下区，膈下脓肿好发于右膈下区，特别是右肝前间隙。本病大多继发于胃肠穿孔、阑尾炎穿孔等腹腔化脓性感染，或为腹部手术后并发症。

1. 多在右膈和右肝之间、肝肾隐窝（总称右膈下区）出现无回声区或低回声区。膈下积脓可呈梭形，对右肝形成边缘整齐的压迹，同时伴有右膈抬高，膈肌运动受限。

2. 上述无回声区不符合游离性腹腔积液表现，即不随体位变化而移动。

3. 产气杆菌感染时，肝周围间隙内可有多数强的点状回声浮动和彗星尾状多层反射。前者提示液体中的小气泡，后者表示局部积气。

实时扫查诊断右侧肝脓肿并无困难。探查左侧膈下区须利用脾和饮水后的胃做声窗。超声诊断对于肯定或除外肝周围脓肿极有帮助，但不能严格区分积液的性质是脓性、出血性或一般的渗出液、漏出液。为慎重诊断膈下积液、积脓，尚须与以下情形鉴别：

1. 腹水（见肝硬化等节）。

2. 胸膜腔积液：无回声区位于膈肌之上。

3. 靠近膈顶部的肝脓肿、肝包膜下血肿，超声引导穿刺抽液有助于明确诊断，采用导管针置管引流和脓腔灌洗注药，可望替代手术疗法。采用改良的多孔针（1～2 个侧孔），可显著提高抽脓效果。

七、肝结核

本病常为全身性结核病的肝脏表现，但不多见。患者常有低热、盗汗、食欲不振、消瘦。局灶性肝结核呈回声减低型实性结节或肿物，一个或数个，边界清晰或欠清，代表干酪样坏死区；干酪性肝结核 CDFI 显示少血流信号，单凭声像图不易与肝肿瘤鉴别，确诊有赖于组织学活检（图 8-61，图 8-62）；较大病灶中央可出现不规则无回声区代表液化坏死——结核性脓肿（图 8-63）。结核性脓肿诊断需要结合病史，确诊有赖于针吸抽脓和有关检验。

慢性纤维化和陈旧性结核病灶可呈散在点状强回声，或孤立性斑块状强回声，分布于肝脾实质内。它们代表钙化灶，一般无重要临床意义。

【急性粟粒性肝结核】

本病往往是全身性粟粒性结核（包括肺结核）的一个组成部分。患者肝脾肿大，最早期肝实质内回声或可大致正常，典型的声像图呈弥漫性非均质性回声异常（图 8-64）。

八、肝外伤

超声检查肝外伤通常属于腹部闭合性损伤，患者往往有明确的外伤史。少数患者可因肝癌、腺癌、巨大血管瘤等自发性破裂，引起腹部剧痛、内出血、休克和血流动力学不稳定而就医，往往病情较急，或危重。现代外科随着血管造影和介入治疗进展，

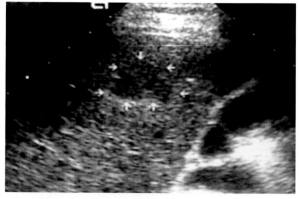

图 8-61　肝结核声像图（例一，女 24 岁）
超声发现肝内低回声非均质病灶（↑）：穿刺病理证实为干酪坏死性组织

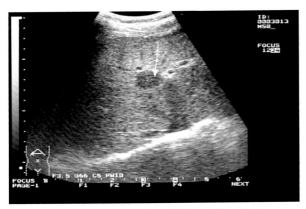

图 8-62 肝结核声像图（例二，男 58 岁）

超声拟诊左肝多发实性小圆形结节（↑），小 HCC？
穿刺活检：干酪性坏死，纤维包绕，结核可能

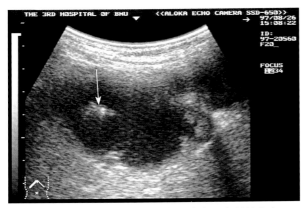

图 8-63 肝结核性脓肿声像图（↑示穿刺针尖）

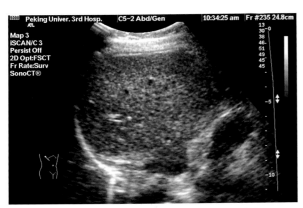

图 8-64 粟粒性结核声像图（女，20 岁）

多数 Ⅰ～Ⅲ级的肝外伤患者可通过血管栓塞等方法而得到治愈。外科探查趋于保守——紧急手术处理仅适合于休克和血流动力学不稳定的患者。对于血流动力学比较稳定患者的诊断，学者们普遍主张首先采用增强 CT 以明确诊断损伤并评估其范围；将

超声检查重点用于对肝外伤的系列监护，密切观察病情的演变如稳定、好转或进展。

迄今为止，增强 CT 仍然是判断腹部脏器损伤部位和严重程度分级的重要检查方法，甚至被看作诊断肝外伤的金标准。然而，设备庞大、造影剂过敏、放射性辐射等很多因素，限制了其普遍应用。近些年来大量应用研究证明，常规超声结合先进的超声造影技术准确可靠、快速方便，有利于肝脏外伤的分级诊断，故已逐步发展成为诊断闭合性腹部外伤的首选方法。

【病理类型】

肝破裂有包膜下血肿、实质内出血和真性肝破裂三种类型。闭合性肝外伤以右肝特别是右后叶最为多见。Fley 等（1983）提出最常见的肝脏损伤类型是平行于血管（肝右静脉、肝中静脉、门静脉右支的上下分支）的撕裂伤。有包膜下血肿、包膜周围血肿、孤立性肝（实质）内血肿、左肝撕裂、肝脏断裂和血腹。肝外伤引起的腹腔内液体，多位于右上腹或肝肾隐窝内，与脾损伤液体多积聚在左上腹、双侧上腹部或腹腔内弥漫分布不同。

【声像图表现】

根据临床、经肝胆管造影和动物实验研究证明（van Sonnenberg 等，1983），肝外伤出血的超声表现有以下的规律值得重视：①外伤不超过 24h 的新鲜血肿，回声增强，而不是无回声（注：与凝血块形成有关）；② 1 周内的撕裂伤，变成显著的低回声或无回声；③ 2～3 周后，病灶因液体吸收和充满肉芽组织而变得难以辨认。以下为典型的肝外伤出血声像图表现：

1. 包膜下血肿

肝包膜与肝实质之间出现梭形无回声区，伴血肿后方组织回声增强；周围有肝实质挤压现象（图 8-65 A）。随诊超声检查发现，血肿形态和大小均有明显的动态变化，回声减少。

2. 肝中央型破裂

急性挫伤引起肝实质内血肿和新鲜凝血块形成，呈圆形或不规则形，其周围组织、血管常被挤压，

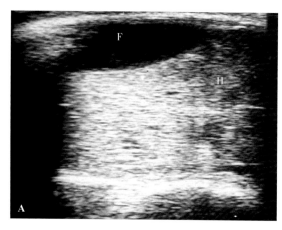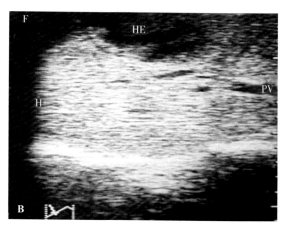

图 8-65　肝外伤（24h 后）声像图

A. 包膜下血肿（F）；B. 实质内血肿（HE）

H 肝脏，PV 门静脉

酷似回声增强性肿瘤（图 8-66）。以后，血肿可在 1 天到 1 周内演变成不规则无回声区或（和）包膜下血肿（图 8-65 B）。此时声像图表现典型易于诊断。因此做系列超声检查以动态观察肝脏病灶的变化，十分重要。

3. 真性肝破裂

真性肝破裂是指肝包膜连同肝实质共同撕裂，往往伴有不同程度的肝周围积血和腹腔出血，甚至有活动性出血，通常病情严重。其声像图表现：

（1）肝周围积液（血液、胆汁）和腹腔游离积液征象（图 8-67）：低回声区 - 高回声呈带状或新月形包绕肝周围，最多见；其次膈下区、肝下区、

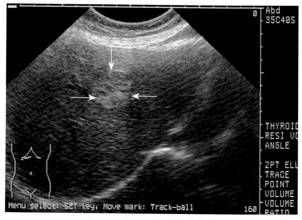

图 8-66　肝实质内血肿声像图

（外伤后 4 小时，新鲜血肿呈实性回声增强性肿物（箭头），有时酷似肝肿瘤）

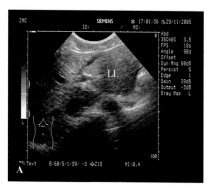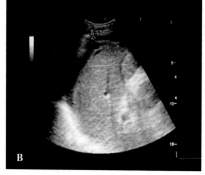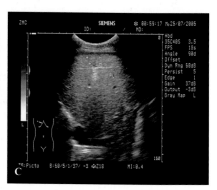

图 8-67　肝破裂声像图表现

A、B. 肝破裂（箭头），伴有不同程度肝周围积血征象（B 外伤后 1h）；C. 肝左叶实质撕裂伤，肝周围未见积液征象（外伤后 30min）

LL 左肝

肝肾隐窝；右下腹部和盆腔少见，此为最常见的间接征象。此征高度提示真性肝破裂。

（2）肝包膜回声中断、不齐，伴有伸向肝实质的无回声或低水平回声带（区）（图 8-67 A、B，图 8-68）。此征代表肝脏表面有撕裂伤，常规声像图检查不敏感，检出率较低。患者往往由于病情危重，需紧急开腹手术探查。如果不易见到裂口或不典型，应立即进行超声造影或增强 CT 检查。

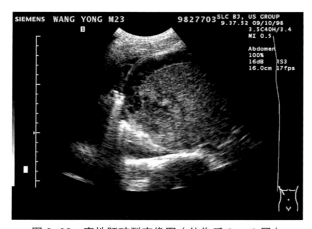

图 8-68 真性肝破裂声像图（外伤后 2～3 周）
肝实质内血肿，包膜破裂，肝周积血征象；本例合并肋骨损伤所致胸腔积血

临床评价：学者们通过常规超声、超声造影检查和增强 CT 的大量比较研究，认为常规超声诊断肝脏外伤有较大的局限性，其外伤诊断和分级诊断的敏感性和准确性均较差。例如，常规超声检测腹腔内游离液体、实质损伤，对于严重度较轻的肝钝

挫伤的敏感性仅为 72%，漏诊率较高；但对Ⅲ级或以上的肝损伤诊断敏感性可高达 98%。

【肝外伤的超声造影诊断与分级】

近年来国内外学者临床应用研究表明，急诊肝脏超声造影用于肝外伤的诊断和分级诊断具有极其重要的临床诊断价值。

参照肝外伤临床和 CT 的分级诊断方法〔1、2〕，将肝外伤超声造影（CEUS）的分级方法制定如下：

Ⅰ级：仅见包膜下血肿，或裂伤深度＜1cm；无或仅肝周少量积液（图 8-69）；

Ⅱ级：超声造影示裂伤深度 1～3cm；或实质内血肿直径＜10cm；肝周及盆腔少量积液（图 8-70）；

Ⅲ级：超声造影示裂伤深度＞3cm，或实质内血肿直径＞10cm，腹腔积液少－中量（图 8-71）；

Ⅳ级：超声造影示实质裂伤，累及 1～3 个肝段，腹腔积液中－大量（图 8-72）；

Ⅴ级：超声造影示实质裂伤，累及＞3 个肝段，较大血管损伤，可见造影剂外溢至腹腔，动态观察腹腔积液量进行性增加（图 8-73）。

【诊断注意事项】

1. 需要强调，增强 CT 有助于多脏器损伤和肝外伤类型和范围的全面评估。对于可疑活动性出血、生命体征不稳定的患者，除了手术治疗而外，还应考虑到动脉导管 X 线造影。后者不仅有助于明确诊

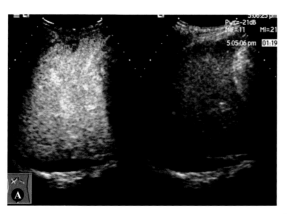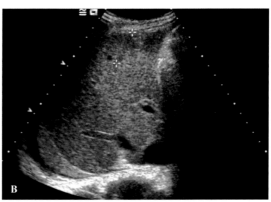

图 8-69 Ⅰ级肝外伤
A. 常规超声：肝右前叶见小片状稍高回声病灶，边界不清，右侧胸腔? 肝周围? 少量积液；B. 超声造影：肝右前叶低－无增强病灶，深度约 8mm

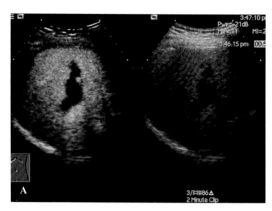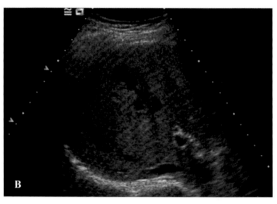

图 8-70　Ⅱ级肝外伤

　　A.常规超声：肝右前叶见斑片状低－无回声病灶，边界不清；B.超声造影：肝右前叶长条状不规则低－无增强病灶，范围约 74mm×21mm

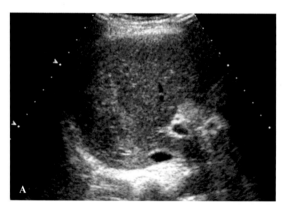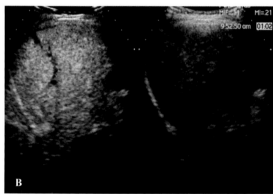

图 8-71　Ⅲ级肝外伤

　　A.常规超声：肝右叶见片状稍高回声区，边界不清，似为轻度实质挫伤；B.超声造影：肝右叶裂隙状无增强灶长达 7.4cm，属于重度裂伤

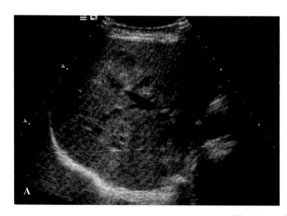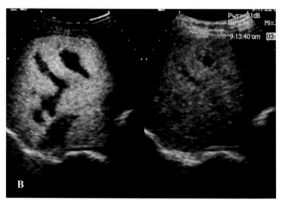

图 8-72　Ⅳ级肝外伤

　　A.常规超声：肝右叶肝脏实质内回声不均，见小的片条状无回声区；B.超声造影：肝右叶多数宽大的裂隙状无增强病灶，累及肝脏第 6、7 段（图左），常规超声同一断面易被误诊为"肝脏实质弥漫性挫伤"

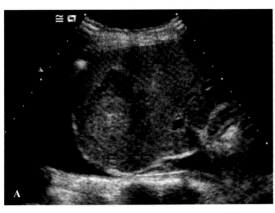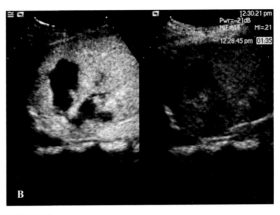

图 8-73 Ⅴ级肝外伤

A.常规超声：于肝脏实质中央见大片中高回声区，周边有宽大的低回声晕，边界不清。若无外伤病史易被误认为"巨块型肝癌"合并右侧胸腔积液；B.超声造影：见肝脏实质中央大片宽窄不一的不规则无回声增强区。本例超声造影全过程发现，病变广泛累及肝脏第 2、4、5、7 段；还发现肝左静脉和肝中静脉连续性中断

断，还可以介入性处理以避免手术治疗。

2.肝破裂患者一般病情危重，容易发生失血性休克。超声检查医师应抓紧时间尽快进行超声造影，最好床旁及时检查，减少搬动患者。

3.发现肝破裂和腹腔游离积液征象后，尚应检查脾脏以至胸腹部其他器官以决定是否多脏器损伤。超声定位腹腔穿刺抽吸腹腔内血性液体，可以提高穿刺成功率。

4.经全面常规肝脏超声检查未见异常亦无肝周围和腹腔游离积液者，有助于除外肝破裂。如有疑虑，应做超声造影检查。

5.随诊超声检查有助于对接受保守治疗的肝破裂患者病变进行系列的动态观察，亦有助于对术后患者疗效评定和及时发现术后并发症。

【临床意义】

在患者生命体征稳定的条件下，超声造影诊断肝外伤简便、实用，无放射性辐射，可在床旁进行。超声造影进一步提高了诊断的敏感性和准确性，可以进行肝外伤的分级诊断。据张惠琴、梁峭嵘、唐杰等报告，肝外伤的超声造影分级与 CT、手术结果对照研究符合率分别达到了 87.5% 与 95.2%。学者们普遍认为，基本上可以和增强 CT 检查的效果相媲美，故值得普遍推广应用。此外，我国学者吕发勤、唐杰等开展灰阶超声造影引导局部注射血凝剂和可

吸收性黏合胶治疗闭合性肝外伤的实验和临床应用研究，取得了可喜的成绩，并且证实可用于危重患者的急症抢救。

局限性：①研究表明，超声造影对于极少数轻微的肝破裂可能漏诊；②超声造影有较大的技术依赖性；③未必适合过度肥胖患者，尤其不适合腹部多脏器损伤和生命体征不稳定、濒临出血性休克的危重患者。

九、脂肪肝

临床常见弥漫性脂肪肝，也称均匀性脂肪肝。声像图特征和诊断要点：

1.肝脏普遍性增大，包膜光滑。

2.肝实质回声显著增强，呈弥漫性细点状，也称"明亮肝"（bright liver）。肝内回声强度随深度而递减，深部肝组织和横膈回声减弱甚至显示不清（声衰减现象）（图 8-74）。

3.肝内血管壁包括门静脉分支回声减弱，或显示不清。

【脂肪肝的声像图分级方法】

大致说来，血管壁完全显示不清者属于重度脂肪肝（图 8-74）；血管显示尚清晰者属于轻度；介于二者之间者为中度。

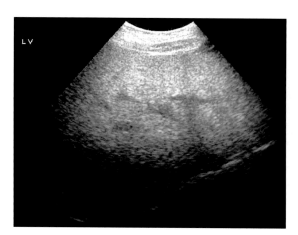

图 8-74　重度弥漫性脂肪肝声像图

【临床意义】

弥漫性脂肪肝和慢性酒精中毒性肝病超声表现相似，后者有饮酒史。符合上述条件者可提示诊断。声像图诊断的敏感性 90%，准确率可达 85% ～ 97%。此型结合临床病史和血脂肝功等检验，容易做出诊断。

【诊断注意事项】

弥漫性脂肪肝病变有时不完全遍及整个肝脏，少部分肝脏组织可以保持正常（fatty change spared area），声像图上呈局部孤立的相对"低回声区"，圆形或不规则形似"孤岛状"，实际上此区可能属正常肝回声，容易误诊为肿瘤。灰阶超声造影和增强 CT 均有助于和肝肿瘤或转移癌鉴别。

【非均匀性脂肪肝和局限性脂肪肝】

1. 病变分布多呈叶段型（肝叶、肝段或亚段），肝实质呈现大片或小片回声增强区，典型者似金字塔形，常以肝静脉为界，或沿门静脉分支长轴分布，边界清楚。无占位效应，是本病最大特征（图 8-75A）。

2. 少数病变呈团块状高水平回声。外形呈圆形、椭圆形，也可不规则。数目一个或多个。有时酷似肝肿瘤。本病缺乏占位效应为其重要特征（图 8-75B、C）。

3. 相对正常的组织（回声较低），多见于肝脏边缘部分、胆囊周围或以肝静脉为界（图 8-75 A）。

超声易于诊断典型的叶段型非均匀性脂肪肝。其中团块型等个别类型需与血管瘤和肝癌鉴别。超声与 CT 联合检查对于诊断本病最有帮助（图 8-76 A、B、C、D）。值得注意，CT 检查脂肪肝并不如超声敏感。因此，对于增强 CT 未见异常而超声可疑肿瘤结节的患者，结合声像图应考虑肝脂肪变性的可能。灰阶超声造影和增强 CT 均有助于和肝肿瘤或转移癌鉴别。

对于诊断有困难的病例，必要时可进行超声引导组织学活检。

十、病毒性肝炎

病毒性肝炎是全世界流行的传染性疾病。业已

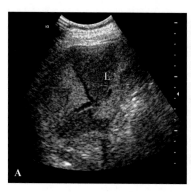
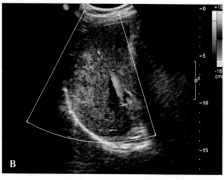

图 8-75　非均匀性脂肪肝
A. 叶段型脂肪肝声像图；B、C. 肿瘤样的局限性脂肪肝声像图和 CT 表现
L 肝脏

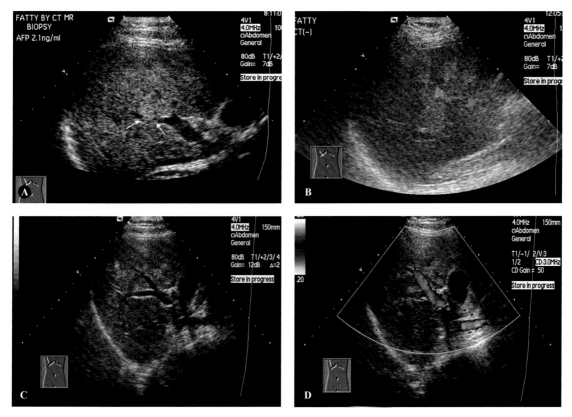

图 8-76　非均匀性脂肪肝（肿瘤样）声像图

A. 似巨块型肝肿瘤，伴有"门脉侵犯"（箭头）（部分容积效应伪像），经增强 CT 与 MRI 排除肿瘤诊断，最后超声引导穿刺病理证实为限局性脂肪肝；B. 另一例患者，肝内多发性大小不等的团块状病变，酷似多发转移性肿瘤。增强 CT 除外肝脏肿瘤，结合超声所见认为符合为脂肪肝；C、D. 肝内多发性占位病变，酷似转移瘤，CDFI：未显示占位性效应和异常血流信号。增强 CT 肝脏实质内无明显异常，认为可以除外转移瘤，符合局限性脂肪肝的超声诊断

证实，至少有甲、乙、丙等 6 种类型（A 型 - F 型），丙 - 戊型（C - F 型）也称"非 A 非 B 型"。其中，甲型肝炎多见于儿童，主要通过胃肠传播，若无并发症，99% 在几个月内痊愈；乙型、丙型肝炎等主要通过血液、性接触，患婴由母亲分娩时感染，均属散发性。乙型、丙型肝炎特点是肝炎携带者众多，如乙肝在我国竟约占总人口的 10%，并且可转变为慢性肝病——慢性肝炎、肝硬化。在临床上，肝炎根据病期，可分为急性肝炎（半年以内）、慢性肝炎（超过半年）、重型肝炎（又分为急性暴发型、亚急性重型、慢性重型）。此外，病毒性肝炎的诊断需要与其他病因引起的肝炎相鉴别，如中毒性肝炎、自家免疫性肝炎和淤胆型肝炎（毛细胆管型肝炎）等，因篇幅所限，在此从略。

【临床诊断】

主要依靠病史、体检和实验室检查（包括多种肝功能检查，精准的病毒抗体、抗原的免疫学标记物检测），并不主要依靠超声或其他影像学诊断。肝穿刺组织学活检，对于慢性肝病的诊断和鉴别诊断具有重要意义，它有助于肝炎的分期和严重程度的判断，免疫组化染色和基因检测。技术还有助于明确肝炎的分型及预后判断。

【超声诊断】

总的来说，超声的敏感性和特异性较差。大多数急性和轻型肝炎患者，其声像图除了弥漫性肝肿大和脾肿大之外，可能无明显其他异常表现。但是患者的肝功能指标和病毒感染指标常常已经显著异常。这是超声诊断肝炎的主要局限性。然而，根据

以下声像图表现仍可能对于部分急、慢性肝炎患者，做出一些提示性诊断。

（一）急性肝炎

【声像图表现】（图8-77 A、B）

1. 轻度肝大，表现为肝脏形态饱满。包膜光滑，边缘比较锐利。

2. 肝实质弥漫性回声减低，伴有后方轻度回声增强。配有组织声衰减测定装置的一些较新型的超声仪器，可发现肝声衰减值明显减低。

3. 肝内许多门静脉的细分支管壁回声增强（可能由于汇管区门静脉周围水肿），肝内许多小血管断面显得异乎寻常清晰，称之为"满天星"（starry sky）征。

4. 胆囊壁增厚，半数以上患者胆囊由于病毒感染发生炎性水肿，胆囊壁增厚达3～6mm，但囊壁层次无破坏，多不伴有结石征象。患者胆囊腔小，充盈不良。胆囊壁增厚现象随肝炎病情好转可自行恢复，提示预后良好。黄疸患者肝外胆管无扩张，有助于除外各种引起梗阻性黄疸的疾病。

5. 肝门部淋巴结肿大。一般程度较轻，呈扁卵圆形，沿门静脉和肝动脉分布。

6. 脾脏轻度肿大。

【诊断注意事项】

1. 典型的肝内回声改变并不多见。声像图正常者不足以除外急性肝炎，临床病史、实验室检查更为重要。

2. 毛细胆管型肝炎：本病临床表现和检验诊断结果可能酷似肝外梗阻性黄疸。声像图特点：肝大显著，肝内细小胆管壁回声增厚增强，肝实质断面呈"满天星"。但是，无肝内外胆管扩张梗阻征象。可见，超声对于鉴别和除外肝外阻塞性黄疸和制定非手术治疗方案，具有非常重要的临床意义。

（二）重型肝炎（急性暴发型、亚急性重型，易导致急性肝衰竭）

【声像图表现】

（根据韩玉平、王丽萍等，2005）

1. 肝脏体检缩小、萎缩征象。径线测量异常减小，或与患者以前肝脏测值比较明显减少。

2. 肝包膜表面不规则。肝实质回声紊乱，出现弥漫性不规则低回声，又称"地图样"改变。彩色和频谱多普勒显示门静脉血流速度降低。

3. 胆囊壁显著增厚，但壁层次清晰。胆囊腔充盈不良或无充盈。

4. 出现腹水征，或短时间内腹水增加的表现：

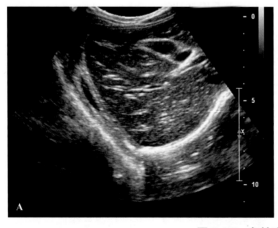
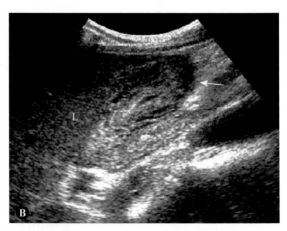

图8-77　急性病毒性肝炎声像图

A. 肝实质回声普遍减低，门静脉回声增强呈"满天星征"，极少量腹水；胆囊充盈稍差；B. 胆囊壁厚，腔内几乎无胆汁充盈（↑）

L 肝脏

占半数以上。

【诊断注意事项】

1. 重型病毒性肝炎与某些药物、化学毒物、某些食物中毒所致中毒性肝炎（肝坏死）的声像图相似，需临床结合病史及实验室检查慎重加以鉴别。

2. 声像图需要鉴别诊断的疾病有：脂肪肝、弥漫性浸润的转移癌和肝细胞肝癌。

（三）慢性肝炎

病期超过 6 个月称慢性肝炎。据统计，乙型肝炎约 15% 左右转变为慢性肝炎，约 20% 发展为肝硬化，约 0.6% 发生肝癌；丙型肝炎亦约有

26% ～ 55% 转变为慢性肝炎。

【声像图表现】

多数患者超声表现正常，特别是轻型患者。部分患者有以下表现：

1. 轻度肝大、边缘较钝。（图 8-78 A、B）。

2. 肝实质回声轻度均匀性紊乱或大致正常，少数伴有早期肝硬化表现（图 8-79）。

3. 肝内的静脉管壁回声减弱或欠清晰。慢性活动性肝炎可能合并肝门淋巴结轻度肿大，但并不多见。

4. 脾肿大。可伴有轻度门静脉高压征象（见肝硬化章节）。

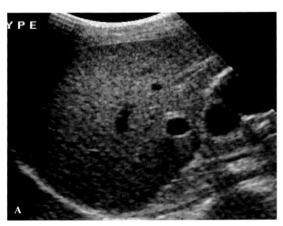 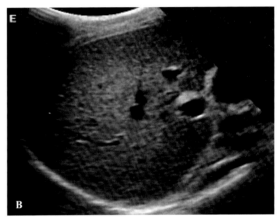

图 8-78　慢性乙型肝炎声像图

A.显示肝脏外形饱满，常规超声"肝实质回声基本正常"；B.采用复合成像技术显示隐约可见的弥漫性微小结节，而且肝包膜、血管等界面反射层次清晰，提示慢性肝炎合并早期硬化

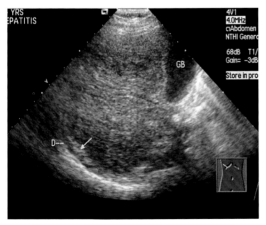

图 8-79　慢性乙型肝炎合并早期肝硬化

D 膈肌（↑），GB 胆囊

【诊断注意事项】

慢性肝炎除了病毒因素而外，还可由多种其他原因，包括自身免疫、滥用药物、化学和农药中毒、脂肪代谢障碍等引起。准确的临床诊断很是重要。

1. 慢性肝炎往往有不同程度的纤维化，甚至可能有假小叶形成,其声像图和早期肝硬化可能相似，不易区分。二者鉴别和确诊有赖于超声定位或引导肝穿刺组织学活检（组织形态学、免疫组化染色、DNA 检测）。

2. 确定慢性肝炎类型以及是否为活动期，主要依靠临床检验包括酶学和 DNA 技术和肝脏活检术

（组织形态学、免疫组化染色检查）。它有助于针对不同病因患者的特异性治疗，包括细胞免疫治疗，从而改善预后。

3. 近些年来，弹性成像技术进展，可用于影像学评估慢性肝炎合并肝脏纤维化的程度。初步的研究表明超声弹性成像能够对肝脏纤维化程度做出评估，但是鉴于成像原理、操作手法、呼吸运动等多种因素的影响，目前尚未得出公认的结论，剪切波定量弹性评估可能是今后的发展方向（图8-80）。

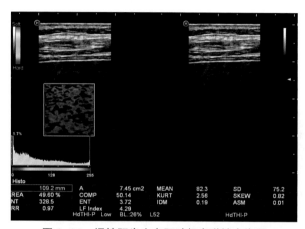

图 8-80　慢性肝炎患者肝脏超声弹性声像图

二维超声（右图）显示肝脏回声欠均匀，超声弹性图（左图）取样区内显示局部肝脏实质形变降低，分布不均匀

十一、肝硬化和门脉高压症

肝硬化是一个以慢性弥漫性肝脏纤维化为特征的病变过程，它使正常肝结构转变成无数的小结节（世卫组织 WHO 定义）。乙肝、丙肝等多种肝炎病毒，血吸虫感染，自身免疫、滥用酒精或药物、化学和农药中毒、脂肪代谢障碍等所致的慢性肝病，是肝硬化的主要病因。其基本病理机制是：肝细胞的坏死、纤维化和再生，三者产生的最终结果可导致肝细胞衰竭和门静脉高压。肝硬化病理表现与声像图密切相关，主要有：①形态学重组（reconstruction）——早期肝大，以左肝和肝尾状叶比较显著；晚期肝脏趋于萎缩，以右肝为著。②肝脏实质布满被纤维包绕的小结节或大结节。③肝脏表面粗糙、不平滑。④晚期出现门静脉高压的多种表现，如淤血性脾肿大，门静脉系统侧支循环和静脉曲张形成等。

60% 肝硬化患者无症状，故早期临床诊断常有困难，等到出现典型表现如黄疸、肝大、腹水等时，往往为时已晚。超声是比较理想的无创影像检查法，超声引导穿刺活检更有助于疑难病例的诊断与鉴别诊断。

【**肝硬化的分类**】（国际通用）

1. 小结节性肝硬化（结节直径 0.1 ～ 1.0cm），在西方国家酒精性肝硬化较常见。而在我国，发展缓慢的乙型肝炎后肝硬化更常见（郑芝田，1996）。

2. 大结节性肝硬化（结节直径大小不等，最大可达 5cm），以肝炎后肝硬化为代表，也称坏死后性肝硬化（郑芝田，1996）。

其他类型肝硬化：不全分隔的肝硬化有血吸虫病性肝硬化、淤血性肝硬化；胆汁性硬化（原发性、继发性）等。

【**肝硬化声像图**】

取决于病因、病期和相应的病理改变。诊断要点：

1. 肝脏的形态、大小

（1）小结节性硬化（以往称门脉性肝硬化）早期增大，后期体积小——萎缩、变形，可伴有尾状叶代偿性增大；增生结节引起肝表面和肝边缘轻度凹凸不平（图 8-81 A、B、C）。

（2）大结节性硬化，即坏死后肝硬化。大的增生结节引起肝表面和肝边缘显著凹凸不平（图 8-81 D）。

（3）血吸虫病性肝硬化往往具有普遍性肝大，尤以左叶为著。本病属不全分隔和再生结节不显著性肝硬化，所以直至很晚期才伴有肝脏轻度的变形与萎缩。

2. 肝脏包膜回声早期改变不明显，需要采用高频探头并充分放大观察，肝表面轻度不规则。中晚期小结节性硬化的表面呈波纹状，或锯齿状不规则；大结节性肝硬化、坏死后硬化因粗大结节引起表面显著高低不平。

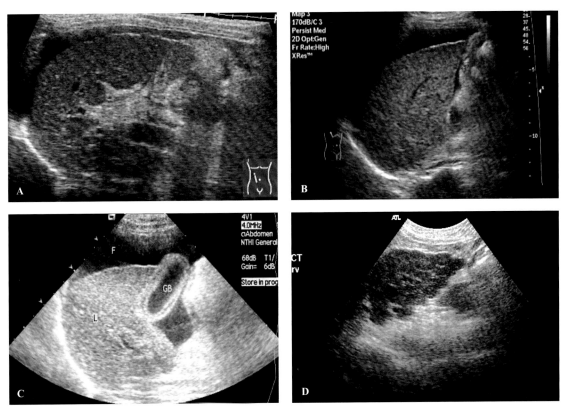

图 8-81 肝硬化声像图

F 腹水，L 肝脏，GB 胆囊

3.内部回声异常，早期肝实质回声改变不显著，中晚期肝内回声弥漫性轻度增强，多见于小结节性硬化；肝实质回声普遍紊乱和"结节感"。有时隐约可见大小不等的再生结节；少数可见明显的、较大的增生结节，呈圆形低回声，声像图似小肝癌，但 CDFI 常无血流信号显示；应当进行良性与恶性（肝癌）鉴别。增生结节良性与恶性鉴别的方法是超声造影或增强 CT：

血吸虫病性肝硬化声像图特点：①肝表面和边缘轮廓相对比较平整。②肝实质内回声普遍紊乱，增强的不规则条状回声交织，呈网眼状结构，亦称地图样，代表粗大纤维间隔。有的呈大网眼，有的呈小网眼。本病常伴有脾肿大、门静脉高压、腹水等现象（图 8-82）。

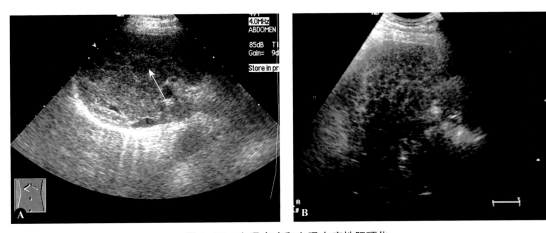

图 8-82 血吸虫病和血吸虫病性肝硬化

L 肝脏，↑表示粗大纤维间隔形成的强回声

4. 肝内血管壁回声减少或显示不清。肝静脉变细或管壁不平，用 CDI/PDI 则显示更加清晰。但是，部分患者肝门脉左右支和主干支增粗（11～13mm，正常 7～10.7mm）。

5. 门静脉高压征象

（1）门静脉系统血管增宽：门静脉主干可超过 13mm（平均 14.2mm±0.24mm 正常 11.5mm±1.3mm）（图 8-83）。脾静脉与肠系膜上静脉汇合处增宽往往非常显著，而且张力增高。多普勒超声可以显示门静脉流速减低，甚至出现反向血流，它们是肝硬化合并门静脉高压的特征性表现（图 8-84，图 8-85）。

（2）脾肿大，多为中度或重度肿大。往往伴有脾静脉扩张，脾门部静脉超过正常值上限（9mm）。

（注：上腹部实时超声加压扫查，增宽的 SMV、SV 不易变窄，提示门脉压力增高。）

（3）侧支循环的超声征象

①脐旁静脉开放：门脉高压时脐旁静脉可开放（占 34%），宽 3～10mm。此征对于肝硬化合并门静脉高压，具有确诊意义（图 8-86）。（注：正常婴儿生后脐静脉闭合，以后形成圆韧带即左门脉矢状部至肝边缘存在的静脉索。）

②胃冠状静脉或胃左静脉扩张迂曲。可沿腹主动脉在上腹部纵断扫查和高位横断扫查进行观察（图 8-87）。

注：纵断时，正常胃左静脉平均 1.6±0.5mm，超声不易显示，门脉高压时＞4mm，显著扩张者 7～18mm。

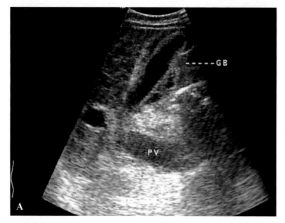
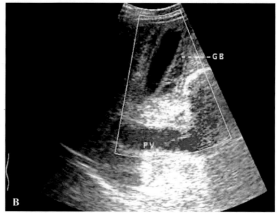

图 8-83　肝硬化门静脉高压，显示门静脉显著增宽和胆囊壁水肿

GB 胆囊，PV 门静脉

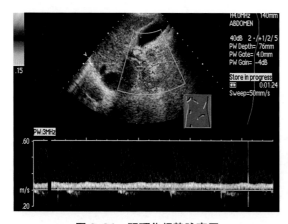
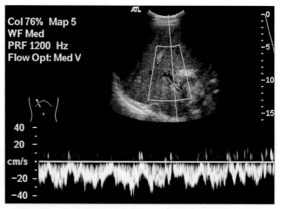

图 8-84　肝硬化门静脉高压

显示门静脉血流减低（10cm/s），肝动脉流速代偿性增高（80cm/s）

图 8-85　肝硬化门静脉高压，显示门静脉出肝血流（蓝色）和反向频谱图

③其他侧支循环征象：食管－胃底静脉曲张，脾－肾静脉曲张（图8-88）等。

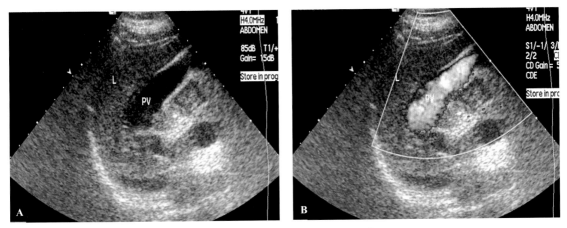

图8-86　肝硬化脐旁静脉开放超声表现

L 肝脏，PV 门静脉

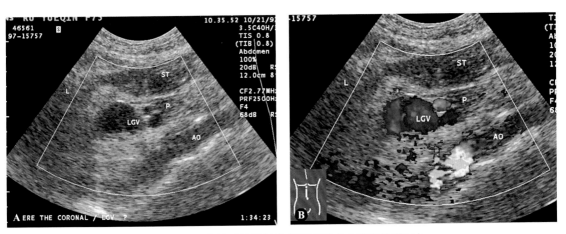

图8-87　胃左静脉扩张迂曲超声表现（上腹部纵断面）

LGV 胃左静脉，AO 腹主动脉，P 胰，L 肝脏，ST 胃

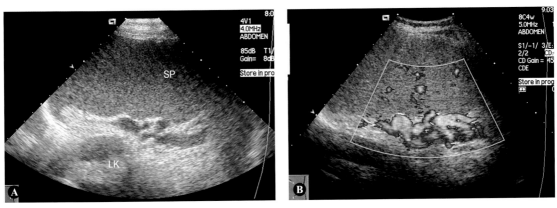

图8-88　脾肿大，合并脾肾静脉曲张超声表现

SP 脾脏，LK 左肾

（4）游离腹水征象

①少量腹水：仰卧位扫查，可在膀胱直肠凹（或子宫直肠凹）及膀胱周围发现很窄的无回声带。有时，在肝肾隐窝肝周围间隙也能见到无回声窄带。侧卧位扫查，可在患者腹部的低位发现无回声区。

②多量腹水：除上述部位而外，在腹部两侧和盆腔、膈下间隙皆可发现大片无回声区。实时超声可见小肠在腹水中浮动。

利用超声尚难对游离腹腔积液进行准确的估测。作者根据成人尸体实验性超声扫查经验，经腹超声极为敏感，可以发现少于40ml限于右下腹部的液体，注入80ml时，膀胱直肠凹内可见明确积液征象，至200ml时盆腔及膀胱可见成片无回声区。

6.其他胆囊壁增厚，呈双边征（图8-83）。此系肝硬化患者低蛋白血症所致胆囊壁水肿，胆囊静脉回流障碍（门脉高压）等因素有关，与胆囊炎不同。

【诊断和鉴别诊断】

中晚期肝硬化的超声诊断一般无困难。诊断主要依据肝脏轮廓、内部回声改变和伴发的门脉压增高征象。早期肝硬化和不典型肝硬化尚应与以下病变鉴别，鉴别方法主要依靠肝穿刺活体组织学检查。

1.慢性活动性肝炎、血吸虫病、脂肪肝、慢性酒精中毒性肝病。

2.肝细胞性肝癌（弥漫型）、肝硬化合并增生结节或合并小肝癌。

3.先天性肝纤维化：婴幼儿、青少年相对多见，与肝硬化超声表现无太多区别，年龄、病史可供参考。

4.增生结节良恶性的判断：超声造影或增强CT检查很有帮助。

十二、淤血肝

本病多由慢性充血性心力衰竭引起，其次是慢性心包炎。长期肝脏淤血性肿大，小叶中央肝细胞缺氧，造成萎缩、坏死和小叶中央纤维化，小叶结构破坏和反复增生，最终导致淤血性肝硬化。

【声像图表现】（图8-89）

1.肝脏普遍性肿大，包膜光滑。

2.肝实质回声无明显改变或略减低。

3.肝静脉的断面明显增宽，可达12～15mm，肝静脉显示特别清晰。

4.下腔静脉增宽，生理性搏动减弱或消失。

5.可与腹水征和脾肿大并存。

6.CDFI检查：粗大的三支肝静脉。频谱多普勒显示肝静脉三相波异常。如果出现宽大的A波（心房波与反向S波）、D波即双向波时，提示三尖瓣关闭不全。

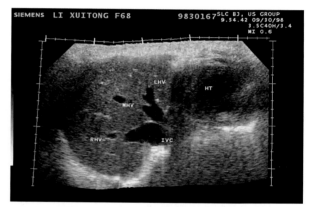

图8-89　淤血肝声像图（横断面）
下腔静脉和三支肝静脉显著增宽
HT 扩大的右心室，RHV 肝右静脉，MHV 肝中静脉，LHV 肝左静脉，IVC 下腔静脉

根据以上声像图征象1～5即可做出超声诊断。心脏超声检查有助于淤血肝的病因诊断，查明伴随的先天性或获得性各种心血管疾病，找到右心扩大和三尖瓣关闭不全、心包积液等征象。

本病应与布加综合征（Budd-Chiari 综合征）鉴别。布加综合征常有一支或多支肝静脉出口阻塞或下腔静脉狭窄引起肝淤血和不寻常的侧支循环形成。利用这些声像图和 CDFI 特征容易与单纯的肝淤血鉴别。

（张　武）

参考文献

1.袁光华、张　武，简文豪，等.超声诊断基础与临床检查规范.北京：科学技术文献出版社，2004：277-298（肝脏解剖学分区方法，报告书写方法及示范）.

2.沈　理，张华斌.肝脏疾病、肝移植.见：曹海根，王金锐主编.实用腹部超声诊断学.第2版.北京：人民卫生出版社，2006：35-99.

3. 陈敏华 . 消化系疾病超声学 . 北京：科学技术文献出版社，2003.

4. 张青萍 . 肝脏疾病超声诊断 . 见：徐智章主编 . 现代超声诊断学 . 北京：科学出版社，2001：125-165（肝癌病理分类）.

5. Rumack CM, Wilson SR, Charboneau JW [ed]. Diagnostic ultrasound. Third edition. Mosby, 2005: 77-138 (The liver).

6. 丁　红，王文平，黄备建，等 . 肝脏实质性占位病灶的超声造影检测 . 中华医学超声杂志（电子版），2007，1（4）：28.

7. 王文平，俞　清，袁锦芳，等 . 小肝癌的超声诊断 . 中华超声影像学杂志，1999，8（4）：200-202.

8. 戴　莹，陈敏华，严　昆 . 应用超声造影剂声维诺提高肝脏恶性肿瘤检出率 . 中华医学超声杂志（电子版），2004，3（1）：121-123.

9. Wilson SR, Burns PN, Muradali D[ed]. Harmonic hepatic US with microbubble contrast agent: initial experience showing improved characterization of hemangioma, hepatocellular carcinoma, and metastasis 1. Radiology, 2000, 215:153-161.

10. Hohmann J, Alber T, Hoffmann CW, et al. Ultrasonographic detection of liver lesions: increased sensitivity and specificity with microbubble contrast agents. European J Ultrasound, 2003, 46:147-148.

11. van Thiel DH, Gavaler JS, Wright H, et al. Liver biopsy: its safety and complications as seen at a liver transplant center. Transplantation, 1993, 55:1087.

12. 韩玉平，井庆红，王玉芳，等 . 超声对急性、亚急性重症肝炎的诊断价值 . 临床超声医学志，2005，2（7）:100-102.

13. 吕发勤，唐　杰，李文秀，等 . 灰阶超声造影引导止血剂局部注射治疗闭合性肝外伤的实验研究 . 中国医学影像技术，2007，23（10）：1445-1448.

14. 吕发勤，唐 杰，李文秀，等 . 灰阶超声造影引导止血剂局部注射治疗肝外伤出血的实验研究 . 中华医学超声杂志（电子版），2007，4（5）：266-269.

15. 郑芝田 . 胃肠病学 . 第 2 版 . 北京：人民卫生出版社，1992：722-803.

第一节 超声解剖概要

(一)胆囊

位于肝脏胆囊窝内,呈长茄形,分为底部、体部、颈部和胆囊管四部分。颈部形成一个膨大的漏斗状囊,称为哈德曼(Hartman)囊。胆囊底部在腹腔内位置个人变异较大,但胆囊颈在胆囊长轴断面以连线方式或直接指向门静脉右支。这一解剖结构和位置恒定地位于肝中裂,作为声像图标志对于寻找胆囊颈及胆囊管十分重要,而且常用于胆囊肿瘤与肝脏肿瘤的鉴别诊断标志。胆囊颈内有螺旋瓣,形态扭曲,结石极易在此处停留和嵌顿,常与其周围组织形成复杂的声学界面,需要注意超声显示可能比较困难。

正常充盈胆囊的长径约6～9cm,横径约2～3.5cm。胆囊管约4～5cm,细长而弯曲,不易被声像图显示。胆囊大小和形态的个体差异较大,

其中以胆囊外形呈折叠状最常见。胆囊壁薄,由黏膜层、肌层和浆膜层三层组织构成,声像图在胆囊充盈时囊壁更薄,不易显示其层次结构。

熟悉胆囊和肝脏、十二指肠、结肠的关系,了解肝外胆管特别是肝总管和胆总管的走行及其与十二指肠、胰腺及其毗邻血管如门静脉、右肝动脉的关系,对于肝外胆管各段(肝总管、胆总管)的超声识别和病变的定位诊断具有重要意义(图9-1A、B)。

(二)肝内胆管和肝外胆管

位于肝门部的左、右肝管,为肝内胆管的一级分支,它们分别进入左、右肝后,分布在各肝段(S2～S8)中间,为肝内胆管的二级分支,与门静脉和肝动脉分支伴行。门静脉分支与肝内胆管各级分支的平行关系恒定,可以作为辨认肝内胆管的重要声像图标志,请参见图9-2。通常第一肝门处的左、

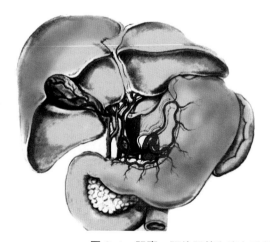

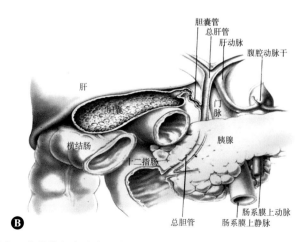

图 9-1 胆囊-肝外胆管和诸多毗邻器官、血管的解剖和断面解剖关系示意图

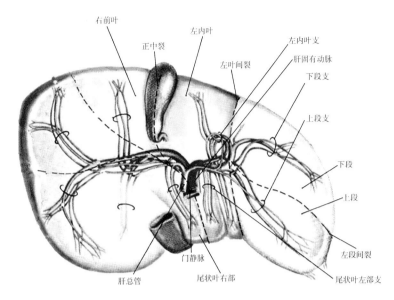

右前叶　　正中裂　　左内叶　　左内叶支　　肝固有动脉　　下段支　　上段支　　下段　　上段　　左段间裂　　左叶间裂　　尾状叶左部支　　尾状叶右部　　门静脉　　肝总管

图 9-2　左右肝管及其分支与伴行血管在各肝段（S1 ～ S8）内的分布示意图

右肝管及其汇合处，容易被超声显示；但是较难显示肝内胆管的二级分支——段内分支（除非采用高分辨力的仪器和探头）。至于更为细小的三级分支乃至毛细胆管，目前声像图通常不易显示，除非遇到肝外胆管结石或肿瘤造成严重胆道系统梗阻和胆管扩张。超声工作者还应当熟悉关于肝外胆管的各段，包括左、右肝管的肝外段、肝总管、胆总管，它们走行的超声断面解剖关系和声像图形态特点，请详见本章后面陆续涉及的正常肝外胆管的声像图及其描述，在此从略。

（三）胆囊的血液供应

胆囊动脉 90% 以上来自肝右动脉。大多数为单一血管（图 9-1A），仅少数（12%）有两支胆囊动脉，胆囊动脉的主支及其分支自颈部向胆囊底部延伸，渐行渐细。胆囊的静脉不与胆囊动脉伴行，经胆囊床直接进入肝实质，注入肝静脉。

第二节　适应证

1. 胆石症　胆囊结石，肝内胆管结石、肝外胆管结石。

2. 胆道系统炎症　急、慢性胆囊炎，急性化脓性胆管炎、原发性硬化性胆管炎。

3. 胆道系统肿瘤　胆囊良、恶性肿瘤（多见腺瘤、胆囊癌），胆管癌（肝内、肝门部、远段胆管癌）。

4. 胆囊息肉样病变　胆固醇性息肉、炎性息肉、腺瘤、小腺癌、腺肌增生症的诊断与鉴别。

5. 先天性胆道系统异常　先天性胆囊异常（胆囊缺如、双胆囊、异位胆囊等）；先天性胆管异常：囊性胆管扩张症、先天性胆管闭锁。

6. 胆道蛔虫病　胆管蛔虫、胆囊蛔虫。

7. 黄疸的鉴别诊断　判断阻塞性或非阻塞性黄疸，梗阻性黄疸的部位和病因诊断。

8. 胆囊收缩功能的超声检查　脂餐试验及其临床应用（包括对"可疑胆管扩张"的临床评价）。

9. 介入性超声应用　超声引导经皮经肝胆管造影或引流（PTC / PTCD）、经皮经肝胆囊引流术等。

10. 术中超声应用　肝内胆管结石、肿物的进一步超声定位等。

第三节　检查方法

（一）仪器条件

中高档实时超声仪，最好具有 CDI 和组织谐波成像（THI）功能。可用凸阵式、扇扫式或线阵式探头，成人一般选用频率为 3.5～5MHz，肥胖者用 2.5～3.5MHz 探头，儿童宜用 5～7.5MHz 探头。

时间增益补偿（TGC）的调节：原则上同肝脏，使正常肝实质呈均匀的中等回声；肝静脉、门静脉等结构清晰，管腔内无回声；肝脏膈面呈高水平回声。

（二）检查前准备

1. 宜在空腹 6h 后检查。急诊患者不受空腹条件限制，可及时进行检查。

2. 超声检查应安排于胃肠及胆道 X 线造影前，或造影之后 2～3 天再作检查。

3. 小儿或不合作者可给镇静药后在睡眠状态检查。

（三）体位

1. 仰卧位　这是首先采用的体位，患者舒适，检查方便，效果亦较好。

2. 左侧卧位　该体位配合深吸气动作，由于充分利用肝脏和胆囊作为声窗，减少胃肠气体回声的干扰，对提高肝外胆管的显示率，观察胆囊颈部结石以及追踪肝外胆管中、下段病变均有良好效果，故很重要。

3. 坐位或立位　用于胆囊位置稍高的患者，观察胆囊结石的移动或泥沙结石的沉积层，观察胆囊底部的病变。

4. 其他　胸膝卧位：观察胆囊或肝外胆管内结石的移动，或有助于与肿瘤鉴别。

（四）检查步骤方法

1. 胆囊扫查技术

（1）首先，将探头放置于右肋间或右上腹进行胆囊长轴扫查（图 9-3A）。方法：嘱患者深吸气后屏气，寻找于肝脏深方出现胆囊长轴断面。注意

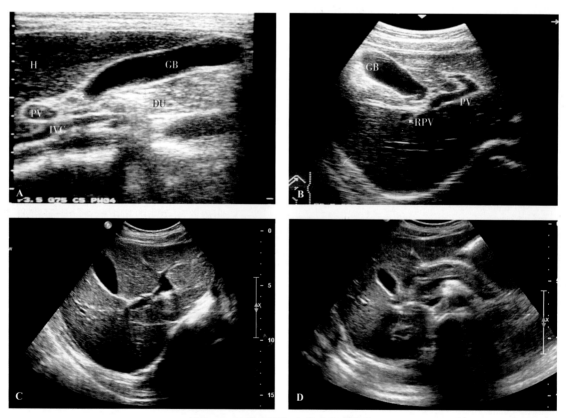

图 9-3　正常胆囊扫查方法和声像图

A. 肋缘下胆囊纵断（长轴）扫查，声像图显示胆囊结构，便于进行长径、前后径测量；B、C. 肋缘下胆囊斜断（冠状断面）扫查，声像图清楚显示完整的胆囊，包括其最大宽径（胆囊短轴测量）；D. 上腹部不同水平横断面扫查，显示胆囊（短轴）及其与肝、肾、胰头部、十二指肠等毗邻关系

H 肝脏，GB 胆囊，PV 门静脉，IVC 下腔静脉，DU 十二指肠，RPV 门静脉的右支

观察胆囊的底、体、颈各部，其长轴指向右门静脉。此外，还应在右侧肋间做胆囊长轴的补充扫查。

（2）然后，进行胆囊系列短轴断面和冠状断面扫查。方法：探头放在右肋缘下，平行于肋弓进行斜断，声束指向第一肝门并且上下侧动（在第二肝门至第一肝门和第一肝门以下水平来回侧动），观察胆囊系列短轴断面或冠状断面。值得注意，在胆囊冠状断面上同样可见胆囊底、体、颈各部，其长轴指向右门静脉（参见图9-3B、C、D）。以上胆囊扫查技巧，特别是胆囊冠状断面扫查，对于明确诊断有无胆囊(手术摘除术后或先天性无胆囊)、是否胆囊萎缩、充满结石或胆囊肿瘤等诊断，至关重要。

2.胆管扫查技术

有条件者，宜常规地采用谐波成像（THI）方法以清晰显示胆管，减少管腔内伪像干扰。

（1）肝外胆管长轴显示方法：右侧肋间斜断扫查（图9-4A、B），显示门静脉（PV）及其腹侧

的肝外胆管上段或肝总管。必要时延伸至肋缘下前腹壁，并左侧卧位，利用深吸气后屏气扫查，沿肝总管延伸方向朝下追踪观察胆总管（CBD）的长轴直至胰头背部（图9-4B、C、D）。

（2）肝外胆管短轴的显示步骤和方法

1）将探头斜放在右肋缘下并显示第一肝门，适当侧动探头以显示门静脉和紧贴其上的左右肝管(长轴)及其汇合处——肝总管近端，它们有时"排列"成一条细管状结构（HD）（图9-5A）。此处左、右肝管及肝总管，合称"肝门部肝外胆管"，该处是胆管癌的好发部位。

2）将探头由肋缘下自上而下地滑行，进行肝外胆管短轴的系列横断扫查，直至腹腔动脉/肝总动脉水平，显示高位肝外胆管。声像图上，肝外胆管短轴位于门静脉的腹侧，肝右动脉的外侧，它们三位一体，也称"米老鼠征"，肝外胆管相当于米老鼠的"右耳"（图9-5B、C、D，见箭头）。

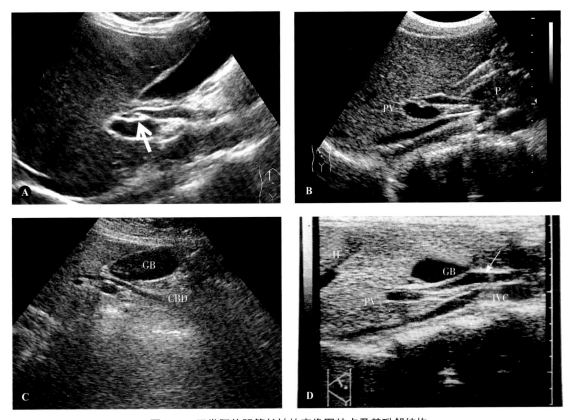

图9-4　正常肝外胆管长轴的声像图特点及其毗邻结构

PV 门静脉，IVC 下腔静脉，GB 胆囊，CBD 胆总管，P 胰头部，PV 门静脉，H 肝脏
粗↑肝右动脉（肝外胆管上段/HCD 的声像图定位标记），细↑肝外胆管远段/CBD

3）将探头继续向下滑行至胰腺水平，显示位于下腔静脉腹侧和胰头背侧的低位或远段肝外胆管短轴——胆总管的胰腺段。声像图上，正常CBD呈小圆形断面，需要仔细辨认（图9-6 A），当CBD异常扩张时则易于识别（图9-6 B）。

（3）肝内胆管显示方法　肝内胆管分支在胆管扩张时才容易显示（图9-7）。

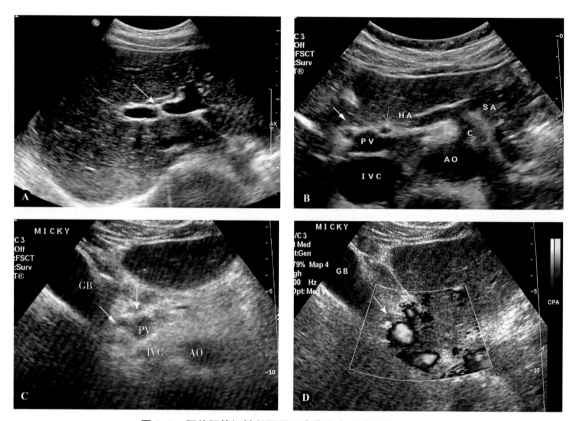

图9-5　肝外胆管短轴断面显示步骤和方法（近端、远端）

A.右肋缘下斜断面朝向第一肝门，显示左、右肝管及其汇合处——肝总管近端（↑）；B.肝外胆管↓短轴断面扫查（腹腔动脉水平）：它位于门静脉的内上方（"米老鼠右耳"）；↓肝动脉；C、D.肝外胆管短轴（↓）（肝固有动脉水平）：位于胆囊内侧、门静脉腹侧，肝固有动脉外侧，似"米老鼠右耳"

PV 门静脉，IVC 下腔静脉，AO 主动脉，HA 肝动脉，SA 脾动脉，C 腹腔干动脉，GB 胆囊（短轴断面）

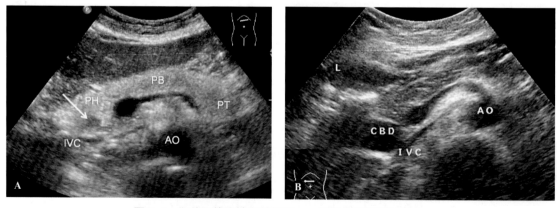

图9-6　肝外胆管短轴远段断面——CBD胰腺段显示方法

A.正常老年人胰腺，PH、PB、PT分别表示胰头、胰体、胰尾，内部回声较肝脏明显增多，↑正常胆总管短轴（胰腺段），IVC 下腔静脉，AO 腹主动脉，L 肝脏；B.另一例普通成年人胰腺（女，25岁），内部回声接近肝脏或略增多，其CBD为轻度先天性胆总管扩张所致，L代表肝脏

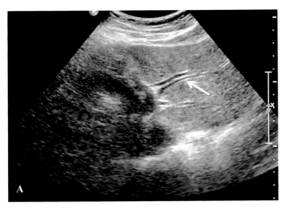
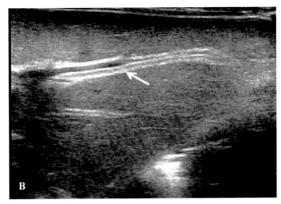

图 9-7 肝左外下段的肝内胆管声像图

A. 正常成人肝内胆管：通常常规腹部扫查不易显示。此例为梗阻性黄疸患者左外下段肝内胆管轻度扩张（↑），
呈 "平行管征"，有临床意义；B. 正常 2 岁儿童肝内胆管（↑），采用高频线阵探头扫查，放大观察

第四节　正常声像图

（一）胆囊

位于肝脏的胆囊床，底部游离于肝下缘。胆囊纵断面呈梨形或长茄形，颈部指向肝门部门静脉右支。正常胆囊轮廓清晰，囊壁自然光整，腔内无回声，后壁回声增强，呈典型的囊性结构（图 9-8A）。胆囊颈部与门静脉右支之间常有一条线状强回声联结，代表肝中裂。这是识别胆囊及其位置的重要声像图标志。胆囊背侧与含气或含液的十二指肠相邻，底部与横结肠相邻（图 9-8A、B）。

正常胆囊有时呈折叠状，似有 "分隔"（图

9-9A），但是在左侧卧位深吸气或站立位扫查，胆囊的形态常有改变，胆囊折叠甚至可能完全消失（图9-9B），属于正常的变异。正常胆囊管很细而且弯曲，平均宽仅 1.8mm，其管腔不易显示。

1. 超声测量

正常胆囊大小有较大的个体差异，长径一般不超过 8 ～ 9cm，前后径不超过 3.5 ～ 4cm。测量方法参见图 9-10。用高分辨力超声仪放大观察，胆囊壁自外向内可分辨出三层回声。中间的弱回声代表肌层，高水平回声分别由胆囊壁的外膜和黏膜及其与胆汁界面反射构成。正常充盈胆囊壁厚不超过 2 ～ 3mm。

2. 胆囊面积测定

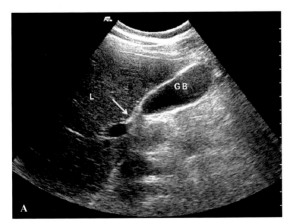
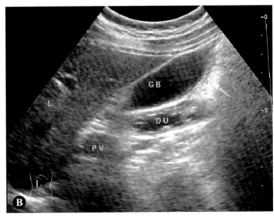

图 9-8 正常胆囊长轴声像图及其与邻近器官的关系

A. L 肝脏，GB 胆囊，↓胆囊颈部与门脉右支间的线状强回声；B. PV 门静脉右支，DU 十二指肠（饮水后），
↑横结肠气体

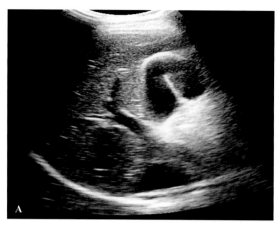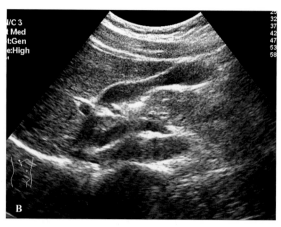

图9-9　胆囊折叠及其形态随呼吸、体位改变的声像图

A.仰卧位右侧肋间斜断面扫查，可见胆囊折叠现象；B.改用左侧卧位、深吸气，右上胆囊长轴扫查，折叠消失

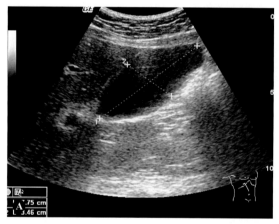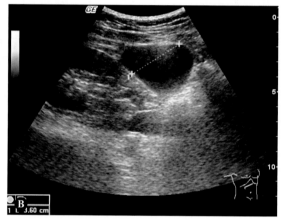

图9-10　空腹胆囊长轴（A）和短轴（B）测量方法（请注意声像图右下角的图标）

在胆囊长轴断面上进行胆囊面积测量，一般只用于胆囊收缩功能检查。可采用简易的胆囊面积代表值测量法，即长径×短径=面积代表值（图9-10A）；也可利用仪器进行比较精确的面积测定（勾画胆囊轮廓线）的方法，示屏自动显示出面积测定值。

3.胆囊收缩功能检查

（1）脂餐试验方法：吃油煎鸡蛋两枚，1小时后重复测量胆囊大小。胆囊面积测值应比脂餐前至少减少30%（图9-11A～C）。（注：如果2小时后重复胆囊测量，可能出现胆囊排空后的生理性扩张）。

（2）胆囊收缩素静脉注射法：静脉注射75单位，半小时内胆囊面积测值应比脂餐前至少减少40%～70%。

（二）肝内胆管

在右肋缘下扫查，通常可以显示位于门静脉左右分支腹侧的左右肝管，其内径多在2mm以内。二级以上的肝胆管分支，多数比较难以清晰显示，其宽径相当于与其平行门静脉宽度的40%。

（三）肝外胆管

肝外胆管：上端始于肝门处向外走行的左、右肝管分支及其汇合处——肝总管近端，肝总管与门静脉伴行（图9-4A），以肝右动脉短轴为声像图标志，下行至胆囊管开口处，也被简称为肝外胆管上段；肝外胆管下段（远段），通常即胆总管（仅少数例外），经过十二指肠背侧与下腔静脉伴行，

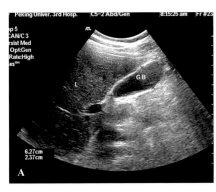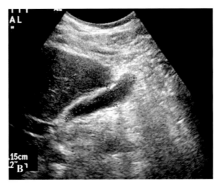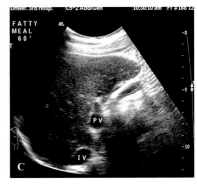

图 9-11　正常胆囊脂餐前后的声像图改变

A. 空腹胆囊（GB）：长径和前后径测量；B. 脂餐 45' 后的改变；C. 脂餐 60' 后测量，显示典型的餐后胆囊，PV 门静脉右支，L 肝脏，IV 下腔静脉

并延伸至胰头背侧段胆总管（图 9-4B）。此段位于十二指肠背侧的胆总管易受气体干扰。适当加压扫查，或饮水后右侧卧位，容易清楚显示。

正常肝外胆管上段 / 肝总管，表现为门脉腹侧与之平行的管道，其直径小于相应门静脉的 1/3。肝外胆管与门脉之间常可见肝右动脉的小圆形横断面，它是肝总管位置的重要声像图标志。在腹部横断面上，肝外胆管和肝动脉与门静脉共同组成三个圆形的管腔结构即"米老鼠征"。"米老鼠"的"右耳"和"左耳"，分别为肝外胆管和肝动脉（肝固有动脉）（图 9-5B、C、D）。

【肝总管和胆总管的声像图定位和测量】

声像图通常难以显示胆囊管及其与肝总管（CHD）的汇合处，因其汇合水平的高低可有变异，多年以来胆总管（CBD）的声像图严格定位困难。然而，汇合处过低的发生率仅 5% ～ 15%。学者们指出，从临床实用出发，可将声像图肝外胆管的近段视为 CHD，可将肝外胆管远段视为 CBD（引自 Baray B.Goldberg 等主编超声诊断学，NICER 年鉴，1996:83-88）。

1. CHD 的声像图指标有二

（1）右肋缘下斜断面，第一肝门部门静脉腹侧的左右肝管汇合处，即 CHD 近端（图 9-5A）；

（2）由肋间斜断面显示门静脉与肝外胆管长轴之间的肝右动脉（图 9-4A），将此处肝外胆管定为 CHD（引自 Cooperberg，1979）。

2. CBD 的声像图指标

肝外胆管离开门静脉至下腔静脉腹侧和胰腺段（胰头背侧），该段即 CBD。注意显示 CBD 胰腺段长轴并测量 CBD 的最大宽径。利用解剖学标志进行 CBD 定位的准确性为 95%（引自刘树伟，1998）（图 9-4B）。

3. 肝外胆管下段 / 胆总管显示技巧

CBD 易受胃肠气体干扰，请注意采用：①左侧卧位和配合深吸气的方法；或采用：②探头加压扫查；③或饮水充盈胃、十二指肠等方法。这样，可以明显提高其显示率。对胰头做胰腺长轴扫查时，可在胰头背外侧和下腔静脉腹侧显示十二指肠下段的胆总管（胆总管胰腺段），呈小圆形横断面。将此圆形结构置于声像图中线位置，使探头旋转 60°～ 90°，有助于显示胆总管胰腺段长轴并测量其最大宽度（图 9-6B）。

4. 肝外胆管正常值

根据北京市肿瘤防治所和北京大学第三医院资料（表 9-1），正常肝外胆管上段和肝总管内径不超过 5mm；肝外胆管下段或胆总管内径一般不超过 8.5mm。这与 WHO 推荐教材规定"肝总管不超过 5mm，胆总管不超过 9mm"的标准基本相同（Palmer 主编 . 超声诊断手册，张青萍主译，1997：108）。

正常胆总管测值标准随年龄而增加，60 岁以上者，每 10 岁增加 1mm（表 9-2）。

对于临界值可疑"胆管扩张"的超声评价：正常人肝外胆管宽度有一定的生理性变异。根据我们

表 9-1　正常肝外胆管内径测值　　　　　　　　　　　　　　　　单位：mm

	例数	平均值	标准差	95% 范围
肝外胆管上段 *	210	3.3	1.14	1 ～ 5
肝总管△	397	3.5	0.7	2.1 ～ 4.9
胆总管△	258	5.4	1.5	2.4 ～ 8.4

* 北京市肿瘤防治所资料（1987）；　△北京大学第三医院资料（1985，中华物理医学杂志）

表 9-2　不同年龄正常胆总管最大测值 *　　　　　　　　　　　　单位：mm

年龄	男	女
＜ 21	3.3 ± 1.1	3.3 ± 1.1
21 ～ 30	4.7 ± 1.3	4.7 ± 1.2
31 ～ 40	5.0 ± 1.5	4.6 ± 1.4
41 ～ 50	5.4 ± 1.4	5.6 ± 1.2
51 ～ 60	6.2 ± 1.9	5.3 ± 1.8
＞ 60	6.2 ± 2.0	6.8 ± 1.7

* 引自 Wu CC, et al. JCU, 1984, 12：473-478

的随诊经验，极个别正常高龄老年人胆总管前后径宽度甚至可达 10 ～ 12mm。如果肝外胆管测值偏宽，而且考虑不能除外胆道梗阻，宜进行胆囊收缩试验以鉴别是否真性梗阻。国内外学者研究表明，在发现胆囊收缩或排空后，正常肝外胆管测值应变窄（减少 1mm 以上）或无变化（±1mm），说明胆道排空无障碍（图 9-12）。如果胆总管超声检测不满意或仍有疑问，宜建议做关键性影像检查——MRCP，以进一步明确诊断、查明病因。

　　肝外胆管各段显示率不同。正常肝外胆管上段或肝总管显示率为 98.7%，肝外胆管下段或胆总管显示率 88%，主要由于十二指肠气体干扰和肥胖等因素限制。肝外胆管下段阻塞扩张时，胆总管显示率显著增加，可达 98%（$P < 0.01$）。

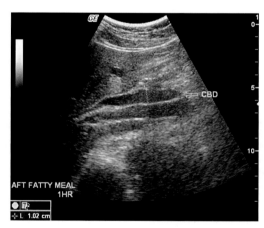

图 9-12　退休女教授，78 岁。超声体检发现胆总管（CBD）可疑增宽（内径 1.0cm），且有"双筒枪征"

　　脂餐后 1 小时复查结果：胆囊收缩良好，CBD 内径仍为 1.0cm 而且形态正常，末端无结石、肿物等异常发现。超声提示远端胆总管不存在梗阻，后经 X 线胆道造影和脂餐试验证实。连续 4 年定期回国体检，健康状况良好

第五节 主要疾病诊断要点

一、胆石症

（一）胆囊结石

1. 典型声像图表现

（1）胆囊腔内强回声，呈弧形、团块状或斑点状，可以单发或多发性。

（2）结石回声后方伴有声影（图9-13A）。声影边缘通常锐利清晰，称"干净声影"。

（3）改变体位时，结石强回声依重力方向移动（图9-13B）。

同时具备以上3点特征，是超声诊断胆囊结石的可靠根据。

胆囊结石声像图的多样性：胆结石可单发或多发，形态、大小、部位各异，其声像图表现多种多样。例如：①贝壳状弧形强回声，代表以胆固醇成分为主，其表层有胆色素的混合性叠层结石，并且有大量钙化，声影非常显著（图9-14A、B）。②团块状强回声，或斑块状、无定型的强回声，常代表胆色素为主的结石，也有一定程度的钙化（图9-14C）。③半月形强回声，声影很弱，代表以胆固醇成分为主的无钙化结石（图9-14D）。④多数细小的点状或较大的颗粒状结石，也称"泥沙样结石"，可平铺在胆囊底部（图9-14E）。若无钙化，可以不出现声影。变动体位，不易随体位而变动。偶有少见的浮动的

小结石（floating stones），其点状强回声可在胆汁中浮动。⑤结石的数量、位置多变。其中，位于胆囊颈部的结石，容易发生阻塞和嵌顿（图9-14F）并诱发胆绞痛和胆囊炎。此外，多数细小颗粒状和泥沙样结石，或较小的结石，由于容易进入并阻塞胆囊管、肝外胆管，也容易诱发胆绞痛和胆囊炎。

2. 胆囊结石有关的声像图表现

（1）胆囊沉积物　常见有胆泥（sludge）和泥沙样结石。

胆泥，也称微结石。它可有以下几种不同表现：①稀薄的胆泥，呈均匀雾状或细沙状，通常回声很低，无声影（图9-15A）；其量可多可少，常沉积在胆囊的低位或底部，也可有分层平面，其移动性差。稀薄胆泥多见于禁食多日，手术后多日依靠静脉输液维持营养的患者。通常在恢复正常饮食后自行消失，少数可演变为泥沙样结石（图9-15B）；极少数久病和病危患者，整个胆囊腔充满呈中等回声的胆泥和胆沙，有时似胆囊的"实性肿物"，但胆囊壁完好、清晰。②泥沙样结石：多数沙粒状强回声微结石沉积于胆囊低位或混合在胆泥中，声影可有可无，偶尔有不太显著的后方声影（图9-15C、D）。③稠厚的胆泥，可呈许多均匀分散的颗粒状沉积物，回声较强，有分层平面（图9-15E）；非常稠厚的胆泥甚至表现为成形的团块，其回声增强，呈息肉样甚至酷似胆囊肿瘤（图9-15F）。这种有形的泥沙样结石，外科医生称之为"软结石"，体位改变时有一定的可移动性（图9-16）。如果此类稠厚的

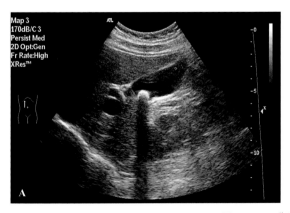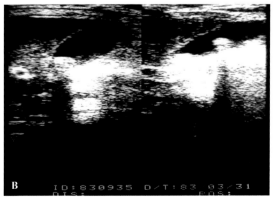

图9-13　典型的胆囊结石征象
图示胆囊内弧形或团块状强回声，后方伴有声影，随体位改变而移动

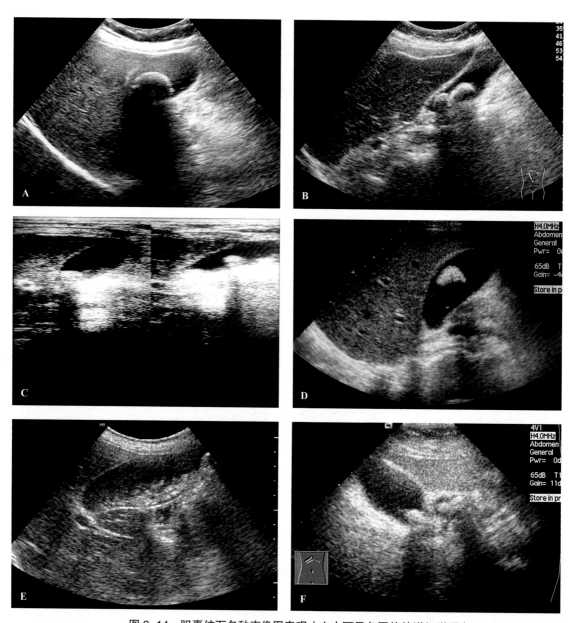

图 9-14　胆囊结石多种声像图表现（文中可见各图片的详细说明）

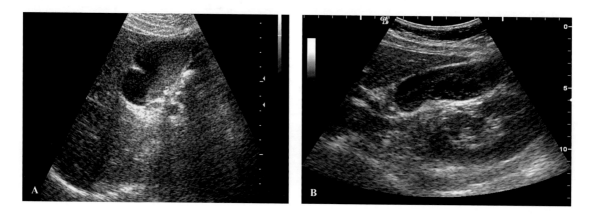

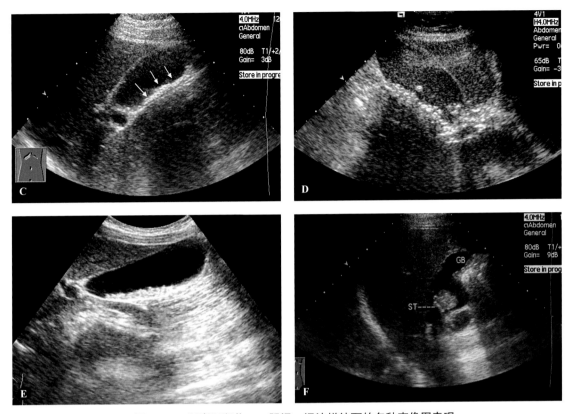

图 9-15　胆囊沉积物——胆泥、泥沙样结石的多种声像图表现

↓泥沙样结石，ST 结石，GB 胆囊

胆泥阻塞胆囊颈部，临床上可以出现胆绞痛症状或引发胆囊炎。

（2）无声影的胆结石：前已述及，有的稠厚胆泥呈团块状（软结石）可无声影，似腺瘤或小息肉。二者病变性质完全不同，应当仔细鉴别，鉴别方法包括：①改变体位扫查，由平卧位，改成左侧卧位或直立位（最好弹跳后）扫查，进行不同体位声像图比较，可观察到其移动性（图 9-16A、B、C、D、E、F）；②胆囊壁完好；③ CDFI 检查，注意可疑息肉、

肿物内应无血流信号。

（3）胆囊充满结石——"囊壁—结石—声影"三联征（"WES"征）：①胆囊窝内正常无回声的囊腔消失，胆囊萎缩，其壁增厚（W）；②出现许多结石集聚产生宽大的弧形回声带（E）；③其后伴有明显声影（S）（图 9-17）。

"WES"征具有重要诊断意义，为慢性胆囊炎胆囊萎缩合并结石的特征。此征代表胆囊内多数结石积聚，但不易区分每一块结石大小和形态，更不

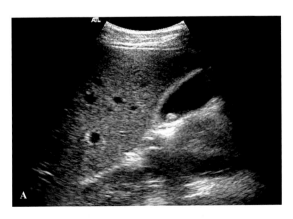

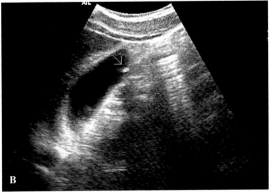

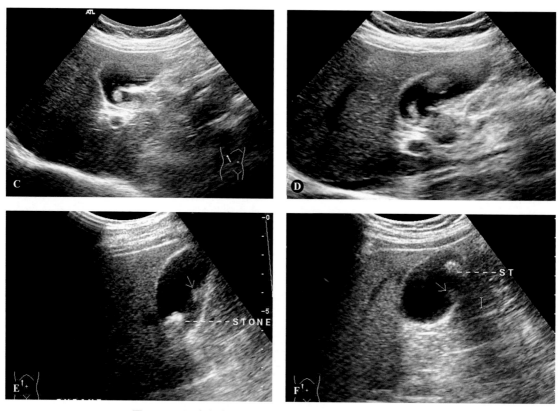

图 9-16　胆囊息肉样"软结石"声像图随体位变动的影响

A、B.单发性颈部"小息肉"，仰卧位（SUPINE）扫查和直立位（STAND）声像图的位置比较（移至胆囊底部）；
C、D.多发性"息肉"和"可疑小腺瘤"，不同体位扫查的声像图改变；E、F.胆囊息肉（↑）合并息肉样结石时，
不同体位扫查的声像图表现
　　STONE，ST 结石

可解读为胆囊内存在整块的巨大结石。

　　注意：此型结石常需与肝门附近含气的十二指肠肠襻鉴别。含气肠襻常有肠蠕动，与恒定的结石声像图不同。

　　（4）胆囊颈部结石：结石嵌顿于颈部时，如果其强回声团不明显，容易漏诊，但伴有声影的颈部

结石易于诊断。宜改变体位如采用左侧卧位和深吸气，仔细扫查辨认。颈部嵌顿性结石，常伴有胆囊肿大，引起疼痛或胆囊炎急性发作（图 9-18）。

　　Mirizzi 综合征：本病是嵌顿于胆囊颈或胆囊管的结石压迫肝总管并引起狭窄梗阻或不全梗阻的一组综合征。声像图表现为：①较大的胆囊颈部或胆

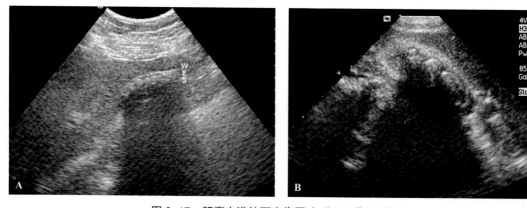

图 9-17　胆囊充满结石声像图（"WES"三联征）

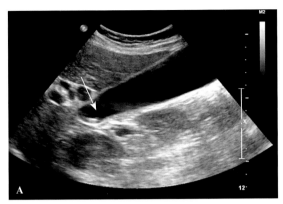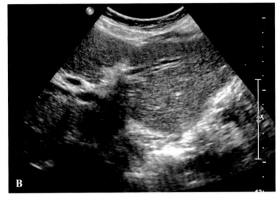

图 9-18　Mirizzi 综合征，胆囊管结石（↑）合并胆管梗阻（A），肝内胆管扩张（B）

囊管结石回声；②肝总管近段和肝内胆管扩张，肝总管远段不增宽；③胆囊多增大。

【胆囊结石声像图检查的临床评价】

超声检查胆囊结石具有高度敏感性和准确性（均在95%以上），它是影像学诊断首选的检查方法。但是，必须注意超声检查存在着假阴性与假阳性，而且应当尽可能设法加以避免。假阴性或漏诊相对多见于：无声影的小结石、成形的胆泥（软结石）、胆囊颈结石、高位胆囊以及因过度肥胖胆囊显像不满意者等。此外，也见于易于漏诊的慢性胆囊炎充满结石型患者。

假阴性及其避免方法：对于胆囊长轴显示不清者，建议采用右肋缘下斜断面，进行胆囊短轴或冠状断面的扫查技巧，即首先显示第二肝门，然后向第一肝门和低位肝扫查，如此来回查找。经验证明，用此方法可有效避免许多疾病漏诊，并可与生理性胆囊排空、充盈不良、慢性胆囊炎充满结石型（"WES征"）或其他重要病变如胆囊癌合并结石等鉴别。

假阳性及其鉴别：以下情形应注意鉴别，以免造成可能的误诊。

①十二指肠襻气体强回声和声影与胆囊部分重叠，有时酷似胆囊内较大结石。

②胆囊的折叠或胆囊颈部螺旋瓣强回声及其声影。

③超声旁瓣形成的伪像，有时酷似胆泥。谐波成像有助于消除此伪像。

④胆囊内团块状回声增多的稠厚胆泥，实际上为"软结石"，胆囊摘除术中可因挤捏胆囊而"消失"。外科医师仅发现稠厚胆泥，误认为超声诊断结石为"假阳性"。其实事出有因，术前图像记录十分重要。

⑤胆囊积气：相对比较多见于胆道手术后，偶见于产气性胆道感染。声像图特点是，胆囊腔内多发性点状或片状强回声，随体位的变化而改变（图9-19）。

（二）肝内胆管结石

1. 在肝内出现强回声团或斑点状、条索状，主要沿左右肝管分布，和门静脉肝内分支伴行，一般均伴有后方声影（图9-20）。

2. 结石阻塞的近端小胆管扩张呈双管征、囊状扩张或分叉状。

3. 合并感染化脓时，肝实质回声紊乱不均，或可见脓肿征象。

【鉴别诊断】

1. 陈旧性结核的肝内钙化灶以及以往肝组织因局部坏死灶纤维化、钙化引起强回声和声影。通常在肝实质内离门静脉及其分支（有胆管伴行）较远。

2. 肝内胆管积气：形成条带状强回声，排列成串，伴有模糊声影；具有易变性和不稳定性，体位侧动后甚至增强或消失。患者多有胆系手术史，必要时可用X线平片鉴别（胆管积气可能妨碍胆管结石超声显示）。

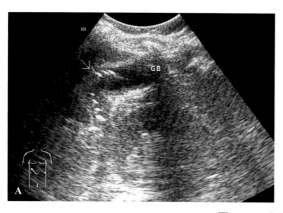
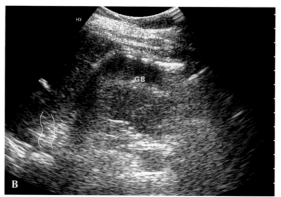

图 9-19 胆囊积气声像图

A.↑气体产生的多个点状强回声，GB 胆囊；B.体位改变和吸气后，胆囊内气体全部上浮，呈点、片状分布

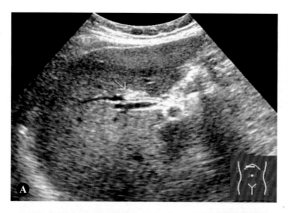
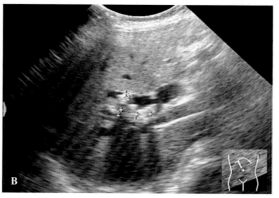

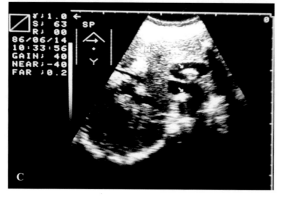

图 9-20 肝内胆管结石声像图（伴有胆管扩张）

A.单发性结石（箭头）；B、C.多发性肝内结石（箭头，+…+）

（三）肝外胆管结石（图 9-21）

1.胆管扩张。见于结石合并梗阻者。不全梗阻的胆管未必伴有胆管扩张。管壁增厚，回声较强。

2.管腔内出现恒定的团块状或斑点状强回声，并能在两个互为垂直的断面中得到证实。

3.强回声团与胆管壁之间可见分界，典型的尚可见细窄的液性暗环包绕结石强回声团而成为"靶环"样。

4.强回声团块后方伴有声影（图 9-21A、B）。

【注意事项】

1.小的结石和稠厚胆泥可以不产生声影，却可以产生胆绞痛和一过性梗阻和胆管扩张。它可被超声发现，但也可能造成超声诊断困难。MRCP 高度敏感、准确，有助于本病的确诊。

2.位于肝外胆管下段的结石超声诊断比较困难，尤其是不完全梗阻、不伴有胆总管扩张者，可试用组织谐波技术、探头加压扫查（减少肠气）、胆囊收缩功能试验（注：观察胆囊收缩后胆管增宽超过2mm，后述）、改变体位如左侧卧位、深吸气后屏气并仔细耐心地检查，可提高下段结石的显示率（有报告可从45%提高到88%）。

3.胆总管扩张的病因除了结石引起外，尚有肿瘤、炎性狭窄、胰腺疾病等，如果梗阻的原因超声检查不明，可建议进一步做MRI等其他影像学检查。

二、胆囊炎

（一）急性胆囊炎

【诊断要点】

1.大多数（90%以上）伴有胆囊结石，颈部有嵌顿性结石者更有意义。

2.胆囊壁可因炎性水肿增厚，典型者呈"双边征"，厚度可 ≥ 3cm。

3.胆囊肿大，伴有张力增高；横断面呈圆形。

4.探头加压胆囊时，有明显疼痛反应——"超声莫菲征"（sonographic Murphy's sign）。当探头离开胆囊区时，疼痛消失。此征具有重要提示诊断意义，因为部分胆囊炎患者胆囊肿大和囊壁增厚并不显著。

5.其他 胆囊腔内弥漫性细点状低回声，提示胆汁混浊（淤胆、胆泥，炎性渗出物或脓性）。有时可见沉积性分层平面和沉渣回声。

【不同类型胆囊炎的特点】

1.单纯性急性胆囊炎 超声显示胆囊稍肿大，张力增高，囊壁轻度增厚或无显著增厚（图9-22A、B）。

2.化脓性胆囊炎 胆囊肿大；胆囊壁弥漫性增厚≥3mm，其间出现间断或连续的低回声带，呈"双边征"；胆囊腔内常有弥漫的低回声或沉积物（图9-22C、D）。

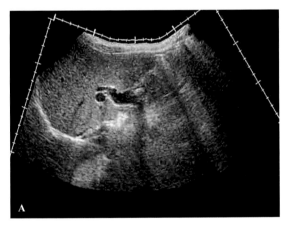

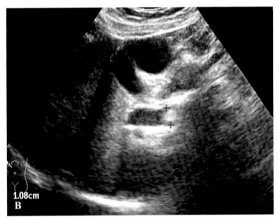

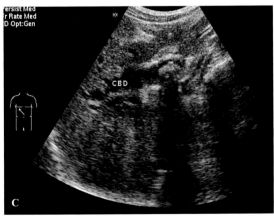

图9-21 胆总管结石声像图（3例）

A、B.结石合并胆管扩张、梗阻；C.结石合并显著的肝内外胆道梗阻和化脓性胆管炎

CBD 胆总管

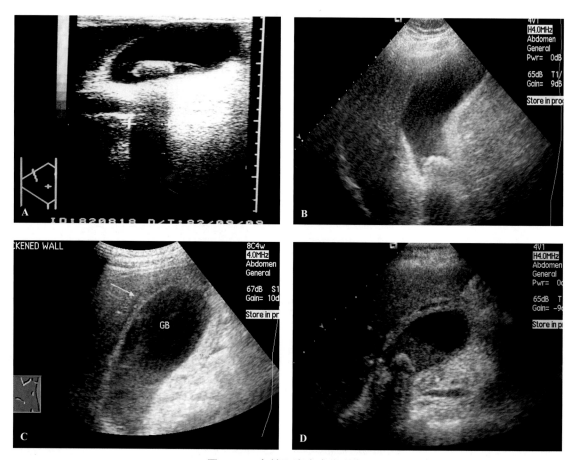

图 9-22　急性胆囊炎声像图表现

A.胆囊肿大合并结石；B.胆囊颈部结石合并嵌顿梗阻，伴有胆囊增大；C.急性化脓性胆囊炎伴有囊壁水肿增厚(↑)，腔内弥漫的细点状低回声代表胆囊内炎性渗出物胆泥；D.急性化脓性胆囊炎伴有囊壁显著水肿增厚，呈"双边征"，胆囊颈部结石引起阻塞，可见胆泥和分层平面

　　GB 胆囊

3.急性坏疽性胆囊炎　囊壁高度增厚，可以超过 5mm，且厚薄不规则；囊壁回声强弱不均，或壁内有小片无回声区。气性坏疽时，胆囊腔内常可见浮动的微气泡强回声或气体集聚引起的多重反射。个别患者胆囊腔内气体较多时，可造成声像图识别困难。

4.重症胆囊炎征象（图 9-23A ～ F）　①胆囊壁高度肿胀增厚或不均匀，厚度可以≥ 5mm，回声强弱不均（不能除外壁内出血和小脓肿）。②胆囊黏膜面不完整、回声中断，部分坏死脱落至腔内呈粗大的片絮状回声。③合并穿孔表现：胆囊壁局部缺损（直接征象）提示穿孔，胆囊周围积液（间接征象）代表可能穿孔。④同时伴有胆囊腔内和壁内积气征象提示气肿性胆囊炎。后者，相对多见于合并糖尿病患者。

（二）慢性胆囊炎

　　慢性胆囊炎多与胆囊结石并存，其声像图因病理改变有以下不同：

　　1.轻型慢性胆囊炎　若无胆囊炎急性发作，多无症状。声像图上除可见结石而外，胆囊壁可无明显异常改变，或轻度增厚。

　　2.典型慢性胆囊炎　患者常有胆囊炎反复发作史。声像图表现多种多样（图 9-24A ～ D），特点是：胆囊壁厚和多发性结石；胆囊内可同时伴有低—中等回声的沉积物，可能代表稠厚的胆汁、泥沙、泥沙样结石或脓液。后者，见于慢性胆囊炎急性发作。

　　3.萎缩型慢性胆囊炎　胆囊萎缩变形，胆囊腔消失，被聚集的多数结石取代，囊壁常增厚。声像

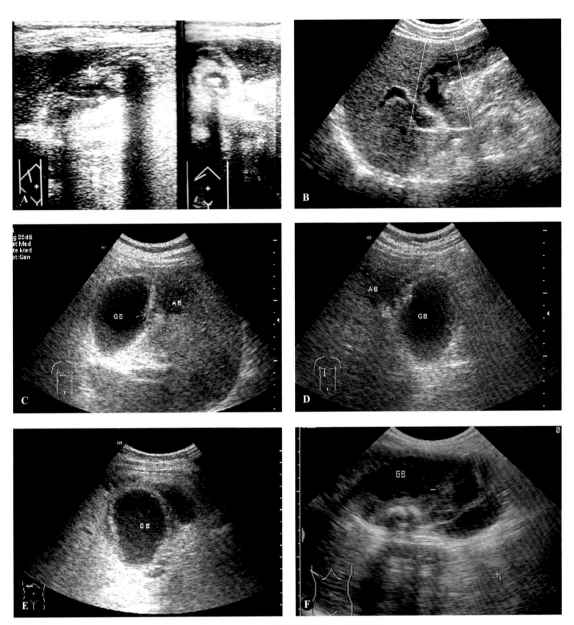

图 9-23 重症急性胆囊炎声像图表现

A. 出血坏死性胆囊炎合并结石，经手术证实；B. 重症化脓性胆囊炎，胆囊黏膜中断、脱落；C、D、E. 急性化脓性胆囊炎合并穿孔，伴有周围积液 / 积脓（不同断面）；F. 另一例急性胆囊炎穿孔，合并胆囊周围局限性积液

GB 胆囊，AB 脓液

图出现"囊壁—结石回声—声影"三联征，即"WES征"（图 9-24E、F）。

【急慢性胆囊炎与 CDFI 检查】

迄今为止，实时灰阶超声是公认的胆囊炎首选影像检查方法。彩色多普勒对于急性和慢性胆囊炎，均缺乏明确的诊断意义。最可能的原因是胆囊壁的血液循环受胆囊腔内压力的影响。胆囊壁发生炎性充血、水肿时，如果同时伴有梗阻因素包括结石或胆泥，囊腔内压增高，则反而引起不同程度的胆囊动、静脉供血障碍，往往趋于胆囊壁缺血，张力越高，越容易发生缺血性坏死乃至穿孔。胆囊壁炎症的血流信号此时非但不增，反而减少，与其他器官炎性组织表现不同。

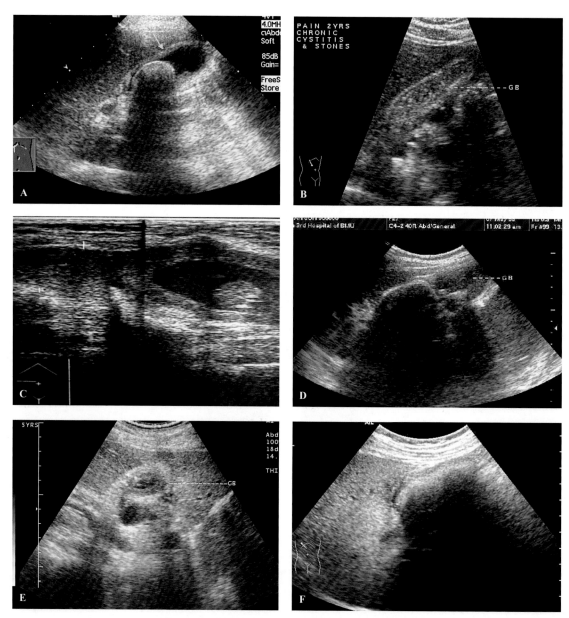

图 9-24　慢性胆囊炎合并结石的多种声像图表现

A. 囊壁轻度增厚，尚可见少许胆泥；B. 囊壁轻度增厚，囊内充满泥沙样结石；C. 囊壁显著均匀增厚，黏膜面整齐，囊内有团块状泥沙样结石和少许细点状沉淀；D. 胆囊囊壁增厚，囊腔显著减小，囊液浑浊；E、F. 萎缩型慢性胆囊炎（2 例），前者囊壁显著增厚（箭头），囊腔明显缩小；后者囊壁显著增厚、囊腔完全消失，充满结石回声，其后伴有声影，构成典型的"WES 征"

GB 胆囊

【鉴别诊断】

慢性胆囊炎胆囊壁增厚，尤其是不规则增厚时，须注意与胆囊癌相鉴别。后者，利用彩色多普勒超声鉴别颇有帮助（后述）。

三、胆管炎

（一）急性化脓性胆管炎

胆道梗阻是本病发生的重要条件，患者 85% 合并胆总管结石。其他原因尚有：术后或外伤引起胆管狭窄，肿瘤引起部分胆道梗阻，胆道蛔虫和先天性异常等。主要由肠道杆菌引起，典型临床症状有高热、腹痛和黄疸三联征（Charcot's triad）。

【声像图表现】

1. 肝外胆管扩张、管壁增厚比较显著，管壁回声增强，或出现双边征（图9-25A、B、C）肝内胆管扩张和增厚的程度较轻（75%）。

胆管壁双边征可能是炎性水肿引起的低回声带，横断面呈环状，胆囊壁也可增厚。

2. 胆管腔内出现弥漫的低水平回声，有时出现不规则的斑点、斑块，系脓汁所致（图9-25D）。

3. 其他　在重症病例，相邻门脉内亦可能出现异常的回声斑点；此外，还可能引起肝脏肿大，回声增强，甚至并发肝脓肿。

急性化脓性胆管炎的临床症状突出，主要表现

为高烧、腹痛和黄疸。以上超声表现须结合临床诊断。

（二）原发性硬化性胆管炎（primary sclerosing cholangitis）

原发性硬化性胆管炎是一种累及肝内外胆管慢性炎症性疾病，病因未明，很可能与自身免疫和某些感染因素有关（如慢性肠炎，特别是溃疡性结肠炎）。由于肝内外胆管和门静脉周围广泛的炎症浸润和纤维化，导致渐进性胆管不规则狭窄和硬化、胆汁淤积、肝细胞损害，最终造成胆汁性肝硬化（biliary cirrhosis）和门静脉高压。本病男性多见（国外学者报道女性多见）。原发性硬化性胆管炎患者病程很长，早期多无明显症状；后来常因黄疸、皮肤瘙痒、消化吸收不良、肝脾大等前来就诊。

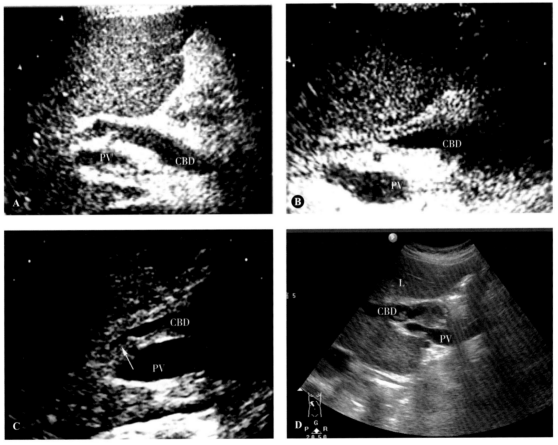

图9-25　急性化脓性胆管炎声像图的不同表现（4例）

A. 肝外胆管壁普遍增厚、回声增强，胆管腔内出现均匀中低水平回声；B、C.胆管壁呈双边征；D. 本例患者因合并胆总管末端结石，声像图表现肝内外胆管高度扩张。胆总管壁不规则增厚，并且出现中低水平回声的不规则斑块，代表稠厚的浓汁

CBD 胆总管，L 肝脏，PV 门静脉，↑肝右动脉

【声像图表现】（图9-26）

1.肝外胆管的管壁显著增厚（笔者遇到一罕见病例竟达 5mm 以上），管壁回声增强。其特点在于肝总管、胆总管的管腔并无扩张。相反，管腔往往是狭窄的，笔者遇到一例管腔狭窄甚至显示不清。

2.肝内胆管普遍受累征象　各肝段内胆管壁增厚，管腔不同程度的不规则狭窄，回声增强，狭窄近端管腔无明显扩张。

3.肝脏显著肿大，肝实质回声紊乱，汇管区回声增强。

4.晚期出现肝硬化，伴有脾肿大，腹水以及门静脉高压等诸多声像图征象（后者比较少见）。

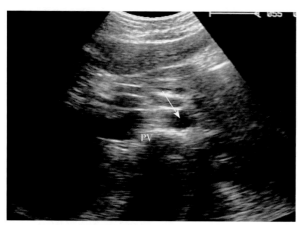

图9-26　原发性硬化性胆管炎（引自 Overseas Chinese Hospital，2006）

图示门静脉（PV）腹侧的肝外胆管（↑）腔内回声增强。仔细分辨，系管壁增厚、管腔狭窄、腔内回声增多所致

【临床意义】

早期诊断和治疗，有助于患者症状缓解。临床医师容易将本病误诊为外科梗阻性黄疸/继发性硬化性胆管炎，还有黄疸性肝炎、慢性自身免疫性肝炎，超声检查根据肝外胆管无扩张、胆囊无增大，以及除外结石、肿瘤等疾病，有助于排除外科梗阻性黄疸并提示本病的诊断。肝穿刺活检有助于本病的确诊。由于无损性MRCP检查对于本病有特征性表现，肝穿刺活检只是在必要时才考虑进行。

四、胆囊腺肌症

腺肌症，也称腺肌增生症（adenomyomatous hyperplasia），属于慢性、非炎性增生病变，与慢性胆囊炎和胆石症无关，也非肿瘤病变。病理改变：系由正常黏膜上皮的微小凹陷过深而引起，形成多个罗—阿氏窦（Rokitansky-Aschoff sinus），其微小腔隙扩大可形成微小囊肿，伴有平滑肌增厚，故表现为胆囊壁增厚。微小腔隙或微小囊肿内常存在胆固醇结晶或微结石。依病变范围可分三型：局限型、节段型和弥漫型。局限型较多见，而且位于胆囊底部者居多（图9-27A、B）；节段型常位于胆囊体和颈部，弥漫型少见（图9-28A、B）。患者绝大多数无症状。本病良性经过，预后良好。局限型病变偶尔状似胆囊底部实性结节或息肉，此时有的学者称之为腺肌瘤（adenomyoma）。

【声像图表现】

1.病变累及范围内的胆囊壁局部增厚，多呈新月形、梭形，或小圆形结节；后者相对多见于胆囊底部。

2.增厚的胆囊壁内常常显示一个或多个微小的囊腔，其中因含有胆固醇结晶或壁内小结石而引起多个点状强回声及彗星尾征。胆囊壁内彗星尾征为本病的重要特征。

3.CDI检查　常在壁内产生彗星尾征的部位，出现特征性的彩色细条状快闪伪像（图9-27C、D）。

五、胆囊息肉样病变

胆囊息肉样病变是指一组由多种病因引起的病理改变，其中包括代谢性、炎性和赘生性（良、恶性肿瘤）等多种病变。其中，又以胆固醇性息肉最为多见（50%～60%），炎性息肉次之（5%～10%），腺瘤和腺癌比较少见（< 5%）。此外，尚有局限性腺肌增生症。超声可作为首选的影像检查方法，有助于以上多种病变的初步诊断和鉴别诊断。

（一）胆囊胆固醇性息肉

胆汁中胆固醇含量增高而胆囊黏膜固有层的巨

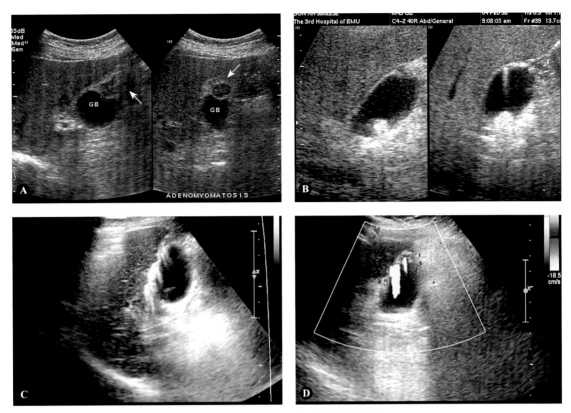

图 9- 27　局限型胆囊腺肌增生症

A. 腺肌增生病变位于底部，断面呈梭形或圆形（箭头）；B. 腺肌增生合并胆结石，增生病变位于底部，断面呈新月形，彗星尾征高度提示本病；C、D. 病变位于胆囊前壁内，灰阶超声显示典型的彗星尾征，CDFI 显示快闪伪像

GB 胆囊

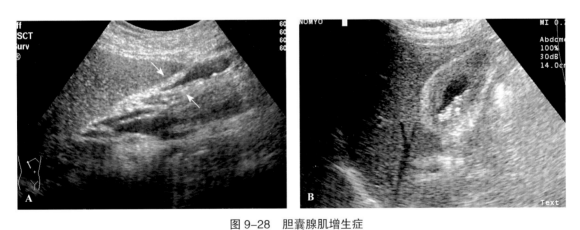

图 9-28　胆囊腺肌增生症

A. 节段型，胆囊壁呈新月形增厚（箭头）；B. 弥漫型，胆囊壁弥漫性增厚

噬细胞吞噬并积聚大量胆固醇颗粒，形成黏膜表面的黄色斑点，即胆固醇沉着症。属良性病变，既非炎症，也非肿瘤。有两类：

1. 弥漫型胆固醇沉着症也称草莓样胆囊。影像学检查难以显示。

2. 局限型胆固醇沉着症简称胆固醇性息肉，可单发，但常为多发性。超声显示为自囊壁向腔内突起的乳头状或桑葚状强回声结节，小的仅表现为 1～2mm 的粟粒状强回声，大的一般不超过 1cm。多数有蒂，无移动征象也无声影，可与胆囊结石鉴别。

个别胆固醇性息肉大于 1cm，常有蒂，CDFI 无血流信号，借此可与胆囊赘生物——腺瘤和息肉样腺癌鉴别（图 9-29A、B、C）。

（二）胆囊腺瘤（图 9-30）

腺瘤在胆囊良性肿瘤中最多见。可分为单纯性腺瘤和乳头状腺瘤，一般体积较小，呈圆形或乳头状，偶见有蒂。腺瘤本身有恶变倾向，一般认为腺瘤属于癌前病变，有少数甚至已经发生癌变，因此学者们主张积极手术处理。

在声像图上，腺瘤呈囊壁向囊腔隆起的息肉样或椭圆形中强回声或等回声结节，基底较宽、偶尔有蒂。好发于颈部（图 9-30A、C）和底部，常单发。体积较胆固醇息肉为大，但多数不超过 13mm。腺瘤无声影，无移动性，可与结石鉴别。腺瘤基底部常可出现细线样微弱的彩色多普勒血流信号（图 9-30D）。PDI 显示瘤内均匀分布的少许血流信号，流速低于正常胆囊动脉血流（图 9-30B）。对于 >10mm 的单发结节要警惕腺瘤和恶变的可能。

【注意事项】

位于胆囊底部的小腺瘤，可能由于胆囊腔内存在多次反射伪像干扰而难以显示，为避免漏诊，需要认真扫查，仔细鉴别（图 9-30C、D）。

（三）炎性息肉（图 9-31）

炎性息肉病变可能与慢性炎症或胆囊寄生虫性感染有关。患者无症状，常单发，无蒂，其大小一般 5～10mm 之间，通常被常规超声检查和胆囊手术偶然发现。

（四）早期息肉样小胆囊癌

好发于胆囊颈部，其大小往往超过 10mm，通常 15～20mm。其基底较宽，形态常常不规则，CDFI 常显示丰富血流信号。

（五）局限性胆囊腺肌症

多见胆囊底囊壁局限性增厚，可呈新月形或梭形，也有呈小圆形结节；壁内可见微小囊状改变和

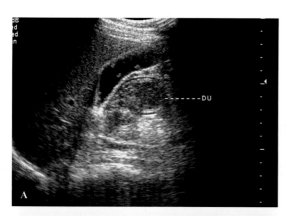

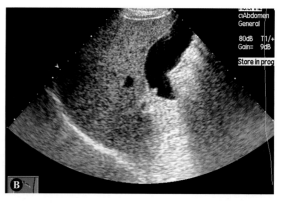

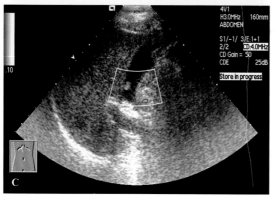

图 9-29　胆囊胆固醇性息肉声像

A.多发性胆固醇性息肉；B、C.单发性胆固醇性息肉，无血流信号，术后证实

DU 十二指肠

细点状强回声，后方可伴有特征性的彗星尾征。CDI：无血流信号出现，常出现多彩的快闪伪像。

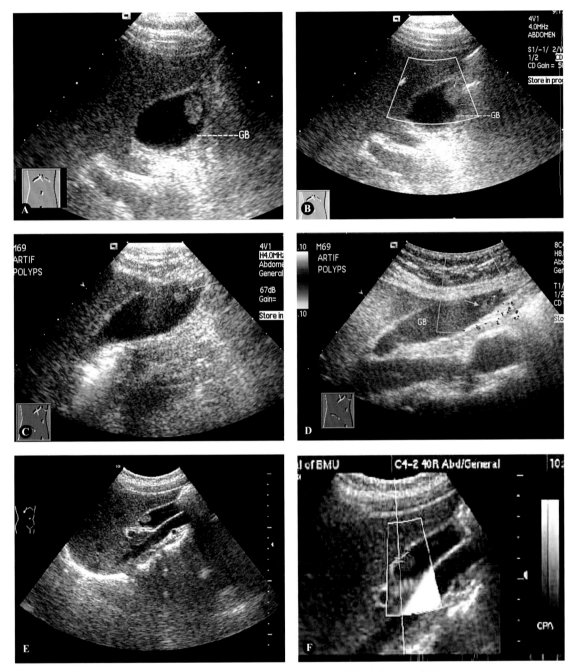

图 9-30 胆囊腺瘤灰阶超声和彩色多普勒超声表现（3 例）

A、B. 胆囊底部腺瘤，瘤体基底部显示微弱细线样红色和蓝色血流信号，代表动脉静脉滋养血管；C、D. 底部小腺瘤（↓），初诊时由于胆囊腔靠近前壁多次反射伪像干扰而险些漏检，此例经过仔细、认真复查，最后采用 CDI 检测，发现其中有细线样的彩色血流信号，这才进一步确认为腺瘤，后经手术证实；E、F. 胆囊颈部腺瘤，彩色超声检查显示瘤体内存在微弱、均匀的 PDI 彩色血流信号

GB 胆囊

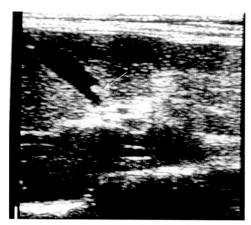

图 9-31　炎性息肉（↑）声像图

（张　武）

六、胆囊癌

原发性胆囊癌大多数为腺癌，偶见未分化癌和鳞癌。胆囊癌分为乳头状型和浸润型，亦可为混合型。早期浸润型腺癌只局限于颈部壁内，晚期导致囊壁弥漫性增厚。乳头状癌可以单发或多发，突入胆囊腔内；后期胆囊腔消失，完全为巨大的肿瘤所取代。胆囊癌容易发生转移，常直接侵犯肝脏，或转移至腹腔淋巴结。沿胆管侵犯肝门可引起阻塞性黄疸。胆囊癌约 70% 同时合并胆结石。患者 50 岁以上女性多见，男女之比约 1：3。本病早期无症状，一旦出现症状已属晚期，外科切除率 10%～30%，预后很差。1 年和 5 年生存率分别为 20% 和 5%。

（一）胆囊癌的声像图类型

1. 小结节型或息肉样病变　为胆囊癌的早期表现。病变较小，约 1～2.5cm 左右。典型的肿瘤呈乳头状中等回声，团块自囊壁突向腔内，其特点是基底较宽，表面不平整。本型好发于胆囊颈部，注意在合并多量结石时可能漏诊（图 9-32A）。

2. 蕈块型　为基底宽而边缘不整的蕈块状肿物或结节，突入胆囊腔，呈低水平或中等水平回声，可多发，或联结成片（图 9-32B）。

3. 厚壁型　胆囊壁不均匀增厚，可以是局限型或弥漫型，后者往往以颈部、体部增厚更显著。黏膜回声多不规则，早期仅轻度增厚时诊断较困难，与慢性胆囊炎所致的囊壁增厚有时不易鉴别。二者均可合并胆结石（图 9-33A）。

4. 混合型　胆囊壁增厚伴有乳头状或蕈块状肿块突入胆囊腔，即蕈块型加厚壁型的表现，此型较多见（图 9-33B）。

5. 实块型　胆囊肿大，正常液腔消失，呈低回声或回声不均匀的实性肿块；其内有时可见结石的强回声团伴有声影。因癌瘤浸润，胆囊前壁与肝脏之间的界限模糊、中断甚至消失；癌肿侵及周围组织和肠袢时，则胆囊轮廓显示不清。

彩色多普勒检查时，可在胆囊壁和肿块内显示比较丰富的血流信号。胆囊癌时，血流信号增加，胆囊动脉多以高阻为特征，血流速度增高或正常（图 9-34）。

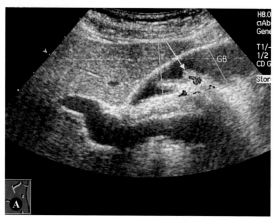
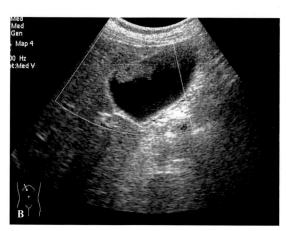

图 9-32　A. 小结节型／息肉样胆囊癌（↓）和 B. 蕈块型胆囊癌声像图

GB 胆囊

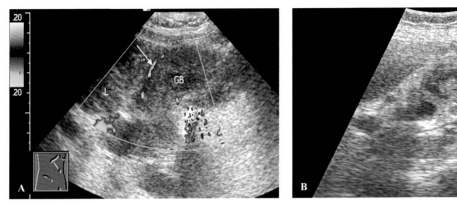

图 9-33　胆囊癌声像图表现（2 例）

　　A. 厚壁型癌：胆囊壁高度增厚，胆囊腔缩小（GB）；CDFI 显示囊壁内彩色血流信号，↑代表胆囊动脉；B. 混合型胆囊癌：兼有胆囊壁不规则增厚及向腔内突出的蕈块状肿物结节

　　L 肝脏

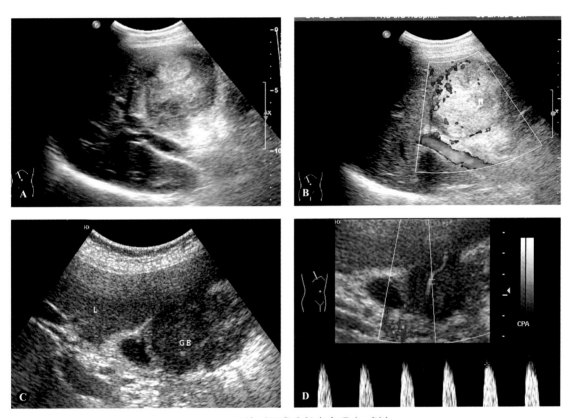

图 9-34　实块型胆囊癌超声表现（2 例）

　　A. 实块型胆囊癌灰阶超声表现可能酷似肝脏肿物；B. 其周边 CDFI 检查可见彩色血流信号；C. 另一例实块型胆囊癌的灰阶超声表现，可见肿物广泛侵及肝脏，肝脏包膜与胆囊肿物之间的边界消失；D. 彩色 PDI 和频谱多普勒显示高速高阻动脉血流信号

　　L 肝脏，GB 胆囊

　　胆囊癌的间接超声征象——不宜手术切除的重要依据：

　　（1）肝门部胆管阻塞，肝胆管扩张；

　　（2）肝实质受直接侵犯的征象和肝内转移瘤；

　　（3）胆囊颈部或胰腺周围和肠系膜淋巴结肿大。

　　（二）转移性胆囊癌

　　本病极为罕见，偶尔发生在原发性肿瘤的晚期。

在此仅举一例说明：笔者遇到一例 62 岁胆囊转移癌患者，系来自横结肠腺癌的直接浸润、蔓延（图9-35）。

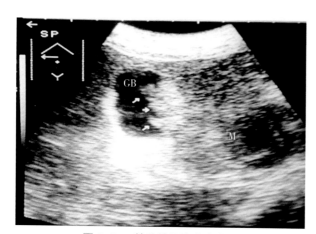

图 9-35　转移性胆囊癌声像图
GB 胆囊，↑胆囊肿物，M 横结肠原发性肿瘤

【临床意义】

1. 超声有助于胆囊癌的早期诊断。CDFI/PDI 对于胆囊息肉样病变的筛查，有利于早期发现小腺瘤（癌前期病变）和小腺癌的及时处理。

2. 依据声像图的间接征象对胆囊癌进行大致分期，主要是判断其可否手术切除。其敏感性 94%，正确率 63%（Bach，1998）。至于胆囊癌的精确分期有赖于增强 CT 或增强 MRI。

七、胆管癌

胆管癌好发于肝门部，即分别在左、右肝管，或左右肝管汇合处，或胆囊管与肝总管汇合处，称肝门部胆管癌或称"高位胆管癌"（占 60%），也称 Klastin 瘤；其次发生在远段胆管，即胆总管癌称"低位胆管癌"（占 30%）；肝内胆管癌少见（10%）。后者常酷似肝细胞肝癌与肝细胞同属于原发性肝癌（见肝癌章）。本病约 90% 是腺癌，少数为未分化癌和鳞癌。肿瘤弥漫浸润管壁，肉眼可分硬化型、结节型和乳头型。硬化、结节型使管壁弥漫增厚，管腔变窄或堵塞；乳头型呈结节状肿块突入管腔，使胆管部分或完全阻塞。

注：肝内胆管癌可归于原发性肝肿瘤，亦称胆管细胞癌。本节重点讨论肝外胆管癌声像图表现。

（一）肝门部胆管癌

【声像图特点】（图9-36）

1. 肿瘤位于左肝管、右肝管或肝总管（高位肝外胆管梗阻），引起左或 / 和右肝内胆管的近端普遍扩张，典型者呈蜘蛛足样分布。

2. 肿瘤本身多呈等回声或低回声，与正常肝组织和胆管常无明确的边界，因此超声往往很难精确判断准确的范围和大小（图 9-36C、D）。

3. CDFI 可能在一定程度上显示肿物及其侵犯的胆管壁异常血流信号，还有助于观察门静脉、肝动脉有无累及。然而，CDFI 的敏感性、可靠性均很差。

4. 超声造影可以清楚显示肿瘤实际大小及其侵犯范围，在动脉期显著增强，实质期完全消退。超声造影对于胆管癌的诊断和鉴别诊断有重要帮助。

（二）远段胆管癌

【声像图特点】（图9-37）

1. 胆管癌病变声像图类型

（1）乳头型：肿块呈乳头状，中等或高回声，无声影，自胆管壁突入扩张的胆管腔内。

（2）截断型：扩张的胆管远端突然被管腔内肿物截断，多呈中等回声。

（3）狭窄型或硬化型：胆囊壁增厚，管腔呈锥形不规则狭窄；阻塞端及其周围区域往往回声增强，边界不清楚，为胆管癌组织浸润所致。

2. 病灶以上胆管系统梗阻，管腔明显扩张伴弥漫性肝大。

3. CDFI 显示肿物及其侵犯的胆管壁内异常血流信号。

4. 肿瘤转移征象　肝内转移灶；淋巴结转移见于腹腔动脉、肠系膜和肝门周围淋巴结肿大。

此外值得注意，许多学者发现，超声造影非常有助于显示胆管癌的瘤体实际大小及其侵犯范围，为诊断提供更丰富的信息。但其实际临床意义尚有待于增强 CT、MRI 等多种影像的比较研究。

（三）肝内型胆管癌（图9-38）

本病属于原发性肝癌，组织学来源于肝内毛细

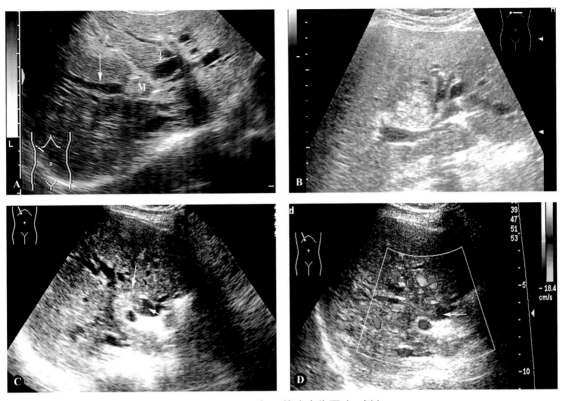

图 9-36 肝门部胆管癌声像图（3 例）

A.肝门部左右肝管交界处胆管癌：可见管腔内小圆形肿物（M），呈等回声型（并不多见），↓扩张的胆管；B.肝门部胆管细胞癌，肿物较大而不规则，呈高回声型（比较少见）；C.肝门部胆管癌：实性肿物（↑）呈等回声型，其侵犯范围显示不清（此型比较多见）；D.同一肝门部胆管癌患者的，CDFI 表现：粗略估计肿瘤（↓）的侵犯范围较广，边界仍然显示不清（注：有必要超声造影，或其他影像学检查）

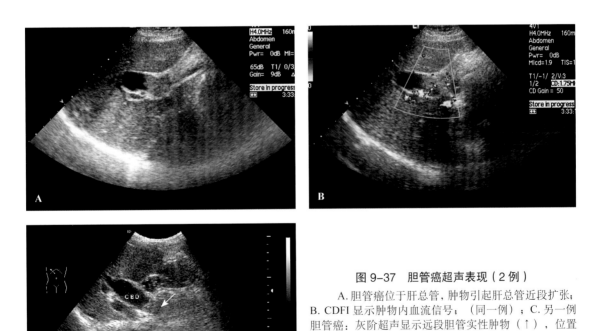

图 9-37 胆管癌超声表现（2 例）

A.胆管癌位于肝总管，肿物引起肝总管近段扩张；B. CDFI 显示肿物内血流信号；（同一例）；C.另一例胆管癌：灰阶超声显示远段胆管实性肿物（↑），位置相当于胆总管（CBD）的远段

胆管，远较原发性肝细胞癌少见，女性相对多见。通常表现为肝实质内的实性肿物，呈单发结节或较大肿物，以低回声多见。CDFI：可见动静脉血流信号，RI 较高；与原发性肝细胞癌难以鉴别。本病确诊有赖于超声引导组织学穿刺活检。

八、先天性胆道系统疾病

（一）先天性胆囊异常

包括形态、大小、数目及位置等异常。比较少见，一般无症状，临床意义不大。其中有：先天性无胆囊（agenesis 未发育）、肝内胆囊（小胆囊，图 9-39）异位胆囊、双胆囊、分隔胆囊（图 9-40）和胆囊憩室等。此外，还要先天性系膜过长的胆囊，可能是

胆囊扭转的发病因素之一。

关于皱折胆囊：因相当常见（20% 左右），通常视为正常变异。皱折可发生于胆囊颈体部或体底部。超声检查可见胆囊壁向囊腔突入的强回声皱襞，胆囊被皱折分隔成两个腔，仔细扫查可发现其间是连通的。胆囊底部皱折有时可见合并结石，该异常多数不影响胆囊正常功能。

（二）先天性胆管囊状扩张

青少年尤其女性多见，分肝外胆管、肝内胆管扩张两类。

1. 肝外胆管囊状扩张——先天性胆总管囊肿（图 9-41）

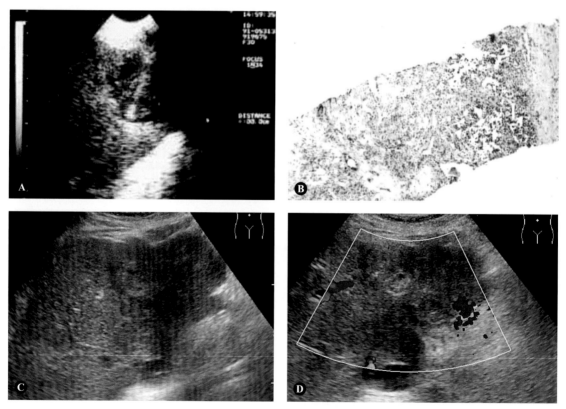

图 9-38　肝内型胆管癌超声表现（2 例）

A、B.女，30 岁，发热、昏迷待查，临床拟诊肝脓肿。声像图发现左肝外叶低回声实性肿物，边缘不规则，后壁回声轻度增强。拟诊：实性占位病变，小 HCC？穿刺病理证实：低分化肝内胆管细胞癌；临床最后诊断：胆管细胞癌合并脑转移，后经 CT 证实。C、D.左肝外叶不规则低回声结节，边缘隆起，极不规则。彩色多普勒血流成像显示结节周边少许血流信号，经手术证实为胆管细胞癌

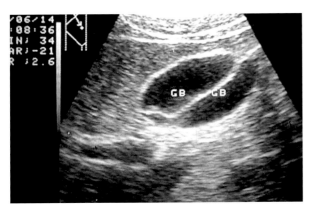

图 9-39 肝内胆囊（小胆囊）

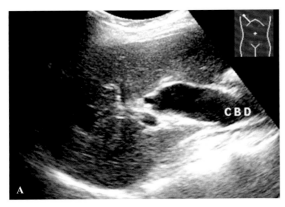

图 9-40 先天性分隔胆囊
GB 胆囊

（1）胆总管部位呈囊状扩张，纵断面多呈椭球形、近梭形，边界清晰，囊内呈无回声。其中有时可见胆结石征象。

（2）囊肿横断面呈圆形。扩张的胆总管末端，使胰头部呈特征性的弧状变形。

（3）囊肿的近端即肝总管一般扩张不显著。

（4）囊肿可使胆囊移位，大的囊肿可贴近前腹壁。

（5）并发症：胆总管囊肿常合并结石、胆泥，极少数患者并发胆管癌（图 9-42）。

（6）MRCP、CT 有助于证实本病。ERCP、内窥镜检查对于进一步诊断、介入性处理胆总管末端阻塞的病因如结石、胆管癌有一定的意义。

2.肝内胆管囊状扩张症（Caroli病）（图 9-43）

本病患者儿童居多，女性相当于男性 3～4 倍。常因反复发作性上腹痛、黄疸、腹部肿物就诊。特点是多个囊肿沿左右肝管系主支分布并与之相通。囊肿呈圆形或梭形，内无回声。肝内胆管囊肿可合并胆总管囊肿。本病须与肝囊肿以及梗阻所致的肝内胆管扩张鉴别。依据其分布形态特点一般不难鉴别。CT、MRCP 有助于明确诊断。

3.肝内外胆管囊状扩张（图 9-44）

此型比较罕见，本病兼有肝内和肝外胆管囊状扩张的声像图特点。

九、胆道蛔虫病

20 世纪 80 年代以前胆道蛔虫病在我国颇为流行，为临床常见的急腹症之一。超声诊断本病及其并发症有着重要意义。随着城乡卫生条件的改善，目前已不多见。声像图特点：

1.肝外胆管纵断可见 3～5 毫米宽的平行线条状高水平回声，边缘光滑，中间回声较低，代表蛔虫的假体腔（图 9-45 A、B）。

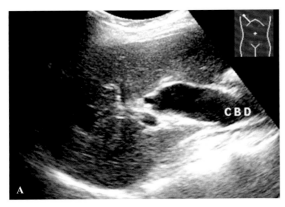

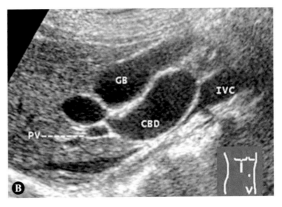

图 9-41 先天性胆总管囊肿（2 例）
CBD 胆总管，GB 胆囊，IVC 下腔静脉，PV 门静脉

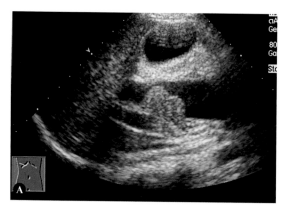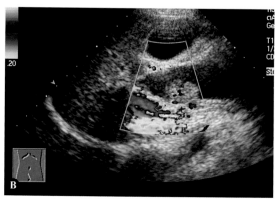

图 9-42 先天性胆总管囊肿并发胆管癌

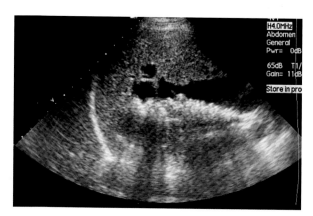

图 9-43 Caroli 病：肝内囊肿合并多发性结石

2. 一般合并轻度胆管扩张，声像图呈现同心圆征或"内管征"（inner tube）。

3. 实时超声可能观察到蛔虫蠕动。随诊可能发现蛔虫位置移动，例如位于肝内胆管、胆囊腔或已消失。

4. 胆管内如有多条蛔虫，则呈现多根线条样强回声，并可出现声影。

5. 蛔虫死后萎缩、碎裂，可呈不规则形，或伴有结石、胆泥，也可合并胆管炎。此时超声表现不典型，诊断比较困难，需结合病史综合分析。

十、梗阻性黄疸的诊断与鉴别

实时超声能够通过显示肝内外胆管扩张和胆管自身或外压性病变，对于阻塞性黄疸及其病因的诊断和鉴别起着重要的作用。

（一）肝内外胆管阻塞的超声表现

1. 肝内胆管扩张表现

（1）肝总管的一级分支，即左右肝管。其内径正常一般不超过 3 ～ 4mm，其宽径相当于与其平行门静脉宽度的 40%。大于 3mm，则提示可能有扩张。

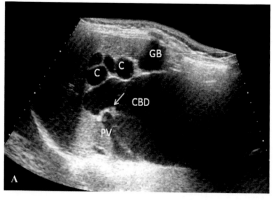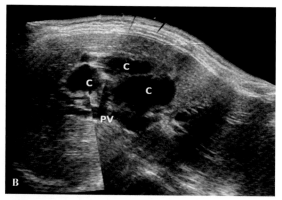

图 9-44 先天性肝内外胆管囊状扩张症

A. 沿门静脉长轴显示巨大的胆总管囊肿合并和肝内胆管囊状扩张；B. 沿肝门肝脏横断面显示多发性肝内胆管扩张

PV 门静脉，CBD 胆总管囊肿，C 肝内胆管囊肿，↑右肝动脉，GB 胆囊

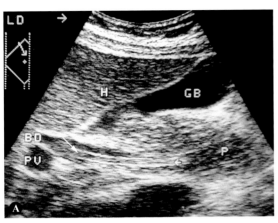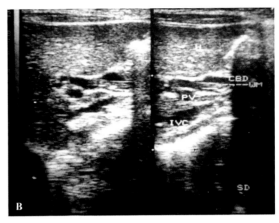

图 9-45　胆管蛔虫病声像图（右上腹部斜断面）

　　A.胆总管内出现长条的平行线状回声，代表蛔虫的虫体（↓）。BD 肝外胆管，PV 门静脉，P 胰头部，GB 胆囊，H 肝脏；B.胆总管蛔虫合并胆总管轻度扩张（双幅显示）H 肝脏，CBD 胆总管，PV 门静脉，IVC 下腔静脉，LM 蛔虫

　　（2）正常肝总管二级分支被高档超声仪显示者并不少见，最好用 CDFI 与伴行的肝动脉、门静脉鉴别。二级以上更细的肝内胆管一般显示不清，如果管腔明显扩张甚至迂曲，可与相应肝段的门静脉构成"平行管征"，横断面则出现 2 个或 2 个以上的圆形断面，用 CDFI 容易与伴行的门静脉鉴别。典型的平行管征，是肝内胆管扩张的特征（图9-46A）。结石、肿瘤、先天性病变均可引起肝内胆管扩张。重度的肝内胆管扩张常见于肝门部胆管癌，其典型的形态特征是：管壁不规则，管道多扭曲呈"蟹足状"，向肝门部汇集（图9-46B）。扩张胆管后方回声增强，与静脉血管不同。

　　2.肝外胆管扩张

　　（1）肝外胆管扩张时与伴行的门脉呈现双筒枪

征（图 9-47）。

　　（2）肝外胆管上段或肝总管 ≥ 6mm 提示扩张，但有胆囊切除手术史的患者可趋于增宽。

　　（3）肝外胆管下段或胆总管超过 8.5 ～ 10mm，根据患者年龄，提示扩张可能，必要时做胆囊收缩功能试验（脂餐或胆囊收缩素注射），根据结果决定其病因及临床意义。

　　（4）重度肝外胆管梗阻，以 CBD 梗阻为例，往往伴有 CHD 增宽、肝内胆管普遍扩张、胆囊增大，并且内部张力增高等系列继发征象（图9-48）。

　　（二）胆道梗阻的部位及病因诊断

　　1.以下特征有助于鉴别肝门部高位或胰头部低位梗阻

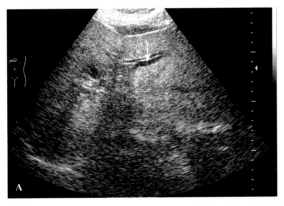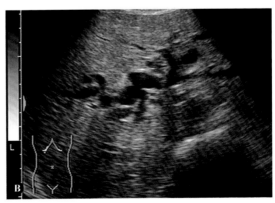

图 9-46　左右肝内胆管扩张超声征象

A.轻度肝内胆管扩张，可见平行管征（↑）；B.重度肝内胆管普遍扩张（"蟹足状"改变）

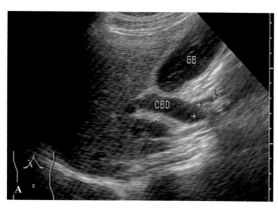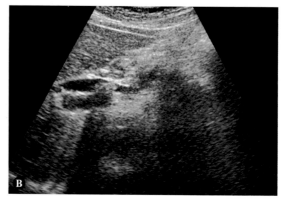

图 9-47　肝外胆管扩张呈双筒枪征声像图（2例）

A. 胆总管扩张，远端团块状强回声伴有声影（↓），结石梗阻引起；B. 胆总管轻度扩张，泥沙样结石

CBD 胆总管，GB 胆囊

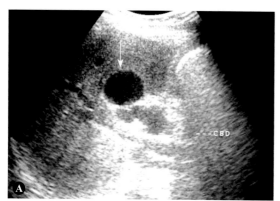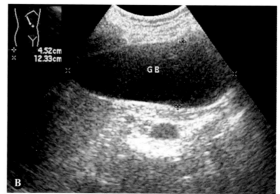

图 9-48　胆总管癌引起重度肝外胆管梗阻声像图

A. 右上腹肝门部沿门静脉长轴扫查，显示胆总管（CBD）内实性肿物，伴有近段肝外胆管显著扩张、右侧肝内胆管扩张，胆囊颈部短轴断面呈圆形（↑，代表张力增高）；B. 胆囊长轴断面扫查，显示胆囊显著增大（GB）

（1）胆总管扩张是低位梗阻或肝外胆管下段梗阻的表现；

（2）胆总管显示正常，而肝内胆管或左右肝管扩张提示肝外胆管上段即肝门部梗阻；

（3）多数情况下，胆总管扩张伴有胆囊扩大，提示低位或下段梗阻；胆囊塌陷、体积过小提示上段肝门部梗阻；

（4）胆总管扩张而胆囊不扩大，提示胆囊颈部梗阻或胆囊本身存在的病变，如慢性胆囊炎、胆石症包括 Mirizzi 综合征；

（5）肝外胆管、胰管双扩张，提示 Vater 壶腹水平的阻塞，如胰头癌、壶腹癌、壶腹周围癌（图9-49）。

此外，还有一种比较少见的胆囊颈部慢性完全性梗阻，由颈部结石或炎症引起，导致胆囊积水——"白胆汁"，患者临床症状轻微或无症状。声像图表现为巨大胆囊，壁较厚，颈部可见结石强回声及声影，肝内外胆管无扩张。

2. 梗阻的病因诊断

肝外阻塞性黄疸病例中约90%以上是胆管结石、胰头部肿瘤及胆管癌所致。结石与软组织肿瘤的鉴别方法如下：

结石的回声一般较强，与胆管壁分界清楚，有移动性，多数有明显的声影；胆管癌、胰头癌等软组织肿瘤多无声影，与胆管分界不清，无移动性，CDFI 对于鉴别诊断有一定的帮助。胰头癌、胆管癌等引起胆管扩张和梗阻程度，较结石更显著，而且黄疸是进行性加重的。胆结石的梗阻可以是不完全

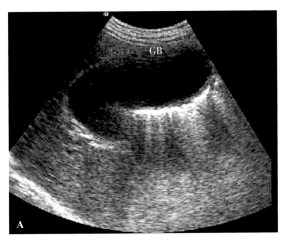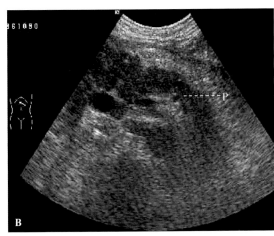

图 9-49　胰头癌引起肝外胆管梗阻和胆囊扩大

GB 胆囊，P 胰腺

和完全性，既往常有胆绞痛发作史，经保守治疗有缓解的可能性。

胆管的慢性炎症如硬化性胆管炎所致管壁增厚、管腔狭窄也可引起梗阻，但非胆管扩张，属于少见病。

临床意义：超声检查用于梗阻性黄疸诊断通常可获得很好的效果。但是过度肥胖、胃肠气体干扰较重、肝脏位置过高特别是病变位于肝外胆管下端的患者，检查效果并不满意。当超声发现胆道扩张而病变未能显示时，可建议进一步做理想的无创性 MR（MRCP）检查。必要时需要通过内镜进行 ERCP 检查，后者除了可以诊断之外，还可以通过介入性方法进行必要的组织学活检，以及清除胆总管末端结石达到治疗目的。

（三）胆囊收缩功能试验

肝外胆管正常值测量存在着一定的个体差异。老年人和胆囊切除术后患者的肝外胆管可以"生理性"增宽而并非病理性梗阻。少数胆总管内较小结石在发作缓解期间可无明显扩张；即使超声发现胆管轻度扩张，但临床表现也不突出。此系不完全胆道梗阻表现，超声如未能发现结石，也难以除外胆道系统是否存在不全梗阻。胆囊收缩功能试验有助于解决这一难题，它可降低胆系梗阻诊断的假阳性和假阴性率，提高诊断水平。

临床常用的胆囊收缩功能试验方法有脂餐试验法（油煎鸡蛋 2 枚）和胆囊收缩素注射法两种。下面介绍普通常用的脂餐试验法：

1. 适应证

（1）超声显示肝外胆管轻度扩张或胆管内径测值在正常上限，但未能发现相应病变；

（2）超声测量胆管内径在正常范围，临床仍怀疑存在梗阻，如血清胆红素或碱性磷酸酶升高；

（3）超声发现肝外胆管扩张，但临床和实验室检查均无异常表现。

2. 方法

（1）被检者检查前禁食 6～8 小时；

（2）常规测量和纪录胆囊最大长径、短径。

（3）在右上腹纵切沿门静脉做纵断扫查，待其腹侧清晰显示胆总管后停帧，测量其内径；

（4）进食两枚油煎鸡蛋，45 分钟至 1 小时后复查，重复测量胆管。

（5）注意事项：尽可能由同一位医师对患者用同样体位和手法测量。

3. 脂餐试验结果的判断

结果正常：脂餐后胆囊收缩明显；胆管内径较脂餐前缩小超过 1mm，或是脂餐前肝外胆管管径疑似增宽，脂餐后保持不变。

异常反应：脂餐后管径较脂餐前增大超过 1mm，提示胆管远端存在不全梗阻或是轻度梗阻，其病因可能是炎症引起的纤维化、结石或小的肿瘤，建议 MRI 或其他检查。

十一、胆囊以下异常的声像图识别

（一）胆囊不显示

胆囊不显示或不易显示，须考虑以下可能性：

1. 餐后胆囊　胆囊呈排空状态。冠状断面扫查可以清楚显示体积小的、胆囊壁完整的胆囊，其底、体、颈部指向右门静脉。

2. 胆囊切除术后。

3. 慢性胆囊炎合并结石和胆囊萎缩。

4. 肿瘤充满胆囊，使其液腔消失（常酷似肝肿瘤，应注意鉴别）。

5. 肝外胆管在肝总管及以上完全梗阻，胆囊不能被胆汁充盈。

6. 胆囊内积气较多，因胆囊产气杆菌感染（气性坏疽性胆囊炎）或消化道内瘘所致超声检查有困难，CT检查有助于确诊。

7. 先天性　胆囊缺如，异位胆囊（少见）。此外，胆囊体积较小，或称"肝内胆囊"，缺乏胆囊系膜。

声像图识别的方法：熟悉胆囊超声解剖学及其定位指标，采用正规的胆囊扫查技术和技巧，注意采用胆囊长轴断面扫查与胆囊冠状断面/短轴扫查相结合的方法——将探头放在右肋缘下，从第二肝门水平至第一肝门以至更低水平对胆囊床进行来回扫查，这种扫查技巧有助于明确胆囊有无病变或各种异常，从而为临床提供有价值的诊断信息。

（二）胆囊壁增厚（图9-50）

1. 胆囊疾病如急性胆囊炎、慢性胆囊炎、胆囊癌和胆囊腺肌性增生等，胆囊壁增厚超声征象具有诊断价值（前已述及）。

2. 非胆囊性疾病所致胆囊壁增厚　可由多种原因引起，特别值得加以注意：

（1）急性肝炎尤其是重症黄疸型肝炎（胆囊壁因病毒侵犯均匀性增厚，可伴有充盈不良，但层次清晰；肝病好转后恢复）。

（2）肝硬化门静脉高压（常伴有胆囊壁低蛋白血症性水肿或淤血性水肿）。

（3）右心衰竭（淤血性水肿）。

（4）弥漫性肾小球性肾脏疾病（低蛋白血症引起）等。

（三）胆囊内沉积物

1. 有病理意义的沉积物　①急性胆囊炎和胆道梗阻患者的胆囊内，可充满弥漫性细点状中低回声，提示炎性渗出或脓性渗出物。②稠厚的胆泥声像图可以形成实性的球形团块，也称软结石；胆泥中如果掺有细小结石，可见细点状强回声。③胆道出血形成胆囊内凝血块，常呈形状不规则和异常回声的漂浮物，有时可酷似肿瘤。患者可有经皮穿刺肝内胆管造影(PTC)史，或有消化道出血(呕血、黑便)史，结合病史可提示诊断。④寄生虫如蛔虫或蛔虫残体，华支睾吸虫产生的浮游点状回声等。

2. 缺乏病理意义的沉积物　常呈均匀中低水平回声和分层平面，多系胆汁中胆红素钙、胆汁酸盐结晶析出引起。可移动但缓慢（长达20分钟）。亦可见于胆囊内充满微结石，呈弥漫细点状中低水平回声，无声影。该征象主要见于：

（1）长期禁食的患者如腹部手术后、静脉给营养的患者，恢复正常饮食后或使用胆囊收缩素注射，沉积带即消失。

（2）妊娠期胆汁淤滞可同时伴有胆囊增大。

（四）胆囊增大

1. 正常变异，属于个体差异。通过超声脂餐试验，可以发现胆囊收缩功能良好，也无肝外胆管扩张。

2. 长期禁食，或手术后禁食，胆囊可能过度充盈或体积增大。长时间浓缩的胆汁存留，可因胆红素钙析出，胆囊内通常产生均匀弥漫的低回声。恢复正常饮食后，会自然消失（图9-51）。

3. 胆囊炎，特别是合并颈部结石、胆泥引起胆囊出口梗阻。

4. 胆管梗阻　胆总管、胆囊管梗阻——胆囊管综合征（Mirizzi综合征）、先天性胆管闭锁。

5. 其他胆囊增大　常见于胰头癌、胆管癌，胆道出血比较少见。

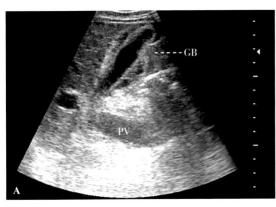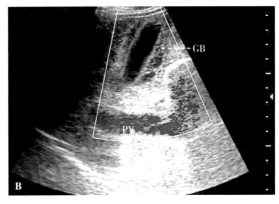

图 9-50　急性肝炎患者，胆囊充盈一般，胆囊壁弥漫性增厚

GB 胆囊，PV 门静脉

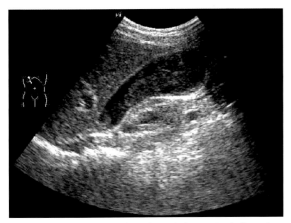

图 9-51 长期禁食后胆囊增大，腔内可见沉积物回声。
正常饮食后可恢复

（张　武　王金锐）

参考文献

1. 刘树伟，王　凡，王永贵 . 胆总管的矢状断层解剖研究 . 解剖学杂志，1993，16（5）：391-394.

2. Goldberg BB, McGahan JP 著 . 张缙熙主译 . 超声测量图谱 . 第 2 版 . 北京：人民军医出版社，2008：419-423/413-417（胆囊 / 肝外胆管超声测量）.

3. 曹海根，王金锐 . 实用腹部超声诊断学 . 第 2 版 . 北京：人民卫生出版社，2006：101-145.

4. Cooperlerg PL, Scheske GA, Mathreson JR.The gallbladder and bile duct. [in] Goldlerg BB, et al. Ultrasonography（The NICER Year Book 1996, Vol 1）83-110.

5. Rumack CM, Wilson SR, Charboneau JW [ed]. Diagnostic ultrasound. Third edition. Mosby, 2005: 171-209（The biliary tree & gallbladder）.

6. 孙　健，颜冬华，陈　芳 . 华支睾吸虫声像图表现探讨 . 中国医学超声杂志，2004，20（10）：771-773.

7. 何婉媛，王文平，毛　枫，等 . 超声对肝门部胆管癌术前分期诊断 . 中国影像技术，2000，16（2）：133-135.

8. 廖盛日，陈敏华，章　晖，等 . 超声对胆管癌术前分期诊断探讨肝脏及胆囊浸润的超声诊断 . 中国超声医学杂志，1998，14（8）：43-45.

9. 赵巧玲，石景森，尹益民 . 原发性胆囊癌早期超声诊断的价值探讨 . 中华肝胆外科杂志，2004，10（11）：743-745.

第一节　超声解剖概要

胰腺呈条带状器官，位于腹膜后，相当于上腹部第一、二腰椎水平。胰腺分头、颈、体、尾四部分。其外形和长轴有许多个人差异，可分两种形态学类型：①一般型居多（占74%），其中斜型占半数，水平型、直角型共占其余半数；②特殊型较少见（26%），其中有体低型、头低型、波浪型等（图10-1）。胰头部较大，位置通常较低，纵断面略呈椭圆形，被十二指肠环的降部、水平部包绕，恰好位于下腔静脉的腹侧；其上为门静脉主干（main portal vein），其下为十二指肠水平部。胰头外侧与胆囊或十二指肠降部相邻，其内侧为肠系膜上静脉的外缘。胰头的钩突部，向内绕行至肠系膜上静脉的后方，并终止于肠系膜上动脉。胰头的前外侧可见十二指肠球部。胰颈部稍细，位于肠

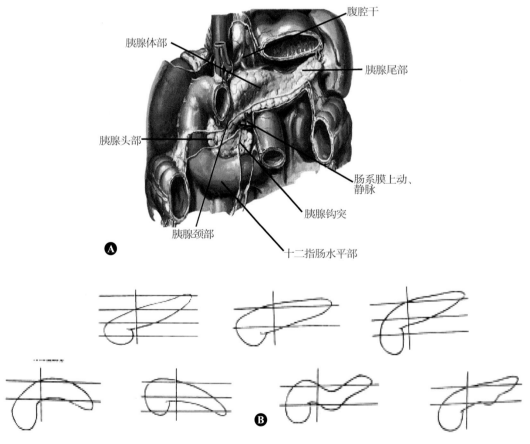

图10-1　A.胰腺及其相邻器官解剖关系和B.胰腺形态学变异模式图

系膜上静脉与脾静脉交界处的腹侧，此处是胰颈部重要的声像图指标。胰颈腹侧与胃窦或肝胃韧带相邻。胰体部跨越至脊柱前面的主动脉及其分支——腹腔干/肠系膜上动脉，弯向后与胰尾部连续。胰尾部紧随其背面的脾动脉、脾静脉，位置通常较高，经左肾前间隙，抵达脾门部。胰腺体、尾部前面紧贴网囊后壁和网膜囊间隙，与肝胃韧带、胃体、胃底部相邻。

第二节 适应证

1. 胰腺炎

（1）急性胰腺炎 轻型胰腺炎（"水肿型"）；重型胰腺炎（"出血坏死型"）。

（2）慢性胰腺炎 慢性钙化性胰腺炎/胰管结石，慢性阻塞性胰腺炎。

2. 胰腺囊性肿物

（1）真性囊肿 先天性、包虫病性、赘生物性。

（2）假性囊肿。

（3）脓肿/假性囊肿合并感染。

3. 胰腺外伤/外伤性胰腺炎

4. 胰腺肿瘤

胰腺癌、壶腹周围癌、囊性肿瘤（浆液性、黏液性囊腺瘤）、转移癌、胰岛细胞肿瘤。

5. 介入性超声

超声引导穿刺细胞学和活体组织学检查，胰腺囊肿抽液诊断和治疗，术中超声检查。

第三节 检查方法

（一）仪器条件

首选实时超声诊断仪，采用腹部设置条件。凸阵、线阵式和扇扫式仪器皆可应用。探头频率：成人常用3.5～5MHz，肥胖者有时需用2.5MHz，消瘦者或少年儿童用5MHz探头。

（二）检查前准备

1. 宜按常规在上午空腹时进行检查，建议备用300～500ml饮水。急腹症者，可随时检查。

2. 体位

（1）仰卧位 为常用体位。部分患者因胃肠气体和肥胖因素显示不清，可嘱患者深吸气，使脾脏下移作为透声窗，便于显示胰腺。必要时，变换体位（下述）。

（2）坐位或半卧位 此时胃内气体上移至胃底部，肝脏下移，通过肝脏作声窗，可以改善胰腺的超声显示：

① 左上腹部，利用脾脏-左肾作为声窗便于观察胰尾和脾门血管。

② 右上腹部，便于观察胰头包括钩突部，及其与相邻器官（胆囊、十二指肠、下腔静脉、肠系膜上静脉）的关系。

③ 如果进一步采用饮水后超声扫查（500～600ml），即利用充盈的胃作为声窗，也可采用市售口服超声造影剂，以便更加清晰地显示胰头、胰体、胰尾各部及其相邻结构。此方法也称"口服法超声造影"，对于尤其是在空腹对于胰尾区显示不清者最为有用。（注：在患者有呕吐倾向和疑及急性胰腺炎时，慎用饮水方法或口服超声造影剂）。

此外，饮水后取坐位利用背部途径，经脾和左肾作为声窗，也能够清晰观察胰尾区。

（三）扫查方法

1. 上腹部横断-胰腺长轴扫查法

在上中腹部脐以上部位相当于第Ⅰ、Ⅱ腰椎平面扫查，以观察胰腺的长轴。扫查探头自上而下或自下而上、多次反复，注意在左肝和胃的深方，在下腔静脉、腹主动脉、肠系膜上动、静脉及脾静脉腹侧，以清晰显示胰腺的头、体、尾部（图10-2A；图10-2C、D饮水后图像更清晰）。如果在较高水平的腹腔动脉及其分支横断面扫查，可能仅显示胰腺的体尾部，甚至仅显示胰尾部（图10-2B）。

2. 上腹部纵断面扫查法

用于分别显示胰腺头、体、尾短轴断面。它可作为胰腺经腹横断扫查的重要补充。此法在临床需

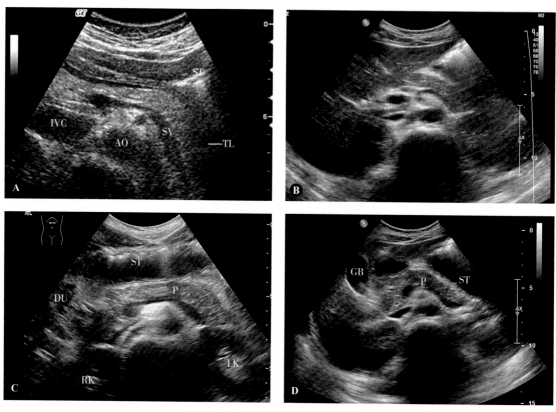

图 10-2　正常胰腺及其毗邻声像图

A.肠系膜上静脉－脾静脉水平横断面；B.腹腔动脉及其分支水平横断面；C、D.饮水后超声扫查

ST 胃，AO 主动脉，IVC 下腔静脉，SV 脾静脉，TL 胰尾，P 胰腺，DU 十二指肠，GB 胆囊，RK 右肾，LK 左肾

要时，可用来测量胰头、体、尾各部的上下径和前后径。

（1）右正中旁沿下腔静脉长轴扫查，观察位于下腔静脉腹侧的胰头部，呈椭圆形的结构（图 10-3A、B）。有时可见胆总管远端在胰腺的背侧通过。

（2）左正中旁沿主动脉长轴扫查，观察胰体部。胰体呈钝三角形，其背侧的重要声像图标志是脾动脉和脾静脉（图 10-3C、D）。

（3）正中线沿肠系膜上静脉长轴扫查，观察胰颈部（图 10-3E、F）。

在肠系膜上静脉与脾静脉汇合处，可见稍粗的薄壁管状结构，内呈无回声，即肠系膜上静脉长轴（SMV，相当于主动脉或下腔静脉腹侧）。它是胰颈部的最恒定的重要声像图标志。在肝胃韧带和胃窦深方，可见紧贴 SMV 腹侧的胰颈部，呈扁卵圆形的结构；此外，在 SMV 的背侧，还可找到小而

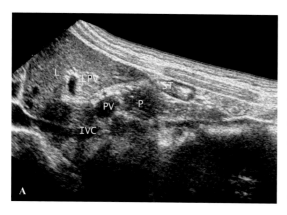

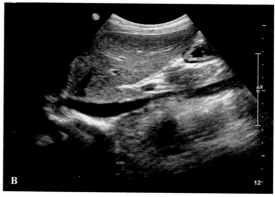

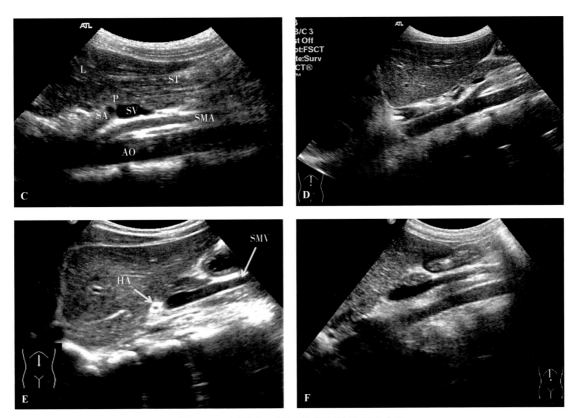

图 10-3 胰腺头、颈、体部短轴的扫查方法

　A、B. 右正中旁纵断（沿下腔静脉），显示胰头部；C、D. 左正中纵断（沿腹主动脉），显示胰体部；E、F. 正中纵断（沿肠系膜上静脉），显示胰颈部和钩突部

　P 胰腺，PV 门静脉主干，SA 脾动脉，SV 脾静脉，L 左肝，ST 胃，IVC 下腔静脉，AO 主动脉，HA 肝动脉，SMV 肠系膜上静脉，SMA 肠系膜上动脉，LPV 门静脉左支

扁平的胰头钩突部。胰颈和钩突可被视为胰头的一部分，显示它们与 SMV 的关系，具有重要的临床意义。

（4）左锁骨中线纵断面扫查，可以显示胰尾部和胰尾区。需要在饮水后坐位观察。

胰尾部体积小、扁平形，位于胃体深方和左肾

浅方，与脾静脉／脾动脉紧密相连（图 10-4 A、B）。胰尾的重要声像图指标是紧贴脾静脉和脾动脉，尤其是管径较粗的脾静脉。利用 CDFI，更容易加以识别。

3. 胰尾区的冠状断面扫查法

右侧卧位在肋间以脾脏或脾／左肾为声窗，可以进一步观察脾门部和胰尾有无病变。利用 CDFI

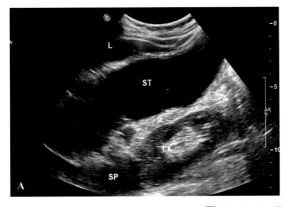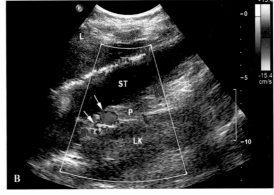

图 10-4 A、B 胰腺尾部声像图

L 肝脏，ST 胃，SP 脾脏，LK 右肾，P 胰腺，↓脾静脉

显示脾动静脉作为声像图标志，容易辨认其足侧的胰尾结构有无异常（图 10-5A～D）。

事实上，通过左侧背部扫描，利用脾脏、左肾作声窗，也可显示胰尾区（图 10-6）。

【扫查技术注意事项】

1. 约有 20% 患者胰腺尤其胰尾，由于胃、肠气

体干扰超声显示不满意。改用坐位或半坐位或饮水后再观察，往往可以显著改善。必要时，还可利用脾脏 / 左肾作声窗，在左肋间（可靠近背部）做冠状断面扫查。

2. 胰腺长轴扫查时（腹部横断面），应全面观察胰腺的头（包括钩突部）、颈、体、尾各部形态、大小、内部回声和主胰管是否正常。横断面扫

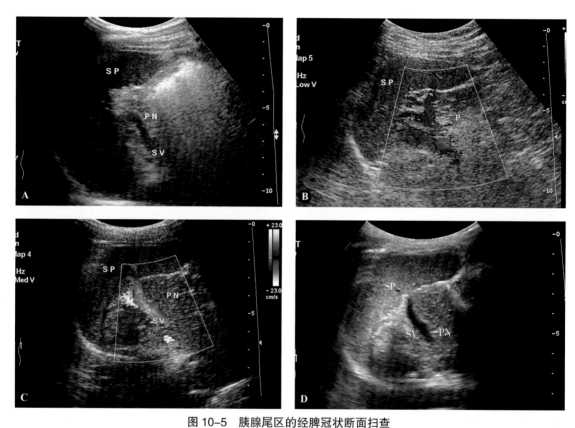

图 10-5 胰腺尾区的经脾冠状断面扫查

A、B.正常胰尾区超声表现；C、D.胰腺炎声像图（PN，胰尾部肿胀）超声表现
SP 脾脏，P 胰腺，PN 胰尾，SV 脾静脉

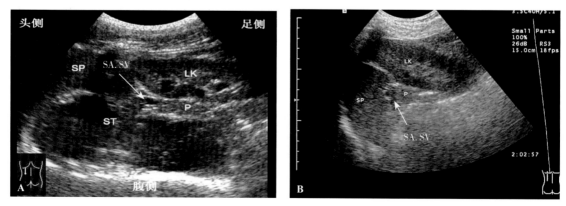

图 10-6 背部扫查通过脾、左肾作声窗显示胰尾及其头侧的脾动静脉

SP 脾脏，LK 左肾，P 胰尾，ST 胃，↑脾动静脉，SA 脾动脉，SV 脾静脉

查过程中必须意识到：绝大多数胰头位置较低，胰体、尾位置较高，呈斜形向上、向后延伸倾向，直至脾门部。因此，扫查时，探头左侧常需向上倾斜 15°～30°，才能清晰显示胰腺头、体、尾全貌。

3.胰腺短轴扫查时，分别在下腔静脉矢状断面上观察胰头部；在肠系膜上静脉腹侧观察胰颈部和钩突部；在腹主动脉矢状断面腹侧、胃和肝胃韧带深方观察胰体部；在脊柱左外侧缘至左侧锁骨中线的矢状断面上观察胰尾。此外，利用左肋间脾脏冠状断面和左肾，甚至左背部补充观察胰尾区有无异常。

4.肥胖、胃肠胀气的患者在扫查时，宜将探头适当加压，或换用扇扫等探头，以改善胰腺观察效果。个别过分肥胖、胃肠气体过多者，即使变换体位和饮水，观察胰腺可能仍不满意，宜如实写"胰腺/尾部显示欠清晰（或不满意）"，建议做CT、MRI等其他影像检查。切忌笼统地报告"胰腺未见异常"。

第四节　正常声像图

综上所述,正常胰腺的边缘通常是整齐而光滑。成年人胰腺实质呈比较均匀的中等强度的回声，与肝实质回声相似或稍强（图10-2A～D）。老年人和肥胖体型者由于脂肪浸润、纤维化等因素，实质回声可以显著增强（图10-7，图10-8，勿误以为"慢性胰腺炎"）；儿童胰腺的内部回声较低。

正常主胰管与胰腺长轴平行，管壁很薄，回声稍高，在胰头部较宽，一般＜2～3mm（图10-9）。由于生理变化可以变窄或闭合，呈隐约可见的细线样回声。

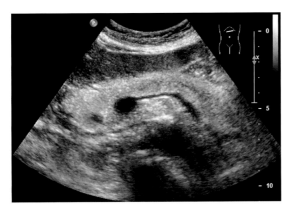

图10-7　正常胰腺声像图（男68岁）

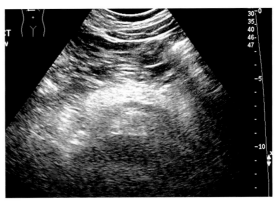

图10-8　正常胰腺声像图
（男38岁，肥胖、脂肪肝CT证实）

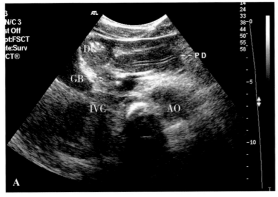

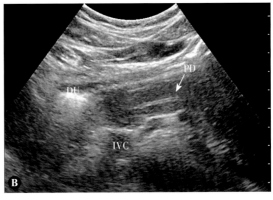

图10-9　正常胰腺和主胰管（PD）声像图，右图显示主胰管接近闭合状态（↑）
DU 十二指肠，IVC 下腔静脉，AO 主动脉，GB 胆囊

【胰腺的超声测量方法和正常值】

常利用胰腺长轴断面，在肠系膜上静脉与脾静脉胰腺汇合处清晰显示时，进行胰腺前后径的测量（见图 10-2C）。胰头前后径在下腔静脉腹侧测量；胰体前后径测量以主动脉前方为准；胰尾测量大致以脊柱的左缘为准。胰腺超声正常测值见表 10-1。由于胰腺的形态、位置有很大的个体差异，正常测值缺乏足够的敏感性和可靠性，其临床意义有限，故仅供参考。

表 10-1　胰腺正常值（单位 cm）

	前后径（cm）	上下径（cm）
	均值 ± 标准差	均值 ± 标准差
胰头	2.34±0.31	3.63±0.56
胰体	1.73±0.26	3.04±0.61
胰尾	1.69±0.26	3.18±0.43

（引自曹海根、王金锐，1993）

第五节　主要疾病诊断要点

一、急性胰腺炎

胰腺炎是常见急腹症之一，女性比男性多见。胆囊结石和酗酒是最常见的诱因，约占 80%。所谓"特发性"原因不明者占 10%，实际上很可能由微结石（microlithiasis）引起。其他极少见的原因如 ERCP、手术、胰腺外伤等。

现今学者们根据临床病理，分轻型胰腺炎和重型胰腺炎两大类。以往分别称为水肿型和出血坏死型胰腺炎。轻型胰腺炎居多数，约占 90%，临床上属自限性，一般一周左右可以逐渐痊愈；少数患者以后反复发作。重型胰腺炎或出血坏死型胰腺炎，相对少见，但病情凶险，易并发组织坏死、胰周蜂窝织炎、胰腺感染和脓肿、腹腔积液、假性囊肿，故死亡率高。

（一）急性轻型胰腺炎的典型表现

1. 弥漫型胰腺炎　胰腺均匀、弥漫性肿大，其边界清晰，腹部横断呈"腊肠样"改变（图 10-10A、B），仅约半数患者有之。极少数的胰腺肿大仅限于头部或体、尾部，称局灶性胰腺炎（图 10-10C）。

2. 肿大的胰腺　往往呈均匀、弥漫的低水平回声。胰腺若无明显肿大，内部回声可以轻度减弱或基本正常。

3. 伴随现象　显著肿大的胰腺可使下腔静脉或（和）肠系膜上静脉受压变形；还可伴有胰管或胆总管轻度扩张。

4. 相关的并发症　出现胰腺周围积液（月牙形无回声），或假性囊肿，均较少见。

5. 超声随诊　前述胰腺异常声像图常在 1～2 周内逐渐恢复正常。

【注意事项】

1. 半数轻型胰腺炎患者其声像图可表现完全正常，即假阴性率较高（有学者报告体积增大、回声异常者不足 25%）。临床上可根据胰腺的"正常声像图"结合血、尿淀粉酶增高做出胰腺炎（轻型）的诊断和处理，其预后良好。故不能根据"正常"图像排除胰腺炎的诊断。

2. 少数患者表现为急性局灶性胰腺炎。胰腺肿大限于胰头区或胰头、胰尾部，可酷似肿瘤，需要仔细检查。结合病史、淀粉酶检验结果、超声随诊出现动态变化，不难加以鉴别。必要时进一步做 CT 检查。

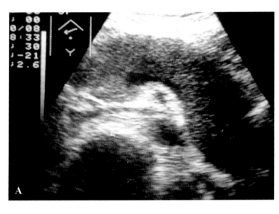

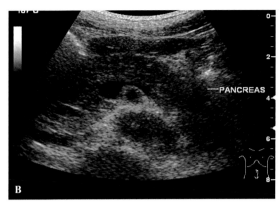

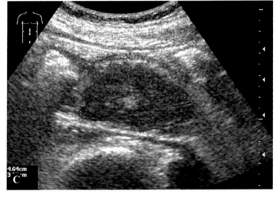

图 10-10　典型轻型胰腺炎声像图

PANCREAS 胰腺

（二）急性重型胰腺炎（图 10-11）

1. 胰腺体积显著肿大，形态很不规则，边缘轮廓可模糊不清。

2. 胰腺实质多数回声减低，特点是回声的强、弱不均——"非均质性改变"。回声减低区代表炎症。可伴有小片或大片液化无回声区，代表胰内坏死、液体积聚或脓肿。

3. 与急性重症胰腺炎相关的并发症，常同时伴有以下一种或多种炎症表现：

（1）胰周围积液表现：胰腺表面出现无回声或低回声窄带。严重者，出现明显的局部积液无回声区（网膜囊积液或胰旁脓肿）。

（2）肾旁前间隙出现液体无回声区，伴有组织肿胀，提示胰液外溢和广泛组织炎症（图 10-12）。

（3）腹盆腔游离积液征象：积液可多可少，比较常见。腹膜腔积液也可合并感染或脓肿。

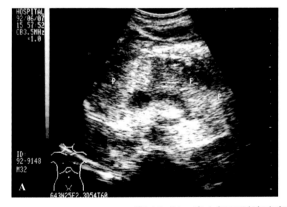

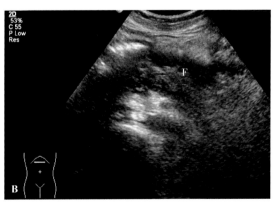

图 10-11　出血坏死型胰腺炎声像图（F 代表液性坏死区）

P 胰腺

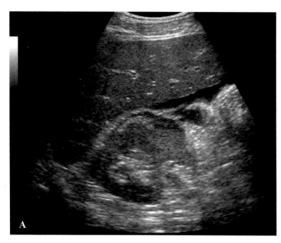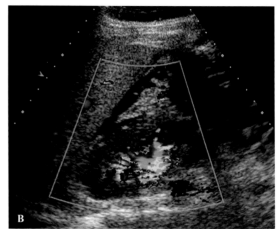

图 10-12　重型胰腺炎伴随征象：肾旁前间隙出现液体无回声区伴有组织肿胀表现

（4）合并假性囊肿：比轻型胰腺炎多见（5%～16%）。囊肿体积可能较大或很大。合并出血或感染时可以出现低回声或不规则回声区。部分急性假性囊肿经过 4～6 周后，可能因与主胰管相通而自行消退。

（5）胰腺相邻的血管病变：肠系膜静脉周围炎——周围出现无回声带，比较少见（10%）。

【临床评价】

1.超声检查是急性胰腺炎的主要筛选诊断方法，实用而且简便易行。因为半数轻型急性胰腺炎声像图显示"正常"，故结合病史和淀粉酶测定等临床资料进行诊断十分重要。然而，即使血尿淀粉酶水平很高，声像图基本正常的患者，提示预后良好。

2.超声诊断急性胰腺炎显然受肥胖、腹胀、腹痛和操作者技术水平的影响。超声诊断急性胰腺炎的敏感性和准确性，包括对病变性质如坏死的有无及其范围，对于有无多种并发症等的全面评估，远不及增强 CT 检查，这在急性出血坏死型胰腺炎尤其如此。因此，临床一旦怀疑急性重症坏死型胰腺炎，应首选增强 CT 扫描检查。

3.尽管超声检查急性重症坏死型胰腺炎敏感度较差，比较费时，检查也欠全面，但用于 CT 检查后坏死型胰腺炎及其并发症的系列随访效果极好。它易于发现腹腔内异常液体积聚和急性期内假性囊肿或脓肿形成，还可及时引导穿刺引流，鉴别是否合并化脓性感染。故超声依然是重症胰腺炎重要的辅助影像检查手段。

4.超声检查胰腺应该同时检查胆道系统有无结石，它特别有助于胆源性和复发性胰腺炎的病因诊断和处理。

二、慢性胰腺炎

临床类型有慢性复发性胰腺炎和慢性无症状性胰腺炎两种。多数由于急性胰腺炎病因（如结石、饮酒等）长期存在、反复发作引起。男性远多于女性。声像图诊断早期慢性胰腺炎的敏感性较差，超声对病变范围全面评估远不及磁共振胰胆管成像（MRCP）、CT 扫描和逆行胰胆管造影（ERCP）。慢性胰腺炎患者仅约 1/3 有胰腺形态改变，4%～44% 其内部回声无异常。典型的慢性胰腺炎常有以下表现（图 10-13A、B、C、D）：

1.胰腺外形轻度不规则，表面可呈锯齿状或结节状，但不多见。腺体一般无增大，除非急性发作。

2.典型者腺体萎缩，少数胰头或体尾部局限性增大。

3.胰腺实质内部回声不均匀增强，多数呈点状或斑点状，可伴有声影（代表胰管分支小结石、钙化）。

4.多见主胰管扩张（>3mm），管壁不规则，可呈串珠状，胰管内常见单发或多发性结石强回声及声影。CDFI：出现闪烁伪像（彩色彗星尾征），有助于发现并证实胰管内的小结石。

5.少数局灶性慢性胰腺炎声像图酷似肿瘤。特

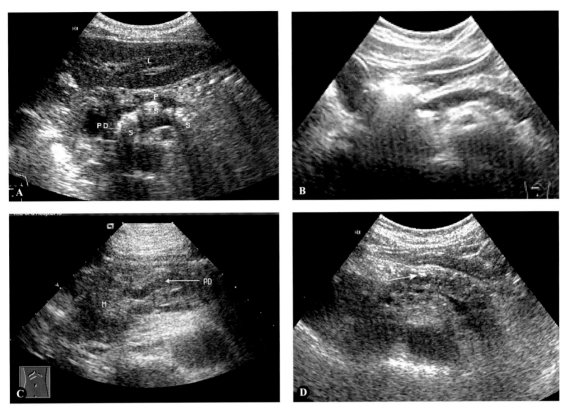

图 10-13　慢性胰腺炎声像图

A.胰腺实质萎缩（P）伴胰管扩张（PD）和多发结石（S，有彗星尾征）；B.胰管结石，伴有胰管显著扩张；C.慢性局灶性胰腺炎肿瘤样表现（M），合并扩张胰管（PD），经 CT、手术病理证实；D.示胰腺实质（小的分支胰管）内细点状钙化（↓）伴胰管轻度扩张

L 肝脏

点："瘤内"点状钙化多见，而且常合并胰管扩张，或胰管、胆总管双扩张。

6.可伴发假性胰腺囊肿（后述）。

慢性复发性胰腺炎发作期表现可弥漫性或局限性肿大，内部回声减低。合并胰管扩张者相对多见，合并胆管扩张的患者梗阻性黄疸，必须与胰腺癌鉴别。

【临床评价】

1.根据上述典型声像图有助于提示慢性胰腺炎诊断，但超声敏感性是较低的，对于多数不典型慢性胰腺炎患者，经腹超声检查无明显异常表现。临床诊断需要更多依靠病史，临床检验和结合其他影像学检查，其中 CT 扫描不可缺少。ERCP 易诱发急性胰腺炎，MRCP 即磁共振胰胆管成像是比较理想的无损检查法。

2.迄今为止，经腹超声、CT、MRCP 等影像学检查诊断慢性胰腺炎的敏感性和准确率仍有一定的

限制（据报告分别为 64%～88%，66%～88%，83%）。内镜超声检查能够显著改善胰腺炎的诊断（准确性增至 91%～96%），但仅仅有条件的单位采用。

3.慢性胰腺炎需与肥胖患者脂肪浸润以及正常老年胰腺鉴别，后者体积较小，回声均匀性增强，形态规则，无其他异常。

4.慢性胰腺炎局限性增大者声像图酷似肿瘤。胰头部慢性炎症性病变可能引起胆总管扩张（黄疸）和胰管扩张（胆管、胰管双扩张），应与胰头癌鉴别。超声引导细针组织学活检有助于提供病理诊断依据。

三、胰腺囊肿

胰腺囊肿可分为真性囊肿及假性囊肿。假性胰腺囊肿是指没有囊壁内衬上皮细胞的囊肿，占胰腺

囊肿的大多数。

1.真性囊肿

少见（图 10-14）。包括先天性囊肿（包括导管、腺泡发育异常）、潴留性囊肿及包虫囊肿等。其中，以潴留性囊肿相对多见，原因不明。

潴留性囊肿多为单发。多发的先天性囊肿合并多囊肾或多囊肝者少见。至于胰腺包虫囊肿常与肝包虫囊肿伴发，应注意肝脏超声检查并结合流行病史及化验检查进行诊断。

2.假性囊肿

常见，占 75% ～ 90%。原因：最多见为急性胰腺炎和慢性胰腺炎、胰腺外伤后的并发症，由于多量胰液积聚和周围纤维组织反应包绕，逐步发展形成境界清楚的无上皮细胞的囊壁和含组织坏死成分的囊肿，囊液为渗出性或血性，含胰液（胰酶）、坏死组织细胞成分；其次，假性囊肿也可因外伤或手术引起。假性囊肿还可合并细菌感染，以至形成胰腺脓肿。

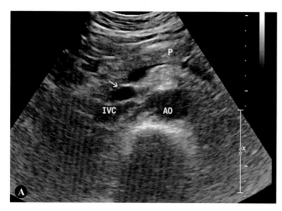
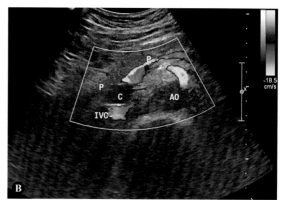

图 10-14 A、B 先天性胰腺囊肿

（男 68，无症状，超声发现后经 MRCP 证实，3 年无变化）纵断面呈梭形，无血管压迫现象
IVC 下腔静脉，AO 主动脉，P 胰腺，C 及↑胰腺囊肿

【声像图表现】（图 10-15A、B）

1.胰腺相邻部位出现无回声或囊性肿物，可有沉淀。多数位于胰腺体尾部。

2.形态和大小　体积变化较大，直径 1 ～ 2cm

至儿头大小不等。一般呈圆形或椭圆形，偶有分叶状或边界模糊。

3.囊壁清晰较厚，回声较强。偶见囊壁钙化。按：坏死性胰腺炎急性期囊壁边缘不清，形状、大小均可变，4 周后才稳定。

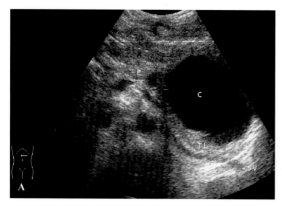
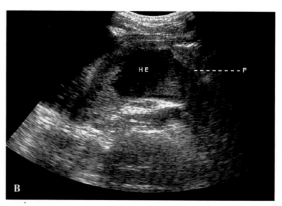

图 10-15 胰腺假性囊肿

A.胰腺炎 6 个月后假性囊肿形成；C 囊肿，P 胰体；B.外伤后 1 个月，假性囊肿形成；P 肿大的胰腺，HE 血肿——假性囊肿

4. 后方回声增强。

【超声评价】

1. 假性胰腺囊肿的诊断并不困难。囊肿位于胰头附近者，应与胆总管囊肿鉴别；胰体附近囊肿应与网膜囊积液相鉴别；胰尾区囊肿应与假性脾动脉瘤、脾囊肿、左肾囊肿、巨大肾盂积水相鉴别。CDFI 对于假性囊肿和假性脾动脉瘤有重要鉴别诊断意义。

2. 假性胰腺囊肿是否合并感染，单凭声像图无法肯定地加以区别。假性囊肿合并感染患者通常情况稳定，但可能伴有发热、腹痛和白细胞增多。针刺抽吸囊液进行淀粉酶检查和细菌培养，有助于确诊和有助于病因学分析。

3. 超声引导感染性假性囊肿穿刺加导管引流治疗成功率高达 94%。非感染性假性囊肿单纯穿刺抽吸治疗的复发率较高。据报告结合经皮引流成功率

可达 86%（Ven Sonnenberg，1989）。

四、胰腺癌

近年来胰腺癌发病率有增高的趋势。多发生于 45 岁以上，男性居多。胰腺癌绝大部分起源于胰腺的导管上皮。此外尚有腺上皮细胞癌，未分化癌等。原发于胰腺的淋巴瘤比较罕见。胰腺癌可发生于胰腺的任何部位，胰头部约占 3/4，胰体和尾部约占 1/4。弥漫性浸润性腺癌比较少见（5%）。胰腺癌预后差，一旦被发现和确诊，手术率却很低，仅 10% ～ 20%；5 年以上存活率仅 2% ～ 5%。

【声像图表现】（图 10-16 ～图 10-18）

1. 胰腺呈局限性肿大，胰头部肿物最多见（图 10-16A ～ D），肿物可发生于胰腺的任何部位。小于 2 ～ 3cm 胰腺的肿瘤常为圆形，可无明显的胰腺局限性肿大（图 10-17A）。肿瘤浸润往往使

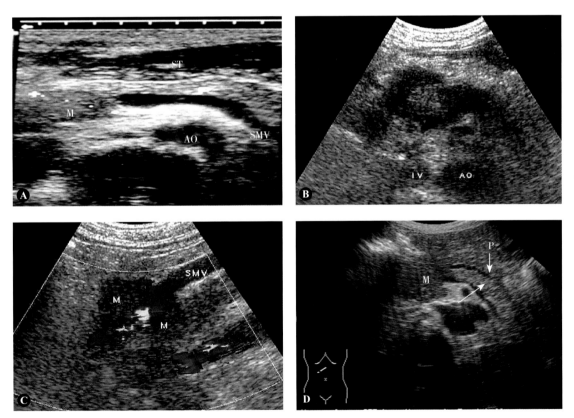

图 10-16　胰头癌声像图和 CDFI 表现

A. 上腹部横断面：体检发现胰腺肿物，见于胰头部（M），呈圆形低回声性较小结节；B、C. 胰头低回声不规则肿物，同时侵犯胰颈部和钩突部。可见肿物压迫肠系膜上静脉，使其近段狭窄、远段扩张。CDFI 出现局部彩色镶嵌伪像；D. 胰头肿物（M），继发远段胰管扩张（↑）

IV 下腔静脉，AO 主动脉，M 胰颈和钩突部肿瘤，SMV 肠系膜上静脉，P 胰腺，ST 胃

胰腺失去正常形态。其形状不规则，边界不整（图10-16B～D）。少数胰腺癌弥漫性肿大（图10-18）。

2.肿瘤多数回声减低，少数呈等回声性，以不均匀为特点，偶见回声增强。如果癌瘤较大中心坏死，可见小片不规则无回声区。

3.CDFI　胰腺癌瘤多数为少血流信号类型，很少为多血流信号。彩超有时可能显示肿瘤滋养血管的血流信号（图10-17C）。

4.间接征象

（1）胰头癌侵犯或压迫胰管或胆总管时，可引起胰管扩张（图10-16D）或胆总管扩张，还可有"胆总管、胰管双扩张"现象。胆总管阻塞进一步引起胆囊增大和左右肝管、肝内胆管扩张。

（2）胰头癌常引起下腔静脉狭窄、变形。胰颈和钩突部肿瘤常引起肠系膜上静脉抬高、移位、狭窄；胰体尾部癌常使肠系膜上静脉或脾静脉移位、狭窄、血栓形成或阻塞。

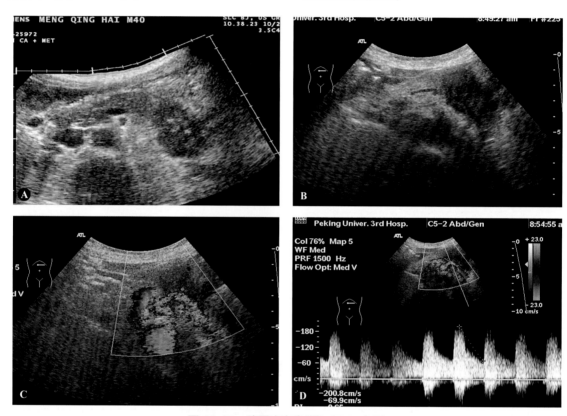

图 10-17　胰尾癌声像图和 CDFI 表现

A.胰尾癌，呈不均匀低回声性肿物，边界清晰，比较局限；B.另一例胰尾癌，呈边界模糊的、巨大不规则低回声性肿物；C、D.多普勒超声显示脾动脉扭曲、变形，出现彩色镶嵌伪像，血流速度180cm/s提示湍流和脾动脉血管侵犯

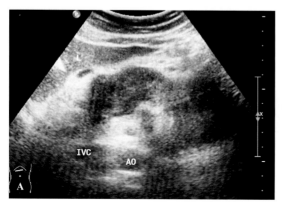

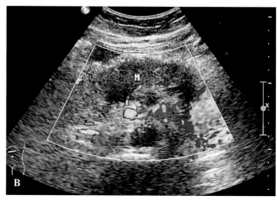

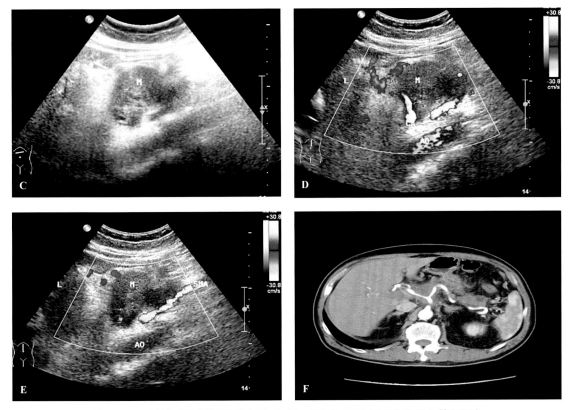

图 10-18　胰腺癌弥漫浸润型（男 73 岁，CT 和 CTA 证实为晚期血管侵犯）

A、B.上腹部横断面：胰腺癌长轴显示，肿瘤（M）侵及胰腺的头体尾各部；C、D、E.上腹正中纵断面：
CDFI 显示胰体部肿物（M）侵犯腹腔干及其分支动脉、肠系膜上动脉，此例后来经增强 CT 检查证实（F）
IVC 下腔静脉，AO 主动脉，SMA 肠系膜上动脉，L 肝脏，CA 腹腔干动脉

（3）胰腺癌时，脾动脉、肝动脉、腹腔动脉、肠系膜上动静脉均可被肿瘤呈厚鞘状包绕、浸润、造成管腔狭窄、走行异常等超声征象，产生异常的 CDFI 如彩色镶嵌伪像，同时多普勒频谱表现血流速度增高（图 10-17C、D）。

（4）肿瘤转移征象：肝内转移灶，单发、多发性低回声结节较多见，也可呈靶环征；主动脉旁或（和）腹腔淋巴结肿大等。

【鉴别诊断】

1.胰腺癌应与慢性局限性胰腺炎相鉴别。仅凭超声图像鉴别有时很困难。超声引导细针穿刺组织学检查有助于诊断和鉴别诊断。有学者报告，采用自动活检和 18G 针，敏感性可达 92% ～ 94%。

2.胰头癌合并胰管和胆总管扩张时还应与壶腹癌、胆管癌，胆总管结石和十二指肠乳头炎性狭窄相鉴别（参见表 10-2，表 10-3）。必要时，需联合 CT 检查或其他影像检查如 MRCP、ERCP 等。

3.胰腺癌与其他少见的胰腺肿瘤，如胰岛细胞瘤、囊腺瘤、囊腺癌鉴别（后述）。

【临床评价】

1.超声在胰腺癌人群普查中占有重要地位。采用高分辨率超声仪，有利于敏感地发现胰腺癌，包括早期胰腺癌，胰癌阴性预期值接近 90%。技术关键在于，采用正规胰腺操作，全面清晰显示胰腺头体尾各部。

2.过度肥胖，肠气干扰，仪器和技术不良，可使胰腺尤其是尾部肿瘤超声显示不满意，很容易发生漏诊，最好建议做 CT 检查。

3.超声不易显示＜ 1 ～ 2cm 的小肿物，但超声可能敏感地发现继发性胰管扩张和胆总管扩张。后者在黄疸前期即可被发现。这种间接征象对胰腺癌具有早期诊断价值，值得高度警惕。超声检查较

表 10-2　胰头癌与壶腹癌鉴别点

	胰头癌	壶腹癌
胰头肿物	显著，体积增大	可无（肿物较小，最初位于胰头外侧靠后下，不易发现）
肿瘤回声	低回声多见	中等回声或高回声
胆总管和胰管扩张	多有，出现晚	有，出现早
下腔静脉受压	明显	早期无明显受压

表 10-3　胰头癌与胆管癌鉴别点

	胰头癌	胆管癌
胰头肿物	有	无
胆总管扩张	可有	低位可有
肿瘤回声	多数减低	多数等回声或稍增强，位于胆管内
胆管壁形态	正常	增厚及僵硬
下腔静脉	受压或移位	正常

小的早期癌敏感性有可能略高于 CT 检查（图 10-14A）。扩张胰管和胆管下段超声检查困难者，宜建议做磁共振 MRCP 或增强 CT 进一步检查。

4. 超声结合多普勒技术可以显示中晚期胰癌侵犯邻近器官，动、静脉血管的各种征象，还可以显示腹膜后淋巴结转移和肝内转移灶，从而有助于临床除外外科手术切除的可能性，但超声评估的敏感性、准确性远不及增强 CT/CTA（3-D CT 血管重建技术）和 MRI。

5. 尽管如此，超声结合彩色多普勒用于评估和预测胰腺癌 "可切除性" 仍然具有初步筛查的重要意义。曾有学者报告超声预测胰腺癌 "不可切除" 正确率在 80% 以上，从而有助于避免昂贵的增强 CT/CTA 检查。方法：常规采用凸阵式探头和加压扫查技术，检查胰腺肿物及其与重要血管的关系，包括主门静脉、肠系膜上静脉、脾静脉，左肾静脉和下腔静脉；主动脉、腹腔动脉、肝总动脉、肠系膜上动脉。事实上，超声预测 "有可能切除" 而被外科手术证实为 "不可切除" 的误判率高达 40%，超声还存在着较大的技术依赖性。所以，预测胰腺癌 "不可切除" 的金标准是增强 CT/CTA。

五、壶腹周围癌

壶腹癌发生于十二指肠第二段的 Vater 壶腹乳头区。癌瘤可以来自壶腹乳头十二指肠黏膜、胆总管末端上皮、胰腺主导管末端，多为腺癌。但由于癌瘤小，临床难以区分其来源，故又统称壶腹周围癌。壶腹癌早期出现梗阻性黄疸，部分患者合并胆道感染、发热、腹痛，较多见于 40 ～ 70 岁男性。

【声像图表现】

1. 肿瘤部位　开始位于胰头外后方，由于瘤体通常仅 1.5 ～ 2.5cm，在胰头部不易显示。肿瘤一般位于胰头的右后方。

2. 肿物一般呈中等回声或较高回声结节。

3. 间接征象　超声发现胰腺头部正常，而胆总管及胰管同时扩张（双管扩张症），可伴有胆囊增大，高度提示壶腹癌的可能性。诊断时尚应除外胆总管末端结石和炎性狭窄（图 10-19）。

少数患者超声仅显示胆总管胰腺段显著扩张，提示胰头下段梗阻，也应想到壶腹癌的可能性。（注：根据作者 1 例经验，嘱患者饮水并取右侧卧位，将探头放置在右上腹纵断显示十二指肠第二段，有利于发现肠管内侧的不足 1cm 的微小肿物。尚可见结节随胆汁自 CBD 间断排出时的振动现象。此例经内镜和活检证实。）

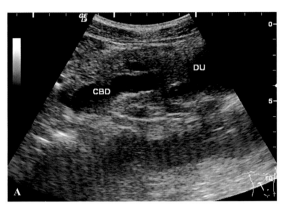 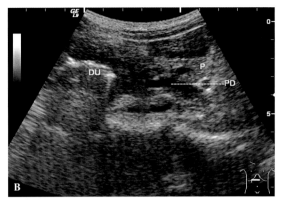

图 10-19 壶腹周围癌

A. 显示胆总管（CBD）全程增宽，末端十二指肠（DU）壁增厚；B. 显示胰腺（P）内胰管（PD）扩张，十二指肠（DU）内可见气体，气体与胰腺间肠壁增厚，术后证实为壶腹部十二指肠腺癌

【临床评价】

患者由于出现黄疸、腹部不适等症状，临床医师往往首选超声影像检查。超声诊断有助于本病的早期诊断和鉴别诊断。如果超声因肠气干扰诊断发生困难，可在饮水后取右侧卧位进一步超声检查。还可以进一步行 MRCP、CT，超声内镜检查或 ERCP，则可以直接找到肿瘤的部位，并作组织活检以最后确定本病的诊断。

六、囊腺瘤和囊腺癌

囊腺瘤少见，仅占胰腺肿瘤的 1%。是来源于胰管或其分支上皮细胞的良性肿瘤。好发年龄 > 60 岁，女性居多。胰腺的体尾部多见，30% 位于胰头部。以往病理学分小囊性囊腺瘤（microcystic cystadenoma）和大囊性囊腺瘤（macrocystic cystadenoma）两类。实际上前者实为浆液性囊腺瘤，由无数小囊肿构成（毫米级），其周边可有若干个稍大的小囊肿（< 2cm），属于良性；后者实为黏液性乳头状瘤，胰管因有大量黏液聚集而弯曲，多数为"大囊肿"（> 2cm）。黏液性乳头状瘤有轻度恶变倾向，发展成囊腺癌需数年至数十年。

声像图表现：详见下表（表 10-4）和图 10-20，图 10-21。

【临床评价】

1. 与胰腺癌或合并部分坏死的胰腺癌不同点在于 囊腺瘤生长缓慢，早期多无症状，很少继发胆总管扩张和邻近器官血管的浸润征象。结合病史，可以做出初步诊断。超声发现边缘清晰的实性肿物，结合 MRI 或内镜超声可发现其囊性特点，从而提示囊腺瘤。CT、ERCP 对于囊腺瘤的诊断均有一定帮助。必要时，采用超声引导细针组织学活检以明确诊断。

2. 囊腺瘤生物学特性和预后 与一般常见的胰

表 10-4 囊腺瘤 / 囊腺癌声像图表现

	浆液性	黏液性^
囊壁与外形	边界清晰，壁薄、圆形，可分叶和钙化	边界清晰，囊壁薄或较厚
内部回声	有回声，可酷似"实性"，或囊实混合性	单囊 / 多囊性，囊内无 / 有回声或有沉渣多房，厚的间隔
囊壁乳头状实性成分	少见	多见
囊肿大小	1mm ～ 2cm	2 ～ 6cm
CDFI	仅包膜与间隔少量血流信号	同左，血流信号更丰富

△ 实性成分多，有乳头突起和 Doppler 动脉血流信号增多者，提示恶性（图 10-21）

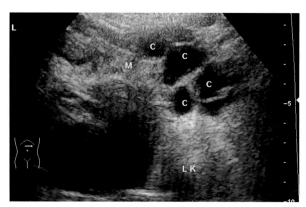

图 10-20　胰腺黏液性囊腺瘤声像图

（体尾部）　C 囊肿，M 肿块，LK 左肾

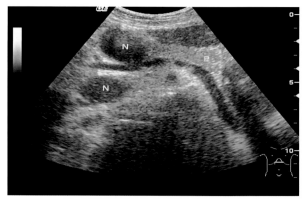

图 10-22　胰头及钩凸部转移性淋巴瘤（N）

P 胰腺，N 转移结节

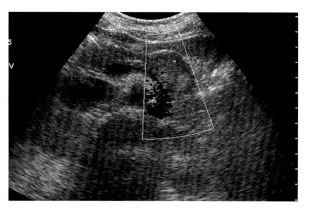

图 10-21　胰腺乳头状囊腺癌声像图

（胰尾部，高分化）

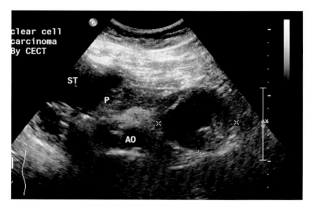

图 10-23　右肾细胞癌切除术后 5 年，胰尾区囊实性转移癌（+···+）

ST 胃，P 胰腺，AO 主动脉

腺癌恶性程度不同。有学者认为，一旦诊断比较确定，多数患者只需要严密观察，未必需要积极的外科手术处理。因此，借助于超声、其他影像诊断与鉴别诊断是重要的。

七、胰腺转移瘤

转移瘤可由肾癌、肠癌、胃癌等周围脏器肿瘤转移至胰腺，引起淋巴结肿大。淋巴瘤或腹膜后肿瘤也可转移至胰腺。B 型超声对胰腺原发肿物或转移癌有时难以确切地加以鉴别，一般转移瘤的特点是：肿瘤与胰腺之间境界比较清楚（图 10-22，图 10-23）。然而，胰腺周围小的淋巴结肿大未必一定是转移性肿瘤，应结合其他影像检查并与良性的反应增生性淋巴结鉴别，后者呈良性经过或自行消失。

八、胰岛细胞瘤

常发生于 20 ～ 50 岁的患者，良性占大多数。约 80% 为单发，10% 为多发。肿瘤 99% 在胰内，多位于胰腺的体尾部，一种是常见由胰岛 β 细胞发生的可分泌过多胰岛素的肿瘤，即胰岛素瘤，也称功能性胰岛细胞瘤；另一种由 δ 细胞起源，不分泌胰岛素的肿瘤，称为无功能性胰岛素瘤。胰岛素瘤体积很小，平均仅 1.5cm，却可引起发作性低血糖症。

【声像图表现】

1. 功能性胰岛细胞瘤通常很小（90% 小于 2cm），经腹超声显示率很低。充盈胃（口服造影剂）有助于提高检出率。因此经腹壁超声显示"正常胰腺"时，并不能排除本病。注：采用内镜超声（EUS），肿瘤检出率可增至 80%；如果采用术中超声（IOUS），检出率几乎可达 100%。

2.功能性胰岛细胞瘤大于 1 cm 时，呈圆形结节，边界清晰规整、内部呈均匀低回声，或有散在稀疏的回声点。

3.如果边界清晰、瘤体较大，可位于胰体尾部，又无明显症状，应考虑可能为无功能性胰岛细胞瘤。大的肿物可以回声增强，并可有线条样钙化，通常见于恶性无功能胰岛细胞瘤。

4.CDFI 功能性胰岛细胞瘤显示肿瘤内丰富的血流信号，故有助于本病的明确诊断（图10-24）。

【超声评价】

1.胰岛细胞瘤术前定位 迄今都很困难。经腹超声检出率仅 25%～60%，螺旋 CT 扫描检出率（44%～66%）和血管造影（29%～90%）均有限。内镜超声检出率很高，但难以推广。多种影像检查联合是必要的。

2.术中超声（IOUS） 最重要的意义在于术中检出胰岛细胞瘤，并可协助精确定位。临床医师在术中未能发现肿瘤占 10%～27%。据报告，IOUS 的敏感性 61%～84%；如果结合术中触诊检查，据报告检出胰岛细胞瘤几乎可高达 100%。

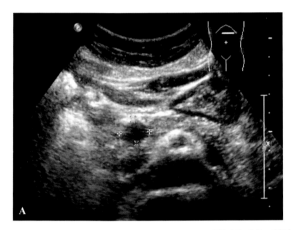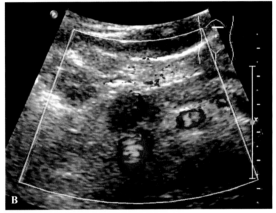

图 10-24 胰岛细胞瘤声像图

A.胰头区低回声结节，边界清晰；B.能量多普勒血流显像显示结节内血流信号

九、胰腺其他少见肿瘤

（一）胃泌素瘤（gastrinoma）

本病为胰岛 G 细胞肿瘤，发生率仅次于胰岛素瘤。肿瘤分泌大量胃泌素，引起大量胃酸分泌。临床表现为顽固的消化性溃疡。胃泌素瘤的瘤体更小，多数发生在胰腺，10%～15% 在十二指肠，经腹检出率仅为 20%。超声检查如发现胰腺肿瘤，可协助定位。及早手术切除可以获得较好的效果。

（二）胰高血糖素瘤

本病罕见，发生于胰岛 α 细胞。临床主要症状为糖尿病 皮肤坏死呈多形性红斑、贫血、体重下降等。肿瘤常发生在胰体尾部，大多数为恶性，肝转移约占 70%。北京协和医院超声曾发现两例肝转移瘤，呈囊性、实性多种形态，经手术切除胰尾部肿瘤，病理报告为胰高血糖素瘤，肝内呈多发转移灶。

（三）胰腺淋巴瘤

淋巴瘤原发于胰腺者较少见。张缙熙等曾发现一例经超声显示为胰头区不规则巨大低回声性肿物，与胰头癌十分相似，曾提示胰头癌可能性大。但胆管及胰管均无扩张，病理解剖证实为恶性淋巴瘤的胰腺浸润。

十、胰腺先天异常

（一）孤立性囊肿

少见，偶见于婴儿和儿童。

（二）多囊胰

胰腺先天多发囊肿甚为罕见。张缙熙等曾用超声诊断一例多囊胰，并由 CT 证实。超声显示为胰腺实质内多个大小不等的无回声区。患者无任何症状，系在普查中发现。

（三）环形胰腺

本病属先天性异常。超声检查可发现胰头部增大，十二指肠狭窄，降部包绕在中央。嘱患者饮水后观察，在胰头中可见液体流动征象。根据胰腺增大特征性声像图表现，结合患者有十二指肠梗阻现象，即可诊断。

（四）异位胰腺

本病又称迷路胰腺。据国内报道 95% 发生在胃（图 10-25），18% 在十二指肠，38% 在空肠，其余可见于脐、胆总管等处。由于异位胰腺同样可以发生胰腺炎、胰腺良恶性肿瘤等，给临床带来很大的困难，也给超声定位造成难题。

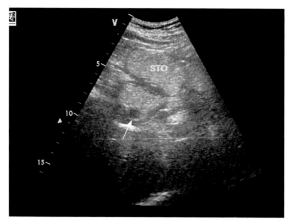

图 10-25　异位胰腺声像图（发生在胃窦部）

男性，55 岁，因胃痛口服超声造影剂检查，发现胃窦部胃壁局部增厚伴有隆起，黏膜完整，超声拟诊为间质细胞瘤，胃镜检查阴性；后经手术病理证实为异位胰腺（↑）

STO 胃内造影剂

十一、介入性超声在胰腺疾病中的应用

（一）胰腺细针穿刺组织学和细胞学检查

学者们普遍认为，由于伴有纤维组织和炎性反应经皮细针抽吸活检（FNAB）诊断胰腺癌的敏感性低，仅 50%～86%，远不及肝脏肿瘤 FNAB 的敏感性。超声引导自动活检（18G）可以显著改善达 92%～94%，而且并不增加穿刺并发症率（Elvins 和 Charboneu，Radiology，1993）。

注意事项：胰腺肿物穿刺组织学活检应在病变组织上取材，特别要避免损伤扩张的胰管和正常胰腺组织，以避免发生严重并发症。

（二）经皮胰管穿刺造影术

本方法目的在于诊断胰腺疾病；主要用于术前 ERCP 失败的主胰管扩张和超声、CT 未能证实肿物或阻塞原因患者。在超声引导下经皮胰管穿刺，注入 X 线造影剂，可显示胰管位置、管径、走行等，可协助进行诊断。也可穿刺抽液化验，了解胰液的生化和细胞成分等进行诊断。

（三）假性囊肿诊断性穿刺与治疗

在超声引导下囊肿穿刺抽吸囊液有助于淀粉酶测定和细菌学检查，并可进行治疗。

（四）内镜超声技术

内镜超声是应用内镜技术将高频（7.5～12MHZ）探头置于内镜顶端，随内镜放入胃及十二指肠并观测胰腺病变的方法。可采用直接扫查，或通过充水球囊旋转并经胃后壁来间接观察胰腺。它具有清晰度好、分辨力高等优点。本方法主要用于临床高度怀疑慢性胰腺炎而经腹超声和 CT 检查阴性者。内镜超声直接扫查法尚可引导胰腺肿物活检和胰周淋巴结活检，避免手术探查。内镜超声优点是无 ERCP 可能诱发急性胰腺炎的顾虑。然而，由于需要兼有超声和内镜专门技术，故临床实际应用有较大限制。

（张　武　王金锐）

参考文献

1. 曹海根，王金锐 . 实用腹部超声诊断学 . 第 2 版 . 北京：人民卫生出版社，2006：146-177（胰腺疾病）.

2. Goldberg BB, McGahan JP 著 . 张缙熙主译 . 超声测量图谱 . 第 2 版 . 北京：人民军医出版社，2008：425-429（胰腺超声测量）.

3. Takatsugu Yamamoto, Kazuo Takeuchi, et al. Pancreatic arteriovenous malformation presenting as cysts: Doppler sonographic diagnosis. JCU, 2000, 28（7）：365-367.

4. Uenp N, Tomiyama T, et al. Color Doppler ultrasonography in the diagnosis of portal vein invasion in 21 patient with pancreatic cancer. J Ultrasound Med, 1997, 16（11）：823-830.

5. Emilio Quaia [ed]. Contrast media in ultrasonography. Basic principles and clinical applications. Springer, 2005:335-348（pancreatic pathology）.

6. Anil T, Ahuja ed. Diagnostic Imaging: ultrasound. Salt Lake City, Utah, Amirsys Inc., 2007，3:2-330（pancreas）.

7. 韩 杰，吕 柯，姜玉新 . 超声造影在胰腺疾病诊断中的应用现状与进展 . 中华医学超声杂志（电子版），2014, 11（11）：866-869.

8 . 严 昆，戴 莹，王艳滨，等 . 超声造影对胰腺占位病变诊断应用价值 . 中华超声影像学杂志，2006,15（5）：361-364.

9 . Grossjohann HS, Constrast-enhanced ultrasound for diagnosing,staging and assessment of operability of pancreatic cancer[J]. Danish Medical Journal, 2012,59（12）:B4536.

10. Rumack CM, Wilson SR, Charboneau JW [ed]. Diagnostic ultrasound. Third edition. Mosby, 2005: 213-267（pancreas）.

第十一章
脾脏超声检查

第一节　超声解剖概要

脾脏是腹部实性器官，也是人体最大的淋巴器官，具有强大的免疫功能。脾脏还有血液过滤、贮血和胎儿期造血功能。脾脏实质含有丰富的血窦和网状内皮系统，外有包膜为脏腹膜包绕。脾脏质地比较柔脆，腹部外伤时容易破裂乃至腹腔内出血。脾位于腹膜腔，在左季肋部的后外侧，紧贴于膈肌之下，其长轴与第10肋骨一致。脾脏面右前方与胃底相邻，其内下方与左肾相邻，其下与结肠脾曲相接。脾门部血管与位于腹膜后的胰尾部紧密相连。脾形态个体差异很大，大致呈椭圆形。膈面光滑隆起，脏面向内凹陷而不规则。在脏面的脾门部有脾动静脉出入。脾又有前缘和后缘之分：前缘有2～3个切迹，前后缘之间为脾的宽度。脾还分上下两端：上端朝向背内侧，与第11胸椎同高；下端比较宽钝，朝向腹外侧，贴近胸壁。正常成人脾长约10～12cm，厚度3～4cm，宽度6～8cm，重约100～200g（北京医科大学病理教研资料，1970）。脾的血管供应：脾动脉起自腹腔动脉，沿胰腺上缘走行，至脾门附近分若干细支进入脾门。脾静脉与脾动脉伴行并紧贴胰腺背侧。脾静脉与肠系膜上静脉在胰颈的背面汇合形成门静脉主干。正常脾静脉宽5～8mm，脾动脉管径较细，利用CDFI更易于识别，故为脾门和胰腺背侧的重要声像图标志。

第二节　适应证

临床上常因不明原因的腹部不适、饱胀、腹痛或肿物，尤其发生的部位在左上腹部，要求超声检查脾脏；或为查明各种原因所致弥漫性脾肿大，有无囊肿、肿瘤、脓肿、结核、外伤等局灶性病变而送检。事实上，脾脏超声检查已被列为腹部超声检查的常规项目，常见的适应证细述如下：

1. 脾肿大　包括：①肝脏疾病；②传染病和寄生虫病；③血液病；④代谢性疾病；⑤门静脉高压等所致脾弥漫性肿大。

2. 脾外伤。

3. 脾感染　脓肿、结核等。

4. 脾囊性肿物　单纯性脾囊肿、包虫囊肿、假性囊肿等。

5. 脾实性肿物　原发性肿瘤（良性、恶性）、转移性。

6. 脾血管病变　脾梗死、脾动脉瘤、脾静脉阻塞综合征。

7. 脾先天性异常　副脾、游走脾、脾下垂、右位、无脾综合征或多脾综合征（少见）。

8. 脾脏介入超声应用　脾实性占位病变超声引导细针组织学活检；脾周围脓肿、积液、脾脓肿等经皮穿刺抽吸引流诊断与治疗。

9. 其他　自体脾移植。

第三节　检查方法

（一）仪器条件

具有彩色多普勒功能的实时超声诊断仪（中 / 高档），首选凸阵式探头。相控阵和微凸阵探头对于观察膈顶部病变更为有利，对于消瘦者和婴幼儿检查也很方便。在成人，一般采用 3.5 ～ 5MHz 探头，对于儿童多数采用 5MHz 或更高频率的探头。仪器调节与肝脏超声检查相同。彩色多普勒血流显像（CDFI）对于某些脾脏的血管病变和局限性病变等进一步诊断和鉴别十分有用。对比超声造影（CEUS）成像新技术，在脾梗死、脾外伤的分级诊断与分型等方面，能够提供更多重要的诊断信息。

（二）检查前准备

一般无须特殊准备。但不宜在饱餐后进行，以免脾脏过多地向后上方移位。为清楚了解脾门区、胰尾、左肾附近肿物或进行左上腹部肿物鉴别诊断，可在空腹情况下进行检查，必要时嘱患者饮水300 ～ 500ml 后再查。

（三）体位

右侧卧位不仅可用于脾脏测量，观察脾内结构改变和脾门情况，还可探测左肋缘下有无脾脏及测量该处脾的宽径和厚径。仰卧位同样可用于脾脏测量，探头需放在左腋后线的肋间，检查脾脏及脾周围有无病变，只是操作不够方便。此体位可补充右侧卧位脾脏扫查的不足，尤其适合于危重患者检查。

（四）扫查技术

1. 右侧卧位

将探头放在左侧第 9 ～ 11 肋间靠近腋后线上，沿脾的长轴显示脾的纵断面。选择脾脏最长径所在部位和有脾门血管处进行停帧测量。此处可以沿长轴向两侧进行侧动扫查，详细观察脾脏轮廓和实质回声，观察脾门血管及其向脾内的延伸。

2. 仰卧位

为观察脾的形态和内部回声，可在肋间沿脾的长轴进行扫查。若为显示脾肾图形及其与脊柱关系，宜将探头放在左侧腋后线附近，作脾脏冠状扫查（图11-1）。

若为进行准确的脾脏超声测量，需使声平面进一步朝前（腹侧）倾斜，即"前倾冠状扫查"（国外学者称之为斜冠状扫查），直至清楚显示脾门部和脾的完整轮廓（图 11-2）。

3. 半卧位饮水后经腹扫查

适合于观察脾脏与邻近器官如左肾、胰尾、胃和膈的关系（图 11-3）。

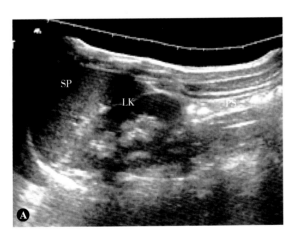
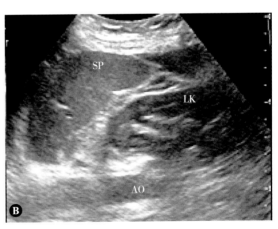

图 11-1　脾脏冠状断面声像图（腋后线扫查）

A. 冠状断面显示脾—左肾—腰大肌、脊柱关系；PS 腰大肌和脊柱左缘，脾下缘受肋骨声影干扰；B. 冠状断面向腹侧轻微倾斜，显示脾 - 左肾门与主动脉关系

SP 脾脏，LK 左肾，AO 腹主动脉

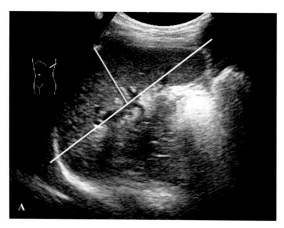
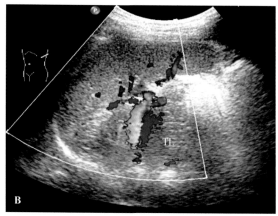

图 11-2　正常脾脏声像图和超声测量方法（前倾冠状断面）

A.黄线代表脾厚径，白线代表传统长径（脾上缘至脾下缘），脾门部血管清晰可见；B.CDFI 显示脾门部血管。胰尾 TL 呈条带状，与脾门相邻，位于脾静脉（蓝色）的足侧

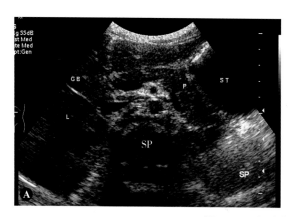
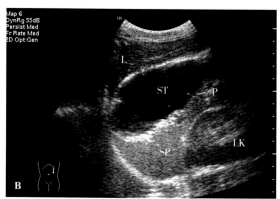

图 11-3　仰卧位饮水后经腹扫查

A.左上腹横断面：显示脾脏与邻近器官如胰尾、胃、腰大肌和脊柱的关系；B.左上腹纵断面：显示脾脏与邻近器官如胃、左肾和胰尾的关系

SP 脾，P 胰腺，ST 胃，L 肝脏，GB 胆囊，LK 左肾

【注意事项】

1. 无论采用仰卧或右侧卧位，嘱受检者左臂上举、抱头，使肋间隙增宽以利于脾脏扫查。

2. 脾脏膈面的上方位于膈顶部，易受肺部气体干扰，故受检者检查时的呼吸配合极为重要，深吸气有时更容易显示脾脏。

3. 采用"前倾冠状扫查"技术，显示脾门及其血管，对于准确测量厚径十分重要。笔者尸检实验研究证明，如果采用随意的非标准的冠状断面扫查，容易造成误测，往往使得脾厚测值过大（图 11-4）。

4. 利用前倾冠状扫查以脾脏为声窗，可观察脾门血管及其足侧的胰尾部（区）有无异常。

5. 如果在脾区未能显示脾脏，应了解有无手术切除史，应警惕有无异位脾、游走脾等先天性异常。

（五）脾脏超声测量

1. 径线测量（厚径、长径和宽径）

临床上超声评价脾脏大小，以长径和厚径最为常用，国外学者则更多单用长径。成人脾脏测量正常平均值可参考表 11-1，上下限范围可考虑用平均值 ±3 倍标准差。婴幼儿和青少年脾脏的正常测值与年龄增长的关系请见表 11-2。

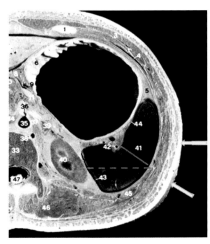

图 11-4 脾脏厚度超声测量方法示意图
（右下箭头：探头位于腋后线）

实线：代表前倾冠状断面（声束指向脾门血管），脾厚测量相对准确；虚线：代表冠状断面，（声束指向左肾和脊柱），易使脾厚测量过高

【临床意义】

国内外学者根据影像学与尸检相关研究资料普遍认识到，正常脾脏的长径、宽径、厚径的临床超声测量结果，与尸检脾脏实际大小、重量和三维 CT 重建技术的脾脏体积测定值，有良好的相关性。因此，脾脏超声径线测量得到了广泛的认可和临床应用。

【评估脾脏径线测量注意事项】

（1）学者们普遍认为，实时超声检查采取右侧卧位和（前倾）冠状断面显示脾门，测量脾的长径和厚径，能够反映脾脏的实际大小。还有学者特别指出，正常脾脏长径，与身长、性别以及是否为运动员的关系密切，与体重、体表面积则关系不大。老年人的脾脏趋于减小、萎缩。

表 11-1 成人脾脏的正常测值（cm）

	长径	宽径	厚径
男	9.0±1.1	5.5±1.6	3.1±0.6
女	8.5±1.5	5.4±1.5	2.9±0.5

引自张武．中华物理医学杂志，1989，11（4）:123-126

表 11-2 婴幼儿和青少年脾脏的正常测值（cm）

年龄	脾长径			
	第十百分位数	中位数	第九十百分位数	建议上限值
0～3 月	3.3	4.5	5.8	6.0
3～6 月	4.9	5.3	6.4	6.5
6～12 月	5.2	6.2	6.8	7.0
1～2 岁	5.4	6.9	7.5	8.0
2～4 岁	6.4	7.4	8.6	9.0
4～6 岁	6.9	7.8	8.8	9.5
6～8 岁	7.0	8.2	9.6	10.0
8～10 岁	7.9	9.2	10.5	11.0
10～12 岁	8.6	9.9	10.9	11.5
12～15 岁	8.7	10.1	11.4	12.0

引自 Rosenberg HK，et al.AJR，1991，157:119-121

（2）我国成年脾脏正常值：男女长径一般不超过 12cm 和 11cm（与国外成年男女脾脏正常值，长径分别不超过 13cm 和 12cm 相近），厚径大多数不超过 4cm。

（3）评估超过正常值究竟有无病理意义，应取决于对临床资料的全面分析。笔者研究发现，在大量集体健康检查的青少年中，有25%的被检者肋缘下可以触及被列为"轻度脾肿大"，与超声探测结果一致。但经过多年追踪，那些"患者"并未出现病况。根据我们的经验，类似情况，还多见于健康状况良好的职业运动员（我院运动医学研究所资料）。Spielmann等（2005年）研究，进一步证实脾脏平均长径与性别和身高、是否是运动员密切相关。

2. 脾脏面积超声测量

可利用仪器面积测量装置，进行脾脏轮廓的描绘，直接读数；亦有采用面积代表值（长径×厚径）进行研究和评估，但均因操作相对复杂，临床上一般不用。

3. 脾脏体积测量

成年人脾脏体积测量方法复杂，需特殊设备，而且其准确性也颇不理想，迄今未能进入实用阶段。近年来已证实，实时超声容积成像结合计算机辅助分析技术（VOCAL），用于较小器官的容积测定，与螺旋CT三维重建的容积测定有很高的相关性。国内外学者们在正常胎儿脾脏容积测定和胎儿生长的相关性研究方面，已经取得成功，并证明有一定的实用价值。

第四节 正常声像图

1. 脾的纵断面形似半月形，其膈面呈弧形线样结构，光滑而整齐；脏面略凹陷，可见脾门切迹，回声较强，该处常见到脾门血管断面图形。脾动脉细，仅2～3mm，不易显示。脾静脉较宽，一般不超过8mm。

2. 脾实质呈弥漫性非常均匀的点状回声，回声强度与肝脏相近，比肾皮质回声稍强。

3. 脾脏与其相邻器官如膈（肺）、左肾和胃底等关系可见图11-1～图11-3及其说明。

第五节 主要疾病超声诊断

一、脾肿大

脾肿大的病因很多，临床上最多见为脾脏弥漫性肿大。

1. 急性感染性疾病　各种急性病毒性感染、细菌性感染、立克次体感染、寄生虫（如疟疾、血吸虫）感染。

2. 慢性感染性疾病　各种慢性病毒性感染如慢性肝炎、寄生虫（如疟疾、血吸虫、黑热病）感染。

3. 充血性脾肿大　如肝硬化合并门静脉高压症、慢性充血性心力衰竭、门静脉或脾静脉的炎症、狭窄和血栓形成，后者亦称脾静脉阻塞综合征。

4. 血液病所致脾肿大　如急慢性白血病、自身免疫性溶血性贫血、原发性血小板减少性紫癜、骨髓纤维化或髓外造血所致脾肿大。

5. 类风湿性关节炎、系统性红斑狼疮等结缔组织病。

6. 其他浸润性病变所致脾肿大　例如淋巴瘤、骨髓增生性肿瘤、各种转移瘤，除此之外，尚有其他少见病，如淀粉样变性、糖原沉着症、Gaucher氏病、Niemann-Pick氏病等。

7. 局灶性病变所致脾肿大　如脾脏肿瘤、囊肿、脓肿、外伤出血等。

超声对于确定有无弥漫性脾肿大是容易的，但对其病因的诊断和鉴别诊断几乎没有帮助，仅少数疾病如门脉高压症、脾静脉栓塞等淤血性脾肿大例外。

【判断脾肿大的标准】

日前国内尚无统一的规定。可考虑根据临床正常值研究资料，成年脾脏测量男女分别按其平均值±3倍标准差为标准（表11-1）（结合尸检研究，正常值上限为4cm）。具有以下条件之一者应考虑脾肿大：

1. 成年人脾脏长径：男性超过12cm；女性超过11.5cm。

2. 成年人脾脏厚径超过4cm，同时吸气后脾脏下缘超过肋缘线。

3. 根据Rosenberg（1991）研究资料，婴幼儿和儿童脾长径超过正常相同年龄组的上限值（表11-2），或脾长径/左肾长径比值大于1.25。

【关于脾肿大的程度】

国外学者按照脾长径是否超过 18cm 作为界限,分为脾肿大(< 18cm)和巨脾(≥ 18cm)。

1. 轻度脾脏肿大　脾脏超声测值超过正常,形态无明显改变,仰卧位平静呼吸时不超过肋缘线,深吸气时不超过肋缘 3cm。

2. 中度脾脏肿大　脾脏的体积增大,向下超出肋缘 3cm,但未超过脐水平,也未对邻近器官产生压迫移位(图 11-5)。

3. 重度脾脏肿大　国外学者将脾长径≥ 18cm 者称之为巨脾。特点是:进一步增大的脾脏,对邻近器官产生压迫征象如肾脏向内移位、变形,或伴有左侧膈肌明显抬高;脾前缘或可超过锁骨中线,严重脾大者甚至达腹正中线,脾下缘可超过脐水平以至抵达骨盆腔(图 11-6)。

【鉴别诊断和检查注意事项】

1. 首先应该区别是弥漫性脾肿大或是局灶性病变引起的脾肿大。对于淋巴瘤、败血症等看似弥漫性脾肿大患者,必要时可利用较高频率探头进一步扫查和放大观察,注意有无弥漫肿瘤浸润或所致的回声不均匀或微结节改变。

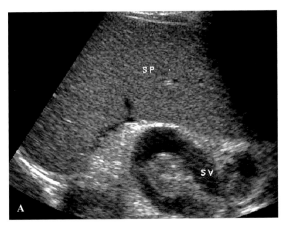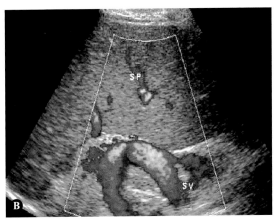

图 11-5　肝硬化引起淤血性脾肿大声像图和 CDFI 表现

SP 脾,SV 脾静脉曲张

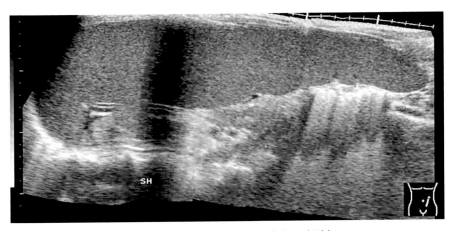

图 11-6　巨脾——慢性粒细胞白血病引起

左侧肋间经过肋骨弓向前下腹壁扫查,SH 为肋骨声影

2. 腹膜后巨大肿物。肿物可能使脾向后上方移位，左肾向下而不是向内移位。

3. 左肝巨大肿瘤。肿物可占据左季肋部并使脾向背侧移位，其本身貌似脾肿大。临床触诊鉴别比较困难，但超声检查容易加以区分。

4. 左肾和横结肠肿物。

5. 脾下垂和游走脾。

二、脾囊肿

本病比较少见，有四类：①真性囊肿（内壁衬有上皮细胞），如单纯囊肿，先天性表皮样囊肿（属由胚胎迷离组织而来）；②假性囊肿（无内衬分泌细胞），多见于脾外伤（血肿形成）后，脾梗死后；由急性胰腺炎累及脾脏的假性囊肿少见；③寄生虫性囊肿——包虫囊肿，由细粒棘球蚴引起，有学者将它归属于真性囊肿，流行病区相对多见。此外，尚有：④囊壁为脉管内皮细胞的（endothelial-lined）淋巴管囊肿、囊性血管瘤，均比较少见。

【超声表现】

可分为单纯性囊肿和复杂性囊肿两大类。单纯性囊肿常无症状，偶然被发现，除非较大可伴有不适或疼痛。复杂性囊肿相对多见，有先天性表皮样囊肿、包虫囊肿和假性囊肿。

1. 单纯性囊肿

（1）常为单发性，或多发性（少数几个）。脾内出现无回声区，囊壁薄而光滑、边缘锐利。

（2）其后壁和后部组织回声增强。

（3）囊肿体积可以比较小，直径常为数厘米，也可以较大并引起脾外形的改变（11-7 A）。

（4）CDFI：囊壁一般无血流信号。

2. 复杂性囊肿

（1）囊肿内部回声增多，可有点状中、高水平回声，或有分层现象，可见分隔。

（2）囊壁较厚，甚至出现钙化。

3. 多种囊肿具备以下特点，分述如下。

（1）外伤性假性囊肿：既往常有腹部/脾外伤

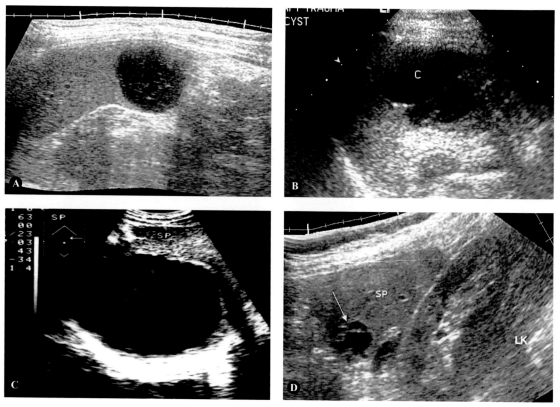

图 11-7 脾囊性肿物声像图

A. 单纯脾囊肿声像图；B. 外伤后假性脾囊肿（C）；C. 表皮样囊肿声像图；D. 囊性淋巴管瘤（↑）声像图
LK 左肾，SP 脾

病史。囊肿边界可以欠规则，囊肿内无回声，或可以出现弥漫性细点状回声或分隔样表现（图 11－7B）。

（2）表皮样囊肿：属于原发性先天性囊肿。囊壁可稍厚，可能见到少量壁立的实性成分。囊内一般无回声，或有迷雾般弱回声，后者代表胆固醇结晶等成分（图 11－7C）。

（3）包虫囊肿：具有特征性。囊壁稍厚呈双层结构，常单囊或多囊(子囊)型，与肝包虫病类型相似，并常与肝包虫囊肿合并存在（请参见肝包虫囊肿章节）。

（4）囊壁为脉管内皮细胞的囊肿：淋巴管囊肿也称淋巴管瘤往往呈多房囊性结构，边缘可分叶或不规则。其特点是囊液为无回声，囊内的分隔纤细，不显示血流信号（图 11－7D）。此外，还有更为少见的囊性血管瘤，称无回声型血管瘤，声像图竟可酷似典型的囊肿。

【鉴别诊断】

与脾囊肿鉴别的其他疾病有：脾脓肿、脾血肿、脾结核、囊性转移癌及脾动脉瘤。彩色多普勒有助于诊断脾动脉瘤。鉴别有困难时，可超声引导抽吸结合实验室和病理检查明确诊断。

三、脾肿瘤

脾肿瘤可分为原发性肿瘤（良性、恶性）和转移性肿瘤两大类。原发性良性肿瘤以血管瘤比较多见，其次有淋巴管瘤（注：血管瘤和淋巴管瘤成分兼有者称"脉管瘤"）；其他少见的尚有错构瘤等。临床上，原发性恶性肿瘤远比肝脏少见，有原发于脾的淋巴瘤和血管肉瘤（均少见）等。临床上大体说来，转移性脾脏肿瘤也远比肝脏少见。但是，转移性肿瘤的原发病灶可来自乳房、卵巢、肺、胃、结肠、胰腺和皮肤等许多器官。其中相对多见的有恶性淋巴瘤和急性、慢性白血病。据尸检研究资料，转移性肿瘤患者脾的受累率分别高达 30%～50%。另有资料表明，霍奇金与非霍奇金淋巴瘤早期脾受累分别可达 34%～42% 和 64%。从这个意义上讲，脾转移性肿瘤实非罕见，值得重视。

临床诊断脾脏肿瘤常常是很困难的。因为，早期患者常无症状，尤其是转移癌；脾脏可以正常大小或无显著增大，也可能以为是一般的弥漫性脾肿大或原因不明的左上腹部肿物。业已公认，超声检查对于临床及早发现脾脏肿瘤，特别是局灶性的极有帮助。它有助于决定肿瘤的物理性质，观察它的形态、大小、数目及其侵犯的范围。

（一）脾脏囊性肿瘤

囊性肿物多见于表皮样囊肿和囊性淋巴管瘤，均属于良性。表皮样囊肿声像图表现常酷似典型囊肿，囊壁清晰、略厚，但内部常有弥漫性低回声（代表胆固醇结晶），后壁回声增强（图 11－7 C）。囊性淋巴管瘤，表现为典型的无回声区，壁薄、边界常不清楚，可有纤细的分隔，后壁回声增强，似不规则的多房囊肿（图 11－7 D，图 11－8 A、B）。前已提及，不再赘述。

（二）脾脏原发性实性肿瘤

1. 血管瘤

属于脾脏最常见的良性肿瘤。据早年尸检研究报告发生率高达 14%（Manor，1984）。但是，脾血管瘤超声发现率低于肝脏血管瘤。

【超声表现】

是多样性的，可单发或多发，大小不等。①回声增强型最多见。通常呈边界清晰、回声均匀或不均匀肿物，与典型的肝血管瘤相似(图 11－9)；②其次，可呈囊、实成分兼有的混合性脉管瘤（含淋巴管瘤成分）。③罕见无回声的"囊肿型血管瘤"。

CDFI 表现：通常瘤体内无明显血流信号，周边少量血流信号；部分病例血流信号比较丰富，而且发现有动脉血流信号。CDFI 对本病的诊断和良、恶性鉴别意义尚无定论。

血管瘤超声造影表现为"缓进缓退"，有利于和淋巴瘤的"快进快退"鉴别。其他影像技术如 MRI 和核素扫描均有助于血管瘤的进一步诊断。

2. 恶性血管内皮瘤／脾脏血管肉瘤

恶性血管内皮瘤（malignant angio-endothioma）／

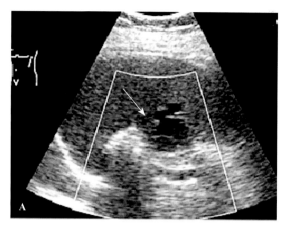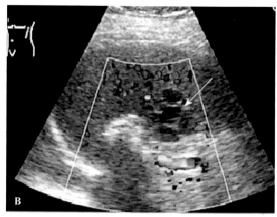

图 11-8 A、B　囊性淋巴管瘤（↑）

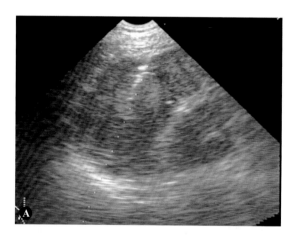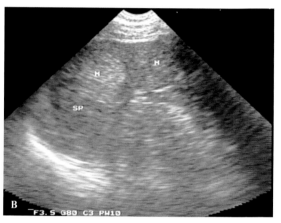

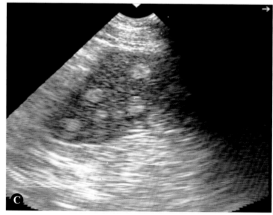

图 11-9　脾血管瘤声像图（回声增强型）

A.单发性血管瘤：男，54岁，无症状脾肿大。超声发现单发性脾脏占位性病变，CDFI表现丰富血流信号，因怀疑血管瘤，不能除外恶性占位病变穿刺活检。病理报告"血管瘤，恶性不除外"，脾脏手术病理最后证实为：血管瘤成分为主兼有淋巴管上皮的良性脉管瘤；B、C.多发性血管瘤，经手术病理证实

SP脾实质，M血管瘤

脾脏血管肉瘤（hemangiosarcoma）为脾脏原发性恶性肿瘤。肿瘤生长迅速，故瘤体在发现时往往已很大。患者常无明显症状，偶因左上腹部肿物或脾肿大被临床和常规超声检查发现。

【超声表现】

为脾内较大或巨大的实性占位病变，也可因小片囊性变呈混合性病变。肿瘤回声呈非均匀性增强，或接近等回声；有显著的占位效应和邻近器官受压现象。肿物压缩性差是其特点，可以与良性血管瘤区别（图11-10，图11-11）。

3.淋巴瘤

恶性淋巴瘤有霍奇金和非霍奇金瘤两大类。在我国，非霍奇金淋巴瘤患者占大多数，而且大致可

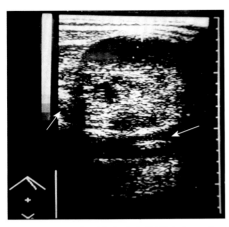

图 11-10 脾血管肉瘤声像图（女 24）

左、右箭头分别代表胰体和左肾（受挤压）

分为 B 细胞和 T 细胞型。二者又可分为侵袭性、缓慢性、高侵袭性三大类，各类可再分许多种亚型。它们在化疗效果和患者预后方面，差别悬殊。患者很多器官系统可以受累，常伴有颈部淋巴结、胸部纵隔、腹腔/腹膜后或周身浅表淋巴结肿大，也常常累及脾脏——弥漫性浸润，或局灶性转移性淋巴瘤侵犯，因此多数患者伴有脾脏肿大。脾脏原发性霍奇金和非霍奇金淋巴瘤均十分罕见。超声诊断用于评估脾脏有无弥漫型或局灶性淋巴瘤侵犯及其范围，用于评估治疗反应，具有重要意义。

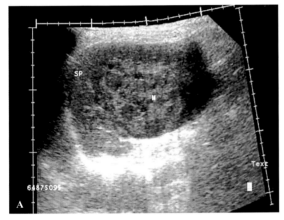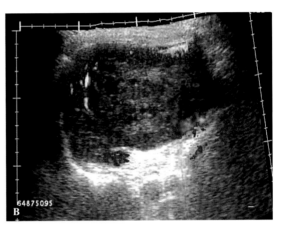

图 11-11 脾血管肉瘤超声表现（女 66）

SP 脾脏，M 肿瘤

【超声表现】

脾脏淋巴瘤侵犯有四种超声表现形式：

（1）弥漫浸润型　声像图表现脾肿大并弥漫性低回声，也可能与弥漫性脾肿大无明显区别。此型最多见，下述其他类型比较少见。

（2）微小结节型　脾内多发低回声结节，结节直径＜1cm。

（3）结节型　脾内多发低回声结节，结节直径1～3cm。

（4）肿块型　肿物结节直径＞3cm。一般而言，弥漫浸润型和小结节型更倾向于惰性淋巴瘤，而大结节型和块型更倾向于侵袭性的高度恶性淋巴瘤（图11-12A、B）。

① CDFI/PDI：显示肿瘤或结节内部少血流信号，肿瘤或结节周边血流信号较多。

② 超声造影：显示肿瘤回声增强，特点是呈"快进快退"现象。

脾脏发生原发性非霍奇金淋巴瘤比较罕见。笔者遇到一例，男性24岁，其唯一声像图表现为巨脾。脾实质内充满大小不等的多个肿瘤结节，CDFI/PDI显示肿瘤周边丰富的血流信号，但肿瘤内部为少血流信号（图11-13A、B）。患者经脾切除术、化疗和（孪生弟兄的）骨髓干细胞移植后治愈，至今已17年，仍然健在。

（三）转移性脾肿瘤

1. 局灶型

声像图表现取决于肿瘤的病理类型和生物学特

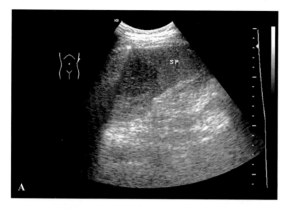

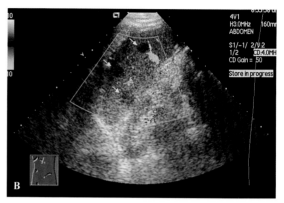

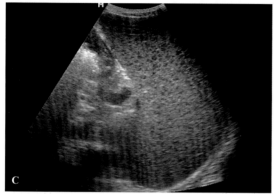

图11-12　脾淋巴瘤超声表现

A.肿块型非霍奇金淋巴瘤（单发，低回声性）；B.多发结节型非霍奇金淋巴瘤，如箭头"↑"所示；C.微小结节型淋巴瘤，呈弥漫性分布

SP 脾脏

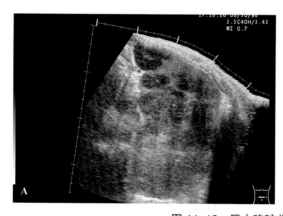

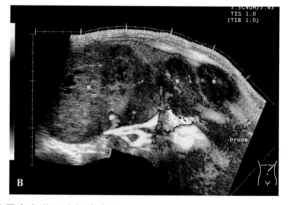

图11-13　巨大脾脏非霍奇金淋巴瘤超声表现

A.左上腹部横断面，整个脾脏被巨大的不均匀低回声性肿物所占据；B.左上腹部从肋间直至盆腔扫查，显示巨大脾脏长轴断面图像，肿物内部显示少血流信号

M 肿物

点。大多数属于局灶型肿瘤，它们的共同的声像图表现：

（1）脾实质内出现占位性病变，呈圆形、类圆形或不规则形结节或肿块。

（2）结节或肿块往往伴有回声异常，呈实性、囊性或混合性改变。实性结节有小结节（1～3cm）和大结节（>3cm）之分。脾内局部回声改变有回声减低性、回声增强性、等回声性、囊性变性、靶

环状等多种表现（图11-14）。

（3）肿瘤结节体积较大或数目较多时，才伴有脾肿大和脾脏的外形异常。

2. 弥漫浸润型

最多见于淋巴瘤患者病变累及脾脏。超声表现往往不够典型，因为：①一般呈不同程度的脾肿大，脾脏实质回声或比较均匀，故很容易与一般弥漫型脾肿大混淆；②或呈弥漫非均质和颗粒状改变，后

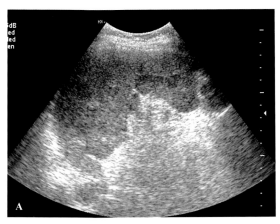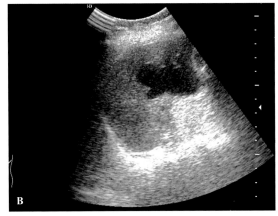

图 11-14 脾转移瘤

A. 子宫内膜腺癌脾脏实质内广泛转移（等回声性）；B. 胃癌的脾转移瘤（回声减低性）

者代表无数的微结节（micronodule，微结节直径 < 1cm），此型比较少见（图 11-12C）。

【鉴别诊断】

超声筛查脾脏肿瘤高度敏感，但对脾脏肿瘤的性质有时较难判断。除了脾肿瘤而外，多种原因可以造成实性结节的超声表现（表 11-3）。超声造影可能提高早期肿瘤的检出率和诊断的准确性，但其价值有限。仍需结合临床资料和其他影像检查综合分析，必要时采用超声引导经皮穿刺组织活检，以明确诊断。

四、脾外伤

脾外伤占腹部脏器闭合性外伤之首位。脾破裂的病理类型可分：①真性脾破裂；②中央型脾破裂；③包膜下脾破裂。当今脾外伤除合并活动性大量出血外，大多数尽可能采取非手术治疗，以保留脾脏这一重要免疫器官。超声因其无创、方便、迅速可得结果已成为脾外伤非常重要的影像诊断方法。超声造影可以大大提高常规超声诊断脾外伤的敏感性与准确率，而且其外伤分级诊断已接近增强 CT 的水平，故有重要的临床应用价值。

表 11-3　脾脏实性结节病因的鉴别诊断

1. 感染：结核、化脓菌、组织胞浆菌、念珠菌、卡氏肺孢子虫感染
2. 结节病（sarcoidosis，属于慢性炎症）
3. 淋巴瘤、转移癌
4. 其他少见病：Gaucher 氏病（先天性脂质沉着病），Gamna-Gandy 小体

脾破裂的超声表现依损伤部位、范围、程度而有很大的不同，其预后取决于脾外伤的临床病理类型及其经过。

【超声表现】（图 11-15 ～ 图 11-17）

脾破裂往往有明显的外伤史。大多数患者有脾肿大征象。更主要是，超声能够发现脾实质内回声异常，脾包膜下、脾周围积液，脾脏外形和包膜的完整性，以及有无腹腔内游离积液。

1. 中央型脾破裂

脾挫伤往往引起脾实质回声异常：轻者仅有脾实质内回声强弱不均，范围也可以比较局限；重者可有单发的或多数小片无回声或低回声区，可以呈不规则形态或圆形，边缘常不整齐，代表脾实质内血肿或多数性小血肿、大血肿。血肿周围脾实质往往回声强弱不均。需要注意，脾实质新鲜出血可表现为不均质性回声增强(代表凝血块，有时酷似"肿瘤")，液化的部分才呈无回声区（图 11-15 B、D）。

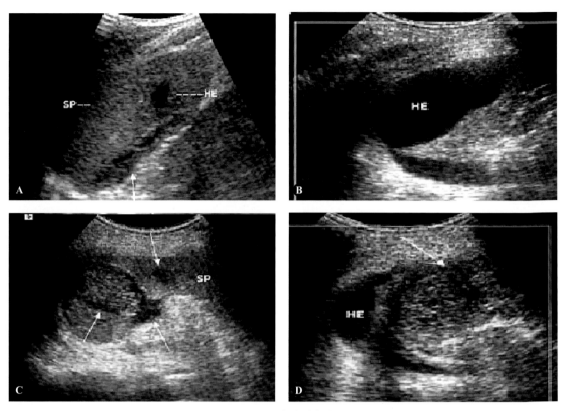

图 11-15　脾破裂声像图

A.轻度脾破裂　实质内小血肿 HE 和包膜下血肿（↑）；B.典型包膜下血肿；C.实质内新鲜较大血肿（圆形）
兼有包膜下、实质内小血肿（↑）；D.真性脾破裂 脾周围血肿 HE 及包膜中断（↑）

SP 脾脏，HE 血肿

2.包膜下血肿表现

（1）多数呈新月形、梭形无回声区或低回声区，位于脾包膜下方，也有不规则形的。血肿通常见于脾的膈面或外侧，使脾实质受压移位。

（2）无回声区与脾实质间多数境界比较清楚。包膜下血肿可与实质内血肿合并存在（图 11-15 B、D）。

（3）血肿内有回声的部分可能代表新鲜凝血块。血肿机化时回声增强，还可产生不规则索条状分隔样结构或多房状结构（陈旧性血肿）。

3.真性脾破裂（图 11-15D）

脾脏包膜或边缘不规则，脾脏轮廓局部中断（注：此系真性脾破裂的直接征象，但在超声检查时未必每一例均显示清楚）。值得注意，间接征象——脾周围积液，特别是腹腔游离积液合并存在，提示不同程度真性脾破裂。

（1）脾周围血肿：脾周围出现低水平回声或无回声区，它可仅限于脾脏周围，腹腔其余部分无

积液征象。新鲜小量脾周围积血区回声较多，声像图表现有时不易识别，此时适当对探头施加压力可见积血区的宽度立即变窄，故有利于脾周围积血的识别。

（2）腹膜腔游离积液征象：此系真性脾破裂的继发性征象，可能具有非常重要的临床意义，但不是特异性的（也见于其他脏器出血）。

小量出血：左上腹脾区周围和肠间隙出现无回声或低水平回声间隙；下腹部扫查可见膀胱直肠窝或子宫直肠窝内出现低水平回声或无回声区；多量出血：膀胱周围无回声区范围扩大；大量出血：积液征象不仅限于脾区和腹部左侧及盆腔，整个腹部包括肝周围、右膈下区也可见到。

脾外伤后随诊观察　急性脾破裂 24～48 小时内，实质内凝血块可以逐渐液化并有动态改变；脾周围血肿可能维持数周以上，包膜下血肿可部分纤维化（图 11-16）。

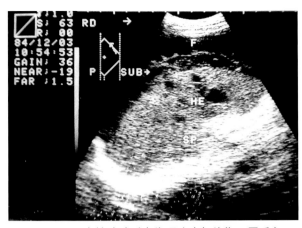

图 11-16　真性脾破裂声像图（腹部外伤 3 周后）

HE 实质内多数小血肿，SUB 包膜下血肿（部分纤维化），
F 脾周围血肿（穿刺引流 500 ml）
SP 脾脏

【诊断注意事项】

1.宜尽可能采用凸阵探头全面扫查观察脾破裂，它有利于整个脾脏尤其是膈面包膜和脾周围的观察，其检查盲区远较线阵探头为小。检查范围必须包括盆腔和下腹部，确定有无游离积液（积血）。

2.扫查时必须动作轻巧，争取患者合作，尽可能避免肋骨骨折或创面接触探头引起疼痛。脾外伤可能与左侧胸腔积液（积血）合并存在。

3.对于腹部创伤患者，即使发现小范围的脾脏回声非均质的增强或减低，亦应高度警惕脾挫伤的可能性。应予图像记录，并作密切的随访动态观察。

4.急性脾破裂时常规超声的直接征象有时很不明显，漏诊率较高，国内外报告敏感性仅41% ～ 66.7%。间接征象如脾周围积液、腹部或盆腔内游离积液征象具有特殊重要的意义。应及时将这些情况报告外科医师并予密切随访观察。如有条件，进行超声造影或 CT 检查。

5.脾破裂可与腹内其他脏器破裂合并存在（多脏器损伤），故需对肝、胰、双肾、膀胱、腹膜后区、肠间隙等其他部位广泛扫查。此类患者以及病情危重者宜首选增强 CT 检查。

6.超声监护和随诊检查适合于保守疗法患者。出血范围限于脾实质、包膜下甚至脾周围，无游离腹腔积液征象，而血压、脉搏等一般情况稳定者，适合于保守观察，其目的在于尽可能保存脾脏的重要免疫功能。

【临床评价】

1.应当清醒地认识到常规腹部超声检查，脾破裂的检出率仅为 66.6%，脾破裂的分级诊断准确率、多脏器损伤的发现率均远低于增强 CT。

2.超声造影有助于脾破裂大小、范围和外伤级别的全面评估。床旁急诊超声造影，可以大大提高脾外伤的检出率与准确率，而且分级诊断非常接近增强 CT 的水平（达 95.2%，梁峭嵘等，2007）。常规超声和超声造影，可望在大多数情况下替代 CT 检查。超声和超声造影特别有助于生命体征稳定的脾挫伤患者非手术治疗期间的随诊观察和预后的判断（图 11-17 A、B、C、D）。

五、脾梗死

本病以往比较少见，在风湿性心瓣膜病、细菌性心内膜炎和某些血液病等患者偶可遇到。近十年来由于特殊治疗需要，开展选择性肝动脉栓塞术（TAE）和脾动脉栓塞术（TSE），致使本病在这些患者的发生率明显增加。

【超声表现】

1.脾梗死好发于淤血性脾肿大、原发性血小板减少症、真性红细胞增多症和慢性白血病患者，故脾弥漫性肿大者多见。

2.脾实质内出现单发性或多发性病变。前者呈局限性回声减低区，典型时呈楔形，底部朝向脾包膜，也可不规则；后者呈蜂窝状的成片回声减低区。有时，在脾实质内出现比较弥漫的欠均匀的回声减低区，当组织液化坏死时，尚可出现无回声区和"假性囊肿"。

3.彩色多普勒超声　在脾脏低回声的梗死区内，缺乏血流信号（图 11-18）。

4.脾脏超声造影能够比 CDFI 更清楚地显示梗死区无血流灌注的范围及其形态特征，从而有助于本病诊断。

陈旧性脾梗死病灶：常因纤维化、瘢痕化和钙化产生不规则斑块样强回声和声影，病变的体积趋

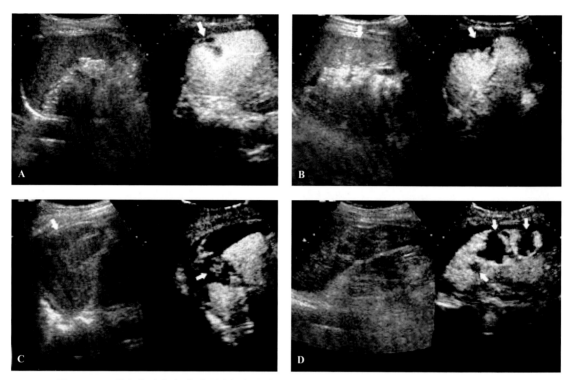

图 11-17　常规超声与超声造影（橙色）诊断脾外伤和分级的比较（梁峭嵘馈赠，2007）

A. Ⅰ级，常规超声假阴性；B. Ⅱ级脾外伤；C. Ⅲ级脾外伤；D.Ⅳ级脾外伤

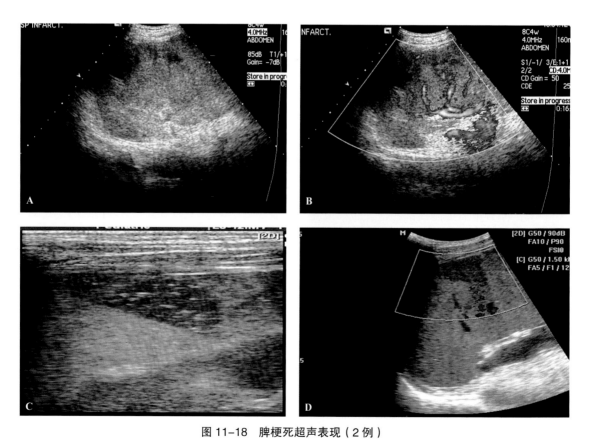

图 11-18　脾梗死超声表现（2 例）

例一（A、B）.较大面积脾梗死灰阶超声和 CDFI 表现；例二（C、D）.小面积脾梗死灰阶超声和 CDFI 表现

于缩小。陈旧性脾梗死病灶引起的孤立性钙化灶无病理意义，但应与脾结核引起的陈旧性钙化灶鉴别（有孤立性和散在性两种；活动性脾结核多呈低回声结节）。

【临床价值】

根据典型超声表现并结合病史，超声诊断脾梗死是比较容易的。超声造影有助于进一步明确脾梗死诊断，包括声像图表现不够典型的病例。超声随访有助于了解病情变化。尽管增强 CT 对脾梗死的诊断优于常规超声，但常规超声联合超声造影可以部分代替增强 CT 检查。

六、脾结核

本病常为全身性血行播散性结核的一部分，它可表现为弥漫的粟粒样结核结节（急性血行播散），也可表现为慢性局灶性病变如结核瘤、结核性脓肿。

以上病变尚可伴有或形成多发和单发钙化灶。本病常有不同程度的脾肿大。临床上常见于体型瘦弱者，可有午后低热和夜间盗汗等症状，可伴有其他部位结核的表现。患者常有轻度贫血，血沉加快，结核菌素试验阳性。

【超声诊断】

1. 轻度脾肿大。

2. 急性粟粒性结核时脾内出现许多散在分布的等回声性微小结节（图 11-19A），直径 2～5mm。结节性肉芽肿治愈后回声增强，最后可因钙化变为多数点状强回声，代表陈旧性病灶。

3. 局灶性脾结核通常呈单发或多个低回声结节，有时酷似肿瘤（图 11-19B），其中可伴有小片无回声区（代表结核性脓肿液化坏死）（图 11-19C）和斑点状（图 11-19D）、斑块状强回声，后者常伴有声影（代表钙化灶）。

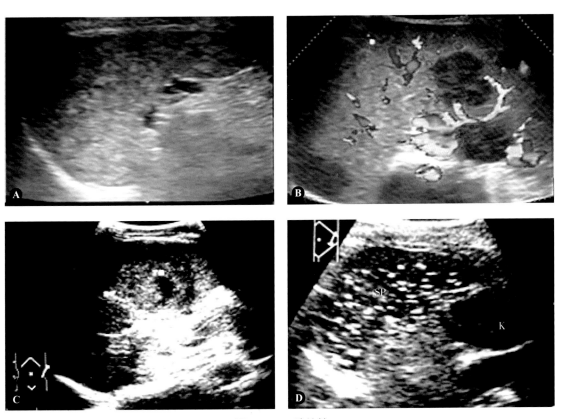

图 11-19 脾结核
A.粟粒型；B.结节型；C.脓肿型；D.纤维钙化型
SP 脾脏，K 左肾

4.有学者将脾结核声像图分为四型,即粟粒型、结节型、脓肿型和纤维钙化型（图11-19）。

5.CDFI　急性粟粒型脾结核多普勒超声显示脾门和脾实质内丰富血流信号；结节型脾结核特点是丰富的周边血流信号，结节内部无血流信号或少血流信号；脓肿型结节内部无血流信号显示。

【临床意义】

脾结核有多种类型，其声像图表现也各异。属非特异性，需结合病史、化验检查、影像学检查以至于诊断性抗结核治疗进行诊断。本病尚需与其他脾脏局灶性病变如脾肿瘤和组织胞浆菌病等鉴别。超声引导细针组织学活检和微生物学检查有助于进一步确定诊断。

七、脾脓肿

比较罕见，可能因为脾脏是人体最大的淋巴器官具有重要的免疫功能有关。脾脓肿发生率约为尸检的 0.14% ～ 0.70%，免疫力低下尤其是 AIDS 病患者相对多见。脾脓肿多数继发于血源性感染，如败血症、亚急性细菌性心内膜炎；少数由于邻近器官感染性疾病，如胰腺脓肿、胃肠穿孔、肾盂肾炎等直接蔓延至脾内，也可因脾外伤后引起感染。感染灶可为单发或多发。临床上可表现为发热、左上腹痛、脾大及白细胞增高等。部分脾脓肿可发生破裂，并发弥漫性腹膜炎；或破入左膈下、胃、结肠或小肠，甚至破入左侧胸腔，引起脓胸。

【超声表现】

1.脾肿大　脾肿大的程度与脓肿发生的部位、大小及数量有关。单发小脓肿或散在早期脓肿，脾肿大可不明显。

2.脾内异常回声　可表现为脾内单个或多个圆形或椭圆形的低—无回声区，内部回声不均匀，边界清晰或不清晰。当合并产气杆菌感染时，病灶内部可见多个点状强回声伴彗星尾征。加压扫查时可能见到脓肿腔液体内回声浮动现象（图11-20）。

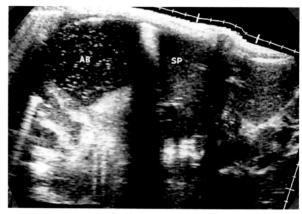

图 11-20　脾脓肿声像图表现（产气杆菌感染）
AB 含液脓腔，可见腔内气体（彗星尾征）和充满微气泡引起的点状强回声；SP 肿大的脾脏

脾脓肿可以靠近脾脏包膜，此时脓肿可呈梭形，与脾周围脓肿——膈下脓肿相似，需注意鉴别。

3.CDFI　脓肿病灶内无血流信号，彩色血流信号仅见于脓肿周围的脾组织。

【脾真菌感染性脓肿】（真菌性肉芽肿）

声像图表现有一定的特点：

1.轮中轮型　见于疾病早期，系由于病变中心坏死（低回声）外有炎性细胞包绕（高回声），周缘有纤维增生（低回声）形成的特征性的分层回声结构；

2.靶环型　此型较多见，由轮中轮型演变而来，直径 1 ～ 4cm；

3.低回声型；

4.钙化型　呈强回声，伴有声影。

【临床意义】

脾脓肿虽然罕见，但死亡率高达 60%，且早期症状不明显，术前诊断十分困难。超声显像可以清晰显示其病灶，对脾脓肿的早期诊断和治疗具有重要价值。超声引导下穿刺引流术可以避免手术切除。

八、脾静脉阻塞综合征

由于胰腺疾病如胰腺炎、假性囊肿、肿瘤浸润，或由于外伤感染致脾静脉的血栓形成或狭窄阻塞，从而产生淤血性脾肿大，食管、胃底静脉曲张和消化道出血等一系列临床征象，酷似肝硬化门脉高压症。

【超声表现】

1. 脾弥漫性肿大。

2. 脾静脉近脾门段扩张、迂曲，远段静脉腔狭窄、闭塞，或可见血栓等异常回声（图 11-21）。

3. 彩色多普勒超声显示脾静脉阻塞系列征象。可能同时发现脾肾侧支循环表现。

4. 正常肝脏声像图，无肝硬化和门静脉血栓超声表现。

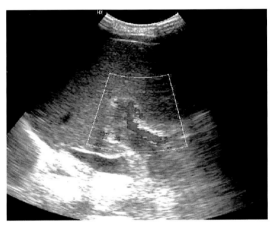

图 11-21 脾静脉阻塞综合征超声表现

示脾静脉血栓引起脾静脉增宽，管腔充满中低回声(血栓)CDFI 无 SV 蓝色血流信号，红色代表脾动脉血流

九、脾萎缩

脾萎缩并非少见。据笔者 51 例尸检超声测量方法学研究，脾萎缩低于 110g 者竟占 1/4，老年人比较多见，称老年性脾萎缩。此外，尚见于长期营养不良和慢性消耗性疾病如食管癌、吸收不良综合征等其他疾病。

【超声表现】

脾厚度测值小于 2cm，长度低于 5cm。有时在常规脾脏探查部位不易探到脾脏图像。

注意事项：应排除严重腹胀、横膈高位等所致的脾脏移位的可能性（脾脏向膈顶部或后方移位）；勿轻易诊断极为少见的无脾症。

【临床意义】

脾萎缩本身并无重要临床意义，似可解释大多数老年人免疫功能低下。超声检查发现弥漫性肝实质损害者同时伴有脾萎缩，可以排除肝硬化，亦不支持慢性感染性疾病。部分再生障碍性贫血患者伴有脾萎缩。

十、先天性脾脏异常

（一）副脾

副脾位于脾脏之外，通常在脾门血管和胰尾附近。发生率 10% ～ 30%，多为单发。副脾体积小，一般无重要临床意义，但易被误认为肿大的淋巴结，故有鉴别诊断意义。有副脾的患者，在脾脏手术切除后可以代偿性增大。

【超声表现】

1. 圆形或椭圆形结节，1 ～ 2cm，包膜光滑，内部回声与脾脏相同。

2. 外形可似脾门肿大的淋巴结，但对相邻血管、器官无压迹。

3. 半数以上副脾有血管分支与脾动静脉相通，用彩色超声易于显示（图 11-22）。

（二）游走脾

亦称异位脾。多因脾蒂、韧带先天性过长，脾肿大重力牵引也是因素之一。本病罕见，约 90% 见于中年经产妇。异位脾脏多位于左下腹部和骨盆腔，可与膀胱、子宫相邻。异位脾，活动性较大，部分异位脾，可用手还纳至脾区，亦可由于局部粘连不能复位。约有 20% 的患者发生脾蒂扭转，因急腹症就诊，临床上可能误诊为卵巢囊肿或游离肾蒂扭转，阑尾炎及腹膜炎等。

【超声表现】

1. 多在腹腔左侧或盆腔内发现实性肿物，其轮廓形状和内部回声与脾脏相似。应当努力找寻有无脾门切迹和脾门血管影像，用彩色多普勒超声检查可以确认。此为脾脏与其他腹部肿瘤的重要鉴别点。

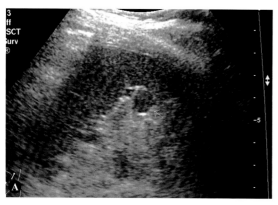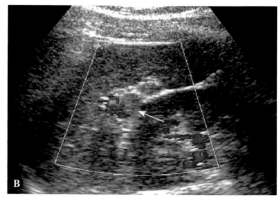

图 11-22　副脾（↑）声像图和 CDFI 表现

2. 在脾区探不到脾的图形，甚至在左侧背部肾上极探查亦查看不到脾脏图像。

（三）脾下垂

1. 脾脏超声测值在正常范围内，甚至属于正常低限。脾的上界位置可很低。

2. 脾的下缘超出左侧肋缘线，在肋缘下易于探到。

脾下垂可以和脾肿大合并存在。此时，超声诊断提示脾肿大即可，除非位置过低。

（四）先天性脾缺如（无脾综合征）

1. 在脾区仔细扫查看不到脾脏图形，而且可除外脾萎缩和游走脾。

2. 往往伴有其他先天性畸形如内脏转位，多种发绀型先天性心脏病等（Ivemark 综合征）。

本病罕见，以上超声所见可以提示诊断，最后诊断尚需放射性核素扫描后确定。

十一、脾脏介入性超声应用

（一）超声引导下脾脏穿刺活检

Lal 等（2003）回顾性分析超声引导 49 例脾脏抽吸式细针活检（细胞学组织学检查），发现成功取样有助于诊断者占 90%，缺点是大约有 10% 的被检者取材不足，还有 1 例取材失败。21 世纪以来，更多学者采用超声引导组织芯活检（21G、20G、18G）结合自动活检技术，并取得了成功。认为，其诊断效果和安全性与腹部其他器官活检相似。考虑到脾脏穿刺的并发症主要是诱发脾出血，因此要慎重考虑适应证，尽可能采用细针组织学活检。

脾脏穿刺活检主要适应证为脾脏局灶性实性结节或肿物的诊断和鉴别诊断，包括脓肿、结核、原发性或转移性肿瘤、少见的慢性炎症如 sarcoidosis 等。超声引导不仅有助于诊断脾脏局灶性淋巴瘤，而且可以帮助临床确定淋巴瘤伴有脾脏肿大的患者是否有淋巴瘤的脾脏浸润，故对判断恶性淋巴瘤的分期十分有用。

（二）超声引导脾的介入治疗

超声引导经皮穿刺引流或 / 和导管引流，已成功用于治疗脾脓肿、囊肿、血肿和感染性坏死性肿瘤。新近我国学者已报道射频消融用于脾破裂和脾功能亢进的治疗。此外，唐杰等报道采用超声造影引导局部注射凝血药，可以用于治疗重症脾外伤合并活动性出血患者，从而显著减少脾外伤患者脾脏手术摘除率。这些新技术已在腹部急诊外科显示出良好的临床应用前景。

尽管脾脏穿刺活检的效价比与腹部其他器官穿刺活检相似，选择超声引导脾穿刺检查和介入治疗仍然需要特别慎重。主要应警惕穿刺损伤可能造成的严重并发症——脾出血。

（张　武　吕国荣）

参考文献

1. 袁光华，张　武，简文豪，等．超声诊断基础与临床检查规范．北京：科学技术文献出版社，2001：305-306.

2. Rumack CM, Wilson SR, Charboneau JW, et al. Diagnostic ultrasound. 4th ed. Mosby,2011:145-171.

3. 沈延政．脾脏疾病．见：曹海根，王金锐主编．实用腹部超声诊断学．第3版．北京：人民卫生出版社，2006:178-205.

4. 张　武，曹海根.305例正常成人脾脏实时超声测量．中华物理医学杂志,1989,11:12.

5. 张　武，曹海根，贾建文，等.579例正常儿童脾厚超声测量与分析（附脾大组355例资料对比）.北京大学学报（医学版），1979,4:252-264.

6. 张　武，曹海根.脾脏超声测量的实验研究及其临床应用探讨——51例尸检超声测量与分析．北医学报，1977，（2）:111-114.

7. 刘显兰，何韶铮，吕国荣，等．超声检测胎儿脾及其临床意义．中华超声影像学杂志，2014, 23（3）:273-274.

8. 童广胜，马建华．肝脾外伤破裂的CT分析．中国医学影像技术,2001,17（3）:248.

9. 梁峭嵘，黄春燕，梁　彤，等．超声造影在脾外伤评估及分级诊断中的临床应用．中华医学超声杂志（电子版），2008,5（2）:288-294.

10. 张惠琴，唐　杰，吕发勤，等．超声造影在腹部实质脏器外伤非手术治疗中的作用．中国医学影像学杂志，2008, 16（4）:252-255.

11. Cokkinos D, Antypa E, Stefanidis K, et al. Contrast-enhanced ultrasound for imaging blunt abdominal trauma-indications, description of the technique and imaging review. Ultraschall Med, 2012,33（1）:60-67.

12. Stang A, Keles H, Hentschke S, et al. Incidentally detected splenic lesions in ultrasound: does contrast-enhanced ultrasonography improve the differentiation of benign hemangioma/Hamartoma from malignant lesions. Ultraschall Med,2011,32（6）:582-592.

13. Chiavaroli R, Grima P, Tundo P. Characterization of nontraumatic focal splenic lesions using contrast-enhanced sonography. J Clin Ultrasound, 2011,39（6）:310-315.

14. Liang P, Gao Y, Zhang H, et al. Microwave ablation in the spleen for treatment of secondary hypersplenism: a preliminary study. AJR AM J Roentgenol, 2011, 196（3）: 692-696.

15. Lv F, Tang J, Luo Y, et al. Percutaneous treatment of blunt hepatic and splenic trauma under contrast-enhanced ultrasound guidance. Clin Imaging,2012,36（3）:191-198.

16. Chen JW, Yeh DM, Peng SH, et al.Sonographic diagnosis of a subclinical wandering spleen:role of the decubitus position. J Ultrasound Med,2012,31（3）:483-487.

17. Hirooka M,Ochi H,Koizumi Y,et al. Splenic elasticity measured with real-time tissue elastography is a marker of portal hypertension. Radiology,2011,261（3）:960-968.

18. Taibbi A, Bartolotta TV, Matranga D, et al. Splenic hemangiomas: contrast-enhanced sonographic findings. J Ultrasound Med, 2012,31（4）:543-553.

19. Goldberg BB, McGahan JP 著．张缙熙主译．超声测量图谱．第2版．北京：人民军医出版社，2008：430-434（脾脏超声测量）.

20. 张　武，贾建文，苗立英，等.305例正常成人脾脏实时超声测量．中华物理医学杂志，1985，7（1）：8-10.

21. 张　武，贾建文，苗立英，等．脾外伤的实时超声诊断．中华物理医学杂志，1989，11（3）：134-136.

22. 张　武，曹海根．脾脏超声检查．北京医学，1981，9（增刊）：149-158.

23. Frank H.Netter. 人体解剖图谱．北京：人民卫生出版社，2002.

24. 童广胜，马建华．肝脾外伤破裂的CT分析．中国医学影像技术，2001，17（3）：248.

25. Wasvary H, et al. Nonoperative management of adult blunt splenic trauma: a 15-year experience. Am Surg, 1997, 63（8）：694-699.

26. 李建国，张　武．脾脏细针穿刺活检．见：董宝玮主编．临床介入性超声学．北京：中国科学技术出版社，1990：151-154.

27. Emilio Quaia [ed]. Contrast media in ultrasonography. Basic principles and clinical applications. Springer, 2005:205-220（spleen）.

第十二章
胃肠道疾病超声检查

迄今纤维内镜和X线造影仍为胃肠道疾病重要的检查方法，它们能够清楚地显示胃肠黏膜的细微改变，有助于诊断许多胃肠黏膜疾病，并发现早期癌，包括癌前病变。然而，由于前者需要通过口鼻插入体腔，后者具有放射性，很难作为被患者接受的首选检查方法。早在1976年Walls和Lutz首先应用超声方法诊断了胃癌，随后Mascatello与Bluth提出了"假肾征""面包圈征""靶环征"等胃肠占位性病变的常见征象。尽管超声检查长期受胃肠气体的许多干扰，随着超声仪器不断改进包括彩色多普勒技术的发展、不同类型胃肠造影剂的应用，以及胃肠超声诊断经验的积累，它在胃肠道疾病包括急腹症中的应用不断取得进展，使腹部的临床应用范围越来越广。

与纤维内镜和X线造影相比，胃肠超声作为断层影像技术具有以下特点：可以准确反映胃肠管壁的层次特点，并测量其厚度，分析判断异常增厚的病变以及占位性病变累及的范围和各种形态学改变；实时超声可通过胃肠充盈程度、胃肠蠕动、逆蠕动及排空的情况来判断肠道有无梗阻，并判断某些病因；彩色和能量多普勒超声能够显示胃肠壁以及胃肠肿瘤的血流信号变化，可用于判断炎症性肠病或提示供血不全引起的缺血性肠病。采用饮水或服用胃肠充盈剂以及灌肠等手段制造胃窗或肠窗，减少胃肠道气体伪像干扰，增加胃肠病变的检出机会；采用超声造影新技术，有助于显示胃肠病变的微血管灌注，进一步提高病灶定位（来源于胃肠管壁的哪个层次）和对良、恶性的定性判别能力。目前，超声已被作为不少胃肠道疾病初筛及随访的首选影像学方法，弥补了胃肠纤维内镜以及X线造影检查的不足。

第一节 超声解剖概要

胃的形态因个体的不同体型而不同，也因体位变换和充盈状况而变化。X线造影将胃分成鱼钩型、牛角型和无力型。其上经贲门与食管相连，其下连接十二指肠。胃腔分贲门部、胃底、胃体、幽门窦（又称胃窦）。胃的上缘凹陷称胃小弯，上部，下缘呈弧形，为胃大弯。连接肝脏与胃小弯和十二指肠上部的腹膜称作小网膜。悬吊于胃大弯的大片膜状富含血管和脂肪组织的结构，称作大网膜。胃壁的层次结构特点：由浆膜层、固有肌层、黏膜下层和黏膜层组成，其厚度4～6cm，可因胃的充盈和蠕动、收缩状况而变化。从胃肠超声诊断而言，上述清晰的"层次结构"，是包括后述小肠和大肠整个正常胃肠管壁的非常重要影像学特征。

小肠的第一部分为十二指肠，又可细分为上部（球部）、降部、水平部和升部。仅十二指肠上部（球部）属于腹膜腔器官，其降部、水平部和升部均位于腹膜后，形成十二指肠曲，围绕并紧贴胰头部。至第二腰椎左侧延续为空肠。空肠及回肠位于横结肠及其系膜下方，空肠主要位于腹腔的左上方，回肠则主要位于右下方。连接空、回肠至腹后壁的双侧腹膜——肠系膜，其附着部为肠系膜根。肠系膜根自第二腰椎起始，斜向右下跨过脊柱及其前面的腹主动脉、下腔静脉等结构，终止于骶髂关节前方。

回肠末端于右髂窝处以直角连于盲肠。盲肠为大肠的盲端起始部，向上延续为升结肠，至肝的下方转折向左续为横结肠，左行至脾的下方转折续接降结肠。降结肠至左髂嵴处移行为乙状结肠，后者在第三骶椎前方移行为直肠。大肠区别于小肠的重要结构为结肠带：由肠壁纵行排列的平滑肌构成，结肠带两侧排列脂肪突起为肠脂垂。

阑尾附着于盲肠后内侧壁，似如蚯蚓，长约 5～7cm，连接盲肠的部位称为阑尾根部，另一端游离称阑尾尖。阑尾多位于右下腹麦氏点附近，其具体位置可有许多个人的变异。

第二节　适应证

1. 胃肠肿瘤
(1) 胃癌，包括贲门癌。
(2) 小肠癌，大肠癌（结肠癌、直肠癌）。
(3) 胃肠淋巴瘤：胃淋巴瘤、小肠淋巴瘤、结肠淋巴瘤。
(4) 胃肠间质细胞瘤（GIST，以往误称为胃肠"平滑肌瘤"或"平滑肌肉瘤"）；其他间叶性肿瘤，如真正的平滑肌瘤、血管瘤、脂肪瘤（少见）。
2. 胃肠急腹症
消化性溃疡穿孔、急性肠梗阻、急性胃扩张、幽门梗阻、肠套叠、嵌顿疝、肠系膜上动脉压迫综合征、急性阑尾炎、阑尾周围脓肿及肠系膜血管病变等。
3. 胃肠壁及黏膜增厚性病变
溃疡病、胃黏膜脱垂、缺血性肠病、急性胃肠炎、慢性溃疡性结肠炎、肠结核、克罗恩病（Crohn病）等。
4. 腔内异物
胃石症、肠道结石、蛔虫症、其他异物。
5. 先天性异常
先天性肥厚性幽门狭窄、肛门闭锁、肠腔狭窄、乙状结肠冗长症、巨结肠症等。
6. 内镜超声检查
(1) 经直肠旋转式腔内超声　主要用于直肠癌的分期。

(2) 上消化道内镜超声　通过内镜置入高频探头主要用于食管癌、胃癌的分期等（通常在内镜检查室进行，需要专职人员和特殊设备）。
7. 胃肠肿瘤超声引导穿刺组织学活检。

第三节　检查方法

（一）仪器条件

高分辨力实时超声诊断仪。经腹凸阵、线阵式超声探头较好。频率一般用 3～5 MHz，小儿、瘦长体型或浅表区域可选用 5～7 MHz 或更高频率探头。观察浅表的胃肠壁及其血流信号，需采用 12～14 MHz 线阵探头。消化道超声内镜（endosonography，EUS）需要特殊设备和探头，限于篇幅，在本章末节胃肠介入性超声中从简叙述。

（二）检查前准备

1. 禁食 8～12 h。必要时，采取洗胃或服用缓泻剂清理胃肠道。X 线胃肠造影宜在超声检查之后进行。急腹症患者不必受以上限制。
2. 胃超声扫查　经腹壁胃充盈扫查，需空腹饮水 500～800ml，或服用胃肠口服声学造影剂 400～600ml。临床怀疑胃肠梗阻、穿孔、胰腺炎者禁忌口服造影。

【胃肠口服超声造影剂的选择】

(1) 无回声型：饮用水是最方便、实用而且效果良好的口服超声造影剂。此外，还有超声快速显像液等。婴幼儿可用母乳、牛奶代替。曾有学者报道采用口服甘露醇系统观察肠道及其病变，但尚不普遍。
(2) 等回声型：以"胃窗"超声显像液（郭心璋，1985）为比较理想的口服胃肠造影剂，属于食品型，具有口感好、消减气体伪像、增强胃壁低回声病变的对比分辨力，以及使左上腹胃深方器官如胰、脾、左肾等病变显示更为清楚等优点。
(3) 回声增强型：中药海螵蛸混悬液、汽水等，由于它们的显像效果差，现已少用。

3. 结肠超声检查（经腹壁 / 结肠充盈扫查）

（1）检查前排便。

（2）乙状结肠及直肠上段检查需嘱受检者充盈膀胱。

（3）保留灌肠者，检查前 1 日晚餐进流食，睡前服轻泻剂，晨起排便，清洁灌肠。

（4）灌肠用 38℃ 生理盐水 800 ～ 1500ml，或采用按比例稀释的胃肠声学造影剂，液体量可根据病变部位、体型、梗阻程度增减。

（三）胃肠超声检查步骤和扫查技巧

1. 检查步骤

（1）首先空腹检查　按照胃肠在腹壁的体表投影，用 3.5 ～ 5 MHz 探头对于整个腹部进行系列扫查，初步确定胃、肠有无病变及其部位和范围。

（2）根据临床具体要求，或根据患者腹痛、腹部肿物的位置（感兴趣区），做进一步细致扫查，包括采用 7 ～ 14 MHz 探头充分放大观察。

2. 经腹壁胃肠超声扫查的技巧

（1）采用"间断适当加压"的胃肠扫查技巧。根据正常胃肠具有管壁柔软、层次结构清晰、管腔张力低（含气液）和可压闭而无压痛的诸多特点，采用这种特殊技巧使缩短探头与病变距离，比较容易发现胃肠道包括阑尾炎、肿瘤、梗阻等多种病变或异常。

（2）注意对肠管长轴和短轴两个不同方向进行扫查，避免遗漏局部较小病变。

（3）嘱患者吸气鼓腹配合，目的在于判断该段肠腔内气液流动、肠管之间或肠管与腹膜间有无粘连，鉴别肿物位于腹膜腔内或腹膜后（腹膜后肿物常出现"越峰"征）。

（四）几种胃肠特殊检查法

1. 胃肠充盈检查（口服超声造影检查）

嘱患者饮水或口服超声造影剂 500 ～ 600ml。然后，依次采用左侧卧位、仰卧位、坐位（或站立位）、右前斜位、右侧卧位，对贲门、胃底、胃体、胃窦、幽门和十二指肠做系统观察（图 12-1）。如

继续做小肠观察时，应每隔 10 ～ 15 min 检查一次，直至液体到达回盲区。

2. 结肠保留灌肠经腹超声检查（属于不完全性检查，现已少用）

清洁灌肠后，患者取右侧卧位，经肛门置管，然后取仰卧位，灌注 37.5 ～ 38℃ 生理盐水 1500ml。沿直肠、乙状结肠向上直至盲肠按逆行顺序做结肠的经腹超声检查。液体量可根据部位、体型适当增减。

3. 直肠扫查法

（1）旋转式直肠内超声检查：采用旋转式带水囊直肠探头，自上而下地进行直肠腔内扫查。该检查目的是观察直肠癌和肿瘤对直肠壁浸润程度，可准确判断肿瘤侵犯的部位及大小。主要适用于检查整个直肠和肛管的黏膜、黏膜下组织及其周围结构。此方法过去还用于前列腺、精囊、膀胱颈部、三角区和后尿道细微病变的检查。

（2）端扫式直肠探头和双平面直肠探头，也可用于直肠壁及直肠周围结构扫查，但观察范围不够全面，一般重点用于前列腺检查。

（3）直肠内放置水囊经腹超声检查法：从肛门放入连接胶管的乳胶囊，经胶管向囊内注水，同时排净气体，将水囊充盈后持探头在小腹区对直肠及周围结构进行扫查，主要用于直肠癌和黏膜下或周围病变。患者检查前应充盈膀胱。

（4）直肠 360° 环阵超声探头检查：它是目前国际公认的肛管直肠结构检查的最好方式之一，但是需要特殊设备和探头。探头引入肛管和直肠腔内采用环形扫查，可 360° 显示其形态变化。因探头频率高，图像分辨力获得明显提高，尤其是对细小病灶的识别能力，对肛周脓肿、高位复杂性瘘管、直肠癌等疾病的诊断具有突出优势。

第四节　正常声像图

（一）正常胃肠声像图共同的固有特征

管壁柔软、厚度均匀和层次结构清晰为正常胃

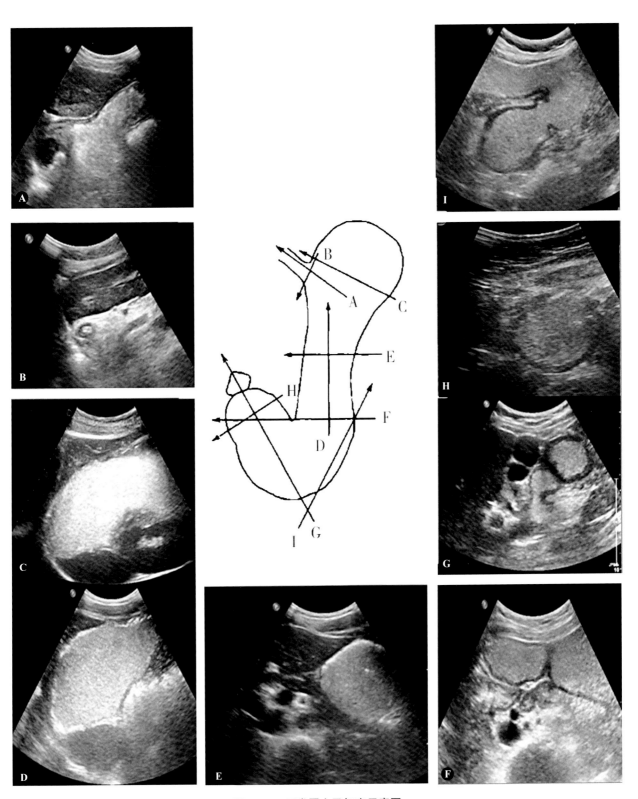

图 12-1 正常胃充盈扫查示意图

A. 食管下段及贲门长轴断面；B. 食管下段及贲门短轴断面；C. 胃底断面；D. 胃体长轴断面；E. 胃体短轴断面；F. 胃角部断面；G. 胃窦长轴断面；H. 胃窦短轴断面；I. 胃冠状斜断面

肠声像图的固有特征（gut signature），胃肠的管腔张力低，并有很大的可压缩性。此外，实时超声还可见生理性的蠕动。

（二）胃肠超声检查内容和临床思维方法

1. 胃肠层次结构

正常胃肠层次结构清晰，每层有连续性，胃肠壁各层不应出现异常增厚、结节或肿物隆起，表面不应出现异常凹陷如溃疡。注意管壁回声有无异常减低或增强。

2. 可压缩性

正常管壁柔软，管腔张力低，管腔可以压闭而无压痛。注意有无管腔扩张、局部狭窄、变形或移位，腔内有无潴留内容物及其性质。

3. 胃肠蠕动

耐心观察有无胃肠蠕动，注意蠕动的强弱、有无逆蠕动以及胃肠道的排空功能等。

4. 对于急腹症（外伤、炎症、梗阻及肠系膜血管病变）或怀疑肿瘤患者，还需注意观察其他声像图表现：

（1）注意在局部压痛处和触及包块部位仔细扫查。

（2）注意有无肠间积液、腹腔积液。

（3）警惕异常腹部气体及其所在部位、胃肠外及腹膜腔内游离积气、胃肠壁内异常积气、门静脉及其属支内气体/气泡流动、网膜囊积液/含气液体、腹膜后感染合并气体。

（4）彩色多普勒检查：正常胃肠壁通常无明显血流信号显示，肠系膜可出现少许血流信号。采用高档超声仪和声束编码技术，经腹超声探头常规用 5～6 MHz，线阵高频探头用 14 MHz，可以大大改善正常胃肠壁声像图，并显示其清晰的层次结构；辅以 CDFI 检查，更可实时显示其血流信号有无异常。

急、慢性胃肠炎症时，管壁增厚，血流信号常增多、低阻，有一定的层次分布特点；胃肠肿瘤血流信号常增多、高阻而且呈不规则的血流分布。

（5）肿瘤有无直接浸润邻近脏器，有无侵犯腹膜和腹水，有无其他异常转移灶，如盆腔脏器双侧卵巢部位有无肿物等。注意寻找胃肠管壁周围及腹腔大血管周围有无肿大的淋巴结。

（三）正常胃声像图

造影剂充盈后的胃壁层次结构完整，五层结构清晰可见：三条强回声线和两条低回声线呈平行相间排列。从胃腔开始，第一层强回声线代表黏膜表面与腔内液体产生的界面回声和黏膜；第二层低回声线代表黏膜肌层；第三层强回声相当于黏膜下层；第四层低回声相当于固有肌层；第五层强回声相当于浆膜及浆膜外组织产生的界面回声。自黏膜面第一层强回声线至浆膜面第五层强回声线之间的距离代表了胃壁的厚度。正常充盈状态下，胃壁厚度 3～5 mm，平均（3.7±0.5）mm（吕国荣，1994）。成人胃幽门部胃壁厚度＜6.0 mm，小儿或新生儿＜4.0 mm（图 12-2）。

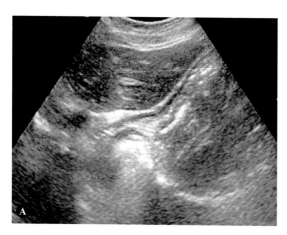

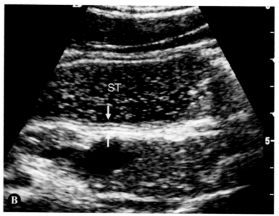

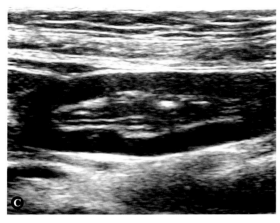

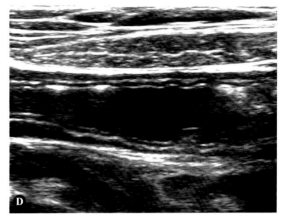

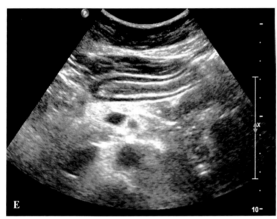

图 12-2　正常胃充盈前后声像图（经腹超声）

A. 饮水前食管下段、胃贲门声像图；B. 饮水后胃体部声像图：弥漫分布的点状回声代表微气泡，箭头显示胃壁五层结构；C. 空腹胃放大观察声像图（线阵 13 MHz）：固有肌层较厚，D. 饮水后胃体部声像图：固有肌层显著变薄，胃壁五层结构显示更清晰；E. 正常胃在空腹情况下的声像图：胃底部少量积气，胃体、幽门窦（胃窦）腔内存留少量胃液（黏液）故产生低水平回声。此图系上腹部横断面，还清楚显示胃与十二指肠和胰腺头体部的相邻关系

ST 胃

（四）正常十二指肠声像图（需口服超声造影剂）

1. 球部　位于胆囊内下方、胰头部的头侧。幽门开放时可见液体充盈，呈尖顶帽状结构（图 12-3）。

2. 降部　位于胰头外侧，当肠管充盈时，胆总管末端开口的乳头部有时可见。

3. 水平部　腹部正中旁纵断面上位于下腔静脉的腹侧，胰头的足侧；还位于腹主动脉的腹侧，通过肠系膜上动脉与腹主动脉夹角。

4. 升部　蠕动较快，不易获得较理想的充盈图像。

（五）正常空、回肠声像图

1. 空肠体表投影分布在左上腹和中腹部，液体充盈时空肠长轴断面可见黏膜的环状皱襞呈密集的梳状纹理排列（图 12-4A）。

2. 回肠体表投影主要位于中下腹和右下腹，靠近盲肠（回盲部）和乙状结肠。黏膜面环状皱襞稀

少，长轴断面相对平坦，与空肠有所区别（图 12-4B）。

3. 正常空、回肠管腔在充盈时小于 3cm，管壁厚度在液体充盈时不超过 3 mm，特点是肠壁柔软、蠕动活跃。肠腔扩张、无肠蠕动、肠蠕动亢进伴有逆蠕动均属异常。

（六）正常结肠声像图

1. 结肠壁柔软，张力低，有较大的可压缩性。管壁厚度 3～4 mm，采用高频探头充分放大可能分辨出五层结构。正常充盈的结肠黏膜面较光滑，与小肠不同。

2. 升结肠、横结肠、降结肠、乙状结肠在腹壁的体表投影，大致呈"门框"样分布。将探头沿结肠长轴方向滑动扫查，很容易找到特征性的结肠声像图——成串排列的强回声团块，并在后方伴有模糊声影。每个强回声团块代表结肠袋内含气的肠内容物；相反，结肠壁薄、回声低，不易清晰显示。

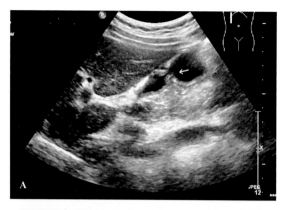
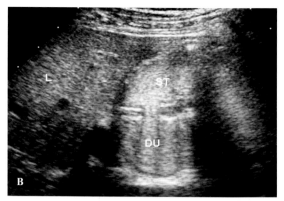
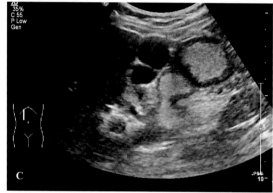

图 12-3 正常胃、十二指肠声像图

A. 饮水后，显示胃窦与十二指肠球部，↑代表开放的幽门管；B. 口服超声造影剂后，显示胃窦和十二指肠球二者之间为开放的幽门管；C. 显示十二指肠球部、降部和水平部

ST 胃腔（胃窦部），DU 十二指肠球部，L 肝脏

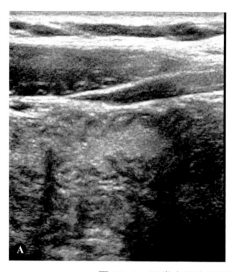
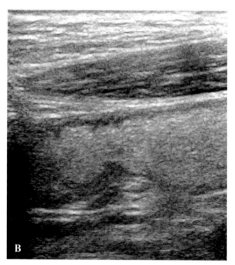

图 12-4 正常小肠充盈后（有回声型造影剂）声像图

A. 空肠声像图，显示丰富的小肠黏膜皱襞；B. 回肠声像图，显示较少的黏膜皱襞

结肠袋之间的低回声细小间隔代表半月襞。结肠袋内的肠内容物也可为有回声的液体（图 12-5）。

【注意事项】

1. 扫查方法

采用较高频率并充分放大，才易观察到结肠壁的细微结构；适当加压扫查，才可能观察或估计深方的结肠壁有无异常（注：结肠壁表面光滑，波样起伏，结肠壁的层次容易回声失落，3.5MHz 探头经常不易清晰显示）。

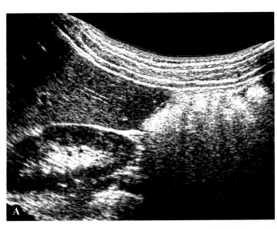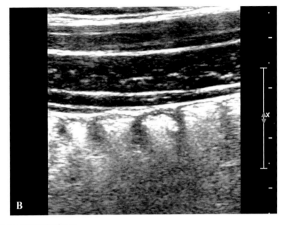

图 12-5　正常升结肠声像图

右侧腹部纵断面，3.5 MHz 声像图（A）及线阵 10 MHz 探头放大观（B）。后者清楚显示正常结肠前壁的层次结构和结肠袋

2. 结肠超声定位

升结肠和降结肠：可以分别从腹壁的右外侧和左外侧进行探测；盲肠：找到升结肠的起始部分（足侧），便可确定盲肠并寻找回盲部结构；横结肠：容易在上腹部横断面找到，在胃的足侧，但横结肠位置有较大变异，有时可下弯至脐水平，甚至脐以下水平；结肠肝曲和脾曲：应注意正常的位置常有变异；乙状结肠：一般较长，有系膜，其弯曲和活动度变异较大，故位置虽然在左下腹，弯曲部分可位于中央邻近膀胱底部，甚至进入小骨盆腔；直肠位于充盈膀胱的后方，在男性位于前列腺后方，在女性位于子宫颈和阴道的后方，经腹超声难以充分显示，需经直肠超声检查。

【胃肠功能判断】

1. 蠕动功能

进标准餐后，胃蠕动大约每 20s 一次，自胃体向幽门部呈节律性管壁收缩。蠕动波在声像图上呈小丘状隆起，每分钟蠕动 ≥ 2 次且振幅不变者为正常；每分钟蠕动 < 2 次或振幅减弱者为蠕动减弱；未见蠕动或病变处蠕动中断者称为蠕动消失。

小肠包括十二指肠、空肠、回肠均有活跃的蠕动功能，小肠无蠕动、蠕动亢进或频繁出现的逆蠕动，均为异常。

2. 排空时间（不作为常规检查项目）

普通标准餐（* 普通标准餐：牛肉 50 g，馒头 75 g，含白菜叶汤 250 ml，其中含蛋白 35%，脂肪 10%，碳水化合物 55%）胃的排空时间为 165 ± 42 min。小肠排空时间为液体自十二指肠至回盲部所需的时间，一般为 90 ～ 120 min（引自吕国荣等，1991）。

第五节　主要疾病超声诊断

一、胃癌

胃癌的发病率占消化道恶性肿瘤的首位。好发部位为幽门窦，其次为胃小弯、贲门区、大弯和胃体部。其组织学来源主要是腺癌，包括黏液腺癌。胃的转移性肿瘤罕见。

胃癌病理可分为：

1. 早期胃癌（病变局限于黏膜层和黏膜下层）。早期癌又可分①隆起型(息肉样)，②浅表型(平坦型)和③凹陷型。

2. 进展期胃癌（病变侵犯超越黏膜下层，达到固有肌层或更深，也称中晚期癌）。进展期胃癌又可分为结节 / 肿块型（Borrmann Ⅰ 型）、局限性溃疡型(Borrmann Ⅱ 型)、浸润性溃疡型(Borrmann Ⅲ 型)、局限性浸润和弥漫型浸润型(后者称 Borrmann Ⅳ 型)等主要类型。

（一）早期胃癌

经腹部超声检查相当困难，必须采用口服超声造影剂，而且要求超声医师具有熟练的扫查技巧和充裕的检查时间。超声诊断早期胃癌的敏感性低，例如息肉样、隆起型早期癌检出率仅约15%。由于患者无症状，国内外学者普遍认为，早期胃癌诊断主要依赖胃镜检查，包括对高危人群的定期筛查。首选胃镜检查，必要时结合病理组织学活检，对早期癌的进一步诊断和明确临床分期极有帮助。

（二）进展期胃癌

癌变侵及固有肌层是进展期胃癌的特征，同时胃壁层次紊乱、中断，局部蠕动消失。当癌肿累及浆膜层时，则胃壁浆膜回声线不规则或中断，甚至穿透浆膜，向胃外生长；肿瘤局部血流丰富、走行紊乱（图12-6）。经腹部超声检查有以下特征：

1.胃壁局限性或弥漫性增厚、隆起，形状不规则，厚度一般超过1.0cm，通常呈不均质低回声，常见声像图类型有：

（1）结节型/肿块型：胃癌基底宽，呈低回声或不均质回声，边缘可不规则（图12-6A）。

（2）溃疡型：肿物突向胃腔，基底宽，肿物表面出现溃疡凹陷，溃疡可大可小，大溃疡基底常不规则（图12-6B）；典型的癌性溃疡呈"火山口"征。由于良性胃溃疡其病灶可以部分或小部分癌变，有的胃癌可能酷似良性胃溃疡，二者有时很难鉴别。

（3）弥漫型/局限性浸润型：胃壁弥漫或限局增厚，肿瘤可限于胃窦区，或弥漫至整个胃壁，后者称"皮革胃"（图12-6D），但其短轴断面常呈"假

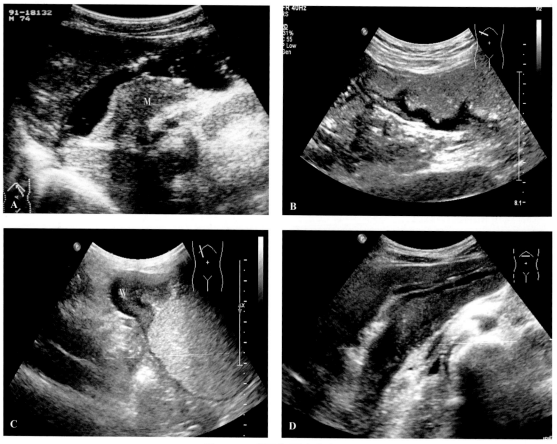

图12-6 进展期胃癌声像图

A.肿块型：肿块至胃窦部后壁可见形状不规则肿物（M），呈低回声团块状，主要向胃腔隆起，并向后侵犯并突破浆膜层；B.溃疡型：胃窦部后壁呈不规则增厚，为低回声性肿物，伴有巨大溃疡形成；C.胃壁增厚型：此例为胃窦癌合并幽门梗阻，胃窦部纵断面可见前后壁增厚，肿物呈低回声，局部胃腔狭窄以至完全闭塞（W），使胃腔显著扩张（胃潴留）；D.弥漫增厚型：此例也称皮革胃，此例胃壁肿物突破黏膜下层和肌层，前后胃壁弥漫性增厚、僵硬，呈低回声，胃腔明显狭窄。手术病理证实为腺癌

肾"征。

此外，少数胃癌呈外向性生长，也称"外向性生长型"。

2. 胃壁层次不清晰，紊乱、中断。病变黏膜面不清，表面可附着点状中强回声，局部胃壁僵硬。

3. 局部蠕动消失。胃窦幽门部肿物可导致排空减慢，甚至胃潴留。

4. 胃癌转移征象

胃癌除直接扩散外，可以发生淋巴结转移、血行转移（常见通过门静脉发生肝转移）、网膜种植转移（图 12-7）。

（1）淋巴结转移　多见于胃周（小弯侧、大弯侧）、腹腔动脉旁、主动脉旁淋巴结肿大，可以单发和多发，也可呈融合性。

（2）沿门静脉血行转移　肝转移癌，常为多发性，边界较清晰，多呈类圆形的低回声结节或较强回声结节，典型病例呈"靶环"状。

（3）腹膜种植转移　胃癌细胞，特别是黏液癌细胞浸润至浆膜层，可脱落到腹膜腔，种植于网膜及壁腹膜、盆腔器官发生转移瘤。声像图表现为胃浆膜层回声连续性中断、网膜内实性回声结节、腹腔积液，可合并肠粘连。此外，女性胃癌患者可种植转移至卵巢，为双侧或单侧性实性肿瘤，称Krukenberg 瘤。对于女性卵巢肿物合并腹水者，应注意寻找胃或其他部位有无原发癌并做相应的检查。

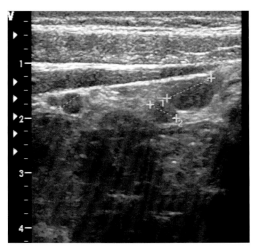

图 12-7　胃癌网膜种植转移瘤声像图

高频线阵探头显示网膜增厚，内可见多个圆形低回声转移癌结节（"+…+"），大小不等

【注意事项】

观察胃肿瘤应注意胃壁浸润层次，必要时采用 5 ～ 13 MHz 较高频探头仔细观察，注意有无浆膜层及浆膜外其他器官组织浸润和胃周淋巴结肿大；常规全面扫查网膜组织及壁腹膜。对女性患者，应做常规盆腔超声扫查。

【鉴别诊断】

1. 胃良性肿瘤

少见，仅占胃肿瘤的 3%。可分为两类：一类来自胃黏膜上皮组织，为息肉样腺瘤，比较少见，一般不超过 2 cm，有蒂，呈乳头状，向表面隆起，与基底宽的息肉样腺癌不同，另一类比较多见的是胃壁的间质细胞瘤，过去学者们认为它是"胃平滑肌瘤"，大多数为良性肿瘤。但有 2% 的患者为恶性，以往称"平滑肌肉瘤"（后述）。至于胃的间叶细胞瘤如平滑肌瘤、脂肪瘤等极罕见。

2. 胃恶性淋巴瘤

多属于非霍奇金淋巴瘤。特点是往往发生在黏膜下，也称"黏膜相关性淋巴瘤"。本病虽然少见，但预后较好，对化疗、放疗皆很敏感。有小息肉样、结节/肿物型、弥漫增厚等多种类型。尽管它有低回声、黏膜保持完好的特点，但有时与腺癌很难鉴别。此时，病理组织学检查显得极为重要，因为它涉及了本病治疗方案的制定及预后的判断（参见胃肠淋巴瘤节）。

【临床评价】

1. 胃超声检查的优点在于它可以显示胃壁层次的断面结构。它作为一种无创性的诊断方法，对于胃癌的部位、大小、形态及其侵犯范围和深度，以及初步了解胃相邻器官有无转移等方面有较大价值，可以弥补胃镜和 X 线检查的不足。有不少中晚期胃癌患者首先被超声检查发现，后经胃镜和 X 线检查、CT 证实，为临床选择治疗方案提供了依据。

2. 超声检查诊断胃癌淋巴结转移的敏感性仅为 60%，与转移淋巴结的大小、部位、仪器性能和检查者技术有关。关于残胃癌超声检查，因其位置深在，受干扰因素多，尤其残胃与空肠吻合处难以显示，除非肿瘤已经长得很大。

3. 超声造影可通过观察增厚胃壁或肿块内部微血管灌注的异常，观察造影剂开始增强和廓清的时间，观察强化的顺序和层次的紊乱等，为胃癌的诊断提供进一步血流动力学的佐证，有助于胃癌Borrmann 分型。但目前其最终诊断仍主要依赖于纤维胃镜和病理组织学检查。所以当超声检出病变时，应嘱患者及时接受胃镜活检，在排除胃癌后，可进行超声跟踪观察，监视其发展。

4. 胃镜有助于无症状早期胃癌及癌前病变的筛查，同时完成组织学活检。超声内镜有助于进一步确定早期胃癌的诊断和进行胃癌分期（图 12-8）。内镜超声检查结果与胃癌病理分型有很高的一致性，对提高胃癌的诊断水平具有重要价值。

5. CT 能够清楚地显示胃壁、胃周侵犯情况、邻近及远处淋巴结转移和远处脏器转移，故在胃癌的分期诊断中起着更为重要的作用。但是，CT 对早期胃癌诊断价值不大，仅见胃壁厚度轻微改变或无异常，主要用于中晚期胃癌的诊断和分期。

二、贲门癌

采取边饮水或口服声学造影剂边观察的方法，取坐位或立位，将探头放置于左肋弓并向外上方倾斜，注意观察液体流过食管贲门处时贲门开放的情况，以及贲门壁有无增厚、肿块、狭窄、僵硬等现象。正常食管下段、贲门和胃的黏膜线回声连续自然，开放运动自如。

【超声表现】

1. 贲门区管壁不规则增厚，或呈局限性肿块型；短轴切面可呈"靶环征"。

2. 病变多呈低回声。

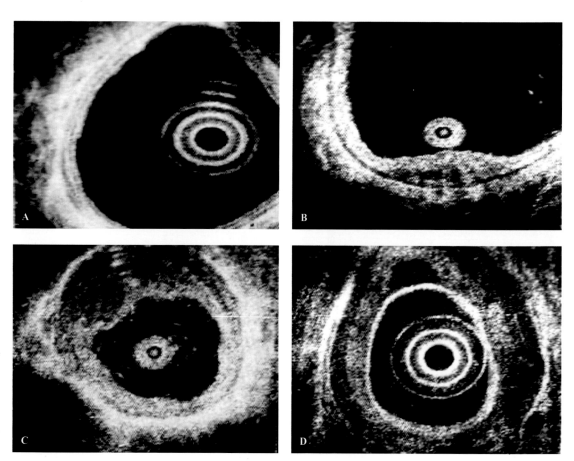

图 12-8　内镜超声早期胃癌分期

A. 正常胃壁结构；B. 胃癌 Borrmann Ⅰ型；C. 胃癌 Borrmann Ⅲ型；D. 胃癌 Borrmann Ⅳ型
（李建国馈赠，1995）

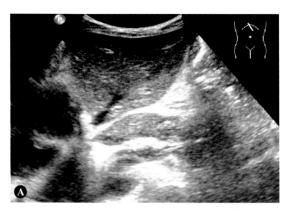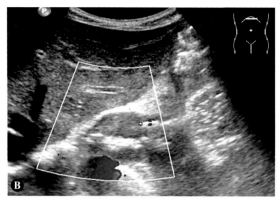

图 12-9　贲门癌灰阶声像图和 CDFI 表现

上腹部剑突下斜断面 A 及横断面 B 显示贲门区胃壁不规则增厚，内膜不平整，增厚胃壁内未见明显血流信号

3. 管壁僵硬，内膜不平整，可伴管腔狭窄。

4. CDFI 显示局部肿块内血流信号增多（图 12-9）。

三、胃肠间质瘤

根据 WHO 制定的标准和国内外学者一致公认，过去所谓的"胃肠平滑肌瘤/肉瘤"只是根据普通显微镜下大量梭形细胞/上皮样细胞诊断的。随着免疫组化、电镜及分子生物学的发展，实际上这类肿瘤 85% 以上是一种非定向分化的胃肠间质细胞瘤（gastrointestinal stromal tumor，GIST），真正的平滑肌瘤不足 10%，后者主要发生在胃以上部位。GIST 发生在胃最为多见，称胃间质细胞瘤，表现为胃黏膜下、胃壁内或浆膜外结节。小的 2 cm 左右，较大的肿瘤可突出于胃腔内，胃黏膜多完整，20%~30% 合并溃疡。小于 5 cm 的肿瘤多属良性，大于 5 cm 的肿瘤多属恶性，生长快，常伴有出血性坏死和囊性变。位于浆膜外的大肿块可直接浸润胰腺或肝脏。

超声内镜检查可发现直径小于 2cm 的黏膜下肿瘤，并在超声引导下穿刺组织学检查。因此超声内镜有一定诊断价值。此外，超声造影可能对胃肠间质瘤良恶性的判别以及治疗效果的评估有一定帮助。

【超声表现】

1. 胃壁局限性肿物，多呈类圆形，直径通常在 2~5cm，也可 > 5cm，加压扫查时质地较硬。

2. 多数肿物内部呈均匀的低回声，边界清晰，但无明确包膜。

3. 声像图类型

（1）腔内型：本型多见。肿物位于黏膜下，向腔内生长，黏膜层多数完整并被抬起；有时可见黏膜面小溃疡，基底较平整。

（2）壁间型：肌层的肿物同时向腔内、腔外生长，黏膜层向腔内、浆膜层向外隆起。

（3）外生型：比较少见。肿物主要向外生长，浆膜面膨出明显，但连续性完整，黏膜面无明显膨出，胃腔变形不明显。此型超声检查易漏诊或误诊为胃外肿物（图 12-10）。

4. 如果肿物直径 > 5cm，回声不均匀增多，肿物内出现片状无回声区（代表出血坏死），高度提示恶性。此时应当进行肝脏扫查，如果同时发现肝脏肿物，也提示恶性可能。

彩色多普勒超声可以显示病灶内的血流情况，但对病灶良恶性鉴别帮助意义不大。

四、小肠肿瘤

小肠肿瘤少见，占胃肠道肿瘤的 3%~6%，以十二指肠肿瘤的发生率相对较高，占 1/3~1/2（主要发生在其第二段到十二指肠空肠曲），但种类较多。其中恶性肿瘤主要有腺癌、恶性淋巴瘤、类癌及间质肉瘤等，良性肿瘤主要有间质瘤、脂肪瘤及腺瘤等。超声检查一般用于出现高位梗阻症状如呕吐、腹胀的患者。饮水或口服造影剂有助于超声观察。

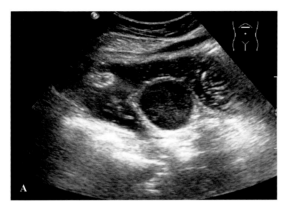
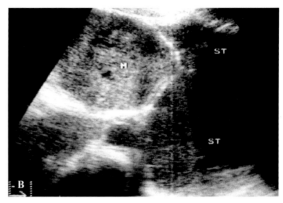

图 12-10　胃间质瘤和间质肉瘤声像图

A.胃间质瘤（良性）：胃后壁可见圆形包块，边界清晰，向胃腔外突出，均匀低回声，胃黏膜完整；B.胃间质瘤（恶性）：肿瘤大，内部回声增多，回声不均，伴有小片无回声区

ST 充盈胃腔，M 肿瘤

【超声表现】

1.直接征象

主要表现为可移动性腹部包块，以低回声多见，亦可为中高水平回声，内部回声与组织学类型无明显关系。向腔内突起的腺癌回声可增强（图 12-11A），但较少见。恶性淋巴瘤的小肠壁全周性增厚，呈低回声，类似"假肾"征或"靶环"征（图 12-11B）。黏膜下间质瘤横断面多为圆形或不规则形，包膜完整，境界清楚，内部呈均匀性低回声或等回声；间质肉瘤体积多大于 5cm，内部回声不均匀，坏死液化可出现无回声区。

2.间接征象

（1）胃肠道梗阻征象　肿物所在部位以上肠道扩张、液体和内容物滞留和蠕动异常。

（2）肠系膜上动、静脉向前推移现象，见于十二指肠水平部肿瘤。

（3）淋巴结和周围脏器转移现象。

五、大肠肿瘤

大肠癌发生率较高，占消化道恶性肿瘤的第二位。其中直肠癌占 50%，乙状结肠癌占 25%。回盲部、结肠肝曲和脾曲也属相对较高的发病部位。经腹超声发现的大肠癌多属中晚期。

经腹壁检查直肠需充盈膀胱，图像质量差，有较大的限制。可用腔内高频直肠探头，有条件者采用旋转式直肠探头、360°环阵超声探头或超声内镜可清晰显示直肠壁的五层结构，观察肿物的浸润深度、范围以及淋巴结有无转移。

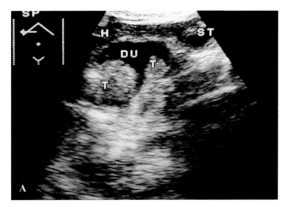
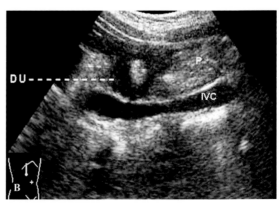

图 12-11　十二指肠肿瘤声像图

A.十二指肠腺癌；B.十二指肠淋巴瘤，肠壁呈低回声，全周不规则增厚，呈"靶环"征。

DU 十二指肠，IVC 下腔静脉，P 胰头部，T 肿瘤，ST 胃，H 肝脏

【超声表现】

1. 肠壁显著增厚，向腔内或腔外生长，形成不规则肿块，可呈"假肾"征或"靶环"征（图 12-12）。

2. 肿瘤一般呈非均质低回声，多伴有比较丰富的不规则血流信号（图 12-13）。

3. 病变处肠腔狭窄变形，其近端肠管扩张，内容物滞留，严重者引起梗阻。

4. 肿物局部肠管僵硬，蠕动消失。

5. 转移征象　局部系膜淋巴结肿大和肝转移瘤，少数可有周围脏器直接侵犯。

结肠肿瘤的声像图分型

1. 肿块型　从肠黏膜向腔内生长之团块状不规则低回声肿物。

2. 溃疡型　肿物部位肠壁不均匀增厚，其内膜面的中间出现凹陷。

3. 增厚型　肠管全周因肿瘤浸润，结肠壁显著增厚，管腔呈中心性狭窄，横断面呈"靶环"征，斜断面呈"假肾"征。

以上三种声像图类型，可以混合存在。

【临床意义】

经腹超声主要适合于进展期结肠癌，而且能够弥补临床诊断的不足。因患者症状、体征常较模糊，超声可以为临床提供"假肾"征等重要的诊断线索，以便 X 线造影和肠镜进一步证实。经腹超声引导穿刺活检有助于确定病理组织学诊断、分级和鉴别诊断。经腹超声还可用来提示进展期结肠癌有无肝脏和淋巴结转移，但结肠癌准确的分期尚需要依赖 CT 等其他检查。

经腹超声显示检查直肠癌有较大的局限性。有条件者采用旋转式或 360° 环阵式经直肠超声扫查，采用较高频率（9 ～ 15 MHz）以显著改善二维超声的图像分辨力（图 12-14 A、B）；还可以进行肿瘤

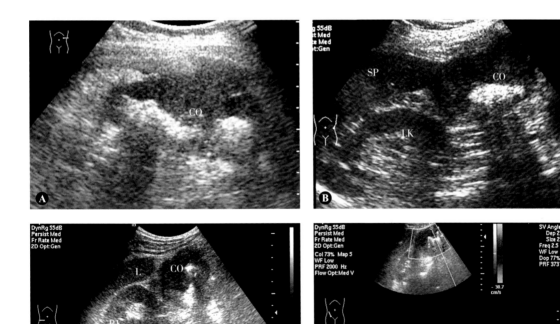

图 12-12　结肠癌声像图（经腹壁扫查）

A. 结肠脾曲不规则实性肿物（腹部横断面）；B. 结肠脾曲肿物，腹部纵断面呈"假肾"征；C. 右侧结肠癌，呈"靶环"征；D. 同例结肠癌 CDFI 和频谱多普勒表现

CO 肠壁弥漫增厚，非对称性，肠腔狭窄、偏心，LK 左肾，RK 右肾，L 肝脏，SP 脾脏

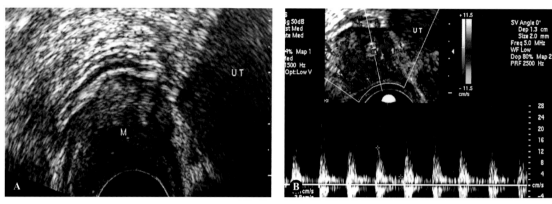

图 12-13 直肠癌超声表现（经直肠超声扫查）

A. 显示直肠壁呈明显不规则低回声团块，肠壁层次结构消失；B. CDFI 显示丰富血流信号

M 直肠癌，UT 子宫

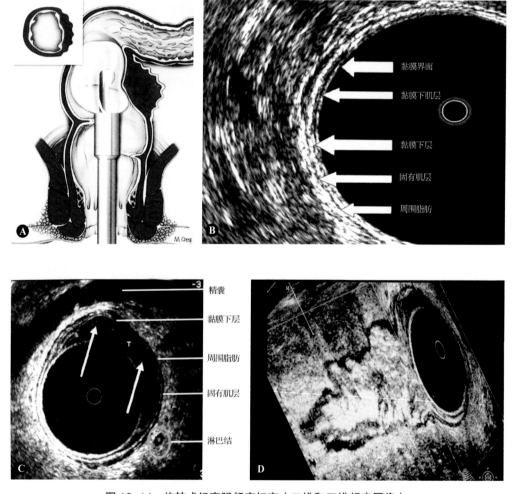

图 12-14 旋转式经直肠超声扫查（二维和三维超声图像）

A. 旋转式经直肠超声扫查直肠癌示意图；B. 正常直肠壁声像图；C.T_2 期直肠癌，肿瘤破坏黏膜下层和固有肌层，代表肿瘤（T）侵犯；D.uT_3 期直肠癌三维超声表现，矢状面投影显示肿物侵犯直肠周围脂肪（引自 *Atlas of Endoanal and Endorectal Ultrasonography*，*GA Santoro*，*GDI Falco* 著 . *Springer*，*Italia*，*Milan*，*2004*）

的三维图像检查，以全面评估直肠局部及肿瘤的形态、大小、浸润深度和范围（图 12-14 C、D），并可观察直肠周围转移性淋巴结肿大。但因需要特殊设备和探头，其临床应用受到限制。

六、胃肠淋巴瘤

在胃肠发生原发性非霍奇金淋巴瘤（non-Hodgikin lymphoma，NHL），占胃肠恶性肿瘤 2%～4%。其中，20% 发生在小肠和结肠。至于胃肠淋巴瘤继发于全身性淋巴瘤者比较少见。

【超声表现】

本病有小结节型或息肉型、肿块型、癌性溃疡型、弥漫浸润型等不同声像图类型，肿瘤可侵犯邻近的系膜和淋巴结。淋巴瘤声像图以低回声为特征。此外，由于淋巴瘤往往在黏膜下形成结节或肿物，各型淋巴瘤包括癌性溃疡型均可能保留或部分保留完整的胃肠黏膜。这一特征与腺癌不同，非常有利于淋巴瘤的声像图诊断。然而是否能够清晰显示与仪器性能和检查医师扫查技巧有关。

1. 胃淋巴瘤

胃淋巴瘤多见于胃体部和窦部。生长类型和声像图与胃癌有不少相似之处，但可能同时发现其黏膜下浸润生长的特点，如在黏膜下出现增厚性病变，单个或多个低回声结节。肿物表面或癌性溃疡的周边常可发现有正常胃黏膜覆盖，与胃癌不同。CDFI 显示肿物内有较丰富的血流信号。胃淋巴瘤也可有弥漫增厚型（皮革胃），横断面呈"假肾"征，与腺癌难以区分。

笔者曾遇 1 例 13 岁男童，临床结合 X 线、超声拟诊为弥漫浸润 / 增厚型胃癌（皮革胃），三次胃镜和活检未能明确病理诊断，病情较重，曾考虑手术治疗，经超声引导穿刺活检（18 G 针），最后明确病理诊断为胃淋巴瘤（图 12-15）。经肿瘤化疗效果卓著，避免了手术。患儿获得临床治愈并恢复学习，2 年后不幸死于淋巴细胞性白血病。

2. 小肠和结肠淋巴瘤

小肠和结肠淋巴瘤见于空肠、升结肠、回盲部，多因肠壁弥漫性壁厚出现"假肾"征。CDFI 显示肿物内有较丰富的不规则血流信号（图 12-16）。

【临床意义】

1. 小结节或息肉型淋巴瘤，通常无症状，不容易被超声发现。内镜有助于诊断，及时取活检和介入性治疗。

2. 胃肠淋巴瘤声像图与胃肠腺癌声像图有时很相似，并容易产生混淆。值得注意的是，淋巴瘤预后优于腺癌，前者对于放化疗敏感，故病理组织学诊断很重要，它有助于鉴别诊断并指导治疗。与腺癌鉴别诊断通常依靠胃镜和肠镜活检，有时需依靠手术探查。

3. 文献报道和实践经验证明，超声引导经腹壁穿刺活检审慎地用于胃肠肿瘤是安全的，穿刺针（18～20G）尽量避免通过肠腔。此方法简便、实用，比内镜取活检更少痛苦，对淋巴瘤与腺癌的诊断和鉴别诊断非常有用。

七、消化性溃疡

消化性溃疡指胃肠道黏膜被自身消化形成的溃疡，可发生于食管、胃、十二指肠、胃－空肠吻合口等处。其中，胃溃疡、十二指肠球部溃疡最为常见。胃溃疡多见于中老年；十二指肠溃疡多见于青壮年。后者的发生率是前者的 3 倍，它们均好发于男性。本节将重点讨论胃和十二指肠溃疡的超声表现（图 12-17）。

（一）胃溃疡超声表现

1. 胃壁局限性轻度增厚，厚度一般不超过 1.0 cm，最大直径小于 5.0 cm。增厚的胃壁呈低回声。胃壁特征性的层次结构可消失或部分消失。只有早期非常浅表的溃疡，才保持黏膜下层、肌层和外膜层的结构。

2. 其黏膜面出现火山口样凹陷，为溃疡，形态比较规则、对称，其内壁整齐。溃疡凹陷可以浅表，也可较深。

3. 溃疡的表面常附着少许微气泡产生的斑点状或斑片状强回声。

4. 较大溃疡的凹陷可突出胃壁称"腔外型"。

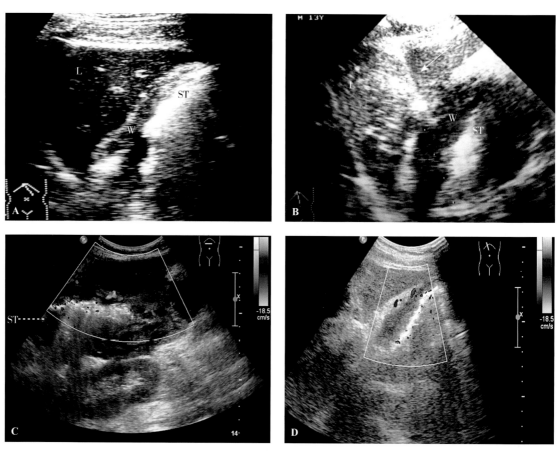

图 12-15　胃淋巴瘤声像图

A.胃壁呈弥漫浸润型；B.超声引导经皮－肝穿刺活检证实为淋巴瘤；C.胃壁弥漫性明显增厚，回声减低，层次不清，血流信号丰富；D.治疗 2 个月后，胃壁明显变薄，血流信号减少

L 肝脏，W 弥漫增厚的胃壁（肿瘤），ST 胃腔，箭头代表穿刺针

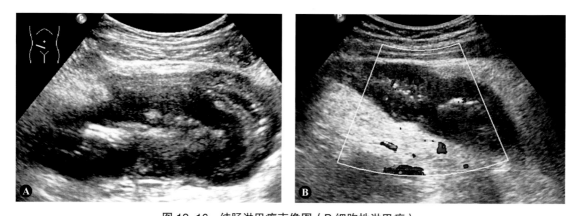

图 12-16　结肠淋巴瘤声像图（B 细胞性淋巴瘤）

A.右下腹小肠管壁弥漫性增厚，厚度较均匀；B.彩色多普勒显示增厚肠壁内血流信号较丰富

部分凹陷边缘可见黏膜皱襞隆起聚集，称"黏膜纠集征"。这些征象具有诊断意义。

5.胃壁蠕动：小于 1.5cm 的溃疡胃蠕动正常，仅在巨型溃疡时局部胃壁蠕动减弱。

6.在规范的溃疡病药物治疗和超声定期随访观察中，如果发现溃疡凹陷扩大、不规则，或溃疡凹陷因周围病变隆起增厚反而缩小、形态异常时，应高度警惕溃疡恶变可能，并建议进一步胃镜检查。

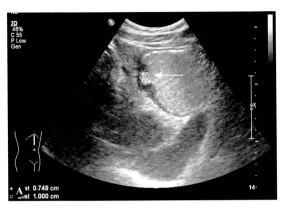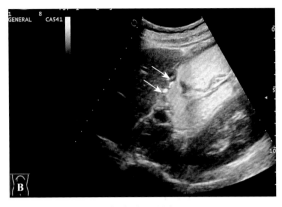

图 12-17　胃、十二指肠溃疡超声表现（口服"胃窗"超声造影剂）

A.胃体部小弯侧溃疡声像图（↑）；B.十二指肠球部（↑↑）前壁多发性溃疡声像图

（二）十二指肠溃疡超声表现

1. 球部溃疡一般较小，其黏膜面可见凹陷，表面常可见微气泡引起斑点状或小团状固定的强回声。

2. 球部病变周围的管壁轻度增厚、不规则，呈低回声，厚度小于 1.0 cm。

3. 部分球部可因瘢痕挛缩而不规则变形，球部面积变小，多小于 3cm^2。有时，可见"黏膜纠集"征。

4. 有时可见异常的肠壁蠕动——胃肠超声造影剂瞬时快速通过的一过性"激惹现象"。

5. 十二指肠球后溃疡主要发生在上曲水平，除球部溃疡表现外，其附近肠管可发生痉挛收缩或瘢痕狭窄征象，而狭窄前的球部可出现扩张，故球底部宽径常大于 3 cm。

【临床评价】

1. 二维超声可用于诊断胃溃疡，但其敏感性和特异性还较低。超声对于表浅或较小的胃溃疡容易漏诊；对良恶性胃溃疡除了非常典型的病例外，准确加以鉴别还比较困难。饮水或口服胃肠造影剂可减少或消除胃腔内气体所造成的伪像，增加溃疡病的检出率。彩色和能量多普勒超声可显示增厚胃壁的血流动力学变化，可能有助于判断局部炎症病变的轻重。有学者报道，静脉注射超声造影对良性和恶性病变有一定鉴别诊断价值，但还需大样本、多中心以及随机对照的深入研究。迄今为止，常规内镜检查结合组织学活检和 X 线钡餐造影仍为胃溃疡

确诊的首选方法。超声作为一项辅助方法，可为接受内科治疗的溃疡病患者提供极好的随诊检查方法，了解溃疡内科治疗的进展和愈合情况，并可作为判断疗效的客观依据。

2. 对于胃镜和病理组织学检查发现的非典型性增生性胃溃疡，利用超声可了解局部胃壁增厚程度，配合临床进行密切随访观察。

3. 胃溃疡需与溃疡型胃癌鉴别，声像图鉴别未必可靠，因为即使声像图典型，也难以除外胃溃疡恶变或病灶的部分组织恶性变。本病诊断需要临床结合患者年龄、病史、体征、X 线造影，最后鉴别仍取决于胃镜结合活检和病理组织学诊断。

八、胃、十二指肠穿孔

急性胃及十二指肠穿孔多因活动性的胃及十二指肠溃疡引起，穿孔一般仅 0.5cm 左右，主要易发生在胃窦附近。暴饮暴食为常见的诱因，少部分患者无明确病史。胃肠内容物流入腹腔导致化学性腹膜炎，气体逸入腹腔形成气腹。临床表现以骤然发作的持续性上腹部剧痛为特点，腹肌紧张呈"板"样，全腹压痛和反跳痛。常规检查为腹部 X 线立位透视 / 平片，发现膈下游离气体——间接征象，它有助于强烈提示诊断。

【超声表现】

1. 腹腔内游离气体

分别采取左侧卧位和右侧卧位，于膈下（肝、

脾前方）可见随体位移动的气体引起的混响伪像，同时可见局部腹膜回声显著增强（enhancement），声像图特点是酷似"腹膜增厚"表现。局部腹膜回声增强是膈下游离积气的特异性征象，并具有重要诊断价值（图12-18）。头低足高位时可在下腹部充盈的膀胱前方发现游离气体征象；气体量大时腹腔积气征象更显著。

2. 腹腔内游离积液

超声观察盆腔的子宫直肠陷凹或膀胱直肠陷凹，可以敏感地发现少量腹腔游离液体。胃后壁、十二指肠球后穿孔液体可渗漏于网膜囊内。如果穿孔导致细菌性腹膜炎，则可出现大量游离液体。

3. 其他间接征象

（1）胃肠蠕动减弱或消失，肠腔积气（注：实际上为不同程度的麻痹性肠梗阻）。

（2）腹部非均匀性强回声包块（大网膜包裹所致），伴有腹部压痛。

【临床评价】

1. 实时超声检查用于提示消化性溃疡穿孔的诊断具有独到之处，可弥补腹部X线透视的不足。同时，超声有助于敏感地发现腹腔游离积液。超声检测气体的敏感性不亚于腹部X线，但远不及CT敏感性高，后者可以发现少达1ml的游离气体。

2. 怀疑消化性溃疡穿孔时禁止饮水或口服造影剂，超声检查一般不可能直接显示穿孔部位。作者曾遇一例男青年上腹部直接外伤后急性剧烈腹痛，超声发现患者胃的后壁深方明显的局限性非均质性液体积聚，系网膜囊积液；当十二指肠蠕动时，肠腔内含气液体与网膜囊积液流动相通，故强烈提示诊断为十二指肠穿孔，后经手术证实。

3. 值得注意的是发现腹腔游离气体、液体未必可以绝对肯定诊断急性胃肠穿孔，需要结合病史。因为也见于产气杆菌引起的原发性腹膜炎，还常伴有门静脉积气征象，后者无须手术探查。

九、幽门梗阻、急性胃扩张

（一）幽门梗阻

幽门梗阻是指胃内容物通过幽门时受阻，使胃内容物部分或全部不能通过幽门进入十二指肠，导致胃内容物潴留和胃腔扩张。常见的病因有：①胃十二指肠溃疡引起的幽门管痉挛性狭窄、炎性水肿性狭窄（暂时性）或瘢痕性狭窄（永久性）。②胃窦部肿瘤合并梗阻。前者较多见，且有溃疡病史，临床突出表现是呕吐，呕吐物量大，多为陈食，有酸臭味，无胆汁。呕吐后或自行引吐后症状缓解。

【超声表现】

1. 空腹胃腔内大量内容物潴留，排空明显延迟，

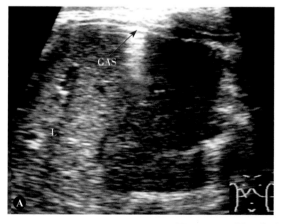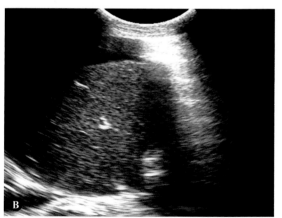

图12-18　胃肠穿孔所致腹腔积气声像图

A. 肝脏包膜局部看似显著增厚、回声增强，伴有"彗星尾"征（↑，混响伪像），GAS代表极少量膈下游离气体；
B. 腹膜壁层局部看似显著增厚、回声增强，其后方可见典型的混响伪像，本例胃溃疡穿孔患者多量腹腔游离气体合并腹膜腔积液（肝周围大量积液，并不多见）

L 肝脏

完全梗阻者无排空。

2. 幽门管缺乏节律性开放，或在胃区挤压后才可见少量液体通过。

3. 胃壁蠕动异常。不完全梗阻时蠕动亢进，常可见逆蠕动。完全梗阻时蠕动消失。

4. 胃窦部肿瘤合并梗阻，可见胃窦管壁隆起的实性肿物，使幽门管变形狭窄，胃内容物通过障碍。

【鉴别诊断】

十二指肠远段梗阻：见于十二指肠淤滞症（肠系膜上动脉综合征）、胰头十二指肠肿瘤合并近端扩张等。鉴别要点：幽门管无狭窄征象，胃内容物潴留的同时，十二指肠腔也明显扩张。

（二）急性胃扩张

急性胃扩张系外科急症，多因过度暴饮暴食引起胃的排空障碍。患者上腹胀满，频繁呕吐，可伴有水电解质平衡紊乱。

【超声表现】

胃腔极度扩张，胃壁极薄，胃蠕动减弱或消失。空腹胃及十二指肠内液体和食糜大量潴留，可见分层平面。

【鉴别诊断】

本病与幽门梗阻引起的胃潴留有明显区别。当伴有大量气体时胃腔显示不清，极易漏诊，必须结合病史。

十、先天性肥厚性幽门狭窄

本病是婴儿器质性呕吐最常见的原因之一，发病率为 1/500，有家族性发病倾向。病理表现为幽门肌肥厚、增生，管腔高度狭窄，引起胃排空障碍导致胃潴留。患儿有频繁的无胆汁性呕吐，常在出生后 2～3 周开始，逐渐加剧，可呈喷射性。在多数患儿右上腹往往可扪及橄榄形肿块。超声检查具有确定本病的诊断价值。

【超声表现】

1. 幽门环肌全周性、均匀性增厚，厚度达 0.4～

0.7 cm，长度范围约 2.0 cm。幽门长轴断面呈梭形或橄榄形。短轴断面呈"面包圈"征，面包圈呈低回声，中央为高回声，也似"靶环"状，纵轴断面呈"子宫颈"征（图 12-19）。

2. 幽门管管腔明显狭窄，开放明显受限，胃腔扩张、胃内有潴留物。

3. 胃蠕动亢进和逆蠕动，近幽门部蠕动消失。

十一、肠梗阻

肠梗阻是指肠腔内容物不能正常运行并通过肠道引起的疾病，是常见而严重的急腹症之一。本病主要可分为机械性肠梗阻（单纯性、绞窄性）和麻痹性肠梗阻（动力性），以及由肠系膜血管血栓、栓塞引起的血运性肠梗阻三类。后者少见，但值得重视。机械性梗阻如结石、蛔虫团、异物、肠管肿瘤、炎症、套叠、肠管扭转、嵌顿（内/外疝）等最多见；根据其程度还可分为完全性肠梗阻和不完全性肠梗阻，严重者导致肠壁缺血、坏死。麻痹性肠梗阻多见于腹部手术后；也可继发于其他急腹症如阑尾炎、胆囊炎穿孔所致急性腹膜炎。肠梗阻的典型临床表现为腹痛、呕吐、腹胀、停止排气排便。腹痛特点多为间歇发作性绞痛，麻痹性肠梗阻患者腹胀显著，可以无腹痛。如果由发作性腹痛转为持续性腹痛，应考虑为绞窄性。持续性疼痛多为血循环障碍所致，由持续性转为"缓解"应警惕肠坏死。

【超声表现】

肠梗阻的病因、梗阻部位、病程久暂以及有无绞窄等情况复杂多变，其声像图可有多种表现：

1. 梗阻近段肠管显著扩张，其内大量液体充盈。小肠梗阻时，内径多 > 3.0 cm；结肠梗阻时，内径多 > 5.0 cm。立位或坐位纵行扫查时可见气液分层征。

2. 肠蠕动异常 梗阻近段肠管蠕动频繁、亢进，蠕动波幅度增大，伴有肠内液体往复流动，以及"气过水"征。梗阻局部肠蠕动减弱或消失。麻痹性肠梗阻肠管普遍增宽，蠕动消失。

3. 肠壁改变 空肠梗阻时纵断面黏膜皱襞清晰，可伴有水肿增厚，表现为"琴键"征或"鱼刺"征（图

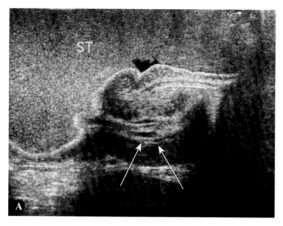
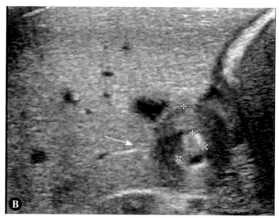
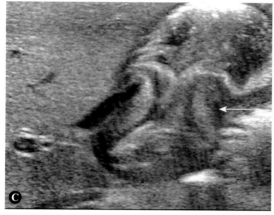

图 12-19　先天性肥厚型幽门狭窄

A.幽门管环肌明显增厚，管腔明显狭窄（↑↑），胃内充满大量等回声内容物（乳汁）；B.幽门管横断，呈"面包圈"征或"靶环"征（↑）；C.幽门管纵断，呈"子宫颈"征（↑）

ST　充盈胃腔

12-20A）。回肠梗阻表现：黏膜皱襞稀少，梗阻肠襻扭曲可形成"U"形征（图12-20B）。

4.绞窄性肠梗阻的动态变化

（1）由于血循环障碍肠蠕动由增强迅速减弱，以至完全消失；

（2）开始无肠间积液或仅有少量积液征象，逐渐转变为大量肠间或腹腔积液。

5.肠梗阻病因的提示

（1）在梗阻远端可能发现强回声团块和声影如巨大粪石（图12-20C、D）、胆结石（少见）、缠绕的蛔虫团块。

（2）在梗阻远端可能发现肠套叠、肿瘤征象，较多见于结肠回盲部。单纯性肠套叠小儿多见，成年人肠套叠应更多考虑有无肿瘤。其他少见病如克罗恩病回肠壁节段性增厚，可合并管腔狭窄和肠梗阻。

（3）腹内疝：疝入的肠管管腔闭锁，不能还纳，近端肠管扩张，是肠管嵌顿的佐证。

（4）肠系膜血管病变性肠梗阻少见。笔者曾遇到肝硬化合并肠系膜上静脉栓塞所致严重血运性肠梗阻一例，伴有大量肠间积液。超声发现典型肠梗阻征象，同时合并肠系膜上静脉增宽、血栓形成。本例夜间急诊超声做出正确诊断，故先于 X 线血管造影 12 h，后经手术探查证实，切除长达 1 m 的坏死肠管。

【临床评价】

1.常规腹部 X 线平片（立位、侧卧位）　气液平面对肠梗阻、肠扭转诊断很有帮助；但若因胃肠腔内以积液为主，此时，腹部 X 线易出现假阴性，故不能除外肠梗阻。相反，超声能够发挥重要的诊断作用。

2.在绝大多数情况下，超声有助于本病的正确诊断。然而，极少数肠梗阻肠内容物淤滞以肠腔内积气为主，此时超声检查很困难。结合腹部 X 线可以做出正确诊断。

3.提示肠梗阻的病因　超声还可能在梗阻肠襻

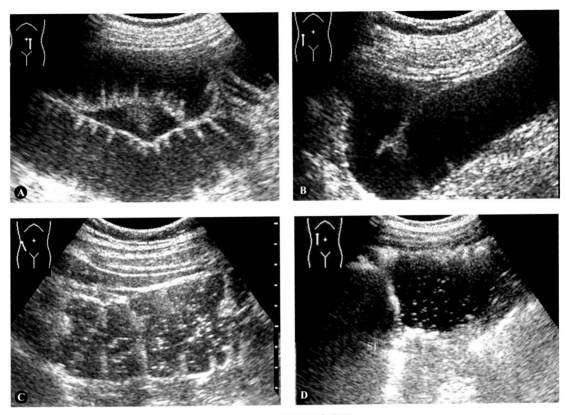

图 12-20 肠梗阻声像图

A. 空肠下段肠梗阻，黏膜层呈"琴键"征；肠间少量积液；B. 回肠梗阻，腔内充满无回声（"U"形征）；C. 升结肠明显扩张，肠腔里充满非均质性液体；D. 升结肠远端腔内弧形强回声伴声影代表粪石（ST），近端肠腔显著扩张

的远端发现梗阻原因，如结石、肿瘤、肠套叠，以及炎症性狭窄等征象。

4. 短期腹水明显增多或肠蠕动由强变弱时，说明肠壁血供发生障碍，虽此时阵发性绞痛的剧烈程度有所减轻，在腹膜炎症状出现之前，容易误认为病情好转，但超声征象可明确提示病情恶化，临床上应采取积极主动的治疗措施或立即手术。

5. 对妊娠女性疑有肠梗阻者，因 X 线存在放射伤害，超声检查可作首选。

十二、肠套叠

肠套叠属于肠梗阻，占各类肠梗阻的 4%，是近段肠管及其系膜套入远段肠管所致。80% 见于 2 岁以下儿童（小儿外科急症）。本病 90% 发生于回盲部（回肠套入结肠，回 / 盲肠套入结肠）。成年人肠套叠相对少见，常继发于肠壁病变如息肉、憩室或肿瘤（小肠黏膜下脂肪瘤、结肠腺癌等），可以是慢性反复性肠梗阻。小儿临床主要表现为剧烈阵发性腹痛、呕吐、果酱样粪便和腹部包块。

【超声特征】

1. 沿肠管长轴见局部呈多层低和中等回声相间的结构即"套筒"征，肠管短轴切面呈"同心圆"征或"靶环"征（图 12-21）。在成年人应注意套入的肠管壁有无肿瘤等异常回声。CDFI 有助于显示套叠肠管壁及系膜的血流信号及其改变。完全缺乏血流信号提示肠壁缺血坏死。

2. 套叠的近端肠管扩张——肠梗阻征象（见前述）。

【临床意义】

1. 超声诊断肠套叠的敏感性和特异性很高，方法简便，通常无须 X 线摄影，对儿科患者特别有利。

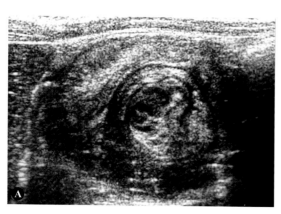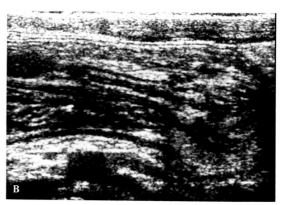

图 12-21 肠套叠

A.套叠肠管横断呈"同心圆"征，其中系膜脂肪回声稍强；B.纵断呈"套筒"征

对于成年人肠套叠不能排除合并肠道肿瘤等病变者，尚需进一步做病因学检查。

2.对于小儿肠套叠，在超声实时监视下利用加温生理盐水灌肠复位治疗，效果良好，可在急诊条件下床旁进行，并可替代X线监视空气灌肠复位法。

十三、急性阑尾炎

急性阑尾炎是最常见的外科急腹症之一。诊断主要依靠临床症状（发热、转移性右下腹痛、呕吐等）、体征（右下腹/麦氏点压痛、肌紧张、反跳痛）及实验室检查（白细胞计数、中性粒细胞增高），依据其病理改变分为单纯性阑尾炎、化脓性阑尾炎和坏疽性阑尾炎。然而，临床诊断常有困难，据报道拟诊阑尾炎而手术阴性者曾高达20%～40%；另一方面，由于患者症状不典型而延误诊断，以致阑尾炎合并穿孔和腹膜炎者也相当多见。影像技术如腹部X线、钡剂灌肠等阳性率较低，通常无助于临床诊断。螺旋CT虽然对于本病具有重要诊断价值，但有放射性辐射、设备昂贵和不易普遍应用的缺点，难以作为首选影像检查方法。近20多年来腹部超声应用受到了临床的广泛关注。

【检查方法】

1.宜选用高分辨力实时超声诊断仪，备用较高频率探头。

2.分两个步骤。首先，选用3.0～3.5 MHz凸阵探头对右下腹阑尾区进行扫查，确定回盲部（盲肠位于结肠末端）；然后，在最大压痛点或发现可疑异常回声区，选用5～10 MHz或更高频线阵探头进行扫查，以便清晰显示肿胀阑尾及阑尾周围结构。

3.采用间断适当加压或"逐级加压"扫查技术。

在下腹部检查过程中需采取边加压边观察的方法，以排除肠气干扰，缩短探头与阑尾间距离，从而有利于显示阑尾尤其是炎性阑尾病变。由于阑尾位置较不恒定，故必须扫查整个右下腹部。必要时应做右腰部冠状扫查以除外高位阑尾和腹膜后阑尾。注意进行左右侧加压扫查比较，寻找有无"炎性包块"（实性或混合性，伴有张力和压痛）。

【正常阑尾声像图】

正常阑尾超声不易显示，国内外报道其显示率为50%～60%。

正常阑尾形态：纵断面呈盲管状结构，其长短不一；横断面呈同心圆形。特点：阑尾管壁层次清晰，且无压痛；质地柔软、可移动，并可被压缩（管腔压闭）腔内可有少量液体、残气或粪渣（图12-22）。

阑尾测量：外径等于或小于7 mm（平均4.5±1.0 mm）。

【阑尾炎声像图】

1.阑尾肿胀，故比较容易显示。外径：成人一般≥7 mm（7～17 mm，平均9 mm），儿童≥6 mm；阑尾壁厚≥3 mm。

2.纵断面扫查呈盲管状结构，盲管另一端与盲

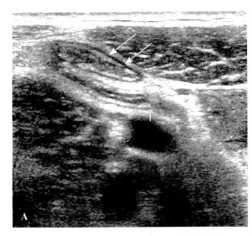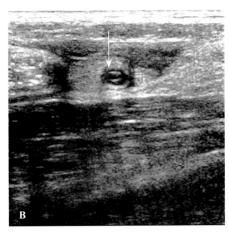

图 12-22　正常阑尾声像图（逐步加压扫查法，13.5 MHz 线阵探头）

A. 通过逐步加压扫查，可获此例位于盲肠后方正常阑尾长轴断面声像图，↑为阑尾的盲端，管腔闭合呈线条状，
↑↑为回肠末端；B. 探头在右下腹不加压的条件下，髂肌腹侧显示盲肠和阑尾的短轴断面，↑为阑尾横断。阑尾
呈小圆形，层次清晰，腔内可见少许液体无回声区。盲肠和阑尾之间为可被压缩的少量正常脂肪组织

肠连续，横断面呈圆形。加压时不可压缩，并伴有压痛（超声 McBurney 征），代表管腔有张力。中央无回声区代表积液或积脓。

3. 单纯性阑尾炎时，阑尾层次结构（gut signature）比较清晰完整；黏膜界面回声或其他层次中断或消失代表溃疡、坏死以至穿孔；阑尾周围可以伴有低回声区，代表积液或积脓（图 12-23）。

4. 阑尾腔内可伴有粪石强回声，后方伴声影。如果粪石嵌顿，引起远端阑尾增粗并伴有腔内积液（脓），偶见阑尾腔内积气征象。

5. 伴随征象

（1）阑尾系膜脂肪增厚或阑尾周围覆盖厚层网膜脂肪组织，后者呈高回声，不可压缩并伴有压痛，代表"蜂窝织炎"（炎性包块）。

（2）患儿常伴有肠系膜淋巴结肿大。

（3）相邻回肠/盲肠黏膜增厚。

（4）右下腹肠间积液或积脓。

6. CDI　多普勒能量图可以发现位于浅表的阑尾炎和炎性脂肪血流信号增加而有助于诊断，腔内张力过高和坏疽性阑尾炎、深部阑尾炎可无血流信号出现。

【注意事项】

1. 阑尾形状不规则、不对称，以及内、外环正

常层次结构消失提示阑尾穿孔或即将穿孔；如果阑尾周围积液明显增多或大片高回声包绕，则强烈提示阑尾炎合并穿孔。若以上两点同时存在，则诊断更为可靠。

2. 阑尾区或阑尾周围出现回声增强区，范围可大可小，压痛显著，代表感染引起的炎性脂肪组织（阑尾系膜或网膜）。如果超声显示不清，可提示"实性炎性包块"。

3. 阑尾区或阑尾周围伴有积液或肠间积液（积脓），局部压痛显著，提示阑尾周围胀肿或"混合性炎性包块"，其准确率为 92%。

【鉴别诊断】

1. 妇产科疾病　输卵管和卵巢疾病如急性盆腔炎、卵巢囊肿破裂、卵巢肿物扭转和异位妊娠。怀疑盆腔阑尾炎者，经阴道超声检查有助于诊断与鉴别诊断。

2. 输尿管结石、胆结石。

3. 急性盲肠、回肠末端炎症合并肠系膜淋巴炎，小肠憩室炎、克罗恩病等。

4. 肠系膜淋巴结炎（儿童更多见）。

【临床评价】

据国外报道，临床拟诊阑尾炎而手术的患者中阴性者竟占 20%～40%。另一方面，由于患者症状

不典型而延误诊断，以致阑尾炎合并穿孔和腹膜炎者也并非少见。传统影像技术如腹部 X 线、钡剂灌肠等阳性率较低，通常无助于临床诊断。CT 确实具有重要的临床诊断价值，但有放射性辐射和设备昂贵的缺点，常用于超声诊断有困难或疑问时。自从 1985 年 Puylaert 首次描述 "靶环征" 为多数急性阑尾炎的声像图特征以来，近 30 余年大量的临床应用研究和经验积累证明，二维超声已成为诊断阑尾炎有价值的影像学方法，特别是对疑有阑尾炎的儿童、孕妇，超声检查常作为首选的影像学检查，且宜选用中高档超声仪，采用常规腹部探头和高频探头。相比而言，彩色多普勒及 CEUS 在阑尾炎诊断中的应用文献报道较少。有学者通过注入造影剂后再使用能量多普勒（Contrast-enhanced power Doppler，CEPD），观察阑尾壁及周围组织的充血情况，发现坏疽性阑尾炎阑尾壁无充血，与其他病理类型容易区分；而对于阑尾穿孔者，CEPD 可以更清楚地勾勒破损的阑尾边缘，还可区分正常阑尾、化脓性、坏疽性阑尾炎，为手术方式提供有用的信息。

超声检查发现典型肿胀的阑尾，有助于确诊阑尾炎；超声还有助于提示阑尾炎并发症（如穿孔、局部脓肿和弥漫型腹膜炎）等。对于阑尾炎合并局限性脓肿而不宜立即手术的患者，超声引导穿刺抽吸引流效果良好。对于位置特殊如高位阑尾，可用防水色笔在腹壁上做体表定位标记，有助于外科手术入路选择，从而缩短手术时间和减少手术创伤。

超声检查如果发现明确的正常阑尾（检出率 50% 左右），同时又未发现任何可疑的炎性疼痛包块，有助于除外阑尾炎的诊断，其阴性预测正确率高达 99%，故有助于减少不必要的外科手术探查。超声还有助于发现患者其他多种原因引起的急腹症，发现率达 20%，故有助于临床鉴别诊断并做相应急症处理。

超声诊断的局限性：对于体型肥胖、腹部胀气显著的患者，超声检查是困难的。由于超声仪器和技术条件的限制，部分患者超声检查结果模棱两可，此时有必要进一步行 CT 检查。

十四、其他胃肠疾病

（一）贲门失弛缓症

本病系食管神经肌肉运动功能障碍性疾病，又称贲门痉挛。食管缺乏蠕动，贲门括约肌在食物咽下后不能松弛，发生通过障碍，致使食物和液体蓄积在食管下段。患者主要表现为吞咽困难，液体尤甚。本病诊断主要依赖 X 线吞钡造影。

【超声表现】

1. 空腹示食管末段显著扩张，近贲门部长轴断面呈鼠尾状，管壁规则（图 12-24）。

2. 饮水或口服声学造影剂动态观察，可见食管壁蠕动减弱，液体通过不畅，食管下段造影剂潴留。扩张的食管下端管腔间断开放，呈"鼠尾"状。食管－胃交界处黏膜完整、光滑。

3. 贲门管壁轻度均匀性增厚，厚度小于 1cm，层次结构清晰，与食管下端－贲门癌易于鉴别。

（二）胃食管反流

胃食管反流（gastro-esophageal reflux，GER）是指胃内容物，包含从十二指肠流入胃的胆盐和胰酶等反流入食管引起的症状和黏膜损害，分生理性和病理性两种。生理性反流偶尔在就餐过程中或餐后短暂发生；病理性反流则频繁发生，是由于食管下端括约肌（lower esophageal sphincter，LES）功能障碍和（或）与其功能有关的组织结构异常，以至于 LES 压力低下而出现反流，又称胃食管反流病，可合并反流性食管炎。本病相当常见，胃镜证实其发生率约9%，中年人居多数。

本病超声检查必须在口服胃造影剂后进行。在左肋缘下斜探，可以发现 GER 病患者在平卧时，胃的逆蠕动频繁，胃内容物向食管反流朝向胸腔方向，有助于对本病的诊断。

（三）胃黏膜脱垂

本病表现为胃蠕动过强时胃窦部皱襞冗长而松弛的黏膜通过幽门进入十二指肠球部；胃蠕动消失后，脱垂的黏膜可回复到胃内。胃窦部黏膜可因此

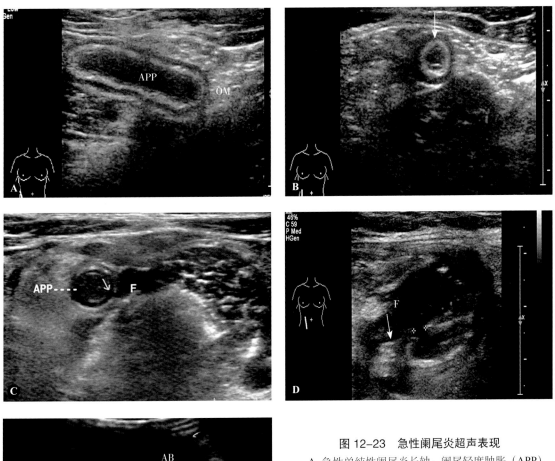

图 12-23　急性阑尾炎超声表现

A. 急性单纯性阑尾炎长轴：阑尾轻度肿胀（APP），网膜（OM）；B. 急性单纯性阑尾炎短轴：阑尾轻度肿胀（↑）；C. 急性阑尾炎伴局部穿孔：阑尾短轴显示管腔明显肿胀，局部黏膜面中断（↑），并可见周围少量积液（F）；D. 急性坏疽性阑尾炎伴阑尾穿孔：阑尾高度肿胀，阑尾盲端管壁连续性中断（↑），阑尾周围可见较多积液（F）；E. 阑尾周围脓肿：右下腹探及混合回声包块，其内阑尾（APP）呈不规则盲管状结构，周围可见低回声的积液区（AB）和高回声代表软组织肿胀

充血、水肿、增厚、肥大，也可呈息肉状隆起，甚至糜烂或溃疡。轻者临床表现缺乏特征性，常在 X 线胃肠造影时发现并明确诊断。重者常出现阵发性上腹痛，多在饭后发生，空腹、左侧卧位可使疼痛减轻或缓解，餐后、右侧卧位常使疼痛加剧。黏膜脱垂引起暂时性幽门梗阻时可出现恶心、呕吐。

【超声表现】

脱垂的黏膜皱襞局限于胃窦近幽门管区至十二指肠球部，黏膜明显增粗、肥厚隆起、质地柔软。它随蠕动波间断出现和消失，因此易与胃肿瘤鉴别。

幽门管径也可增宽。局部黏膜合并溃疡者可出现凹陷，凹陷表面常有少量斑片状强回声。黏膜脱垂发生嵌顿者，则造影剂难以进入十二指肠，故球部充盈较差。

（四）缺血性肠病

本病属于肠系膜缺血病（mesentery ischemia，MI），60 岁以上老年人比较多见。近年来逐渐被人们重视，分急性系膜缺血（AMI）和非阻塞性系膜缺血（NOMI）两类。最常由于肠系膜上 / 下动脉分支的动脉粥样硬化引起，造成局部管腔狭窄，使供

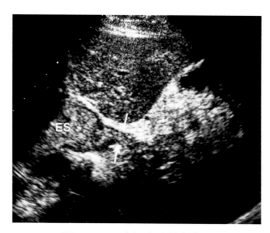

图 12-24 贲门失弛缓声像图
食管下段淤滞扩张（ES），外形似"鼠尾"状（↑），伴贲门壁轻度增厚

血范围内小肠或结肠发生缺血性病变；少见于风湿性心脏病合并左房血栓形成，部分血栓脱落。本病轻重程度差别极大：轻者仅肠黏膜层和黏膜下层水肿增厚、浅表溃疡和出血，还有可能伴有部分坏死、黏膜溃疡、出血；较重者浅层组织被慢性溃疡、炎性肉芽组织和小脓肿替代，肠壁增厚，酷似慢性肠炎表现；严重缺血时肌层被结缔组织代替，造成肠腔狭窄；最严重者造成肠梗死。临床表现取决于病理类型。典型者有不明原因的腹痛特别是餐后腹痛，便血/果酱色便和腹泻，大便潜血阳性。以往学者有称"缺血性肠炎"，可多次反复发作。一般病程

演变迅速，缺血严重时可发生透壁性肠坏死，表现为腹痛之后出现腹胀。临床常采用血管扩张治疗，部分病例在 2～7 天内缓解。过去确诊有赖于选择性动脉造影，但属于创伤性检查，通常很难被患者接受。因此超声随诊观察有重要意义。（注：目前，腹部 CT 血管造影（CTA）对于确诊本病具有重大意义。）

【超声表现】

1. 肠壁全层均匀增厚约 1 cm，呈全周性，纵断面病变长度不等。

2. 黏膜面不整齐或不完整，黏膜溃疡内可残留气体强回声。增厚的肠壁回声较低、紊乱，增厚的部分以黏膜层及黏膜下层为主，肠壁层次一般尚可分辨。

3. 肠壁比较柔软，蠕动减弱但不消失，除非已经肠坏死。

4. 随诊观察有动态变化，或者肠壁肿胀恢复或者发生肠坏死（急腹症），此特点足以与胃肠道肿瘤鉴别（图 12-25，图 12-26）。

5. 彩色和频谱多普勒 彩色多普勒显示为增厚肠壁内血流信号减少、消失或难以显示，但诊断敏感性比较有限，只有助于对腹腔动脉、肠系膜上动脉起始段有无动脉粥样硬化性狭窄、阻塞进行评估和间接提示（参见腹部血管疾病章），难以显示系

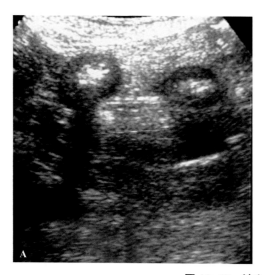
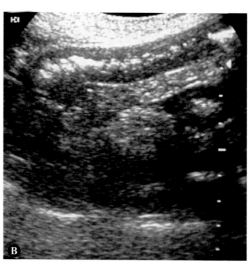

图 12-25 缺血性肠病声像图
图示肠腔无扩张，肠壁水肿，厚度均匀

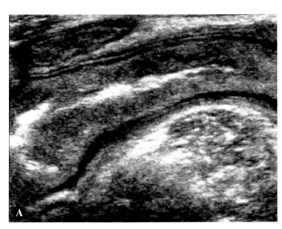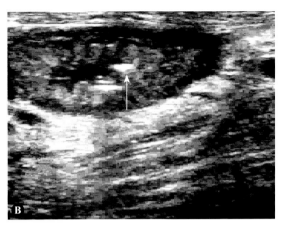

图 12-26　缺血性肠病声像图（回肠）
A.纵断面显示肠壁均匀增厚；B.横断面显示肠壁水肿增厚，黏膜面不光；局部肠壁积气（强回声↑）提示小溃疡

膜上动脉的下段分支和肠系膜下动脉分支阻塞的直接征象。

6.超声造影　有研究表明，以肠壁强化程度减低或消失作为诊断肠缺血的标准，敏感性和特异性可达 100% 和 98%。因病例数尚少，其诊断意义尚有待进一步研究。

【临床意义】

本病诊断需要结合临床病史综合分析，声像图应与其他许多肠壁增厚病变鉴别，包括：急慢性胃肠炎、Crohn 病（后述）、坏死性小肠炎、结肠憩室炎等鉴别。目前，确诊尚需依靠腹部 CT 动脉造影（CTA）和 / 或 X 线动脉造影。

（五）克罗恩病

本病（Crohn 病）也称节段性肠炎，是一种病因不明的肠道肉芽肿性炎症，在我国少见。好发于回肠末端和结肠，多呈慢性经过，反复发作。其特点为肠道节段性全层炎症，黏膜充血、水肿、溃疡、肠壁纤维化和继发性肠腔狭窄。临床主要表现为反复发作的腹痛、腹泻、发热和体重下降。诊断主要依靠 X 线钡剂造影和纤维结肠镜活检证实。超声容易发现本病引起的肠管增厚性病变，但声像图缺乏特异性，容易首先考虑为肿瘤和结核。

【典型超声表现】

1.肠壁多呈节段性增厚，增厚范围多为 1～

1.5 cm，呈低回声，可若干肠段同时受累，回肠下段多见。目前多认为，肠壁增厚的程度与克罗恩病的活动性并无明确相关性。

2.常伴有管腔狭窄，长度范围不一，25% 伴有近端肠管扩张、梗阻。

3.典型者可见肠管保留固有的层次结构（gut signature），有助于提示本病。CDFI 显示有层次的血流信号增多。以上表现在治疗后可见缓解。

4.伴有肠系膜脂肪增厚和腹腔淋巴结肿大。本病还可因内瘘伴有周围脓肿形成。

5.目前关于彩色多普勒对 CD 的评价，多数研究证明无论使用半定量血流信号或是频谱分析（如阻力指数），均无法准确评估克罗恩病活动度。

6.克罗恩病早期改变是黏膜下层、固有肌层肠壁内新生血管的生成，这为超声造影评估克罗恩病活动性提供了病理学依据，目前多数研究认为超声造影能够较为准确地反映肠壁微循环及肠周组织的情况，可重复、可靠地评估克罗恩病活动度。克罗恩病晚期，肠管固有的层次结构消失，肠蠕动消失，CDFI 缺乏有层次的血流信号，可出现病变近段肠管扩张，结合病史，提示可能需要手术治疗。

【鉴别诊断】

1.本病可出现"假肾"征和"靶环"征，酷似回盲部肿瘤，故需与结肠肿瘤、小肠淋巴瘤鉴别。

2.其他：溃疡性结肠炎、肠结核、缺血性肠病等。

3.本病超声检查无特异性，确诊有赖于内镜和组织学活检。

（六）胃肠结石

胃石多因患者空腹多吃柿子、黑枣、山楂或毛发后，与胃内黏液凝结而成。多数患者进食至发病时间不超过 2 天。肠道结石可来自胃石和胆石形成的粪石。原发小肠结石多由正常存在肠内的物质构成，常和肠道狭窄、梗阻或肠功能麻痹（自主神经功能紊乱）有关。

【超声表现】

1. 胃肠道管腔内可见弧形强回声，形态稳定，后方伴声影（图 12-27）。

2. 结石多沉于液体下方，胃内结石在饮水后可随体位改变而移动。

3. 肠内结石较固定，可伴有近端肠管扩张。诊断时要与肠道气体鉴别。

小肠内大于 3.0 cm 的结石往往难以自行排出。左下腹乙状结肠粪团阻塞并不少见，排便后消失，故需与结石鉴别。

十五、胃肠介入性超声

（一）消化道超声内镜检查

超声内镜检查（endosongraphy）是借助内镜（胃镜、结肠镜、腹腔镜）前端将微型超声探头导入，在内镜直视下对消化道管壁或邻近脏器进行超声检查，因而是腔内超声的一种。探头多为旋转式并带有球囊，能够获得 360° 扫描图像。由于探头直接在病变处进行扫查，明显缩短了超声探头到扫描器官的距离，避免了腹壁、管腔内气体和骨骼系统对声束的干扰，因此可以采用较高分辨力的高频探头。频率一般为 7.5 ～ 12 MHz，可以获取 3 ～ 7 cm 深度以内的图像。这种微探头超声内镜检查技术能清晰地显示消化管壁的结构层次，检出黏膜层和黏膜下病变性质，对食管、胃黏膜、黏膜下病变，以及胆道和胰腺系统某些良恶性病变的定性、定位诊断及介入性诊断与治疗具有很高的价值。

1. 上消化道超声内镜

上消化道超声内镜主要用于上部胃肠道检查，对胃癌浸润深度的诊断有重要价值，尤其对平坦型早期癌诊断率可高达 90% 以上。早期原位癌可经内镜介入性方法切除而无须手术治疗。可确定黏膜下肿物的层次、大小，鉴别其良恶性，确定有无胃周围淋巴结转移。还可对食管静脉曲张、急性胃黏膜病变、胃巨大皱襞等做出明确诊断。此外，还可用于检查胆管（小结石、肿物）、胰腺（如胰岛细胞瘤、囊腺瘤）等疾病。超声内镜检查因设备昂贵、操作复杂、需要特殊技术，故实用性受到相当的限制，可以用其他影像如 MRI 和 CT 取代。

2. 超声肠镜

超声肠镜是利用旋转式带水囊的高频探头（5 ～ 7 MHz）经直肠扫查（参见图 12-14）。多用于直肠癌的检查，观察直肠癌及其浸润的深度、周

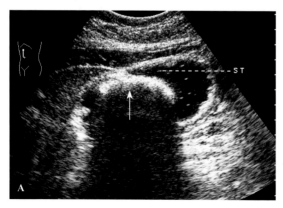 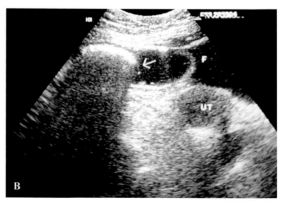

图 12-27　胃肠结石声像图

A. 胃腔内弧形强回声伴有宽大声影，饮水后可见结石随体位移动（ST 胃腔）；B. 肠腔内弧形强回声伴有宽大声影（↑ 结石，F 肠间积液，UT 子宫）

围淋巴结有无转移，还可用三维重建对直肠进行全面评估，具有良好应用前景。

（二）超声引导穿刺活检术

超声引导下胃肠肿块的经皮组织学活检（18～20 G）安全、方便，适用于中晚期癌、外生性肿物及内镜活检有困难的病例。它可用来对厚壁型肿瘤和可疑的肿瘤转移灶进行穿刺活检，从而获得细胞学、病理组织学诊断结果。

十六、胃肠超声造影的临床应用

近 10 多年来，造影剂增强超声检查（contrast enhanced ultrasound，CEUS）即低机械指数谐波超声造影，已经在临床广泛应用并取得成功。CEUS 在胃肠疾病的应用研究尚少。根据笔者的初步经验，利用谐波声学造影正常和病变组织血流灌注的不同特点、造影剂分布的动态变化，对于胃肠弥漫性增厚病变属于急、慢性炎症、缺血性病变还是肿瘤，可以进行很好地鉴别。炎症、缺血病变的特点是：浆膜层首先快速增强，按顺序迅速穿过低回声的固有肌层，使黏膜和黏膜下层迅速增强，其丰富的血流信号限于黏膜及黏膜下层，层次清晰；而 CEUS 显示胃肠肿瘤血流信号的异常分布及其累及范围，缺乏按顺序增强，并且层次紊乱，与炎症和缺血性仅限于黏膜及黏膜下层的明显增强完全不同。近年来，国内胃肠增强超声检查（CEUS）专著已有出版，限于篇幅，在此从略。

（苗立英 葛辉玉 张 武）

参考文献

1. Julien B.C.M. Puylaert. 急腹症的超声检查：胃肠部分（秦 达，张 武译自 Radiol Clin，2003，41：1227-1242）. 中华医学超声杂志（电子版），2008，1（5）：165-184.

2. 陈敏华 . 消化系疾病超声学 . 北京：科学技术文献出版社，2003.

3. Rumack CM, Wilson SR, Charboneau JW [ed]. Diagnostic ultrasound. Third edition. Mosby, 2005: 269-317

(The gastrointestinal tract)．

4. 孟凡容，张 梅，陈松旺 . 超声技术在胃间质瘤诊断中的应用 . 中国超声医学杂志，2008，24（1）：56-58.

5. 苗立英，吕国荣，贾建文，等 . 原发性十二指肠恶性肿瘤 17 例超声检查分析 . 中华物理医学杂志，1991，13（3）：145.

6. 苗立英，张 武，刘普玲，等 . 消化道穿孔超声检查临床应用的评价 . 中国医学影像技术，1998，14：280-282.

7. 金震东，刘 枫 . 内镜超声检查术在胃肠道疾病诊治方面的进展 . 中华医学超声杂志（电子版），2004，1（6）：284.

8. Vogt W. Imaging in gastroenterology—what is new? Schweiz Rundsch Med Prax, 2003,92（35）: 1435-1441.

9. Zheng JJ, Shi XH, Chu XQ, et al. Clinic features and management of Crohn's disease in Chinese patients. Chin Med J, 2004,117（2）:183-188.

10. Chavhan GB, Masrani S, Thakkar H, et al. Sonography in the diagnosis of pediatric gastrointestinal obstruction. J Clin Ultrasound, 2004,32（4）:190-199.

11. 刘吉斌，戴 晴，Miller LS. 消化道内镜超声临床应用 . 见：刘吉斌主编 . 现代介入性超声诊断与治疗 . 北京：科学技术文献出版社，2004：329-358.

12. 郭心璋，张 武 . 口服胃肠超声造影的临床应用 . 中华医学超声杂志电子版,2010,7（3）:4-8.

13. 郭心璋，姚桂昌 . 胃及十二指肠超声显像剂的检查方法 . 中国医学影像技术,1995,11（1）:56-57.

14. 郭心璋 . 结肠的显像剂灌肠法超声检查 . 中国医学影像技术,1994,10（3）:235-236.

15. Xue H,Ge HY,Miao LY,Wang SM,Zhao B,Wang JR,Cui LG. Differential diagnosis of gastric cancer and gastritis: the role of contrast-enhanced ultrasound（CEUS）. Abdom Radiol（NY）, 2017, 42（3）:802-809.

16. 高美莹，葛辉玉，苗立英，等 . 超声造影鉴别诊断胃间质瘤与 Bormann Ⅱ型胃癌 . 中国医学影像技术,2017,33（2）:227-231.

17. 苗立英，薛 恒，张 武 . 超声诊断腹膜粘连的临床评价——20 年文献分析 . 中国微创外科杂志，2013，13（12）:1061-1064,1068.

18. 高美莹，苗立英，葛辉玉，等 . 胃间质瘤超声造影表现与良恶性的相关性分析 . 中国超声医学杂志，2017，（2）:184-186.

19. 薛 恒，葛辉玉，苗立英 . 超声造影在胃肠道疾病中的应用价值 . 中华超声影像学杂志,2015,24（1）:88-90.

20.栾好梅，苗立英，葛辉玉，等.超声在阑尾黏液性肿瘤诊断中的价值.中国超声医学杂志,2014,30（9）:814-817.

21. Goldberg BB, McGahan JP 著.张缙熙主译.超声测量图谱.第 2 版.北京：人民军医出版社，2008：434-436（胃肠超声测量）.

22. Anil T. Ahuja ed. Diagnostic Imaging: Ultrasound. Salt Lake City, Amirsys Inc., 2007:8-10 ～ 22（peritoneal cavity：appendicitis）.

23. Emilio Quaia [ed]. Contrast media in ultrasonography. Basic principles and clinical applications. Springer, 2005:349-357（intestinal pathology）.

第一节　超声解剖概要

肾脏是一对实性腹膜后器官，位于脊柱和腹部大血管两旁，并且紧贴两侧腰大肌。后方紧邻后腹壁，与腰方肌相邻。双肾位于横膈之下，右肾相当于第12胸椎～第3腰椎水平，较左肾约低半个椎体。肾的平均长度10～12cm，宽6～7cm，厚3～5cm（图13-1A）。

肾脏和其内上方相邻的肾上腺由肾脂肪囊包绕，位居腹膜后间隙之中。肾脂肪囊表面的筋膜称肾周筋膜（Gerata筋膜）。左、右肾周筋膜又将腹膜后间隙分成潜在的肾旁前间隙和肾旁后间隙，但它们彼此不相通连（图13-1B、C）。

右肾与肝脏、十二指肠和结肠的肝曲相邻；左肾与脾、胰尾和结肠脾曲、腹膜腔中的胃体部相邻（图13-1C）。熟悉双肾和肾周围毗邻器官图像如包括大血管的关系，尤其是了解它们的纵断面、横断面、冠状断面与不同脏器和大血管彼此的关系，对于超声扫查是很重要的（图13-1C、D）。如果从背面观，双肾上极距正中线4～5cm，双肾下极距正中线5～6cm，两肾长轴大致呈"八"字排开，加上肾的中上极部分被第12肋骨遮挡，故需注意超声扫查技巧。

肾脏是人体重要的泌尿器官。肾脏的组织学结构，包括肾包膜（肾纤维囊）、肾实质（肾皮质和肾锥体）、集合系统及其与肾脏内外动静脉血管的诸多结构，它们之间的相互关系，详见肾脏冠状断面示意图（图13-1E、F）。上述这些解剖组织学结构，是现代肾脏超声诊断检查的重要基础。

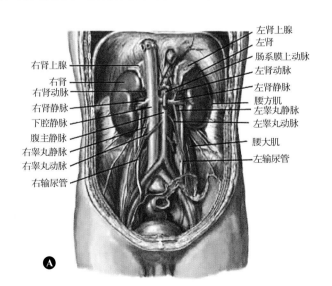

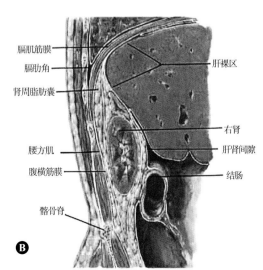

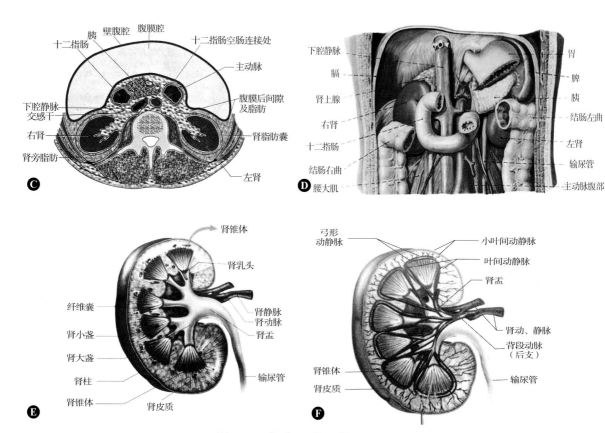

图 13-1　肾脏系列解剖模式图

A. 显示肾脏与腹膜后大血管和相邻器官的关系（前面观之一）；B. 腹膜后间隙和右肾的纵断面：可见右肾及肾上腺被肾周围脂肪囊前后筋膜（Gerata 筋膜）包绕。肾周围脂肪囊纵断面呈长梭形，位于潜在而狭窄的腹膜后间隙之中；本图尚可见右肾与肝脏、结肠肝曲的毗邻关系；C. 腹膜后间隙和左、右肾的横断面：进一步显示左、右肾均被肾周围脂肪囊前后筋膜包绕，分别位于腹膜后间隙之中，在脊椎、大血管和腰大肌的两旁；D. 肾脏的解剖学位置及其毗邻器官，显示双肾与腹侧相邻器官的关系（前面观之二）；E. 肾盏、肾盂、输尿管的关系；F. 肾实质（肾皮质、肾髓质 / 肾锥体）的冠状断面及其与肾内外血管的关系

第二节　适应证

1. 囊性病变

(1) 肾囊肿，肾皮质囊肿，肾盂旁囊肿，髓质海绵肾。

(2) 多囊肾，多囊性肾发育异常（multicystic renal dysplasia）。

2. 肾肿瘤。

3. 肾结石。

4. 肾积水。

5. 肾外伤。

6. 感染性肾疾病：急性肾盂肾炎、肾脓肿、脓肾、肾结核及其他。

7. 肾周围脓肿、血肿（自发性、医源性、外伤性）。

8. 不显影肾的诊断和鉴别诊断。

9. 先天性发育异常：肾发育不全、肾缺如、重复肾、蹄铁形肾、异位肾。

10. 移植肾及其并发症。

11. 肾血管疾病：肾动脉狭窄、肾静脉栓塞、肾动静脉瘘等。

12. 介入性超声　超声引导肾脏活体组织学检查，肾囊肿穿刺引流和硬化治疗，肾脓肿经皮穿刺引流，肾盂穿刺抽液（脓）和置管造瘘术，体外冲击波或经肾盂镜碎石术，术中肾脏超声等。

第三节　检查方法

（一）仪器条件

宜采用中高档实时超声诊断仪,常规应用凸阵、线阵。由于肾上极有时受肋骨遮挡显示不清,用凸阵、扇扫式或小型凸阵探头扫查更好。探头频率选用 3.5 ～ 5MHz,婴幼儿和瘦小成人可用 5 ～ 7 MHz。

仪器调节:大致按肝脏超声检查中规定的仪器调节方法进行。

（二）检查前准备

一般无须特殊准备。但若同时检查膀胱、输尿管、前列腺或盆腔其他结构,可让被检者在查前保持膀胱充盈(注:饮水后如果过度充盈膀胱,可能使肾盂、肾盏显示格外清晰,勿误认为"肾盂扩张"或"肾积水"。)

（三）体位和扫查途径

1. 侧卧位经侧腰部扫查

（1）左侧卧位检查右肾　被检查者右手抬举至头部,在右腰部利用肝脏为声窗对右肾纵断面和冠状断面检查,即右肾长轴断面（图 13-2A、B）。

（2）右侧卧位检查左肾　被检者左手上举至头部,在左腰部利用脾脏为声窗对左肾进行纵断面和冠状断面扫查,即左肾长轴断面（图 13-3A、B）。

注意:肾的冠状断面扫查以肾门为主要标志。它是全面观察肾脏细微结构（包括包膜、皮髓质、肾盂、肾盏和肾血管）极为重要的长轴断面;可用来显示肾与腰大肌 - 脊柱等结构相邻关系;有利于肾脏长宽径的准确测量,还便于和 X 线肾盂造影、MRI 等影像做比较观察。此外,在左肾还可以显示肾门血管,特别有利于检测左肾动脉血流有无异常（图 13-3C、D）。

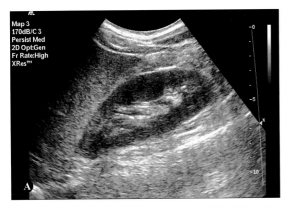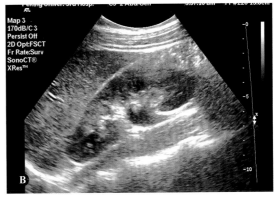

图 13-2　右肾纵断面（A）和冠状断面（B）声像图

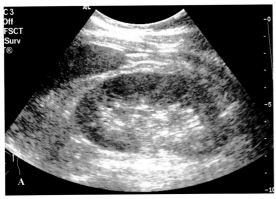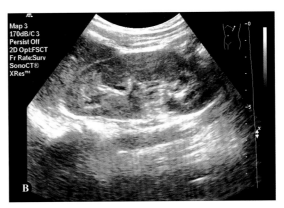

图 13-3　左肾冠状断面声像图（A）和前倾冠状断面（B）,后者显示肾门与主动脉关系

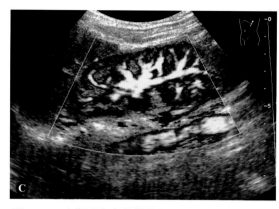
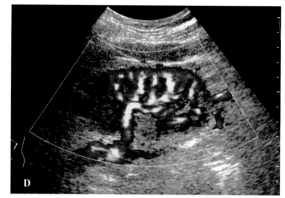

图 13-3　左肾彩色多普勒能量血流图（C）；将探头前倾，利用冠状断面显示左肾动脉发自腹主动脉（D）

（3）侧卧位常规肾脏横断扫查——短轴断面　应自上而下或自下而上进行一系列肾脏横断面，常需呼吸配合，其图像质量常较背部扫查为好。

2. 仰卧位前腹壁扫查

被检者仰卧于诊断床上，双臂置于枕旁。此体位适合于右上腹经肝右肾扫查（纵断和横断，需深吸气屏气配合）。左上腹部因有胃气干扰，此途径观察左肾存在困难，需饮水使胃充盈，坐起来再查。这种扫查技术，对于观察左肾及其邻近器官如胰尾、脾脏及血管等非常有利，值得重视。

3. 俯卧位背部扫查

用于经腹扫查困难者。俯卧位由于第 12 肋骨遮挡，扫查时需要深吸气，肾脏纵断扫查不易充分显示肾上极（图 13-4A）。也可垂直于长轴进行肾脏

自上而下的横断扫查（图 13-4B）。

（四）扫查方法

1. 肾的长轴扫查　包括肾脏纵断面和冠状断面扫查。观察肾脏长轴系列断层图像及其与邻近器官的关系。还可在被检查者深呼吸或屏气时扫查，根据需要停帧摄影或录像记录。

2. 肾的横断扫查　将探头沿肾脏长轴转 90°。嘱被检者深吸气进行肾的系列横断面观察。自肾上极开始经肾门至肾下极来回进行。在肾门水平检查时需注意肾血管及附近有无肿物和淋巴结肿大。

3. 重点进行实时灰阶超声检查，然后，根据需要进行 CDFI 和频谱多普勒超声检查和必要的记录。

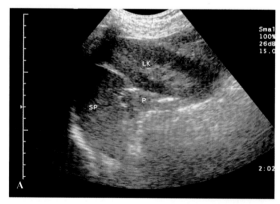
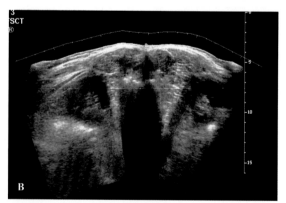

图 13-4　肾脏俯卧位背部扫查：左肾纵断面（A）和双肾横断面（B）

LK 左肾，SP 脾脏，P 胰尾

第四节 正常声像图

（一）肾脏纵断面

呈椭圆形或扁卵圆形，肾的包膜清晰、光滑。肾皮质呈均匀的中低水平回声。肾锥体呈圆形或三角形弱回声区（图 13-5A）；小儿肾锥体回声更弱，勿误认为小囊肿。肾中央部分为肾窦区，包括收集系统（肾盂、肾盏）、血管和脂肪，呈不规则的高水平回声。肾皮质和肾锥体之间短线或点状较强回声代表弓形血管。高分辨力仪器常能清楚地显示肾盏、肾盂轮廓，甚至包括其中无回声的含液部分。彩色超声能够清晰显示肾动静脉及其肾内分布（图 13-5B）。

（二）肾脏的横断面

在肾门部呈"马蹄铁"形。靠近肾的上极或下极则呈卵圆形或圆形。同样，肾的周缘部分为均匀低水平回声，中心部分为不规则的强回声。在肾门部常见肾血管的图像（图 13-6）。

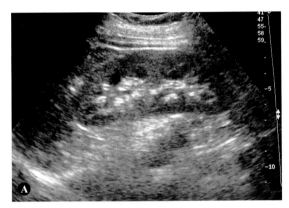
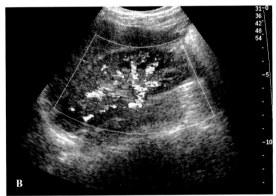

图 13-5　肾脏纵断面灰阶声像图和 CDFI 表现

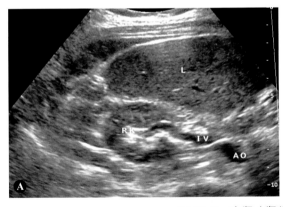
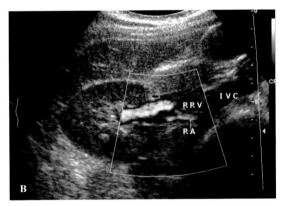

图 13-6　右肾（肾门水平）横断面声像图

A.清楚显示右肾静脉（RRV）与下腔静脉（IV）的关系，AO 为腹主动脉。L 肝脏，RK 右肾
B.可见右肾动脉（RA），右肾静脉（RRV）和下腔静脉（IVC）

（三）肾脏的冠状断面声像图

肾脏的冠状断面是与纵断面不同的而又非常重要的长轴断面。它能够显示肾脏和肾周全貌，包括肾包膜、实质（皮质、髓质）、肾盏和肾盂，以及肾动静脉（图 13-2，图 13-3）。

【正常肾脏超声测量】

1.测量技术方法

应寻找肾的最大冠状断面测出其长径和宽径。最好在肾门水平横断面上测量厚径。最大纵断面也适合于肾脏长径测量。注意尽可能选择整个肾脏包膜显示最清晰时"冻结"图像并加以测量。

体外实验超声测量研究说明，若不重视上述正规测量技术，肾脏长径测值容易过小，厚径测值可能偏大。

2.正常值

根据北京大学第三医院143例（年龄17～65岁）286只正常肾超声测量研究资料，2～3倍标准差和标准误（0.04～0.05）均在合理水平。以下正常值可供参考（北京医学 1989，11：123）：

男组　平均肾长径（10.6±0.6）cm，宽径（5.6±0.5）cm，厚径（4.2±0.4）cm。

女组　平均肾长径（10.4±0.6）cm，宽径（5.4±0.4）cm，厚径（4.0±0.5）cm。

第五节　主要疾病诊断要点

一、肾囊肿

肾囊肿有以下多种类型：肾皮质囊肿（单纯性肾囊肿，包括孤立性和多发性肾囊肿）、多囊肾、肾髓质囊性变（海绵肾）、多囊性肾发育异常等。这里重点讨论单纯性肾囊肿。

（一）单纯性肾囊肿（simple renal cyst）

单纯性肾囊肿病因未明，发生率随年龄而增长。尸检研究发现，50岁以上者半数有之。囊肿的壁菲薄，其中充满澄清液体。小的囊肿直径仅几毫米或几厘米，一般无临床症状，大的囊肿可以形成腹部肿物。

这种囊肿常单发，也称孤立性囊肿；多发性肾囊肿：部分病人有2个以至数个，故称多发性肾囊肿，也可双肾皆有囊肿。本病预后良好，即使双肾多发性囊肿也呈良性经过，与先天性多囊肾不同（后述）。

（二）复杂性肾囊肿（complex renal cyst）

复杂性肾囊肿和单纯性肾囊肿的区别在于后者囊壁稍厚或钙化，囊内可以有分隔、钙乳沉淀，或因合并出血、感染出现囊内回声增多。

【声像图表现】

一般呈圆形或椭圆形；囊壁菲薄（几乎难以辨认）、光滑整齐；囊内无回声；囊肿后方回声增强。以上为典型单纯囊肿声像图标准，囊肿的大小不等（图13-7）。有的囊肿两旁尚可见到由于边缘回声失落引起的侧方声影。此外，囊肿在肾内常造成肾皮质和肾窦弧形压迹，外生性囊肿也可向外隆起使肾包膜产生局部隆起。CDFI检查：囊内无血流信号，或许在囊壁偶见少许绕行的血流信号。

【诊断和鉴别诊断】

1.单纯性肾囊肿

一般容易诊断。然而，超声表现并不都是典型的。例如：直径＜1cm或更小的囊肿内部常出现低水平回声（部分容积效应伪像所致，采用谐波成像或改变扫查位置有助于改善图像质量）；位置很深的单纯性囊肿其壁回声可以显得不够锐利和清晰。

2.多发性肾囊肿

即多数性单纯囊肿患者。对于双侧性多数性肾

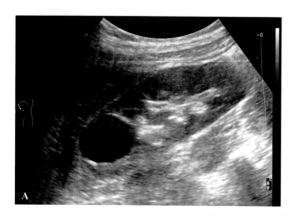
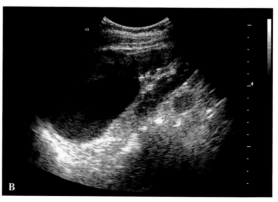

图13-7　单纯性肾脏囊肿声像图

囊肿，尚应与多囊肾作仔细鉴别（见多囊肾节）。

3.复杂性肾囊肿

少部分肾囊肿呈分叶或多房状，内有细线样分隔回声；极少数肾囊肿壁出现"彗星尾"征，斑点状或弧形强回声（代表钙化），或伴有钙乳沉淀引起的分层回声（图13-8A、B）。囊肿内合并出血或感染时，可出现弥漫性低回声或沉渣状回声；有外伤史者，囊壁可增厚，囊内甚至出现实性团块状回声（图13-8C、D）。复杂性肾囊肿也称不典型肾囊肿，特点是CDFI显示囊内无血流信号。此型肾囊肿需要与囊性肾癌进行鉴别，可进一步检查如增强CT或超声造影。

4.肾盂旁肾囊肿

起源于淋巴管，其囊肿位置特殊，在肾窦区出现圆形或椭圆形无回声结构。可呈单房性（图13-9A），部分呈多房性。后者呈细线样分隔，极易与

肾积水混淆。其特点是囊肿只占据一部分或大部分肾中央区，不完全具有肾积水的特征——肾小盏扩张，囊肿与肾锥体之间或多或少存在肾窦脂肪强回声（图13-9A、B）。

【临床意义】

1.超声诊断肾囊肿的敏感性超过X线肾盂造影和放射性核素扫描，可靠性高达95%以上。多数体积不大（<5cm）的无症状而具有典型单纯囊肿表现者，由于预后良好，经超声诊断可免除穿刺、肾动脉造影等损伤性检查或手术探查。

2.对于不符合典型单纯囊肿的患者，即复杂性肾囊肿需进一步明确囊肿性质。尤其对于囊壁较厚和分隔较厚，伴有实性成分和钙化的囊肿，应特别注意CDFI检查有无丰富血流信号以除外肿瘤，必要时进一步做超声造影、增强CT扫查或超声引导

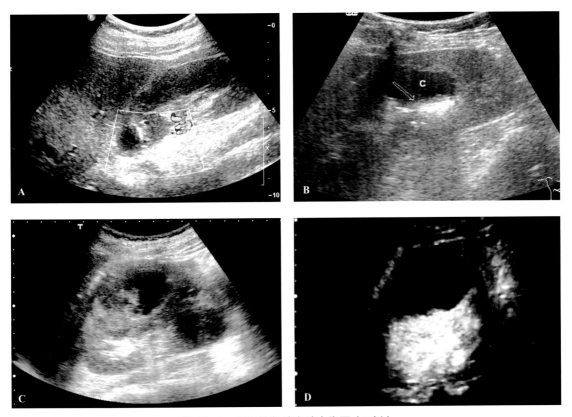

图13-8 复杂性肾脏囊肿声像图（3例）

A.肾上极囊肿，囊壁轻度增厚，部分囊壁钙化，CDFI显示囊壁无血流信号；B.囊肿底部细点状强回声分层平面（↑），代表钙乳沉淀；C.肾囊肿内显示不规则实性成分，部分囊壁似增厚，酷似囊性肾肿瘤；本例CDFI显示囊内无血流信号；D.此例超声造影显示囊壁大致平滑，囊内实性成分无增强，可除外肿瘤

C 囊肿

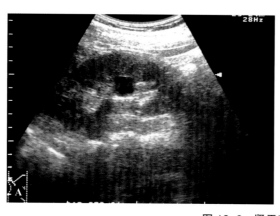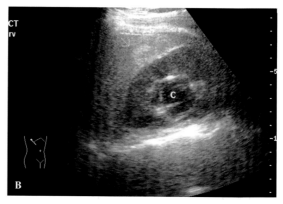

图 13-9　肾盂旁肾囊肿声像图

A.肾中央区典型肾盂旁囊肿；B.肾盂旁囊肿（C）较大，内有细线样分隔

下穿刺活检。

3.超声引导穿刺引流和无水酒精硬化治疗适合于体积超过 5～6cm 有症状的肾囊肿和合并出血、感染的肾囊肿。业已公认，这种微创技术几乎可以完全替代有创手术和比较痛苦的腹腔镜微创手术治疗。

二、多囊肾

多囊肾为先天性遗传性双肾发育异常，分常染色体显性遗传多囊肾（autosomal dominant polycystic kidney disease，ADPKD）和常染色体隐性遗传多囊肾（autosomal recessive polycystic kidney disease，ARPKD）两类。前者也称成人型，比较多见，发病年龄一般在 40～60 岁，多以腹部肿物、高血压、血尿、腰痛等来诊。后者，以往称"婴儿型"，其实可发生在围产期、新生儿期、婴儿期和少年期各年龄段，婴幼儿易因肾功能衰竭夭折，少年期以合并肝纤维化和门静脉高压更突出，所幸均比较少见。

【声像图表现】

1. 成人型多囊肾（图 13-10）

典型进展期患者一般多见于中年以上女性，双肾显著增大，表面不规则，肾皮质、髓质内许多大小不等囊泡样无回声和低回声结构（注：低回声通常代表囊内陈旧性出血，少数合并囊内感染），囊壁清晰、整齐。肾窦区被多数囊泡压迫变形，甚至显示不清（图 13-10A）。

早期病情轻者（多见于患者子女超声筛查），声像图表现可不典型，囊肿数目较少，有时酷似多发性肾囊肿（图 13-10B）应注意鉴别。

2. 婴儿型多囊肾

本病少见，发病年龄包括围产期和儿童，特点是双肾肿大，弥漫性回声增强。请参见表 13-1 和产科胎儿异常（图 13-11）。

【诊断和鉴别诊断】

根据前述超声征象诊断多囊肾一般没有困难。需要注意鉴别的疾病有以下几种：

1. 多发性单纯肾囊肿

部分患者单侧或双肾有多数性囊肿，故与多囊肾有相似之处。但肾囊肿数量较少，发生在肾皮质，肾窦回声比较完整，且无家族史，故比较容易区别（表 13-2）。

Bear 提出多囊肾的诊断标准与年龄有关：有家族史的患者，30 岁以下至少有 2 个囊肿，单侧或双侧皆有；30～59 岁至少有 2 个，而且双肾受累；60 岁以上至少有 4 个，而且双肾受累。

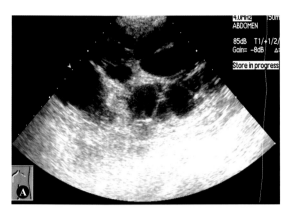 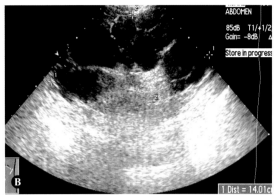

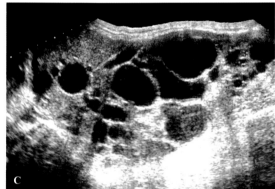

图 13-10　多囊肾声像图表现（3 例）

A.例一：女 54 岁，多囊肾声像图（双肾长轴断面）；

B.例二：多囊肾声像图（轻型）。此系陪同患者的直系家属，24 岁，无症状，经免费筛查，偶然发现双肾多发囊肿。声像图提示早期多囊肾，显然与家族遗传有关。此例多囊肾患者并未累及肝脏；

C.例三：多囊肾合并多囊肝（右侧肝肾长轴断面）

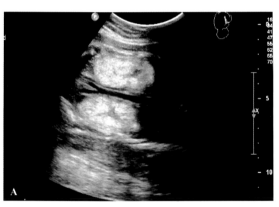 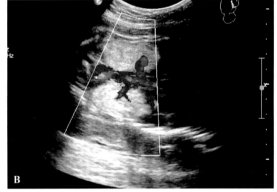

图 13-11　婴儿型多囊肾声像图（围产期，妊娠 7 个月）

表 13-1　成人型和婴儿型多囊肾比较

	成人型	婴儿型
发生率	1/1000 ～ 1/500	1/14000 ～ 1/6000
遗传类型	显性	隐性
发病年龄	40 ～ 60 岁	婴儿期（围产）
超声特点		
肾大小	增大，早期不明显	增大
表面形态	不平，可轮廓不清	轮廓清楚
肾内回声	无数圆形囊肿大小不一（0.1 ～ 10cm），彼此孤立	肾实质回声增强显示不出无数微小囊肿

续表

	成人型	婴儿型
肾窦回声	早期可见受压征象，晚期肾窦显示不清	皮髓质分界不清
伴随症	约30%～60%有多囊肝	可伴有肝囊肿和肝脏门静脉周围纤维化－门静脉高压
并发症	肾性高血压、肾功能不全	肾功能不全

表 13-2　单纯性多发性肾囊肿与多囊肾的鉴别

	单纯性多发性肾囊肿	多囊肾
囊肿分布	单侧或双侧	双侧
囊肿数目	少	多或无数
肾脏大小	局部为主，可能稍大	普遍性增大
肾轮廓	光滑、边缘清楚	很不规则、边缘不清
肾中央区	正常或局部压迫变形	常变形或难以分辨
家族遗传史	无	常有

2. 重度肾积水

某些断面可似多囊或多房囊状，因而可能与多囊肾混淆。利用肾冠状断面扫查，特别注意寻找有无残存肾实质（残存肾实质很像较厚而不太整齐的囊壁）以及肾的"囊腔"是否与其他囊腔甚至和扩张的肾盂相通。此为鉴别的要点（图 13-12）。多囊肾为双侧性，多数囊肿大小相差悬殊，每个囊壁清晰，彼此不相通。此外，多囊肾的表面常高低不平，致使肾轮廓和肝肾间界限不清。与肾积水境界清楚的肾包膜轮廓（有时尚见残存的薄层肾实质）形成了鲜明对比。根据这些超声特点可以对两者进行鉴别。

3. 多囊性发育不良肾（multicystic dysplasic kidney，MCDK）

本病属先天性非遗传性发育异常，往往为单侧肾累及并丧失肾功能。若为双侧性肾脏受累，其结

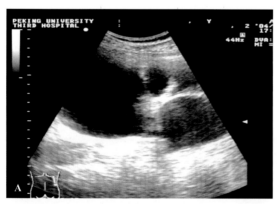

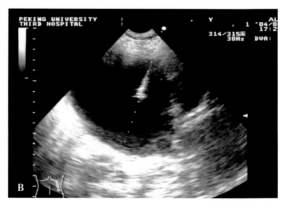

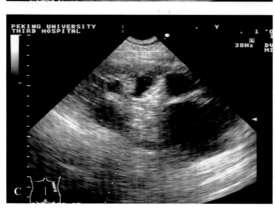

图 13-12　A、B. 一例典型病例男性，右上腹部肿物，酷似多囊肾，超声引导穿刺抽吸大量液体后立即证实重度肾积水；C. 穿刺抽液治疗后

局通常是胎死宫内，不可能存活。本病好发于围产期胎儿、新生儿和2岁以内的婴幼儿，多因腹部包块来诊（图13-13），成年人非常少见，即使见到，患肾和囊肿均已萎缩，趋于消失。超声表现：①一侧肾区多囊性肿物，囊肿大小不等，常失去肾脏外形，以致容易与成人型多囊肾混淆；肾实质和肾窦、肾门血管一般显示不清。②对侧肾通常代偿性肥大，

回声正常。这些与多囊肾双肾受累表现全然不同。本病预后良好，囊性肿物随年龄增长渐趋萎缩以至消失，因此未必需要手术治疗。

【临床意义】

超声是多囊肾最好的影像学诊断方法。超声诊断多囊肾具有高度准确性（97%）。超声不仅适用

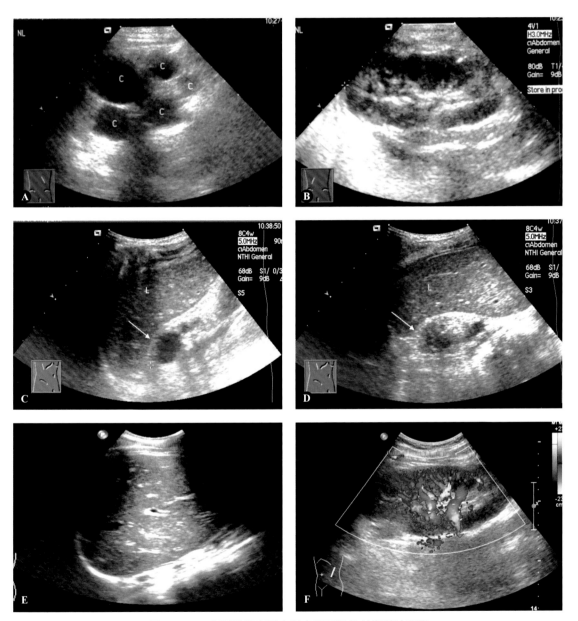

图13-13　多囊性发育不良肾声像图及其长期随访所见

A. 患儿男2岁初诊：右肾表现为多数性囊肿，大小不等；B. 左肾代偿性肥大；C. 患儿3岁复查，见右肾和多数性囊肿显著缩小；D. 右肾区扫查，另一断面显示右肾萎缩；E. 患儿11岁复查，在右肾区找不到肾脏，提示右肾萎缩或消失；F. 左肾代偿性肥大，CDI显示左肾动、静脉血流信号正常

C 囊肿，↑囊肿区域，L 肝脏

于多囊肾的诊断和鉴别诊断，还可作为有效的筛选检查手段对患者的家庭成员进行检查，对于家族中早期无症状患者的职业选择、劳动力安排具有重要意义。有学者主张，超声引导囊肿穿刺抽液减压，对于多囊肾患者可以暂时性缓解症状或改善其肾功能。

三、肾肿瘤

1. 肾脏原发性肿瘤

可分良性和恶性，但以恶性占大多数。肾肿瘤又分肾实质肿瘤和肾盂肿瘤两类。肾实质肿瘤在成人多数是肾细胞癌（透明细胞癌为主），在儿童多为肾母细胞瘤（Wilms 瘤）。血管平滑肌脂肪瘤（错构瘤）是比较常见的一种良性肿瘤，腹部常规超声或在体检超声检查时偶尔发现。至于脂肪瘤和血管瘤则较为少见。肾盂肿瘤较肾实质肿瘤相对少见，约占肾肿瘤的 15%。肾盂肿瘤 80% 左右是尿路上皮细胞癌，少数是鳞状上皮细胞癌。肾盂良性（尿路上皮性）乳头状瘤属常见肾盂肿瘤，但因易于复发和恶变，临床上习惯按低度恶性予以积极处理。

2. 肾脏转移性肿瘤

一般见于其他器官恶性肿瘤的晚期。其中，进展期的淋巴瘤和白血病侵犯肾脏的机会较多，分别占尸检比例的 1/2 和 2/3（双侧和单侧侵犯可呈弥漫性或局灶性浸润）。

（一）肾细胞癌

肾细胞癌（renal cell carcinoma，RCC）是成人最为多见的肾实质肿瘤，男女之比约 3：1。好发年龄在 50 岁以上。肿瘤可发生在左右肾实质的上、中、下各部。局部实性肿物居多数，多为透明细胞癌，体积可大可小；囊性肾癌占 5%～7%，弥漫浸润型也较少见，但是均值得重视。RCC 有沿肾静脉－下腔静脉转移并形成瘤栓倾向。

本病早期 60% 无明显症状。患者一旦出现典型症状——腰痛、血尿、腹痛三联征，已属肾癌晚期，往往肿瘤大、预后差，而且肾癌三联征的发生率尚不足 10%。早年外科手术发现的 RCC 平均直径达 7～8cm，手术切除率和 5 年生存率均低（80 年代

仅为 56%）。自从 CT 和超声广泛临床应用以来，RCC 的早期诊断、治疗和预后已大为改观，小肾癌发现率大幅提高（9%～38%）。业已证明，超声的普及应用，对于发现早期无症状性肾癌，包括小肾癌的人群普查，具有十分重要的意义。

【声像图表现】

肾细胞癌声像图特点取决于肿瘤的大小及其侵犯范围。

1. 肾外形改变

较大的肿物常引起，包括局部肿大、隆起，包膜不规则。多呈圆形和椭圆形实性肿物，边界可清晰或不清晰。偶见肿物外向性生长，甚至带蒂，易误为肾外肿物或漏诊（注意：采用肾脏长轴和短轴多平面扫查，可以避免误诊、漏诊）。

2. 回声类型

有低回声型（10%）、等回声型（86%）和极少数的高回声型（图 13-14A、B、C、D）。此外，较大肿物往往内部回声不均匀，中央还可出现钙化斑块强回声以及小片低回声和无回声区，可称为混合型或囊性变型，代表肿瘤内液化坏死和出血。

3. 具有明显的占位特点

除包膜局部隆起外，常引起正常肾实质和肾中央区（肾盂肾盏）明显压迹和浸润。

4. CDFI

血流信号增多型较多见（如"抱球"状或点、线状散在分布的高速血流），或肿物局部的肾血管分布紊乱（图 13-15）；然而，少血流信号和无血流信号型可见于不少体积较大的 RCC。CDFI 显示肿瘤滋养血管的敏感度较差，故未见血流信号增多不能排除 RCC 诊断。

5. 超声造影

新型微泡超声造影可以显著提高 RCC 的肿瘤血管显示率，表现为动脉期快速增强和廓清，帮助进一步明确肿瘤的范围，提高 RCC 超声诊断的敏感性和准确性。

（1）小肾癌：体积 ≤ 3 cm 的小 RCC，在影像学称为小肾癌。通常分化良好，生长缓慢（平均每年生长 0.45cm），无转移，手术治疗效果极好，据

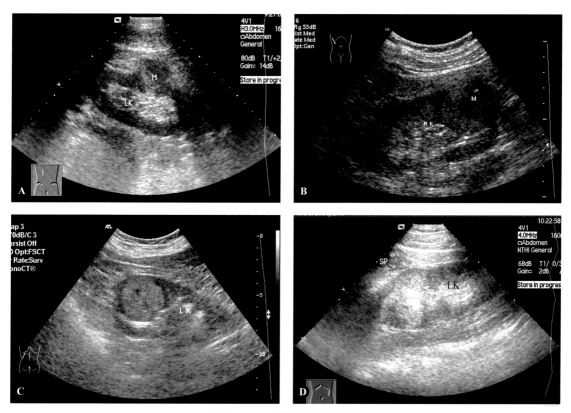

图 13-14　肾细胞癌声像图
A、B. 等回声性－低水平回声肾癌（M）；C、D. 高水平回声性肾癌，位于左肾（LK）上极。RK 右肾，SP 脾

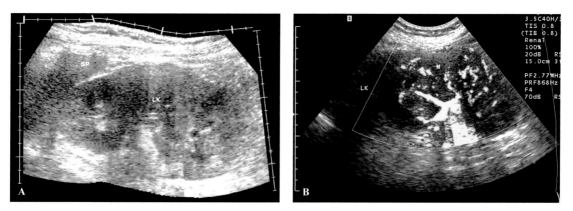

图 13-15　肾透明细胞癌声像图和彩色多普勒能量图表现（血流信号增多型）
LK 左肾，M 肿瘤，SP 脾脏

报告 8 年治愈率可达 98.4%。

声像图特点：①边界清楚，多数回声增多，可伴有斑点状小钙化；②可有假包膜，有明显的占位效应如向包膜表面隆起；③或呈"不典型囊肿"表现，即囊内有回声，多房性或蜂窝状，囊壁或间隔增厚，有壁立乳头实性成分；④ CDFI 常显示肿物内、囊壁或间隔血流信号增多。

（2）囊肿型肾癌：囊肿型肾癌是比较少见的特殊类型 RCC（5% ～ 7%），但值得重视。

声像图特点：①囊肿可小（≤ 3cm）、可大（≥ 5cm）；②单房或多房，壁较厚而不规则，内部回声增多，可有斑点状钙化或多数厚的分隔；③"单纯囊肿"内出现实性回声；④实性肿物内出现不规则以囊为主的混合性回声，透声较差；⑤ CDFI 往往有助于发现囊壁、瘤内间隔和实性成分中的血流信号，包括囊性小肾癌。超声造影和增强 CT 有助于进一步确定此型 RCC 的血流特征（图 13-16）。

6.RCC 的转移征象

肾细胞癌常沿肾静脉扩散，引起肾静脉、下腔静脉瘤栓和阻塞，用 CDFI 可以进一步证实静脉瘤栓及其范围（图 13-17）。有时可见肾门淋巴结和腹膜后淋巴结肿大导致肾静脉和下腔静脉移位、受压，笔者曾遇 1 例晚期左侧肾癌患者，肾门淋巴结肿大并压迫左肾静脉引起继发性精索静脉曲张。

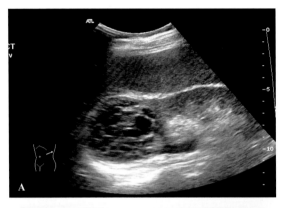

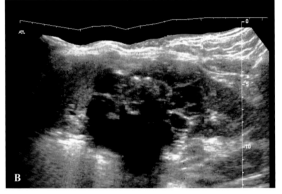

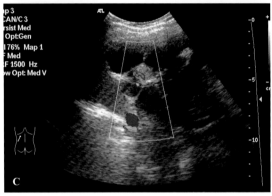

图 13-16 囊肿型肾细胞癌声像图表现

A.多房囊性肾癌，无数间隔；B.巨大多房囊性肾癌；C.囊内实性成分伴有钙化和囊内血流信号增多

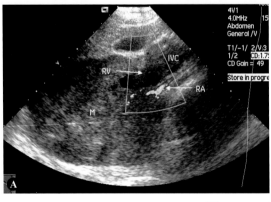

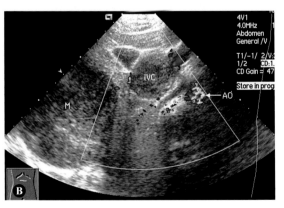

图 13-17 右肾癌静脉转移

A.右肾横断面，显示右肾静脉、下腔静脉内充满癌栓引起的低回声；B.右上腹不同水平横断面显示下腔静脉内栓塞回声。

M 肿瘤，RV 右肾静脉增宽及血栓（↑），延伸至下腔静脉（IVC），RA 右肾动脉，AO 主动脉

【鉴别诊断】

1. 肾脏假肿瘤

最常见为正常肾柱。肾柱是肾皮质伸向肾窦的组织块，其回声比肾窦低，可似肾肿瘤。但肾柱回声通常和正常皮质相同（注意：左肾柱受肋软骨声衰减影响，回声减低，更似肿瘤）。该"肿物"不伴有肾盂肾盏畸形等占位征象。通常用彩色多普勒超声可以作鉴别诊断（图13-18），超声造影、增强CT扫描、MRI均有助于识别。

2. 肾表面分叶现象

正常肾可保留胎儿期的分叶残迹，常为双侧性。

有时由于分叶较大而叶间沟较深，被误认为肿瘤结节。但此"结节"的回声与正常肾实质其余部分相同，无占位特点，其CDFI表现正常。

3. 黄色肉芽肿性肾盂肾炎和肾结核等非肿瘤病变

本病也容易和肾肿瘤混淆，需结合病史和其他临床资料如感染症状综合分析。超声造影、增强CT均难以鉴别，组织学穿刺活检可以明确诊断。

4. 良性肾肿瘤

常见的血管平滑肌脂肪瘤，应与回声增多性小肾癌鉴别。增强CT是可靠的鉴别方法。

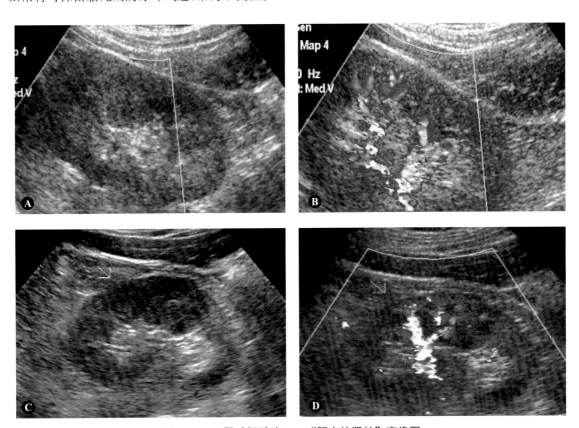

图13-18　肾脏假肿瘤——"肥大的肾柱"声像图

CDFI显示正常肾血管和肾锥体。↑肾柱

【临床意义和局限性】

超声有助于早期发现肾癌尤其是早期无症状性肾癌。超声发现肾癌往往先于CT、MRI，尤其早期无症状RCC。超声普查肾肿瘤具有重要地位，它有助于早期发现直径≤3cm的小肾癌，发现率为0.025%。小肾癌早期手术治疗预后极好。

彩色多普勒可进一步增加RCC的诊断信息，但存在血流信号减少型。超声造影可以显著提高CDFI显示肿瘤血管的敏感性，从而更有助于肿瘤的大小、范围的评估。

CDFI显示肾静脉、下腔静脉转移性瘤栓非常有用，其准确性分别高达87%和100%。

增强 CT 有助于进一步诊断 RCC 和分期，并能够与其他肿物特别是血管平滑肌脂肪瘤等进行鉴别。

小 RCC 回声增强者占半数以上，故应与良性血管平滑肌脂肪瘤鉴别，最好进一步做增强 CT 检查以明确诊断（注：应该承认，螺旋 CT 比常规超声更敏感，可能发现 1.5 ～ 2cm 的"微小 RCC"。超声对于 2cm 以内的 RCC 不敏感，假阴性率很高）。

超声检查肾脏应注意识别假肿瘤，避免假阳性。如"肥大"的肾柱、（胚胎性）分叶肾、肾结核等，CDFI 常有帮助，必要时借助于超声造影或其他影像检查。

（二）肾母细胞瘤

肾母细胞瘤也称 Wilms 瘤，是儿童最常见的腹部恶性肿瘤之一。少数病例为双侧性。

【声像图特点】（图 13-19）

1. 体积大，可超过肾脏本身。

2. 内部回声改变依肿瘤血管多少、出血坏死以及液化程度等而不同。间质较少者常为均质性；在实性成分中常有多个含液无回声区，代表肿瘤组织崩解和液体积聚。少数肿瘤出现钙化引起的强回声和声影。

3. 腹水或腹膜后积液征象　提示肿瘤迅速生长使肾（肿瘤）包膜失去了完整性。

4. 可有肾静脉和下腔静脉及局部淋巴结侵犯。

5. CDFI 表现　瘤体内可见较丰富的血流信号。

（三）恶性淋巴瘤

淋巴瘤可以侵犯肾脏，但并不多见。有两种类型：

1. 局限型　呈结节状或团块状低回声性肿物。

2. 弥漫浸润型　淋巴瘤的肾脏侵犯通常是本病的晚期表现。超声检查应当注意有无肾门区及腹膜后淋巴结肿大，这对疾病的临床分期有帮助。

（四）肾尿路上皮癌（urothelial carcinoma, UC）

覆盖于肾盂、输尿管和膀胱表面尿路上皮发生的肿瘤，统称为尿路上皮肿瘤（以往称"移行细胞肿瘤"）。肾脏尿路上皮肿瘤主要是指肾盂尿路上皮乳头状瘤和尿路上皮癌（占 90%），其他类型少见。肾脏尿路上皮癌占肾脏肿瘤的 5% ～ 13.5%，病理分乳头型（附着在黏膜上，有蒂，高分化）和浸润型（结节状、黏膜增厚，低分化）两类。本病可由尿路上皮乳头状瘤恶性变而来。患者以老年居多，男女之比为 4：1。常以无痛血尿、腰痛来诊。超声检查小的肾盂肿瘤比较困难。肾盂尿路上皮癌声像图表现容易受肾窦回声的影响，其形态、大小、部位以及是否合并肾盏、肾盂阻塞（积液）又很不相同，故其超声表现复杂多变。

【主要声像图表现】

1. 无尿路阻塞的小肿瘤，由于肾窦区回声较强，超声检查容易漏诊或显示不清。因此，必要时需要进行 MRCP 或 CT 等其他影像检查。

2. 肾盂尿路上皮癌在肾窦内多表现为低回声型

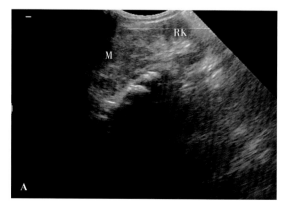
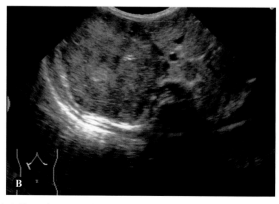

图 13-19　肾母细胞瘤声像图（男，1 岁）

A. 右上腹部纵断面，RK 右肾，M 肿瘤；B. 右上腹部横 / 斜断面

的肿物，可部分或全部占据肾窦，使肾窦区呈均匀的低回声，边界清楚，提示较大的乳头状肿瘤，有时酷似"肾积水"，但无后方回声增强表现。

如果采用 CDFI 检查，肿瘤内显示很少的血流信号。采用超声造影，可见肾窦内的肿物以低灌注、血流信号缓慢增强为主要特征（图 13-20）。

3. 阻塞型肾盂尿路上皮癌：肿物阻塞可继发肾盏或肾盂扩张。此时，声像图容易显示该实性肿物的形态、大小和范围。CDFI：肿瘤内很少显示血流信号。超声造影可见肾窦内肿物以低灌注、缓慢增强为主要特征。

4. 弥漫型肾盂尿路上皮癌：肿瘤细胞由肾盂、肾盏向肾实质破坏性弥漫性浸润生长，有其特殊声像图表现：患肾弥漫性普遍肿大，可基本保持正常肾外形；但肾实质显著增厚，皮髓质界限不清；肾盂、肾盏似"轻度积水"，却充满实性低回声；可伴有肿瘤血管转移等其他表现。此型肾盂癌需要与内科弥漫性肾病鉴别（图 13-21A、B、C、D）。

【诊断和鉴别诊断】

1. 常规超声检查肾盂肿瘤敏感性虽然较差，但不失为首选无损影像检查法。无痛性血尿患者，如果超声未显示肿物或显示不满意，可建议进一步 X 线尿路造影，或做增强 CT、MRI 检查。

2. 肾窦内低回声型肿物应与肾积水、肾窦脂肪增生鉴别。肾盂尿路上皮癌有时酷似肾积水（或肾积水合并感染），肾窦区出现低回声，边界清晰，但其透声性较差。肾窦脂肪增生（renal sinus lipomatosis）肾窦也出现较宽的低回声区，见于部分老年人和肥胖者，无任何症状，采用 CDFI 和超声造影可以鉴别。

3. 超声造影可见肾窦内肿物以低灌注、缓慢增强，对于明确 UC 的大小、范围很有帮助。

（五）血管平滑肌脂肪瘤（错构瘤）

为肾脏最常见的良性肿瘤，由不同比例的脂肪、血管和平滑肌组织构成。可单发、多发或者双侧发生。4cm 以下通常无症状，如果长大可能因瘤体出血产

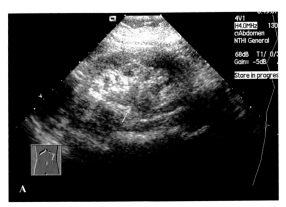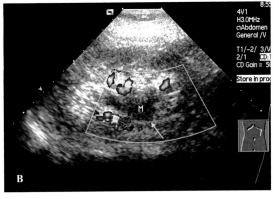

图 13-20 乳头状尿路上皮癌声像图及 CDFI 表现

M 及箭头　肿块

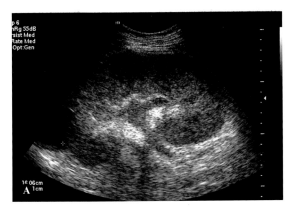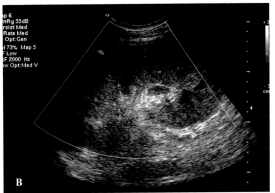

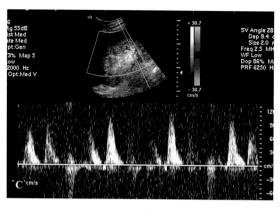
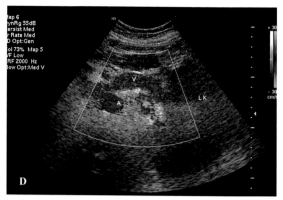

图 13-21 弥漫型尿路上皮癌合并左肾静脉癌栓声像图

A. 左肾整体弥漫性肿大，形状不规则，皮、髓质结构模糊不清，肾盂、肾盏内充满低回声；B. 彩色多普勒显示左肾血流紊乱；C. 左肾动脉显示高速高阻频谱（PSV = 103cm/s，RI=1.0）；D. 左肾肿物（LK）发出的左肾静脉（V）扩张，其中充满实性癌栓呈低回声，左肾静脉血流信号稀少（由红→蓝）以至消失

A 肾动脉

生腰痛、血尿。

声像图具有一定的特征性。呈圆形结节或肿物，边界清楚，无声晕，多数呈密集而均匀的高水平回声。瘤体较大的错构瘤声衰减显著，后方还可伴有模糊声影。CDFI 未能提供更多诊断信息。由于瘤内含有脂肪，CT 扫描有助于证实本病并与 RCC 鉴别（图 13-22A、B）。

四、肾结石

肾结石是常见疾病，男性 20 ～ 40 岁居多数。肾结石主要分布在肾的收集系统内，位于肾盂者居多，肾盏次之，可为双侧性。约 80% 的肾结石含钙（草酸钙、磷酸钙），X 线平片易于显示，尿酸结石和胱氨酸结石 X 线显影较淡或不易显影，称"X 线阴性结石"或"透 X 线结石"。超声检查均有助于本病诊断。

单纯无梗阻性肾结石一般不产生疼痛。结石下行如果引起尿路阻塞，肾盂、输尿管平滑肌强烈收缩则产生剧烈肾绞痛。血尿或镜下血尿比较多见。症状性肾结石常与肾盏或肾盂扩张（肾积水）合并存在，并可继发尿路感染。输尿管结石常引起近端输尿管扩张，疼痛急性发作时输尿管扩张者更多见，而且有利于超声显示。

【超声诊断要点】

1. 肾窦区内出现点状、团块状或弧形强回声，伴有声影（图 13-23A、B、C）。一般含钙结石超声穿透性差，声影显著；非含钙结石（鹿角状结石）穿透性较好，声影欠显著。可单发或多发。鹿角状

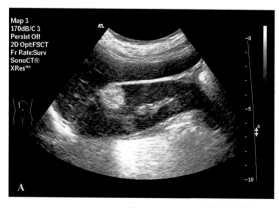
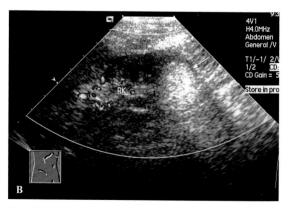

图 13-22 血管平滑肌脂肪瘤声像图（A）和 CDFI 表现（B）

RK 右肾

结石有不规则分支或呈数个分散的强回声，实时超声缓慢扫查可见这些强回声相互联结在一起。

2. 多数结石 CDFI 或 PDI 检查可见快闪伪像（twinkling artifact），出现率约为 80% 左右。即在结石及其声影部位出现彩色镶嵌现象（图 13-23D）。

3. 肾结石继发肾积水时，出现结石梗阻引起的扩张的肾盂肾盏图形。

【诊断注意事项】

肾和输尿管结石若无合并肾盏、肾盂及输尿管扩张，灰阶超声显示结石有时比较困难，肥胖患者尤其如此。以下方法有助于识别可疑结石：

1. CDFI 或 PDI 检查一旦发现快闪伪像，有助于结石诊断，但阴性不能完全除外。

2. 利用组织谐波成像技术和适当聚焦方法，可能使结石和声影显示得更清晰。如有仪器设备条件，还可采用较高频率，缩小凸阵探头扫描角度扫查。

3. 在超声检查阴性而临床高度怀疑泌尿系结石

的情况下，应想到结石位于输尿管（后述），仍需向下追踪扫查或做 X 线腹部平片、静脉尿路造影。

【鉴别诊断】

与肾实质内钙化灶（呈点状、斑块状强回声并伴有声影），老年人肾动脉管壁钙化鉴别。

【临床意义】

超声可能发现 0.3 ～ 0.5cm 以上的肾结石，敏感性高达 96%。超过 5mm 的肾结石敏感性可达 100%。利用彩色多普勒超声快闪伪像有助于不典型小结石的超声显示。对于肾结石，超声通常能够满足临床诊断，一般很少需要再做 MRI 或 CT，除非肾结石声像图不典型，怀疑肿瘤或合并肾盂、输尿管梗阻原因不明。

五、肾积水

一侧尿路梗阻引起单侧性肾积水；下尿路梗阻

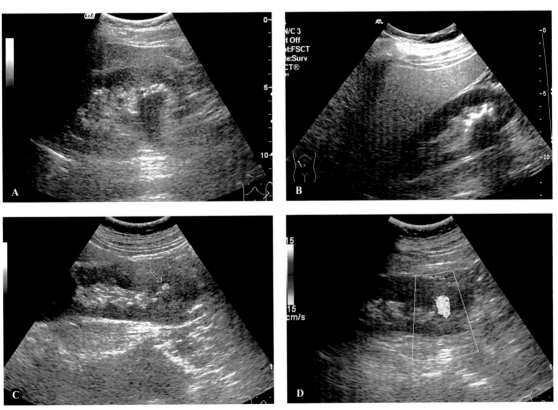

图 13-23　肾结石声像图

A. 肾下盏弧形结石伴有声影；B. 鹿角状结石；C. 不典型小结石（↑），未见声影；D. 此例不典型小结石，CDFI 显示出快闪伪像，有助于确定诊断

常造成双侧性肾积水。上尿路梗阻较早引起肾盏杵状扩张；下尿路梗阻时肾盂、输尿管扩张更明显。少量肾积水仅有10余毫升液体积聚；严重肾积水可达上千毫升之多。

肾积水是许多原因引起的尿路梗阻的一种表现。超声发现肾积水征象，有助于进一步查明尿路梗阻的病因，如结石、肿瘤、结核，以及多种先天异常。

【声像图表现】

1. 肾中央区（肾窦）强回声部分或全部被增宽的无回声区所取代，无回声区的边界清楚，后方回声增强。

2. 在横断面上，无回声区呈椭圆形或圆形，至肾门附近常更宽大、更突出；在冠状断面上呈椭圆形或烟斗形，其形态与肾盂扩张的X线征象相符合。

注意事项：肾冠状扫查更为重要，能够清楚显示扩张的肾盂、肾盏，以及上段输尿管及其病变（如结石、肿瘤、狭窄等），肾乳头可以变平。

肾积水的严重程度

1. 轻度肾积水　肾外形和肾实质无改变；肾窦部出现窄带状或扁卵圆形无回声区，宽度超过1～1.5cm；冠状扫查可见肾盂形态饱满，大盏扩张，小盏或有轻度分离；此外，常伴有肾锥体顶端穹隆变浅（图13-24A）。

2. 中度肾积水　冠状扫查显示肾窦区典型的"手套"状或"烟斗"状无回声区，提示肾盂、肾大小盏皆有显著扩张；肾锥体似变平、消失；肾体积轻度增大，但超声测量变化未必显著（图13-24B）。

3. 重度肾积水　肾窦区强回声被显著扩张囊状无回声区所代替，其周边呈"花边"状或椭圆形，有的断面呈多房囊状呈"调色碟"状；肾实质因明显受挤压，不同程度地变薄；肾体积明显增大，可伴有肾外形异常（图13-24C、D）。

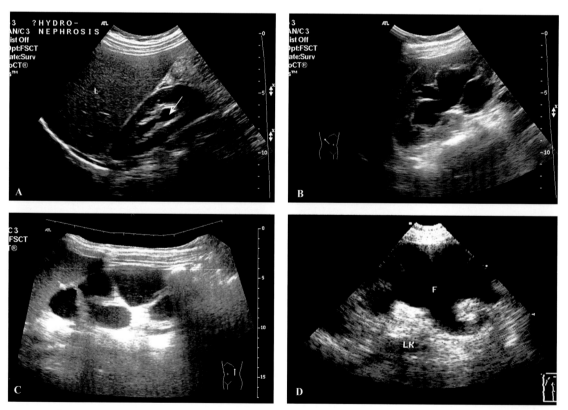

图13-24　肾积水声像图

A.轻度肾积水（↓）；B.中度肾积水；C.重度肾积水（呈"调色碟"状）；D.重度肾积水（冠状断面显示扩张肾盂和扩张的上段输尿管）

F积水，LK左肾（肾的上下极可见部分肾实质），L肝脏

【诊断和鉴别诊断】

1. 肾盂的正常变异,尤其是肾外肾盂(壶腹型肾盂)。目前高分辨力实时超声常能清楚显示正常含尿液的无回声肾盂(图13-25A、B、C、D)。因此,"肾盂分离征"未必一定代表肾积水。

2. 诊断轻度肾积水应特别注意避免超声假阳性。被检者在大量饮水后以及膀胱过度胀满时,可因暂时性肾盏肾盂过度充盈产生较宽的无回声区。肾积水往往伴有肾乳头变平和肾小盏扩张征象,这与正常肾盂过度充盈有区别。对于可疑者宜排尿后超声复查。

3. 肾盂旁囊肿,尤其多房性肾盂旁囊肿。鉴别要点:①无肾小盏扩张征象;②肾盂旁囊肿周围或多或少可见肾窦区脂肪回声。

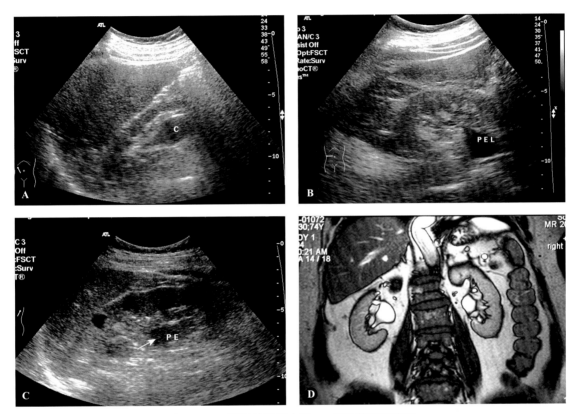

图13-25　肾盂的正常变异——肾外肾盂声像图

A. 右肾纵断面 c；C. 似肾盂旁囊肿或肾积水；B. 横断面(PEL 肾盂)；C. 左肾冠状断面,PE 似右侧肾积水；D. 双肾 MRI 冠状断面图证实为正常肾外肾盂

4. 重度肾积水时,某些肾的断面图呈彩色碟状,有时酷似多囊肾和巨大的肾囊肿。鉴别要点:①利用冠状扫查能够发现这些"囊肿"与扩张的肾盂相通(图13-24C、D)。②重度肾积水或多或少地可以发现残存的肾实质。残存的肾实质好似厚薄不均匀的"囊肿壁",此为重度肾积水的重要特征,而严重得多囊肾无此征象,此为二者鉴别的要点。

5. 妊娠肾盂肾盏扩张征(maternal pyelocaliectasis)多见于右肾,左肾也可能同时受累,但肾盂扩张程度较右侧为轻。据统计,中度和重度右侧肾盂扩张者占17%,预后良好,一般无泌尿系感染,产后4周恢复到正常。但若左肾积水程度超过右肾,应高度怀疑左侧有其他原因尿路梗阻。

【临床意义】

1. 超声诊断肾积水高度敏感,临床符合率98.9%。静脉肾盂造影不显影的患者其最常见的原因是肾积水,超声不仅可以用于诊断,而且对于鉴别诊断极有帮助。

轻度肾积水可能产生假阳性,早年报告高达

18%～20%。严格掌握轻度肾积水的诊断标准，注意正常肾盂解剖学变异，做好鉴别诊断，一般可避免超声假阳性。必要时X线静脉肾盂造影和CT、MRI等有助于进一步鉴别。

2.超声对肾积水的病因诊断也可能提供一定的帮助。必要时，需要结合其他影像检查。

3.超声引导经皮穿刺造影、置管引流，有助于尿路梗阻病因的进一步诊断和治疗。

六、肾外伤

闭合性肾损伤可分肾挫伤、肾实质裂伤（包膜破裂）、肾盏（肾盂）撕裂、肾广泛撕裂（全层裂伤，甚至肾蒂断裂）。肾挫伤可发生在肾实质内，也可引起包膜下血肿；肾包膜破裂引起肾周围积血和积液；肾外筋膜破裂引起腹膜后血肿。肾外伤可合并其他脏器损伤如肝脾破裂并伴有腹腔出血，肾蒂撕裂者常引起严重的出血性休克。

肾外伤分级标准（美国创伤外科协会，1989）：

Ⅰ级：肾挫伤/非扩展性包膜下血肿（无肾实质裂伤）；

Ⅱ级：非扩展性肾周血肿或肾实质裂伤，深度＜1 cm；

Ⅲ级：肾实质裂伤＞1 cm，但无尿液外渗；

Ⅳ级：肾实质裂伤累及集合系统（尿液外渗），节段性肾动脉或静脉损伤，或主干肾动脉或静脉损伤伴局限性血肿；

Ⅴ级：肾碎裂、肾蒂撕裂伤或主干肾动脉栓塞。

肾外伤的实用分类方法还有（Kawashima等，2001）：Ⅰ.轻度（肾实质挫伤，包膜下小血肿，小的肾皮质撕裂），占大多数（75%～85%），并且适合保守治疗；Ⅱ.重度（撕裂伤延伸至收集系统，有肾节段性坏死/梗死），仅占10%，可以保守或外科处理，具体取决于严重程度；Ⅲ.灾难性损伤（血管蒂和粉碎性损伤）；Ⅳ.肾盂输尿管结合部撕裂伤。其中Ⅲ、Ⅳ伤势严重，共占5%，需紧急手术治疗。总体来说，闭合性钝性损伤大多数病情相对较轻，可以采用保守疗法。因此，肾外伤程度的分级诊断是很重要的。

【声像图表现】

1.肾实质挫伤

（1）肾包膜完整。局部肾实质回声不规则增强，其中可有小片回声减低区。

（2）包膜下少量出血。在包膜与肾实质之间，可能出现新月形或梭形低回声区或高回声区，代表包膜下出血（新鲜出血易被忽略），提示肾实质可能有轻微裂伤，但超声未能显示（声像图假阴性）。

（3）CDFI无明显异常。

2.肾实质裂伤（伴包膜破裂）

（1）肾周围积液（积血）征象显著。即肾包膜外有无回声或低回声区包绕。多量出血时，肾的大部分被无回声区包绕。

（2）肾破裂处包膜中断现象，局部肾实质内可有血肿引起的局部低回声和裂隙。破裂处可位于肾中部，或肾脏上、下极，但常规超声检查可能不易找到，除非裂伤范围较大（图13-26A、B）。

3.肾盏撕裂伤（往往与实质病变并存）

（1）肾实质回声异常增多，或有小片低回声区，包膜完整。

（2）肾中央区扩大伴有不规则回声，它与肾实质的边界模糊不清。

（3）肾盂扩张征象，集合系统因血块堵塞时发生。扩张的肾盂肾盏中常有不规则低水平回声。

4.肾广泛性撕裂伤

同时伴有上述两型表现，其中肾周大量积液征象十分突出（积血、尿液），断裂、损伤的肾脏结构模糊不清（图13-26C、D）。CDFI有助于显示肾血管及其分布异常，肾梗死区内缺乏血流信号。

超声造影与肾外伤的类型和分级诊断（引自梁峭嵘，2007）：

Ⅰ级　肾包膜完整，包膜下见新月形无增强区，肾实质内未见异常的无增强灶（图13-27）；

Ⅱ级　肾包膜可连续或不连续，包膜下或肾周可见带状或半月形无增强区，实质内见不规则无增强区，范围＜1 cm，肾窦局部可因受压迫而变形（图13-28）；

Ⅲ级　实质内见斑片状无增强区（范围＞1 cm），但未达集合系统；

Ⅳ级　肾实质内大片状无增强区，并与肾盂相通，可见肾盂分离现象；

Ⅴ级　肾碎裂，组织碎成 2 块以上，可有造影剂外溢或肾实质完全不增强（图 13-29）。

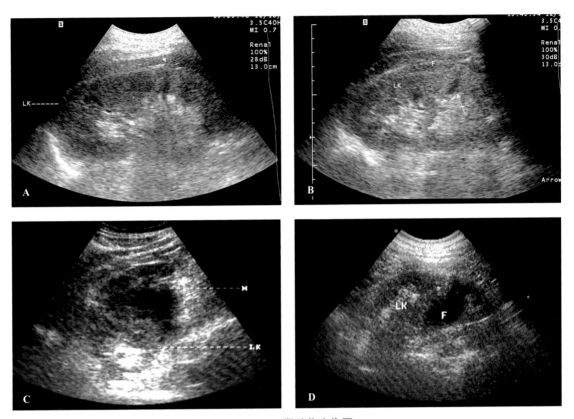

图 13-26　肾外伤声像图

A、B.轻度肾裂伤，LK 左肾，箭头指裂伤部位和肾周围血肿，F 积血；C.重度肾裂伤，LK 左肾，M 血肿；D.与 C 图同一患者，4 周后血肿部分吸收，F 积液区

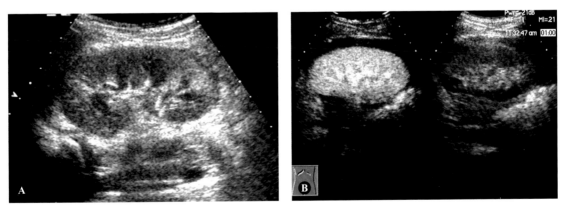

图 13-27　轻度肾外伤

A.常规超声显示包膜完整，包膜下可疑新月形低回声区，可疑新鲜出血；B.CEUS 发现包膜下显著的新月形无增强区——包膜下出血

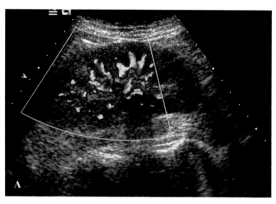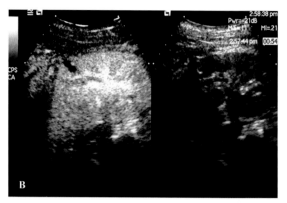

图 13-28　Ⅱ级肾外伤（引自梁峭嵘，2007）

A. 常规超声和 CDFI 未见明显异常（假阴性）；B.CEUS 显示实质裂伤，同时伴有包膜下少量出血（新鲜出血，有微泡造影剂溢出）

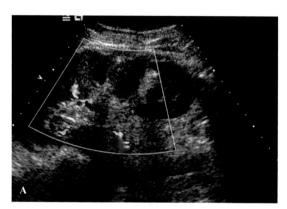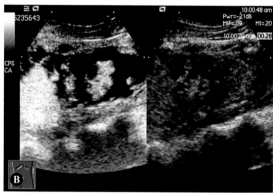

图 13-29　肾外伤 Ⅴ 级

A. 常规超声仅见包膜下少量出血，CDFI 仅见肾内血流明显减少；B. CEUS 清楚显示肾包膜不连续，肾中下极见大片无增强区（范围约 2/3）和肾碎裂

【临床意义】

1. 常规超声方便易行，非常适合多数闭合性肾损伤患者的诊断和初步筛查，初步了解肾损伤的类型和严重程度，也适合于保守观察治疗患者于肾脏外伤的影像随诊检查。然而，常规超声敏感性、特异性均较差，存在着假阴性，CDFI 的敏感性也较差，不足以解决肾外伤的临床分型。对于病情危重的"灾难性肾外伤"以及临床怀疑多脏器损伤的患者，宜首选增强 CT 扫描并采取其他应急措施。

2. 传统认为增强 CT 是肾外伤的分级诊断的金标准。研究证明，超声造影 / 对比增强超声（CEUS）新技术通过显示肾实质的血流灌注情况，进一步查明肾损伤的范围、破裂部位、有无节段性梗死以及有无活动性出血，从而做出精确的分级诊断，准确率接近增强 CT 检查（梁峭嵘，2007）。超声造影简便易行，比较经济，对于指导临床治疗具有重要实用价值。

3. 增强 CT 不仅能够全面地评价肾外伤，明确损伤类型及范围，了解肾的血流灌注和肾脏的功能，CT 还具有诊断肝、脾、肾等多脏器损伤（有报道高达 60% ~ 80%）的优势，故多年来发达国家常以增强 CT 作为肾及其他实质脏器外伤的首选影像诊断方法。

七、肾脏感染性疾病

（一）急性化脓性肾脏疾病

1. 急性肾盂肾炎（弥漫性，局灶性）

本病属于急性细菌性泌尿系统感染，多为逆行性，以大肠杆菌感染为主（85%），其次为血源性金黄色葡萄球菌引起。成年女性多见。常有发热、腰痛、泌尿系症状。根据局部叩、压痛、血细胞增多及尿常规检验，临床一般不难做出诊断。但是遇到抗菌治疗反应不佳甚至病情恶化时，有必要明确诊断并除外并发症（如肾脓肿和肾周围脓肿），需要进一步影像学检查。

急性肾盂肾炎超声检查多数表现"正常"，尽管敏感性不及 CT、MRI，但对于孕妇患者宜首选超声。CDFI 可能提高超声检查的敏感性。重度急性肾盂肾炎可以出现以下声像图征象（图 13-30A）：

（1）通常一侧肾脏弥漫性肿大，或者肾脏局灶性病变，即肿胀、局部肾实质形态饱满、隆起。

（2）肾实质回声减弱，透声性增加，提示炎性水肿。

（3）局灶性病变可对肾窦区产生压迹。

（4）有效充分的抗菌治疗，上述征象有迅速恢复趋势。

以肾盂炎为主的患者，超声表现肾盏肾盂壁回声增多、增厚，边界模糊，肾盂内回声增多，可合并肾盏、肾盂轻度扩张。结合病史，提示符合肾盂炎症（图 13-30B）。

2. 肾脓肿（肾痈）

本病是急性肾盂肾炎未经治疗或治疗不当引起。糖尿病、尿路梗阻、肾结石是严重泌尿系感染难以控制的因素。声像图表现：患肾肿大，肾实质局部肿胀畸形，肾实质回声异常减低并出现不规则无回声区，边界清楚。有时可见脓腔内细点状回声浮动现象。结合临床病史有助于诊断。

3. 肾周围脓肿

肾周围脓肿的断面图像主要表现为环绕肾脏周围的"新月"状或"条带"状无回声区或低回声区；带区的宽度和形态依积脓的量而不同（图 13-30C）。

4. 脓肾

脓肾系指肾积水合并化脓性感染产生的肾盂积脓。本病可导致菌血症和脓毒败血症，据报道病死

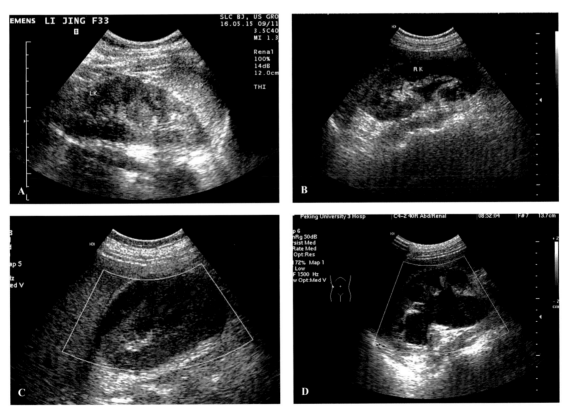

图 13-30 急性化脓性肾脏疾病声像图

LK 左肾，SP 脾脏，RK 右肾

率可高达 25%。因此及早诊断和处理极为重要。超声表现：①具有肾积水的典型声像图特点（见前文）；②在积液区内出现迷雾般细点状低水平回声或伴有絮状细线及沉渣样分层平面（图 13-30D）。

【临床意义】

急性化脓性肾脏疾病有时很难做出临床诊断，特别在泌尿系症状不明显和尿常规阴性时更是如此。急性化脓性肾脏疾病的临床鉴别诊断，区别急性肾盂肾炎、肾脓肿、脓肾和肾周围脓肿十分重要。由于此时 X 线检查的作用有限，超声检查比较实用，必要时才做 CT、MRI。超声引导穿刺术对于肾脓肿、肾周围脓肿的病因诊断和进一步治疗可以提供很大的帮助。

（二）慢性肾盂肾炎

合并肾盂出口狭窄者肾盏、肾盂回声增厚，内有低水平回声，晚期肾功能不全时可出现明显的声像图表现，如肾体积减小，实质变薄、回声增强、皮髓质分界不清。请参见本章"不显影肾脏的鉴别诊断"节及图片。

八、肾结核

肾结核声像图具有多样性和复杂性，它取决于肾脏的病理改变：

最早期肾结核多为 5 ~ 15mm 局灶性的小病变，绝大多数自愈，超声表现可能完全正常。部分肾结核病变继续发展，经过数年后产生以下多种声像图表现：

1. 结节型

肾实质局部肿胀，多呈单发或多发性低回声结节，边界模糊，可似肾肿瘤，代表早期干酪样结核结节伴有坏死（图 13-31A、B）。但是此型病变 CDFI 很少出现血流信号。

2. 空洞型

干酪样结核结节进一步坏死液化，肾乳头和肾盏进一步破坏，形成结核空洞，与肾盏相通。常伴有纤维化、钙化时，出现多样性和复杂的回声异常。看不到肾乳头，皮质变薄或消失，结核性空洞似囊肿，呈无回声或低回声，但与扩张的肾盏相通以上病变区内可出现强回声团块，可伴有声影（图 13-31C）。

3. 肾积水型

轻者局部肾盂肾盏显著扩张，重者可以酷似中度或重度肾积水，体积增大，外形不规则，断面呈多房囊性改变，囊液呈云雾状低回声。此型与肾积水不同之处在于，肾盂肾盏壁不均匀增厚，肾盂输尿管结合部管壁不规则增厚甚至管腔狭窄，代表结核性肾积脓或脓肾（图 13-31D）。

4. 纤维硬化型和钙化型

纤维硬化型结核的肾外形不规则，包膜不规则增厚或呈结节状，肾内回声增强、结构不清，其中可见团块状或弧形强回声，伴有大片声影，也称"似结节型"（周永昌，1994）。此型代表"油灰肾"或自截肾（图 13-31E）。

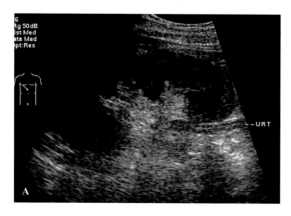

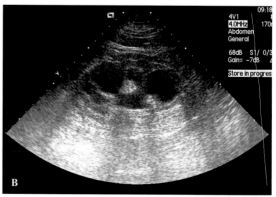

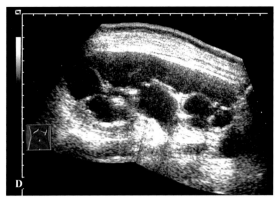

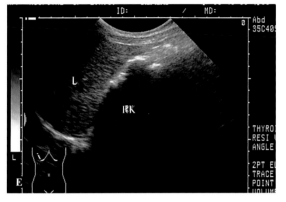

图 13-31　肾结核声像图表现
A、B. 结节型；C. 空洞型；箭头代表干酪坏死区液化，空洞形成；D. 肾积水型；E. 钙化型
UR 肾盂、输尿管扩张，其中有许多不规则低回声；
L 肝脏，RK 右肾，URT 输尿管道

【临床意义】

超声检查对肾结核的早期诊断未必有很大帮助，一般可根据 X 线静脉或逆行尿路造影和尿的抗酸杆菌检验，以及血清酶联免疫吸附试验等做出诊断。但是超声对于中-重度肾结核和 X 线不显影的重型肾结核颇有诊断价值，还可协助探测对侧肾有无受累或合并肾积水、肾积脓。对于年轻血尿患者声像图发现肾实质低回声性肿物时，应更多考虑肾结核的可能性。根据周永昌的经验，对于既不像典型的肾肿瘤和肾积水，又不像典型的肾结石和肾囊肿，即所谓"四不像"的声像图，应多想到肾结核的可能性。

九、弥漫性肾脏疾病

1. 急性肾小球性肾炎

双肾对称型体积增大，横断面形态饱满可呈圆形。纵断面上肾实质增厚，皮质回声稍增强、正常或偏低，肾锥体回声正常。肾窦区相对变窄。肾动脉阻力指数可增高。经过治疗，肾脏大小和回声等恢复正常。

2. 慢性肾病和慢性肾小球性肾炎

早期双肾体积大致正常，肾实质回声正常或稍增强。诊断和分型主要依靠超声引导肾脏组织学活检。晚期肾脏体积缩小，肾皮质萎缩，回声明显增强。至晚期，皮、髓质以至与肾窦回声间的分界不清（图 13-32A）。肾动脉硬化症（高血压病）晚期产生双肾萎缩，其声像图与上述晚期慢性肾小球肾炎相似。

慢性肾炎肾功能不全合并获得性肾囊肿　多年慢性肾炎肾功能不全肾透析患者，易患"获得性肾囊肿"，透析 5 年以上这 90% 有之。声像图特点：囊肿小，0.5～3cm，双侧性、多发性，囊壁细胞增生倾向，有 4%～10% 的癌变率（图 13-32B）。

3. 糖尿病性肾病（弥漫性毛细血管间肾小球硬化）

本病是慢性肾功能衰竭常见病因之一，其早、晚期声像图与慢性肾小球性肾炎相似。

4. 急性肾小管坏死

本病主要由缺血如低血压、脱水和毒素（药物、重金属、有机溶剂）引起。声像图表现与重度急性

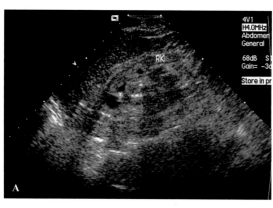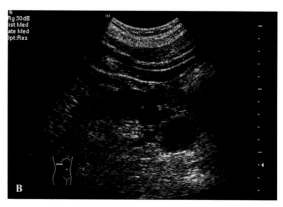

图 13-32　慢性肾炎肾萎缩（肾功能衰竭）

A. 获得性肾囊肿；B. 获得性肾囊肿合并不典型增生

RK 右肾

肾小球性肾炎相似，肾实质增厚，毒素引起者肾锥体回声增强，肾动脉阻力指数增高。

【临床意义】

1. 弥漫性肾脏疾病声像图诊断敏感性较差，临床诊断通常较少需要做影像检查。

2. 超声引导自动肾活检　多用于内科慢性肾病的确诊和分型。采用自动活检装置和相对细的活检针（18G、16G），安全、准确、快捷，取材质量高，并发症少，可替代手动粗针活检。

3. 超声诊断多种原因引起的肾萎缩是准确的。超声一旦发现弥漫性肾实质回声显著增强或肾萎缩，表明患者已有明显的肾功能不全，也有助于提示诊断。

十、先天性肾脏异常

（一）先天性肾缺如和肾发育不全

1. 单侧性肾缺如（renal agenesis）

也称肾不发育。在声像图上表现为一侧肾区探不到肾图形，对侧肾代偿性增大。

2. 肾发育不全（hypoplasia）

是指先天性肾实质发育低下，肾小叶和肾小球过少。声像图表现为患肾体积明显缩小，对侧肾代偿性增大，形态和内部回声正常（图 13-33A、B）。

超声诊断一侧肾缺如应和肾萎缩、肾发育不全、异位肾和游走肾鉴别。萎缩肾体积更小，实质回声增

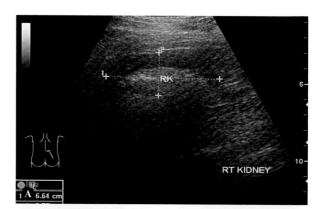

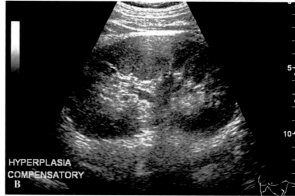

图 13-33　A. 右肾发育不全（6.6cm×4.8cm）；B. 对侧
肾代偿性肥大（14.4 cm×6.8cm）

RK 右肾

强与肾窦回声分界不清（易与邻近含气结肠图像掺杂而漏诊）。异位肾和游走肾位置低，肾区常规超声检查可能探不到，应在腹部靠近骶前或盆腔扫查。

（二）异位肾

本病属于肾的先天性位置异常，位置过低。盆

腔肾属于最常见的异位肾。

【声像图表现】

1. 一侧肾区内看不到肾图形。

2. 在下腹部、骶前或盆腔可见"腹部肿物"。"肿物"常位于骶骨前，并与膀胱或子宫相邻。

3. 仔细观察该肿物具有类似肾的结构如中央的肾窦和周缘肾实质的回声。

异位肾的声像图可能由于发育不全或位置特殊不像典型的正常肾图形，CDFI 有助于显示肾门血管及其在肾门的血流分布，故有助于进一步确诊（图 13-34）。

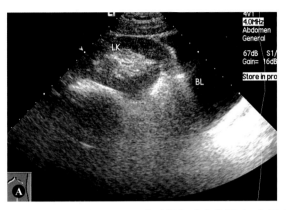
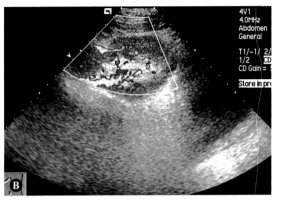

图 13-34 盆腔肾灰阶声像图（A）及 CDFI 表现（B）（下腹部正中纵断面）
LK 异位后左肾，BL 膀胱

超声诊断腹部肿物时，应想到盆腔肾的可能性，同时需与腹腔其他肿瘤包括胃肠道肿瘤相鉴别。采用彩色多普勒超声检查和 X 线静脉肾盂造影，可以容易地证实这一腹部"肿物"的性质。在双侧肾区认真仔细地超声扫查并与腹部肿瘤鉴别，可以避免误诊以及不必要的外科手术。

（三）蹄铁形肾（马蹄肾）

此病为较常见的先天性双肾融合畸形，也称"U"形肾，融合部位发生在双肾下极。因此双肾位置比较靠内前方，双肾下极越过中线以实性组织相连。

【声像图表现】

1. 背部探测可发现双侧肾纵轴排列异常，呈倒置的"八"字形改变。

2. 腹部横断扫查时，可见脊柱、主动脉和下腔静脉前出现"实性低回声性肿物"，并与双肾相连，低回声通常似腹膜后肿瘤或肿大淋巴结。

3. 上腹部正中纵断沿主动脉扫查，可见蹄铁形肾的峡部（图 13-35）。

诊断蹄铁形肾必须注意与腹膜后肿瘤、主动脉

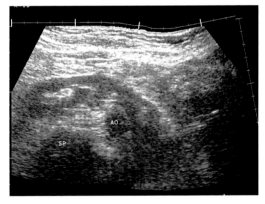

图 13-35 蹄铁形肾（上腹横断面）
SP 脊柱，AO 主动脉

旁淋巴结肿大鉴别，避免相互混淆。其他影像检查如 X 线肾盂造影和 CT 最有帮助。

（四）重复肾（duplex kidney）

超声确有可能反映典型的重复肾所致的某些异常，包括重复肾盂。

【声像图表现】

肾脏长径增大；外形正常或有切迹，个别略呈

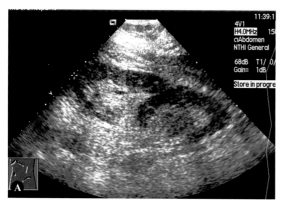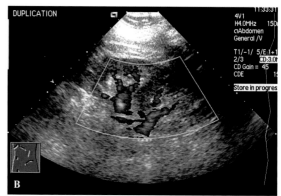

图 13-36　重复肾声像图和 DPI 表现

"葫芦"状；肾窦区被正常肾实质分离，似肥大肾柱；部分患者合并肾盂、输尿管扩张。CDFI 可能显示重复的肾门血管两套血管，分别位于上下肾窦区，故有助于确诊（图 13-36）。

但应承认，超声诊断重复肾和重复肾盂不很容易，它不及 X 线静脉尿路造影及 MRI，因后者能够明确无误的同时显示双侧肾脏、集合系统和全部输尿管，尤其适合于诊断某些复杂的泌尿系畸形和并发症。

十一、不显影肾

X 线不显影肾也称"无功能肾"，原因多种多样。其中，重度肾积水、脓肾、慢性肾炎和肾盂肾炎症晚期、肾萎缩、晚期肾结核、严重肾外伤以及先天性肾发育异常者较常见。放射性核素肾扫描同样存在着不显示问题。超声显像无须依赖肾功能，对于不显影肾的诊断和鉴别诊断有很大的帮助。

肾超声检查不显影肾的步骤方法

1. 确定有无肾脏（肾缺如、肾萎缩）或异位肾脏（盆腔肾多见）。

2. 测量肾脏大小以确定有无明显萎缩或显著弥漫性肿大。

3. 确定有无重度肾积水以及有无先天性囊性肿物如多囊肾或多囊性肾发育异常（multicystic dysplasia）。

4. 肾实质是否弥漫性回声增强或紊乱，肾实质与肾窦回声的界限是否不清楚。

5. 肾实质（皮质、锥体）有无严重破坏，包括肾乳头坏死（图 13-37）；有无严重肾结核包括脓肾、损毁肾（自截肾）等。

6.CDFI 检查有无严重的肾血管异常。

只要按照以上步骤方法仔细检查往往可为临床提供断层图像诊断和鉴别诊断的重要依据。

重度肾积水（包括积脓）是肾不显影最常见的

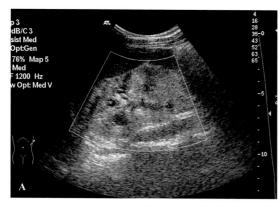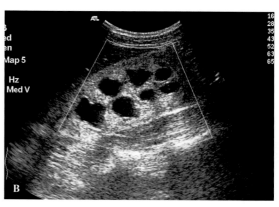

图 13-37　肾乳头坏死声像图（A）及 CDFI 表现（B）

原因。超声检查无论对于急性或慢性尿路阻塞所致的肾积水都极其敏感而准确，它已成为急诊超声检查的适应证之一。超声用于囊肿性疾病如多囊肾以及肾肿瘤等占位病变引起不显影肾的诊断和鉴别诊断，结果准确可靠。至于晚期慢性肾小球肾炎、慢性肾盂肾炎、肾动脉硬化症等引起萎缩肾，常表现为双肾体积缩小，肾实质回声增强和肾窦及其周围肾组织分界不清，诊断是容易的。严重肾结核和肾外伤所致的不显影肾有明显的局部改变，结合病史亦不难做出诊断。先天性肾缺如（单肾）和先天性肾发育不全，两者皆可一侧肾显示不清，并伴有对侧肾代偿性体积增大。肾静脉栓塞以患肾迅速增大为特征，其体积可为健侧肾脏的 2 ～ 3 倍。彩色和频谱多普勒超声比较容易诊断肾静脉血栓及其特征性的血流异常。关于急性肾动脉狭窄彩色多普勒超声诊断会有帮助，但超声造影以及 X 线血管造影效果更好（后述）。

十二、移植肾

移植肾术后并发症相当多见。超声检查作为影像学监护手段，对于发现移植肾有无输尿管阻塞、肾周围积液（如血肿、脓肿、尿液囊肿），有无肾血管并发症，以及对于肾排异的诊断和鉴别诊断等，均能发挥积极作用，有助于临床正确及时的处理。超声检查移植肾的适应证可参见表 13-3。

表 13-3 移植肾超声检查适应证

1. 肾周围积液：血肿、脓肿、尿液囊肿、淋巴囊肿
2. 输尿管阻塞所致肾积水：外压性、吻合口局部狭窄，炎症，结石（发生较晚）
3. 肾血管并发症：移植肾动脉吻合口处和远端狭窄、阻塞、肾梗死和肾萎缩；肾静脉血栓
4. 肾功能衰竭病因的鉴别：如急性肾排异与急性肾小管坏死的提示
5. 超声引导：移植肾内病变的活组织检查，肾周局部积液的抽吸引流，经皮肾造瘘术

【检查方法】

采用 5 ～ 7.5MHz 探头甚至 6 ～ 12MHz 线阵探头以提高图像的分辨力。检查前仍需保持膀胱适当充盈。先后进行纵断和横断扫查。冠状扫查能够全面显示集合管系统和肾实质回声改变。彩色多普勒超声用于肾血管检查、肾血流灌注和肾排异的血流动力学研究。首次超声检查一般主张在术后即刻或 24 小时内尽快进行，以后每隔 1 ～ 3 天复查一次。查时应分别测量移植肾的长、宽、厚各径，体积测定按公式（V=L×W×T×0.5）计算。此外，还需观察主肾动脉、段动脉和叶间动脉血流状况并测其血流频谱，对肾内回声结构摄影记录，以便在出现术后并发症时进行客观比较。

【正常移植肾声像图】

正常移植肾的超声表现与普通肾脏相似，由于采用高频探头经腹壁检查，肾皮髓质和集合系统的回声界限分明，肾锥体呈楔形低回声。肾的各径线随移植时间可有缓慢增加，2 个月后体积可增加 15% ～ 30%，集合系统的宽度也可显示得比较饱满。这些改变系移植的肾脏代偿性肥大负担双肾功能所致。彩色多普勒辅以能量多普勒（DPI）检查，可清楚显示肾动脉、段动脉、叶间动脉、相应静脉以及肾皮质的丰富血管。频谱多普勒显示动静脉血流速度正常，肾动脉阻力指数（RI）一般不超过 0.70（图 13-38）。

【移植肾的并发症】

1. 肾移植术后急性肾功能衰竭

许多原因包括肾前性、肾血管、肾实质性和肾后性（尿路梗阻），均可以引起肾移植术后发生肾功能不全。最常见的原因有：急性肾排异、超急性肾排异；急性肾小管坏死（主要由于肾缺血性损伤，多见于尸体供肾患者，表现术后无尿，7 ～ 10 天后逐渐好转）；肾血管病变如肾内动脉狭窄、栓塞，肾实质供血障碍和肾梗死、肾静脉狭窄、栓塞。其他原因尚有输尿管阻塞（肾积水）、肾周围血肿、积液压迫等。临床鉴别这些原因经常遇到困难。急性肾功能不全预后严重，需要及时诊断和紧急处理。超声是移植肾术后合并急性肾功能衰竭的首选影像检查方法。

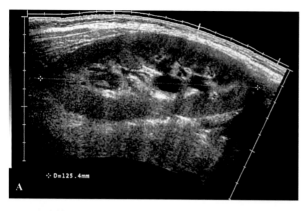

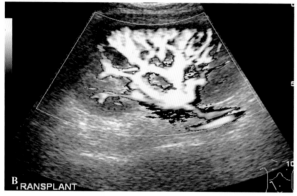

图 13-38 移植肾灰阶声像图及 CDFI 表现

是除外输尿管梗阻及其病因的首选方法，即使在肾功能受损害时也不受任何影响。重度张力较高的肾积水尚可合并尿液囊肿和尿外渗，产生相应的声像图改变。肾积水合并感染（脓肾）以及肾盂肾炎（局灶性、弥漫性）与原肾化脓性感染相似，不再赘述。

3. 肾周围积液

肾周围积液包括血肿、感染性血肿、脓肿、尿液囊肿、淋巴囊肿。根据肾周围包绕性无回声区和低回声区，一般容易做出超声诊断。单纯尿液积聚和淋巴囊肿一般为无回声区，后者常有细线样分隔。血肿和脓肿常出现弥漫性弱回声。超声定位穿刺液体抽吸，进行生化检验和介入性治疗是确实可靠的方法。

4. 肾排异

急性肾排异早期一般发生在术后 1～4 周，常是可逆性，但其临床症状、体征和生化检查皆无特异性。少数超急性肾排异可在术后即刻至 1 周发生不可逆性体液免疫反应，预后恶劣。慢性肾排异（＞1 个月）仅表现为渐进性肾功能不全，常伴有高血压和蛋白尿。常规超声和彩色多普勒检查能够较早反映肾排异或急性肾小管坏死的某些征象，如肾血管阻力增高等信息，协助定位肾穿刺活检，为诊断和正确使用免疫抑制药物提供依据，还可用于患者疗效的定期随访观察。

（1）急性肾排异主要表现（图 13-39）

①移植肾肿大，在短时间内体积增加超过 25%，厚径增加显著，甚至于厚径≥宽径。

②肾锥体明显肿大，甚至呈球状变形，伴有回

2. 肾积水

输尿管梗阻、吻合口狭窄、结石是引起肾积水最为常见的术后并发症。然而，肾周积液、血肿、尿液囊肿和淋巴管囊肿等也可继发引起移植肾尿路梗阻。超声显示移植肾内的肾盂、肾盏扩张征象与一般肾积水表现相似。排尿后复查肾集合系统对于诊断轻～中度肾积水是必要的，因为膀胱胀满时可引起暂时性反流而造成动力性肾盂扩张。超声检查

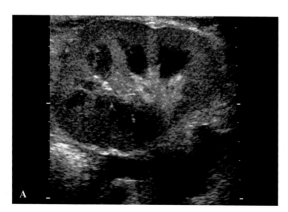
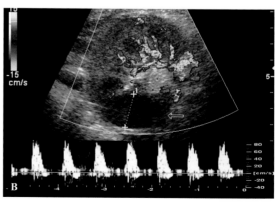

图 13-39 急性肾排异灰阶声像图及 CDFI 表现

声减低。锥体改变可以是普遍性，也可局限于一二个锥体。肿大的锥体常对肾窦区产生显著压迹，提示肾锥体间质水肿。

③肾皮质回声增加，可同时伴肾皮质厚度增加，多与皮质缺血和间质单核细胞浸润有关。

④肾实质局限性或弥漫性回声减弱，累及皮质与锥体，提示梗死和坏死。

⑤肾动脉血流阻力增高 RI > 0.70，甚至高达 0.8 ~ 1.0。

以上征象可提示急性排异，但属于非特异性。因为这些突出的超声表现与急性肾小管坏死有时很难区别，应结合临床检查，而且常需依靠超声引导穿刺活检来鉴别。

（2）慢性肾排异

是晚期移植肾功能不全的主要原因，一般在移植术后三个月开始功能下降。表现为肾脏体积逐渐减小。肾窦区脂肪比例增加。肾实质回声增强，皮质变薄，结构紊乱、不规则，可伴有散在钙化斑点。晚期肾实质和肾窦回声界限模糊不清。

灰阶超声检查鉴别急性肾功能衰竭及其病因，而 X 线造影与放射性核素检查在肾功能衰竭时均有限制。急性肾小管坏死时移植肾的体积和内部回声无明显改变，而急性和超急性肾排异除声像图异常外，肾动脉阻力指数显著增高。至于超声检查诊断肾积水和肾周围积液的应用价值已如前述。关于血管病变如肾动脉吻合口狭窄和肾动脉栓塞等利用彩色和频谱多普勒超声均有显著异常改变，已成为肾移植术后检查有无血管病变的重要监护手段。

关于肾动脉狭窄、阻塞、肾梗死和肾静脉栓塞等重要血管术后并发症在此从略。

5. 超声引导下穿刺术在移植肾的应用

声像图和彩超对于移植肾的多种并发症的诊断和鉴别诊断有很大帮助，但在某些情况下仍会遇到一定的困难。例如：不典型的肾排异，或主要病变若仅限局于个别肾锥体，为了明确诊断需在超声精确定位下进行肾活检术。超声引导定位穿刺抽吸，对于检验移植肾合并周围液体积聚的性质（血肿、脓肿、尿液囊肿或淋巴囊肿）以及做进一步引流、治疗，均有重要的意义。在肾积水和合并感染的尿路阻塞者，作经皮肾穿刺造瘘，可达到及时引流、改善移植肾功能目的，甚至能够挽救患者的生命。

6. 其他

超声在移植肾方面的应用不限于此。最近有学者发现，由于肾透析和移植肾的应用，患者生命期延长，原来的患肾未经切除者进一步发展成"尿毒症性囊肿"较多见，也称"获得性囊肿性疾病"。这是双侧性多囊性病变。囊肿一般较小，直径 1 ~ 3cm，超声检查易于诊断。尿毒症性肾囊肿的囊壁细胞有增生倾向，约 10% ~ 40% 发生腺瘤或腺癌，可视为癌前期病变。此外，移植肾患者免疫功能低下，其他内脏器官恶性肿瘤的发病率增加（接受器官移植者鳞状上皮癌和淋巴瘤等发生率相当于同龄者 100 倍），超声显像对于发现内脏肿瘤和有无扩散有重要的作用。

（张 武 王金锐）

参考文献

1. 周永昌，郭万学 . 超声医学 . 第 4 版 . 北京：科学技术文献出版社，2003：1122-1184.

2. 曹海根，王金锐 . 实用腹部超声诊断学 . 第 2 版 . 北京：人民卫生出版社，2006：243-282（肾脏疾病），283-290（输尿管、膀胱）.

3. Rumack CM，Wilson SR，Charboneau JW[ed]. Diagnostic ultrasound. Third edition. Mosby, 2005：321-387（kidney，urinary tract）.

4. 袁光华，张 武，简文豪，等 . 超声诊断基础与临床检查规范 . 北京：科学技术文献出版社，2005: 338-354.

5. Anil T. Ahuja ed. Diagnostic Imaging：Ultrasound. Salt Lake City，Amirsys Inc., 2007：5-2 ~ 83.

6. 张 武，苗立英，白志永，等 . 超声诊断和无症状肾细胞癌和小肾癌 91 例分析 . 中华超声影像学杂志，2000，9（11）：686-689.

7. 张 武 . 肾感染的超声检查 . 中华物理医学杂志，1991，13：22-24.

8. 梁 彤，梁峭嵘、张惠琴、等 . 超声造影在肾脏外伤分级诊断中的应用价值 . 中华医学超声杂志（电子版），2007，6（4）：363.

9. 梁 彤，梁峭嵘、黄春燕、等 . 肾脏外伤的灰阶超声、彩色多普勒超声和超声造影的对比研究 . 中华医学超声杂志（电子版），2007，1（4）：32.

10. Jamis-Dow CA，Choyke PL，Jennings SB，et al. Small（＜=3cm）renal masses：detection with CT versus US and pathologic correlations. Radiology，1996，198：785-788.

11. Urban B. The small renal mass. What is the role of multiphasic helical scanning? Radiology，1997，202：22-23.

12. Buckley JA，Urban BA，Soyer P，et al. Transitional cell carcinoma of the renal pelvis：a retrospective look at CT staging with pathologic correlation. Radiology，1996，201：194-198.

13. Emilio Quaia, et al. Contrast media in ultrasonography. Basic principles and clinical applications. Springer，2005：221-254（kidney）.

14. Goldberg BB，McGahan JP 著 . 张缙熙主译 . 超声测量图谱 . 第 2 版 . 北京：人民军医出版社，2008：363-367（肾脏超声测量）.

第十四章
肾上腺超声检查

第一节　超声解剖概要

肾上腺属于人体的内分泌器官，由肾上腺的皮质和髓质两个部分组成。双侧肾上腺分别位于左肾和右肾上极的内上方，脊柱和腹部大血管（腹主动脉、下腔静脉）两旁。肾上腺与肾脏同属于腹膜后间隙器官（图14-1，图14-2）。肾上腺与肾脏共同包裹在肾周围脂肪囊之中。肾上腺的外形有一定的个人差异。右肾上腺呈三角形或锥形，位于右肾上极前内上方，其前方有肝右叶和十二指肠上部，其内侧位于下腔静脉的背侧，后方与膈肌相邻。左肾上腺近似于扁平的半月形，覆于左肾上极的内侧，向下延伸至肾门靠近肾动脉，其前方有胰尾、胃和网膜囊，它的后方为膈肌。

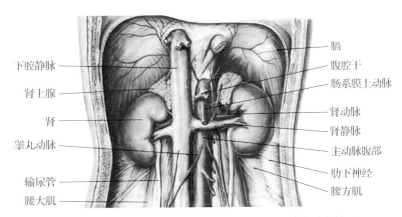

图14-1　肾上腺的解剖位置及其与脊柱和腹部大血管的毗邻关系

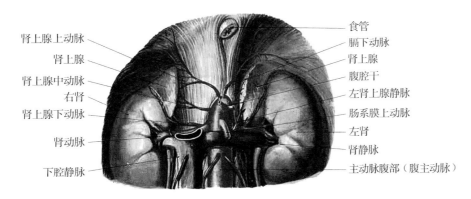

图14-2　肾上腺及其与腹部大血管等毗邻局部放大图

441

第二节　适应证

1. 皮质醇增多症（Cushing 综合征）

（1）肾上腺皮质增生（约占 70%）。

（2）肾上腺皮质腺瘤（分泌性，20%）。

（3）肾上腺皮质癌（少见，10%）。

注：继发于脑垂体腺瘤 ACTH 分泌过多的双侧肾上腺皮质增生称库欣病（Cushing's disease）。

2. 原发性醛固酮增多症（Conn 综合征）

（1）肾上腺皮质腺瘤（醛固酮瘤，70%）。

（2）肾上腺皮质增生（30%）。

（3）肾上腺皮质癌（很罕见）。

3. 嗜铬细胞瘤　包括无功能性和恶性嗜铬细胞瘤，肾上腺外嗜铬细胞瘤。

4. 其他肿瘤　良性——无分泌性肾上腺皮质腺瘤（较多见）、髓样脂肪瘤等；恶性——转移癌（相对多见），神经母细胞瘤、节神经细胞瘤等。

5. 肾上腺皮质功能减退症（Addison 病）　肾上腺结核（较多见），恶性肿瘤转移、淋巴瘤、白血病浸润等（少见）。

6. 肾上腺囊肿。

7. 肾上腺出血或血肿

（1）新生儿肾上腺血肿（多与缺氧、窒息有关，相对多见）。

（2）儿童、成人败血症引起出血：如脑膜炎双球菌感染（Waterhouse-Friderichson 综合征）。

第三节　检查方法

（一）查前准备

一般无须特殊准备。空腹检查尤其对左肾上腺显示效果较好。必要时饮水 800 ～ 1000ml，或用其他口服超声造影剂，以胃为透声窗显示左侧肾上腺区。

（二）仪器

选择高分辨力实时超声显像仪。成人用探头频率为 3 ～ 5MHz，儿童可选用 5 ～ 7 MHz，新生儿可用 7 ～ 10MHz。组织谐波成像对于一些检查有困难者可能有所帮助。

（三）检查方法和体位

1. 右侧肾上腺

患者仰卧位 / 不同程度左侧卧位：右手上举放于头部舒适位置，利用肝脏作声窗。必要时嘱患者深吸气，然后屏气。

（1）冠状切面或肋间斜断面（第 7 ～ 9 肋间）：探头置于腋前线与腋中线间，通过肝脏向下腔静脉方向扫查。在右肾上极之内前上方、下腔静脉（IVC）之后外侧、肝与膈脚之间寻找右肾上腺及其相邻组织（图 14-3）。

也可将探头置于腋中线与腋后线间，先显示右肾上极，然后声束向内前偏转，在肝脏和右肾上极内侧前方、下腔静脉后外方，显示右肾上腺。

（2）右肋缘下斜断面（与肋弓平行）：嘱患者深吸气后憋气，声束通过肝脏和右肾，在右肾上极的内侧和下腔静脉之间寻找肾上腺。

此外，还可沿下腔静脉进行腹部纵断扫查，注意右肾动脉头侧肾上腺部位有无肿物或使下腔静脉移位、侵犯征象（比较少用。仅适合于体型瘦小、肿瘤体积较大者）。

2. 左侧肾上腺

患者仰卧位 / 不同程度右侧卧位：左手上举。探头置于左 8 ～ 10 肋间。

（1）冠状断面或第 8 ～ 10 肋间斜断面扫查：探头置于腋中线和腋后线附近，同时显示脾脏和左肾长轴，以脾、肾为声窗，声束向前并朝腹主动脉方向偏转，显示腹主动脉。通常以腹主动脉为标志，在膈脚、左肾上极的内侧、与脾脏围成的高回声三角区内，寻找左侧肾上腺（图 14-4）。左肾上腺较难清楚显示，但此区对于显示肾上腺肿物或病变极为重要（图 14-5）。

（2）横断面扫查：需饮水后取坐位，利用充盈胃作透声窗进行补充探测。在胰尾和脾静脉后方，腹主动脉与左肾上极间寻找肾上腺（图 14-6）。

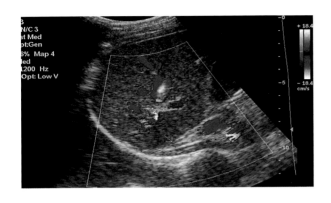

图 14-3　右冠状断面 / 肋间扫查法
清晰显示正常肾上腺（↑）

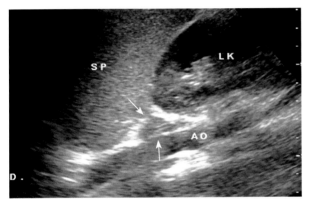

图 14-4　左冠状断面 / 肋间扫查法
左侧正常肾上腺（↑），LK 左肾，SP 脾脏，AO 动脉

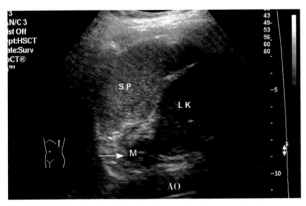

图 14-5　左冠状断面 / 肋间扫查法
SP 脾，LK 左肾，M 肾上腺肿物，AO 主动脉

（四）注意事项

1. 超声检查显示率　超声仪器的图像分辨率和操纵者技术熟练程度对于显示率有很大的影响——技术依赖性。成年人容易受体型影响。右侧和左侧

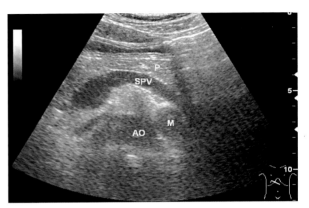

图 14-6　饮水后左上腹部横断面扫查法
P 胰腺，SPV 脾静脉，AO 主动脉，M 肾上腺肿物

肾上腺的显示率分别为 92% 和 71%（Marchal 等，1985）；新生儿和儿童肾上腺的显示率很高，新生儿肾上腺几乎皆可成功显示，早年统计右侧和左侧肾上腺显示率已分别高达 97% 和 83%（Oppenheimer 等，1986）。

2. 肾上腺病变的定位　右肾上腺病变通常位于右肾上极的内、前、上方，下腔静脉右后方，膈脚的外侧；左肾上腺病变位于左肾上极的内、前、上方，腹主动脉侧方或侧后方。较大病变通常使肾脏向外、下、后推移，下腔静脉向前移位。当病变紧邻肾上极、肝脏、胰尾部时，要多断面显示其与这些脏器的分界。由于肾上腺周围有脂肪组织，多数与相邻的肝肾脏器有高回声分界，与脏器表面回声形成锐角。利用呼吸运动观察病变与肾脏、肝脏、胰尾是否有相对运动（滑动征），也是很有效的鉴别方法，除非病变已有粘连或浸润。

3. 肾上腺病变有弥漫性肿大（增生病变为主，恶性肿物如淋巴瘤浸润）与局限性肿大（结节或肿物）之分。肾上腺的形状特殊，单一平面难以显示其全貌，弥漫性增大的肾上腺断面容易被误认为局限性病变。多断面扫查至关重要。

4. 用 CDFI 观察病变血供来源，对鉴别病变是否来自肾上腺外如肝、肾，也有较大帮助。必要时，可以进一步做超声造影。

5. 肾上腺病变引起内分泌异常如库欣综合征（Cushing's syndrome）、促皮质激素（ACTH）综合征（糖皮质激素过多）、原发性醛固酮增多症（Conn's

syndrome）、阿 狄 森 病 （Addison's disease，醛固酮过少）、肾上腺性性征异常（adrenogenital syndrome，雄激素过多或过少）。这些综合征的临床表现和实验室检查对提示诊断和鉴别诊断有重要意义。尤其对于体型肥胖的库欣综合征患者，选择CT、MRI，往往可以迅速获得明确诊断。

第四节　正常声像图

（一）正常肾上腺声像图

可呈线形、弧形、V形、Y形及复合形等。肾上腺的边缘呈直线状或凹面曲线状。不可能在一个扫查断面上观察到完整肾上腺形态，需要多个断面扫查。应用高分辨力实时超声仪，仅部分肾上腺可以区分皮质及髓质。皮质多呈等回声，略高于肝脏或脾脏；而髓质则呈被皮质包绕的稍强回声线（图14-7，图14-8）。

（二）正常值

成人肾上腺长度约3～6cm；宽度约2～4cm；厚度约3～6mm。其体积小，仅为肾脏的1/30；新生儿肾上腺体积相对较大，约为肾脏的1/3，选用较高频率探头检查容易显示。出生时肾上腺长径平均17.3±1.6mm，出生后肾上腺迅速变小，42天后长径平均7.7±0.9mm（图14-8）。主要是皮质萎缩，

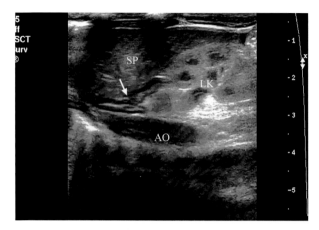

图 14-8　新生儿肾上腺声像图（左侧冠状断面）
SP 脾脏，LK 左肾，AO 主动脉，↑肾上腺

1岁时与成人的大小相仿。其皮质较厚，呈低回声，髓质呈高回声。

第五节　主要疾病诊断要点

一、先天性肾上腺异常

先天性肾上腺异常往往合并肾脏畸形，但是产生临床症状者罕见。主要是异常的肾上腺发生病变时，容易误诊。

1.异位肾上腺　也称副肾上腺。本病比较常见，据称尸检发现率高达16%。多见于肾上腺附近；其次为其他部位如腹腔丛周围，阔韧带，新生儿卵巢或睾丸。除非发生肿瘤或增生，超声很难显示。

2.马蹄型肾上腺　多与马蹄肾并存。在正中线融合。新生儿时显示清楚，容易误认为腹膜后肿物。其特有的皮质和髓质回声和并存的融合肾有助于诊断。

3.先天性肾上腺功能不全　少见。患儿有先天性生殖发育不全或肾上腺萎缩。可以因妊娠期使用大量雌性类固醇或妊娠延长所致。超声表现为患儿肾上腺很小或不能显示，伴有肾上腺功能不全的临床证据。

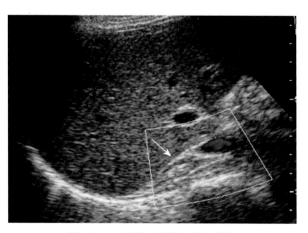

图 14-7　正常右侧肾上腺声像图
肾上腺（↓）呈横位"Y"形结构，蓝色代表下腔静脉

二、肾上腺皮质增生

肾上腺皮质增生是指非肿瘤性皮质功能亢进。多数为继发性，如脑垂体病变分泌肾上腺皮质激素（ACTH）过多。增生为双侧性，肾上腺体积增大一倍以上，但也可以在正常范围。多呈弥漫性小结节样增生。小结节直径大多仅数毫米，很少超过1.5cm。本病在组织学上与小的功能性腺瘤有相同的特点。但后者仅为单侧出现瘤体，而对侧肾上腺萎缩，故两者完全不同。

由于增生的皮质细胞分泌功能不同，导致下述完全不同的疾病：

1. 皮质醇增多症　即库欣综合征（Cushing's syndrome），最多见。80%的Cushing综合征由双侧肾上腺增生引起。增生的肾上腺产生过多糖皮质激素，表现为满月脸、向心性肥胖、腹部紫纹征及水牛背。

2. 醛固酮增多症　也称Conn综合征。10%的原发性醛固酮增多症继发于双侧肾上腺增生。表现为周期性肌无力或麻痹、高血压及多尿三大症状。患者消瘦，有低血钾、高尿钾、碱中毒等水、电解质紊乱的表现。

3. 肾上腺性征综合征（adrenogenital syndrome）网状带增生所致，但少见。临床表现为男性性早熟、男性女性化、女性男性化等。在小儿，90%为男性女性化。

【超声表现与影像学诊断】

超声一般不易辨认轻度肾上腺皮质增生。少数患者双侧肾上腺回声轻度增强，宽度增加。宜参考CT诊断标准，一侧或两侧肾上腺的内肢和（或）外肢增大>7mm，看不到明确的肿物。中度以上肾上腺增生具有增厚的肾上腺皮质低回声中央呈细条状或带状较强回声的特征性声像图（图14-9），而肿瘤无此特征。

1. 鉴别诊断

肥胖者增厚、增宽的肾包膜，肾上极三角区亦丰满、增宽，易与皮质增生混淆。临床症状及实验室检查有助于鉴别。

肾上腺髓质增生时髓质体积明显增大，临床表现与嗜铬细胞瘤相同，超声表现肾上腺增大，与肾上腺皮质增生很难鉴别（如果能排除肾上腺嗜铬细胞瘤，应考虑肾上腺髓质增生）。

2. 超声评价

肾上腺皮质增生超声诊断敏感性差，声像图未发现肾上腺增大或增宽者不能排除本病。CT检查对本病诊断有重要意义，它可以发现肾上腺增大呈局限性或结节性，还可以进行两侧比较。颅脑CT检查有助于发现垂体病变，故优于超声诊断。但是据文献报道，本病1/3以上CT显示为正常的肾上腺。

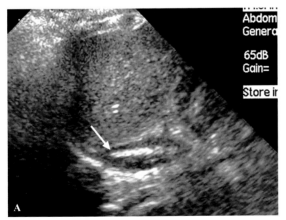
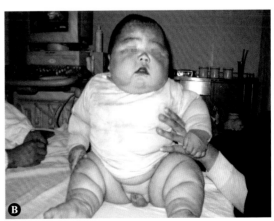

图14-9　先天性肾上腺皮质增生（↑）声像图（本例为双侧性）

三、肾上腺皮质腺瘤

本病在肾上腺良性肿瘤中是最多见的。据统计，尸检发生率高达2%。所幸80%均是无功能的，仅少数分泌激素，称功能性肾上腺瘤。本病10%为双侧性。

功能性腺瘤

约80%～90%表现为醛固酮增多症（Conn综合征），也称醛固酮瘤，偶见双侧性或多发；约15%～20%表现为皮质醇增多症Cushing综合征。偶尔出现肾上腺性征综合征（adrenogenital syndrome），应注意可能由皮质腺癌引起。

【超声表现】

肾上腺区出现圆形或椭圆形实性低回声结节。边界光滑、整齐，有完整包膜，内部回声均匀（图14-10A、B）。如有出血或坏死、液化或囊性变，内部可出现不均质的无回声区。醛固酮瘤体积一般较小，直径仅约1cm；表现为Cushing综合征的皮质腺瘤较大，可达3～4cm；儿童期肾上腺肿瘤引起性征改变者少见，患儿肿瘤体积常很大，发展快、病情重，肿瘤直径可达10cm以上，应考虑十分罕见的皮质腺癌（见下节）。

【鉴别诊断】

1. 其他肾上腺肿瘤　肾上腺转移癌（如果瘤体太小且呈圆形，则很困难）；嗜铬细胞瘤（后述，常有儿茶酚胺增多的临床表现和实验室检查结果）；神经节瘤（发病年龄小，肿物较大，平均8cm）。肾上腺淋巴瘤（呈三角形，像肿大的肾上腺，通常为双侧，多有其他部位淋巴瘤或淋巴结肿大）。

2. 肾上腺毗邻器官肿瘤　注意与肝包膜下、肾上极、胰尾等脏器及腹膜后肿物鉴别。

3. 本病还应与肾上腺周围正常结构，如增粗的膈脚、副脾、胰尾、肿大的淋巴结等鉴别。

【超声评价】

超声可作为肾上腺肿瘤的筛选检查方法，有时甚至可能发现5～6mm的小腺瘤。但超声的局限性在于较高的技术依赖性，遇到肥胖体型患者常有困难。肾上腺腺瘤多含丰富脂质，非增强CT检查（低密度）有助于进一步与癌鉴别（不含脂质），因此CT诊断优于超声。对超声检查阴性的而有明显临床症状的病人，并不能除外肾上腺皮质腺瘤，应进一步做CT或MR检查。肾上腺核素及γ照相检查也有一定的帮助。

四、肾上腺皮质腺癌

原发性肾上腺皮质腺癌十分罕见，发生率仅百万分之一至二。多数（75%）为功能性肿瘤，临床表现为Cushing综合征或男性性早熟、女性男性化。新生儿肾上腺皮质癌常发生低血糖综合征。出现症状时，肿瘤的体积多已较大。肾上腺皮质癌常侵犯肾上腺静脉和下腔静脉，形成瘤栓。肝转移较常见。

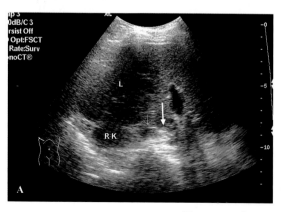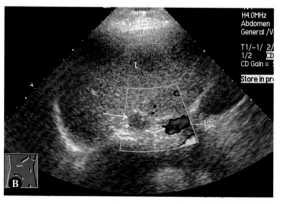

图14-10　肾上腺无功能性腺瘤（↑）

A.肋间扫查，RK 右肾，L 肝脏；B.肋缘下斜断面，L 肝脏，IVC 下腔静脉

【超声表现】

肾上腺皮质癌瘤体通常较大，但是，大小和回声差异很大。多数呈低回声，也有的呈强回声。大肿瘤多呈混合回声。约30%肿瘤内部有钙化强回声。部分肿瘤呈分叶状或内部显示放射状回声(斑痕征)，提示恶性。在肾上腺静脉或下腔静脉显示低回声团块，说明已经转移。

五、肾上腺转移癌

肾上腺转移癌相当普遍。作为好发部位，肾上腺仅次于肺、肝和骨骼名列第四，因此肾上腺的转移癌值得重视。原发癌以肺癌、乳腺癌最多见，其他肿瘤还来自胃、胰腺、肾、甲状腺等。非霍奇金淋巴瘤也可累及肾上腺。转移癌常单侧也可双侧发生。有恶性肿瘤病史的患者若在肾上腺区发现占位病变，高度提示转移癌。

【超声表现】

较小的转移癌多为圆形、椭圆形低回声（图14-11A）。转移癌常先侵犯肾上腺的一部分，其余部分完好（图14-11B），但也有弥漫性浸润的。较大的转移癌可呈分叶状，还可伴有出血坏死，呈混合回声肿物。

肾上腺淋巴瘤常表现为弥漫性浸润，整个腺体增大，呈均匀低回声。当显著增大时，回声也可不均匀，甚至呈囊实混合性回声。少部分淋巴瘤呈局限病变，呈低回声结节，与转移癌难以区分。

【鉴别诊断】

发现肾上腺肿物的患者如有原发性肿瘤病史，应首先考虑转移癌。若无病史，与原发性肾上腺腺瘤有鉴别困难，CT、MRI可以进一步鉴别。必要时需要超声或CT引导组织学活检（注：CT引导适合于病变小、位置深、超声显示不清和特别肥胖的患者）。

六、嗜铬细胞瘤

本病通常起源于肾上腺髓质，多为单侧，右侧多于左侧。约有10%为双侧；10%在肾上腺外其他部位，也称为副神经节瘤或化学感受器瘤；10%为恶性，但病理组织学上难以区分。此外，10%与某些常染色体显性遗传疾病相关，如多发性内分泌腺瘤综合征（MEN）Ⅱa型。肾上腺外嗜铬细胞瘤，常发生在肾门区、腹主动脉旁或髂动脉旁，也可见于膀胱内、胸腔及纵隔区。嗜铬细胞瘤生长较快，容易发生瘤内出血和囊性变。

肿瘤释放内分泌物质——儿茶酚胺，大多数患者因此出现难以控制的恶性高血压，部分患者发作性头痛、出汗和心动过速。外科手术可以治愈。

【超声表现】

嗜铬细胞瘤大小悬殊，一般约3～5cm大小，圆形，良性瘤体也可较大，报告有22cm者。特点是有明显的包膜，边缘回声较强。多数呈等回声或低回声，肿瘤内部常因出血或囊性变表现为混合性

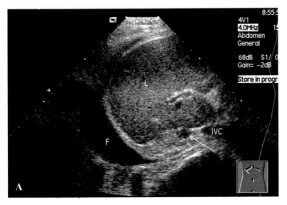 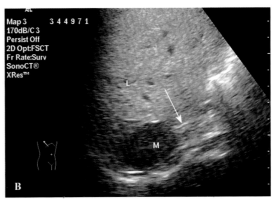

图14-11　A.乳腺癌右侧肾上腺转移（↑）；B.直肠癌右肾上腺转移，箭头指肾上腺内侧支
IVC 下腔静脉，L 肝脏，F 胸水，M 转移癌

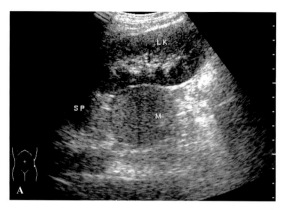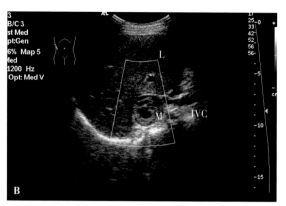

图 14-12　嗜铬细胞瘤声像图

A.左侧肾上腺嗜铬细胞瘤声像图；B.右侧肾上腺嗜铬细胞瘤合并液化、坏死声像图

LK 左肾，SP 脾脏，M 肿瘤，L 肝脏，IVC 下腔静脉

回声，甚至出现囊性无回声（图 14-12）。CDFI 显示肿瘤血供丰富。肾上腺肿瘤与肾上极脂肪囊连接处呈强回声，形成典型的"海鸥征"，有诊断意义。

单纯依靠影像学检查很难区分嗜铬细胞瘤的良性或恶性，甚至病理学亦然。良性病灶可以具有局部侵袭性，侵犯下腔静脉和肾脏包膜。若出现转移病灶，如肝内转移，则可以确认为恶性。

【临床意义】

嗜铬细胞瘤通常临床表现突出，结合儿茶酚胺测定容易做出诊断。超声作为影像学检查主要作用在于术前定位。对儿茶酚胺增多症患者，在肾上腺区或肾上腺外的交感神经组织部位发现肿物，不论其大小，都高度提示嗜铬细胞瘤。而在非神经组织内如肝脏发现肿瘤，应想到转移的恶性嗜铬细胞瘤可能。对较小的异位嗜铬细胞瘤，超声检查很难发现。因此，超声结果阴性者，不能排除嗜铬细胞瘤。

常规超声检查有时偶然发现无典型症状的肾上腺嗜铬细胞瘤。至于肾上腺外的嗜铬细胞瘤有时与腹膜后肿瘤、淋巴瘤、膀胱肿瘤难以鉴别。位于胸腔或纵隔内的肿瘤超声定位困难，需借助 CT 等其他影像方法进行诊断。

七、神经母细胞瘤和神经节瘤

（一）神经母细胞瘤

多数发生于肾上腺髓质（50% ～ 80%），是小

儿常见的肾上腺肿瘤，约占小儿腹部肿瘤的 1/5。其中 1 岁以下占 30%，5 岁以下占 80%。其他尚可发生于交感神经链、腹膜及纵隔内。

神经母细胞瘤恶性程度与患儿年龄密切相关。1 岁之内者恶性程度低，有明显自限的倾向。可能发生纤维化和钙化而消失，或分化成良性的神经节瘤。1 岁以上患儿肿瘤生长快，预后不良。晚期眼眶转移是其特征，也可转移到肝脏、骨髓、皮肤和淋巴结。有时转移肿瘤很大而原发肿瘤很小。

（二）神经节瘤

少见，是神经母细胞瘤的良性形式，包膜完整，少有坏死和钙化。多发生于大龄儿童和成人。半数以上发生于肾上腺外，发于纵隔者约占 43%。部分神经母细胞瘤和神经节瘤有分泌儿茶酚胺的功能，可引起高血压。

【超声表现】

发现时肿瘤体积往往很大，边界欠清楚，多呈分叶状，内部回声不均匀，强、弱相间。肿瘤内可能显示细小钙化呈强回声。在大肿瘤内部可以显示边界清楚的小叶样均匀回声结节，有包膜。这一特征有助于诊断。CDFI 显示肿瘤血管丰富。肾脏被推压移位，但是受侵犯少见。下腔静脉及腹主动脉可被推移抬高。

神经节瘤声像图表现为较大的低回声肿块，沿交感神经分布，多呈圆形，边界清晰，内部回声均匀。

【鉴别诊断】

1. 肾脏 Wilm's 瘤　神经母细胞瘤主要应与小儿肾脏 Wilm's 瘤鉴别，前者使肾脏受压移位，很少侵犯肾脏，而后者破坏肾脏，常有轻度肾积水。当转移肿瘤很大而原发肿瘤很小时，容易忽略肾上腺肿瘤而误诊为受累脏器原发肿瘤。

2. 嗜铬细胞瘤　少数神经母细胞瘤分泌儿茶酚胺，需要与嗜铬细胞瘤鉴别。后者发生于小儿者少见，内部无小叶样均匀回声结节。

3. 肾上腺转移肿瘤　有恶性肿瘤病史，年龄相对较大。肿瘤内部无结节回声。

八、髓样脂肪瘤

髓样脂肪瘤少见，由间质干细胞化生而来，无内分泌功能。大小由数厘米至 30cm 不等，多数无临床症状，常在超声或 CT 检查中偶然被发现。肿瘤以富含大量脂肪细胞及骨髓细胞为特征，一般无坏死和钙化。

【超声表现】

声像图显示为肾上腺区呈圆形或椭圆形的较强细点状回声团块，有明显的占位特征。边界清楚，回声与肾脏的血管平滑肌脂肪瘤相似（图 14-13）。较大的髓样脂肪瘤由于超声在脂肪组织声速明显低于软组织平均声速，产生低速和折射伪像，常出现特征性的横膈"后置""中断"伪像，或貌似肝、肾浸润的假象，从而强烈提示本病。

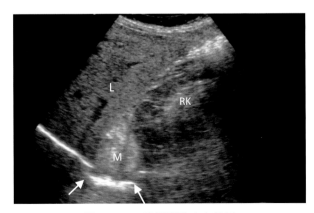

图 14-13　髓样脂肪瘤声像图
L 肝脏，RK 右肾，M 肿物，横膈后置——声速伪像（↑）

【鉴别诊断】

髓样脂肪瘤主要应与肾上极的血管平滑肌脂肪瘤、腹膜后脂肪瘤鉴别。借助深呼吸并观察滑动征，可以鉴别肿瘤是否来自肾上极。此外，还有很少见的肾上腺血管瘤，体积通常较小，内部回声较低。

九、肾上腺囊肿

肾上腺真性囊肿少见，多为淋巴管内皮性（偶见血管内皮）；临床所见多为假性囊肿（多数源于血肿液化）。少数为上皮样囊肿。上皮性及寄生虫性囊肿（包虫囊肿）罕见。本病通常无症状。

【超声表现】

肾上腺囊肿呈圆形或椭圆形，囊壁薄而光滑，囊内无回声（图 14-14A、B）。囊内如果出血，在吸收后，可留下不均质或散在点状回声。钙化囊壁呈强回声。

肾上腺出血囊性变可酷似真性囊肿。若有外伤史，且囊壁欠光滑，提示血肿引起的假性囊肿。

包虫囊肿少见。笔者遇到肝包虫病手术后复发的单房性肾上腺包虫囊肿一例，其声像图与内皮性囊肿相似，囊壁似稍厚。

【鉴别诊断】

肾上腺囊肿应与肝脏、胰尾和肾上极囊肿相鉴别。此外，某些肿瘤，如嗜铬细胞瘤囊性变、囊性成神经细胞瘤，腺瘤出血也可被误认为囊肿。通常，肿瘤囊性变者囊壁回声不光滑，内部有组织碎屑回声，囊液透声差。鉴别需要结合临床。此外，很小的肾上腺囊肿由于部分容积效应引起低回声可被误认为小腺瘤。

临床意义：超声诊断肾上腺囊肿敏感而准确。经超声引导穿刺酒精硬化治疗效果很好，笔者成功治疗单纯肾上腺囊肿和包虫囊肿各一例（均一次），经 CT/MRI 随访证实完全治愈。

十、肾上腺出血

多见于出生一周内的新生儿和未成熟儿。缺

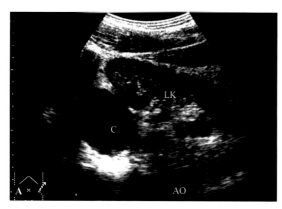
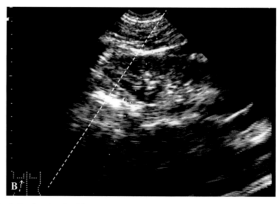

图 14-14　肾上腺囊肿声像图（A）和超声引导酒精硬化治疗后（B）

LK 左肾，C 囊肿，AO 主动脉，B 图中的虚线代表经皮－肾穿刺途径，抽吸 60ml 液体后一个月复查，发现囊腔完全消失。患者为男青年，飞行员，超声治疗前后均经过 CT 检查证实

氧为其主要病因，预后良好。成人肾上腺出血比较少见，原因复杂，可见于外伤、败血症如脑膜炎 Waterhouse-Friderichson 综合征、出血倾向、ACTH 治疗等。

【超声表现】

肾上腺出血的声像图表现与出血时间、出血量和血肿范围有关。早期少量出血可能仅表现为肾上腺内的低回声带。出血较多时肾上腺显著肿大，呈钝三角形、圆形或椭圆形。内部回声较强，似实性肿物，但加压扫查可以变形。大量出血形成血肿可以表现为边界欠清楚的无回声、等回声或混合回声包块。CDFI 无血流信号。随着血块的液化和吸收，血肿内部出血条索回声，包块逐渐缩小，甚至完全吸收消失。也可能机化，形成较强回声包块，或完全液化形成无回声假性囊肿。部分陈旧血肿出现钙化强回声，伴有声影。

【鉴别诊断】

新生儿肾上腺出血通常比较容易诊断。成年人肾上腺出血主要应与肿瘤鉴别。前者除了有引起出血的病因如腹膜后、肾脏手术史外，CDFI 在包块内不能显示血流信号和动态观察短期内回声变化较大是其特点。

十一、感染性肾上腺疾病

多见于结核或组织胞浆菌感染，多为双侧受累，也可单侧。肾上腺出现坏死、脓肿、钙化或形成肉芽肿。细菌性肾上腺脓肿常因出血继发感染所致，多见于新生儿，偶尔见于使用大量免疫抑制剂者。对艾滋病人尸检发现 70% 有肾上腺感染性损害。双侧肾上腺 90% 以上破坏即导致肾上腺功能不全（阿狄森病）。

【超声表现】

肾上腺弥漫性增大或形成局限性团块，外形不规则，呈低回声区或杂乱回声，边界不清，常合并钙化强回声，其后方可出现声影。出血合并感染可以形成大脓肿，使肾脏受压移位。

【鉴别诊断】

感染性肾上腺疾病可能被误认为肿瘤，形成肉芽肿后声像图几乎无法和肿瘤鉴别。患者有结核或细菌感染的临床表现，结合声像图所见，提示可能为感染性肾上腺疾病。必要时超声引导穿刺活检明确诊断。

肾上腺出血、肿瘤可能引起肾上腺钙化，可能被误认为感染性肾上腺疾病。病史和临床症状有助于二者的鉴别。

十二、肾上腺肉瘤

肾上腺肉瘤极为罕见，其图像很似嗜铬细胞瘤，但无分泌功能，长大后才被发现，可转移到骨、肺等处，常因转移引起症状，才提醒寻找原发病灶。

【超声表现】

与嗜铬细胞瘤相似，呈圆形或椭圆形团块，有包膜，内部回声不均匀，可见不规则小囊状回声。

【鉴别诊断】

肾上腺肉瘤主要应与嗜铬细胞瘤鉴别。前者无儿茶酚胺增多症的临床表现。其次为肾上腺转移癌。当肺癌转移到肾上腺时，与肾上腺肉瘤肺转移鉴别困难。

十三、肾上腺生殖综合征

肾上腺生殖综合征也称肾上腺性性征异常症。因肾上腺病变引起的性征异常，绝大多数由先天性肾上腺皮质增生所致，少数见于肾上腺肿瘤。先天性肾上腺皮质增生是常染色体隐性遗传性疾病，婴幼儿即出现性征异常。临床表现为女婴阴蒂异常增大，阴唇形似阴囊；男性性早熟。后天性者继发于肾上腺肿瘤。

【超声表现】

先天性肾上腺皮质增生表现为出生后双侧肾上腺明显增大。后天性可见肾上腺肿瘤，多数瘤体较大，内部回声不均匀，有坏死出血和囊性变。

【鉴别诊断】

注意与垂体病变引起的性征异常鉴别。后者可有其他的内分泌功能紊乱，结合颅底 CT 检查不难鉴别。

第六节　肾上腺疾病超声诊断的临床评价

肾上腺疾病超声诊断的正确率各家报告不一：1978 年 Simple 报道为 93%；1982 年 Abrams 报道为 70%，1982 年周永昌报道为 78%，1983 年张缙熙报道为 74%。20 年来，随着超声仪器的性能提高和诊断经验的积累，肾上腺疾病超声诊断应用价值又有进一步提高。例如，肾上腺嗜铬细胞瘤、新生儿肾上腺血肿、肾上腺囊肿诊断的正确率几乎接近 100%。

然而，肾上腺超声检查的技术依赖性很高。多数学者认为，不论在诊断正确率、假阴性等方面，CT 均优于超声。CT 可以发现 1cm 的小肿瘤包括鉴别腺瘤与癌，特别是在左肾上腺的检查更优于超声。一般认为，CT 是成年人特别肥胖患者肾上腺检查的首选方法。超声是新生儿、婴幼儿肾上腺检查的首选方法。超声对成人于肾上腺肿瘤初步筛选，特别是嗜铬细胞瘤的定位诊断和发现右侧肾上腺肿瘤，仍具有较高的诊断价值。由于超声检查比较经济、操作简便、迅速，尤其在 CT 检查条件有困难的情况下，超声仍不失为肾上腺首选的检查方法。不过，超声检查阴性或显示不满意而临床仍然高度怀疑肾上腺疾病者，有必要进一步做 CT/MRI 检查。

（王金锐　张　武）

参考文献

1. Rumack CM，Wilson SR，Charboneau JW [ed]. Diagnostic ultrasound. Third edition. Mosby, 2005：425-440（adrenal glands）.

2. Anil T. Ahuja ed. Diagnostic Imaging：Ultrasound. Salt Lake City, Amirsys Inc., 2007：7-2 ～ 19（adrenl hemorrhage /cysts /tumors）.

3. Hsu-Chong Yeh（叶思仲）.腹膜后间隙和肾上腺疾病.见：李治安主编.临床超声影像学.北京：人民卫生出版社,2003：1149-1178（肾上腺），1178-1192（腹膜后间隙疾病）.

4.龚新环.肾上腺疾病.见：袁光华，张　武，简文豪，等主编.超声诊断基础与临床检查规范.北京：科学技术文献出版社，2005：363-373.

5.曹海根，王金锐.实用腹部超声诊断学.第 2 版.北京：人民卫生出版社，2006：336-343（肾上腺疾病）.

输尿管超声检查

第一节　超声解剖概要

输尿管是一对具有平滑肌蠕动功能和尿路移行上皮的长管状结构，总长度约 20 ～ 34cm，宽约 0.5 ～ 0.7cm。其上方，分别起源于左、右肾盂，称"肾盂—输尿管交界处"。输尿管上段（"腹段"）沿腰大肌垂直下行；越过髂总动静脉进入骨盆腔称为输尿管中段（"盆段"）；输尿管下段（膀胱壁段）穿过膀胱壁，止于膀胱后下方的输尿管口（图 15-1 左图）。

左、右输尿管各有上、中、下三个狭窄处，其内径仅 2 ～ 3mm，是肾结石最容易滞留的部位。第一狭窄，位于肾盂－输尿管交界处；第二狭窄，位于输尿管越过髂总动静脉处；第三狭窄，位于膀胱壁内段及输尿管口（图 15-1 右侧示意图）。

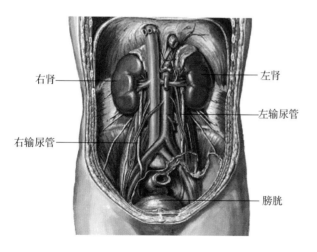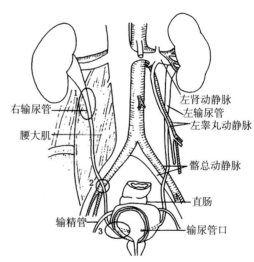

图 15-1　输尿管与毗邻结构的解剖关系及其三个狭窄部位示意图
右图 1、2、3 圆形标记，代表输尿管的三个狭窄部位

第二节　适应证

输尿管超声检查主要用于肾绞痛、血尿以及上尿路梗阻等原因不明者。输尿管的病变与许多肾脏疾病如先天性异常、结石、肿瘤、炎症和结核等密切相关，故一般应注意有无以下病变：

1. 输尿管结石；
2. 输尿管肿瘤；
3. 输尿管积水；
4. 输尿管囊肿、输尿管狭窄、重复输尿管等。

第三节　检查方法

（一）仪器条件

与肾脏检查相同。首选凸阵探头，频率 3～3.5MHz 或以上，小儿可用≥5MHz 探头。谐波成像和实时复合扫描技术有助于清楚显示输尿管腔及其中微小病变。

（二）检查前准备

嘱病人饮水 300～500ml，待膀胱充分充盈后检查。必要时肌内注射呋塞米后检查（呋塞米试验），以发现输尿管不完全阻塞和不典型狭窄。

（三）体位和扫查步骤方法

1. 仰卧位

患者平卧，上肢自然上举，充分暴露腹部至耻骨联合。

（1）经侧腹壁－肾脏行冠状断面扫查：注意利用肾脏作声窗显示肾门，除了解肾盂有无扩张外，重点观察肾盂输尿管连接处及输尿管上段有无扩张、狭窄、黏膜增厚及其他疾病。扫查时适当加压，可排除肠气干扰。

（2）经前腹壁沿输尿管近段走行方向自上而下行纵断扫查在主动脉和下腔静脉外 2cm 左右追踪观察有无扩张的输尿管腹段，其管壁有无异常。

（3）经腹壁膀胱充盈观察输尿管远段有无扩张及病变：①耻骨联合上方横断和斜断面扫查膀胱三角区，观察输尿管壁间段及其开口处，了解有无扩张、结石。② CDFI：有助于显示双侧输尿管口喷尿和有无不典型小结石（显示快闪伪像）。

2. 侧卧位

充分暴露前腹、侧腹及背部。先显示肾脏长轴及肾门结构，观察肾盂及输尿管连接处有无病变。然后沿输尿管走行自上而下行纵断扫查，观察输尿管腹段有无病变。该体位可分别从前腹、侧腹及背部进行补充扫查。

注：少部分患者需俯卧位经背部作肾脏冠状扫查，显示肾门结构和肾盂—输尿管连接部后，再沿腰大肌走行对输尿管腹段进行纵断扫查。此体位由于髂骨影响，不能显示输尿管中下段。

第四节　正常声像图

正常输尿管较细，位置深在，超声检查需要掌握一定的扫查技巧，故声像图一般不易显示。如果经腹外侧腹壁扫查，通过肾脏冠状断面显示的肾盂下方寻找，比较容易显示肾盂—输尿管结合部；当膀胱高度充盈时，经腹壁—膀胱斜行扫查，比较容易显示输尿管盆腔段及膀胱壁间段，超声表现为＜5mm 的细管状结构。输尿管在膀胱开口处有一轻微的隆起，略突向膀胱，经腹壁—膀胱横断扫查，比较容易见到膀胱背侧的这对输尿管开口处隆起，CDFI 更可显示此处有双侧"喷尿现象"，似红色火焰状，而且往往交替出现（图 15-2）。

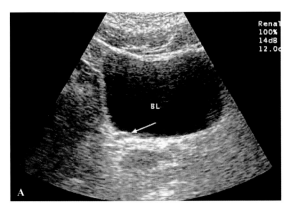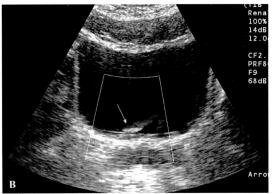

图 15-2　膀胱输尿管开口部位（↑）声像图及 CDFI 显示红色喷尿现象，BL 膀胱

第五节　主要疾病诊断要点

一、输尿管结石

本病为泌尿系常见疾病之一，腹部X线平片和尿路造影仍是临床诊断的有效方法。但存在假阴性和假阳性。超声诊断可以弥补X线的不足，它具有较高的符合率（92%，王正滨）。

【**声像图表现**】（图15-3）

1.输尿管内小团块或斑点状强回声，其后伴声影，部位多发生在输尿管狭窄部，尤其是输尿管末端。

2.结石部位以上的肾盂或输尿管扩张。

3.完全性梗阻时患侧输尿管开口处无喷尿现象，彩色超声更容易显示。但是，有喷尿现象者不能完全除外结石（不完全梗阻）。

4.CDFI：多数尿路结石出现快闪伪像（twinkling artifact），呈彩色镶嵌的条带状，位于结石表面及其声影中。它对声像图不典型、后方声影不显著的结石诊断颇为有用。快闪伪像的检出率约70%～82%（图15-4）。

【**注意事项**】

1.输尿管结石可发生在不同的部位，因此扫查方法应当与之相适应，扫查范围应包括上、中、下各段。上段经腹肾脏冠状断面扫查未显示肾盂—输尿管者应补充经背部和侧腰部扫查。

2.中、下段结石扫查时，应注意沿扩张输尿管的走行向下追踪扫查。必要时加压扫查，力求清晰显示结石；CDFI检查发现快闪伪像，有助于提高检出结石的敏感性。

3.如超声检查阴性，而临床仍然高度怀疑结石，应结合腹部X线平片或建议MR尿路检查也称"核磁尿路水成像检查"（MRU）。

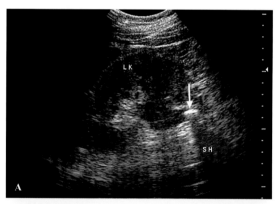

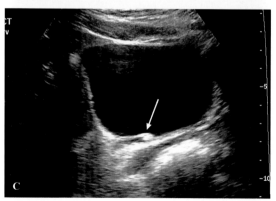

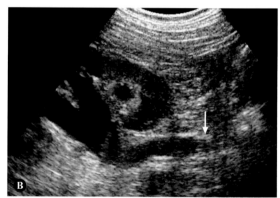

图15-3　输尿管结石声像图

A.输尿管上段结石：利用左肾（LK）冠状断面显示肾盂—输尿管交界处结石（↓），结石伴有后方声影（SH）；B.输尿管腹段结石：此结石见箭头"↓"，其后方声影欠显著（同样，利用冠状断面显示左侧肾盂和扩张的上段输尿管，继续向足侧扫查）；C.输尿管下段结石（膀胱壁段）结石：箭头指向结石（↓），伴有输尿管轻度扩张（利用下腹壁横／斜断面）

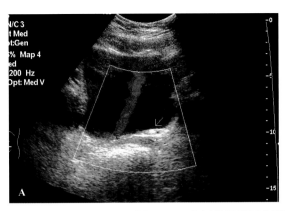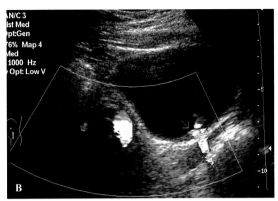

图 15-4　左侧输尿管不典型结石声像图及多普勒超声表现

A.CDFI 显示正常右侧输尿管口的"火苗样"喷尿现象，左侧输尿管不典型结石见"↓"；B.左侧输尿管末端可见不典型结石（↓），伴有快闪伪像。伪像呈结石后方的彩色条带。患侧出现的红色代表输尿管口少量喷尿的不规则尿流

二、输尿管肿瘤

原发性输尿管肿瘤如尿路上皮癌比较少见，它多来自肾盂尿路上皮细胞癌的种植或转移。腹膜后肿瘤常可累及输尿管。临床表现以血尿和上尿路梗阻为主。

【声像图表现】

输尿管内实性肿瘤回声，管壁僵硬，CDFI 可出现血流信号；输尿管肿瘤部位常伴有上段输尿管及肾盂扩张或与肾盂肿瘤病变延续（图 15-5A）；输尿管肿瘤下段肿瘤可能与膀胱病变延续（图 15-5B）。

输尿管肿瘤超声诊断的敏感性较差。原发性肿瘤一般体积较小，超声显示困难，应首选泌尿系 X线造影或 MRI 检查。转移性肿瘤体积较大时，超声检查可能优于 X 线造影，但不及 MRI。

三、重复输尿管（duplex ureter）

本病与先天性重复肾并存。尽管重复肾比较罕见，重复肾往往合并重复肾盂输尿管（双集合系统）。双输尿管可分别独立开口至膀胱，但双输尿管也可先汇合，然后开口至膀胱。

声像图发现重复肾的敏感性并不高，据报告仅17% 出现典型征象，即发现患侧肾增大，有两个独立的中央高回声区，CDFI 可证实有重复肾门血管。重复输尿管合并梗阻时其一或两个肾盂输尿管扩张，此时声像图检查比较容易发现。

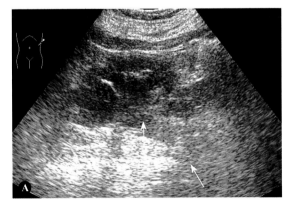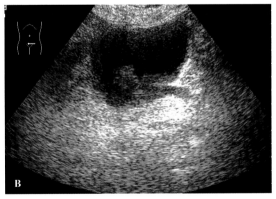

图 15-5　输尿管肿瘤声像图（2 例）

A.肾盂—输尿管尿路上皮癌（↑）；B.输尿管下段—膀胱三角尿路上皮癌（↑）

临床意义：声像图发现典型重复肾征象有助于提示重复肾盂输尿管，但敏感性较差。确诊依赖X线尿路造影和MRI扫描（特别注意冠状断面）。

四、输尿管囊肿

输尿管囊肿（ureterocele）实为输尿管下端的囊性扩张，它向膀胱腔的黏膜层膨出从而形成"输尿管疝"。"囊肿"的外层为膀胱黏膜，内层为输尿管黏膜，中间为肌纤维和结缔组织。输尿管囊肿壁菲薄，多数与先天性输尿管口狭窄和排尿不畅有关。可单侧或双侧发病，女性比较多见。

【声像图表现】（图15-6）

1. 下腹部横断时，在膀胱三角区相当于一侧或双侧输尿管开口处出现圆形囊肿，囊壁极薄，有时可见呈弧形线；纵断时可见末端输尿管扩张，并向膀胱腔内膨出。

2. 该"囊肿"大小随输尿管喷尿有规律地发生胀-缩变化，亦称"胀缩征"。该征具有诊断意义。

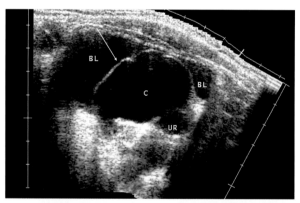

图15-6　左侧巨大输尿管囊肿声像图
BL膀胱，C输尿管囊肿（↑），UR扩张的输尿管

五、输尿管狭窄

先天性肾盂输尿管连接部狭窄最为多见，新生儿、儿童多见，引发狭窄以上水平的肾盂扩张（参见肾积水节）。

后天性输尿管狭窄常继发于肾结核、炎症、肿瘤、扭曲和折叠所致。

【声像图表现】

1. 肾盏、肾盂局部病变　可能发现肾结核、肾肿瘤（如移行细胞癌、乳头状癌）等异常超声征象。狭窄段以上肾盂扩张征象。

2. 输尿管狭窄段病变如输尿管壁增厚、不规则，多见于结核病变；输尿管肿物的超声表现，管腔内充满实性团块。

3. 其他　输尿管口及膀胱黏膜因结核、肿瘤等引起的继发性狭窄等改变（图15-7A、B）。

临床意义：超声诊断输尿管病变的敏感性和特异性均较差，进一步诊断有赖于MRI和X线尿路造影等其他影像检查。

六、先天性巨输尿管

本病由于输尿管末端神经和肌肉先天性发育不良造成输尿管蠕动减弱和尿流障碍，使输尿管腔严重扩张。本病输尿管膀胱连接处正常，亦无尿液反

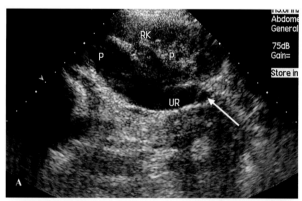

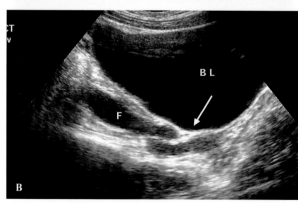

图15-7　输尿管狭窄声像图
A.输尿管上段狭窄（↑）：引起输尿管（UR）和肾盂（P）扩张，RK右肾；B.输尿管下段狭窄（↑）：引起输尿管（F）扩张，BL膀胱

流，多单侧发病，常以腹部包块和泌尿系感染就诊，可合并尿路结石。

【声像图表现】

1. 输尿管显著扩张，以中下段为著，内径3～5cm，甚至10cm以上，呈囊性扩张。

2. 管壁厚而光滑，内无回声，后方回声增强。

3. 可能有结石伴声影（图15-8A、B）。

【诊断和鉴别诊断】

巨输尿管如果体积过大，可被误诊为腹腔巨大囊肿或腹水。MRI有助于证实诊断。静脉尿路造影少数可能显影不佳。超声引导穿刺抽液检验和注入造影剂X线检查有助于确定诊断。

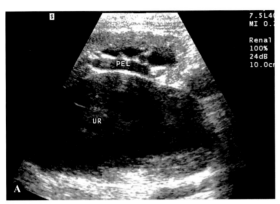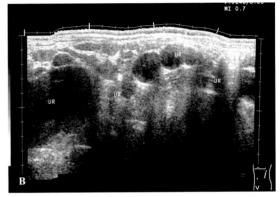

图15-8 巨输尿管声像图（男，8岁）
A.左肾冠状断面显示高位巨输尿管（UR），PEL肾盂；B.显示弯曲的中、低位巨输尿管（UR）

膀胱超声检查

第一节 超声解剖概要

膀胱是具有储存尿液兼收缩/排尿功能的囊性肌肉器官，位于骨盆的底部。膀胱可分为底、体、颈三个部分：膀胱底部或顶部在上，被腹膜覆盖。膀胱底部的腹膜后方，在男性有膀胱—直肠窝，女性有膀胱—子宫窝。所以，膀胱属于腹膜外器官。膀胱颈部在下，与尿道的内口相连。当尿液充盈时，膀胱体积增大，外形近圆形，并超过耻骨联合上缘水平，此时膀胱壁的黏膜皱襞平整光滑、肌层变薄，适合于膀胱壁厚度的超声测量；排空时膀胱呈锥形，其尖部朝向前腹壁（图15-9A），此时膀胱的黏膜——移行上皮层充满皱褶、肌层变厚，不利于膀胱厚度的准确超声测量。输尿管与膀胱连接处的纵

形肌纤维进入膀胱后呈扇形散开，构成膀胱三角。膀胱三角区的黏膜平滑，有3个开口——两个输尿管开口和一个尿道内口，它是膀胱癌、结核、腺性膀胱炎等病变的好发部位（图15-9B）。

膀胱的解剖学特征，在男性和女性有所不同。限于篇幅，女性膀胱在此从略。

第二节 适应证

1. 膀胱结石。
2. 膀胱肿瘤。
3. 膀胱炎、憩室。
4. 膀胱容量及残余尿测定。
5. 血尿的鉴别诊断。
6. 膀胱内异物。
7. 尿潴留和下腹部包块的鉴别诊断。

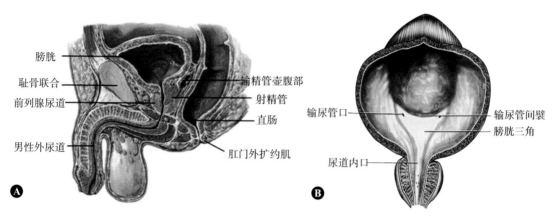

图 15-9　男性膀胱正中纵断面及膀胱三角示意图

（图中标注）
膀胱
耻骨联合
前列腺尿道
男性外尿道
输精管壶腹部
射精管
直肠
肛门外扩约肌
Ⓐ

输尿管口
尿道内口
输尿管间襞
膀胱三角
Ⓑ

第三节　检查方法

（一）仪器条件

1.经腹部膀胱超声检查　采用实时超声诊断仪，首选凸阵探头，扇扫、线阵亦可，频率 3.5～5MHz，儿童可以选用 5～7 MHz。

2.经直肠超声检查　可用线阵或双平面探头，频率 5MHz。适用于对膀胱颈部、三角区和后尿道细微病变的观察。

3.经尿道膀胱内超声检查　仅用于膀胱癌分期。早年采用配有尿道探头的超声仪，须由泌尿科医生通过膀胱镜插入带球囊旋转式高频探头，频率可达10～12MHz，作 360°旋转式扫查。

（二）检查前准备

经腹部和经直肠扫查需适度充盈膀胱。嘱患者适当憋尿，或在检查前 40min 饮水 400～500ml 左右，直至感觉有尿意。必要时可通过导尿管向膀胱注入无菌生理盐水 250～400ml。经尿道扫查应对探头和器械按规定进行浸泡消毒。经直肠扫查探头准备详见前列腺章。

（三）体位

经腹部扫查时通常采用仰卧位，充分暴露下腹部至耻骨联合。经直肠扫查采用侧卧位，暴露臀部和肛门区。经尿道扫查采用膀胱截石位。

（四）扫查途径和方法

1.经腹部扫查　在耻骨联合上方涂耦合剂。首先进行正中纵断扫查，在清晰显示膀胱和尿道内口后，将探头分别向左右两侧缓慢移动，直至膀胱图像消失。然后进行横断，先朝足侧方向扫查膀胱颈部及三角区，随后将探头向上滑动直至膀胱顶部。

2.经直肠扫查　操作方法见前列腺章。

3.经尿道扫查　此法宜与膀胱镜检查合用，在退出外套管前置入无菌尿道探头，故不增加患者痛苦。经外套管上的输水管注入生理盐水，适当充盈膀胱。由外向内缓慢移动探头作 360°旋转扫查，对膀胱壁各部位依次全面观察。

在对膀胱扫查过程中，重点观察膀胱壁的轮廓、各层回声的连续性和完整性、厚度，内壁有无局限性凹陷或隆起，有无占位性病变以及浸润程度。对占位性病变应作 CDFI 和频谱检查，注意肿物内血流信号特征。

（五）膀胱容量及残余尿测定

膀胱容量指膀胱充盈状态下急于排尿时，膀胱所容纳的尿量，需在排尿前测定。膀胱残余尿为排尿后未能排尽而存留在膀胱内的尿量，应在排尿后立即测定，正常成人膀胱容量约 400ml 左右，残余尿少于 10ml。膀胱炎患者膀胱容量明显减少，而慢性尿潴留患者则容量明显增加。测定膀胱容量和残余尿量有助于了解膀胱功能及其病变程度。常用公式如下：

公式 1　　　$V = 4/3\pi r_1 r_2 r_3$

　　　　　　$= 1/6 d_1 d_2 d_3$

　　　　　　$\approx 0.5\ d_1 d_2 d_3$

V 代表容量（下同），$r_1 r_2 r_3$ 分别代表膀胱三个半径，$d_1 d_2 d_3$ 分别代表膀胱上下径、左右径和前后径。

公式 2　　　$V=5PH$

5 为常数，P 为膀胱横断面上的最大面积，H 代表膀胱颈至顶部的高度。

应用上述公式测量膀胱容量或残余尿量与导尿结果有一定的误差。但超声测量方法简便，对患者无痛苦，也无尿路感染之苦。在治疗过程中多次比较测量，测量结果可作为临床上估测膀胱功能的参考。

第四节　正常声像图

在尿液充盈条件下，膀胱壁整齐光滑，厚薄均匀，黏膜 – 黏膜下和肌层很薄，层次清晰（图 15-10）。

膀胱的外形：正中纵断面略呈钝边三角形，其底部较尖，尿道内口则以微凹的"V"形为特征（图 15-10A）。膀胱的正中旁断面呈圆形。在下腹部耻骨联合水平以上作横断面扫查时，膀胱大致呈圆形（图 15-10B）；自此平面向足侧倾斜扫查时，因受骨盆侧壁影响，膀胱的两个侧壁陡直，故外形略呈"方形"但其四角是圆钝（图 15-10C、D）。

膀胱与毗邻器官的关系：女性膀胱自上而下系列横断的声像图及其子宫、附件的关系，请参见图 15-10C、D；男性膀胱壁与前列腺、精囊相邻，其声像图请参见图 16-8、图 16-9。正常情况下，子宫及两侧附件区、前列腺均不应对膀胱产生显著的压迹。

【注意事项】

1. 在膀胱未充盈条件下，黏膜皱襞和肌层变厚，不宜进行膀胱壁尤其是黏膜厚度的测定。

2. 对于膀胱壁各个部分，包括膀胱三角区以及

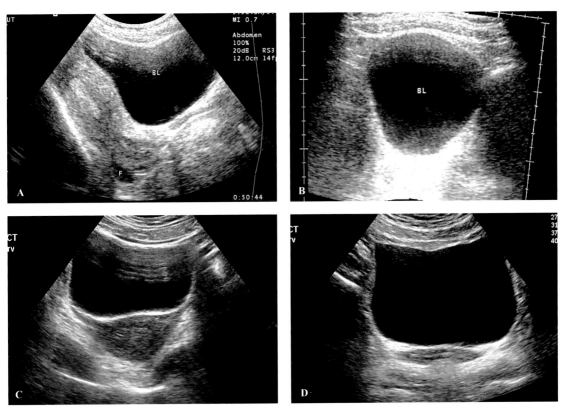

图 15-10　正常膀胱不同断面声像图

A.膀胱正中纵断面：本图显示女性膀胱（BL）形态特点并非近圆形，这是由于子宫对正常膀胱的压迹；B、C、D.膀胱不同水平横（斜）断面：耻骨联合以上高位断面为近圆形（B）；接近小骨盆腔的斜横断面（C、D），可见膀胱左、右侧壁变为陡直（声束分别朝向子宫体、阴道）

双侧输尿管口附近，左、右侧壁和前壁，均应作全面扫查。

3. 膀胱前壁、后壁图像容易受伪像干扰，注意采用组织谐波成像技术（THI）可能有所改善。

4. 为了仔细辨认膀胱前壁有无肿物及有无血流信号，可以采用 7～14MHz 高频探头。

第五节　主要疾病诊断要点

一、膀胱结石

本病常与下尿路梗阻如前列腺增生伴发，少数来自肾结石，或与膀胱憩室或异物伴发。男性明显多于女性，约 27∶1。

【声像图表现】

1. 膀胱内点状、弧形或团块状强回声，其后伴有声影。可单发或多发，自米粒大小至 3～5cm 不等，小于 3mm 的结石常无典型声影。

2. 强回声随体位改变而移动，仰卧时结石常位于膀胱三角区附近，侧卧位时结石受重力影响向低位移动。少数结石较大或呈扁平状，侧动体位时可无明显移动，此时可嘱患者膝胸卧位，有助于观察其移动性。个别结石由于嵌入膀胱黏膜内，故无移动性（图 15-11）。

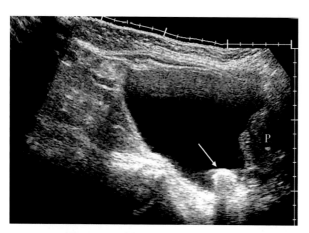

图 15-11　膀胱结石声像图（↑）

此为男性盆腔正中纵断面，显示良性增生前列腺（P）合并膀胱结石

【临床意义】

超声检查对 3mm 以上的膀胱结石几乎都能显示，确诊率高于 X 线平片、CT 和膀胱造影，故超声被公认为诊断膀胱结石的首选方法。但是，3mm 以下的细小结石则易漏诊（上述检查亦难以发现），好在可以自行排出，无须临床处理。

二、膀胱肿瘤

膀胱肿瘤是泌尿系最常见的肿瘤之一，男性多于女性。早期临床症状多为无痛性血尿，晚期可出现尿频、尿急、尿痛和排尿困难。

膀胱肿瘤的组织病理：可以分为上皮性和非上皮性两类。前者占 95%～98%，且以恶性居多，其中尿路上皮癌占 90%，此外尚有鳞癌、腺癌等。肿瘤好发于膀胱三角区，其次为侧壁，发生在膀胱顶部者很少见。非上皮性肿瘤仅占 2%～5%，以良性为主，如血管瘤、子宫内膜异位症、纤维瘤、平滑肌瘤等。其他少见的肿瘤尚有：嗜铬细胞瘤、淋巴瘤，以及异位甲状腺等。

【声像图表现】

1. 膀胱壁黏膜层局限性增厚，呈结节状、息肉样或菜花状突入腔内，表面不光滑；浸润型肿瘤呈弥漫性增厚。肿物以低回声或中低回声者居多，仅少数息肉样或菜花样病变为高水平回声（图 15-12Λ、B、C、D）。

2. 早期息肉样病变基底窄，借助瘤蒂与膀胱壁相连，膀胱壁回声正常（未侵及肌层），振动腹壁可见肿瘤在液体中浮动。弥漫型肿物基底增宽而固定，局部膀胱壁增厚，其层次不清，连续性中断。病变进一步侵犯膀胱浅深肌层时，甚至侵犯到膀胱周围组织或器官。

弥漫性浸润性病变如果几乎累及整个膀胱，使整个膀胱壁增厚，膀胱腔缩小。

3. 病变后方无声影。个别瘤体表面附有小结石或钙化斑时，后方可出现声影，较大的肿瘤后方有轻度衰减。

4. CDI/PDI：小肿瘤可见基底部出现彩色血流信

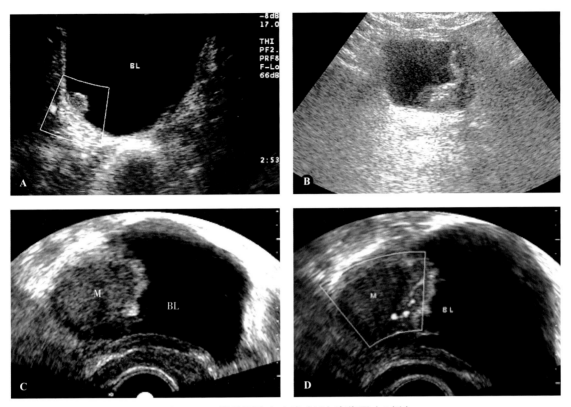

图 15-12 膀胱尿路上皮癌（M）声像图（4 例）

A. 乳头状尿路上皮癌，非浸润型，有蒂；B. 浸润型尿路上皮癌；C、D. 浸润型尿路上皮癌，经直肠扫查声像图和 DPI 表现

BL 膀胱

号；较大肿瘤常见树状分支和弥漫分布的动脉高速低阻血流信号。经直肠超声检测血流信号比经腹壁扫查更加敏感。

【膀胱肿瘤的声像图分期】

病理分期主要依据肿瘤侵犯膀胱壁的深度。所以，精确的声像图分期必须应用高分辨力的经尿道探头，经腹部扫查对膀胱肿瘤分期尚有一定困难，但是，应用经腹部超声或经直肠超声大致估计膀胱肿瘤有无浸润及转移仍然是可行的。MR 检查有助于更准确的膀胱癌分期。

1. 非浸润型（Tis、T_0、T_1） 肿瘤基底部局限于黏膜层或黏膜下固有层。声像图表现为肿瘤基底窄，可见纤细的瘤蒂，膀胱黏膜光滑，各层次连续性好。

2. 浸润型（T_2、T_3） 肿瘤侵犯至膀胱浅深肌层及更深组织。声像图表现为肿瘤基底宽大，肿瘤周围膀胱壁不规则增厚，黏膜回声紊乱并有中断现象。

3. 侵犯膀胱壁外及远处转移（T_4） 肿瘤浸润至膀胱以外，累及周围组织及远处脏器。超声表现为膀胱浆膜层强回声中断；病变与周围组织或脏器不易区分，呈不规则的中低回声，肝脏、腹腔淋巴结等处可见实性占位病变。

此外，根据有无淋巴结转移，尚可进行分期（$N_0 \sim N_3$），超声检查有较大的局限性。

【鉴别诊断】

1. 良性前列腺增生 增生明显的前列腺可突入膀胱，横断时易误认为膀胱肿瘤。纵断和全面检查有助于鉴别。进展期前列腺癌可以侵犯膀胱壁，酷似膀胱肿瘤，经直肠超声易于鉴别。

2. 膀胱内血凝块 血凝块多呈强回声，边界不清晰，可随体位改变而移动。

3. 腺性膀胱炎 腺性膀胱炎结节型与膀胱肿瘤声像图极相似，前者表面光滑，回声均匀，基底宽大。

最后诊断有赖于膀胱镜检和组织学活检。

4.引起膀胱壁增厚的其他原因 膀胱结核（图15-13），继发于重度良性前列腺增生。

【临床意义】

对于直径大于0.5cm的膀胱肿瘤，超声检出率高达90%以上，并能了解肿瘤内部结构及大致侵犯程度。超声有助于膀胱肿瘤的分型（浅表型、浸润型）

和大致的分期。采用高分辨力的经尿道高频探头进行旋转式扫查，能够比经腹超声更好地对膀胱肿瘤进行分期。精确的分期有赖于增强CT扫描，尤其是须明确有无盆腔淋巴结转移。对于很小的病变和位置隐蔽者，普通超声检查容易漏诊，确诊有赖于膀胱镜检查。至于肿瘤性质的确诊，仍应以膀胱镜检查并取活检做病理组织诊断为准。

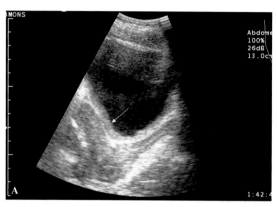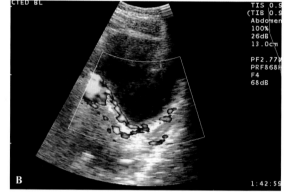

图15-13 膀胱结核超声表现（女30，左侧肾结核，合并输尿管—膀胱结核）

↑增厚膀胱壁

三、膀胱炎性病变

（一）急性膀胱炎

急性膀胱炎是临床上常见的下尿路泌尿系统感染。女性和淋病（性病）患者多见。患者发病急，常有典型的尿急、尿频、尿痛等泌尿系刺激症状，可以伴有发热和白细胞增多。

【声像图表现】

1.膀胱壁回声可以无明显异常；或表现黏膜层轻度水肿增厚，呈局部或弥漫性低回声。膀胱壁的层次清晰。

2.膀胱容量减少，可降至100ml以下。

3.膀胱积脓时，其内呈均匀的迷雾状低回声。有时膀胱内可见一分层平面，呈低回声沉淀物（图15-14A）。

（二）慢性膀胱炎

慢性膀胱炎可由急性膀胱炎反复发作、迁延而

来，部分为下尿路梗阻病变如前列腺肥大、结石、异物或自身免疫原因引起。膀胱三角区最易受累。膀胱黏膜可以增厚或变薄、萎缩。

慢性膀胱炎中，有一种少见的类型——腺性膀胱炎（glandular cystitis）。本病系膀胱黏膜在慢性炎症刺激下，移行上皮细胞增生并向黏膜下延伸至固有膜，呈局灶状，形成实性的上皮细胞巢（Brunn巢），其内常可见腺性化生，形成腺样结构或小囊，故也有"囊腺性膀胱炎"之称。膀胱镜发现这种增生病变通常很小；仅少部分呈息肉状、结节状、弥漫性生长。本病呈良性经过；有被告极个别弥漫型发生癌变。

【声像图表现】

慢性膀胱炎早期声像图可以无明显变化，经由膀胱镜检发现；当发生黏膜增生或萎缩、广泛纤维增生时，可有如下超声表现（图15-14B）：

1.膀胱壁增厚，或者变薄，表面欠光滑，回声不均匀。

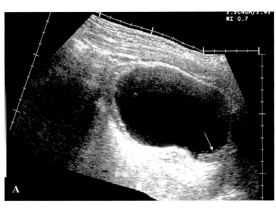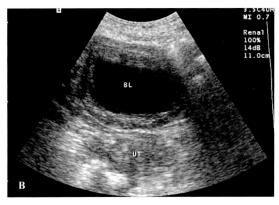

图 15-14　膀胱炎声像图表现（2 例）

A.急性膀胱炎（男，42 岁，有不洁性交史，正中纵断面）：箭头显示膀胱黏膜轻度增厚（↑）；B.慢性膀胱炎（女，59 岁，下腹部斜/横断面）：显示膀胱容积缩小（BL）膀胱壁显著增厚；UT 子宫

2.CDFI 检查　通常无明显血流信号，或少血流信号。

3.轻者膀胱容量改变不大，重者膀胱腔的容量显著减少。

注意事项：慢性膀胱炎应与膀胱结核鉴别。膀胱结核早期声像图未必有明显异常。旷日持久的膀胱结核，可以出现膀胱壁广泛纤维化，并且产生上述声像图改变，有时还可见到钙化形成的斑点状强回声，尿液有脓血或组织碎屑时，膀胱内可见细点状回声。患者往往同时伴有肾结核、前列腺结核等系列超声表现。

（三）腺性膀胱炎的超声表现

病变部位以膀胱三角区多见，亦可连接成片，累及部分以至整个膀胱。本病少见，有关文献报道不多，有学者根据 14 例超声所见结合手术后病理结果，将本病声像图表现分为四型：1.乳头增生型；2.结节增生型；3.弥漫增生肥厚型；4.混合型。与笔者等根据 12 例报告的基本分型方法相近：

1.结节型　膀胱三角区局限性增厚，呈结节状增生，边界清晰、表面光滑，基底宽大，内部回声均匀，部分较大结节内可见小囊状改变。周围膀胱壁回声及厚度正常。

2.乳头型　病变呈息肉状或乳头状增生，突入膀胱腔内，基底窄小，振动腹壁有漂动感。回声较强，边界清晰。周围膀胱壁回声正常。

3.弥漫增厚型　膀胱壁呈弥漫性增生，病变可累及膀胱壁一部分或全部，轻者部分膀胱壁增厚仅数毫米，重者整个膀胱壁增厚达几厘米。文献中有报道膀胱壁厚如椰壳者。增厚的膀胱壁黏膜不光滑，回声强弱不均。膀胱容量减少。

值得指出，超声诊断腺性膀胱炎的灰阶超声缺乏特异性，前两型应与膀胱肿瘤鉴别，CDFI 检查的特点是血流信号无显著增多，有利于本病和肿瘤的鉴别。超声诊断符合率约为 80%。弥漫增厚型与慢性膀胱炎等其他疾病所造成的膀胱壁增厚很难鉴别。腺性膀胱炎的最后确诊有赖于膀胱镜取活检病理诊断。

四、膀胱憩室

膀胱憩室分为先天性（真性）及继发性（假性）两类。真性憩室相对少见，膀胱向外袋状隆起的部分壁肌层完整，系先天发育异常所致，男性多见；假性憩室，多由于下尿路长时间机械性梗阻、膀胱内压增高所致，膀胱肌层菲薄、断裂，黏膜层向膀胱腔内突出。憩室腔与膀胱腔通连，可见憩室出口。膀胱憩室好发于膀胱侧壁、三角区上部及输尿管开口附近。

【声像图表现】

1.膀胱壁向外膨出，呈无回声的囊袋状结构，并与膀胱相通。

2.囊状结构的壁薄而光滑。

3.膀胱充盈时增大，排尿后缩小。

4.合并结石或肿瘤时，可见相应的声像图表现

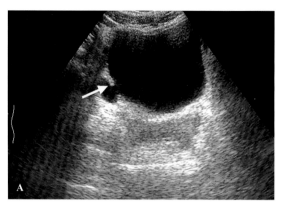 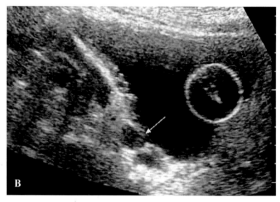

图 15-15　真、假膀胱憩室声像图

A.真性膀胱憩室声像图（↑）；B.假性膀胱憩室：此系重度良性前列腺增生合并尿潴留患者，留置导尿管，图示膀胱壁增厚合并假憩室（↑）

（图 15-15A、B）。

五、膀胱破裂

膀胱破裂可以是腹部闭合性损伤的一部分，亦可发生于膀胱内器械检查后、尖锐异物损伤和腹部、盆腔手术后等。临床常有血尿、"无尿"（导尿可发现血尿）、腹水等表现。主要可分为膀胱腹膜腔破裂和腹膜外破裂两型。前者尿液进入腹膜腔，后者尿液渗入盆腔组织、会阴部。

【声像图表现】

1. 膀胱始终不充盈，伴有腹腔游离性液体，或会阴部皮肤、皮下组织肿胀。

2. 部分患者可见膀胱壁回声连续性中断。

3. 膀胱内有时可见不规则的团块状强回声，漂浮于膀胱尿液中或附着在膀胱壁上，代表血凝块。

六、膀胱异物

大多数是由患者本人经尿道逆行放入，少数医源性膀胱异物见于膀胱手术或经尿道器械检查时不慎遗留，膀胱异物多系比较光滑的条状物如圆珠笔芯、发夹、体温表、塑胶管等，膀胱异物种类较多，形态不一，超声表现各有不同。超声诊断高度敏感而且准确，对于 X 线检查阴性的异物更有诊断价值。

【声像图表现】

1. 金属异物呈强回声，后方伴有声影或彗星尾征，非金属异物呈较强或中强回声，后方可无声影。

2. 异物强回声随体位而移动。

3. 强回声的形态与异物的形状和超声断面有关。管状异物长轴断面呈平行的管状或条状强回声，横断则呈空心圆形，软质异物多呈弯曲状。

4. 膀胱异物合并感染时，可伴有膀胱炎的超声表现（后述）。异物存留时间较长时，可作为核心形成膀胱结石。

（张　武　贾建文）

参考文献

1. 曹海根，王金锐.实用腹部超声诊断学.第 2 版.北京：人民卫生出版社，2006：283-300.

2. 周永昌，郭万学.超声医学.第 4 版.北京：科学技术文献出版社，2002：1184-1192/1193-1207.

3. 袁光华，张　武，简文豪，等.超声诊断基础与临床检查规范.北京：科学技术文献出版社，2005：352-355.

4. 贾建文，张　武，苗立英，等.腺性膀胱炎的实时超声诊断.中国超声医学杂志，1990，6（1）：2.

5. Anil T, Ahuja ed. Diagnostic Imaging：Ultrasound. Salt Lake City, Amirsys Inc., 2007 ：5-125 ～ 145.

6. Rumack CM, Wilson SR, Charboneau JW. Diagnostic ultrasound. Third edition. Mosby, 2005：282-283 (urinary tract：the bladder) .

7. 殷　军.腺性膀胱炎的超声诊断与分型.中国超声医学杂志，1999，15（12）：936-938.

第十六章
男性生殖系统疾病超声检查

前列腺、精囊超声检查

第一节　超声解剖概要

前列腺位于膀胱之下，外形呈倒置的板栗形。前列腺的上、中部比较宽大，分别称前列腺的底部和体部。底部与膀胱颈部直接相连；前列腺下方较细，称前列腺尖部。前列腺包绕尿道的起始部，此段称"尿道的前列腺部"。前列腺尿道又有近段和远段之分；近段、远段之间又以前列腺尿道后壁的小隆起——精阜（射精管开口处）为界。

前列腺与膀胱、精囊和男性尿道的解剖学关系和腹部正中矢状断面的解剖关系，可参见图 16-1A、B。值得注意，整个前列腺位于小骨盆腔内，在耻骨联合的背侧；在膀胱颈部的下方，直肠之前。可见，前列腺恰好被耻骨遮挡，经腹壁超声检查只能间接通过充盈的膀胱并向足侧倾斜扫查，才能显示出前列腺的底、体、尖各部；经直肠途径，可以近距离地进行前列腺的超声检查（图 16-1A、B）。

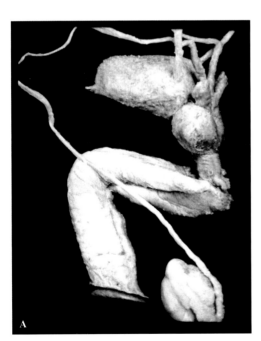 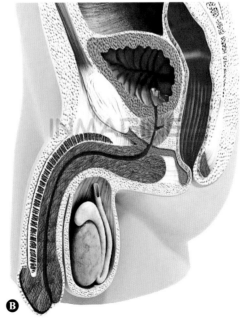

图 16-1　前列腺及其毗邻结构的解剖关系图
A. 前列腺及其毗邻的解剖结构；B. 腹部正中矢状断面的解剖示意图

（一）前列腺的分区——内外腺学说和 McNeal 分区新概念

Lowsley（1930）根据胚胎组织学的研究曾将前列腺分成 5 叶，即前叶、后叶、中叶和左右侧叶。这种"5 叶学说"在出生后的前列腺，完全缺乏组织学依据。Frank（1954）根据组织学特点，提出前列腺应分为内腺和外腺两个部分。内腺是指尿道周围腺和黏膜下腺，外腺是外科包膜以外的大部分腺体。内外腺学说具有一定的临床病理意义和实用价值，故沿用至今。McNeal（1968）根据多年临床病理和组织学研究，提出前列腺组织分区的全新概念：将前列腺分成为腺性和非腺性组织。腺性组织又分 3 区，即移行区（相当于内腺区）、中央区和周围区（相当于外腺区）；非腺性组织为前纤维肌肉基质区。McNeal 的分区概念已经被 MRI 充分证实，并成为前列腺疾病临床应用研究的重要组织学基础（图 16-2）。

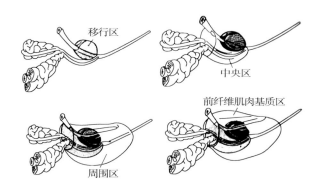

图 16-2　前列腺的腺区与前列腺尿道近段、远段的毗邻关系

（引自 Baylor College of Medicine，1990）
图示前列腺的腺区：内腺——移行区紧贴近段尿道，外腺特别是周围区位于尿道远段；成对的射精管穿过中央区开口于尿道精阜。非腺区——前纤维肌肉基质区位于前列腺腺区的腹侧

（二）前列腺的基本断面

McNeal（1986 年）发现：前列腺具有 3 个轴（图 16-3 所示 AA'、BB'、CC'）和以下 4 个基本断面：

1. 矢状断面　正中矢状断面和正中旁矢状断面。其中，前列腺正中矢状断面应以显示膀胱颈部、尿道内口、近段尿道和输精管壶腹部 / 精囊和前列腺实质的最大断面为特征（图 16-3A）。

2. 冠状断面　通过射精管 ED 和尿道远段即前列腺长轴 AA' 的切面，此断面主要显示周围区（PZ）和中央区（CZ），以及位于基底部的双侧精囊（图 16-3B）。

3. 斜冠状断面　通过尿道近段和精阜即倾斜长轴 BB' 的切面，以尿道内口、近段尿道和精阜为特征。此断面主要显示移行区（TZ）、周围区（PZ）及它们的常见病变（图 16-3C）。

4. 横断面　通过前列腺短轴 CC' 不同水平的系列断面（图 16-3D）。

斜冠状断面和系列横断面，是声像图区分前列腺内腺（移行区）与外腺（周围区）并对双侧微细结构进行比较的常用重要平面。

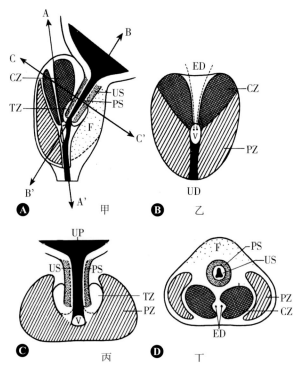

图 16-3　前列腺基本断面结构示意图

（引自 McNeaL，1970）
A. 矢状断面；B. 冠状断面；C. 斜冠状断面；D. 前列腺底部横断面；AA' 前列腺的标准长轴（通过尿道远段和射精管）和冠状切面方向；BB' 前列腺的"斜长轴"（通过尿道近段和延长线）和"斜冠状切面"方向；CC' 前列腺的短轴和横切面方向；CZ 中央区；PZ 周围区；TZ 移行区；F 前纤维肌肉基质区；US 尿道周围基质包括尿道周围腺；PS 前列腺尿道（内）括约肌；UP 前列腺近段尿道（排尿时增宽）；UD 尿道远段；ED 射精管；V 精阜

有关前列腺的移行区、中央区和周围区与前纤维肌肉基质区之间的三维立体关系，可参见图16-4。请注意以下的正常结构：①前列腺尿道近段完全被内腺（移行区）包绕；②尿道前列腺远段

直至前列腺尖部被外腺的大部分（周围区）包绕；③左、右侧精囊位于前列腺底部并与输精管壶腹部汇合，射精管被中央区（属于外腺的一小部分）包绕，开口至前列腺尿道后壁的"精阜"处（图16-4）。

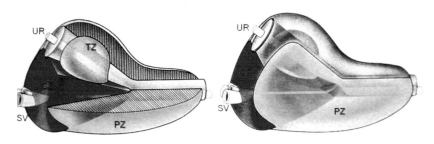

图 16-4　前列腺的组织结构及其分区的三维示意图

（引自 McNeaL，1970）

本图显示前列腺3个腺区——TZ、CZ、PZ（分别以蓝、红、黄色表示），显示前列腺腹侧的非腺区——"前纤维肌肉基质区"（以绿色表示）。本图还显示前列腺体与前列腺尿道包括近段与远段的关系；精囊射精管与前列腺的关系。

TZ移行区（也称"内腺"）；CZ中央区，PZ周围区（二者合称"外腺"）；UR前列腺尿道（细管状，其外周的套筒状代表"尿道周围腺"），SV精囊腺

（三）前列腺分区（内腺和外腺）中的腺管及其分布特点

内腺区（移行区TZ）紧贴前列腺尿道的近段；外腺区（周围区PZ和中央区CZ）包绕内腺区，二者之间为薄层结缔组织也称"外科包膜"。前列腺体内腺管的分布和走行，通往尿道，尤其集中于精阜（V）附近（图16-5）。

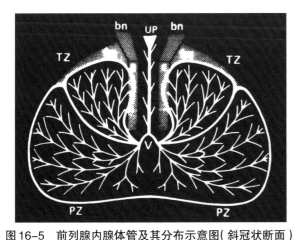

图 16-5　前列腺内腺体管及其分布示意图（斜冠状断面）

TZ移行区（内腺），PZ（外腺），UP（前列腺尿道近段及尿道周围腺），V精阜（尿道后壁的微隆起），bn尿道内括约肌束

第二节　适应证

临床上常因患者有以下情形申请做超声检查：①尿频、尿急、尿痛等尿路刺激症状；②排尿障碍、夜尿增多；③血尿、血精或脓尿；④会阴部坠胀不适，怀疑泌尿生殖系统疾病；⑤前列腺特异性抗原增高；⑥直肠指诊检查异常；⑦超声或其他影像学检查提示前列腺疾病。

前列腺超声检查适应证包括：

1. 前列腺肿瘤　良性前列腺增生（腺瘤）、前列腺癌，尤其是结合前列腺活检进行癌的分级和分期。

2. 前列腺其他疾病　结石、囊肿、炎症、脓肿。

3. 精囊疾病　精囊炎症、结石、囊肿、肿瘤和先天性精囊腺缺如。

4. 后尿道疾病　结石、狭窄、先天性后尿道瓣膜等。

5. 介入性超声　超声引导前列腺穿刺活检、前列腺脓肿穿刺抽液、前列腺囊肿的穿刺抽吸和硬化治疗等。

6. 良性前列腺增生患者前列腺体积测定。

第三节　检查方法

（一）仪器条件与扫查途径（图 16-6）

1. 经腹壁扫查

为一般常规扫查途径。采用高分辨率实时超声诊断仪，3.5～5MHz 凸阵式或扇扫式探头较好。儿童宜用 5.0～7.5MHz 探头。经腹壁前列腺图像质量较差，但对于瘦长体型和青少年腹壁较薄者效果尚好，约有 10% 中老年人和肥胖患者经腹壁超声前列腺图像不满意。经腹壁途径，不适合前列腺癌的人群普查。

2. 经直肠扫查

用 5～8MHz 直肠探头。宜首选端扫式探头（end-firing probe），或双平面（纵断面、横断面）探头；旋转式腔内探头（利用水囊做辐射式横断扫查，可较大范围观察盆腔结构包括直肠黏膜），但需要特殊设备。目前，以端扫式探头最为方便、实用。

经直肠途径前列腺扫查图像高度清晰，便于观察肿瘤、囊肿、炎症、结石等细微病变，特别适合超声引导多点穿刺活检。

3. 经会阴扫查

选用 3～5MHz 的小凸阵式探头或相控阵探头，以便做矢状断面、冠状断面和斜冠状断面扫查。线阵或凸阵式只适用于纵断扫查。本方法也可试用于肥胖、腹壁瘢痕、无法充盈膀胱等经腹壁扫查前列腺有困难的患者，前列腺图像优于经腹壁超声，但不及经直肠超声。目前本方法已经较少应用，主要用于缺乏直肠探头设备条件的单位，严重外痔和无肛门患者（直肠切除术后）。经会阴扫查适用于缺乏直肠探头条件的单位，进行极好的良性前列腺增生的评估；采用高频探头还可有效地用于肛周疾病，如窦道、脓肿等。

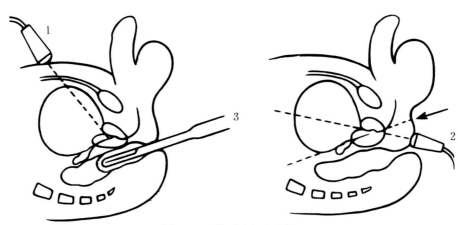

图 16-6　前列腺扫查途径
1. 经腹壁扫查；2. 经会阴扫查（后区，↑代表前区）；3. 经直肠扫查

（二）检查前准备

1. 经腹壁扫查需适当充盈膀胱，但应避免过度充盈（过度充盈反而不利于显示前列腺）。

2. 经直肠扫查需作探头清洁、消毒，注水排气等器械准备，患者检查前宜排空大便，但无须充盈膀胱。

3. 经会阴扫查一般无须患者特殊准备，只需要备用乳胶套或超薄塑料薄膜即可。

（三）操作步骤和方法

1. 经腹壁扫查法

患者仰卧位、暴露下腹部至耻骨联合，皮肤上涂耦合剂。

（1）耻骨联合上缘经腹壁横断扫查

1）由于直接横断扫查只能显示充盈膀胱，必须将探头向患者足侧倾斜、缓慢转动探头，以显示膀胱深方的左右侧精囊。

2）进一步向足侧转动探头，显示椭圆形的前列腺，其外形似"横断面"，实为前列腺斜冠状断面图。注意观察前列腺形态、包膜轮廓、尿道内口（V型结构）和内部回声。在前列腺最大断面处停帧，测量前列腺横径和内腺大小。

（2）耻骨联合上缘经腹壁纵断扫查

1）将探头向足侧倾斜以清楚显示前列腺的正中纵断图和射精管壶腹部。此处可以大致测量前列腺的上下径和前后径。

2）由此分别向左和向右侧动，可做系列前列腺的正中旁纵断扫查，以显示前列腺的"侧叶"和部分精囊。

（3）精囊扫查技巧：耻骨联合上缘斜断扫查时，将探头扫查平面由正中分别向左和右转动（顺时针和逆时针方向，相当于2:00和10:00位置），适当加压扫查，目的在于寻找左、右精囊的最大纵断面。在此处停帧可比较正确测量精囊的长度与宽度，避免超声测值过低。

经腹壁超声扫查必要时可与直肠指诊相结合，可使前列腺和精囊以及某些病变如前列腺硬结、脓肿，精囊肿物显示更加清晰（图16-7）。

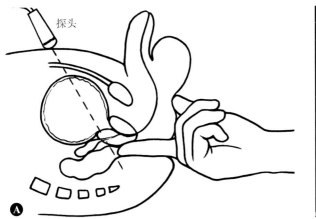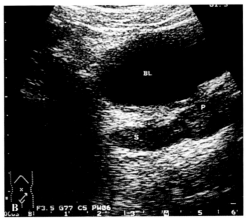

图16-7　经腹壁纵断前列腺超声扫查

A.结合经直肠前列腺、精囊触诊方法示意图；B.正中纵断面声像图；P 前列腺；BL 膀胱；S 精囊（注：显示精囊长轴断面需将探头斜30°位置）

2. 经直肠扫查法

（1）检查前准备：被检者宜事先排尽大便；将直肠探头用乳胶套（或避孕套内装少许耦合剂）套上备用。若准备超声引导自动活检，则需备用相应的无菌器械。注：用旋转式直肠探头时需用50ml注射器抽吸38℃温水。向乳胶套内注水并排除气泡后将水暂时抽净备用。此为水囊间接扫查法，可消除探头近场盲区以提高图像分辨力。

（2）患者取左侧卧位，直肠探头表面涂抹较多的耦合剂，然后注意沿着直肠方向徐缓地插入肛门。边插入直肠，边观察图像，直至在较高水平出现膀胱与精囊横断图形。注：间接扫查法需在进入肛门5cm左右将温水注入水囊。首先自上而下地作前列腺系列不同水平的横断扫查，然后再作系列（正中、

正中旁）纵断扫查（图16-8）。

3. 经会阴扫查法

患者采取左侧卧位，下肢屈曲；或站在床旁将上身俯卧在诊察床上。充分暴露臀部。将涂有耦合剂的探头用乳胶套套上，防止探头被污染（注：用超薄塑料薄膜包裹的涂有耦合剂的探头也可）。经会阴扫查前列腺的技术要点。

（1）会阴后区扫查：重点显示前列腺的斜冠状断面图（图16-9）和矢状断面图。将有保护套的探头再涂耦合剂然后置于肛门前缘，适当向前上方逐步加压扫查，以缩短皮肤表面至前列腺的距离。此时，可在肛门前缘和膀胱之间探及前列腺，显示前列腺的纵断图和斜冠状断面。从斜冠状断面向背部侧动，还可比较清晰地显示双侧精囊。

典型的斜冠状断面可见特征性的尿道内口（V形）和闭合状态的尿道近段，后者呈倒Y形（图16-10A），为低回声；正中矢状断面呈倒三角形，并可见尿道内口、近段尿道和精囊/输精管壶腹部图（图16-10B）。

（2）会阴前区扫查：将探头置于阴囊背侧，可作前列腺的冠状断面和纵断面，但图像质量不及上述会阴后区扫查。

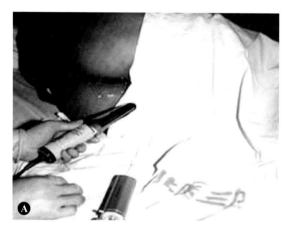
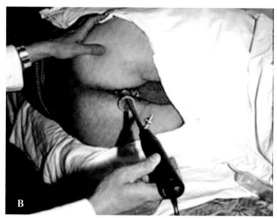

图16-8　经直肠扫查方法及检查前准备

A.端扫式探头及自动活检装置；B.旋转式直肠探头及扫查方法

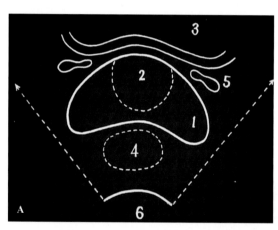
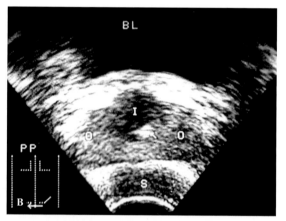

图16-9　经会阴后区扫查法斜冠状断面示意图（A）和前列腺相应断面的声像图（B）

1.前列腺外腺；2.内腺；3.膀胱；4.直肠括约肌；5.膀胱周围静脉丛；6.会阴后区探头位置

O 前列腺外腺，I 内腺，BL 膀胱，S 直肠括约肌

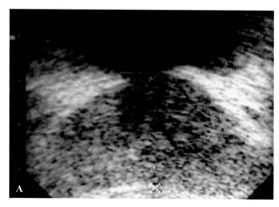
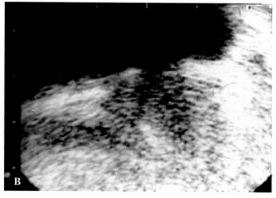

图16-10　经会阴后区标准前列腺斜冠状断面（A）和矢状断面声像图（B）

注意事项：经会阴扫查法临床目前仅用于缺乏经直肠超声扫查条件的医疗单位，以及由于患有严重肛裂和肛周疾病而不适合经直肠超声检查的患者。对于超声诊断良性前列腺增生效果很好，特别适合用于少数仅前腹壁扫查 BPH 不满意的患者；对于前列腺癌诊断的敏感性远不及经直肠超声检查技术。

第四节　正常声像图

（一）经腹壁横断扫查

探头方向逐步向下，可见左右两侧对称的精囊图形，位于前列腺基底部；探头进一步向下侧动，可见前列腺呈边缘圆钝的三角形或椭圆形，此为斜冠状断面（并非"横断面"，图 16-11B），其特征是中央常可见"V"形尿道内口。前列腺正中纵断面略呈锥形（图 16-11A），其基底靠近膀胱颈部，也可见"V"形尿道内口。

（二）经直肠横断扫查

可以观察系列的自上而下的前列腺横断图。在精阜水平横断呈边缘圆钝的等边三角形，前列腺尖部近圆形。高位横断时可见左右精囊呈对称性结构，位于膀胱与直肠壁之间。近中央的两个小圆形结构为射精管壶腹部，易被误认为精囊，见图 16-12。

（三）前列腺的内部回声及正常测值（表 16-1，表 16-2）

大体说来，前列腺内腺呈低水平回声，尿道周围组织回声最弱，移行区的外侧接近等回声；外腺（周围区、中央区）稍高，呈中等水平回声。前列腺包膜完整，回声较强。需要注意以下差别：正常青少年前列腺的内腺体积较小，位于前列腺尿道近段的左右两侧，呈均匀低回声，与回声稍强的外腺界限往往模糊不清；而正常中老年前列腺的内腺，往往见有不同程度的前列腺增生（占 80%），其特点是：内腺质地比较均匀，回声较低，左右对称，而且内、外腺之间的分界"外科包膜"变得非常清晰。正常中老年前列腺发生点状或斑点状钙化也比较多见（图 16-13）。

（四）前列腺的体积测定方法

需要采用双平面直肠探头，而且要分别显示前列腺长轴和其短轴：用长轴测量前列腺的长径，用短轴测量最大前后径和宽径（cm）。

前列腺体积（V）简便的估测方法，可用以下公式计算（ml）：

$$V = 1/2 \text{长} \times \text{宽} \times \text{厚}$$

前列腺的重量（W）估测方法：等于前列腺体积（V）乘以前列腺比重 1.050。

此外，也有用自上而下每隔 0.5cm 作前列腺横

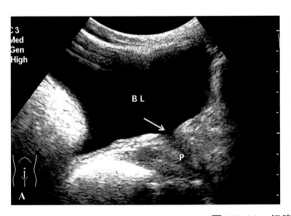
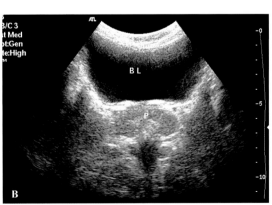

图 16-11　经腹壁前列腺扫查

A. 前列腺正中断面图；B. 腹部横断显示前列腺斜冠状断面
BL 膀胱；P 前列腺；↑尿道内口

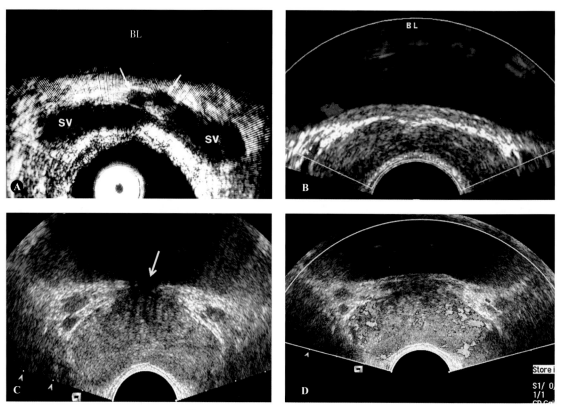

图 16-12　正常精囊、前列腺灰阶声像图和 CDI 表现（经直肠超声）

　　A、B. 精囊水平横断面，精囊内呈中低水平回声，左右对称；SV 精囊；↑双侧输精管壶腹部；C、D. 前列腺斜冠状断面与前列腺横断面；BL 膀胱；黄色箭头代表尿道内口

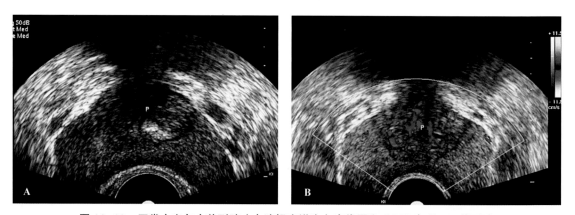

图 16-13　正常中老年人前列腺（内腺轻度增生）声像图和 CDFI 表现，P 前列腺

表 16-1　前列腺分区及内部回声

McNeal 带区	Franks 分区	占腺组织比例	回声特点
前列腺前区			
移行区	内腺	5%	相对低回声，周围回声稍高
尿道括约肌	（非腺体）	—	低回声
中央区	外腺	25%	相对高回声，均匀
周围区	外腺	70%	相对高回声，均匀
前纤维肌肉基质区	（非腺体）	—	低回声

表 16-2 正常前列腺超声测量（$\bar{X} \pm sD$, cm）

扫查途径	宽径	厚径	长径	斜径
经腹壁（斜冠状断）[①]	4.13±0.62	2.75±0.44		2.88±0.52
经直肠（横断扫描）[②]	4.17±0.42	2.12±0.74		
经直肠（线阵纵断）[③]		2.07±0.21	3.20±0.26	
经会阴（斜冠状断）[①]	4.49±0.67			2.40±0.44

（引自 ①张 武，1985；②田 峰，1982；③黄桂芬，1986）

断面并勾画或计算其面积，一系列面积与厚度的乘积之和即为前列腺的体积。需要由特殊仪器的计算软件来完成体积的计算。此法比较烦琐，故很少采用。

第五节 主要疾病诊断要点

一、良性前列腺增生

良性前列腺增生（BPH）俗称前列腺肥大，为老年男性常见疾病，好发年龄在 60 岁以上。病变最主要发生于前列腺内腺区（移行区），即精阜以上近段尿道周围。Frank 和 McNeal 均认为，BPH 几乎 100% 发生在内腺。此后国内外学者们注意到，确有极少数患者例外，BPH 发生在外腺（发生率约 1%～3%）。

BPH 的病理：前列腺整体增大，主要是其内腺呈瘤样增生，多呈球形增大，会引起前列腺近段不同程度的尿路阻塞，部分患者出现尿频、夜尿增多和排尿困难、排尿时间延长等症状；严重者，还可能引起双侧肾积水和尿潴留。相反，外腺会受到不同程度挤压，在重度 BPH 时外腺甚至呈"压迫性萎缩"。由于病变所含的腺体、平滑肌和结缔组织成分多少的比例存在不同差别，故有不同的 BPH 组织学类型和相应不同的声像图改变（图 16-14）。

【声像图表现】

1. 前列腺体积增大的特点是增生的内腺（移行区）多呈球形增大，断面形态呈近圆形或圆形。轮廓完整、光滑，有非常清晰的外科包膜，与外腺分界清楚。

2. 增大的内腺多数两侧对称（图 16-15A、图 16-15B），但少数患者左、右不对称（图 16-

16B），严重 BPH 甚至向膀胱内隆起，近段尿道延长，甚至发生扭曲。需要注意，BPH 的严重程度及其声像图表现，与患者排尿困难程度常常不成比例。

3. 外腺实际上不同程度地受压，严重者外腺变薄，以至萎缩呈"橘皮样"。

4. BPH 内部回声 经腹壁扫查：外腺回声常较内腺为低，可能由于前列腺离探头比较远引起声衰减的缘故（图 16-15B），但是有部分患者例外（图 16-15A）。

经直肠扫查：由于病变可由多数小圆形结节组成或以小结节为主，故在内腺可见非均质性改变。小结节可呈低回声、等回声和高回声（图 16-15C）。总的来说，增生的内腺回声通常较弱，低于外腺回声；少部分内腺也可呈等回声型，或回声增强型。

5. CDFI 显示增生的内腺血流信号增多，特点是分布均匀、两侧对称（图 16-16A、B）。

二、前列腺增生的继发征象

1. 结石 发生在前列腺的腺管内，声像图特点：呈点状、斑点状、斑块状，常多发，典型多发结石可以大量聚集、成串，多沿腺管呈弧形排列，在内外腺之间形成弧形条带状强回声，成串常伴有声影。CDFI 检查常在结石及其声影中出现彩色镶嵌的快闪伪像。结石通常无症状，无重要病理意义。

2. 微小囊肿 可能由于小腺管淤积、扩张引起，常单发或多发，直径仅几毫米。无症状，也无重要病理意义。

3. 重度 BPH 可伴随以下重要间接征象（图 16-17，图 16-18）：

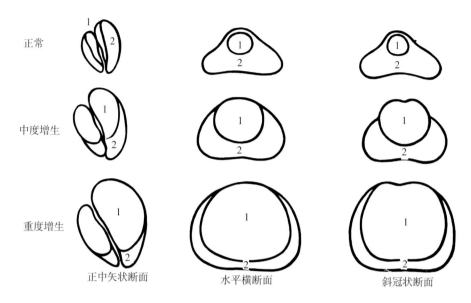

图 16-14　前列腺增生模式图

1 内腺 / 移行区；2 外腺 / 周围区

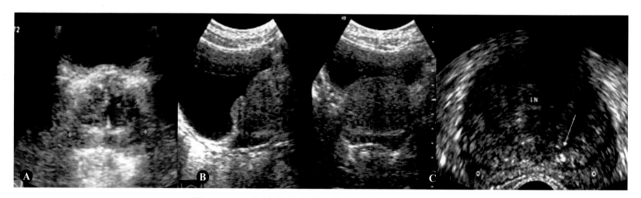

图 16-15　良性前列腺增生声像图（中度、重度）

　　A. 中度 BPH（经腹壁扫查，斜冠状断面）；B. 重度 BPH（经腹壁扫查矢状和斜冠状断面比较）；C. 重度 BPH（经直肠扫查）；IN 内腺；O 外腺；斑点状强回声代表前列腺结石（↑）

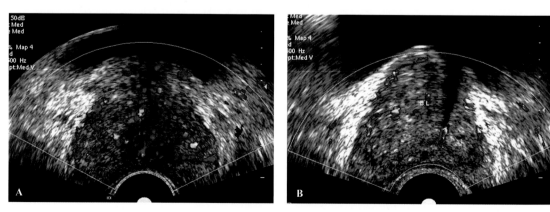

图 16-16　良性前列腺增生 CDFI 表现（经直肠超声 2 例）

增生的内腺血流信号比外腺明显增多，以分布均匀两侧对称为特点，BL 膀胱

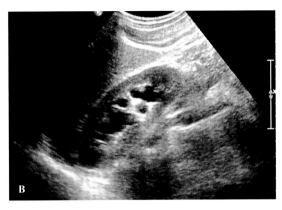

图 16-17 重度前列腺增生继发膀胱壁增厚和假憩室（↑）形成（A）及肾积水（B）表现

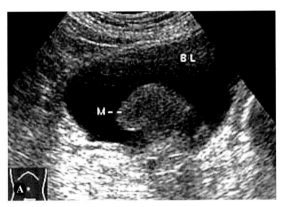

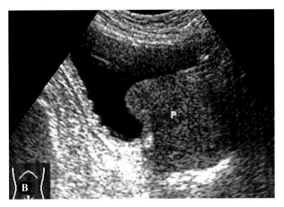

图 16-18 重度前列腺增生继发膀胱壁肥厚

A. 经腹壁横断面，病变酷似膀胱肿瘤；B. 经腹壁正中纵断面
BL 膀胱，M 内腺呈不规则低回声肿物，P 前列腺

（1）排尿后检查：膀胱残余尿增加。

（2）膀胱壁增厚，假憩室形成和尿潴留。

（3）尿路梗阻引起双侧输尿管扩张和肾积水。

需要注意的是，重度前列腺增生可向膀胱腔内隆起，经腹壁横断面扫查有时很像膀胱肿瘤，经腹壁正中纵断面/斜冠状断面，以及经直肠斜冠状断面，均容易将其鉴别（图 16-18A、B）。

【诊断与鉴别诊断】

根据良性前列腺增生声像图特点（上述 1～3），不难做出 BPH 诊断。经腹壁超声前列腺显示遇到困难时，改用经会阴扫查，或经直肠扫查，便可诊断。本病常向膀胱腔内隆起，有时酷似膀胱肿瘤。鉴别诊断应包括：膀胱肿瘤、前列腺癌、良性增生合并前列腺癌等（表 16-3）。

表 16-3 前列腺增生与腺癌的声像图比较

	前列腺增生	腺癌
好发部位	绝大多数限于内腺	外腺起源居多数
内腺与外腺	内腺呈圆形或椭圆形增大，外腺不同程度萎缩	外腺病变使内腺受压变形，或内外腺界限模糊不清
包膜	完整光滑，回声较强	向外膨隆、不规则、边缘模糊不清
内部回声	相对均匀	典型肿物回声减弱，或等回声，或整个腺体回声不均匀，高回声少见
左右对称性	一般对称	不对称
侵犯邻近器官	无，可向膀胱腔内突出	侵犯精囊、膀胱壁、直肠等
CDFI	内腺血流信号增多，均匀、对称	肿瘤局部血流信号增多，不对称

极少数发生在外腺的 BPH 低回声小结节，用常规超声有时很难与早期癌进行鉴别，确诊有赖于超声引导组织学活检。

三、前列腺癌

前列腺癌（PCA）是 50 岁以上男性最为常见的恶性肿瘤之一，PCA 在欧美国家发生率很高，美国 50 岁以上的男性每 6 人就可能有 1 人患有此病。在我国，本病也有逐年上升趋势。前列腺癌尤其是早期患者往往无症状，临床和超声均不易发现。学者们普遍认为，人群筛查常规采用血清 PSA 测定结合直肠指诊，是首选的方法。经直肠超声被认为对于发现前列腺癌有一定的帮助；然而，超声引导前列腺活检对于确诊本病及临床分期有更为重要的实用价值。

病理：前列腺癌 95% 以上属于腺癌，其余肿瘤如肉瘤等罕见。PCA 好发部位：近 80% 在外腺（周围区居多，中央区少），内腺（移行区）约 20%。病理组织学可分：①结节型（30%）；②结节浸润型（50%）；③浸润型（20%）。浸润型癌组织混杂在增生的前列腺中，常使声像图难以辨认，从而产生假阴性。病灶可以单发，多灶性也不少见。前列腺癌的分化程度和生长速度个体差别很大。病变是否具有侵袭性和发病，取决于肿瘤病理组织学特性。

【临床类型】

PCA 可分三种类型。①潜伏型：无症状、无转移，仅在做 BPH 手术经组织病理检查发现，甚至有不少局限性病灶终身潜伏，经尸检研究才发现。②隐匿型：肿瘤较小，无明显临床症状，但低分化癌可能有远处转移。③临床型：症状、体征均明显，可出现明显的局部浸润，侵犯精囊、盆腔淋巴结转移以至远方骨转移。详细分期请见表 16-4。

表 16-4　国际抗癌联合会的 TNM 分期方法

T0 期	未发现肿瘤
T1 期	相当一部分腺癌患者分化良好，生长缓慢，无临床体征，影像检查均不明显，肿瘤可较长时期在前列腺内处于隐匿状态，可能是因 BPH 电切标本常规镜检，或因 PSA 增高接受穿刺活检时而被偶然发现
T2 期	直肠指诊可及肿瘤，但限于在前列腺内。病变累及一叶（T2a）或两叶（T2b）
T3 期	肿瘤突破到包膜外侵及前列腺周围组织，或已侵犯精囊（T3a、T3b）
T4 期	本期以临床触诊腺体固定，肿瘤侵犯邻近器官和远处播散为特征。肿瘤累及膀胱颈部、尿道外括约肌，侵犯直肠、提肛肌和盆壁，分别称为 T4a、4b、4c、4d 和 4e

【临床分期与影像检查】

规范的经直肠超声结合引导前列腺活检技术，对于肿瘤临床分期 T1 ～ T3 和组织学 Glisson 分级最有帮助。前列腺癌还可有盆腔淋巴结转移（N1 期）以及远方转移（M 期）。远方转移以骨转移最多见，采用放射性核素——全身性骨扫描检查,最有帮助。MRI、CT 对于 T4 期患者决定有无腹、盆腔淋巴结转移很有帮助。一旦发现上述远方转移征象，前列腺超声所见的各期表现，无论"T1""T2""T3"期，均归属于临床晚期——T4 期。

【声像图表现】

1. 早期癌（T1、T2 期）声像图

（1）低回声小结节：典型的早期癌多位于外腺区，通常为低回声，代表以癌细胞成分为主，其侵袭性也较高（图 16-19 A、B、C、D）。值得注意的是：出现上述典型征象者，仅占 53% ～ 80%。CDFI 检查常显示血流信号增加。

（2）等回声性肿物：并不少见，约占 30% 之多。好发于内腺及其周围，常为多灶性，而且病灶有可能边界不清，经直肠超声常常难以发现，除非病变较大，且产生间接征象如腺体不对称和局部包膜隆起等。CDFI 检查可能提供更多诊断信息（图 16-19E、F）。

（3）高回声病变：比较少见。病灶回声强度与纤维化和钙化有关，该处常呈非均匀性改变；还可发生在外腺癌组织的低回声区，其中还可散在一些细点状强回声。

（4）彩色超声显示局部病灶区域血流增加（图16-20）。

2. 进展期癌（T3、T4 期）声像图（图 16-20，图 16-21）

（1）前列腺不规则增大，包膜局部隆起或凹凸不平，两侧失去对称性。

（2）肿物内部回声强弱不均，内外腺和正常结构模糊不清。

（3）邻近器官被肿瘤浸润的超声征象，如精囊增宽，腔内出现实性成分，血流信号增多。

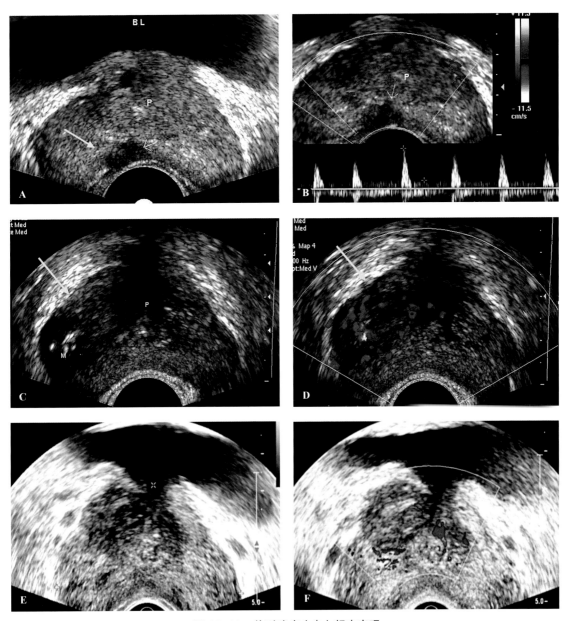

图 16-19　前列腺癌（↑）超声表现

A、B. 前列腺癌 T1 期（V=14.6cm/s，RI=0.76）；C、D. 前列腺癌 T2 期；E、F. 前列腺癌 T2 期（主要侵犯移行区）；P 前列腺，BL 膀胱

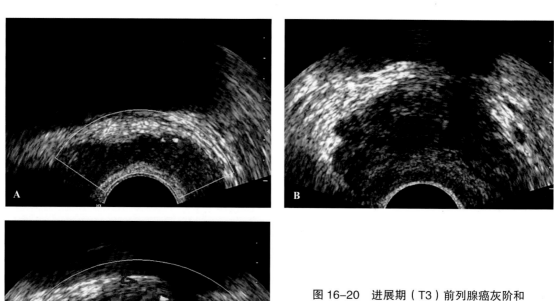

**图16-20 进展期（T3）前列腺癌灰阶和
CDFI超声表现**

A图为精囊水平断面声像图：显示肿瘤侵犯左侧精
囊，质地较硬，有异常丰富的血流信号

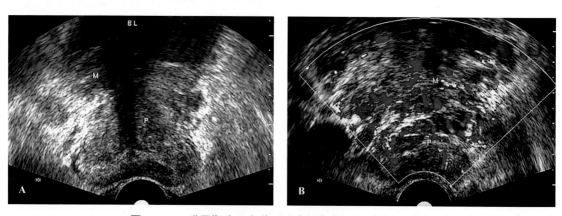

图16-21 进展期（T4）前列腺癌超声表现（男性74岁）

A.斜冠状断面显示前列腺癌（P）侵犯膀胱颈部与膀胱壁（M）；B.CDFI显示前列腺癌（P）及相邻膀胱颈部
肿瘤（M）紊乱的丰富血流信号

BL 膀胱

（4）彩色超声显示病灶血流信号增加。

【鉴别诊断】

1.诊断前列腺癌需与良性前列腺增生鉴别，用常规经直肠超声方法详见表16-3。其他更加敏感和准确的鉴别诊断技术，可选择超声造影（CEUS）或MRI检查，后者更为直观、客观。

2.极少数良性前列腺增生的小结节发生在外腺，低回声，对于周围组织可能产生占位效应，酷似PCA。采用CDI检查血流信号对于二者的鉴别可能有一定的帮助，仍需活检以便除外PCA。前列腺超声造影（CEUS）检查用于鉴别良、恶性更加敏感、准确。如果外腺病灶内无血流灌注，多提示良性病变；反之，血流信号高于周围组织，多提示为恶性（杨敬春、唐杰等，2013），确诊仍然需进行前列腺活检。

3. 不少老年 BPH 患者并发前列腺癌，癌灶位于内腺而不在外腺，常为等回声结节，声像图未必容易发现，需进行前列腺活检证实。

4. 其他需要鉴别的病变有：前列腺肉瘤、前列腺结核和慢性前列腺炎等。

【经直肠超声检查的临床意义】

1. 早年学者们普遍高估 TRUS 诊断前列腺疾病的作用，因为有报告能够发现 0.5 ～ 1.5cm 的前列腺癌（PCA）。TRUS 确实比直肠指诊敏感性高，因为后者仅能发现 45% 的癌。但是，不可过高估计 TRUS 诊断前列腺疾病，特别是前列腺癌的作用。业已公认，TRUS 并不适合前列腺癌的人群普查，理由如下所述。

2. 十多年来人们发现，TRUS 诊断前列腺癌的实际作用有相当的局限性。高分辨率经直肠超声显示前列腺癌的敏感性仅为 60% ～ 70%。由于等回声肿瘤的存在，经直肠超声有较高的假阴性率（30% ～ 40%）；低回声的局灶性炎症、梗死病变，还可能引起假阳性。彩色多普勒超声进一步提高肿瘤的检出率非常有限（仅约 5%），有学者提出其敏感性仅 49%。而且缺乏诊断特异性，某些局限性前列腺炎、肉芽肿表现血流信号增加，又可造成假阳性。

3. 学者们的普遍共识：普查前列腺癌的首选方法应当是具有很高敏感性的前列腺特异性抗原 PSA 测定和直肠指诊检查。

4. 经直肠超声包括彩色多普勒检查的临床重要性，主要在于超声引导前列腺穿刺活检和评估前列腺癌。对于 PSA 增高、指诊发现可疑病变以及 TRUS 发现的可疑病变，最可靠的确诊方法是经直肠超声引导穿刺组织学活检。

5. 过去超声引导穿刺活检采用前列腺"定点穿刺"或"靶向穿刺活检法"。目前，普遍推荐 Hodge（1989）、Stamey（1995）的"系统前列腺活检法"（6 针），也称"系统多点穿刺活检"。此后更有学者采用（8 ～ 13 针甚至更多），目的在于减少穿刺活检的漏诊率并提高前列腺癌临床分期的准确性。这对于前列腺癌的诊断，包括发现癌前病变、癌的分期和组织学分级的诊断，以及指导治疗、判断预后，均起着非常重要的作用（详见介入性超声章，后述）。

6. 随着 PSA 在筛查中的普遍应用，早期发现前列腺癌（T1、T2 期）愈益增多，前列腺癌的微创治疗——放射性粒子置入前列腺，也称"近距离放射治疗"不断推广。微创治疗技术需要 TRUS 精确估算前列腺体积并且协助计算放疗的物理剂量（置入放射性粒子数），并实时监护微创手术治疗的全过程。

7. 超声造影（CEUS）的应用：常规 TRUS 包括灰阶和彩色多普勒在诊断前列腺癌方面的局限性已如前述，CEUS 能够显著提高发现肿瘤新生血管的敏感性，从而有助于前列腺良、恶性肿物的鉴别，但特异性和准确性仍然不足。近年来有研究报道（Yang 等，2008），CEUS 可以引导前列腺活检，也称"靶向 CEUS 引导穿刺方法"，敏感性（65%）、特异性（83%）、准确性（73%），远优于常规 6 点穿刺（敏感性 36%、特异性 65%），故有利于减少前列腺多点穿刺的针数和降低穿刺并发症率。

四、前列腺脓肿

本病系急性细菌性前列腺炎的并发症，多见于 50 ～ 60 岁及糖尿病患者。患者常有发热、下腹剧痛、尿路刺激和排尿困难等症状。根据病史、血象和直肠指诊不难诊断，超声具有特征性表现。

【声像图表现】

前列腺显著肿胀，包膜清晰，内部回声不规则，内有低回声或无回声区代表脓腔。CDFI 显示前列腺血流信号显著增多，但脓肿区血流信号减少（图 16-22）。经腹壁超声监视前列腺直肠指诊，或直肠探头适当加压扫查，可见前列腺质软，腺内有液体流动征象。经直肠超声引导穿刺抽吸引流，有助于本病的进一步确诊和治疗。

五、慢性前列腺炎

本病多见于中青年，可为尿路感染或急性前列腺炎的延续，但临床上以特发性非细菌性前列腺炎和非特异性肉芽肿性前列腺炎多见。本病常与慢性精囊炎同时存在。

声像图表现：轻者前列腺大小、形态、内部回声均无明显异常。重者或病程迁延者，前列腺体积可稍大或稍小（萎缩）。包膜完整、清晰，左右对称，内部回声增强或不规则（图16-23）。

本病诊断主要结合临床病史和前列腺液镜检所见（白细胞和脓细胞增多）。少数前列腺内部回声

似回声减低或回声增强性结节，CDFI显示局部血流增加，与早期前列腺癌很难区别。超声引导前列腺自动活检有助于提供组织学诊断和鉴别诊断。

六、前列腺结核

本病属泌尿生殖系结核的组成部分，可有肾结核、附睾结核或肺结核病史。前列腺结核本身常无症状，多在直肠指诊常规检查时偶然发现异常。前列腺表面可触及单发或多个硬结节，难以和肿瘤完

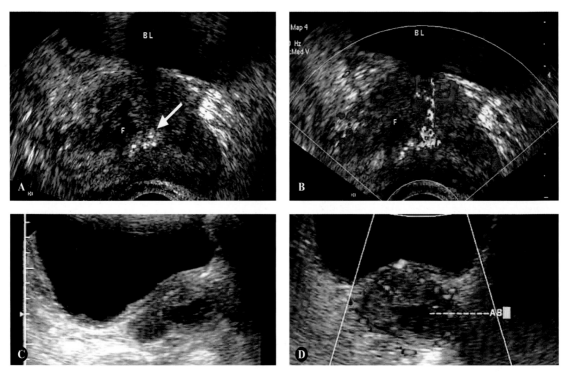

图 16-22　前列腺脓肿超声表现

A、B.急性前列腺炎合并脓肿超声表现；F 脓肿区（男性32岁）；"↑"代表多发小结石；BL 膀胱；C、D.经腹壁纵断、斜冠状断面超声扫查；AB 脓肿（男性64岁）

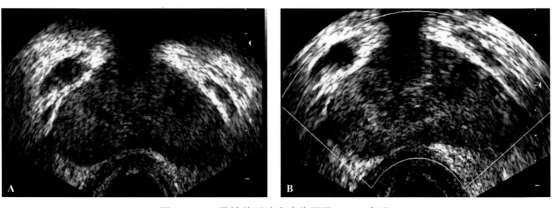

图 16-23　慢性前列腺炎声像图及 CDFI 表现

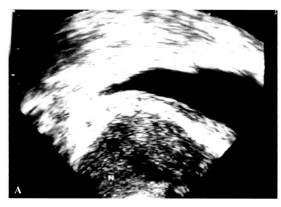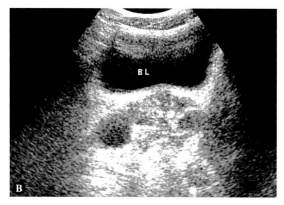

图 16-24　前列腺结核声像图（2 例）

A.增殖期结核声像图；B.前列腺结核合并脓肿声像图
BL 膀胱，N 结节

全鉴别。

【声像图表现】

前列腺形态不规则，边缘清晰，可见局限性隆起、肿胀，两侧不对称。内部回声不规则减弱或增强，完全液化时可见小片无回声区代表结核性脓肿。内外腺结构模糊不清，酷似肿瘤（图 16-24）。本病确诊依靠超声引导下组织学活检或脓液抽吸液抗酸染色细菌学检查。

七、前列腺结石

本病在中老年人多见，尤多见于良性前列腺增生。后者由于增大的内腺压迫外腺导管，产生多数小结石并呈弧形排列所致。结石一般发生在前列腺导管内，由淀粉样小体钙化而来，常多发。前列腺结石不引起临床症状，也无重要病理学意义。

【声像图表现】

结石表现为 1 ～ 3mm 细小斑点状强回声，无声影，或呈粗大的强回声团，直径可达 5mm 以上，可伴有声影。结石回声可散在分布，还可沿前列腺管的分布呈弧形排列。前列腺增生合并结石常分布于内外腺之间，靠近外科包膜（图 16-25）。

【鉴别诊断】

细点状强回声可见于少数低回声前列腺癌内，或发生在前列腺癌放疗 / 化疗后（瘤内钙化），应注意鉴别。

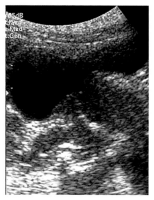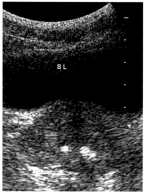

图 16-25　前列腺结石声像图
（经腹壁纵断面和斜冠状断面）

此例患者为轻度良性前列腺增生（BPH）伴有结石，
BL 膀胱

八、前列腺囊肿

本病经常在常规前列腺超声检查时被偶然发现。按照囊肿位置，可以分为前列腺中线囊肿，位于前列腺尿道上 1/2 后方中线处。主要为先天性囊肿如中肾管囊肿（来自 Müller 管的残留物）、前列腺小囊囊肿（utricle cyst），由小囊扩张引起，囊壁较厚并可钙化，囊内很少有精子。只有囊肿增大或合并感染时才会出现不适；中线旁囊肿，多为射精管囊肿，各种原因导致射精管梗阻所致；前列腺周边囊肿，多为腺管潴留性或退变性小囊肿，囊肿多较小，直径 1 ～ 3mm，其中继发于良性前列腺增生者最多见，可单发或多发，一般无症状，也无临床意义。

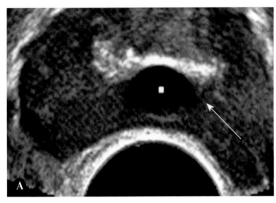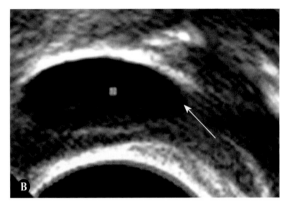

图 16-26　前列腺囊肿（↑）声像图

A.经直肠横断面声像图断；B.经直肠正中纵断面声像图，呈泪滴状

【声像图表现】

前列腺小囊囊肿：在中部出现小圆形无回声小囊，囊壁境界清楚，后方回声增强。一般小于 1～2cm。纵断面呈椭圆形（图 16-26）。连续动态扫查时，其囊肿位于前列腺中线，尿道上方。而射精管囊肿可见与射精管相延续，纵断面多呈泪滴形。

精囊疾病

精囊超声检查的适应证、扫查方法在前列腺疾病一节中已有提及。本节对于扫查技巧和声像图表现做一些必要的补充说明，然后介绍几种常见疾病。

第一节　精囊超声扫查技巧

横断面扫查无论采用经腹壁或经直肠超声，通常不能充分显示完整的精囊长轴断面，因横断扫描平面不符合精囊长轴的体表投影（图 16-27）。横断面的超声"长径"测值往往过低，而且这是将输精管壶腹部断面包括在内的误测（注：精囊解剖学长径 4～5cm，宽 1.5～2cm）。因此，精囊超声检查和测量需要注意以下技巧：

1.经腹壁精囊扫查应采用下腹部斜断面　将探头放在下腹部正中线上，分别大约在时针 2:00 和 10:00 的位置做倾斜扫查（相当于左、右精囊投影位置），探头适当地加压和侧动，可分别取得比较满意的左、右精囊长轴断面图（可参见经腹壁前列腺扫查图 16-7）。

经腹壁正中纵断扫查只能显示输精管壶腹部，而不是精囊（图 16-28）。

2.经直肠超声扫查时，也应将探头适当倾斜和侧动，分别寻找左、右精囊最大长轴断面进行全面观察和停帧测量。

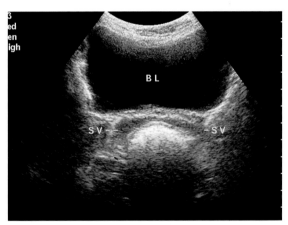

图 16-27　经腹壁横断面扫查

SV 精囊，BL 膀胱

第二节　正常精囊声像图

经直肠超声横断面扫查图像最清晰：左、右精囊两侧对称，它们中间有左、右输精管壶腹部的横断面。精囊质地柔软，内部有中低水平回声，可随

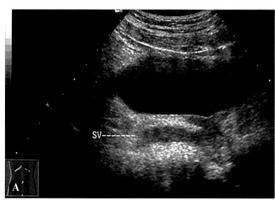
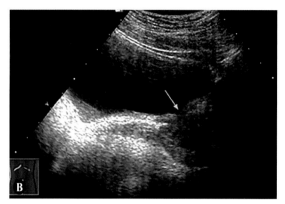

图 16-28 下腹部斜断面精囊长轴显示（A）与正中纵断面输精管壶腹部（B）的比较

SV 精囊的长轴断面；↑尿道内口，可见膀胱颈部的内括约肌与前列腺相连

探头挤压而移动，与其中黏液性内容物有关。精囊 CDFI 显示少量或无血流信号，且两侧对称（参见经直肠前列腺高位水平扫查，图 16-12A）。

> **正常超声测值**

精囊长径 3.5～4cm，宽径 1～1.5cm（王炼等，2003），比较接近于解剖学测量。精囊形态大小有一定的个人差异和变化，影像学形态大小的肉眼观察和评估可供临床参考。

第三节　主要疾病超声诊断

一、精囊炎

（一）急性精囊炎

本病常与急性前列腺炎合并发生，主要超声

表现为双侧精囊外形饱满、肿大，血流信号显著增多，代表炎症水肿和充血（图 16-29），急性精囊炎还可以合并脓肿。声像图检查结果，仅供临床参考。

（二）慢性精囊炎与精囊结石

慢性精囊炎可由急性精囊炎演变而来，为血精的常见原因之一。但双侧精囊经腹超声多数无异常表现，故仅凭声像图诊断是困难的。即使经直肠超声检查或经腹壁超声监视下精囊直肠指诊，双侧精囊形态、大小、回声大多数也均正常，质地柔软、不可触及。少数慢性精囊炎患者触诊时质地稍硬，有"条索状感"，但活动性良好，无肿物，可以与精囊肿瘤鉴别。CDFI 对于慢性精囊炎缺乏肯定的诊断意义，与急性精囊炎不同（图 16-30）。

慢性精囊炎可能合并精囊结石，反之亦然。超

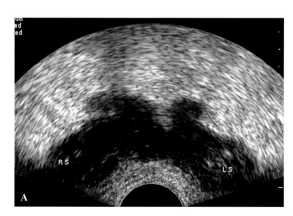
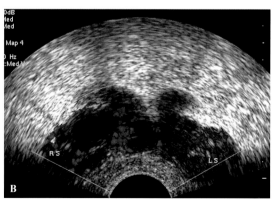

图 16-29　急性精囊炎声像图及 CDFI 表现

双侧精囊、输精管壶腹部肿大，血流信号增多（男性 42 岁，淋病引起前列腺炎合并精囊炎）；RS 右侧精囊，LS 左侧精囊

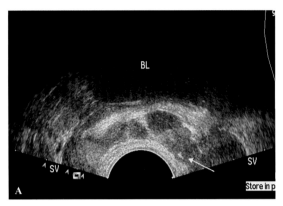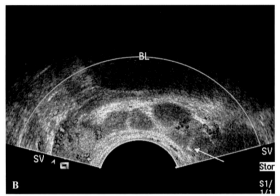

图 16-30　慢性精囊炎合并结石声像图及 CDFI 表现

男性 60 岁，慢性精囊炎 10 年，超声发现左侧精囊内小结石（↑），伴有声影，SV 精囊；BL 膀胱

声显示精囊腔内单发或多发强回声伴有声影，诊断精囊结石并无困难。精囊结石是慢性精囊炎的佐证，没有其他重要的临床意义。

二、精囊肿瘤

原发性精囊肿瘤如腺癌等非常罕见，良性肿瘤则更为罕见。继发性精囊肿瘤常见于前列腺癌进展期，腺癌常侵犯精囊并引起血精。经直肠超声扫查不难发现（图 16-31）。

【声像图表现】

1. 左右精囊形态、大小失去对称性，患侧精囊形状异常。

2. 患侧精囊增宽，囊腔饱满；精囊腔内有实性肿物引起的低水平回声，探头加压扫查时可发现精囊质地变硬，与健侧显然不同。

3. CDFI 显示实性肿物局部血流信号增加。

注意事项：由于精囊肿瘤常见于前列腺癌进展期，宜同时仔细检查前列腺，查明有无前列腺癌的超声征像（图 16-31）。

三、精囊囊肿

囊肿常发生在一侧，通常无症状。先天性囊肿可能合并同侧肾发育不全。孤立性大囊肿（称"精囊积水"）可引起排尿障碍。作者曾遇一例 35 岁男性，排尿困难，原因不明。超声偶然发现右侧较大的精囊囊肿，呈梨形，约 7×4cm，壁薄，内有可移动的中低水平回声，对膀胱有明显压迹。

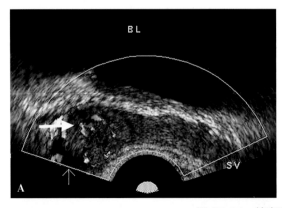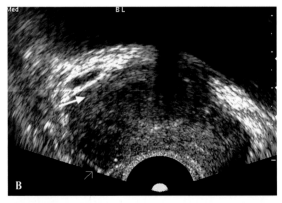

图 16-31　精囊肿瘤声像图（↑）

A. 精囊癌灰阶和 CDFI 超声表现（↑）；B. 患者前列腺癌（↑）超声声像图（T3 期）
BL 膀胱，SV 精囊

患者经手术切除治疗后症状消失。后天性囊肿常
继发于射精管炎症阻塞，超声引导穿刺抽吸可缓
解症状。

四、射精管囊肿

系射精管末端阻塞引起扩张。较小囊肿呈梭形，
或呈憩室型，内含精子。本病可合并慢性精囊炎并
引起会阴痛、血精和不育。声像图表现为含液性病变，
部分位于前列腺实质内，正中矢状断面有助于确定
囊肿与射精管的关系（图16-32，图16-33）。

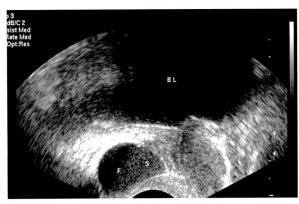

图16-32 射精管囊肿声像图（经腹壁超声正中纵断面）

囊肿指向输精管和精阜，F代表囊肿液体；S沉淀物（穿
刺液中90%以上为正常精子）；BL膀胱

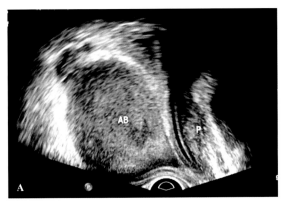
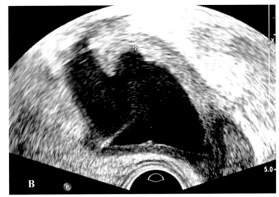

图16-33 射精管囊肿并发脓肿声像图A和经尿道冲洗引流后B

AB 脓肿，P 前列腺

五、先天性精囊发育异常

本病是男性不育的原因之一。包括精囊发育不
全，单侧或双侧精囊缺如。经直肠超声检查对于明
确诊断非常可靠。精囊体积减小30%以上，可以诊
断精囊发育不全（图16-34）。精囊缺如多数合并
先天性输精管缺如，也可能合并先天性肾发育异常
（单侧肾缺如、融合肾、异位肾）。

六、精囊淤积症

本病继发于淋病引起的射精管梗阻，患者继发
性无射精（无黏稠精液射出，仅少许稀薄液体而无
精子）。超声表现双侧精囊外形膨隆、增大（宽径

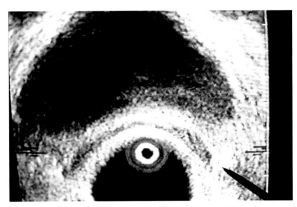

图16-34 先天性精囊发育不全声像图

显著），两侧对称，输精管壶腹部显著扩张，射精
后显得更加充盈饱满（图16-35）。

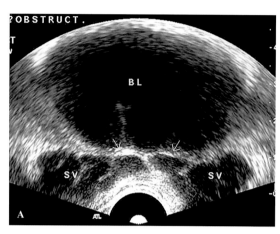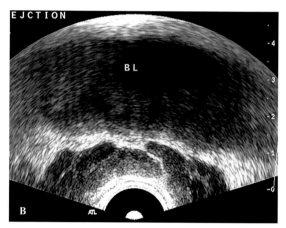

图 16-35　精囊淤积症声像图（A. 射精前；B. 射精后）

BL 膀胱，SV 精囊

阴囊超声检查

第一节　超声解剖概要

阴囊为一袋状结构，阴囊壁由皮肤和富含平滑肌纤维的肉膜组成，是腹壁皮肤和浅筋膜的延续。肉膜在正中线向深部伸入形成阴囊中隔，将阴囊分成左、右部，互不相通，分别容纳两侧睾丸、附睾和部分精索。

实际上，在肉膜深层还有三层被膜包绕睾丸和精索（睾丸－精索被膜），由外向内依次为精索外筋膜、提睾肌和精索内筋膜。在这三层被膜深面还有睾丸鞘膜；其脏层包绕并紧贴在睾丸白膜表面和附睾的表面，在睾丸后缘贴附于阴囊后壁反折与壁层鞘膜延续。壁层、脏层之间为潜在的鞘膜腔，内有少许浆液（图 16-36，图 16-37）。

睾丸呈卵圆形，成年人约 4 cm×3 cm×2cm，左右大致对称，大小有一定的个体差异。睾丸实质表面由致密结缔组织白膜包绕；其外面除了睾丸后缘，还被脏层鞘膜紧密贴附和包绕。白膜在睾丸后上睾丸门处局部增厚，称睾丸纵隔。由纵隔向睾丸实质内分成许多扇形的睾丸小隔并与睾丸表面白膜相连，如此形

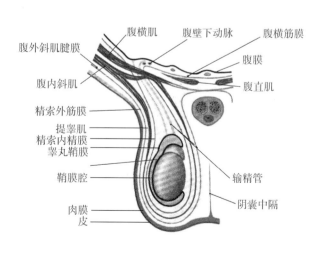

图 16-36　阴囊、睾丸冠状断面示意图

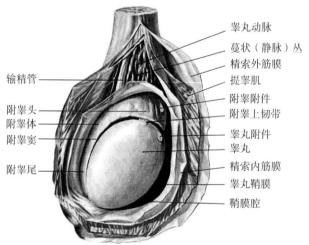

图 16-37　阴囊内容物解剖示意图
（引自郭光文，王序 . 人体解剖彩色图谱，1995）

成许多睾丸小叶。小叶中有曲精细管，它们通过纵隔内的睾丸网，经多数输出小管进入附睾头部。

附睾呈新月形，位于睾丸的后外和上方。分头、体、尾三部分，头部膨大约 1.1 cm×0.7cm，体尾部细长。输精管起自附睾尾，向上进入精索，随精索通过腹股沟管后进入盆腔。

睾丸的血液供应：来自精索内的睾丸动脉，起源于腹主动脉。它自睾丸后向外侧分成数支包膜动脉，深入白膜并沿睾丸周边走行，再分成若干向心小动脉穿行于睾丸小隔供应睾丸实质。约近半数的正常人同时有一支稍粗的经睾丸动脉，自纵隔发出，穿过睾丸实质直达周边包膜形成包膜动脉，参与睾丸实质血供。睾丸的静脉回流：主要通过睾丸纵隔静脉回收睾丸实质内细小静脉血流，进入精索表面的蔓状静脉丛，通过腹股沟管向上汇入睾丸静脉。左、右睾丸静脉上行并分别汇入左肾静脉和下腔静脉。左、右睾丸淋巴管与睾丸静脉相伴而行，它们是睾丸癌腹膜后转移的重要路径。

第二节 适应证

1. 阴囊肿大原因不明，如鞘膜积液、疝等的鉴别诊断。

2. 睾丸和附睾肿物的定位诊断（决定肿物在睾丸内或外）以及定性诊断(决定其是囊性或实性肿物，进一步判别是肿瘤、炎症、结核或其他）。

3. 精索静脉曲张、男性不育。

4. 阴囊、睾丸闭合性损伤（外伤）。

5. 急性阴囊痛（acute scrotal pain）：急性附睾－睾丸炎与睾丸扭转的诊断和鉴别。

6. 隐睾（先天性睾丸未降）。

7. 睾丸微结石的诊断和定期随访。

第三节 检查方法

（一）仪器条件

高分辨力实时超声诊断仪，7～12MHz 线阵式探头。对于较大的阴囊肿物可用 5MHz 或较低频率探头。

（二）检查前准备

患者一般无须特殊准备。通常取仰卧位，暴露下腹部和外阴部。将阴茎上提至腹壁，用衣物遮盖并可用手固定。必要时，用治疗巾或软纸将阴囊适当托起；阴囊表面需多涂耦合剂，以保证皮肤与探头间充分接触。

（三）扫查方法和步骤

1. 纵断扫查

进行系列纵断和冠状断面扫查。正规的阴囊纵断扫查应当包括阴囊根部精索、附睾和睾丸各部。

2. 横断扫查

注意双侧对比观察阴囊壁、睾丸和附睾形态、大小、内部回声，观察睾丸周围有无液体和其量的变化。

注意事项：必要时用指尖触及睾丸小结节的部位，在该处涂抹厚层耦合剂，将探头轻轻对准该病变作仔细扫查。

第四节 正常声像图

阴囊壁呈高水平回声，厚 3～6mm 不等（室温低时增厚），但层次结构清晰，两侧对称。

睾丸纵断面呈卵圆形，横断面呈圆形；包膜（白膜)整齐光滑；睾丸实质为均匀的中等水平点状回声。正常测值平均大约 4 cm×3 cm×2cm，可有一定的个体差异（图 16-38A、B）。

附睾位于睾丸背侧和上方。其头部纵断时呈新月形，回声与睾丸相近，体部细长（＜4mm）回声较弱，需仔细辨认；横断面略呈卵圆形，位于睾丸背侧（图 16-38C、D）。

鞘膜内（睾丸周围）有时可见极少量液体，产生的新月形无回声区（8%～10%），属正常所见。

睾丸纵隔呈条带状或斑片状高回声，位于睾丸后侧向中央延伸，属正常结构。

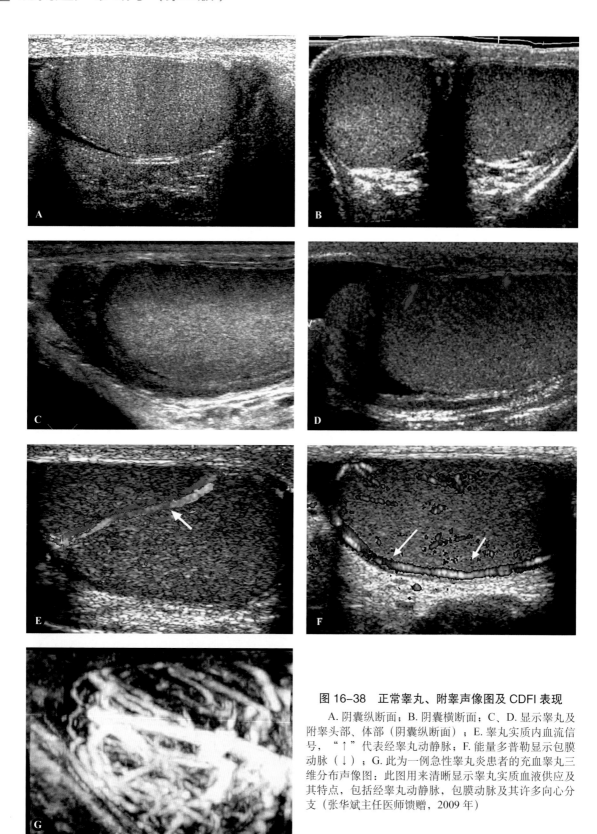

图 16-38　正常睾丸、附睾声像图及 CDFI 表现

A. 阴囊纵断面；B. 阴囊横断面；C、D. 显示睾丸及附睾头部、体部（阴囊纵断面）；E. 睾丸实质内血流信号，"↑"代表经睾丸动静脉；F. 能量多普勒显示包膜动脉（↓）；G. 此为一例急性睾丸炎患者的充血睾丸三维分布声像图：此图用来清晰显示睾丸实质血液供应及其特点，包括经睾丸动静脉，包膜动脉及其许多向心分支（张华斌主任医师馈赠，2009 年）

彩色多普勒显示睾丸实质内散在血流信号（近半数可见经睾丸动脉。包膜动脉呈弧形分布，位于睾丸周边，图 16-38E、F、G）。

第五节 主要疾病诊断要点

一、睾丸肿瘤

原发性睾丸肿瘤 有生殖细胞瘤（95% 为恶性）和非生殖细胞瘤之分。前者，又以精原细胞癌最多见，约占半数；其次为胚胎癌和混合型（精原细胞和胚胎癌）。其他少见的尚有畸胎瘤（癌）、绒毛膜上皮癌等。睾丸转移癌可来自其他多种器官。原发性淋巴瘤罕见，其他器官淋巴瘤和白血病晚期可累及单侧睾丸或双侧睾丸。

【声像图诊断要点】图 16-39

1. 睾丸内回声异常（限局性或弥漫性）。单侧者居大多数，双侧者仅占少数（8%）。

（1）均匀低回声性病变 多见于精原细胞癌等，尤其是早期病变。淋巴瘤回声极低，少见。

（2）非均匀性回声异常 即兼有回声减低和增强成分，胚胎癌相对多见，也见于绒癌。提示瘤内有出血、坏死、纤维化、钙化。微小钙化呈多数斑点状强回声。

（3）复合性病变（兼有囊实性成分）并不多见，胚胎癌可在前述混合性实性病变基础上发生小片囊性变坏死区。此型也可发生在罕见的睾丸畸胎瘤。

2. 形态和大小异常

少数隐性癌可无睾丸的明显形态和大小改变，也许仅肿瘤局部回声出现某些异常。有的较大的精原细胞癌、淋巴瘤和白血病性浸润可使睾丸弥漫性肿大，并可能使睾丸整体基本保持卵圆形。胚胎癌可能由于生长较快、更多表现为实质回声不规则结节，伴有睾丸肿大。

3. CDFI 表现

恶性肿瘤内的新生滋养血管普遍增多，故病灶的彩色血流信号较正常睾丸实质增多，分布异常或凌乱。恶性淋巴瘤除了回声减低的特点以外，其异常血流信号增多非常突出（图 16-40）。

二、转移性病变

左、右侧睾丸恶性肿瘤，淋巴管常沿精索和肾静脉上行，转移癌分别向左、右肾门淋巴结和腹膜后转移，造成转移性主动脉旁淋巴结肿大和下腔静脉旁淋巴结肿大（注：不是引起腹股沟区淋巴结肿大，与阴茎癌转移途径不同）（图 16-41）。

【鉴别诊断】

1. 睾丸囊肿 主要有白膜囊肿、睾丸内囊肿。临床依靠触诊较难与肿瘤鉴别。由于本病声像图具有明显特征并且高度敏感，有助于这些囊肿的诊断并除外睾丸肿瘤。

2. 睾丸囊性畸胎瘤 本病罕见。通常为圆形，边缘十分整齐，包膜完整、光滑，内部无回声或弥漫型低水平回声，CDI 显示包膜血流信号丰富，而囊内无血流信号（图 16-42）。

3. 表皮样囊肿 本病罕见，占睾丸肿瘤的 1%。纯属良性。但因含有实性成分，故酷似恶性肿瘤（后述，图 16-48）。声像图表现：有包膜，囊壁光滑，可能钙化（典型者呈"蛋壳状"），内部为低回声，似洋葱的横断面或"旋涡状"，或叠层样。结合 CDFI 检查，肿物内部无血流信号，可高度提示本病。组织学穿刺活检和 MRI 有助于确诊。

4. 睾丸肉芽肿（注：睾丸结核最多见，结节病 sarcoidosis 比较罕见）、外伤、梗死、扭转、炎症等许多病变，如果不依靠病史，均可能与睾丸肿瘤图像混淆（图 16-43）。结合病史，认真检查包括灰阶和多普勒超声并综合分析，必要时进行组织学活检。

【临床意义】

1. 高分辨力灰阶结合多普勒超声，有助于睾丸肿瘤的诊断与鉴别诊断，其敏感性高。据报告，超声能够发现小至数毫米的隐匿睾丸肿瘤。有的隐性癌已发生腹膜后等处转移。但是，也有可能找不到原发性睾丸肿瘤，由于少数原发肿瘤自发蜕变并消失（也称"burn-out tumor"）。超声这些优点，为

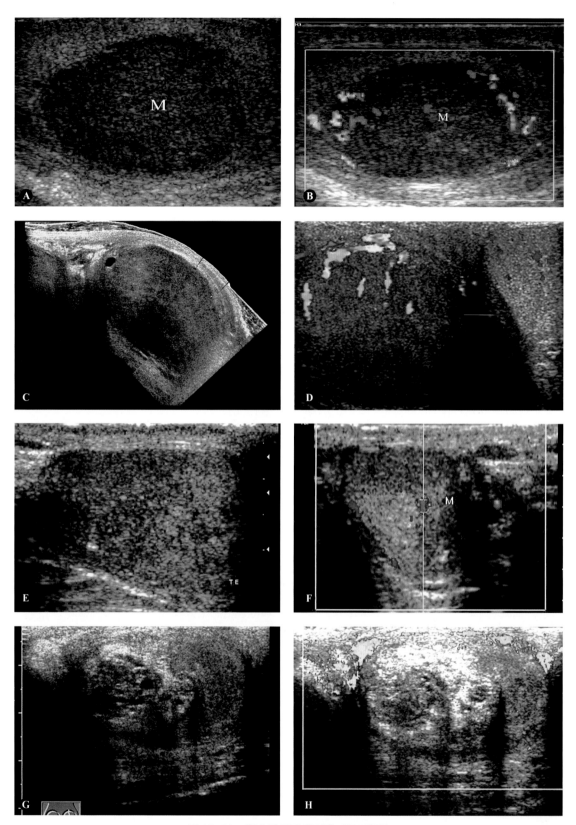

图 16-39　睾丸肿瘤声像图和 CDI 表现

A、B. 隐睾合并精原细胞瘤；C、D. 右侧精原细胞瘤纵断面和阴囊横断面（肿瘤与健侧睾丸比较）；E、F. 胚胎癌纵断面，显示质地不均匀，隐约可见微小钙化和血流信号（高阻动脉血流，RI=0.81）；G、H. 睾丸畸胎癌灰阶和彩色多普勒超声表现（少见）；M 肿块

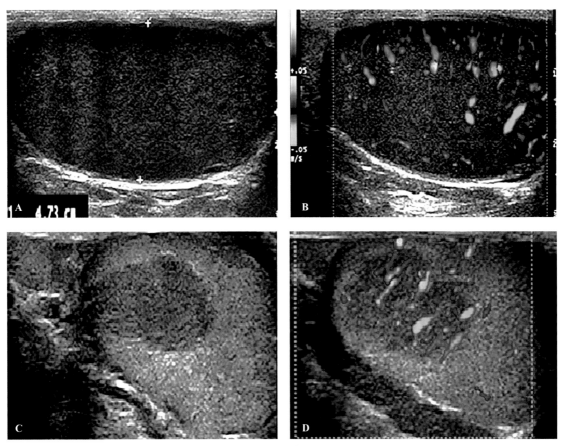

图 16-40　睾丸非霍奇金淋巴瘤灰阶和彩色多普勒超声表现（双侧，纵断面）

A、B. 左侧睾丸非霍奇金淋巴瘤弥漫型浸润表现；C、D. 右侧睾丸实质局灶性浸润伴有附睾体部弥漫型浸润

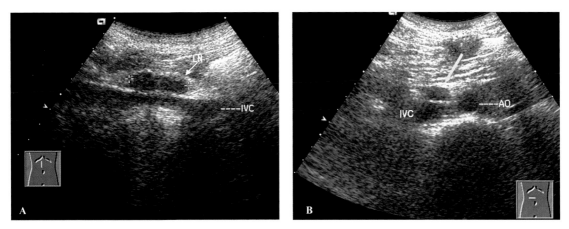

图 16-41　睾丸精原细胞瘤腹膜后转移声像图（原发肿瘤见图 16-39C、D）

A. 腹部沿下腔静脉纵断面；B. 腹部横断面；IVC 下腔静脉，AO 主动脉，LN 及 ↑ 肿大的淋巴结

CT 和 MRI 所不及。

　　2. 超声还有助于检查睾丸肿瘤患者有无腹膜后、肾门淋巴结转移，以利于临床分期。

　　3. 肿瘤的声像图表现是非特异性的，如果不依靠临床病史，与睾丸外伤或扭转后梗死、炎症、肉芽肿等难以鉴别。彩色多普勒超声能够提高睾丸肿瘤的超声敏感性，但仍然缺乏特异性，必须与某些局限性炎症等鉴别。

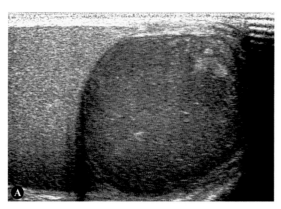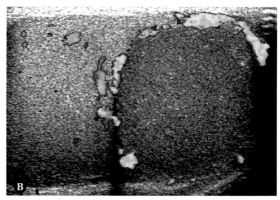

图 16-42　睾丸良性囊性畸胎瘤罕见和彩色多普勒超声表现

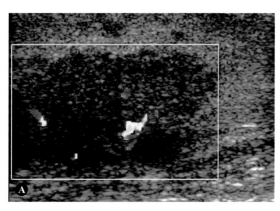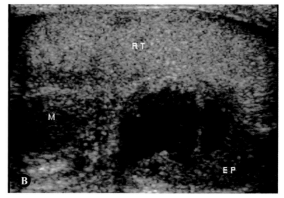

图 16-43　睾丸结核超声表现

男性 46 岁，A. 实性成分伴有血流信号，酷似睾丸肿瘤；B. 可见脓肿形成
RT 右侧睾丸，M 肿块，EP 附睾

4.睾丸微结石患者的定期随访（见下面附文——睾丸微结石）。

三、睾丸微结石

睾丸微结石并不少见，约占睾丸超声检查患者 1%～2%，原因未明。病变发生在双侧睾丸的曲精小管腔内。本病无症状，常在超声检查中偶然发现。声像图表现：睾丸内细点状强回声，散在分布于睾丸实质。声像图类型有弥漫型（图 16-44）和稀疏型（＜5 个微结石）两种。

睾丸微结石的临床意义：睾丸生殖细胞性肿瘤发生概率——主要是精原细胞瘤稍高（5%～10%）。发生概率的高低，与稀疏型或弥漫型无关（图 16-45）。超声检查高度敏感、特异而且是无放射性的影像学检查方法。为了警惕肿瘤的发生，建议每 1～2 年超声随诊一次。此外，本病对于生育能力可能有少许影响。

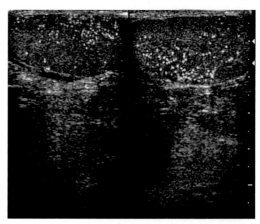

图 16-44　睾丸微结石声像图（双侧，弥漫型）

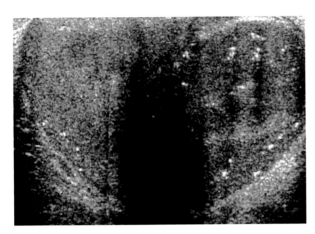

图 16-45　睾丸微结石合并精原细胞瘤

四、睾丸、附睾囊肿

（一）睾丸囊肿

主要有白膜囊肿、睾丸内囊肿。病因未全明了，属于单纯囊肿，均为良性，通常无症状。由于本病声像图具有明显特征并且高度敏感，有助于这些囊肿的诊断并除外睾丸肿瘤。

（二）白膜囊肿

50～60 岁多见，偶然被触诊发现，质地较硬。声像图特点是：位于睾丸表面，位置浅表，约 2～5mm，边界清晰，常有局部隆起，内无回声，单发或多发（图 16-46）。

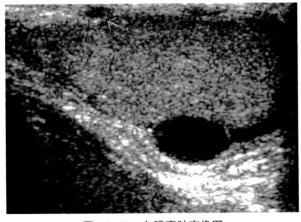

图 16-46　白膜囊肿声像图

（三）睾丸内囊肿

发生在睾丸内，好发于睾丸网，可能由于外伤、炎症后小管腔阻塞所致。声像图特点是：位于睾丸实质内，通常为圆形、椭圆形，2～2.5cm 不等，边界整齐光滑，内无回声，可能有细线样分隔或少许沉渣（图 16-47）。

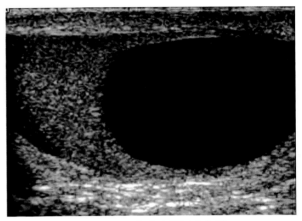

图 16-47　睾丸内囊肿声像图

（四）睾丸表皮样囊肿

本病罕见，纯属良性，可能来自残存的胚胎上皮。20～40 岁多见，因无痛性肿物来诊。囊肿壁由纤维组织和内衬鳞状上皮组成，因含有实性成分如角质蛋白和有干酪样皮脂分泌物，酷似恶性肿瘤，由于少见，很容易发生误诊。但本病治疗方法和预后与恶性肿瘤均有重要区别。声像图特点：边界规则、清晰，包膜可能有弧形钙化（典型者蛋壳样），内部呈低回声，以旋涡状纹理（似横切洋葱）、叠层征为特征。CDFI：本病以实性肿物内部缺乏血流信号为特征，无血流——高度提示表皮样囊肿（图 16-48）。穿刺活检和 MRI 检查，有助于鉴别诊断和决定治疗方案（采取局部病变剜除术或睾丸切除术）。

五、附睾肿物

（一）附睾囊肿

附睾囊肿有两种，即附睾囊肿和精液囊肿。病变发生在附睾小管，原因未明，可能与外伤和炎症

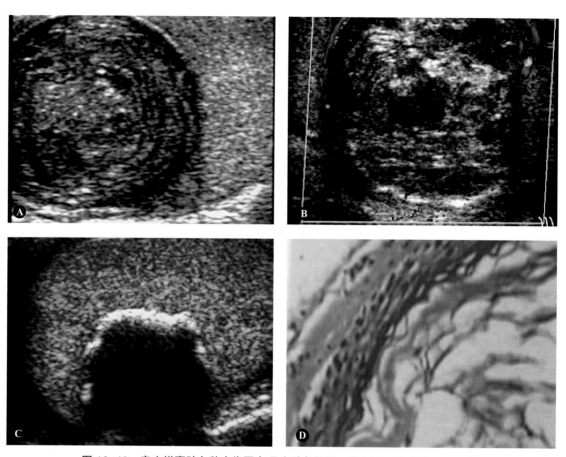

图 16-48　表皮样囊肿多种声像图表现（引自侯毅、崔立刚、张武等，2006）
A.包膜部分蛋壳样钙化伴漩涡征（典型征象）；B.包膜部分蛋壳样钙化伴叠层征,肿物内无血流信号（典型征象）；
C.肿物边缘弧形钙化强回声及声影；D.典型病变病理切片显示包膜和角质蛋白

有关。本病发生率很高，占无症状男性 20% ～ 40%（Leung et al.，1984）。精液囊肿主要发生在附睾头部，内含精子、脂肪小球和细胞沉渣，单发性居多；附睾囊肿内仅含清亮液体，多发生在头部，也可发生在体、尾部。二者均为良性经过。本病多无症状或症状轻微。

【声像图表现】

壁薄、光滑，为圆形无回声或很低水平回声的小囊肿，有时可见分层平面，后壁回声增强。直径一般数毫米至 2cm 左右。特点是壁薄、张力低、无粘连。精液囊肿常有低回声和沉积物（图 16-49）。与附睾囊肿鉴别的临床意义不大。附睾小囊肿直径＜ 4mm 者可视为"正常变异"，无临床意义，也无须写诊断报告。

精液囊肿穿刺液呈乳白色，镜检有多数精子；附睾囊肿则为清澈液体。

（二）附睾实性肿物（病变）

附睾实性肿物　可称为"睾丸外（旁）肿物"。附睾实性肿物的临床诊断思路与睾丸肿物很不相同。即良性居多，非肿瘤居多，其中又以结核居多，恶性肿瘤极少见。

在我国，附睾肿物或结节以结核最为多见（后述）。其他非肿瘤病变有：慢性附睾炎，精子肉芽肿，纤维性假瘤（fibrous pseudo-tumor，发生在白膜上的纤维硬结）。良性肿瘤少见，其中腺瘤样瘤（adenomatoid tumor）相对多见，其他有纤维瘤、血管瘤、平滑肌瘤等；恶性肿瘤相当罕见，有纤维肉瘤、脂肪肉瘤、横纹肌肉瘤等。

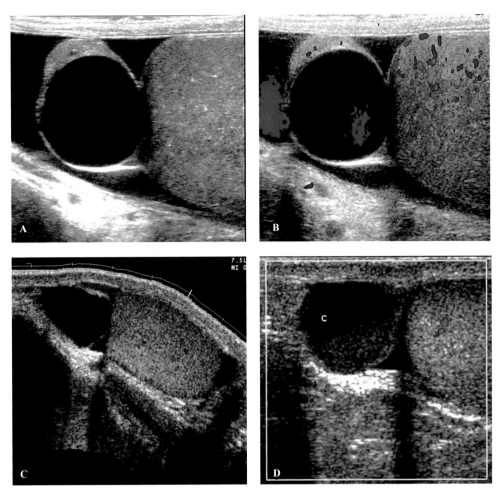

图 16-49　附睾囊性肿物超声表现

A ～ C.附睾囊肿；D. 精液囊肿
C 囊肿

六、附睾炎

附睾炎是最常见的男性生殖器官感染性疾病，也是急性阴囊痛的主要原因之一。感染途径通常是下尿路感染经淋巴管蔓延；较少由血行传播而来。长时间留置导尿管和器械插入尿路损伤引起者也非少见。病原菌主要有大肠杆菌、变形杆菌、葡萄球菌、绿脓杆菌及淋球菌等。急性附睾炎的好发部位为附睾的尾部和头部。由下尿路传播的炎症多数起始于附睾尾部；以后可蔓延至整个附睾。附睾炎常合并附睾－睾丸炎，严重者引起附睾脓肿。

患者自觉阴囊肿痛，1 ～ 2 天内严重加剧，常伴有发热及尿路刺激症状。诱因：剧烈运动后，不洁性交史，不少患者在睡眠中突然发病。

【声像图诊断要点】

1. 附睾肿大，或以尾部为主、或以头部为主。
2. 回声通常减低，纹理粗乱而且回声不均匀。
3. 继发少量鞘膜积液，患侧阴囊皮肤稍厚。
4. CDFI　显示患侧附睾血流信号显著增加，相邻的部分睾丸组织血流信号也常明显增多，后者提示"附睾－睾丸炎"。频谱多普勒显示动脉舒张期血流增加，阻力指数降低（图 16-50）。

【临床意义】

急性附睾炎、附睾－睾丸炎是急性阴囊痛最常见的病因之一。然而，临床表现极易与少见病——睾丸扭转相混淆，因而临床容易造成误诊，误诊率可高达 45%。超声征象，特别是彩色多普勒表现典型，具有重要的临床诊断和应用价值，借此可以和急性睾丸扭转鉴别。

【鉴别诊断】

1. 睾丸扭转　由于缺乏血流信号，用 CDI 往往易与炎症鉴别。然而，少数扭转患者可以自发地或在医生手法复位后缓解，即睾丸扭转后的"自行复转"。注意此时 CDI 反而显示附睾、睾丸血流信号显著增多，此系"缺血后的充血现象"，其超声表现酷似"急性睾丸炎"（图 16-50B）。重要的是，结合患者临床剧痛的突然缓解和消失，不难加以鉴别。

2. 慢性附睾炎　由急性附睾炎发展而来。超声表现：附睾增大，内部回声强弱不规则，CDFI 显示血流信号稍增多，需结合病史和临床检查（如触痛）进行鉴别。本病尚需与附睾结核鉴别（后述）。

七、附睾结核

本病是常见的男性泌尿生殖系结核之一，20～40 岁男性多见。发生在附睾尾部者较头体部多见，以后蔓延至整个附睾，可单侧或双侧。附睾结核直接蔓延引起附睾 - 睾丸结核，形成"睾丸肿物"。患者常有低热、盗汗等全身症状，个别患者起病急，高热，睾丸肿痛，似睾丸炎。附睾结核还可侵犯阴囊引起粘连、产生附睾脓肿。临床上如果全身结核症状不够显著，容易误诊为睾丸肿瘤。睾丸超声具有重要诊断和鉴别诊断价值（图 16-51）。

【声像图表现】

1. 附睾肿大为主，呈低水平回声结节或肿物，常部分侵犯睾丸，使睾丸、附睾分界不清，甚至相

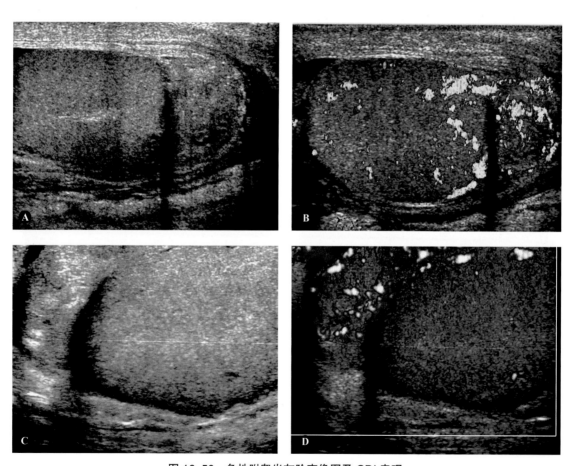

图 16-50　急性附睾炎灰阶声像图及 CDI 表现
A、B. 尾部为主；C、D. 头体部为主

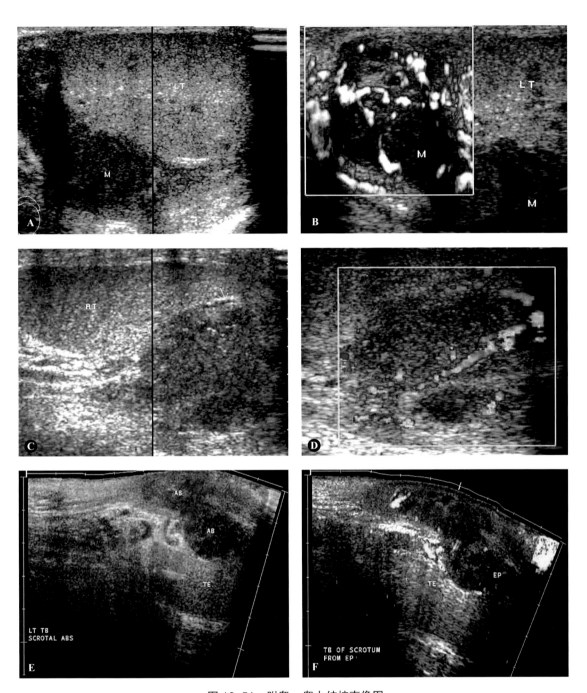

图 16-51 附睾 – 睾丸结核声像图

A、B.临床拟诊为睾丸癌，穿刺活检证实为结核（男性 26 岁）；M 附睾头体部肿物；LT 左侧睾丸；C、D. 附睾尾部结核为主，部分累及附睾体部；RT 右侧睾丸；E、F.附睾 – 睾丸结核伴有脓肿（AB）形成：阴囊壁受累、变薄，穿刺抽液检验证实（男性 38 岁）

TE 睾丸，EP 附睾，M 肿块

互融合。CDFI 显示肿大的附睾血流信号增多，并累及相邻的睾丸组织。

2.病变部位可以伴有低回声液化坏死区，阴囊壁增厚或变薄，有时阴囊壁与睾丸分界不清晰。

【鉴别诊断】

1.附睾其他肿物：精子肉芽肿，少见的良性和恶性肿瘤。

2.慢性附睾炎。需结合病史和其他检查加以鉴

表 16-5　慢性附睾炎与附睾结核鉴别表

	慢性附睾炎	附睾结核
1. 好发年龄	中青年已婚多见	20～40岁多见
2. 既往史	泌尿系感染史	结核病史，阴囊破溃流脓史，营养不良史
	冶游史、淋病史	
3. 体检		
阴囊肿物	常均匀肿大、肿块较小	不均匀肿大，可多个结节
	中等硬度，尾部多见	质地较硬，头、尾部均可累及
	压痛明显	压痛不明显
精索	正常或增粗	常有明显增粗，呈串珠状
阴囊皮肤	正常，无粘连	正常/增厚、粘连、窦道、瘢痕、色素沉着
4. 伴随疾病	尿道炎，慢性前列腺/精囊炎	结核性脓肿形成，前列腺结核/肾结核
5. 结核菌素试验	（–）或（+）	（++）或（+++）

别（表 16-5）。

八、附睾肿瘤

【病理和临床表现】

附睾肿瘤有原发性（良性、恶性）和转移性两类。二者均罕见。附睾肿瘤中以良性肿瘤居多，占70%～80%。其中腺瘤样肿瘤稍多；其他如纤维瘤、脂肪瘤、平滑肌瘤、血管瘤、脂肪肉瘤、横纹肌肉瘤、淋巴瘤等。转移瘤可来自白血病、淋巴瘤和其他器官的恶性肿瘤，它们比睾丸转移瘤更为罕见。

附睾肿瘤通常无症状，临床表现为轻微坠痛，无触痛和红肿，一般被偶尔触摸或触诊时发现。小的附睾肿瘤结节，包括原发性恶性小肿瘤，由于临床罕见易被误诊为附睾结核及其他良性病变。恶性肿瘤，特别是肉瘤，生长速度迅速呈球形或近球形，使睾丸受压移位。肿瘤质地一般较硬韧，无压痛。

区分睾丸肿瘤和睾丸外肿物具有重要临床意义。因为睾丸肿物以恶性肿瘤居多数。睾丸外肿物主要指附睾肿物。实际上附睾肿瘤相当少见，只占附睾肿物极少数，良性居多。附睾结核、慢性炎症及精子肉芽肿等非肿瘤性病变才是临床上相对常见的附睾肿物。

【声像图表现】

1. 附睾的局部呈实性圆形或椭圆形结节，通常为单侧性。以良性腺瘤样肿瘤为例，在尾部多见，边界完整清晰，肿物内部回声增多或等回声性，少数呈低水平回声。肿物起初发现多为小结节，生长速度缓慢（图 16-52）。

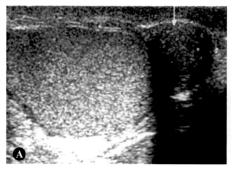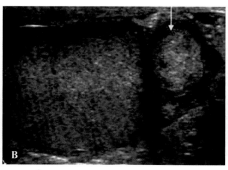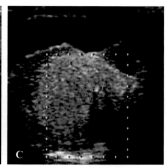

图 16-52　腺瘤样瘤 adenomatoid tumor 声像图表现（↓）

A、B.附睾尾部结节表现为低和等回声；C.附睾头部高回声结节和少许血流信号

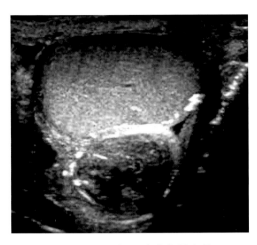

图 16-53 平滑肌瘤声像图表现

2. 良性附睾肿瘤由于生长缓慢，通常与睾丸的分界明显，对于睾丸的压迹也不显著（图 16-53）。恶性肿瘤声像图表现与睾丸分界虽明显，但压迹常很显著（图 16-54）。

3.CDFI 检查 良性附睾肿瘤通常少血流信号；恶性肿瘤相反，表现为丰富的血流信号，睾丸动脉呈低阻型。

【诊断与鉴别诊断】

1. 精子肉芽肿 本病由于精液（精子）外渗进附睾周围软组织引起的坏死性肉芽肿性反应，通常无症状，只是附睾内出现小的硬结节，触诊有时似附睾内病变。患者既往常有输精管结扎病史，或外伤、感染史。声像图主要表现为附睾局部实性结节，通常呈低回声（图 16-55）。

2. 附睾结核 附睾肿瘤声像图呈实性结节或肿

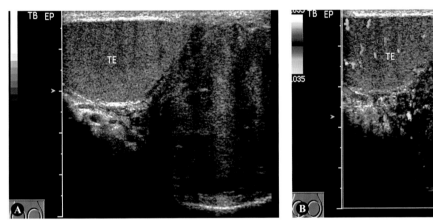

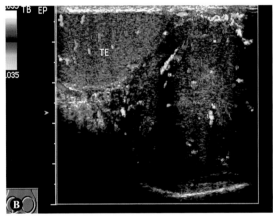

图 16-54 附睾胚胎性横纹肌肉瘤

男性 21 岁，右侧附睾尾部结节，1.5 月来迅速长大，触诊肿物与睾丸形成一体。
临床印象：睾丸肿瘤，胚胎癌？ 经手术病理证实；TE 睾丸

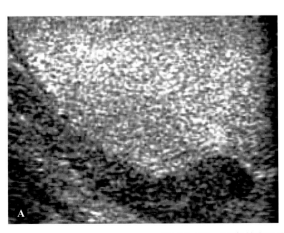

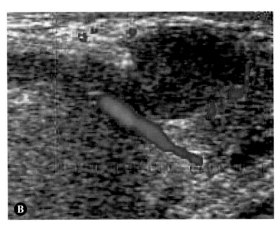

图 16-55 附睾体部和尾部精子肉芽肿超声表现

声像图显示附睾尾部低回声结节，CDFI 未见血流信号

物，内部回声和 CDFI 表现缺乏特异性，故可能与结核病变混淆。若有双侧性附睾病变，病变范围较广，如同时累及头体尾，引起局部阴囊皮肤肿胀、充血、粘连以致有破溃倾向者，应更多考虑附睾结核的可能性。结核菌素试验有助于结核的诊断。

九、睾丸炎

（一）流行性腮腺炎引起的急性病毒性睾丸炎

较为常见（约占腮腺炎患者 20%），亦称特异性睾丸炎。多见于青少年男性，可一侧或双侧睾丸发病。一般发生在腮腺炎后 3 ～ 4 天，临床表现发热，阴囊部位剧烈肿痛。病理：睾丸高度肿胀，组织水肿，血管扩张，大量炎性细胞浸润，伴有组织张力增高。少数严重者最终将导致睾丸部分或完全性缺血坏死 - 睾丸梗死，患侧睾丸萎缩。

（二）急性细菌性（非特异性）睾丸炎

单纯急性细菌性睾丸炎相对少见，多为急性附睾 - 睾丸炎。它是成年人的常见病，常通过淋巴引流途径来自下尿路泌尿系感染，多伴有附睾炎；也可来自血行播散。病因学包括大肠杆菌、葡萄球菌、肠球菌、绿脓杆菌、淋球菌等。病理表现：睾丸不同程度肿大，充血、水肿，白细胞浸润，切面常有小脓肿和局灶性坏死。病变进一步发展，睾丸内较大范围组织坏死、液化，形成睾丸脓肿。

【声像图表现】

1. 睾丸普遍性肿大、表面整齐光滑。
2. 内部回声减低或正常，分布均匀。严重者，睾丸实质回声不均匀。
3. 可有少量鞘膜积液征象。
4.CDFI 检查特点：睾丸实质血流信号显著增多，有重要的临床诊断价值，而且特别有利于和睾丸扭转鉴别（图 16-56）。

预后不良指征：①患侧睾丸实质回声不均匀减低，CDFI 显示睾丸内部区域血流信号反而减少；②如果频谱多普勒发现舒张期血流消失，或睾丸动脉阻力指数 RI ≥ 1，提示睾丸缺血性坏死 - 睾丸梗死可能。

十、睾丸脓肿

由细菌性睾丸炎发展而来，多见于老年人和糖尿病患者，尿潴留和留置导尿管可为其诱因。

【声像图表现】

1. 肿大的睾丸实质内部分或大部分出现含液病变，形状呈规则近圆形或不规则形，内有低水平回声移动或可见浮动的点状强回声(代表产气菌感染)。
2. 鞘膜腔可出现多量积液（化脓）征象 / 积气表现，代表脓肿破入鞘膜腔（图 16-57）。
3.CDFI 显示脓肿周边部组织内有血流信号，脓腔内少或无血流信号。
4. 超声引导穿刺抽液有助于证实睾丸脓肿和细菌学检查，也有助于引流处理。

十一、阴囊、睾丸外伤

多见由暴力因素如踢伤、严重挤压、骑跨伤、撞击等引起的闭合性损伤；由枪击等引起的开放性损伤少见。由于患者阴囊肿胀和疼痛，临床诊断常很困难。超声主要用于闭合性损伤的诊断，协助查明有无睾丸损伤及其程度，特别是筛查并确定有无睾丸破裂（仅占 17%）。睾丸破裂需要积极的外科处理，多数采用保守治疗和随诊观察。

【声像图表现及其类型】图 16-58

1. 睾丸挫伤

患侧睾丸包膜形态正常，睾丸大小正常或轻度肿大；睾丸实质不同程度回声异常，呈强弱不等的非均匀改变；轻微挫伤时需要阴囊横断双侧睾丸仔细比较观察。CDFI：睾丸内血流分布大致正常。附睾可以肿胀，血流信号增多。此型预后良好。

2. 睾丸内血肿

睾丸增大，实质回声局部增强或强弱不均，常伴有小片状或较大的无回声区，代表小血肿形成。CDI：若无包膜破裂，由于组织水肿、张力增高，睾丸血流信号往往减少，血肿无回声区及梗死区内无血流信号。此型睾丸挫伤程度较重。此外，尚可

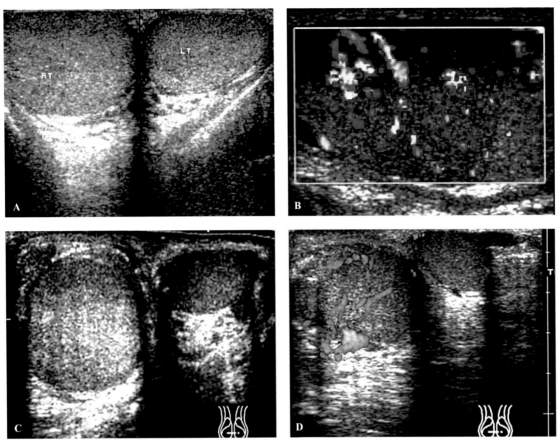

图 16-56 右侧急性睾丸炎灰阶和彩色多普勒超声表现（上排、下排共 2 例）
RT 右侧睾丸，LT 左侧睾丸

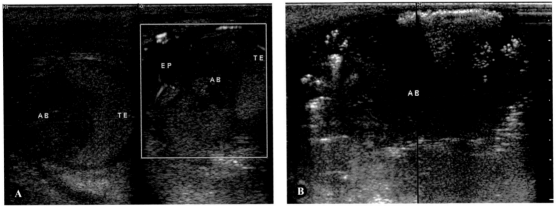

图 16-57 睾丸脓肿超声表现
（男性 70 岁，留置导尿管并发症）

A. 睾丸脓肿（AB）横断面灰阶和 CDFI 超声表现；B. 纵断面显示巨大脓腔（AB）和积气征象；EP 附睾，TE 睾丸

合并包膜下小血肿，呈小窄条梭形低回声。

3. 睾丸破裂（裂伤以致破裂）

睾丸增大，形态不规则，裂口处出现包膜中断、实质膨出，甚至破碎。常伴有鞘膜腔内少量积液（血）

低回声征象。CDFI：部分睾丸组织无血流信号代表梗死区，相反，睾丸实质特别是梗死区周围，血流信号增多。

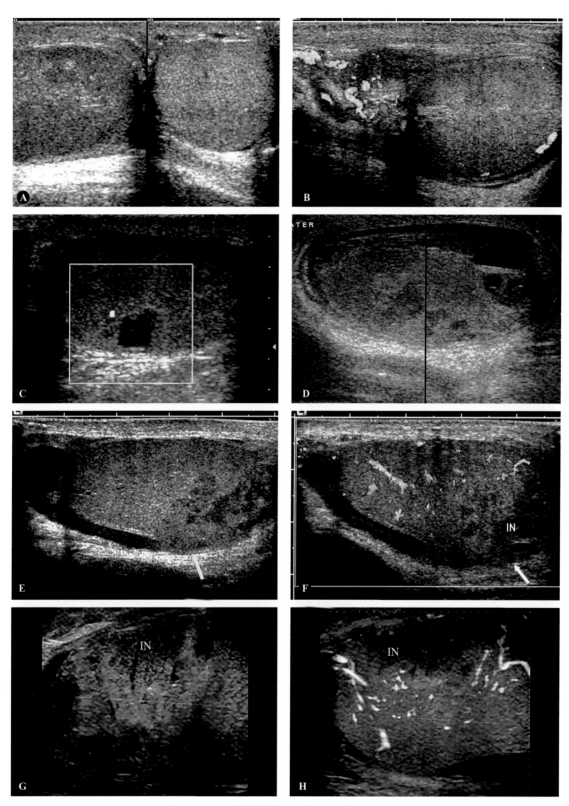

图 16-58　不同类型睾丸外伤声像图（5 例）

A.右侧睾丸轻度挫伤声像图（阴囊横断面双侧睾丸比较观察）；B.病例同上，睾丸挫伤纵断面；CDFI 显示血流信号较少；相反，附睾明显肿胀且血流信号明显增多；C.睾丸外伤（未破裂型）声像图，睾丸内小血肿形成，CDFI 显示睾丸实质血流信号减少；D.严重睾丸破裂灰阶超声表现；E、F.破裂型睾丸外伤：灰阶超声显示睾丸实质回声不均匀，包膜中断（↑），伴有鞘膜腔积液（积血）；CDI 显示睾丸内血流信号显著增多，无回声区梗死灶内（IN）无血流信号；G、H.另 1 例破裂型睾丸外伤，显示典型的楔形无回声梗死区（IN）；CDFI 显示睾丸实质内血流信号增多，梗死区内无血流信号

4. 阴囊血肿 / 鞘膜腔积血型

出血的主要原因是精索蔓状静脉丛的血管破裂引起鞘膜腔积血。表现为患侧阴囊显著肿大，阴囊壁和间隔增厚，睾丸周围出现大片无回声 - 低回声区，其中或有许多细点状或细线样回声来回移动，代表鞘膜腔内大量积血（图 16-59）。

单纯阴囊外伤和大量鞘膜腔积血时，患侧睾丸的形态、大小及内部回声正常。应注意查明睾丸是否完整，与睾丸破裂继发性积液鉴别。

5. 其他

穿通伤时可在睾丸内外发现异物，如小子弹引起的强回声和彗星尾征。

【临床意义】

1. 常规阴囊超声检查有助于临床诊断睾丸有无损伤，初步判断睾丸损伤的类型和轻重，而且判断有无睾丸破裂。

2. 有助于确定外科手术探查适应证，如睾丸破裂、异物存留。临床上，睾丸破裂者是少数，不足 20%，超声检查可使大多数包膜完整的患者免于手术探查，选择保守治疗。常规超声诊断不典型睾丸破裂需要慎重，敏感度不及超声造影检查，故应注意避免假阳性和不必要的手术，微泡超声造影有助于进一步准确判断睾丸破裂及其程度。

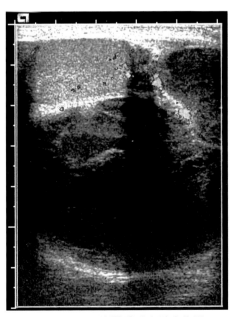

图 16-59　阴囊鞘膜腔血肿声像图

3. 常规阴囊超声检查有利于外伤后随诊观察，判断预后（血肿吸收情况，睾丸是否存活，有无梗死）。

4. 业已证实，超声造影（CEUS）比常规超声检查更为敏感、准确，它有助于进一步明确睾丸外伤的严重程度分级（0 ~ 4）和分型，判别有无睾丸破裂和梗死灶的范围，有利于临床果断决定处理。因此，特别适合在常规超声检查有疑问时采用。

十二、睾丸扭转

本病比较少见。有两种类型：①鞘膜内型，相对较多见。好发于青少年。此型有以下先天发育不良的因素，如睾丸、附睾完全被鞘膜过高地包绕，睾丸系膜过长而未充分固定于阴囊后壁（呈"铃舌样"），睾丸引带（连接睾丸下极和阴囊壁的短韧带）发育不全，因此睾丸容易在鞘膜腔内过度转动以致发生不同程度——180°、360°、720°的扭转。急性睾丸扭转：初始，精索静脉回流受阻、组织淤血和缺血性水肿，睾丸动脉持续供血加剧组织张力升高；继而，睾丸动脉供血减少直至中断，甚至发生组织坏死。②鞘膜外型，好发于睾丸未降的新生儿腹股沟外环，较少见，在此从略。本病既往可能有或无发作史，疼痛常在睡眠时发生，很少在外伤或剧烈运动后发生。初为隐痛，很快转为剧痛。患侧阴囊皮肤可以红、肿、热、痛，故临床医师很容易误诊为常见病——急性附睾、睾丸炎。

【声像图表现】

1. 急性睾丸扭转　患侧睾丸轻度或明显肿大。实质回声表现正常（等回声）或略为减低。如果睾丸扭转持续时间过长，超声发现睾丸回声不均匀，或很不均匀，提示可能已经发生了组织坏死或不可逆性坏死。

2. 间接征象　①附睾显著肿胀，头部变圆或外形不规则；②精索增粗，回声异常，有时可见特异性的"旋涡征"（打结现象）；③阴囊纵断睾丸呈横位；④部分患者伴有阴囊壁增厚和少量鞘膜积液。

3. 彩色多普勒超声　睾丸实质内无血流信号出现，或较健侧显著减少（图 16-60A）。精索内的睾丸动脉阻力指数显著增高（图 16-60B）。睾丸扭转经手法或手术复位后，实质内血流信号"戏剧性"增加（酷似"睾丸炎"），阻力指数正常（图16-60C、D）。

【注意事项】

1. 灰阶超声诊断早期的睾丸扭转不够敏感。因为此时多数患侧声像图的睾丸大小、实质回声可能不出现显著异常——假阴性。但是，以下的重要间接征象，如①精索增粗或旋涡状（代表扭转）；②附睾肿大；③阴囊纵断时，睾丸呈不寻常的横位（代表精索短缩），均强烈提示扭转的诊断（图16-61）。

2. 如遇患侧睾丸血流信号减少，但未完全消失（扭转早期血流不完全中断），常规超声可能带来诊断困难，需进行阴囊横断扫查双侧睾丸仔细比较。彩色多普勒超声检查和精索睾丸动脉RI测定可能提供重要的诊断信息。

3. 部分睾丸扭转患者可经临床医师手法复转，或患者睾丸自行复转（缓解），疼痛"戏剧性"消失。此时CDI显示患侧睾丸内丰富的血流信号，阻力指数恢复正常。此系组织缺血后生理性充血现象，勿误诊为"急性附睾-睾丸炎"（图16-60C）。

【临床意义】

1. 急性阴囊痛由于急性附睾-睾丸炎最常见，临床极易将少见的睾丸扭转误诊为急性炎症而贻误手术或手法复位，临床误诊率近50%。超声尤其是彩色多普勒，是诊断本病高度敏感、准确、快捷的检查方法。

2. 灰阶超声对于本病的诊断虽然并不敏感，但是有利于判断预后：正常均匀中等回声预示睾丸可以存活；睾丸实质非均质改变和回声不均匀减低，高度提示组织坏死（图16-61B）。此外，灰阶超声能够显示的重要间接征象，如睾丸横位、附睾肿大、

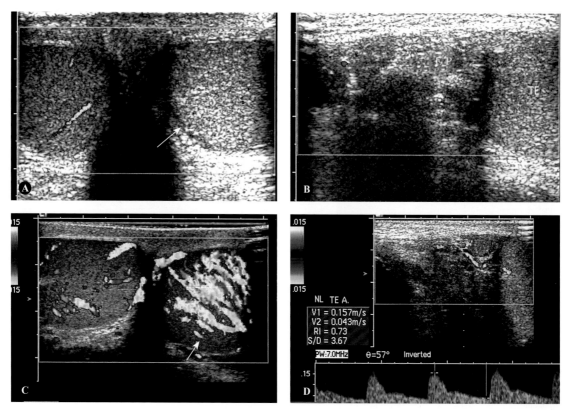

图16-60 左侧急性睾丸扭转声像图（男，18岁）

A.阴囊横断面：左侧睾丸血流信号几乎完全消失（↑）；B.患侧睾丸纵断面：附睾肿大（EP），精索增粗，精索内睾丸动脉出现高阻血流（RI=0.98），TE睾丸；C.经过急诊医师及时手法复位，10 min后超声所见：患侧睾丸（↑）不仅恢复血流，而且血流信号极其丰富，酷似"急性睾丸炎"；D.精索内睾丸动脉恢复，多普勒频谱显示为正常血流信号，阻力指数RI=0.73

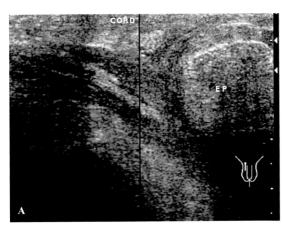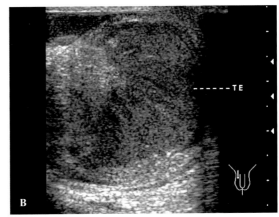

图 16-61　睾丸扭转的间接超声征象

（男性 18 岁，扭转后 48h 手术证实睾丸扭转合并出血性梗死）
A. 精索增粗、旋涡征（CORD），附睾（EP）高度肿胀；B. 纵断面：睾丸（TE）呈横位

精索增粗和旋涡征均高度提示睾丸扭转。

3. 睾丸动脉频谱多普勒测定，对于扭转后睾丸血流信号未完全消失者，具有定性诊断价值。

4.CEUS 可以用于常规超声检查不典型的少数早期扭转患者。实验研究证明，早期睾丸扭转常规彩色超声检出率有一定的限度（6/10），超声造影检出率很高（10/10），明显优于 CDI/PDI。

十三、精索静脉曲张

原发性精索静脉曲张好发于 18 ～ 30 岁青年男性，主要系先天性睾丸静脉瓣功能不全引起。由于左侧精索静脉走行陡直，回流至左肾静脉，因此大多数累及左侧（80% ～ 99%），少部分属双侧性。精索静脉曲张为男性不育常见原因之一，仅部分患者有阴囊坠胀不适症状。本病轻者临床触诊难以发现和确诊。需要注意，应警惕由肾癌或腹膜后肿瘤压迫（睾丸静脉）造成的继发性精索静脉曲张，多发生在中老年，可单独发生在左侧或右侧，为重度静脉曲张。

【声像图表现】图 16-62

1. 精索在阴囊根部纵断时可见多数较粗而不规则的管状结构，血管内径超过正常值 2mm 标准。曲张的管壁薄，内无回声或低回声。重度曲张的断面偶似蜂窝状、多房小囊，多累及附睾、睾丸的背侧

以至于阴囊壁。

2. 嘱患者作瓦氏动作（Valsalva 试验），即吸气后鼓腹。此方法可使上述管状结构的径线测值明显增宽。

3. 彩色超声结合瓦氏动作可以敏感地显示多数静脉管腔扩张和彩色血液反流信号。

4. 除采用仰卧位扫查外，还应改用直立体位，加上瓦氏动作和 CDFI 重复扫查，它有助于轻度曲张（仰卧位时超声阴性或不典型）患者明确诊断。

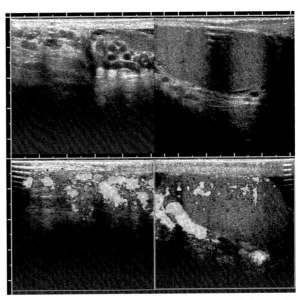

图 16-62　精索静脉曲张声像图和 Valsalva 精索静脉曲张试验 CDFI 表现

【临床意义】

超声诊断本病敏感而且准确。据报道，CDFI结合瓦氏动作显示静脉反流敏感性为97%，特异性可达91%。彩超在绝大多数情况下可以替代X线静脉造影检查。如果直立位超声扫查结合瓦氏动作未见异常，CDFI检查未见静脉反流阴性者，可除外本病。

十四、鞘膜积液

原发性鞘膜积液　有睾丸鞘膜积液、精索鞘膜积液、睾丸精索鞘膜积液和交通性鞘膜积液四种类型（图16-63）。其中，睾丸鞘膜积液最为常见。交通性鞘膜积液多见于18个月以内的婴幼儿，往往合并腹股沟疝，在成年人罕见。此外还有继发于外伤、炎症、睾丸扭转、肿瘤的鞘膜积液，称为继发性鞘膜积液。

【声像图表现】图16-64

1. 原发性睾丸鞘膜积液　阴囊不同程度肿大，可单侧或双侧发生。睾丸周围被无回声包绕；多量积液时无回声区增加，睾丸贴附于阴囊壁的背侧，不随体位变动。偶见积液内出现细点状、迷雾般回声，可能代表积液内含有胆固醇结晶。

2. 继发性鞘膜积液　积液继发于外伤出血或睾丸－附睾炎症，声像图常见积液内部回声增多，伴有许多线条或分房样结构。

3. 睾丸、附睾形态、大小和内部回声无异常。然而，继发于外伤、炎症者睾丸包膜可能出现增厚、表面不规则。

4. 精索鞘膜积液　也称精索囊肿。声像图特点呈长茄形囊性肿物，位于附睾和睾丸上方腹股沟部，边界清晰，光滑；精索囊肿或与附睾、睾丸相邻，位置可高可低，有较大的可活动性（图16-65）。

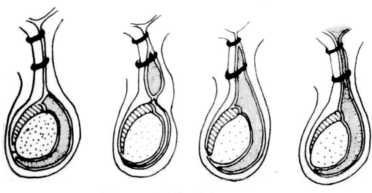

图16-63　鞘膜积液类型示意图

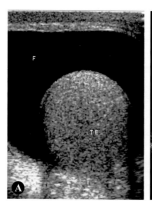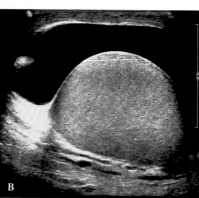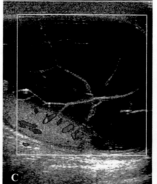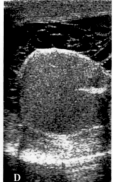

图16-64　睾丸鞘膜积液声像图

A、B.原发性鞘膜积液；C、D.继发性：外伤后（C），淋病感染后（D）
F 积液，TE 睾丸

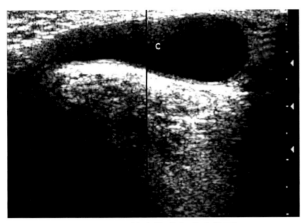

图 16-65　精索鞘膜积液声像图
C 积液

【鉴别诊断】

　　腹股沟斜疝　鞘膜积液引起阴囊肿大有时需与腹股沟斜疝鉴别。鞘膜积液与疝的内容物不同，借助于声像图容易鉴别。腹股沟疝以右侧居多。疝的内容物通常为小肠、大网膜。声像图表现：取决

于疝的内容物及其含量多少。肠管的特点是含液或含气，常见其蠕动（图 16-66A、B）；大网膜在阴囊内表现为一片弥漫的细点状回声，质地柔软（图 16-66C、D）。肠间和网膜低位还可伴有少量腹水。睾丸位于后侧壁，其显示取决于疝内容物是否影响。

十五、隐睾

　　睾丸未降　也称为隐睾，它是最为常见的男性生殖器官先天性异常。新生儿隐睾约占 1%～7%，其中大部分于数周内自然下降。青春期后未降者一般不再自然下降。隐睾 70% 位于腹股沟部，约 25% 位于腹膜后（腹腔内隐睾），5% 位于阴囊上部或其他少见部位。隐睾主要的并发症有睾丸肿瘤和不育，隐睾引起恶性肿瘤的危险性高出正常人群 30～48 倍。超声是首选的影像学检查方法。腹腔内隐睾超声检出率很低，需借助于 CT 或 MRI 检查。

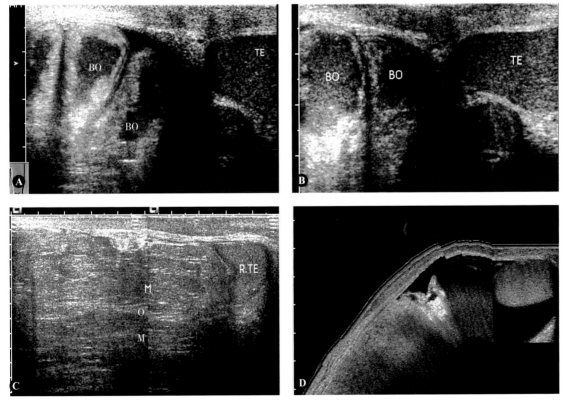

图 16-66　右侧腹股沟疝声像图

A、B. 阴囊横断面：显示含液肠管（BO）蠕动；C、D. 纵断面：显示大网膜（OM）及周围液体
TE 睾丸，R.TE 右侧睾丸

【声像图特点】

隐睾多数可在腹股沟管或内环附近的表浅部位找到，呈椭圆形均匀低水平回声；膀胱充盈时，常对膀胱产生轻微压迹；隐睾常伴有发育不全以致萎缩，体积一般较小。CDFI/PDI 显示血流信号减少。位于腹膜后的隐睾超声扫查可能受肠气干扰而不易显示（图 16-67）。

【临床意义】

隐睾在小儿和青少年比较多见。超声诊断方法简便、比较准确且无放射性和损伤，故作为首选影像检查方法。超声敏感性、特异性和准确性分别可达 88%、100% 和 91%（Wolverson 等，1983）。

隐睾位于腹膜后者超声检查常遇困难，检出率不足 20%。超声若未能发现隐睾，不可诊断"睾丸缺如"，需借助于 CT 或 MRI 进一步检查。MRI 无放射性，可做多平面扫描和三维重建，缺点主要是昂贵、费时，患儿可能需用镇静剂。有国内外学者认为，即使超声、CT 阴性者，手术探查和处理仍属必要。

阴茎超声检查

现代高分辨力实时超声和 CDFI 技术可用于阴茎多种疾病检查。一般选用高频线阵式探头（7～13MHz）。患者仰卧位，通常需用纸巾将阴茎头部提起并贴近前腹壁，嘱患者用手适当加以固定。从阴茎腹侧进行阴茎纵断面和横断面扫查，必要时对阴茎海绵体做自左至右的冠状扫查并观察阴茎深动脉。常规应将探头自阴茎根部（球海绵体）开始，

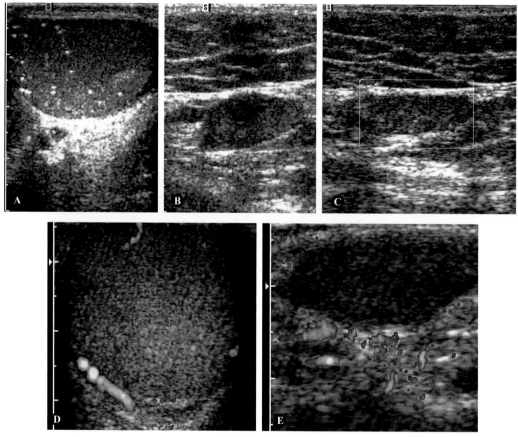

图 16-67　隐睾声像图表现（2 例）

A."健侧"显示睾丸合并微结石；B、C.位于腹股沟部隐睾的灰阶和 CDI 表现；D.健侧睾丸显示睾丸实质正常血流信号；E.位于阴囊上方的隐睾，实质内缺乏血流信号

逐渐移向阴茎头部扫查。超宽视野纵断扫查时，也应如此。在阴茎皮肤表面涂以厚层耦合剂，扫查时注意手法轻巧，减少探头压力。

第一节　正常声像图

阴茎纵断面可见皮肤、白膜、尿道海绵体和阴茎海绵体层次清晰。阴茎横断面呈圆形，尿道海绵体位置较浅，呈扁圆形，中低水平回声，其中闭合的尿道腔回声线稍强；对称的左右阴茎海绵体位于深方，二者之间的白膜间隔呈垂直的衰减低回声或声影，海绵体呈均匀细点状回声，其中阴茎深动脉隐约可见（图16-68）。

正常尿道腔隙闭合成线状，回声似略强却不易显示。因此，常常需做尿道超声造影检查（sonourethrography）。方法是：消毒尿道口，自尿道口注入 10～20ml 无菌生理盐水，然后需用阴茎夹夹住阴茎头部。此法有助于超声显示细线样的尿道管壁，观察尿道的完整性，注意管壁及其周围海绵体有无病变，观察尿道管腔有无狭窄、结石、息肉或异物。有条件者，也可采用插无菌导管——球囊尿管（8F）方法做尿道超声造影检查，在舟状窝使球囊充盈以防溢漏，然后再向尿道注入无菌生理盐水。

阴茎深动脉（海绵体动脉）在阴茎松弛时，该动脉呈断续的平行细线样回声，宽度平均约 0.5±0.1mm（0.3～0.8mm），此时由于血管弯曲，超声常不易恒定地加以显示；在阴茎勃起时，该动脉伸直，易于观察，呈连续的平行细线状，宽达 0.6～0.7mm 以上。阴茎深动脉 CDFI 和频谱多普勒表现，请参见后述。阴茎背静脉位于阴茎背部浅方，管径较粗，流速较低，必要时需加以检测。

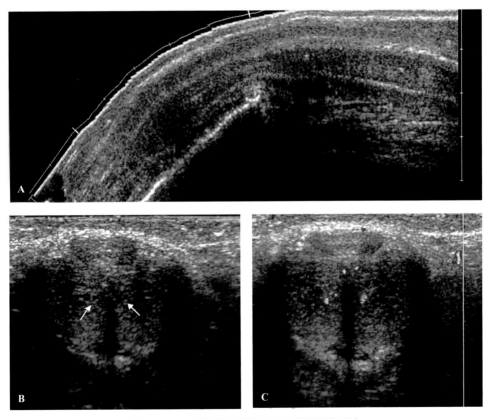

图16-68　正常阴茎声像图（阴茎腹侧扫查）

A.阴茎纵断面；B、C.阴茎横断面
"↑"和彩色蓝点代表阴茎深动脉

第二节　主要疾病超声诊断

一、阴茎肿物

阴茎肿物比较少见，可发生在阴茎皮肤、海绵体部以及尿道。

1.肿瘤　良性肿瘤如阴茎血管瘤、纤维瘤；恶性肿瘤以阴茎癌——鳞癌多见（图16-69）。阴茎海绵体尿道可有息肉，乳头状瘤、移行细胞癌等。

疑为恶性肿瘤如阴茎癌，应考虑累及腹股沟浅表淋巴结可能，进行双侧腹股沟部浅表淋巴结超声检查是必要的。

2.囊性肿物　如皮脂腺囊肿、尿道周围腺囊肿（图16-70）、尿道球腺囊肿；尿道憩室（先天性、后天性）。后者在排尿过程中检查效果良好，必要时尿道造影检查。

3.炎症性肿物　如结核性肉芽肿、脓肿。

4.其他　阴茎结节病（Peyronie 病）等。

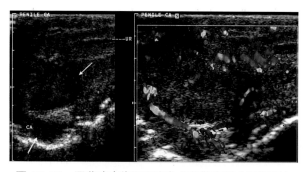

图16-69　阴茎癌声像图和彩色多普勒表现（纵断面）

不规则低回声病变（CA）广泛浸润阴茎海绵体和尿道海绵体（↑），尿道内残存少许尿液（UR）

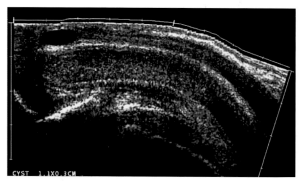

图16-70　阴茎头部尿道周围腺囊肿声像图

二、阴茎纤维化和瘢痕

病变可发生在海绵体、白膜或其周围组织。海绵体内小瘢块可引起勃起时弯曲、疼痛，大瘢块可能引起阳痿（影响海绵体的血窦扩张）。

累及阴茎白膜的局限性纤维化或钙化称阴茎结节病（Peyronie 病），可能属于白膜纤维结缔组织炎症，病因未明。多见于阴茎背侧。可引起阴茎勃起时弯曲和疼痛、不全勃起。早期小结节病变症状轻，非钙化性病变可能自行痊愈，钙化性病变需外科切除和修复。

【声像图表现】

阴茎结节病（Peyronie 病）超声　早期表现白膜局部增厚2～10mm，呈实性低回声斑块，并可见到进出小结节的血流信号（笔者见到一例仅2 mm×3 mm×6mm）。以后局部可以纤维化、钙化产生不规则斑点状强回声，较大的钙化病变可达1～3cm，边缘不规则，往往伴有声影。此时超声扫查时易于发现，勃起时则更为显著（图16-71A、B）。

三、阴茎外伤

阴茎外伤常伴有尿道损伤，包括尿道挫伤、尿道破裂、尿道断裂以及后续发生的尿道狭窄。为检查尿道损伤，应采用尿道超声造影。阴茎其他闭合性外伤并不多见，包括阴茎皮肤挫伤、阴茎折断。

四、阴茎折断（penile fracture）

本病是在充分勃起时阴茎发生折断性损伤，往往造成一侧阴茎海绵体的白膜破裂出血。患者感觉剧痛，阴茎即刻疲软，皮下出血肿胀严重，呈紫茄状。超声可用于术前决定破裂的部位、大小，海绵体周围血肿及其程度。

五、尿道狭窄

本病比较多见。在儿童多为先天性；在成人，常继发于外伤、尿道器械插入性损伤、淋病感染、Wegener 肉芽肿等。超声尿道造影（逆行注药或排尿过程中检查）有重要意义：

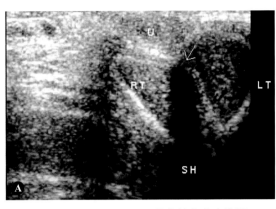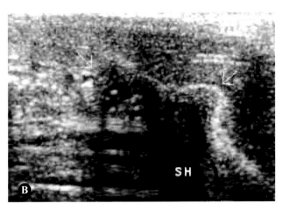

图 16-71　阴茎结节病声像图——瘢痕钙化（↑）使阴茎海绵体严重变形

A. 横断面：RT、LT、U 分别代表左、右、尿道海绵体、阴茎海绵体；B. 纵断面：SH 声影

1. 有助于发现尿道管腔狭窄的部位及其程度，往往伴有狭窄近端尿道扩张。

2. 尿道壁表现为增厚（正常时如细线样回声）和不规则。

3. 决定尿道周围海绵体纤维化和钙化（回声增强）。程度较重者可能需要手术纠正。

六、尿道结石

本病少见，多由膀胱结石或上尿路结石下行排出而来，少数发生在尿道狭窄、尿道憩室。超声检查可发现尿道内强回声及声影，排尿时超声检查能够清晰显示。注意：宜避免逆行超声尿道造影致使结石深入或退回膀胱。

七、尿道异物

异物通常由尿道口插进或引入，可继发尿路感染、尿道梗阻和尿道管壁损伤。超声检查有助于异物的定位（强回声伴有振铃效应或声影）；当异物取出后应做超声尿道造影，以确定有无尿道管壁损伤。尿道损伤时，尿道壁的线样回声连续性中断。

八、勃起功能障碍

勃起功能障碍（erectile dysfunction，ED），俗称阳痿。本病随年龄而增加，中老年、糖尿病患者居多。早先学者们曾认为，ED 的病因多数由于精神或心理因素引起。事实上，器质性因素，包括血管、神经、内分泌和血流动力学因素，引起者可占 50% ～ 90%。现代灰阶超声和 CDFI 成为 ED 重要的无创性辅助诊断方法。前述常规阴茎超声检查有助于某些器质性病变所致 ED 的诊断；CDFI 和频谱多普勒检查，结合血管扩张药物诱发勃起试验，对于判断血管性和非血管性 ED 的诊断有一定的帮助。其中，动脉供血不足引起的动脉性 ED 约占 30%，静脉性 ED 占 15%，混合性占 55%。

应重点检测左、右阴茎深动脉及其血流。正常左右阴茎深动脉直径在松弛时平均 $0.3 ～ 0.8mm$，平均 $0.5 \pm 0.1mm$，由于松弛状态血管弯曲，有时难以测出；勃起时增至 0.5mm 以上；药物诱发勃起可达 $0.6 ～ 0.7mm$ 以上（$0.7 ～ 1.1mm$，引自 Rifkin）。但是，阴茎深动脉宽度测定缺乏实际临床意义。

（一）阴茎深动脉多普勒频谱测定

1. 阴茎疲软状态下收缩期峰值速度 $PSV=10 ～ 15cm/s$；呈高阻型（RI 接近 1.0）。

2. 药物诱发勃起试验　用血管扩张药物——罂粟碱，TB 针海绵体内注射（剂量 40 ～ 60mg，注意事项由泌尿科医生决定）。注射后每 5 分钟记录阴茎深动脉多普勒频谱一次，共 4 ～ 6 次。应靠近阴茎根部进行测量。

正常血流动力学反应　注药后 5 ～ 15 分钟内血流速度迅速增高，可达 30 ～ 45cm/s。正常值——最高收缩期血流速度 $PSV \geq 30 ～ 35cm/s$。在勃起开始，因海绵体血窦内灌注，频谱出现舒张末期血流（EDV），但以后 EDV 应很快减少，而阻力指数（RI）随之升高；充分勃起时舒张期血流应消失（EDV=0，RI=1.0），甚至出现反向血流（RI＞1.0）。在坚挺期，因生理性的静脉血流回流阻断机制的作用，PSV 反而会由 ≥ 30 ～ 35cm/s 逐步减低（可低至 20 ～ 30cm/s），但阻力指数仍持续保持高阻状态（RI=1）。总之，正常 PSV 是在不断变化的，注意取其最高值；正常阻力指数不断增高，应达到 RI ≥ 1.0；EDV 由减少，至完全消失（图 16-72）。

注：阴茎背静脉血流的测定（非常规检查项目）——勃起过程中，可见少量速度缓慢或间断的静脉血流。勃起功能障碍尤其是静脉性 ED 时出现丰富的连续性血液回流。

（二）勃起功能障碍的判断

1. 动脉性 ED　由阴茎深动脉或其供应动脉阻塞等多种原因引起，包括阴部内动脉和阴茎总动脉。最常见的病因是为动脉粥样硬化。海绵体动脉于注药后 3 ～ 7min，PSV ＜ 25cm/s 为重度，PSV 为 25 ～ 34cm/s 为中度—轻度损害（图 16-73）。在观察注药后过程中，如果发现流速最高纪录达到 PSV ≥ 30cm/s，同时 RI ≥ 1.0 可视为正常或非血管性阳痿。

2. 静脉性 ED　由于引流海绵体内多数小静脉在勃起时不能闭合引起。本病特点是：①罂粟碱注射后阴茎深动脉血供正常，最高血流速度 PSV ≥ 30 ～ 35cm/s，仍不能引起充分勃起。②注

药后观察期间，阴茎深动脉始终存在着持续的舒张期血流，EDV ＞ 3cm/s，而且阻力指数 RI ＜ 1.0 方可做诊断（图 16-74）。

注：阴茎背静脉血流测定——在勃起过程中可见连续的、丰富的异常静脉回流，其意义与上述阴茎深动脉始终存在着持续的舒张末期血流（EDV ＞ 3cm/s）相同。由于测量技术费时、费事，可不作为常规检查项目。

3. 混合性 ED　系兼有动脉性和静脉性机能障碍所致阳痿。多普勒超声检查显示 PSV 明显减低，EDV 明显增加，阴茎背静脉持续显示丰富血流。

【注意事项】

1. ED 检查过程需要有安静、舒适和隐私的环境，室内光线放暗，避免围观和人员进出干扰，耐心解释并消除患者对于药物注射的顾虑。

2. 诊断血管性 ED 要慎重。部分患者由于精神紧张等心理因素出现异常结果，必要时重复注药后检查。

3. 超声检测结果必须全面分析并结合临床。当 PSV ＜ 30cm/s，RI ≥ 1.0 而勃起良好的患者，未必是 ED，应注意检查阴茎深动脉血供有无正常变异。正常变异的阴茎动脉 PSV 可远超过 30 ～ 35cm/s，甚至高达 60 ～ 70cm/s。此外，所用仪器档次和操作技术也有影响。

4. 避免海绵体药物注射严重并发症——阴茎异常勃起的发生（后述）。为安全起见，在结束药物

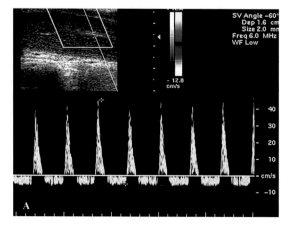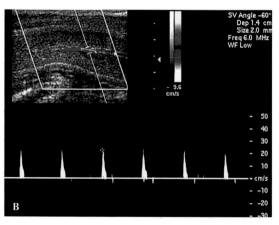

图 16-72　正常药物诱发勃起的血流动力学反应

A. 充分勃起期（PSV=43cm/s，舒张期出现反向血流，RI ＞ 1.0）；B. 坚挺期（PSV=22cm/s，RI=1.0）

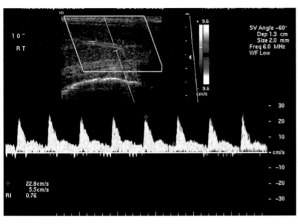

图 16-73 动脉性 ED

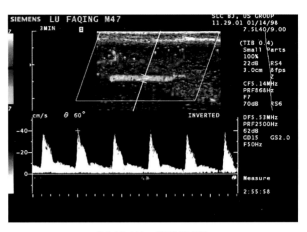

图 16-74 静脉性 ED

诱发勃起试验后勿忘告诫患者，如果持续勃起超过6个小时，请患者尽快就医。

九、阴茎异常勃起（priapism）

指与性兴奋无关的持续性阴茎勃起。有多种病因，也有原因未明。但本病为海绵体注药的严重并发症，需要紧急就医处理。患者阴茎持续勃起数小时，自觉疼痛，应予急诊处理，以防海绵体因长时间缺血、血栓、坏死导致永久性阳痿。超声特点：阴茎深动脉 PSV 可超过 100cm/s，舒张期出现反向血流，RI＞1.0，强烈提示阴茎海绵体静脉淤血性梗阻——非生理性静脉回流障碍。患者阴茎背静脉淤血扩张，可能发现伴有血栓形成（图 16-75）。

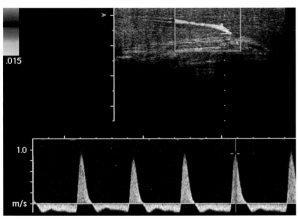

图 16-75 阴茎异常勃起超声表现
（引自王金锐，2001）

患者阴茎深动脉 PSV=97～110cm/s，出现舒张期反向血流

（张 武）

参考文献

1. 唐 敏，曹礼庭，刘 健，等．急性实验性睾丸不全扭转超声与超声造影诊断的对比研究．中华医学超声杂志（电子版），2010，7（6）：908-914.

2. 温建文，梁峭嵘，梁 彤，等．超声造影对闭合性睾丸损伤的诊断价值．中国超声医学杂志，2013，29（10）：950-953.

3. 黄道中．见：邓又斌，谢明星，张青萍主编．中华影像医学超声诊断学卷．第 2 版．人民卫生出版社，2011：692-697,698-705.

4. 胡 兵，周永昌．经直肠前列腺超声显像．见：刘吉斌主编．现代介入性超声诊断与治疗．北京：科学技术文献出版社，2004：359-381.

5. 曹海根，王金锐．实用腹部超声诊断学．第 2 版．北京：人民卫生出版社，2006：301-313.

6. Rumack CM，Wilson SR，Charboneau JW [ed]. Diagnostic ultrasound. Third edition. Mosby, 2005：395-422（the prostate）.

7. 王建宏，钱蕴秋．彩色多普勒超声评价正常睾丸的血液循环特征．中国超声医学杂志，1997，13（2）：14-16.

8. 燕 山，詹维伟．浅表器官超声诊断．南京：南京大学出版社，2005：208-235，236-244（阴囊，阴茎疾病）.

9. 薛恩生，李自镭，林礼务，等．精索静脉曲张症的彩色多普勒研究．中华超声影像学杂志，2000，9：104-105.

10. Lobianco R, et al. Contrast-enhanced sonography in blunt scrotal trauma. J Ultrasound, 2011, 14（4）：188-195.

11. Rumack CM，Wilson SR，Charboneau JW [ed]. Diagnostic ultrasound. Third edition. Mosby, 2005：849-883（The scrotum）.

12. Dewire DM，Begun FP，Lawson RK，et al. Color-Doppler ultrasonography in the evaluation of the acute scrotum. J Urol，1992，147：89-91.

13. Drudi FM，Laghi A，Iannicelli E，et al. Tubercular epididymitis and orchitis：US patterns. Eur Radiol，1997，7：1076-1078.

14. Cast JEI，Nelson WM，Early AS，et al. Testicular microlithiasis：prevalence and tumor risk in a population referred for scrotal sonography. Am J Roentgenol，2000，175：1703-1706.

15. 王昒，李俊来，唐杰. 超声评价原发性睾丸淋巴瘤. 中华医学超声杂志（电子版），2007，4（4）：212.

16. 王昒，张舜欣，刘欣. 睾丸表皮样囊肿的超声表现及其与病理的关系. 中华医学超声杂志（电子版），2007，2（4）：102.

17. 胡兵，周永昌. 男性尿道赘生物声像图分型及其特征. 中国超声医学杂志，1997，13（6）：51-53.

18. 詹维伟，蒋跃庆. 血管性阳痿的药物性阴茎双功能超声研究. 中国医学影像技术，2000，16（3）231-233.

19. Chou YH，Tiu CM，Pan HB，et al. High-resolution real-time ultrasound in peyronie's disease. J Ultrasound Med，1987，6：67-70.

20. 唐敏，曹礼庭，刘健，等. 急性实验性睾丸不全扭转超声与超声造影诊断的对比研究. 中华医学超声杂志（电子版），2010，7（6）：908-914.

21. 温建文，梁峭嵘，梁彤，等. 超声造影对闭合性睾丸损伤的诊断价值. 中国超声医学杂志，2013，29（10）：950-953.

22. 黄道中. 见：邓又斌，谢明星，张青萍主编. 中华影像医学超声诊断学卷. 第2版. 北京：人民卫生出版社，2011：692-697，698-705.

第十七章
前腹壁、腹膜及腹膜后超声检查

腹前壁、腹膜及腹膜腔超声检查

第一节 超声解剖概要

一、腹前壁

腹前壁由皮肤、浅筋膜、深筋膜和肌层、腹横筋膜、腹膜外组织及壁腹膜逐层构成，各层间走行神经、血管和淋巴管。腹前壁肌扁薄，走行方向各异，互为加强腹壁强度。腹外斜肌最为表浅，起自下8肋的外面，纤维斜向前下，远端移行为腱膜，参与腹直肌鞘，在腹股沟区形成腹股沟韧带。腹内斜肌纤维走行则斜向前上方，其远端腱膜与纤维横向走行的腹横肌远端腱膜一起参与腹直肌鞘的构成。

腹直肌位于腹壁前正中线的两侧，被腹直肌鞘包裹，为左右两条平行、上宽下窄、最长的扁平肌。腹直肌纤维起自耻骨联合，向上止于第5～7肋软骨和胸骨剑突的前面。腹直肌的全长被3、4条横行的腱划分成多个肌腹。腱划仅与腹直肌鞘的前层紧密结合，但腱划在腹直肌的后面并不明显，不与腹直肌鞘后层愈合，因此，腹直肌的后面与腹直肌鞘壁之间存在着更为宽松的潜在间隙。

腹外斜肌、腹内斜肌和腹横肌的腱膜包裹腹直肌，如此形成腹直肌鞘。左右腹直肌鞘的前后壁在腹正中线紧密汇合成腹白线，故两侧肌鞘之间互不通连。腹直肌的外缘（半月线）与腹外斜肌、腹内斜肌和腹横肌腱膜紧密相邻。左右腹直肌鞘和其外

侧腹肌的解剖学关系，在系列横断面上两侧对称，最具特征性。

腹直肌鞘的前层由腹外斜肌腱膜与腹内斜肌腱膜前层构成，而腹内斜肌腱膜后层与腹横肌腱膜构成腹直肌鞘的后层（图17-1A）。但在脐下约4～5cm处，腹直肌鞘的后层转至腹直肌前面并与鞘的前层愈合（图17-1B），鞘的后层游离缘形成稍向上凸的弓状线。

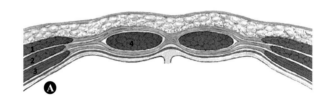
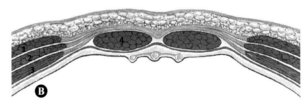

图 17-1　A. 前上腹壁横断面解剖示意图；B. 弓状线水平以下前腹壁横断面解剖示意图

A. 显示皮肤、皮下脂肪及腹壁肌层。1. 腹外斜肌，2. 腹内斜肌，3. 腹横肌，4. 腹直肌；B. 显示腹直肌鞘后层与前层愈合，腹直肌后方直接接触腹横筋膜。1～4分别代表腹外斜肌、腹内斜肌、腹横肌和腹直肌

二、腹膜

腹膜为光滑的浆膜，覆盖在腹壁和盆壁的内面及腹腔、盆腔脏器的表面。贴敷于腹壁、盆壁内面及膈下的腹膜为壁腹膜，覆盖在脏器表面的为脏腹膜，二者相互移行，所夹的腔隙为腹膜腔。壁层腹

膜移行至肝脾胃肠等腹腔脏器表面，称脏腹膜。壁和脏腹膜的移行处，或脏腹膜自某一脏器移行至另一脏器处，腹膜可以形成隐窝，或名称不同的许多结构如韧带、肠系膜、网膜。这些结构基本由双层腹膜构成。肠系膜由壁层与脏腹膜组成，主要有小肠系膜和结肠系膜，此外还有阑尾系膜和卵巢、输卵管系膜等。小肠系膜是连接空肠、回肠与后腹壁的腹膜，呈扇形，附着在腹后壁的部分叫系膜根，内有肠系膜上动、静脉及其分支、乳糜管、神经丛、丰富的淋巴管及淋巴结。在系膜和网膜内，还分布有丰富的结缔组织，其中包含脂肪组织（图17-2A～D）。当小肠、结肠、阑尾发生炎症感染时，肠管周围的系膜结缔组织尤其是脂肪往往明显水肿增厚，并产生具有诊断意义的超声征象。

腹膜腔可以分为两大部分：①游离的腹膜腔，它与骨盆腔相通。腹腔游离积液或积血时，最早积聚在盆腔的最低位——子宫直肠窝或膀胱直肠窝，其他可分布在膈下、肝肾隐窝、脾周围、肠间隙等处。②网膜囊——位于肝胃韧带（小网膜）和后腹膜之间的潜在间隙。网膜囊积液声像图比较少见，但具有重要临床意义，因偶见于十二指肠后壁穿孔、外伤出血和重型胰腺炎。肝胃韧带（小网膜）的右外侧，有肝十二指肠韧带，其背侧为网膜孔（图17-2A）。

腹膜的功能：腹膜具有分泌和吸收腹腔液体的功能，以保持腹腔器官的润滑运动。腹膜还有愈合和防御功能，特别是大网膜。例如成人急性阑尾炎穿孔时常被大网膜包裹，发生局限性腹膜炎居多；而儿童因大网膜短小，防御功能更多依赖肠系膜淋巴组织（腹腔淋巴结反应性增生/淋巴结炎），故容易并发弥漫性腹膜炎。

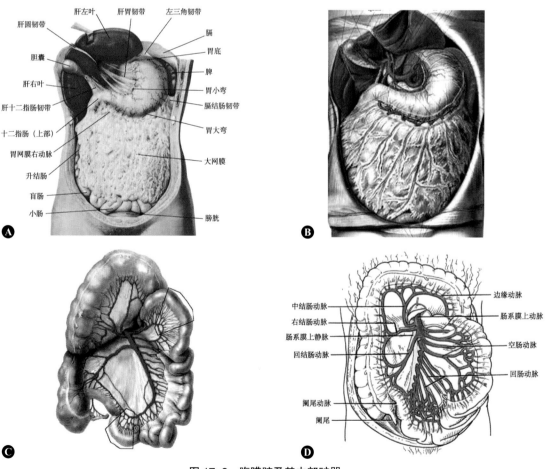

图 17-2　腹膜腔及其内部脏器

A.腹膜腔的内面观：可见小网膜（肝胃韧带）及其右外缘的肝十二指肠韧带，大网膜几乎覆盖整个大肠和小肠腹侧的全部（注：儿童例外）；B.网膜囊背侧观：腹膜后大血管及部分胰腺头体部；C.显示肠系膜和肠系膜上动脉对小肠、盲肠、阑尾、右侧结肠、横结肠的血液供应；D.示意图显示肠系膜上动脉及与其伴行的肠系膜上静脉

第二节 适应证

临床上,许多原发或继发性病变都可累及腹壁、腹膜或腹膜腔,引起超声可见的声像图改变。目前,腹部脏器的超声检查已经成为常规项目,也有利用高频超声评估腹前壁病变的报道,但是由于许多超声医师对腹前壁、腹膜及腹膜腔解剖结构的认识不足,或对其超声检查技术不熟悉,造成临床应用尚不广泛。

1. 腹壁病变 腹前壁占位性病变;腹直肌鞘血肿;腹壁疝;腹壁肌肉脓肿。

2. 各种原因所致腹水 / 腹腔积液 判断腹水有无及多寡;积液部位和有无包裹;评估积液性质,引导定位穿刺抽液。

3. 炎症性病变 化脓性腹膜炎(原发性,继发性);腹腔脓肿(膈下脓肿、盆腔脓肿、肠间脓肿);结核性腹膜炎。

4. 腹腔囊性病变 腹膜包涵性囊肿;肠系膜囊肿;巧克力囊肿。

5. 腹膜肿瘤 原发性肿瘤(腹膜间皮瘤,腹膜淋巴瘤);继发性肿瘤(腹膜转移癌,腹膜假黏液瘤)。

6. 其他 节段性网膜梗死;腹腔游离积气等。

第三节 检查方法

(一)仪器条件

采用高分辨率实时超声诊断仪。腹腔较深部位选用 3.5MHz 或 5.0MHz 凸阵探头,对于腹前壁、壁腹膜、网膜疾病以及体瘦、儿童患者宜选用高频探头(≥ 7.0MHz 或更高)。

(二)检查前准备

一般无须特殊准备。腹前壁、腹膜超声检查多与腹腔脏器检查同时进行,若需检查胆道系统,则被检查者需空腹。

(三)体位

一般取仰卧位,可根据检查需要随时改变患者体位。如观察腹膜病变的相对运动以判断病变来源,特别是怀疑腹腔积气时,转动体位有利于气体的检出。

(四)扫查方法

腹前壁、腹膜及腹腔疾病的超声检查取决于两方面因素:

1. 超声医师对上述结构正常声像图的掌握程度。

2. 超声检查时应遵循全面、系统的扫查方法,对患者自述不适区域或临床怀疑可能发生病变的部位重点扫查。

首先利用常规腹部探头对腹膜及腹膜腔进行全面扫查,了解腹、盆腔脏器的整体情况,包括腹膜潜在腔隙和隐窝内有无积液。注意适当调节图像深度,以恰好全部显示腹腔内容物为宜。随后,可应用高频探头对腹前壁及近场病变局部详细扫查。对于已婚女性盆腔的检查,必要时可用经阴道腔内探头,除常规扫查子宫、附件外,还应重点观察盆壁及子宫直肠窝情况。怀疑腹壁疝时,必要时还需结合 Valsalva 动作站立等增加腹压的方法,动态观察。

第四节 正常声像图

腹前壁薄厚因人而异,高频超声能够清晰腹壁的逐层结构,并清晰分辨(图 17-1,图 17-3)。

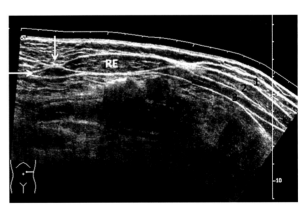

图 17-3 左侧前上腹壁横断面声像图

腹壁逐层结构与解剖示意图所示结构一一对应。1. 腹外斜肌;2. 腹内斜肌;3. 腹横肌;RE 腹直肌,↓腹白线,→腹膜外脂肪所形成的梭形低回声区

1. 腹膜腔　正常情况下，腹膜腔内含有起润滑作用的少量浆液，超声一般无法显示。此外，小网膜（肝胃韧带与肝十二指肠韧带）、胃后面与腹后壁之间也存在一潜在腔隙，称作网膜囊，经网膜孔（肝十二指肠韧带背侧）与腹膜腔相通。当急性坏死性胰腺炎或胃后壁穿孔积液时才容易被显示。

2. 壁腹膜　在声像图上表现为腹壁最深层的细线样高水平回声，表面光滑。超声所显示的高回声线一般由腹膜及腹横筋膜组成。当腹膜外脂肪丰富时，显示为与腹膜分界清晰的层状低回声。腹膜的深方可见肠管随呼吸自由活动，与腹膜无粘连。脏腹膜包绕在肠壁外，形成肠管浆膜层，包绕实质脏器，则形成脏器被膜。

3. 小肠系膜将空肠及回肠连于腹后壁，内有血管、淋巴管、神经通过，还有淋巴结和脂肪组织。其面积广阔呈扇形，根部自第2腰椎左侧斜行至右侧骶髂关节。正常肠系膜于左下腹探头切面平行于左髂血管时容易显示，声像图表现为一系列的细长形结构，彼此间由镜面样光整的强回声分隔，强回声代表腹膜界面。与肠管不同，肠系膜无蠕动。系膜内的管样无回声结构代表系膜内走行的血管。正常肠系膜厚度约 0.7～1.2cm（Jain 等报告为 0.5～1.4cm）。肥胖者，肠系膜相对明显。合并腹水时，肠系膜更易显示，表现为腹水中自由浮动的条片状回声，背离肠管指向腹中部（图17-4）。超声检查是唯一能够实时观察脏器运动的方法，当腹水合并肠系膜聚集成团失去运动时，多表明有肠管粘连。

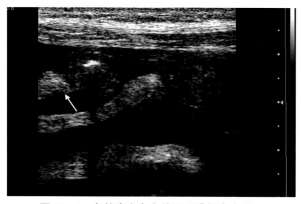

图17-4　合并腹水存在的肠系膜超声表现，
呈条片样强回声（↑）

4. 大网膜　尽管大网膜在腹腔内位置表浅，超声较难清晰显示正常网膜结构。但是，在纵断面扫查时，可以根据胃体部足侧的肠管（横结肠、小肠短轴断面）和前腹壁之间的一层高回声结构，其厚度因人而异，准确推断它是大网膜结构。肥胖者较消瘦者更容易被识别。此外，在合并腹水时，大网膜的下垂部分可表现为不同厚度的中强回声，其厚度取决于网膜内脂肪含量的多寡。无腹水时，可根据大网膜相对于肠系膜的表浅位置关系，帮助判断腹腔病变是否源于网膜。同时，其位置表浅可利用高频探头对局部放大扫查，因此各种原因所致的网膜增厚，网膜内结节性病变均可清晰显示。

第五节　主要疾病诊断要点

一、腹直肌鞘血肿

腹直肌鞘血肿（rectus sheath hematoma, RSH）于 1857 年由美国学者 Richardson 首先报告。RSH 是一种并不常见但常被临床误诊的急腹症之一，也易被误诊为腹腔和盆腔肿物。RSH 是由于腹直肌鞘内腹壁上动脉、腹壁下动脉或其分支破裂，或是腹直肌因直接外伤撕裂和出血引起。

腹直肌在弓状线以下缺乏后鞘，直接与腹横筋膜接触，故此处腹壁下动静脉缺乏后鞘庇护。出血如果发生在下腹部，容易向后方膨隆形成较大的球形肿物并刺激腹膜，甚至压迫腹、盆腔脏器。而腹直肌鞘的上部血肿，颇受鞘的后层约束，常形成一个与健侧腹直肌非对称性的梭形肿块。

按发病原因，RSH 大体可分为两类：外伤性出血及自发性出血。腹壁局部钝挫伤，医源性损伤包括手术止血不充分、术后瘢痕，腹壁穿刺均可成为直接致病原因。少见的诱因有：单次大量仰卧起坐运动、长时间剧咳、严重呕吐、喷嚏、过度用力排便以及打高尔夫等行为，均与腹肌过度收缩、动作不协调有关。自发性出血相对少见。其中，最常见原因为抗凝药物治疗、血友病以及再生障碍性贫血、白血病等多种凝血机制障碍。妊娠和分娩、高龄、高血压、动脉粥样硬化为常见的危险因素。

患者常因突然发作的腹部疼痛和局部包块来诊，运动后疼痛加剧。其症状和体征取决于出血量和血肿的大小。大的血肿患者可有剧痛、低血压以至休克。脐以下的血肿可能出现严重腹痛和腹膜刺激征，如肌紧张、局部压痛和反跳痛。血肿破入腹膜腔者比较罕见，此时可引起血腹征。

典型的体征通常包括：（1）单侧性腹壁肿物，伴有局部触痛。（2）Fothergill 征：让患者取仰卧位，嘱患者低头并使下颌触及胸部，或让患者抬起双下肢，如果此时腹壁肿物变得更加明显、自觉疼痛和触痛加剧，此称 Fothergill 征（+）。腹腔内肿物无此征象，故可用于二者的鉴别。

首先选用 5 ～ 12MHZ 线阵探头，对于较大的血肿随后采用 3.5 ～ 5.0MHZ 凸阵探头，对判断血肿范围效果可能更好。首先，在腹壁上进行横断扫查，特别注意患侧与健侧腹直肌进行比较。超宽视野（全景）扫查技术和图像记录值得推荐。然后，进行纵断面扫查，需要注意的扫查技巧同上。扫查过程中应当特别注意病变所在的解剖部位：脐上或是脐下（如在脐下还要考虑与弓状线的位置关系）、腹壁的哪个层次、与腹直肌鞘的关系，当病变范围较大时，特别注意与腹－盆腔肿物进行鉴别。

腹直肌鞘血肿单侧性最多见，肌肉内血肿可仅表现为腹直肌的轻度肿胀、增厚，回声不均匀增强或伴有小片状无回声区；出血量较多时呈梭形或近圆形肿物，内部回声不均匀（图 17-5）；双侧性

RSH 极为罕见。出血量大者常伴有机化，血肿多表现为混合回声团，酷似实性肿物，其中也可伴有液化的无回声区。

弓状线水平以上的血肿，受腹白线及腹直肌鞘的限制，发生在一侧的血肿不会因扩散波及至对侧，故横断扫查多显示为单侧梭形或卵圆形肿物，而纵断面通常显示为梭形肿物或凸透镜形；发生于弓状线水平以下的血肿则有可能跨越中线扩展至对侧，甚至推挤腹膜深入盆腔，形成巨大球形或不规则形肿物。由于血肿的内部回声多种多样，有时酷似实性肿瘤压迫膀胱，也容易引起误诊（图 17-6）。严重 RSH 破入腹膜腔者少见，此时超声可见合并腹腔积液（血）征象。

超声有助于本病迅速诊断，它具有无放射性和方便、实用等许多优点。本病患者多数只需要保守处理（止痛，必要的静脉输液或输血）；大量或严重活动性出血患者需要手术干预（清理血肿、结扎止血），通常无须开腹手术探查。正确的超声诊断可以避免许多患者因误诊接受不必要的腹部手术探查。

二、腹壁脐部转移结节

本病主要指腹、盆腔内（主要是消化系统或生殖系统）恶性肿瘤转移到脐部形成的肿瘤性结节。最早由在梅奥诊所从事外科助理工作的玛丽约瑟夫修女提出，她在日常护理工作中发现少数腹、盆腔恶性肿瘤患者有相似的脐部结节，并向外科医

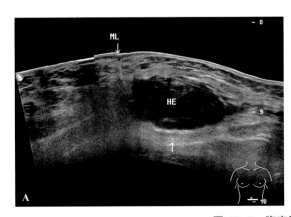 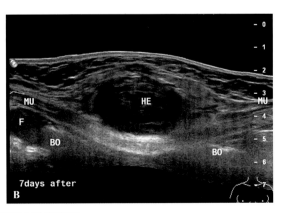

图 17-5 腹直肌鞘血肿声像图

男 48，肾衰腹膜透析患者，接受抗凝治疗。突发左侧腹部疼痛，肿胀 7 天后就诊。前腹壁横断面（图 A）及纵断面（图 B）全景声像图显示腹直肌明显肿胀，局部可见椭圆形低回声，代表腹直肌鞘内血肿（HE）。ML 及↓正中线，↑腹直肌后缘，MU 腹直肌，F 腹腔内积液，BO 肠管

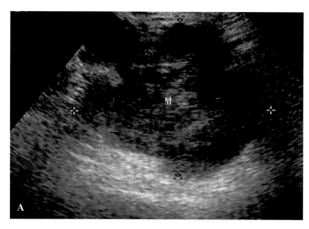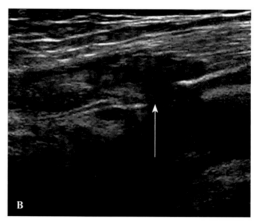

图 17-6 弓状线水平以下巨大腹直肌鞘血肿声像图

　　81 岁老年女性患者，接受抗凝治疗，因突然下腹部疼痛伴失血表现就诊。腹部超声检查（图 A）发现右下腹部巨大肿物，呈混合性回声（M），外形不规则。首先拟诊来自右侧卵巢的巨大占位病变。进一步实时扫查过程中，发现肿物随呼吸运动有被顶起的轻微变化，似乎来源于腹壁。扩大扫查范围并结合高频线阵超声检查（图 B），发现患者右侧腹直肌鞘局部连续性中断（↑），局部腹直肌结构消失，可见低回声与腹腔内肿块相延续，探头加压局部质地软。结合病史，最终超声诊断为：腹直肌鞘巨大血肿突入盆腔

生指出脐部结节可能是腹、盆腔恶性肿瘤转移的体征之一。随着对脐转移瘤认识的加深，Hamilton Bailey 于 1949 年在 *Demonstrations of Physical Signs in Clinical Surgery* 一书中正式将腹、盆腔内恶性肿瘤的脐部转移性结节命名为 "Sister Mary Joseph's nodule（SMJN）"，以此来纪念玛丽约瑟夫修女。

　　文献报道 60%～80% 的脐部恶性肿瘤为 SMJN，而 60% 的 SMJN 通常先于原发肿瘤被发现。在已知的 SMJN 原发肿瘤中，胃癌占 20%～30%，卵巢癌占 10%～12%，结肠癌占 10%～14%，胰腺癌占 7%～11%，其他比较少见的有乳腺癌、宫颈癌、子宫内膜癌和前列腺癌等，其中男性 SMJN 通常来源于胃癌，女性 SMJN 通常来源于卵巢癌。

　　SMJN 确切的发病机制目前尚未完全清楚，它可以是原发肿瘤通过血液、淋巴以及局部侵犯等多种途径转移到脐部。脐部为胚胎残留组织，血管及淋巴组织丰富，这使得肿瘤细胞易通过上述途径转移到脐部；另一方面，因为脐部不完整的筋膜结构和缺乏肌肉层，腹横筋膜是阻止腹膜转移病变的唯一屏障，使邻近的腹腔肿瘤易通过直接侵犯的方式转移到脐部。

　　SMJN 已经被外科学者广泛认识，然而影像学者，特别是超声医师尚未清晰认识本病。我们的经验表明利用低频探头与高频探头结合扫查，可以清

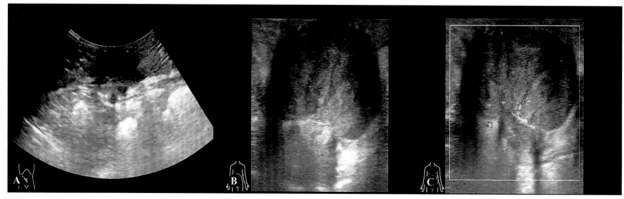

图 17-7 67 岁女性，卵巢癌脐部转移性结节

　　A. 低频探头斜切面灰阶超声声像图示，皮下可见低回声结节，外形不规则；B. 高频探头长轴切面，显示低回声结节紧邻皮下；C. 彩色多普勒血流成像示结节内可见血流信号

晰显示脐部皮下 SMJN，结节呈低回声，内部回声不均匀，边界清楚，形态不规则（浅分叶状、毛刺）。采用低频和高频探头结合的方法，对结节的细节及整体声像图把握更为准确（图 17-7）。

【鉴别诊断】

SMJN 在常规检查中很有可能被忽略，因 SMJN 患者脐部皮肤可表现正常或仅有红斑，而红斑可能给我们错误的提示，如误诊为炎症或脓肿。在声像图中，脐部炎症仅表现为皮下软组织增厚、回声增高，有时呈"鹅卵石"表现，筋膜和肌层并未累及；脐部的脓肿为低－无回声，内可见液性成分，此外周围脂肪组织呈弥漫性高回声表现，而 SMJN 声像图表现为有边界的、形态不规则的实性占位性病变，这与炎症或脓肿不同。此外，炎症或脓肿患者多有发热等相关临床症状，而 SMJN 则多无。

总之，SMJN 可先于原发肿瘤出现或同时存在，也可以是肿瘤切除后复发转移形成，因此通过超声对 SMJN 进行早期诊断很有必要。虽然 SMJN 超声检查缺乏高度特异性，但当超声探及脐部肿物，声像图表现为脐部皮下实性结节，形态不规则（浅分叶、毛刺），结节内有血流信号时，在排除其他可能病变可能性外，则要考虑 SMJN，并且有意识地扫查腹、盆腔，很可能会发现原发肿瘤或其他腹腔内播散灶。

三、腹股沟疝

腹股沟疝分为斜疝与直疝两种，最为常见，人群发病率约 3.6‰。尽管多数可通过临床表现进行诊断，但仍有部分病例诊断困难，无法确定疝的存在及类型。利用高频探头可清晰显示腹壁结构，有利于判别腹股沟疝的存在及其类型。

腹股沟斜疝与腹股沟直疝的主要区别在于疝口位置，腹股沟斜疝疝口位于腹壁下动脉（IEA）外侧的腹股沟深环，而直疝疝口则位于 IEA 内侧的直疝三角。通过高频超声鉴别腹股沟斜疝与直疝的关键是寻找并确认 IEA，IEA 在临近腹股沟韧带处起自髂外动脉，向内上方行至腹直肌与腹直肌后鞘内，其体表投影为沿腹股沟韧带中、内 1/3 交界处与脐

的连线。利用下腹壁横断面扫查，于腹直肌后方易于显示 IEA 远段，声像图显示为腹直肌后缘处的小圆形无回声（图 17-8）。探头旋转 90°后，IEA 为管样结构，CDFI 可见血流充盈，PW 证实为动脉频谱（图 17-9）。部分 IEA 灰阶超声显示不满意者，通过彩色多普勒血流显像的帮助和指引均能明确位置。在腹直肌后缘确认 IEA 后，采用逆行追寻扫查即可明确 IEA 在腹股沟区的位置。

确认 IEA 位置后，对于可疑腹股沟疝患者，嘱患者做深吸气后屏气以增加腹压，观察局部腹腔内容物疝出方向、走行及疝口与 IEA 的相互位置关系。疝口位于 IEA 外侧，疝囊突出后沿 IEA 前方通过者，诊断为斜疝（图 17-10）。相反，疝口位于 IEA 内侧，疝囊将 IEA 向外前方顶起者，诊断为直疝（图 17-11）。

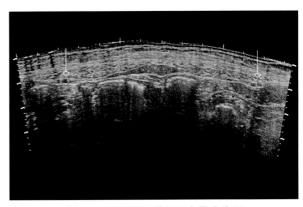

图 17-8 下腹壁横断面全景声像图
于双侧腹直肌（RE）中、外 1/3 交界处后方可见腹壁下动脉及静脉短轴图像（↓）

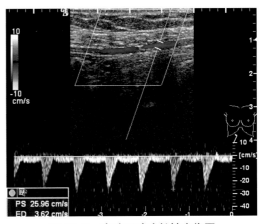

图 17-9 腹壁下动脉长轴声像图
彩色多普勒血流显示管样无回声内血流充盈，为动脉频谱

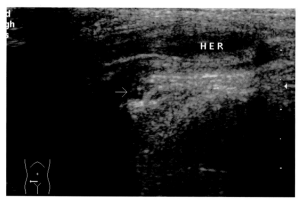

图 17-10　腹股沟斜疝声像图

右侧腹股沟区斜横断面清晰显示疝囊（HER）自腹壁下动脉起始部（↑）外侧疝出，沿腹股沟管走行于腹壁下动脉前方

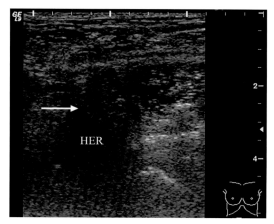

图 17-11　腹股沟直疝声像图

右侧腹股沟区斜横断面显示腹壁下动脉短轴图像（↑），疝囊（HER）自腹壁下动脉内侧疝出，将腹壁下动脉向外前方顶起

四、腹腔积液

正常腹膜腔内含有 50～75ml 清亮液体，起润滑作用，超声一般不显示。当腹膜腔内液体聚积增多时出现腹水。多种疾病会导致腹腔积液，90% 以上的腹水由肝硬化、恶性肿瘤、淤血性心衰、肾衰、结核性腹膜炎引起。腹腔积血、积尿、乳糜腹水、胆汁性腹水相对少见。根据蛋白含量的多寡，腹水可分为漏出液与渗出液两种。

临床物理检查方法只能够检出 500ml 以上的腹腔积液，而超声显示腹腔积液则十分灵敏并且准确，Nichols 报道经阴道超声可检出 0.8ml 的微量液体。

【声像图表现】

1. 少量腹水　患者仰卧位时，液体多聚集在两侧腹及盆腔。因此，应重点对上述区域进行超声检查。少量腹水时应与腹腔内正常含液结构，如含液的肠腔鉴别：少量腹水的边界依周围组织分布，呈多角的不规则外形并可随体位改变移动。

2. 根据腹水分布情况可大致估计腹水量，还可以实时引导进行腹水的诊断和治疗性穿刺。

3. 腹水的定性

（1）漏出液　一般为无回声。

（2）各种原因引起的腹腔渗出液　其超声表现有多种，如积液内含有细小的中低水平回声、细线样或片絮状强回声分隔；不同程度的肠襻纠集粘连和局限性包裹等。腹水中的细小回声多代表细胞碎屑、血液、脓液或肿瘤细胞团，因此一旦出现此种超声表现应对腹腔进行详细的超声检查，必要时行诊断性穿刺或进一步 CT / MRI 检查。

（3）血性腹水　最常见原因有腹外伤、宫外孕破裂及腹主动脉瘤破裂。长期抗凝治疗患者会出现自发性腹腔出血。腹腔出血的超声表现取决于出血时间，新鲜出血表现为低回声或含有细小微粒的较强回声，代表凝血块，加压扫查或改变体位可自由移动。数小时后呈现明显的无回声。腹水内偶见液体分层现象。腹腔内血肿不均匀的中低水平回声，内部有不规则的无回声，分隔及碎屑回声。腹部外伤的超声重点评价（focused assessment with sonography for trauma，FAST）就是探测有无游离积液，一旦明确腹腔积液，则强烈提示腹腔内脏器损伤。

（4）乳糜腹水　是淋巴回流受阻，淋巴液聚集于腹腔内所致，比较少见。其原因有外伤、手术、淋巴管瘤、小肠淋巴管扩张以及囊状水瘤等。超声表现为腹水内充满弥漫性细点状低水平回声或出现液液分层征。

4. 游离积液与包裹积液的鉴别　①游离积液可随患者体位改变而变动。此外，游离腹水分布于腹腔脏器和肠管之间，外形多不规则且呈锐角。②包裹性积液边界多圆钝，可推挤周围脏器移位产生占位效应，且不随体位改变而消失。

五、腹膜包涵性囊肿

绝经前期，卵巢周期性活动产生的少量液体通常被腹膜吸收。当腹膜吸收功能遭到破坏，如手术、外伤、盆腔炎症、子宫内膜异位等疾病，此时液体吸收不全，通常被包裹形成包涵性囊肿，引起持续性盆腔不适及疼痛。

【声像图表现】

囊肿体积大小不一，单房或多房，呈卵圆形或不规则形，囊内有细点样回声及多发分隔。

包涵性囊肿需与卵巢囊肿、卵巢冠囊肿、输卵管积水、卵巢癌鉴别，诊断的关键是包涵性囊肿于囊肿内或囊肿壁上可探及正常卵巢。

六、肠系膜囊肿

肠系膜囊肿少见，多由超声检查偶然发现。囊肿体积较大时可引起腹部不适、腹胀等非特异症状。当合并囊内出血、囊肿破裂或扭转时，亦可引起急腹症。

最常见的肠系膜囊肿是淋巴管囊肿或间皮源性囊肿，其他少见情况有肠源性囊肿，如肠重复畸形；泌尿生殖源性囊肿；皮样囊肿以及假性囊肿，如炎症包裹性积液，外伤后包裹性积液等。

【声像图表现】

1. 不同肠系膜囊肿体积变化很大，小的直径仅1cm，大至占满整个腹腔。

2. 囊肿内部回声可以为单纯性无回声或含有多发内部分隔。

3. 较小的肠系膜囊肿在局部触诊或改变体位时有一定的活动度。MRI有助于进一步证实。

七、急性弥漫性腹膜炎

指弥漫性壁层及脏层腹膜炎性病变，分感染性及非感染性两大类。感染性腹膜炎最多见。非感染性相对少见，如化学性腹膜炎（胃液、胰液、胆汁刺激）和异物肉芽肿性腹膜炎等。

1. 继发性感染性腹膜炎 最常见原因是腹腔内脏器穿孔，内脏破裂，腹部手术后吻合口漏。其次是腹内脏器炎症的扩散，如阑尾炎、附件炎、产后感染等。病菌多为革兰氏阴性杆菌和厌氧菌的混合感染。

2. 原发性细菌性腹膜炎 少见，由血源传播而来。儿童多见，在成年则主要伴发于肝硬化或肾病综合征。与继发性腹膜炎不同，特点是单一细菌感染，多为链球菌、肺炎球菌或大肠杆菌。

【声像图表现】

主要是渗出性腹水征，如局限性包裹，腹水内碎屑回声，内部多发分隔等。有时，炎症增厚的腹膜、网膜能被显示，声像图上表现为壁腹膜或网膜增厚，呈条片状低回声。

超声扫查应注意寻找原发病灶及其他继发征象，如腹腔游离气体等。

八、腹腔脓肿

本病由急性腹膜炎局限化引起。残留的脓液可积存在腹壁与脏器、肠系膜或肠管之间，多被大网膜粘连包裹。腹腔脓肿好发部位依次为膈下、肝下、盆腔及肠间隙。（注意：术后患者由于切口敷料限制声窗、腹腔肠管胀气等因素干扰，超声有时不易显示肠间隙脓肿。特别是肠管麻痹肠腔积液时，很难与肠间隙脓肿鉴别）。

【声像图表现】

腹腔脓肿多呈圆形或卵圆形，边界清晰，脓肿壁不规则，内部多有低回声碎屑及分隔。当脓腔内含有气体时，内有点状强回声伴后方彗星尾征。超声发现脓腔内气体回声是诊断腹腔产气菌感染所致脓肿的有力证据。超声或CT引导下经皮脓肿穿刺引流是首选的治疗方法，而超声随访则为简单易行的疗效评估手段（图17-12）。

九、结核性腹膜炎

结核性腹膜炎是由结核杆菌引起的慢性、弥漫性腹膜感染。临床并不少见，多见于青壮年。结核菌感染腹腔的途径以腹腔内结核病灶直接蔓延为主，

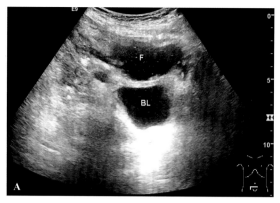

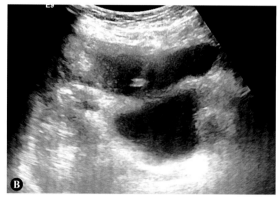

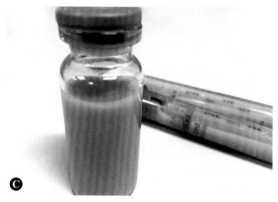

图 17-12　十二指肠瘘患者，盆腔脓肿

A.下腹部横断面声像图，显示膀胱（BL）浅方含液性病变（F），内部可见细点样回声；B.右上：超声实时引导下置管抽吸；C.抽出脓液共 20ml

少数病例由血行播散引起。病理改变可分为渗出、粘连、干酪三型，在疾病发展过程中上述两种或三种类型病变可并存。

结核性腹膜炎没有特异性的超声表现，但超声发现结合临床表现多能提示诊断。

【声像图表现】

1. 腹水，见于 60%～100% 患者。腹水量多少不一，可以是游离性，亦可形成包裹。腹水内部多见自由浮动的纤细分隔，或呈网格样分布。

2. 腹膜、网膜、肠系膜不规则或结节样增厚，一般超过 1.5cm。结节样增厚的腹膜位于肝周可对肝脏产生浅压迹。网膜回声不均匀增强，可能是淋巴管阻塞脂肪沉积所致（图 17-13）。

3. 肠管纠集、粘连，位置固定，在腹水中缺乏自由浮动，提示肠系膜增厚粘连。肠管严重粘连者可出现部分性肠管扩张、肠蠕动增强，甚至出现不全肠梗阻征象。

4. 肠系膜、肝门、胰周、腹膜后等部位淋巴结肿大。肿大淋巴结可互相融合成团，中心由于干酪

坏死，局部回声减低。

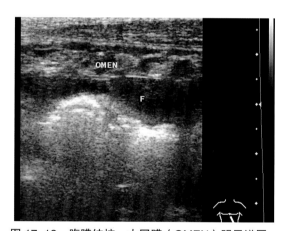

图 17-13　腹膜结核，大网膜（OMEN）明显增厚，僵硬，F 腹水

十、硬化性腹膜炎

本病为持续性不卧床腹膜透析（CAPD）的一个严重并发症，发病机制尚不清晰，其主要病理改变是腹腔内广泛性结缔组织膜形成，并最终包裹肠管，形成所谓"腹茧"。临床上，患者表现为腹痛，急性或亚急性肠梗阻症状。同时，腹膜透析功能逐

渐下降。本病预后不佳。

超声有助于本病诊断，早期征象是腹腔内多段肠管蠕动亢进。常见腹腔积液，游离性或包裹性。随病程进展，积液内出现多数线样回声分隔。肠管壁增厚并可合并钙化，肠襻纠集固定于腹后壁。病程晚期，结缔组织膜形成包裹，超声表现为肠管前方的均一强回声带，厚度自 1～4mm 不等。

十一、腹膜腔局限性炎性病变

最常见的阑尾炎和小肠憩室炎均可引起局部腹腔内脂肪组织的炎性改变，进而发展成局部蜂窝织炎、脓肿形成或波及全腹形成弥漫性腹膜炎。此外，坏疽穿孔性胆囊炎等也可引起局部脂肪组织炎性改变。超声检查阑尾炎、憩室炎患者时，如果发现局部脂肪炎性改变有助于引导发现病灶，缩小检查范围，最终明确诊断。

声像图表现：肠管旁脂肪炎性改变通常呈团块样中高水平回声，边界欠清晰，病变常推移附近肠襻，探头加压扫查时常有腹肌抵抗和局部疼痛。CDFI：血流信号增加。当炎症进一步发展形成蜂窝织炎，中高水平回声团块内出现不规则的低回声区，提示脓肿形成。

注意事项：1.上述征象往往需要探头适当加压才能清晰显示。2.与健侧比较并适当加压扫查，有助于对患侧病变的确认。

十二、肠系膜淋巴结炎

急性肠系膜淋巴结炎是指由于上呼吸道感染引起的回肠及结直肠区急性肠系膜淋巴结炎——淋巴结反应性增生。本病也称 Brenneman 综合征，可发生于任何年龄，但好发于儿童和青少年，是少儿急性腹痛的重要原因之一。本病的确切病因未明，可能是致病性葡萄球菌属（金葡菌）、溶血性链球菌、病毒等。肠道炎症多累及回盲部肠管及其引流的附近多个淋巴结。症状与急性阑尾炎相似。可发生在任何部位，以右下腹多见，偶尔表现为转移性右下腹痛，性质为隐痛或痉挛性痛，程度较轻，多可耐受。可有发热、右下腹可有不同程度的压痛，常在麦氏点内侧或上方，每次检查压痛位置多不一致，少有肌紧张与反跳痛。白细胞计数一般正常或稍增高或降低，而淋巴细胞比例增加。

声像图表现：超声检查方便易行，无放射损伤。宜采用较高频超声探头。右下腹肠管形态、蠕动正常。通常可发现单个或多个肿大的结节样病变，圆形或卵圆形，形态规则，总体呈低水平回声，中心回声相对较高，似淋巴结的髓质或门部。肿大的结节常有可移动性。结合呼吸运动、消化道声学造影等做出定性诊断。本病应与急性阑尾鉴别。此外应当除外结核性肠系膜淋巴结炎、恶性淋巴瘤（图 17-14）。

十三、腹膜肿瘤

腹膜肿瘤在超声检查中经常碰到，其中转移性腹膜肿瘤远较原发性腹膜肿瘤常见。女性患者，卵巢癌的腹膜转移占首位。其他可发生腹膜转移的肿瘤包括胃癌、结肠癌、乳腺癌、胰腺癌、肾癌等。

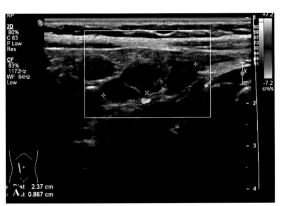
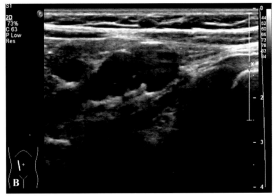

图 17-14　肠系膜淋巴结炎（淋巴结反应性增生）声像图

（一）腹膜癌病

腹膜癌病（peritoneal carcinomatosis）指癌的广泛性腹膜转移。腹膜转移癌最容易侵犯的部位为右膈下区、肝肾隐窝、大网膜和 Douglas 窝，因此超声应对上述区域重点扫查。腹膜转移癌最常见的声像图表现：

1. 腹水　腹水内可出现细点状低回声，亦可出现多数细线样分隔，代表腹水为渗出性。

2. 腹膜转移癌灶　多表现为低回声的结节或肿块，边界不规则，肿块一般向腹腔内生长。转移癌结节内可有砂粒体样细小钙化或斑块样钙化灶伴后方声影。合并腹水时，有助于转移癌结节的检出，甚至 2～3mm 的微小结节也能显示。对于女性患者，经阴道腔内探头更适于检查盆腔转移癌。

3. 腹膜增厚形成片状肿物　小的腹膜转移癌，超声仍可辨认腹膜边界，当病灶较大时，腹膜边界往往显示不清。

4. 大网膜转移癌　为腹膜转移癌的好发部位。广泛侵犯大网膜表现为网膜明显增厚呈"饼块"样，回声增强，通过肠管蠕动可将两者鉴别。合并腹水时，网膜"饼块"可游离于水中，也可与壁腹膜或肠管粘连，或完全覆盖在肠管表面。

5. 腹膜转移癌的其他超声征象　包括肠系膜增厚，肠系膜淋巴结肿大，肠管纠集粘连等（图 17-15）。

（二）原发性腹膜肿瘤

本病十分罕见，几乎全部为恶性间皮瘤或淋巴瘤。恶性间皮瘤来源于腹膜或胸膜上皮细胞，中年男性好发，多有石棉接触史，其中 33% 的恶性间皮瘤首发于腹膜。

腹膜间皮瘤的临床表现包括体重下降，不适，腹胀等非特异症状，患者往往在发病 3～6 个月后才来就诊。约 65% 的患者在诊断时有石棉肺的 X 线表现。

腹膜间皮瘤通常引起壁层及脏腹膜弥漫性增厚，布满肿瘤斑块或结节。肿瘤结节相互聚集成层状、斑片状，有时也可形成明显的肿物。腹腔脏器通常

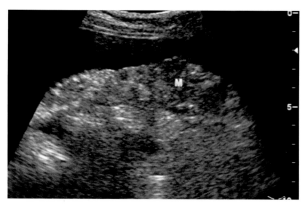

图 17-15　卵巢癌术后广泛腹腔转移，大网膜增厚，回声不规则增强，覆盖于深方肠管表面，网膜内可见癌结节（M）

被肿瘤包裹或侵犯。约 90% 的腹膜间皮瘤患者合并腹水，腹水的量多少不一，也可为限局包裹性积液。

【声像图表现】

腹膜间皮瘤多表现为片状增厚的肿物，回声较腹壁肌肉减低，偶尔可表现为均匀的无回声，但后方回声无增强。有时表现为腹膜局部较大的不规则形肿块，很少表现为腹膜孤立结节。

有学者报道位于腹腔浅方，呈脑回样增厚的网膜是主要的超声发现。增厚网膜一般回声减低，内部有散在的强回声区，代表肿瘤内包裹的脂肪组织。增厚网膜深面呈分叶状，与深方肠管之间可见低回声带，代表少量腹水或增厚的肠壁。

除腹膜外，超声还应扫查实质脏器判断有无转移。此外，腹膜间皮瘤患者常可合并胸腔积液和胸膜间皮瘤。腹膜间皮瘤由于少见，从而超声诊断困难，超声引导下组织活检有助于确诊。

原发性腹膜淋巴瘤很少涉及腹膜、网膜及肠系膜。有研究表明艾滋病患者中发病率较高。超声表现包括弥漫性腹膜及网膜结节、腹水等，与腹膜转移癌不易鉴别。

（三）腹腔假黏液瘤

腹腔假黏液瘤指分泌黏液的肿瘤柱状上皮细胞在腹膜广泛种植，黏液不断聚集形成腹腔广泛的黏液性腹水。本病相对罕见，多见于良性、恶性、交界性卵巢或阑尾肿瘤侵犯所致。腹腔假黏液瘤的发

病机理尚存争议，一些研究表明约90%的患者可同时合并卵巢及阑尾肿瘤，而另一些学者则认为原发灶来自阑尾，卵巢病变为转移性所致。腹腔假黏液瘤很少来自结肠癌、胃癌、子宫癌、胰腺癌或胆总管癌，病变仅局限于腹膜腔，腹膜外播散少见。

临床上，患者多表现为腹痛、腹胀、体重下降。随病程进展，肠管被黏液样物质包裹引起肠梗阻。反复多次手术清除腹腔黏液是唯一的治疗手段，患者的预后取决于原发肿瘤，卵巢或阑尾腺癌预后较差。一般而言，腹腔假黏液瘤的5年生存率约40%～50%。

【声像图表现】

1. 由于黏液为胶冻样，所以超声表现为有回声型腹水。与血性腹水或脓性腹水不同，本病腹水内的有回声微粒不随体位移动。

2. 腹腔内肠管被腹水挤压，集中粘连固定在后腹膜而并非漂浮于腹水中。

3. 腹水内常有多发分隔。

4. 由于腹腔假黏液瘤对肝脏的压迫，肝脏边缘可下陷形成特征性的扇贝样外观（图17-16）。

5. 当黏液囊肿直径过小，超声无法分辨时，声像图上仅表现为腹腔内团片状强回声。

十四、节段性网膜梗死

本病罕见，但可导致成人及儿童急腹症。节段性网膜梗死的重要性在于预后良好，一般支持疗

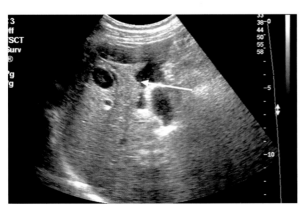

图17-16　阑尾黏液瘤破裂，腹腔多发无回声区，肝脏边缘受压，呈"扇贝样"改变（↑）

法可自愈而无须手术。本病分原发性与继发性两种。原发性网膜梗死可能是胚胎发育变异，导致右下部分网膜组织血管供应异常。诱因包括过度紧张（straining）、饱餐、腹压突然增加等。继发性的病因有网膜扭转、脉管炎、高凝状态、外伤或过度肥胖等诱发网膜静脉性梗死。

患者往往出现急性、亚急性右上或右下腹痛，偶尔伴发恶心、呕吐、轻度体温增加、白细胞增多及血沉加快等。体检可发现局限性压痛及腹膜炎征象，有时可扪及右下腹包块。临床上最易误诊为阑尾炎。本病主要应和急性阑尾炎、急性胆囊炎鉴别。

【声像图表现】

压痛处可见中强回声团块呈扁圆形或圆饼形，紧邻前腹壁的深层，多与壁腹膜粘连。局部深方肠管无明显异常。最好发于脐右侧腹腔，前腹壁与结肠肝曲之间。随病情好转，强回声团块逐渐消失。CT有助于证实本病，并可与阑尾炎及其并发症鉴别。

十五、气腹

气腹或腹腔积气主要依靠X线诊断，CT甚至可以诊断出少至1ml的腹腔游离气体。但是，目前临床上大部分急腹症患者首先进行超声检查。超声检查对气体十分敏感并可对引起气腹的原发疾病做进一步检查。因此，熟悉并掌握气腹的超声诊断技术要领十分必要。

【检查方法】

患者取仰卧位或左侧卧位，用高频线阵探头重点观察上腹部及右上腹部，包括右侧第7～8肋间有无腹腔游离气体征象，特别是体位转动过程中，应对右肝膈下间隙连续观察。

游离积气的声像图表现：前腹壁与肝之间的线条样强回声呈多次反射，伴后方声影，患者改变体位时逆重力方向移动（图17-17）。当肺内气体强回声与游离积气回声重叠时，嘱患者做深呼吸运动：当患者吸气时二者重叠，而呼气后二者就会分离。

气体紧贴壁腹膜，超声表现为局部腹膜线回声明显增强。当合并腹水时,注意在腹盆腔最低位检查。

有时微气泡位于水中形成点状强回声在积液中浮动，多提示消化道穿孔或腹水合并感染。

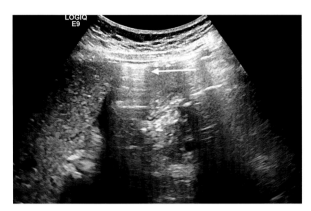

图 17-17　气腹声像图

右肝与膈之间可见气体强回声（→），后方伴彗星尾征

（崔立刚　张　武）

腹膜后疾病超声检查

第一节　超声解剖概要

腹膜后间隙是腹膜后壁（腹膜腔后方）与后腹壁肌肉及腹横筋膜之间潜在的宽阔间隙；其上方抵达膈顶部的肝脏裸区，其下直至盆膈；两侧与腹膜下筋膜连续；它的后方，主要是腹横肌及其筋膜。腹膜后间隙中，主要有双肾、肾上腺、胰腺、十二指肠等器官和腹主动脉、下腔静脉及其主要分支。左、右腹膜后间隙被位置居中的脊柱和腹部大血管分离，二者互不通联。腹膜后间隙器官、腹部大血管与腹膜腔的解剖学与纵断面关系，可分别参见图17-18A 和图 17-18B。

腹膜后间隙的分区（图 17-19）：①肾周间隙：利用声像图识别此间隙常十分重要。但青少年和消瘦者往往难以显示，除非有外伤、肿瘤、感染等病理因素存在。它由肾前后筋膜围成，内有肾、肾上腺、肾脂肪囊和输尿管。②肾旁前间隙：位于腹后壁的壁腹膜、侧椎筋膜和肾前筋膜之间，内有胰、十二指肠，升、降结肠等。③肾旁后间隙：位于肾后筋膜、侧椎筋膜和腹横筋膜之间，内有肾旁脂体。后者通常不易被声像图显示，除非有肿大淋巴结等占位病变。

腹膜后间隙正常声像图

超声检查一般并不能直接显示正常的腹膜后间隙或后腹膜壁层，通常需要通过重要的超声解剖学标志——腹膜后解剖学结构进行分析和判断。

腹膜后重要解剖学结构与声像图标志

1. 腹膜后大血管

①腹主动脉及其在腹部的主要分支（腹腔干、肠系膜上动脉）；

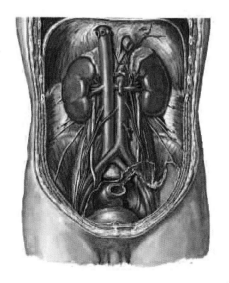

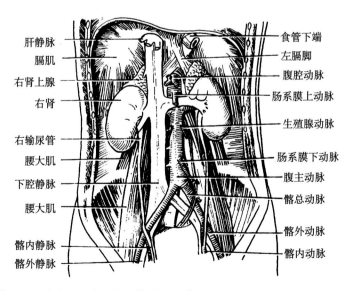

图 17-18A　腹膜后间隙的主要器官和大血管的解剖学

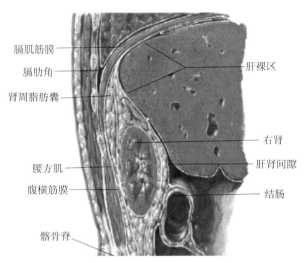

图 17-18B　右侧腹膜后间隙断面解剖图

标注：膈肌筋膜、膈肋角、肾周脂肪囊、腰方肌、腹横筋膜、髂骨脊、肝裸区、右肾、肝肾间隙、结肠

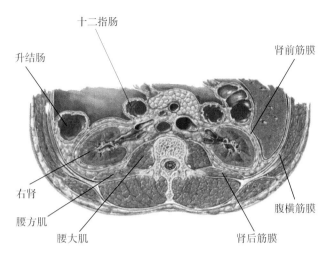

图 17-19　腹膜后间隙与腹膜腔的解剖学与断面关系

标注：十二指肠、升结肠、肾前筋膜、右肾、腰方肌、腰大肌、肾后筋膜、腹横筋膜

②下腔静脉、髂总动静脉和髂外动静脉等。

2. 腹膜后脏器及其相邻结构

包括双侧肾脏及其前后的肾周筋膜、胰腺、十二指肠。此外，还有脊柱及位于腹膜后的肌群——腰大肌、腰方肌、腹横肌。

腹膜后间隙的解剖学分区与声像图标志

肾脏和肾脂肪囊外面的肾周筋膜（Gerota 筋膜），还可将腹膜后间隙明确区分为宽阔的肾旁前间隙和肾旁后间隙。

熟悉上述腹膜后超声解剖学标志和腹膜后间隙的解剖分区，是正确超声检查腹膜后间隙的基础和诊断腹膜后疾病的重要前提。

第二节　适应证

1. 腹膜后肿瘤

原发性肿瘤（良性、恶性）；

转移性淋巴结肿大。

2. 腹膜后含液性病变

脓肿（细菌性、结核性）；

血肿（外伤性、术后、自发性）；

其他：囊性淋巴管瘤、淋巴囊肿（lymphocele）、尿液肿等。

3. 腹主动脉瘤、腹主动脉夹层（见腹部大血管疾病章）。

4. 腹膜后纤维化。

5. 超声引导穿刺肿物活检和含液病变的抽吸引流。

第三节　检查方法

（一）仪器设备

选用高分辨率实时超声诊断仪，首选凸阵式探头。对于儿童，使用扇扫探头有时更为方便。成人一般选用频率为 3 ～ 5MHz，儿童可用 5 ～ 7MHz 探头。

（二）检查前准备

检查宜在晨间空腹条件下进行。必要时饮水 500 ～ 800ml 以胃作声窗，更有利于左上腹深部结构的观察。如观察下腹部和盆腔腹膜后病变，嘱被检者饮水并使膀胱充盈。

（三）检查体位

1. 仰卧位　适用于对整个腹部包括盆腔的全面扫查。

2. 侧卧位　有利于双肾、肾旁间隙和腰大肌的检查。有时腹膜后肿物需与肾、肾上腺肿物相鉴别，则侧卧位更为有利。

3.俯卧位　可以避开胃肠气体干扰，更好的显示左侧脾、肾、肾旁间隙、右侧肝、肾和肾旁间隙及其邻近结构，并补充前腹壁检查的不足。

（四）扫查方法

1.腹膜后病变扫查范围　根据临床具体要求而决定：

（1）对临床已触及的腹部包块，超声检查可以重点放在肿物区域，进行纵断、横断面观察，注意肿物与其相邻器官的关系。

（2）对未触及的肿物或要求全面检查有无腹膜后肿大淋巴结，则需系统地进行整个腹部和盆腔的扫查。可以自上而下，从左至右作系列纵断和横断及任选断面检查。

2.基本扫查途径和断面

（1）腹部正中断面

纵断面：重点观察腹主动脉和下腔静脉长轴及其主要分支有无异常，观察主动脉、下腔静脉以及髂血管周围有无异常肿物或淋巴结肿大。将探头放置在腹正中线的腹壁薄层结构——腹白线上，进行正中和正中旁矢状扫查，然后再辅以横断面扫查（图17-20）。

系列横断面：观察腹主动脉和下腔静脉短轴及

其主要分支有无异常，举例：

①腹腔动脉水平横断面扫查（图17-21）。

②沿肾动静脉水平断面扫查（图17-22）。

③沿胰腺－脾静脉长轴水平断面扫查（从略，参见第十章　胰腺超声检查章图10-2）。

（2）沿左/右锁骨中线（左/右肾脏）纵断面（图17-23）。

（3）腹部冠状断面扫查　分别进行左右侧腹部冠状断面扫查：

①左侧腹部冠状断面扫查：将探头放在左侧腋后线上，观察脾脏（腹膜腔器官）—左肾/肾旁间隙及其与腰大肌和脊柱边缘的关系（图17-24A）。

将探头稍微向腹侧倾斜，即采取前倾冠状断面，显示脾、左肾、左肾上腺和腹主动脉的关系（图17-24B）。

②右侧腹部冠状扫查：将探头放在右侧腋后线上，观察肝脏（腹膜腔器官）、右肾/肾旁间隙及其与腰大肌、脊柱的关系（图17-25）；将探头稍微向腹侧倾斜——前倾冠状断面，还可观察右肝与下腔静脉的关系，显示下腔静脉与腹主动脉相互平行的冠状断面（图17-26）。注意腹部大血管本身以及邻近部位有无解剖结构异常，有无肿物和异常的液体积聚。

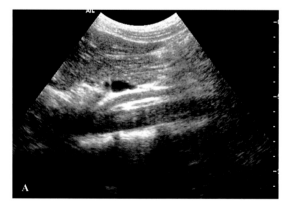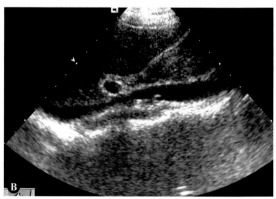

图17-20　腹部正中纵断面扫查

A.显示正常腹主动脉及其主要腹侧分支与相邻的结构包括背侧脊柱、腹侧血管、胰体等关系。可见正常肠系膜上动脉与主动脉的夹角表现为典型的锐角，本图清晰可见二者之间被正常"挤扁"的、低张力的左肾静脉和十二指肠，绝无其他异常实性结构；B.显示正常下腔静脉以及其腹侧与相邻血管和器官如肝尾叶、胰头部的关系，背侧可见右肾动脉（相当于右侧肾门水平标志）

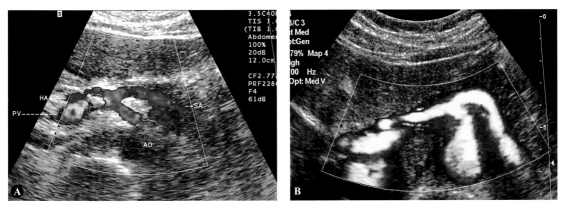

图 17-21　正常腹部血管 CDFI 和能量多普勒表现——腹腔动脉水平断面扫查

腹腔动脉发出肝总动脉（HA）、脾动脉（SA），形成自然的鸟翼状——"飞鸟征"；AO 主动脉，PV 门静脉

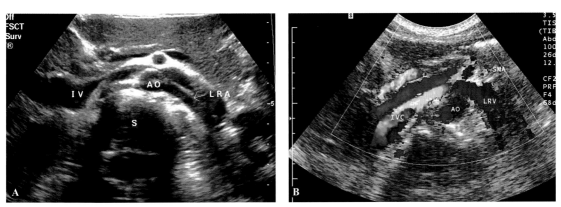

图 17-22　正常腹部血管声像图和 CDFI 表现——沿肾血管水平断面扫查

LRA 左肾动脉，LRV 左肾静脉，AO 主动脉，S 脊椎，IV、IVC 下腔静脉，SMA 肠系膜上动脉

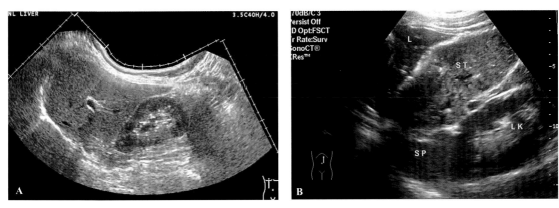

图 17-23　沿右锁骨中线（A）和左锁骨中线（B）纵断声像图

A. 显示右肝、右肾、横结肠 / 结肠肝曲的关系，肾脏背侧与腰方肌相邻；B. 显示左肝（L）、胃（ST，被口服造影剂充盈）及其背侧的脾脏（SP）和左肾（LK）

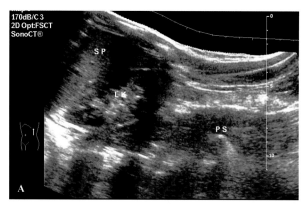

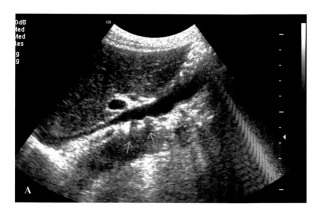

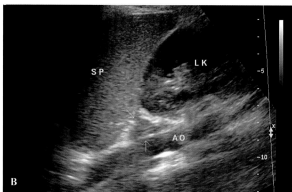

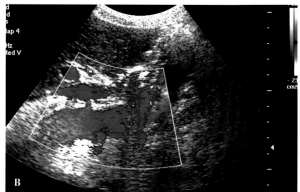

图 17-24　左侧腹部冠状扫查（A）和前倾冠状断面（B）

SP 脾脏，LK 左肾，PS 腰大肌，AO 主动脉，↑左侧肾上腺

图 17-26　右侧腹经皮－肝下腔静脉、腹主动脉冠状断面扫查

探头放在右侧腹腋中线，被检者深吸气后屏气，利用右肝为声窗，显示下腔静脉、腹主动脉冠状断面声像图，呈平行排列。双箭头代表右肾动脉 2 支，为正常变异。"↑"为左肾动脉

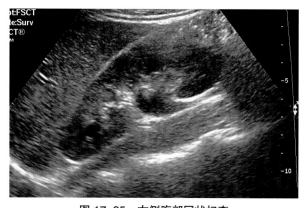

图 17-25　右侧腹部冠状扫查

探头置于右侧腹腋后线，显示右肝（腹膜腔器官）与右肾和腰大肌、脊柱的关系

动静脉和腰大肌长轴。利用 CDFI 检查，十分容易显示声像图指标——髂动静脉及其邻近结构。

②或将探头放在腹股沟区，首先探到股动、静脉长轴，然后向上斜行扫查，容易追踪显示髂外动静脉及髂总血管，其背侧和内侧为髂肌和腰大肌。此处易受浅方正常肠管内的气、液干扰，适当加压扫查方能显示。注意此处有无肿大的淋巴结以及其他肿物，并且鉴别肿物的性质实性或含液性（图 17-27A、B）。

（五）扫查技巧

1. 腹部加压扫查技巧

如前所述，对前腹壁适当加压扫查，避免肠气干扰，改善腹膜后肿物和腹部大血管的显示，这在肥胖患者尤为重要。

（4）左、右下腹部斜断面扫查　沿髂外动静脉及髂总血管走行方向，对髂血管、腰大肌和盆壁进行扫查，它是腹膜后间隙超声扫查的一个重要组成部分。髂血管深方的结构为髂肌和髂骨翼。方法：

①探头放在腹壁上，沿脐部至腹股沟韧带中央的连线扫查，适当加压消除肠气可有显示平行的髂

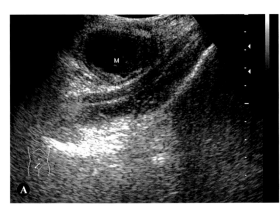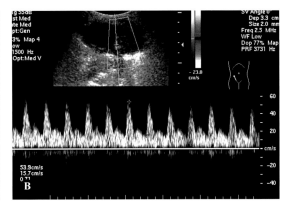

图 17-27　下腹部斜断面扫查显示髂血管及相邻的腹膜后肿物

A. 右下腹部沿髂血管长轴扫查，M 为低回声实性肿物；B.CDFI 显示肿物内高速动脉血流信号，提示实性占位病变

2. 腹膜后和腹腔肿物的鉴别方法

结合呼吸运动或鼓腹动作（Valsalva 动作），进行扫查，观察肿物的活动性及其与肠管的关系。一般腹膜后肿物的位置深、活动性差，与腹膜腔肿物不同。

第四节　主要疾病诊断要点

一、原发性腹膜后肿瘤

原发性腹膜后肿瘤来自间叶组织、神经组织和胚胎泌尿生殖嵴残余组织等，比较少见，但其种类繁多。而且，其中 70%～90% 为恶性肿物。良性肿瘤中最常见为纤维瘤、神经纤维瘤和囊性畸胎瘤；恶性肿瘤中最常见为脂肪肉瘤、平滑肌肉瘤、恶性淋巴瘤、神经母细胞瘤（5 岁以下儿童多见）等。大部分患者在腹膜后肿瘤生长至体积相当大之后才引起临床症状来诊。

【声像图表现】

1. 原发性肿物部位

往往比较固定，常直接贴近后腹壁（如腰大肌、腰方肌、脊柱、脊柱前的大血管），可使肾脏向前移位，或使腹膜腔器官（如肝脏、胃、小肠）位移，巨大的腹膜后肿物甚至可以直达前腹壁。

2. 原发性肿物大小与外形

早期偶然发现者可能较小；由于恶性肿瘤多数

无症状，生长少受限制，就诊时瘤体通常已经较大，可以超过儿头或更大。恶性肿瘤基底部往往较宽。肿瘤境界一般清楚，可有完整包膜或无包膜。呈圆形或椭圆形，也可呈分叶状或不规则形。

3. 内部回声

（1）实性肿瘤　如恶性淋巴瘤、横纹肌肉瘤、脂肪肉瘤、平滑肌肉瘤、纤维肉瘤、神经母细胞瘤、恶性畸胎瘤等往往回声较低（图 17-28）。腹膜后恶性肿瘤生长快、体积大，瘤体中心容易发生坏死、出血、液化、钙化，肿物内部因而容易出现非均质回声增强，甚至小片或大片不规则无回声改变（代表液化性坏死，图 17-29A、B）。CDFI 检查常表现丰富的血流信号，频谱多普勒显示高速血流，阻力指数较高。

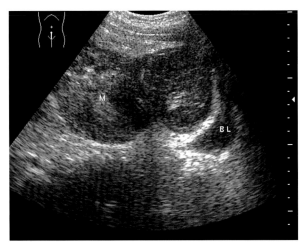

图 17-28　腹膜后巨大纤维脂肪肉瘤声像图（男，51 岁）

M 肿瘤，BL 膀胱

恶性淋巴瘤 原发于腹膜后者并不多见。大多数表现为低回声和极低回声，有时酷似囊肿或多房囊肿，但其后壁无回声增强。内部回声相对均匀，两者鉴别要点参考表17-1。常规超声鉴别困难时，换用较高频率探头，或采用彩色多普勒超声对诊断颇有帮助（图17-30）。

（2）囊性肿物 多为良性肿物。如囊性淋巴

管囊肿、皮样囊肿等，均比较少见。肿物直径可达5～10cm或以上。声像图与一般囊肿相似，淋巴管囊肿常有多数细线样分隔，呈多房性（图17-31）；皮样囊肿可有混合型，包膜完整清晰，其中兼有液性和实性两种成分，比例不一。有时可见到脂液分层平面，壁立乳头状强回声，均质或非均质强回声团，偶伴有声影。

表 17-1　淋巴瘤和囊肿超声鉴别要点

扫查方法	囊肿	恶性淋巴瘤
3.5MHz	内无回声、后壁回声增强	结节内低 - 无回声，后壁回声增强
5 ～ 10MHz	内无回声、后壁回声增强	低回声、后壁回声减弱
加压扫查	有可压缩性	质硬、缺乏可压缩性
彩色超声	囊内无血流信号 囊壁少血流或无血流	丰富动静脉血流信号，脉动性低阻血流
组织学活检	清亮囊液，或含胆固醇结晶 无瘤细胞	淋巴瘤病理组织 免疫组织化学特点

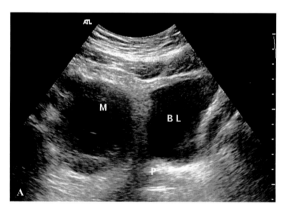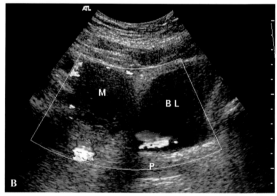

图 17-29　腹膜后黑色素瘤声像图和 CDFI 表现（男，56）
M 肿瘤，中央大片无回声区（液化坏死区），BL 膀胱，P 前列腺

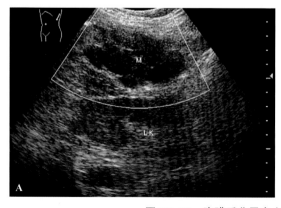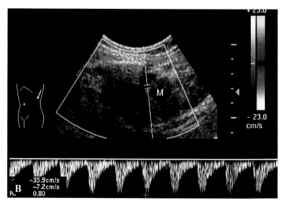

图 17-30　腹膜后非霍奇金淋巴瘤声像图和 CDFI 表现
声像图背部扫查显示巨大融合肿瘤（M）将左肾（LK）向腹侧显著移位，多普勒显示瘤内丰富彩色血流信号（注：需降低流速标尺）及高阻动脉血流

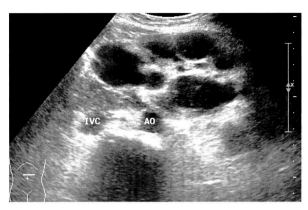

图 17-31　腹膜后淋巴管囊肿
AO 主动脉，IVC 下腔静脉

4.腹膜后肿物与腹膜腔肿物的鉴别方法

观察腹膜后肿物随呼吸有无移动性。腹膜后肿物比腹膜腔肿物相比，随深呼吸的移动性差得多，或完全固定于后腹壁。笔者提出以下鉴别方法：将探头置于前腹壁相当于肿物的投影部位，嘱患者深吸气后屏气，用力将腹部鼓起，同时进行实时超声观察（相当于 Valsalva 动作）。此时胃、肠管或肝脏等腹腔器官常挤入前腹壁和肿物之间的腹膜腔间隙内。腹膜后肿物好似"山峰"，无移动性，含气腹腔器官好似云雾，它在吸气鼓腹过程中越过顶部，呼气时恢复原状。这种"越峰征"（图 17-38）是腹膜后肿物与腹腔肿物简便而可靠的鉴别方法（1987，北京医学）。

5.腹膜后肿物的间接征象

在腹膜后间隙中，双侧肾脏、胰腺和腹膜后大血管及其分支等结构，作为腹膜后间隙声像图的重要解剖学标志，腹膜后肿物对这些结构会产生压迹、变形和移位等多种间接征象。

【临床意义】

超声有助于原发性腹膜后肿瘤的诊断。超声对囊性肿物和恶性肿物的鉴别很有帮助。通常囊性肿物属良性病变，如囊性淋巴管瘤、皮样囊肿等。但是腹膜后肿物有多种组织来源，故声像图表现多种多样。腹膜后实性肿物多属恶性，CDFI 常显示比较丰富的血流信号，但对于可疑肿物需结合 X 线平片、CT 或 MRI 等其他影像检查。超声引导穿刺活检可提供组织学、细胞学等重要的诊断依据。

二、腹膜后转移性淋巴结肿大

恶性淋巴瘤（非霍奇金和霍奇金淋巴瘤）转移至主动脉旁者最多见（分别占 50% 和 25%）；各种原发性恶性肿瘤，尤其是腹部泌尿系统、消化系统和来自睾丸（精原细胞癌）盆腔器官癌瘤转移到腹膜后淋巴结者也十分常见。此外，肾癌、胰腺癌等除淋巴结转移外，还可向腹膜后直接蔓延。

【声像图表现】

1.常在主动脉旁、下腔静脉周围、门静脉及其分支附近出现实性结节或肿块，可小、可大。

淋巴瘤的特点是：低回声或极低回声的实性结节或肿块，内部回声比较均匀，多个肿大淋巴结具有融合倾向（图 17-32）；

可以出现单个或若干个孤立的、散在的圆形或卵圆形结节，边界清楚。也可以出现多数肿大淋巴结聚集，声像图可呈"蜂窝"状（图 17-32A）；这些肿大的淋巴结还可进一步融合并连成一片，呈大的团块状（图 17-32B、C），有时呈饼块状或不规则形。

转移癌的特点是：结节或肿块回声相对较高，内部回声较不均匀（图 17-33）。

2.腹膜后大血管或其分支压迫和移位等以下系列间接征象（参见北京医学，1987）：

（1）主动脉后融合性淋巴结肿大伴主动脉抬高，呈"拱桥征"；或使正常器官与脊柱分离，呈"脊柱分离"征。主动脉及其分支可被其周围融合性淋巴结部分或完全性包绕，完全包绕时出现"厚鞘征"（图 17-34A、B）。

（2）腹腔动脉周围淋巴结肿大时，可引起肝总动脉、脾动脉断面形态异常，横断扫查时正常的飞鸟征或"海鸥征"消失，肝总动脉、脾动脉出现"单翼抬高"或"双翼抬高"征象。肝总动脉、脾动脉也可被肿瘤部分或完全性包绕，多见于晚期胰腺癌直接侵犯或扩散。

（3）肠系膜上动脉（SMA）与主动脉之间淋巴结肿大时，造成夹角增大，SMA 走行异常（图 17-35）。

（4）腹腔干附近主动脉旁淋巴结肿大

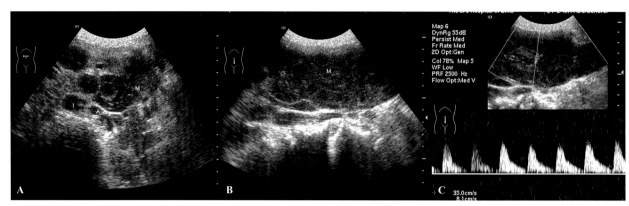

图 17-32 A.淋巴瘤患者腹部横断面显示主动脉旁和下腔静脉周围多发性蜂窝状淋巴结肿大；
B.纵断面显示大血管腹侧巨大团块状肿物；C.CDI 显示肿瘤内丰富的血流信号
M 肿块，I 下腔静脉，A 腹主动脉

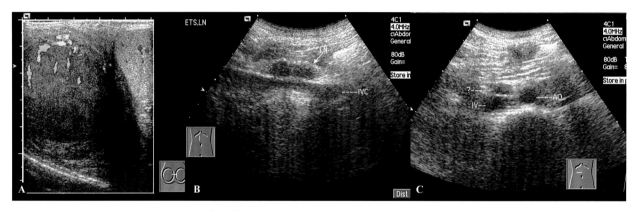

图 17-33 A.右侧精原细胞瘤；B.转移至下腔静脉前；C.腹主动脉右侧
IV，IVC 下腔静脉，AO 腹主动脉，LN 转移淋巴结

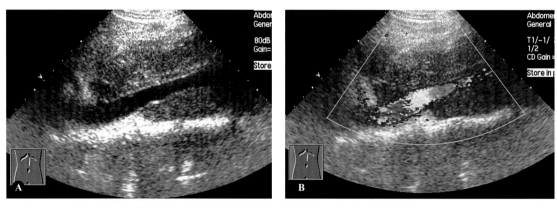

17-34 主动脉周围被转移性肿瘤包绕，形成"厚鞘征"

由于肝总动脉或／和脾动脉走行异常，产生"单翼抬高"或／和"双翼抬高"的异常声像图征象（图 17-36A、B）。

3.胰头区转移性淋巴结肿可能引起继发性胆总管扩张或／和肝外阻塞性黄疸超声征象。

4.腹膜后淋巴结肿大开始出现的部位，很大程度上取决于原发性肿瘤。

（1）睾丸和卵巢肿瘤转移常在肾动静脉或肾门水平出现肿大淋巴结。

（2）宫颈癌和子宫恶性肿瘤首先侵犯髂淋巴

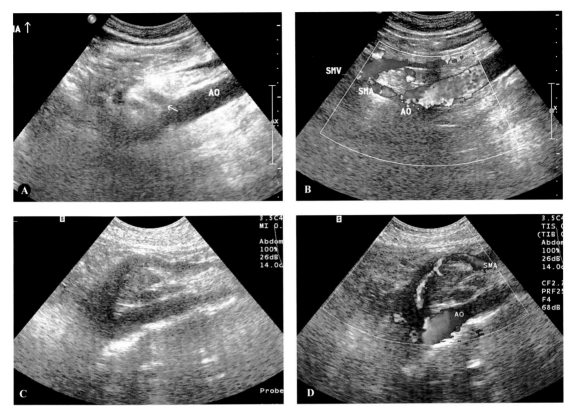

图 17-35　肠系膜上动脉（SMA）走行异常声像图和 CDFI 表现（2 例）

A. 肠系膜上动脉（↑）与主动脉（AO）由于转移性淋巴结肿大（N），形成异常的钝角；B. 此例的 CDFI 表现：肿大的转移性淋巴结（N）内有红色血流信号，SMA 与 AO 呈异常的钝角；SMV 肠系膜上静脉；C. 肠系膜上动脉（SMA）由于多发性转移性淋巴结肿大异常弯曲畸形；D. 此例的 CDFI 表现：SMA 有不规则狭窄畸形，彩色镶嵌代表伴有高速不规则血流

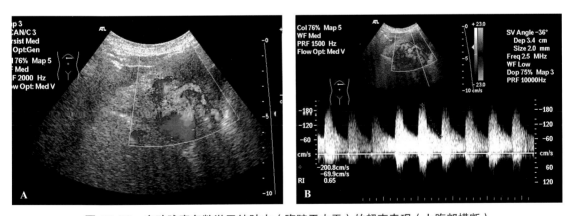

图 17-36　主动脉旁多数淋巴结肿大（腹腔干水平）的超声表现（上腹部横断）

A. 单翼抬高征，胰尾癌患者多数淋巴结转移，脾动脉抬高伴有脾动脉狭窄（彩色镶嵌）；B. 脾动脉狭窄血流速度增高。本例超声发现多数血管侵犯。其重要作用在于：提示进展期胰腺癌，已非手术适应证，后经 CT 血管造影（CTA）证实

结，以后再向上转移至主动脉旁、锁骨上窝淋巴结。

（3）胃癌、胰腺癌淋巴结转移常在腹腔动脉附近，引起肝动脉、脾动脉走行异常。

【鉴别诊断】

1. 急性肠系膜淋巴结炎和腹腔淋巴结反应增生

肠系膜淋巴结炎可由多种病毒感染引起，部分患儿

以急腹症就诊,临床表现酷似阑尾炎,诊断比较困难。由于鉴别不清而盲目手术也非罕见。超声可以发现腹部大血管旁淋巴结肿大,包括髂血管附近多数淋巴结肿大,可聚集并表现为"融合"现象,回声较低。声像图与转移性淋巴结和淋巴瘤相似,采用高频超声（5～7MHz）和彩色多普勒超声检查,可见特征性的淋巴结反应性增生表现,如增大的淋巴结形态规则,呈椭圆形或长椭圆形,门部和皮质、髓质结构可辨认,髓质无变窄、偏心等恶性征象。抗炎保守治疗后好转以至恢复。值得注意,肝门淋巴结肿大在慢性活动性肝炎、肝硬化患者也较多见。

2.先天性融合肾 马蹄肾的峡部酷似主动脉旁淋巴结肿大（后述）。

3.腹膜后原发性肿瘤（参见前节叙述）。

4.腹膜后纤维化。

【临床意义】

1.超声诊断有无腹膜后淋巴结转移,对于恶性肿瘤分期和治疗方案的选择具有重要意义。

2.超声诊断受患者体型肥胖和腹腔内气体影响,其敏感性低于 X 线和 CT,超声用于消瘦体型和青少年效果良好。

3.单独超声检查阴性,难以除外腹膜后淋巴结转移,多种影像检查包括 X 线淋巴管造影、核素淋巴结造影、X 线 CT 扫描有助于全面诊断。

三、腹膜后感染性疾病

（一）急性腹膜后感染／腹膜后脓肿

可由盲肠后阑尾穿孔、化脓性肾感染或肾周感染、结肠憩室炎、克罗恩病、假性胰腺囊肿、椎骨感染等邻近器官感染和外伤引起。诱发因素: 糖尿病、手术后和免疫功能低下。腹膜后感染以大肠杆菌为多,其次有金葡菌、厌氧菌等,易于扩散,病情严重,死亡率高。

患者常有发热、寒战、腰痛、白细胞增多、腰部叩压痛以及腰大肌刺激征等。临床不易与肾感染或肾周感染鉴别。超声诊断有助于诊断,但产气细菌感染可能造成一定的困难,宜结合 X 线平片;对于后者,国外学者主张首选 CT 检查。

【声像图表现和诊断要点】

1.有导致腹膜后感染的诱发因素。患者常有周身感染中毒症状或结核病史,特别是脊椎结核病史。

2.腹膜后间隙 （主要是肾旁前间隙、后间隙）出现含液性包块,多为椭圆形或近梭形,并可向同侧髂窝部延伸——髂窝脓肿。内部为无回声或囊实混合回声,可有坏死组织碎片呈点状或小片状回声,随体位移动。含气感染时还可见点状强回声浮动。

3.患侧肾脏可向外侧或前方移位,肾脏与肾周脂肪囊无异常改变。

4.超声引导下穿刺抽液,液体为脓性,细菌学检查,可明确化脓菌或产气杆菌。定位穿刺或外科引流是本病首选的治疗方法。

【鉴别诊断】

腹膜后脓肿通常症状、体征显著,结合超声检查无困难。少数临床表现隐匿,体征不明显。声像图应与血肿等其他含液病变鉴别。结合 X 线脊柱平片和 CT 检查,对于本病鉴别诊断有帮助。超声引导下穿刺抽液有确诊意义,并且有助于引流处理。

（二）结核性脓肿

本病多见于儿童和青少年,由胸椎和腰椎结核引起。脓肿发生于腰大肌鞘内,并可环绕腰大肌沿其走行扩散至髂窝和腹股沟部。本病由于位置深,临床症状比较隐匿或很模糊,早期诊断比较困难。笔者曾在例行腹部超声检查时偶然发现过数例。

【声像图表现】

1.脊柱旁可见边界清晰的囊性包块,内部回声呈多样性改变,腰大肌可显示不清。若坏死液化为主,则表现为无回声和低回声;若肉芽增生为主,则表现为低回声并有较强回声团块分布。脓肿可以使肾脏移位,向下（足侧）可延伸至髂窝部,甚至抵达腹股沟部（图 17-37）。

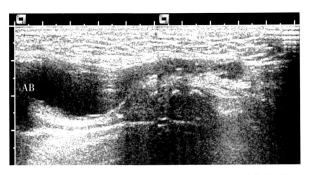

图 17-37 腹膜后结核性脓肿声像图（在右下腹部扫查，垂直于右侧腹股沟韧带）

AB 髂窝部脓肿，向下延伸至腹股沟部，伴有囊壁周围组织反应

2. 让患者的患侧大腿作屈伸动作，可见腰大肌的纵断面与脓肿关系密切。

3. 经超声引导穿刺抽液，送实验室检查，对本病有确诊意义。

四、腹膜后血肿

腹膜后血肿多系外伤后或脊柱、腹部手术后（如胰腺或肾脏手术后）并发症。其中，股动脉外伤引起腹膜后出血可能极为严重，甚至是致命性的。临床表现因损伤部位、严重程度和出血量的多少而有很大差别。极少数腹膜后出血系自发性或与血液凝固障碍有关。

【诊断要点】

1. 常有外伤史或脊柱及腹部手术史。

2. 腹膜后间隙出现无回声或低回声包块。包块前后间径较短，上下径较长。新鲜血肿因凝血块可产生较多回声。数日至两周后可液化呈无回声，并留下细线样回声或分层平面（图 17-38）。

3. 患者肾脏、胰腺等脏器可因血肿挤压移位。腰大肌外伤（如刺伤）者声像图可能发现异常。

4. 超声引导下穿刺抽液有助于积液性质的诊断与鉴别。

【临床评价】

超声检查适合于病情比较稳定的急性腹膜后出血的诊断。对于病情严重，脉搏、血压不稳定的患者宜首选 CT 检查。CT 对于本病的确诊及其范围的全面评价优于声像图检出。

五、腹膜后纤维化

本病在我国很少见。多数患者原因不明，可能因自身免疫因素引起腹主动脉或髂总动脉周围的慢性纤维性炎症，故也称为慢性动脉周围炎。病变呈扁而硬的纤维包块，位于腰骶部，厚 2～12cm 不等，主要包绕主动脉、下腔静脉和双侧输尿管。患者腰背痛，全身不适，渐进性肾功能不全（输尿管阻塞所致），可出现腹部包块。

【声像图表现】

1. 双侧肾积水，伴有双侧上段输尿管扩张。

2. 在腹主动脉远段水平，可见其前被厚层实性

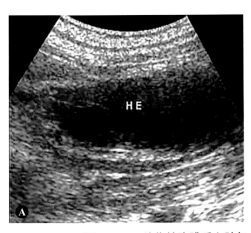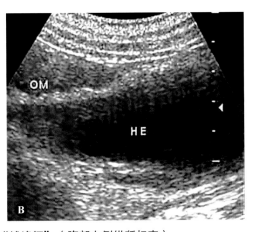

图 17-38 外伤性腹膜后血肿与"越峰征"（腹部左侧纵断扫查）

A. 图为平静呼吸所见；B. 图示深吸气后血肿被腹膜腔结构——大网膜覆盖。HE 血肿，OM 大网膜

低水平回声包绕，酷似融合淋巴结肿（厚鞘征），下腔静脉也可被包绕，代表细胞纤维性结构。轻症患者，此厚鞘征不明显。

3. 腹主动脉的形态和位置无异常，主动脉与脊柱密切贴近，无主动脉与"脊柱分离"征象（图17-39A、B）。

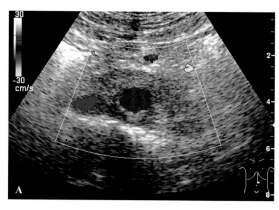 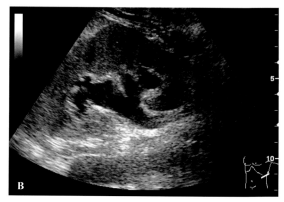

图 17-39　腹膜后纤维化合并左输尿管受压、左肾积水
A. 经腹主动脉横切可见包绕其周围的腹膜后低回声肿物；B. 左肾积水伴输尿管扩张（本病例为双侧性）

（张　武　崔立刚）

参考文献

1. 曹海根，王金锐. 实用腹部超声诊断学. 第2版. 北京：人民卫生出版社，2006：344-354（腹膜与腹膜腔）.

2. 曹海根，王金锐. 实用腹部超声诊断学. 第2版. 北京：人民卫生出版社，2006：355-366（腹膜后间隙）.

3. Hsu-Chong Yeh. 腹膜后间隙疾病. 见：李治安主编. 临床超声影像学. 北京：人民卫生出版社，2003：1178-1192.

4. 张　武，简文豪. 临床超声诊断. 北京医学杂志（专辑），1987，9（增刊）：1-264.

5. Rumack CM，Wilson SR，Charboneau JW [ed]. Diagnostic ultrasound. Third edition. Mosby, 2005：443-482.（The retroperitoneum and great vessels）

6. Rumack CM，Wilson SR，Charboneau JW [ed]. Diagnostic ultrasound. Third edition. Mosby, 2005：503-525.（The peritoneum）

7. Anil T. Ahuja ed. Diagnostic Imaging：Ultrasound. Salt Lake City，Amirsys Inc., 2007：8-2 ～ 21. （abdominal wall and peritoneal cavity：ascites，abscess，carcinomatosis）

第十八章
腹部血管超声检查

超声作为现代影像学检查，不仅能够清楚地显示腹部大血管包括腹主动脉、下腔静脉、门静脉以及它们主要属支的形态结构及其改变，而且可以通过彩色多普勒超声和频谱多普勒，显示这些腹部血管的血流并分析血流动力学有无异常变化，并为多种疾病提供丰富的血流动力学信息。国内外学者们多年来普遍认为，超声检查对于多种腹部血管疾病的诊断有重要的临床实际应用价值。

第一节 超声解剖概要

超声能够清晰显示的腹部大血管有以下三个系列，即：腹主动脉、下腔静脉和门静脉，包括它们一些主要的分支或属支。熟练掌握腹部大血管有关的超声解剖和不同断面特征，是诊断相关疾病和病变的重要基础（图18-1A、B）。

（一）腹主动脉及其主要分支

腹主动脉是胸主动脉的延伸。它起自膈肌后下方的膈脚（crus），即主动脉裂孔，为长管状结构。腹主动脉在脊柱前方正中稍偏左向下走行，至第四腰椎水平（大致相当于脐水平）分为左、右髂总动脉。腹主动脉由于在下行过程中发出一些较大的内脏动脉分支，故其管径有逐渐变细的特点。声像图容易显示以下腹主动脉的主要分支：腹腔动脉（celiac artery，CA）、肠系膜上动脉（SMA）、左右肾动脉（LRA、RRA）、肠系膜下动脉（IMA）（图18-1A、B），

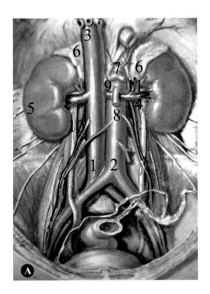
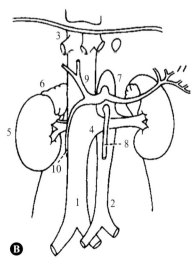

图18-1 A、B腹主动脉、下腔静脉及其属支

1. 下腔静脉；2. 腹主动脉；3. 肝静脉；4. 左肾静脉；5. 右肾；6. 肾上腺；
7. 腹腔动脉；8. 肠系膜上动脉；9. 肝动脉；10. 胃十二指肠动脉；11. 脾动脉

在确定腹主动脉瘤界限时，这些血管的起始点可作为重要声像图标志。至于肠系膜下动脉，因其管径较细并且偏离中线走行，声像图未必能够清楚地加以显示。

（二）下腔静脉及其主要属支

下腔静脉经膈肌顶部中心腱的腔静脉孔，向上汇入并连接右心房。下腔静脉为腹部最长的管状结构，在脊柱右前方下行，与腹主动脉右侧伴行，其声像图纵断面呈薄壁的条带状，其宽度因受右心房压力变化波动；横断面常表现为扁圆形，同样随右心房压力而变化。下腔静脉接受的主要属支有：左、中、右肝静脉，左、右肾静脉和左、右髂总静脉。大多数静脉属支与腹主动脉的主要分支伴行，唯有

左、中、右肝静脉例外。

（三）门静脉及其主要属支（图 18-1C、D）

门静脉主干(PV)位于下腔静脉腹侧，管径较粗，它由肠系膜上静脉（SMV）、脾静脉（SV）、肠系膜下静脉（IMV）汇合而成。其中，肠系膜上静脉的管径比较粗大，它与肠系膜上动脉伴行于腹主动脉和下腔静脉的腹侧；脾静脉与脾动脉伴行，沿胰腺背部走行。它们都容易被超声显示有无异常，并可作为重要的声像图标志。门静脉（主干）斜行向上，分成肝门静脉左支和右支，分别与左、右肝固有动脉和肝内胆管伴行，进入左肝和右肝的各个叶段（形成汇管区，或声像图的"三联管征"）。

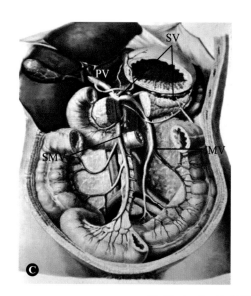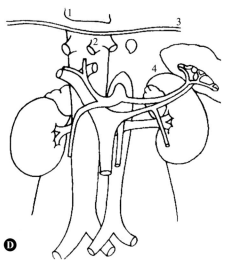

图 18-1　C、D 门静脉及其主要属支
1.PV 门静脉；2.SMV 肠系膜上静脉；3. SV 脾静脉；4. IMV 肠系膜下静脉

第二节　适应证

（一）动脉疾病

1.腹部动脉瘤　腹主动脉瘤、腹主动脉夹层（也称"腹主动脉夹层动脉瘤"）、腹主动脉假性动脉瘤。还有其他比较少见的动脉瘤，如：肝动脉瘤、肾动脉瘤、肾动静脉瘘、肠系膜上动脉瘤、孤立性肠系膜上动脉夹层和腹腔干夹层动脉瘤等。

2.动脉闭塞性疾病　如肾动脉狭窄或肾动脉栓塞等。

（二）静脉疾病

1. 胡桃夹综合征（nutcracker syndrome，也称左肾静脉压迫综合征）。

2. 布—加综合征（Budd-Chiari 综合征）、下腔静脉综合征（inferior vena cava syndrome, IVCS）、肾静脉血栓等。

3.门静脉高压症,门静脉海绵样变性,门静脉、脾静脉及肠系膜上静脉栓塞等。

（三）移植器官血管监测

肝移植、肾移植、胰—肾联合移植的血管监测等。

第三节 检查方法

（一）仪器选择

高灵敏度彩色超声诊断仪,凸阵探头,频率3.5～5MHz。

（二）检查前准备

早晨空腹检查最佳,但无须严格限制。

（三）体位

一般取仰卧位,双下肢伸直。检查脾或肾血管时,可采取仰卧位或侧卧位。

（四）扫查方法

1.腹主动脉 探头置于腹部正中线,可以适当加压以便减少可能存在的胃肠气体伪像干扰。宜按先后顺序进行纵断面和横断面扫查。

（1）纵断面扫查:观察腹主动脉全程及其主要腹侧分支,直至左右髂总动脉分叉处。主动脉位于肝左叶后方,紧贴脊柱椎体,呈一长管状结构,有逐渐变细倾向,管壁光滑稍厚,内部无回声,实时超声可见明显的动脉性搏动。正常腹主动脉近心段的前后径平均2 cm（范围1.6～2.4 cm）,远心段平均1.5 cm（范围1.1～2.0 cm）。注意:应在主动脉发出第一分支——腹腔干之前的部位进行前后径测量,避免测值偏低（图18-2A、B）。

（2）横断面扫查:可见腹主动脉位于脊椎中线偏左,呈圆管状无回声结构;在胰体背侧（相当于胰尾）水平有腹腔干及其分支从腹主动脉发出（图18-3A、B）;和肠系膜上动脉发出,下方有左、右肾动脉发出,右肾动脉经IVC后方越过。左侧为IVC,左肾静脉伴行于左肾动脉前方,穿越SMA与腹主动脉夹角汇入IVC。进行横切面扫查,这些分

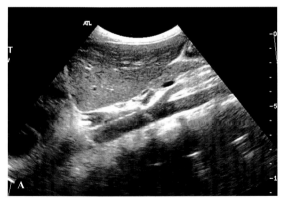
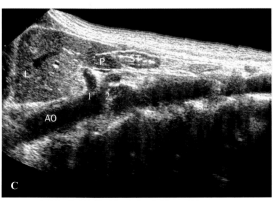
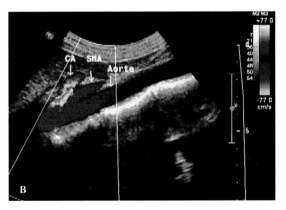

图18-2 腹主动脉纵切面

A、B.腹主动脉近段实时灰阶、彩色多普勒超声表现,显示腹主动脉 Aorta 及其腹侧分支;CA 腹腔干,SMA 肠系膜上动脉,P 胰腺体部,ST 胃窦;C.腹主动脉全段声像图（超宽视野显示）,AO 代表主动脉近段,腹主动脉始于膈脚（横膈的裂孔）以下,呈渐细的长管状结构。（注:膈脚以上的 AO 近段,实为胸主动脉降部）;1.腹腔干,2.肠系膜上动脉,L 肝脏

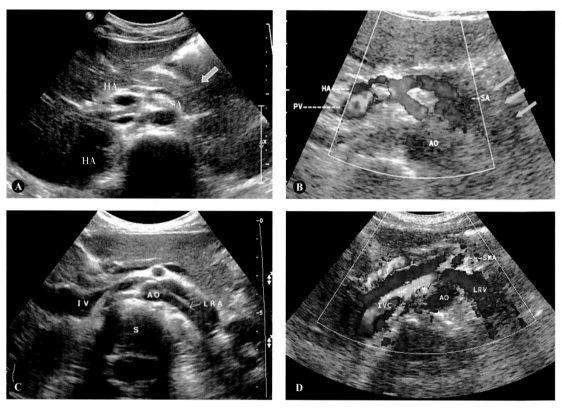

图 18-3　腹主动脉水平横断面灰阶和彩色超声表现

A、B. 在胰头以下相当于胰体尾部（见↑）的水平横断面：显示腹主动脉发出腹腔干及其分支——肝总动脉、脾动脉，下腔静脉位于脊椎的右前方；C、D. 在胰体尾部以下（相当于肾动脉）的水平横断面：显示腹主动脉发出左、右肾动脉，本图可见右肾动脉向右沿脊椎腹侧行进并穿越下腔静脉（IVC）的背侧

AO 主动脉，HA 肝总动脉，SA 脾动脉，PV 门静脉，LRA 左肾动脉，LRV 左肾静脉，IV 下腔静脉，S 脊椎，SMA 肠系膜上动脉

支都可以显示（图 18-3C、D）。

（3）冠状断面扫查：此方法在侧腹壁进行，用于补充观察腹主动脉的形态明显异常（如主动脉扩张、腹主动脉瘤）并在需要时测量其横径（左右径）；还有助于观察腹主动脉的左右分支——肾动脉。具体来说，左侧卧位通过肝肾声窗显示腹主动脉及左、右肾动脉近段（图 18-4）；右侧卧位通过脾肾声窗常有利于彩色多普勒显示左肾动脉全段甚至同时显示肾静脉。利用这种冠状扫查法，并可同时显示下腔静脉与腹主动脉的伴行关系（图 18-4）。

2. 下腔静脉　将探头置于腹正中线右侧 2～3cm 范围内进行纵断面和横断面扫查。其上方起自左中右三支肝静脉汇合处（第二肝门），向下经过肾门水平（左、右肾静脉），直至左右髂总静脉分叉处（图 18-1A、B）。

下腔静脉超声表现：纵断面呈宽窄不太均匀、壁薄而光滑的管状结构，横断面呈扁圆形无回声区；下腔静脉内径随呼吸运动和心动周期而变化，并可

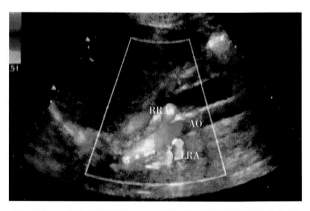

图 18-4　腹主动脉及其分支肾动脉近段超声表现（右侧腹部冠状断面）

RRA 右肾动脉，AO 主动脉，LRA 左肾动脉

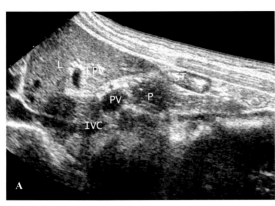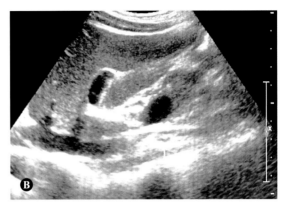

图 18-5 下腔静脉纵断面声像图

A. 超宽视野显示 IVC，IVC 下腔静脉，PV 门静脉，LPV 门静脉左支矢状部，L 肝脏，P 胰腺（头部），ST 胃；
B. 下腔静脉相应纵切面，下腔静脉相应纵切面的实时超声显示，↑ 右肾动脉

见管壁波动，该征象以近心段更加明显；采用瓦氏动作（Valsalva maneuver），可使下腔静脉增粗，易于显示（图 18-5A、B）。

3. 腹腔干和肠系膜上动脉（SMA）　首先横断面扫查确定腹主动脉位置，再纵断显示腹主动脉长轴，观察腹腔动脉和 SMA，以及它们与腹主动脉的分支关系。腹腔动脉在胰体上缘水平开口于腹主动脉前壁，横断时，腹腔干动脉及其分支肝总动脉和脾动脉形成 Y 形结构，称"海鸥征"。SMA 约在腹腔动脉起始点下方 1 cm 处，发自腹主动脉前壁，多以 30° 左右锐角向前下方延伸（图 18-2，图 18-3A）。

4. 肾动脉　在彩色多普勒引导下探查肾动脉，可以提高效率，尤其是对肾动脉中、远段。首选于前腹部偏左位置横断扫查，扫查到 SMA 并以此为标记，探头声束稍向卜倾斜，在腹主动脉两侧分出动脉分支并向左右肾门行进。通过倾斜或移动探头，可以显示肾动脉中段和远段。在彩色多普勒引导下，频谱多普勒测量肾动脉血流速度，以诊断肾动脉狭窄。上述体位显像欠佳时，可以取左侧卧位，以肝肾为声窗，采取横断面或冠状面显示右肾动脉；取右侧卧位，以脾和肾为声窗，观察左肾动脉。探测左肾动脉一般较右肾动脉困难（图 18-4）。

5. 肝静脉、门静脉及其属支脾静脉和肠系膜上静脉，扫查方法参看肝脏疾病章节。

第四节　检查步骤和内容

首先做二维超声扫查，然后加上 CDFI，最后用频谱多普勒检查。内容包括：

1. 解剖学信息　包括血管外形、走行方向、管壁厚度、管径大小、搏动情况、内膜是否光滑，有无粥样硬化斑块、钙化或纤维化、管腔狭窄等。

2. 血流动力学信息　收缩期峰值流速（A）、舒张期末期流速（B）、平均流速（Vmean）、加速时间、加速度、减速度，阻力指数（RI）和搏动指数（PI）等。还可测算收缩期与舒张期流速比（S-D ratio）及狭窄处峰值流速（v）与狭窄前峰值流速（v¹）的比值（R）。

第五节　注意事项

1. 灰阶成像、CDFI 及脉冲多普勒的增益均需调节适当，壁滤波一般取 50 ～ 100Hz。可以应用局部放大技术（Zoom）。

2. CDFI 会受心脏搏动、呼吸运动的干扰。

3. 频谱多普勒取样容积视血管内径而定，以占血管内径的 1/2 ～ 2/3 为宜，声束与血流夹角 θ ≤ 60°。对于动脉病变，血流速度的测量要精确，因为其是判断狭窄程度的主要依据之一。

4. 对于肥胖、肠气过多或有腹壁瘢痕的患者，腹部血管检查有一定困难，应降低超声发射频率，将探头适当加压扫查。

CDFI 检查与仪器的灵敏度和操作者的经验有关。国外报告可能约有 10%～50% 的肥胖患者难以清晰显示 SMA、腹腔动脉和肾动脉。扫查时探头加压会有相当程度改善。

第六节　正常声像图

（一）正常腹部血管声像图（图 18-2～图 18-5）。

（二）正常腹部血管的频谱多普勒形态特点

1. 高阻型动脉血流频谱　见于腹主动脉、髂总动脉、髂外动脉等外周阻力高的血管（图 18-6A、B、C）。

2. 低阻型动脉血流频谱　见于肝动脉、脾动脉、肾动脉等实质性脏器的动脉（图 18-6D、E）。

3. 静脉血流频谱　门静脉呈向肝性连续性低速血流，基本上无搏动，流速约 20 cm/s，血流频谱不受呼吸影响，餐后 30～50 分钟流速明显增加。下腔静脉、肝静脉受心动周期右房压力和呼吸的双重影响，故呈三相波，是其鉴别要点（图 18-7A、B）。

（三）CDFI 检查

观察血管腔内彩色血流的分布及其充盈程度，在已经适当调节情况下，注意有无异常的多彩镶嵌血流（提示有无局部血管狭窄或异常高速血流），以及有无异常反向血流（如门静脉出现蓝色出肝血流，下腔静脉和门静脉阻塞时出现侧支循环）。

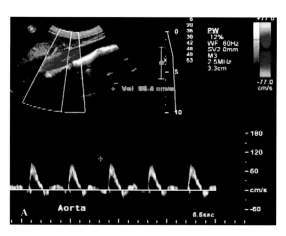

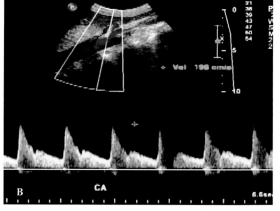

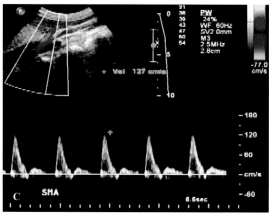

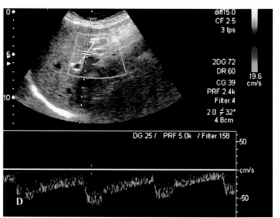

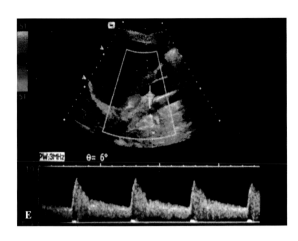

图 18-6　正常腹部动脉多普勒频谱

A. 正常腹主动脉多普勒频谱；B. 腹腔动脉多普勒频谱；C. 肠系膜上动脉多普勒频谱；D. 肝动脉血流频谱；E. 右肾动脉多普勒频谱

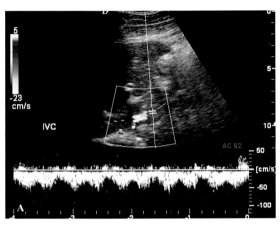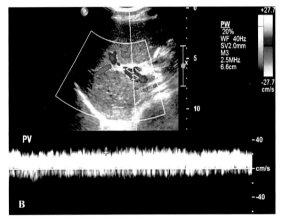

图 18-7　正常腹部静脉多普勒频谱表现

A. IVC 下腔静脉；B. PV 门静脉

第七节　主要疾病超声诊断

腹主动脉主要疾病

腹部大血管疾病的种类和病理有多种类型，以腹部动脉疾病为例就有：①腹主动脉及其分支内膜的动脉粥样硬化（arteriosclerosis）。动脉粥样硬化性斑块还有范围大小、软硬度、局限性或弥漫性、内膜侵犯深度等不同；粥样硬化可导致动脉管壁增厚和管腔狭窄（stenosis）、闭塞（obliteration）等变化；②动脉扩张（arterial ectasia），由中膜弹力层变性、坏死抗压能力减退引起，它可与深度内膜粥样硬化合并存在；③动脉瘤（aneurysm），有真性动脉瘤、假性动脉瘤、夹层动脉瘤三种不同的类型等。本节将重点讨论腹部的动脉瘤。

一、腹部动脉瘤

正常动脉血管壁有完整的三层组织结构，即内膜层、中膜层（弹力纤维层）和外膜层（纤维组织层）。其实，所谓的动脉瘤是广义的，其临床病理类型分为三大类。即真性动脉瘤（true aneurysm）、假性动脉瘤（false aneurysm）和夹层动脉瘤（dissecting aneurysm）。真性、假性动脉瘤和夹层动脉瘤的管壁与管腔的病理表现，和正常的动脉有显著的区别（图 18-8 A、B、C、D）。

真性主动脉瘤的管壁薄而膨隆，但仍比较完整，此型临床最常见；假性动脉瘤的壁为纤维组织，没有动脉管壁，实质是动脉管壁破裂，破裂口与动脉腔联通的组织间血肿；夹层动脉瘤为动脉内中膜破裂后中层剥离形成的动脉管壁壁间的血肿。如果没有说明，通常所称的动脉瘤是指真性动脉瘤。

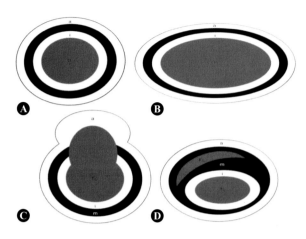

图 18-8 三种动脉瘤的横断面与正常动脉管壁和管腔的比较

A. 正常动脉；B. 真性动脉瘤；C. 假性动脉瘤；D. 夹层动脉瘤（引自 Downey DB，2005）

超声诊断能够分辨上述三种不同类型的动脉瘤。超声医师应当重视临床关注的以下问题：①动脉瘤的类型；②瘤体的位置、形状，和范围大小（长径、前后径和横径）；③瘤体对腹主动脉分支血供的影响；④内部有无血栓并容易脱落。

（一）腹主动脉瘤

腹主动脉瘤（abdominal aortic aneurysm，AAA）是一种相对常见，而且有潜在生命威胁的动脉血管病，发生率在 60 岁以上的老年人占 5%～10%，男性是女性的 5～6 倍。本病好发于腹主动脉的远侧段，肾动脉以下的主动脉瘤占 85%，有少数累及肾动脉以上。主动脉瘤的定义是，主动脉永久性膨隆，直径超过 3cm，或超过正常主动脉管径的 50%（Johnson 等，1991）。有肥胖、高血压和高胆固醇血症病史的患者，是本病的高危人群。患者通常早期无症状，有报告无症状者占 30%～60%，除非动脉瘤即将破裂或已发生破裂。患者可能出现腹部搏动性肿物。发生破裂时，患者出现剧烈腹痛或背痛，甚至发生低血压、休克或意识丧失。腹主动脉瘤是否破裂取决于瘤体的大小。直径小于 4cm 者，破裂发生率为 10%；大于 5cm 为 30%～50%；大于 10cm 高达 80%。女性动脉瘤破裂的风险大于男性。动脉瘤病死率很高。超声发现主动脉瘤敏感、准确，适用于本病的筛查和早期发现，对腹主动脉瘤的诊断和定期随访具有无可替代的重要价值。

【**声像图表现**】

1. 腹主动脉瘤（AAA）主要特点是，腹主动脉管径局限性扩张和膨隆。超声测量直径是相邻正常处直径的 1.5 倍或以上（即 ≥ 50%），或前后径 ≥ 3cm 可作诊断。腹主动脉瘤多位于腹主动脉的远侧段，靠近髂总动脉，其长度范围相差很大，部分病变可累及髂总动脉。大多数 AAA 近侧端位于左右肾动脉水平以下（可称"肾动脉水平以下 AAA"）；少数位于肾动脉水平以上（"肾动脉水平以上 AAA"，此型大大增加临床手术或介入的复杂性）。

注意事项：横切面测量容易高估。由于动脉瘤常导致主动脉弯曲，无论纵断面和横断面都容易造成测量误差，原则上可沿主动脉体弯曲的弧形中轴线，进行系列横断扫查，测量其最大横径。

2. 腹主动脉瘤的形状多呈梭形膨隆，个别呈囊状扩张。腹主动脉瘤的范围：远侧段向下累及髂总动脉比较多见；但其近侧段向上累及肾动脉较少见。

3. 腹主动脉瘤内常可见附壁血栓。附壁血栓相对多见于动脉瘤的前壁，附壁血栓也可见于侧壁和后壁，其横断面呈新月形或同心环样改变。血栓多呈中低水平回声。血栓与其管腔之间边界清楚，呈线条样改变（图 18-9A、B、C、D）。有的血栓内可能出现不规则的无回声腔隙，代表血栓部分液化；血栓机化和动脉瘤壁的钙化，往往产生强回声，钙化并可伴有声影。

4.CDFI 和频谱多普勒 仅作为动脉瘤的辅助检查方法，其主要作用在于：①有助于进一步明确腹主动脉瘤诊断及其累及范围；②观察动脉瘤内的血流及其紊乱性质与程度；③进一步确定低回声与无回声性血栓；④动脉瘤与其他腹部囊性病变鉴别。

【**鉴别诊断**】

1. 腹主动脉扩张（aortic ectasia） 老年人特别是患有多年高血压者，由于腹主动脉存在弥漫性粥样硬化病变和不断进展，加上动脉中膜（弹力层）

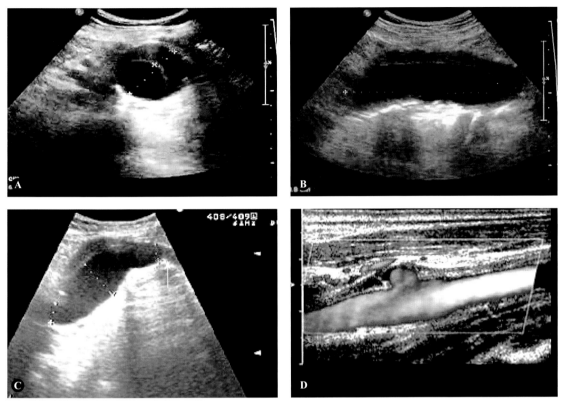

图 18-9　腹主动脉瘤的超声表现

A.腹主动脉横切面声像图显示管腔扩张，最大径 4.0 cm，附壁可见血栓形成；B.纵切面显示，自肠系膜上动脉起始处下方约 4.0 cm 处至腹主动脉分叉处腹主动脉扩张，累及长度 10.9 cm；C.腹主动脉瘤，显示瘤体远侧累及髂总动脉（↑）；D.腹主动脉瘤彩色多普勒能量图表现

抗压能力减低，可能造成腹主动脉普遍性扩展。其声像图表现为腹主动脉普遍性扩张，原来由粗渐细的长管状结构变成"长筒状"；动脉扩张同时可伴有扭曲，多数向左前方侧弯。后者是因为老年脊柱随年龄增长往往有逐步短缩而主动脉长度保持不变的缘故。因此，超声的某些断面可能出现类似动脉瘤样局部膨隆，而发生误诊或鉴别困难。应当注意以下鉴别要点：腹主动脉扩张的程度较动脉瘤轻，其前后径比预计正常直径增加＜50%。应利用实时超声沿主动脉弯曲的中轴仔细横断面扫查，并注意采用冠状扫查和加以核实。鉴别困难者，宜进一步作腹部 X 线、CT 检查。

2.腹膜后囊实性肿物　腹主动脉旁淋巴管囊肿、胰腺假性囊肿可能被误认为动脉瘤。用彩色多普勒超声仔细检查，容易加以鉴别。重要意义在于，可以避免盲目进行囊肿穿刺抽液。

【临床意义】

1.超声检查腹主动脉瘤，不但能够测量瘤体的前后径、左右径和长径，还能检测附壁血栓的位置、最大厚度、动脉管腔及残存管腔的大小，为临床提供多方面诊断信息，此为腹主动脉造影检查所不及。超声显像可对腹主动脉瘤和腹主动脉旁肿物包括血肿进行明确的鉴别。在诸多影像学方法中，超声检查准确、可靠、简便，是首选的诊断方法。但是，CT、无创的 CT 血管造影（CTA）能够对于腹主动脉瘤及其大小及累及范围做出更为全面和精确的评价。

2.超声对腹主动脉瘤的人群筛查、早期发现、诊断和随访有重要意义，美国的一项研究显示利用超声筛查和管理腹主动脉瘤，使其死亡率降低了90%。但是超声检查对过度肥胖者可能很困难，会造成漏诊。这是超声检查的主要局限性。

3.对已确诊腹主动脉瘤的患者，超声是重要的随诊手段。瘤体直径平均年增长 0.2 ~ 0.5 cm、瘤体直径超过 6 cm、短期内瘤体明显增大者，或瘤体虽无增大征象但腹疼症状显著者，须警惕破裂的可能。

4. 主动脉瘤腔内带膜修复支架植入术治疗主动脉瘤已广泛应用于临床。彩色多普勒超声被认为是介入治疗疗效评价和远期并发症随访的首选影像学工具，其效能优于 CT。

超声扫查应当注意动脉瘤是否扩展到肾动脉以上水平。这对于介入治疗方案的选择很重要，最好直接观察肾动脉起始部并测量其到动脉瘤上缘的距离。但是，有时超声检查难以准确判断巨大腹主动脉瘤是否累及肾动脉，精准地判断主动脉瘤的范围，尚有赖于腹主动脉造影或数字减影造影（DSA）或腹部 CT 血管造影（CTA）检查。

（二）腹主动脉夹层动脉瘤

主动脉夹层动脉瘤（aortic dissection aneurysm），也称主动脉夹层（aortic dissection），是发生在主动脉中层或弹力层的夹层血肿。本病是由于主动脉内膜破裂和中层血肿扩展并撕裂所致。这是一种比较少见、致死率很高的主动脉疾病。本病的好发部位在胸主动脉，包括升主动脉、主动脉弓和降主动脉，并且还可累及腹主动脉。根据内膜破裂部位和夹层血肿的波及范围有很大的不同，可分三种类型（限于篇幅，在此从略）。

主动脉夹层动脉瘤形成的条件：①动脉壁中膜层广泛变性、疏松；②局部动脉管壁内膜破裂，主动脉高速血流通过破裂口涌入变性、疏松的中膜层间隙，撕裂管壁并形成血肿。血肿的内侧壁为主动脉壁的内中膜，它将主动脉分隔为真管腔与假管腔。

腹主动脉夹层动脉瘤：实际上多数由胸主动脉夹层动脉瘤扩展而来，属于主动脉瘤 DeBakey-Stanford 提出的某一类型。至于单独发生在腹主动脉的夹层动脉瘤，则非常少见。笔者仅遇超声首诊并被确诊的 79 岁男性高血压患者一例，所幸得到了即时救治。主动脉管壁中膜弹力层胶原和弹性组织变性、坏死是本病的重要病理基础。学者们认为，内膜动脉粥样硬化不是本病主要的因素。患者往往有多年高血压病史。患者临床表现往往因突发原因不明的剧烈胸腹疼痛前来就诊，临床诊断常极为困难。考虑到主动脉夹层和腹主动脉夹层动脉瘤的相关性和复杂性，因此应全面检查胸主动脉和腹主动脉，包括超声心动图和腹部超声检查，必要时应进行磁共振或腹部 CT 血管造影 CTA 等检查。

【声像图表现】

主动脉管径不同程度增宽，管腔内可见膜性结构将主动脉管腔分为真、假管腔两部分。假腔代表血肿部分，它可大于真腔，还可进行性增大（图 18-10A、B、C）。

分离的内 - 中膜结构在急性期可随心脏收缩运动周期不停摆动，收缩期内膜向假腔方向摆动。但若膜较厚或假腔被血栓堵塞，则不会出现摆动。在部分患者可观察到原发破裂口，远侧段还可能存在继发破裂口。

CDFI 可以显示血流从真腔经破裂口流入假腔内，流经破口处的血流速度可以很高。假腔内可探及不规则低速血流，也可能无血流信号（血栓形成）。CDFI 还有助于发现有无继发破裂口（出口）。

腹主动脉夹层动脉瘤常累及腹腔动脉、肠系膜上动脉和肾动脉，造成其狭窄。超声检查时必须注意其对这些分支的影响。

【鉴别诊断】

1. 腹主动脉假性动脉瘤、夹层动脉瘤假腔内充满血栓时，其声像图与腹主动脉瘤附壁血栓类似。后者近主动脉壁常有钙化斑块引起的强回声。

2. 扩张的主动脉，腔内可能出现疑似夹层动脉瘤内撕裂的内中膜细带状伪像，它由于旁瓣或主动脉壁的二次反射产生。采用 CDFI 可见腔内正常血流，不存在假腔。

3. 穿透性主动脉粥样硬化斑块，偶尔可能进展为主动脉夹层。其声像图表现为主动脉壁显著局限性增厚，采用 CDFI 观察，见不到撕裂的内中膜回声。

【临床意义】

主动脉夹层是一种潜在的致命性血管危重疾病，

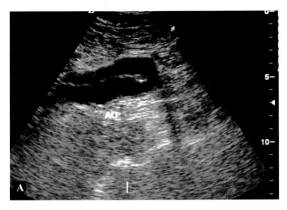
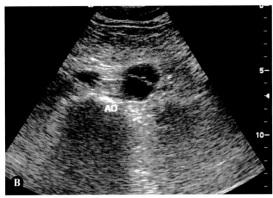
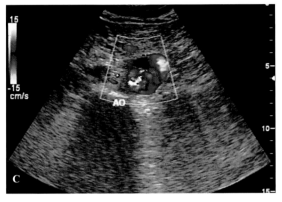

图 18-10　腹主动脉夹层动脉瘤

A.纵断面显示腹主动脉管腔内见条带状回声，与管壁相连续，随心动周期摆动；B.横断面显示腹主动脉腔内一条带样结构，将动脉分割成两个腔，即真腔和假腔；C.彩色多普勒显示真腔及假腔内均充满血流信号，假腔内血流紊乱明显

AO 腹主动脉

早期诊断至关重要。影响其治疗和预后的因素涉及夹层动脉瘤的类型，破裂的入口和出口有无及其位置，是否有相关的并发症等。超声检查可作为主动脉夹层动脉瘤，特别是腹主动脉夹层动脉瘤的有效影像诊断方法，尤其适合于急性期（两周以内）病情尚未稳定和无须紧急手术的患者。对已确诊本病的患者，应用超声手段随诊观察也是十分必要的。但超声诊断方法不能代替手术前必要的主动脉造影检查。超声心动图诊断主动脉夹层动脉瘤有一定的局限性。全面评价胸部及腹部动脉夹层所用的其他重要影像检查方法是 CT、CT 血管造影和 MRI，其中以 MRI 为最佳。

（三）腹主动脉假性动脉瘤

腹主动脉假性动脉瘤罕见，多因腹部外伤引起，使主动脉管壁破裂和局部血肿形成。

【声像图表现】

1.在腹主动脉外出现无回声肿块，边界可欠清晰，有时酷似主动脉旁囊肿，有的病灶尚可见点状沉积物回声。

2.CDFI 显示病变部位血流信号紊乱，甚至可能直接显示动脉与病灶之间的分流口。分流口处可测到朝向血肿无回声区的高速血流和舒张期流向动脉的低速血流，表现为瘤体内红蓝交替的双向血流信号。

【临床意义】

超声可以及时、准确地发现假性腹主动脉，因此具有很高的诊断价值。

（四）腹主动脉分支的动脉病变

腹主动脉分支的动脉瘤　腹主动脉的分支如脾动脉、肾动脉、肝动脉等也可发生动脉瘤，但比较少见。它们的病因可能是先天性的，也可以因动脉粥样硬化、损伤、炎症所致。此外，还有发生在肠系膜上动脉、腹腔动脉的夹层动脉瘤。也称孤立性肠系膜上动脉夹层/腹腔动脉夹层（isolated SMA dissection/ isolated CA dissection）。

【超声表现】

1. 腹主动脉分支的动脉瘤 可发生在肝动脉、脾动脉、肾动脉以至于它们在实质器官内的某个分支。这些动脉瘤体积普遍较小，多数呈圆形，可能酷似囊肿表现，故灰阶声像图表现与囊肿不易鉴别，只有使用 CDFI，能够清楚显示"囊肿"腔内彩色镶嵌的血流信号，故有助于确认为动脉瘤（图18-11A、B）。

注意事项：超声检查时，必须十分警惕在腹主动脉的分支血管附近发现的"囊肿"，并与动脉瘤进行认真的鉴别，应当进一步做彩色多普勒超声检查。对 CDFI 和频谱进行优化调节至关重要。这对于避免进行盲目性囊肿穿刺具有重要意义。

2. 腹主动脉分支动脉夹层动脉瘤（图18-12） 本病比较少见，偶见于肠系膜上动脉夹层、腹腔动脉夹层。灰阶超声仅表现 SMA/CA 宽度增加，通常是动脉局部轻度增宽，多数没有非常显著的动脉扩张，

加之剥离的内膜纤细，很容易漏诊。CDFI 能够清楚显示动脉腔内血流速度相差悬殊的双层彩色血流信号；图像放大后观察，可见双层彩色血流信号之间的细线样内中膜结构。这是动脉夹层的重要佐证（图18-12A、B）。

二、腹主—髂动脉闭塞性疾病

腹主－髂动脉闭塞性疾病（aortoiliac obstructive disease）系因动脉粥样硬化、大动脉炎、栓塞、先天性和外压性狭窄等引起的腹部大血管疾病。其中以动脉粥样硬化和糖尿病占多数。发病年龄以中老年多见。动脉狭窄或闭塞可导致远端器官及组织缺血，缺血程度与病变发生的速度、部位、范围以及侧支循环等多种因素相关。最早出现的症状多为间歇性跛行，足背动脉或踝部胫后动脉搏动减弱或消失，后期出现组织营养障碍性病变，如足趾冰冷、

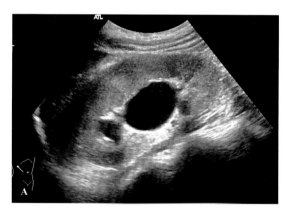
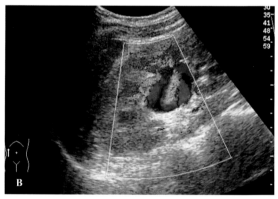

图18-11 A、B 肾动脉瘤，男，23岁。研究生入学体检发现右肾囊肿（A），CDFI 显示囊肿实为肾动脉瘤（B）

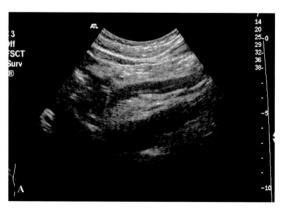
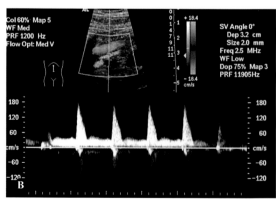

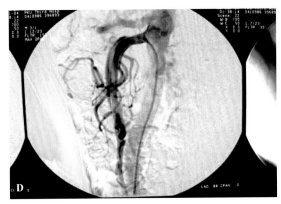

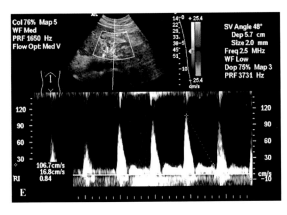

图 18-12　孤立性肠系膜上动脉夹层

A. 声像图显示 SMA 内膜样回声将 SMA 分为真假两个腔；B. 真腔内血流速度较快；C. 假腔内血流速度极低；D.DSA 显示 SMA 内放入支架；E. 放入支架后血流恢复正常

发绀、趾甲增厚、溃疡、坏疽。

【超声表现】

以病因不同而声像图表现不同。动脉粥样硬化所致者，可见病变血管内膜显著增厚，内壁见不同强度回声斑块突起，较大的强回声斑块后方伴声影；多发性大动脉炎所致者，可见管壁弥漫性或节段性均匀增厚，一般无强回声。

CDFI 显示狭窄处血流束变细，狭窄后（紧接狭窄之后 3cm 以内）血流紊乱，常可见射流；闭塞段管腔显示不清，可见中强回声填充（图 18-13），无血流充盈，周边可见侧支循环形成。

脉冲多普勒检测狭窄段呈高速射流频谱，频窗充填，流速显著升高；狭窄处与上游正常动脉峰值流速比值 ≥ 2.5，可诊断腹主 - 髂动脉内径狭窄 ≥ 50%。90% 以上的狭窄血流速度可能减低。远离狭窄下游的动脉血流流速减低，加速时间延长，反向波消失。

【鉴别诊断】

多发性大动脉炎与动脉硬化闭塞症的鉴别：依

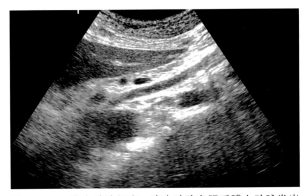

图 18-13　腹主动脉闭塞，腹主动脉自肠系膜上动脉发出后远端、管腔结构消失，局部可见中强回声填充，超声造影证实为局部闭塞

据两者发病年龄、受累动脉部位特点和声像图表现的明显不同。前者以年轻女性居多，动脉壁呈均匀性向心性增厚，很少见钙化，两者较易鉴别。另外，需与动脉瘤附壁血栓致管腔狭窄鉴别，动脉呈瘤样扩张是动脉瘤的诊断依据。

【临床意义】

超声检查能够判断腹主 - 髂动脉狭窄的部位、

范围、程度及侧支循环建立的情况，同时有助于提示病因。超声也是本病支架植入治疗监测及随访首选的手段。

三、腹主动脉分支狭窄

（一）肾动脉狭窄

高血压患者中有 1%～5% 是继发性高血压，继发性高血压中肾性高血压发病率最高（占 87.5%），其中肾实质性高血压占 90%，肾血管性高血压占 10%。因此肾血管性高血压（肾动脉狭窄所致）占全部高血压的 1% 左右，而非部分文献引用的 5% 左右。肾动脉狭窄的原因中动脉粥样硬化最多见，其他还有肌纤维发育不良和多发性大动脉炎。

【超声表现】

频谱多普勒血流分析是诊断肾动脉狭窄的主要依据，最广泛接受的多普勒频谱诊断肾动脉狭窄的标准为：肾动脉狭窄处收缩期峰值流速≥ 180cm/s，

此时如果肾动脉与肾动脉开口水平腹主动脉内收缩期峰值流速比值（R/A）≥ 3.5，肾动脉直径狭窄率大于 60%（图 18-14A、B、C），如果 R／A ＜ 3.5，则肾动脉直径狭窄率＜ 60%。

选用狭窄 60% 的诊断标准，是因为研究表明当肾动脉狭窄大于 50%～60% 时，会激发肾素 - 血管紧张素系统，具有临床意义。

有些学者指出，肾脏内动脉的血流加速时间＞ 0.07s 也可用来判断肾动脉存在≥ 60% 的狭窄，而另一些作者则将加速时间＞ 0.10s 或＞ 0.12s 作为肾动脉显著狭窄的标准，这一指标增加了诊断的特异性，但是其敏感性较低。

动脉粥样硬化性狭窄通常发生于肾动脉起始处附近，使用彩色多普勒超声可以很容易检测出来，狭窄段血流亮度增加（注：重度狭窄或闭塞时信号可能减少或消失），狭窄后段呈多彩湍流（狭窄后湍流）；纤维肌发育不良常见于年轻女性，主要发生在肾动脉中远段及其分支，对于这部分患者应仔细检查肾动脉全程及肾内段动脉。如果肾动脉完全阻塞，则阻塞远

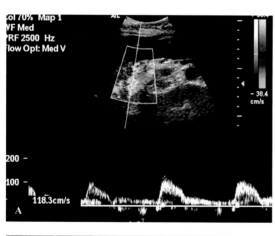

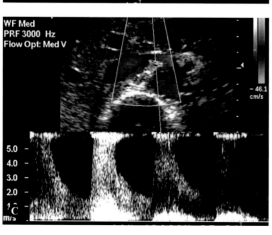

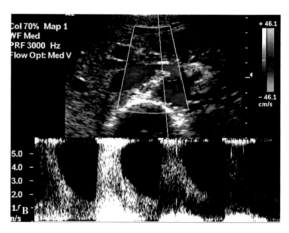

图 18-14　肾动脉狭窄的超声表现

A. 腹主动脉收缩期峰值流速 118cm/s；B. 彩色多普勒显示右肾动脉起始端血流束变窄，彩色混叠；多普勒频谱测量右肾动脉起始端收缩期峰值流速大于 500cm/s；C. 依据右肾动脉起始端收缩期峰值流速大于 180cm/s，其与腹主动脉收缩期峰值流速比大于 3.5，诊断右肾动脉起始端狭窄 >60%

段无血流信号，且肾实质血流灌注异常，血流速度减低，肾脏体积缩小，长径小于9cm。

【临床意义】

外周血管超声检查中，肾动脉具有一定的困难，需要耐心。国外报告，经验丰富、技术水平高的检查者对肾动脉近端4 cm以内、≥60%的肾动脉狭窄诊断的敏感性和特异性可达到90%左右。诊断肾动脉远段和段动脉狭窄的准确性不如近段狭窄的准确性高。对于高血压病患者尤其疑为肾血管性高血压病时，超声仍不失为一种有效的无创性筛选手段。

肾动脉主干位置变异、肥胖体型、肠气多等都降低超声显示肾动脉的成功率。约20%患者有副肾动脉，由于无固定行走路径和解剖标志，多普勒超声几乎很少能检查出来。在腹壁前扫查左侧肾动脉，难以追踪至肾门处。应根据情况，变换体位和探头位置，检查肾动脉全程。

使用超声造影剂可大大提高血管的显示率，减少肾动脉超声扫查的难度。还可增加多支肾动脉畸形及肾门处段动脉的显示率。对肾动脉狭窄率大小的诊断准确性有所提高，但诊断肾动脉狭窄的敏感性和特异性并未显著提高。

经导管血管造影仍是肾动脉狭窄诊断的"金标准"。多排螺旋CT血管造影（CTA）和增强磁共振血管造影（MRA）比血管造影侵入性小。这两种方法在肾动脉疾病中具有一定的价值。CTA比MRA具有更高的分辨率，但它们均需造影剂。CTA需要碘造影剂，不适于肾功能不全患者。

（二）肠系膜缺血性疾病

肠系膜缺血性疾病（mesenteric ischemia），是由多种病因引起各段小肠和结肠急性或慢性肠管血供不足，或静脉回流障碍所致的肠壁缺血、坏死以及肠管运动功能障碍引起的一类疾病总称，主要分为急性和慢性缺血性肠病两大类型。

超声医师应熟悉与胃肠系统相关的血管供应：①内脏及肠系膜动脉：包括腹腔动脉（供应实质器官、胃和近端小肠）、肠系膜上动脉（供应十二指肠至结肠脾曲）和肠系膜下动脉（降结肠、乙状结肠、

直肠上部）。②肠系膜的静脉：有肠系膜上静脉和肠系膜下静脉（后者通过脾静脉），它们回流至门静脉系统。

1.急性肠系膜缺血性疾病　本病是多种原因所致的肠系膜血管血流量锐减引起的急性肠壁缺血，往往导致肠管运动功能障碍如急性肠梗阻、甚至肠坏死、腹膜炎。急性缺血病情凶险，通常进展迅速而且严重，病死率高达60%～90%。主要有三类病因：①急性肠系膜动脉栓塞，多来自心脏等部位（患者有心房纤颤、心肌梗死、亚急性细菌性心内膜炎病史）脱落的栓子引起的动脉栓塞，以及肠系膜动脉血栓形成；②肠系膜静脉血栓形成，主要指肠系膜上静脉血栓形成。见于某些高凝血状态和门静脉高压患者，比较少见。本病也有急性、慢性之分。急性肠系膜上静脉血栓病情发展比急性动脉性相对缓和，如果延误诊断也容易导致肠梗阻和肠坏死；③非阻塞性的肠系膜血管缺血，可由严重创伤引起失血性低血压、休克或败血症等诱发。

【超声表现】

（1）肠系膜动脉栓塞或血栓形成的表现：血栓或栓塞近心段血流速度减低，阻力指数明显增高，远心段动脉管腔内无血流信号。对于动脉粥样硬化基础上形成的血栓，二维超声有时可显示壁上的钙化斑块强回声，多位于动脉起始段。

（2）肠系膜（上）静脉血栓形成的表现：①回流受阻端的静脉增宽，腔内充满血栓产生的低回声，CDFI管腔内无血流信号显示。②如肠壁坏死，肠壁内无血流信号显示。③肠系膜缺血的继发性改变，包括：肠壁水肿增厚，呈肠梗阻表现，有时可见肠间积液或多量腹腔积液。④若在门静脉内或肝内出现气体强回声，高度提示肠管坏死或合并产气菌感染，后者在糖尿病患者多见。

【鉴别诊断】

急性肠系膜上静脉血栓形成，一般不难与门静脉高压所致肠系膜上静脉血流淤滞鉴别。

【临床意义】

尽管彩色和频谱多普勒超声能够显示肠系膜血

管缺血疾病异常血流状况，能够发现肠梗阻、腹腔积液等继发征象，故若作为首选影像检查方法，由于无法显示远端肠系膜血管，对栓子、血栓的具体定位及其影响范围的观察可能遇到肠内气体干扰，还由于超声高度依赖操作者技术水平和工作经验，超声不适合急性肠系膜缺血全面的评估。此型患者病情凶险、发展迅速，急待手术前确诊和病情的全面评估。因此只要有条件，应进一步行其他影像学检查，以防肠管坏死、腹膜炎。宁可首选 CT 血管造影（CTA）。迄今，选择性腹主动脉造影仍然不失为急性肠系膜血管缺血疾病诊断的金标准。

2. 慢性肠系膜缺血性疾病

慢性肠系膜动脉缺血比较多见于老年患者，95% 的病因是动脉粥样硬化引起肠系膜动脉狭窄所致，其他尚有多发性大动脉炎等少见疾病。如果内脏—肠系膜动脉——腹腔动脉（CA），肠系膜上动脉（SMA）、肠系膜下动脉（IMA）发生动脉粥样硬化，通常是三支中至少有二支出现严重狭窄（内径减少 > 70%）才会出现慢性肠系膜缺血的临床表现。本病腹部症状常不恒定，典型症状为餐后腹痛、腹胀、体重下降和腹泻、血便或黑便。消化道 X 线造影、腹部 CT、肠镜检查有助于提示缺血性肠病。

【超声表现】（图 18-15）

（1）灰阶超声：SMA 和（或）CA 内壁不光滑、增厚或斑块形成，如果发生栓塞，则腔内可见实性

回声充填。注意重点检查起始段。

（2）CDFI：显示狭窄段的血流束变细，频谱显示流速明显升高；狭窄后段为五彩镶嵌的湍流信号，狭窄远段血流频谱呈小慢波改变（图 18-15A、B）。

（3）多普勒频谱：正常 SMA 禁食时呈高阻伴舒张期低速血流，并在舒张早期有反向血流；进食后舒张期血流增加，反向血流消失。正常 CA 为低阻伴舒张期末期高速血流，进食前后变化不大。SMA 正常血流速度范围较宽：97 ～ 142 cm/s，常显示为五彩血流；CA 正常的血流速度范围较小：98 ～ 105 cm/s。慢性肠系膜缺血患者进食后，肠系膜上动脉和腹腔干血流的生理反应减弱或消失。禁食时腹腔干收缩期峰值流速 ≥ 200cm/s，或肠系膜上动脉收缩期峰值流速 ≥ 275cm/s，肠系膜上动脉或腹腔干与腹主动脉收缩期峰值流速比值 > 3.5，提示管径狭窄 > 70%。

【鉴别诊断】

肠系膜动脉收缩期流速个体差异较大，此外，心功能不全和弥漫性动脉粥样硬化患者可出现低速血流，从而表现为假阴性；有的无症状者收缩期血流速度可超过 2m/s，出现假阳性。在这种情况下，肠系膜动脉与腹主动脉收缩期峰值流速比值指标可能有帮助。

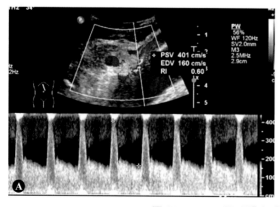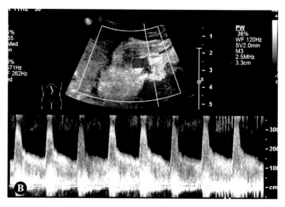

图 18-15　A. 肠系膜上动脉狭窄；B. 腹腔动脉狭窄

A. 肠系膜上动脉狭窄收缩期峰值血流速度 500cm/s，舒张期血流速度 200cm/s，频谱多普勒显示狭窄处峰值流速（Vs）升高，舒张末期流速（Vd）也升高，RI 狭窄后降低为 0.61；B. 腹腔动脉狭窄，收缩期峰值血流速度 400cm/s，舒张期血流速度 150cm/s

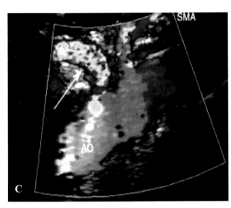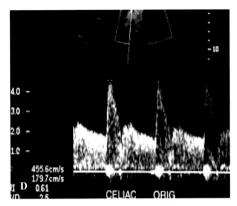

图 18-15C、D 腹腔动脉狭窄彩色和频谱多普勒表现

C.腹腔动脉（↑）显示起始部管腔狭窄，狭窄远段彩色镶嵌伪像，代表高速湍流；SMA：肠系膜上动脉；D. 频谱多普勒检测狭窄部位血流速度 Vs=455cm/s（≥200cm/s，提示其直径狭窄率≥70%）

【临床意义】

慢性肠系膜缺血的临床表现缺乏特异性。对于原因不明腹痛、症状不典型的老年患者，应当怀疑本病，并需要彩色多普勒超声对腹腔动脉（CA）、肠系膜上动脉（SMA）和肠系膜下动脉（IMA）进行评价。SMA 狭窄敏感性、特异性和阳性预测率分别是 89%、92% 及 80%，CA 狭窄分别是 75%、89% 及 85%。超声可作为首选影像学检查方法。尽管超声对慢性肠系膜缺血诊断的敏感性、特异性和阳性率有一定的限制，但多数可为临床提供重要的诊断信息。对于超声检查困难的病例，应进一步行其他影像学检查如 CT、CT 血管造影（CTA）。然而全面精确评价本病的"金标准"，仍然是选择性动脉造影。近年文献资料表明，CT 已成为慢性缺血性肠病主要的影像检查方法（Alobaidi 等，2015）。

有必要强调：①对于急性动脉闭塞性肠系膜缺血，彩色多普勒超声一般无用，因本病来势凶险、进展，需分秒必争确诊并急诊介入或手术干预。②对于低血压、休克、失血或败血症引起的非阻塞性肠系膜动脉供血不足也是如此，抓紧抢救是关键。③对于与静脉栓塞有关的肠缺血，无论急性或慢性，灰阶和 CDFI 检查都是有用的，因为超声能够发现肠系膜上静脉、门静脉内血栓，但增强 CT、CTA 对全面评估门静脉是否通畅以及对受累肠管的影响，会更有价值。

下腔静脉及其腹部属支疾病

（一）布—加综合征（Budd-Chiari syndrome）

本病是肝静脉和 / 或流出道狭窄，或肝静脉近心端下腔静脉部分或完全梗阻引起的一组综合征。主要表现为肝脾大、腹水和门静脉高压。在西方国家多为血液高凝状态造成，在东方国家，主要病因是发育异常，其他有真性红细胞增多症等血液病、炎症、创伤、血栓、瘤栓及肝内占位性病变。CDFI 对本病的诊断、鉴别诊断以及治疗效果的判断均具有重要价值。

【超声表现】

1. 肝段下腔静脉呈膜状、筛孔状或闭锁状狭窄或梗阻，有时可见血栓或瘤栓导致栓塞性梗阻。

2. 病变段远侧下腔静脉扩张，搏动性消失（图 18-16）。

3. 多普勒频谱探查病变段，为持续单相高速血流，可探及湍流，不受呼吸影响，最大流速＞1.5m/s。完全梗阻时，病变段则无血流信号，其远段可见反向血液。

4. 当一支或多支肝静脉有梗阻时，远端肝静脉扩张，肝静脉间交通支形成。多普勒频谱示三相波消失，似门静脉频谱。CDFI 可显示肝静脉血流反向，经交通支静脉流入另一肝静脉。

5. 晚期患者常并发肝硬化和门静脉高压，患者门静脉内径增宽，血流减慢，少数患者可并发门静脉血栓。

6.肝大（以尾状叶明显）、脾肿大、腹水以及下腔静脉旁侧支循环形成等其他征象。如臀部、背部皮下静脉曲张。

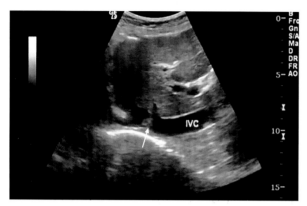

图 18-16　布-加综合征声像图
下腔静脉（IVC）近端狭窄（箭头所指）及远端增宽

（二）下腔静脉综合征

下腔静脉综合征（inferior vena cava syndrome，IVCS）通常指肾静脉水平以下的下腔静脉梗阻引起的一系列临床综合征。主要病因是下腔静脉血栓形成，其次是盆腔静脉血栓形成向上蔓延等。

【超声表现】

1.病变部位的下腔静脉内可见低或中等回声团块，外形不规则，表面不光滑，造成管腔狭窄或闭塞；下腔静脉因外压团块所致狭窄时，周围可能探及异常团块，下腔静脉移位，局部有压迹，管腔狭窄，静脉壁回声正常，远端扩张。病变远端静脉属支扩张增粗。Valsalva 试验时，股静脉内径不增粗。

2.多普勒超声：CDFI 显示狭窄处血流束变窄，呈五彩血流。脉冲多普勒在狭窄区探及高速血流频谱，不受呼吸周期、抬腿和 Valsalva 试验影响，而狭窄远段血流信号很弱或不能显示。如果下腔静脉完全阻塞或被血栓充填，则无血流信号。

3.如果下腔静脉远段血栓向上延伸累及肾静脉或其以上水平，则导致肾静脉回流障碍，可引起肾

病综合征。

【鉴别诊断】

下腔静脉综合征主要需要与布—加综合征鉴别。前者无肝脏静脉回流受阻，肝脏不肿大，也无门静脉高压征象。

【临床意义】

多普勒超声诊断下腔静脉综合征的敏感性和特异性很高，可以准确显示梗阻的部位、性质、范围和程度。

（三）胡桃夹现象与胡桃夹综合征

下腔静脉位于腹主动脉的右侧，左肾静脉需跨越腹主动脉前方、穿过腹主动脉与肠系膜上动脉所形成的夹角处才注入下腔静脉。如果在夹角处受压，左肾静脉回流受阻，可引起静脉扩张。若无尿检验异常，称其为胡桃夹现象，属于左肾静脉的正常变异。若左肾静脉淤血引起血尿或蛋白尿，称其为胡桃夹综合征（nutcracker syndrome），也称左肾静脉压迫综合征。胡桃夹综合征多发生在 3 ～ 17 岁体型瘦长的儿童，青春期身高迅速增长、椎体过度伸展、体形急剧变化等情况下，左肾静脉受压引起肾静脉压增高。临床出现镜下血尿，直立试验尿蛋白阳性，且多在运动后和傍晚出现。

【超声检查】

胡桃夹综合征的方法和诊断标准尚不统一：①根据 Kim 的研究结果，如果将仰卧位 HP 处与 AMP 处左肾静脉前后径比值、血流峰值流速比值＞5.0 定义为胡桃夹综合征，其敏感性为 80%，特异性为 94%，确诊率为 83%。②根据 Cho 的报道，如果诊断标准定义为仰卧位时 HP 处与 AMP 处左肾静脉前后径比值＞4.16，确诊率为 64.1%。③国内学者报道诊断标准为：仰卧位左肾静脉狭窄前扩张部位近端内径比狭窄部位内径宽 2 倍以上，脊柱后伸位 15 ～ 20 分钟后，其扩张部位内径比狭窄部位内径宽 4 倍以上（图 18-17）。

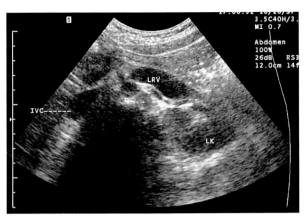

图 18-17 胡桃夹综合征
LRV 左肾静脉，LK 左肾，IVC 下腔静脉

【临床意义】

既往肾静脉造影是其主要确诊方法，造影显示于腹主动脉前方左肾静脉有明显受压征象。超声可以方便地显示胡桃夹现象。对胡桃夹综合征，一定是可以完全排除其他原因引起的肾脏疾病才可以诊断，否则会对临床产生误导。本病一般会自行减轻或消失，多不需治疗。

（温朝阳 张 武 王金锐）

门静脉系统疾病

（一）门静脉高压症

正常门静脉的压力范围为 $1.27 \sim 2.35kPa$（$13 \sim 24cmH_2O$），平均 $1.76kPa$（$18cmH_2O$），一般认为门静脉压高于 $2.94 \sim 4.90kPa$（$30 \sim 50cmH_2O$）时属于门静脉高压症（portal hypertension，PHT）。PHT 是指由门静脉系统压力升高所引起的一系列临床表现，是一个临床病症，为各种原因所致门静脉血循环障碍的临床综合表现，而不是一种单一的疾病，所有能造成门静脉血流障碍和（或）血流量增加，均能引起门脉高压症。根据引起门静脉高压症的原因，可分为肝内型、肝外型（包括肝前型和肝后型）和特发型。

门静脉压力增高的直接后果是与体静脉间形成侧支循环，使静脉网纡曲扩张。其中最重要的是食管胃底静脉曲张，其破裂出血是 PHT 致死的重要原因。

【超声表现】

各种原因引起的 PHT，除了其原发病的超声表现各具特点外，PHT 的表现几乎是相同的。在早期门静脉声像图改变并不明显，后期则有如下表现：

1.门静脉主干及其分支 如脾静脉、肠系膜上静脉增宽 在正常情况下，平静呼吸的门静脉主干内径 <13mm，深吸气时 <16mm。不同体位对门静脉主干内径测值有明显影响，因此检查时要求患者平卧位。PHT 患者门静脉主干内径可 >13mm，但其敏感性仅为 45% ～ 50%，特异度也不高。

2.脾脏肿大 有引起 PHT 病因的患者，出现脾肿大高度提示已经存在 PHT，对诊断 PHT 敏感度较高。

3.门体侧支循环 PHT 的直接后果是门静脉和体静脉间的侧支循环开放，形成门—体分流。其中最为常见的门体分流为冠状静脉—食管胃底侧支静脉途径，约占80%～ 90%，为冠状静脉的食管支与奇静脉、半奇静脉的食管支互相吻合而成。检查时，探头在肠系膜上静脉和脾静脉汇合处稍向左纵切，其内上方出现的静脉为冠状静脉，内径超过 5mm 被认为是异常。另外，门静脉高压时附脐静脉的数量和内径均增加，门静脉通过附脐静脉与脐周静脉相通。当附脐静脉内径 >3mm 时提示 PHT。由于胆囊静脉为门静脉属支之一，在门静脉高压时可见胆囊壁静脉曲张，超声表现为：胆囊壁增厚，壁内见网格状结构，CDFI 和 PW 显示其内为静脉血流频谱。

由于侧支循环开放的部位和程度不同，超声表现有较大的差别。当附脐静脉开放充分时，尽管 PHT 很严重，门静脉主干仍为入肝血流。但是当肝外的门静脉侧支循环开放充分，门静脉主干血流速度降低，彩色血流信号变暗，甚至出现"红蓝"交替的双向血流信号，或单向离肝血流。门静脉有部分或完全栓塞时，门静脉血流出现充盈缺损或血流信号缺失。PHT 的程度与门静脉主干血流的速度相关性差。

4.腹水 腹水是 PHT 常见的并发症，声像图表现为腹腔内游离无回声区。

5.与PHT病因相关的超声表现　如肝硬化、布一加综合征等（见相关章节）。门静脉主干狭窄或阻塞者（门静脉先天性闭塞、门静脉内癌栓或血栓等），在肝门部形成丰富的侧支循环，似海绵样。声像图在肝门部无门静脉主干，代之以边界欠清楚的海绵状高回声带，CDFI其间丰富的血流信号。

【临床意义】

结合病史，超声对PHT的诊断较容易。不仅能够提供PHT病因的鉴别诊断信息，而且可以显示相关的并发症及其程度。对PHT的诊断和治疗评估、随访有不可替代的重要作用。

（二）门静脉及其属支阻塞性疾病

门静脉、脾静脉和肠系膜上静脉血栓形成、肿瘤浸润、外部压迫等都可能导致其阻塞，引起引流区域的静脉压升高。慢性阻塞者门静脉血流会通过建立门－体静脉侧支循环来缓解。而急性阻塞会出现严重的临床症状。

1.门静脉属支急性和亚急性血栓　多数与患者高凝血因素有关。患者急性腹痛是最突出的症状。灰阶超声显示门静脉或其属支增宽，管腔内探及实性回声低回声充填（急性血栓可能为无回声），可延伸至脾静脉和肠系膜上静脉（图18-18）。彩色多普勒显示血栓部位充盈缺损，血栓周围可见残余血流或完全无血流信号，血栓的远侧段血流速度降低。

门静脉或属支急性阻塞可能导致引流器官的急性淤血，肿胀。如脾静脉血栓可致脾肿大；肠系膜上静脉血栓可引起肠壁增厚，腹水。

2.慢性血栓　在慢性血栓中，如果门静脉血栓没有完全被溶解，其内的血栓将纤维化，门静脉内径可以正常或变小，甚至显示不清。但是，可见扭曲的侧支静脉形成即门静脉海绵样变性及门－体侧支循环形成。

超声对门静脉及属支血栓的诊断符合率很高，其敏感性为94%～100%，特异性为96%。诊断时应注意以下问题：①门静脉内低回声有时是由于血流缓慢所致，应注意与血栓鉴别；②肝内门静脉分

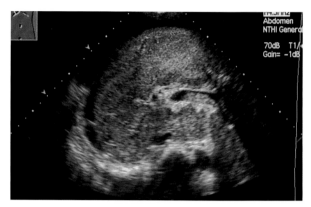

图18-18　二维超声显示门静脉主干内实性中等回声，为血栓形成

支血栓形成后的回声与肝实质回声相似，导致肝内门静脉分支显示不清；③新近形成的血栓回声非常低，有时会接近无回声，CDFI不仅能确定血栓的存在，还能确定门静脉是否被完全阻塞；④行多普勒超声检查时，应注意血流与声束的夹角，如夹角太大，就会出现无血流信号的假阳性；⑤在肝硬化患者中，突然的腹水增加提示门静脉血栓的存在，应特别注意检查。

3.门静脉瘤栓　门静脉瘤栓的声像图特征与门静脉血栓基本一致，声像图鉴别时有一定困难。但结合临床资料可对鉴别提供重要参考。鉴别要点：①门静脉瘤栓时，肝内多有恶性占位性病变，特别是肝细胞癌；②尽管急性门静脉血栓的管径可以增宽，但门静脉瘤栓时门静脉增宽可更为明显；③瘤栓多起源于肿瘤附近的门静脉分支，回声与肿瘤相似，常出现门静脉内转移，并逐渐向门静脉大分支或主干延伸，甚至达另一叶门静脉分支内；而血栓多位于门静脉分叉处，范围较为局限，呈节段性分布（图18-19）；④多数研究表明，门静脉阻塞部位引出动脉样血流是门静脉瘤栓的特异性征象，以门静脉血栓部位出现动脉血流信号诊断门静脉瘤栓的敏感性为82.5%，特异性为100%，而门静脉血栓多无这种表现。

以超声造影显示门静脉血栓部分或完全增强来诊断门静脉瘤栓的敏感性和特异性均为100%。癌栓的超声造影声像特征为：动脉期呈整体或部分显著增强，少数呈轻度增强，门脉相晚期和延迟相瘤

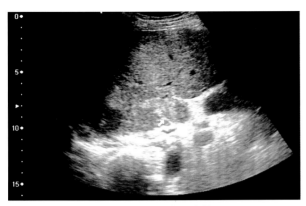

图 18-19　门静脉癌栓

二维超声显示门静脉主干明显增宽，其内见实性回声充填；同时肝右叶见实性占位性病变，经穿刺活检诊断为肝细胞癌

栓呈低回声，呈现出与原发性肝癌一致的"快进快出"表现。而门静脉血栓的特征为：各时相均无增强，表现为门静脉高回声衬托下的充盈缺损。

超声引导下对门静脉内癌栓进行穿刺活检，可进一步对癌栓的性质做出判断。超声引导下还可对门静脉内癌栓进行介入治疗，如门静脉穿刺注射化疗药物是一简单、有效、安全的方法，对晚期肝癌的治疗有积极意义。超声引导下还可对门静脉主干或（和）第 1 级分支内癌栓进行超强聚焦超声（HIFU）治疗。研究表明，HIFU 治疗后，癌栓回声明显增强，体积缩小，门静脉血流可部分或完全再通，认为 HIFU 治疗门静脉癌栓是一种安全、痛苦小、无

创伤、较为有效的新方法。

（三）门静脉海绵样变性

门静脉血栓、癌栓和非肝病性门静脉高压症均可并发门静脉海绵样变性（cavernous transformation of the portal vein，CTPV），它是指门静脉和（或）它的分支完全或部分阻塞后，其周围形成大量侧支静脉或栓塞的门静脉再沟通后形成若干细小血管。一般情况下，病变区的血流是流向肝内的。门静脉海绵样变性的侧支血管有别于门静脉高压症的侧支循环。前者的侧支血管是不固定的，后者的侧支血管是门静脉系统的固有侧支循环。从病理生理角度上看，门静脉海绵样变性的侧支血管引流血流进入肝内，而门静脉高压症的侧支循环是将门静脉血液分流至肝外的体循环系统。

【超声表现】

二维声像图显示门静脉正常结构消失，其周围或管腔内有网络状高回声区，期间有细管状无回声；门静脉内可见血栓或癌栓。彩色多普勒显示异常的网络状高回声区内充满色彩血流信号，PW 显示为门静脉样低速连续血流频谱（图 18-20A、B）。若合并肝动－静脉瘘，病变区可探及动脉样高速低阻频谱。

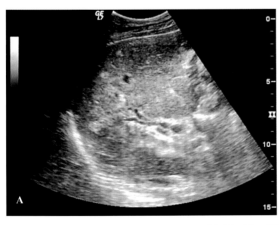

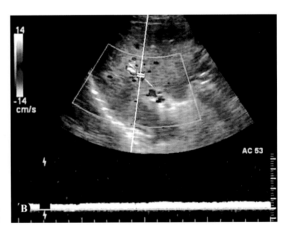

图 18-20　门静脉海绵样变性

A.二维超声显示门静脉主干正常结构消失，呈网格状高回声；B. PW 显示网格状高回声区内可见静脉血流信号

【鉴别诊断】

门静脉海绵样变多合并 PHT。应与肝门区多囊性病变或实性病变、门静脉扭曲、遗传性出血性毛细血管扩张症和肝硬化胃底静脉曲张等鉴别。

【临床意义】

门静脉海绵样变性对能否肝动脉化疗栓塞（TAE）及栓塞程度有重要意义。一般认为当门脉周围还未形成侧支循环（CTPV），那么肝动脉完全栓塞术就可能造成肝脏的缺血坏死、肝功能衰竭，此种情形应列为栓塞的禁忌证；但如果门脉周围有 CTPV 形成，行 TAE 治疗是有效且相对安全的。但并不是所有伴 CTPV 形成的肝癌患者都能进行肝动脉完全性化疗栓塞术，此类患者能行何种程度的肝动脉化疗栓塞需要根据 CTPV 对门静脉的代偿情况而定，应对 CTPV 的侧支血管进行影像学（B 超、CT、MR）检查，初步估计门脉代偿情况（血管粗细、多少、血流方向等），然后在肝动脉栓塞前行门静脉间接造影，对于门静脉侧支显示良好（血管多而粗）、胃冠状静脉未显示、血流方向向肝性的 CTPV 患者可以对肝动脉进行较完全的化疗栓塞；相反则应该避免行肝动脉完全性栓塞，尽量作部分或尽可能选择超小范围的化疗栓塞，阻塞的门静脉主干内检测不到血流信号。

（四）经颈内静脉肝内门体静脉分流术

经颈静脉肝内门体静脉分流术（transjugular intrahepatic portocaval shunt-TIPS）是治疗 PHT 的一种介入性方法。它经颈静脉途径，在肝静脉与门静脉之间穿刺并置入人工支架而建立门体静脉分流，以降低门静脉压力，减少或控制食管胃底曲张的静脉破裂出血。

1.TIPS 术前超声检查 重点观察门静脉和肝右静脉的空间位置关系，解剖结构是否存在异常，右侧颈内静脉是否通畅等，还应观察门静脉内有无血栓发生、有无扭曲、海绵样变性或畸形等，为适应证的选择提供重要的参考。应检测并记录门静脉主干、左支和右支的血流方向和速度，以作为术后评估的参照。

2.TIPS 支架血流通畅的特征：①二维声像图显示清晰的强回声管道结构，连接于门静脉和肝静脉之间；② CDFI 显示 TIPS 支架内血流充盈好，为高速五彩镶嵌的血流信号；③ PW 示人工支架内可探及连续性高速、单相血流频谱，部分受检者的频带可稍有波动，峰值血流速度为 70 ～ 200cm/s；④与术前比较，门静脉血流速度明显增高；⑤ 69% 的患者术后可见肝内门静脉分支反流，这种现象标志着从相邻的门静脉分支盗血进入支架内，提示 TIPS 一方面减低了门体静脉间的压力差，另一方面也减少了肝内门静脉的血流灌注。

3.TIPS 支架狭窄或阻塞的诊断 评价 TIPS 最好的方法是应用 TIPS 置入后即测的基准血流速度。与基准血流速度相比速度改变 ±50cm/s 可以作为预测发生血流动力学并发症的阈值，假如通过 TIPS 的血流有明显改变，门静脉主干内血流速度异常减少，左门静脉血流可以变为入肝血流，表示血流动力学向 TIPS 前的血流动力状况翻转，高度提示 TIPS 管狭窄。假如分流处没有探测到血流，门静脉内的血流速度和方向与 TIPS 置入前相同，必须考虑 TIPS 管阻塞。彩色多普勒检查 TIPS 内缺乏血流是分流处血栓的高度特异性的指征，然而诊断分流处阻塞以前，需要仔细扫查慢速血流，因为分流处高度狭窄但是仍然开放时的血流速度可以极低。

超声能够便捷而准确地为 TIPS 术前和术后评价提供非常重要的血流动力学信息，为临床选择正确的干预方法提供可靠依据，具有无可替代的重要价值。

（温朝阳　王月香　王金锐）

动静脉瘘

动静脉瘘（arteriovenous fistula，AVF）是指相邻的动脉和静脉之间存在异常的交通。这样，压力高的动脉血通过瘘口而不经过组织内的毛细血管，直接无阻力地流入压力低的静脉，形成局部管腔扩张和无效循环。本病有先天性 AVF 和后天性 AVF 之分。先天性 AVF 由于胚胎始基在演变过程中发育异常，以至动静脉之间出现不正常交通。它有多种类型。好发于皮肤和肢体等浅表部位，也可发生任何其他部位，多数病变出生时已存在，但通常在青春期后才出现症状。皮肤头、颈部病变大多轻微，主要影响美观。肢体动静脉瘘者过去有称蔓状血管瘤，病变部位单侧或双侧静脉曲张、肿胀、疼痛、皮温较高，患侧肢体生长可能过度或低下，局部组织缺血、重者坏死或皮肤溃疡。后天性 AVF 在临床超声相对多见，主要病因有贯通伤、骨折；内脏 AVF 可由于动脉粥样硬化、炎症等因素累及平行的动静脉，如主动脉－下腔静脉瘘、肝肾 AVF；此外，还有医源性 AVF：诱因包括肝、肾穿刺活检，脾肾脏手术切除时结扎脾蒂、肾蒂血管挤压性损伤。本节以肾 AVF 为例，讨论腹部某些动静脉瘘。

（一）肾动静脉瘘（图 18-21）

有先天性和后天性两种。后天性肾动静脉瘘最为常见，多见于肾损伤、肾穿刺活体组织检查时的损伤及肾手术。按 AVF 的部位又可分肾内型和肾外型，如果发生于肾血管的主干或第一、二级分支，则回心血量显著增加，心输出量增加，负荷加重，心力衰竭发生较快，患肾功能损害严重，病程短，死亡率高。若 AVF 发生于三级以下的肾内血管，动静脉分流的血量虽然较少，AVF 远端肾实质供血不足，致使肾素－血管紧张素体系活性增强造成高血压。后天性 AVF 病因可能与肾动脉粥样硬化、肾动脉瘤形成和挤压有关，AVF 可以破裂造成出血、突发性腰痛、血尿，甚至失血性休克。本病比较少见，患者在发作前病情隐伏、常无症状，临床容易发生漏诊或误诊。腹部 AVF 的影像检查方法有很多：超声，增强 CT 或 MRI，CT 血管造影 CTA/MRA，以及 X 线选择性肾动脉造影（DSA），有效的介入性诊断与治疗。值得指出，腹部常规彩色多普勒超声检查有其独到之处。

1. 灰阶超声表现 主动脉—下腔静脉瘘时，动脉的高速血流通过瘘口涌入下腔静脉，使下腔静脉增宽，管壁出现显著的动脉性搏动。肾 AVF 可发生在肾门或肾实质内，可被误诊为肾囊肿或肾盂旁囊肿，"囊肿"内可出现分隔（图 18-21A、B）。

AVF 的大小有相当多的差异，灰阶超声难以发现很小的约 2～3mm 肾 AVF。后者较多见于肾穿刺术后（发生率 10%～20%），但绝大多数预后良好，不治自愈（注：CDFI 可能发现下述）。

2. 彩色多普勒超声表现 CDFI 用于发现主动脉—下腔静脉瘘和肾 AVF 非常敏感，因为在 AVF 及其瘘口处，非常容易显示不停转动的湍流的彩色血流信号和明亮的高速彩色血流信号。值得注意，由于较大的 AVF 往往引起局部组织震颤和杂音，CDFI 检查开始会出现令人意外的彩色镶嵌伪像干扰（注：也称组织震颤伪像，系 AVF 超声征象之一），它可"严重妨碍"AVF 例如"肾囊肿"声像图的超声观察（图 18-21C、D）；有趣的是，只要技术上注意优化 CDFI 的速度调节（scale），立即呈现上还便于观察患侧肾动脉、肾静脉增粗等异常。

3. 频谱多普勒超声表现 在 AVF 内出现典型的搏动性的低阻血流，其 $RI \leqslant 0.45$（图 18-21E、F）；如果在动脉的瘘口处，可测到异常高速的低阻血流。

（二）浅表部位先天性动静脉瘘

大多数患者有皮肤改变，50% 左右局限于肢体的病变有胎痣和血管瘤样表现。受累肢体常有皮温升高，肢体静脉高压：出现慢性静脉功能不全的体征如水肿、皮肤增厚、色素沉着、溃疡和出血等。局部静脉曲张，局部常可触及震颤，听诊闻及特征性杂音微小动静脉瘘有时可不明显。少数瘘口大、病程长的患者可并发心力衰竭肢体发育异常，受累肢体可增粗。

（三）内脏器官 CAVF

肺脏先天性动静脉瘘，仅 10% 有症状，患者常在 30 或 40 岁前即可得到诊断，女性患者是男性的 2 倍，临床表现有劳累后呼吸困难、易疲劳等。体检常发现发绀和杵状指，往往引起心脏血液从左向右分流，常有明显的血流动力学变化，导致心脏扩大和左心室肥厚。

（四）其他内脏器官 CAVF

肠系膜或腹腔循环的动静脉瘘可有高血压、腹

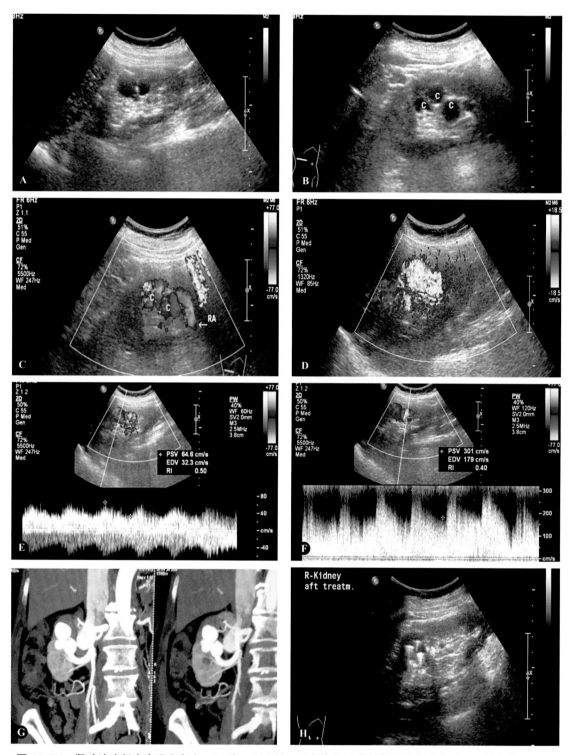

图18-21　肾动脉瘘超声表现患者女，74岁，无症状，因超声体检发现肾囊肿复查来诊。既往有高血压、高胆固醇血症史

A、B. 灰阶超声发现右肾囊肿样病变，另一声像酷似3个肾盂旁囊肿（c）；它们的后方无明显回声增强；C. 彩色多普勒显示特征性的彩色镶嵌伪像，代表组织震颤，它妨碍对右肾病变及其周围组织的观察；D. 优化CDFI检查条件（适当提高速度标尺scale），显示"肾囊肿"内充满滚动的彩色血流信号（c），它与粗大的右肾动脉（RA）通连；E、F. 不同部位血流取样的频谱多普勒图，分别代表肾AVF内的低阻搏动性血流和右肾动脉瘘口高速低阻动脉血流；G.CEA显示右肾AVF呈3个囊样结构，充满造影剂，并与增粗的右肾动脉相连；H. 选择性右肾动脉造影介入性治疗后声像图。此为定期超声随访结果：右肾AVF内充满多个彗星尾状强回声，代表异物——金属线圈填充物，彩色多普勒未显示其他异常，说明右肾AVF已完全治愈

水或胃肠道出血；肝内动静脉瘘罕见，可有肝大、黄疸和暴发性心力衰竭。

【检查方法】

1. 超声检查

（1）二维声像：由于瘤样动静脉瘘比较高，瘘口细小，先天性动静脉瘘不易直接观察到瘘口，干状和混合型动静脉瘘，可比照双肢体同一水平，测量动静脉内径，动脉内径明显改变处，寻找瘘口（瘘口近心端动脉内径增宽，远心端内径变细），瘘口近心端静脉内径亦增宽。

（2）彩色多普勒血流成像：较二维超声易显示瘘口，瘘口处血流呈五彩镶嵌色；瘘口近心端的动脉腔内彩色血流明亮，而瘘口远心端动脉内彩色血流暗淡；瘘口近心端静脉内血流亦加速，流道增宽。

（3）多普勒流速曲线：瘘口处测及湍流速曲线，高速低阻，舒张期有持续血流；双侧对照患肢瘘口近心端动脉血流高速低阻，舒张期有持续血流，远心端流速减慢或正常；瘘口近心端静脉血流动脉化，血流速度加快。

（4）对比心动超声图检测：经动脉注射靛青绿后，可显示出动静脉之间的交通。超声检测体循环静脉系统，对可疑内脏器官动静脉瘘，或者手术切除后残余动静脉瘘血液分流的评估尤为适用。

2. ^{99m}Tc 放射性核素扫描

^{99m}Tc 标记的人类血清蛋白核素扫描，能检测动静脉瘘分流的血流量。标记的 35μm 颗粒注射后首先进入主要的滋养动脉，然后进入静脉，用γ-照相机检测其在肺部的放射性活性。可用于监测疾病的进展。

3. 动脉造影

1933 年 Hortonh 和 Ghormley 首先在 1 名男性患者肱动脉内注入 10ml 氧化钍显示手部 CAVF。采用 Seldinger 插管技术，经股动脉或肱动脉选择性或超选择性插管造影以明确病变部位。动脉造影能检测出动脉及动静脉瘘的大小。对多个滋养动脉的超选择性插管快速摄片，能增加瘘支的检出率。动脉造影的典型表现是多个异常主干和动静脉沟通伴静脉相提前显影。约 40% 的患者有 CAVF 的临床表现，但动脉造影不能证实有动静脉沟通，因此动脉造影中的间接依据也有助于诊断，如流入动脉血流增加、近端动脉扭曲扩张、早期静脉充盈、瘘口部位造影剂滞留和远端动脉树造影剂缺如。

4. CT 检查

CT 扫描简便易行，可应用于头、颈、躯干和四肢的病变，它可显示病变和周围组织的关系，增强 CT 更能显示软组织和骨肥大等情况。

5. MRI 和 MRA

MRI 和 MRA 能鉴别不同组织、检测流体状态，同时 MRA 不含造影剂、无放射性、能检测病变的冠状面和矢状面以及异常血管沟通，CT、MRI 和动脉造影对诊断 CAVF 十分重要。治疗前应做动脉造影，根据病变的范围及程度、瘘支的部位，以明确有否手术指征，术后检查可了解手术是否完全或有无复发。

【临床意义】

内脏 AVF 属于少见病，其预后与常见的肝肾囊肿不同，尽管长期可无症状却存在着隐患，临床容易发生误诊或漏诊。例如肾脏 AVF 可有高血压，发作时剧烈腰痛、大量血尿，重者晕厥、失血性休克。大的内脏 AVF 长期动脉血液向静脉分流，还可导致心脏负荷加重，以至心脏扩大和心力衰竭。常规腹部超声特别是 CDFI 的普遍临床应用，有助于此类少见病的及时发现、早期诊断和鉴别诊断，它可作为本病首选的影像诊断方法。内脏器官 AVF 的确诊和全面评估，尚有赖于 CT/MR 血管造影（CTA/MRA）；当需要紧急救治的情况下，应采用有创的选择性肾动脉造影同时介入性治疗。CDFI 和频谱多普勒检查，可用于评估肝肾穿刺活检患者有无术后并发症包括 AVF 的常规检查；对于小的可能自愈的 AVF 并发症，是否需要做动脉导管造影和介入性治疗，可作为影像评估和随访的方法。

（张 武）

参考文献

1.唐　杰，董宝玮.腹部和外周血管彩色多普勒诊断学.北京：人民卫生出版社，1999.

2.Zwiebel WJ，Pellerito JS.温朝阳主译.血管超声经典教程.北京：人民军医出版社，2008：306-352（正常腹部血管解剖及多普勒特征，腹部大血管及其分支病变超声评价）.

3.李建初，张缙熙，周墨宽，等.彩色多普勒超声对肾动脉狭窄的评价.中华超声影像学杂志，1996，5：159-161.

4.Rumack CM，Wilson SR，Charboneau JW [ed]. Diagnostic ultrasound. Third edition. Mosby, 2005：462-482 (retroperitoneum and great vessels)，377-379 (renal artery and vein).

5.Zwiebel WJ，Pellerito JS. Introduction to vascular ultrasonography. 温朝阳主译.血管超声经典教程.北京：人民军医出版社,2008：65-148（脑血管），149-299（肢体动静脉），306-352（腹部血管）.

6.唐　杰，温朝阳.腹部和外周血管彩色多普勒诊断学.第3版.北京：人民卫生出版社，2007.

7.Zwiebel WJ，Pellerito JS. Introduction to Vascular Ultrasonography. Fifth ed. USA：Elsevier Saunders Press，2005.

8.Edward G. Grant，MD，Carol B，et al. Carotid Artery Stenosis：Gray-Scale and Doppler US Diagnosis—Society of Radiologists in Ultrasound Consensus Conference. Radiology，2003，229：340-346.

颈部血管超声检查

第一节　超声解剖概要

头颈部动脉为体循环的动脉,可分为颈总动脉、颈外动脉、颈内动脉、椎动脉、锁骨下动脉。

颈总动脉是头颈部动脉的主干,左右各一条。右侧颈总动脉起自头臂干,左侧颈总动脉直接起自主动脉弓。两侧颈总动脉均沿气管、食管和喉的外侧上升,到甲状软骨上缘分为颈内动脉和颈外动脉。颈总动脉外侧有颈内静脉,两者之间后方有迷走神经,三者共同包于筋膜鞘内。颈外动脉初居于颈内动脉前内侧,后经其前方至外侧,向上穿腮腺达下颌颈处,分为颞浅和上颌动脉两个终支,分支还有甲状腺上动脉、舌动脉、面动脉。颈内动脉由颈总动脉发出后,经颈动脉管入颅腔,在颅外不分支,在颅内分支到视器和脑。

椎动脉在解剖上分为四段:第一段从锁骨下动脉发出至进入第六颈椎横突孔;第二段为横突孔段,进入第六颈椎横突孔至第一颈椎后弓的上缘;第三段从寰椎后弓上缘至寰枕膜;第四段为颅内段,从寰枕膜至两侧椎动脉汇合成基底动脉。

锁骨下动脉:左侧锁骨下动脉起自主动脉弓,右侧锁骨下动脉在右胸锁关节后方起自头臂动脉。左右锁骨下动脉在颈部呈向上凸弯的弓形,行向外侧,经胸膜顶前方和前斜角肌后方,越过颈根部,至第一肋外缘,续于腋动脉。

头颈部浅静脉包括面静脉、下颌后静脉、颈外静脉、颈前静脉、颈内静脉、锁骨下静脉,颈外静脉由下颌后静脉的后支与耳后静脉和枕静脉在下颌角处汇合而成,沿胸锁乳突肌表面下行,在锁骨上方穿深筋膜,注入锁骨下静脉或静脉角,颈外静脉收集头皮和面部的静脉血。

头颈部深静脉包括颅内静脉、颈内静脉、锁骨下静脉。颈内静脉沿颈内动脉和颈总动脉外侧下行,至胸锁关节后方与锁骨下静脉汇合成头臂静脉,颈内静脉的颅内属支乙状窦和岩下窦,收集颅骨、脑膜、脑、泪器和前庭蜗处的静脉血。颅外属支包括面总静脉、舌静脉、咽静脉、甲状腺上静脉和甲状腺中静脉等。

第二节　适应证

1. 颈动脉疾病

(1) 颈动脉闭塞性疾病　动脉粥样硬化、大动脉炎、血栓形成、纤维肌发育不良等。

(2) 颈动脉瘤（真性、假性和夹层动脉瘤）。

(3) 其他颈动脉体瘤。

2. 颈静脉疾病

(1) 颈部静脉血栓形成。

(2) 原发性颈静脉扩张症（颈静脉瘤）和继发性颈静脉扩张（上腔静脉综合征）。

3. 颈动—静脉瘘

4. 椎动脉闭塞性疾病

5. 锁骨下动脉盗血综合征

第三节　检查方法

（一）仪器选择

1. 仪器　具有灰阶、彩色和频谱多普勒的高档超声仪。

2. 探头　选用频率 4～8 MHz 的线阵探头为佳，少数患者血管位置较深可改用低频（2.5～5 MHz）小曲率凸阵探头。

（二）检查方法及步骤

患者休息 10～15 分钟。检查前应对患者血管进行常规视、触、听诊检查。

1. 体位

仰卧位，头部略垫高或也可以不垫高，暴露颈部，头偏向检查区对侧，自然放松，平静呼吸。

2. 检查方法

标准成像时示标指向患者右侧或头部。一般先用二维超声扫查，然后加彩色血流显像，最后用脉冲多普勒频谱检查。

检查颈动、静脉时，探头置于检查侧的颈前部气管外侧，检查静脉时探头应轻放。包括纵切面检查和横断面检查，可先进行横断面检查，然后纵切面检查。纵切面检查时探头的位置有前位、侧位、侧后位、超后侧位（图 19-1A、B、C、D）。沿颈总动脉长轴向上追踪至颈总动脉分叉处、颈内动脉及颈外动脉。纵切面追踪检查颈内动脉时，探头宜置于"超后位"，声束指向内前方，这样可检查颈内动脉远段，直至颅底。

检查椎动脉时，先显示颈总动脉长轴，再将探头略翘向后外方向，找到节段性排列的强回声椎体横突及其后方的衰减声影，在相邻横突间寻找血管回声段，然后向下扫查至其开口处（锁骨下动脉），向上扫查至颅底。一般情况下使用彩色多普勒寻找椎动脉，可以提高效率。

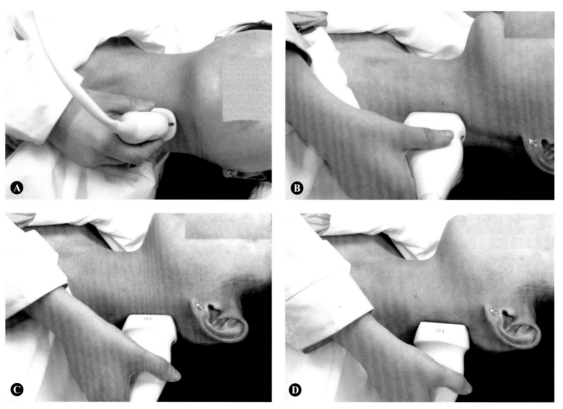

图 19-1　超声检查颈动脉时探头位置

A、B、C、D 分别为前位、侧位、侧后位和超后侧位

（三）技术注意事项

1. 双侧对比检查，有利于结果分析和判断。颈动脉或椎动脉血流会受到同侧及对侧颈、椎动脉病变的影响，应统筹分析。

2. 颈部血管检查，勿过度加压，以免引起人为狭窄，影响结果。

3. 彩色血流显像速度调至合适水平，使正常非狭窄管腔血流刚好不出现明显混叠为宜。

4. 脉冲多普勒测量血流速度时，取样线与血管中轴线平行并重叠。当血管狭窄时，取样线与狭窄处血流束方向平行。要求声束（取样线）与血流方向之间的夹角≤60°，一般推荐多普勒角度应该在45°～60°之间，不应追求达到或接近于0°。

5. 脉冲多普勒取样容积应为1～1.5 mm，不宜过大，以采集正常及小的狭窄区域的血流频谱。取样容积置于无狭窄血管的中央，或狭窄处彩色血流束最窄处，然后慢慢移动取样容积，直至采取到最高血流速度频谱。

第四节 正常声像图

（一）灰阶超声

1. 颈动脉、颈静脉横断扫查时颈总动脉（CCA）靠内侧，管腔呈圆形、管壁随心动周期而搏动；颈内静脉靠外侧，呈椭圆形，管壁薄，偶见其中的静脉瓣，管腔较大，稍加压管腔即可闭合，受呼吸影响较大。纵切面扫查时，颈动脉管壁可分辨出三层结构：内膜界面（中等线状回声）、中层（内、外膜之间的低水平回声）和外膜界面（强回声）。请注意：内膜界面的回声厚度要超过内膜的实际厚度（图19-2A）。内膜界面纤细、平滑，外膜界面回声较粗，两者相平行，整个管壁厚度仅1～2 mm。颈总动脉分叉处稍膨大，随后分为颈内动脉（ICA）和颈外动脉（ECA）（图19-2B）。颈内动脉与颈外动脉鉴别要点见表19-1。

正常颈总动脉内径为（0.77±0.08）cm，颈内动脉内径为（0.56±0.08）cm，颈外动脉（0.51±0.07）cm。

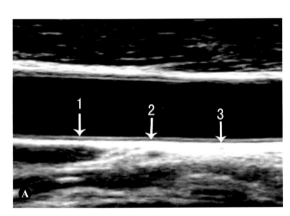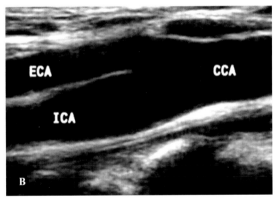

图 19-2 正常颈动脉声像图
A. 灰阶超声显示颈总动脉管壁呈等（1），弱（2），强（3）三层结构；B. 颈总动脉（CCA）分为颈内动脉（ICA）和颈外动脉（ECA）

表 19-1 颈内动脉和颈外动脉的鉴别

鉴别指标	颈外动脉	颈内动脉
解剖位置	位于前内侧，朝向面部	位于后外侧，朝向乳突
起始部内径	一般较小	一般较大
颈部有无分支	有	无
多普勒频谱特征	高阻	低阻
颞浅动脉敲击试验	波形锯齿样震荡	无

2.椎动脉纵切面扫查时，椎动脉在两个相邻颈椎横突间呈节段性显示，内膜光滑，平行的前后管壁呈中等回声，管腔内为无回声区。

椎动脉粥样硬化斑块主要发病部位为起始段，是椎动脉超声检查的重点部位。但是椎动脉起始段位置较深，血管多纡曲走形，超声检查较为困难，左右椎动脉起始端超声显示的概率分别为67%和80%（图19-3A、B）。

（二）彩色多普勒

正常颈动脉及椎动脉腔内呈单纯颜色、血管血流中央较两边亮。正常颈动脉分叉处即有血流紊乱，呈现红蓝相间、涡流样血流信号或部分呈无血流信号区域。血管弯曲处血流层流方式可能受到破坏，在彩色血流成像上显示为五彩样血流。

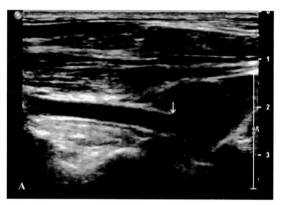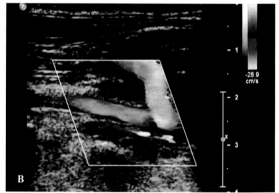

图19-3 椎动脉开口处声像图

A.右侧椎动脉开口处二维图像（箭头）；B.右侧椎动脉开口处CDFI表现

（三）脉冲多普勒（图19-4A、B、C、D）

1.低阻型血流频谱

呈三峰递减型层流形态，即收缩期流速上升较快，舒张期下降缓慢，且在基线上方保持一定的水平。见于颈内动脉、椎动脉。

2.高阻型血流频谱

呈三峰层流形态，收缩期流速迅速达高峰，上升陡直，舒张期下降亦快，迅速回落接近基线。见于颈外动脉、甲状腺上、下动脉。

颈总动脉的多普勒频谱特点介于颈内和颈外动脉血流频谱之间。

正常颈动脉血流速度范围差异较大，一般颈总动脉和颈内动脉血流速度不应大于100cm/s，颈外动脉不应大于115cm/s。

3.颈内静脉血流频谱

颈内静脉流速受呼吸变化的影响，呈期相性血流，近心端变化较远心段明显。峰值低、频带宽、声窗部分填充。

（四）测量参数

1.二维超声测量

血管内中膜厚度（内膜和中层的厚度称为内中膜厚度）、斑块厚度和累及范围、直径狭窄率。

2.血流参数

收缩期峰值流速、舒张末期流速、平均流速、阻力指数（RI）、搏动指数（PI）。RI＝（收缩期峰值流速－舒张末期流速）/收缩期峰值流速；PI＝（收缩期峰值流速－舒张末期流速）/平均流速。

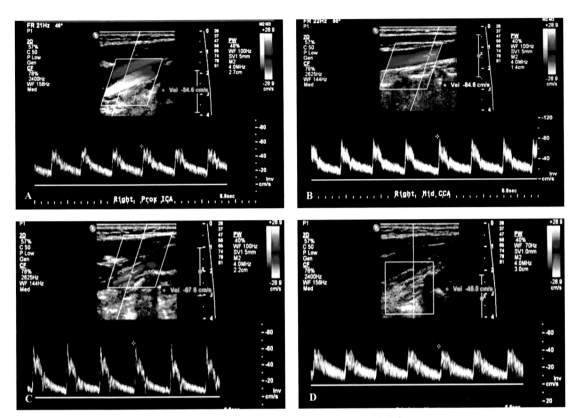

图 19-4 正常颈动脉及椎动脉血流频谱特点
A.颈内动脉；B.颈总动脉；C.颈外动脉；D.椎动脉血流频谱

第五节 外周动脉狭窄程度的超声诊断方法

动脉狭窄诊断是超声检查的重点内容：在外周动脉超声检查中，动脉粥样硬化性疾病占相当大的比重。超声检查外周动脉粥样硬化性疾病时，主要观测内容包括内中膜厚度、斑块情况及动脉狭窄程度等。根据内中膜厚度和斑块仅可进行定性诊断。外周动脉狭窄程度诊断是超声检查的重点，因为外周动脉的主要功能之一是运输血液至全身各个器官，狭窄程度的诊断直接关系到疾病严重程度判断，指导临床治疗抉择。

外周动脉狭窄超声诊断标准的建立：早期，动脉造影是诊断外周动脉狭窄的主要方法，目前仍是诊断动脉狭窄的"金标准"，动脉造影诊断动脉狭窄采用"直径狭窄率"。超声诊断外周动脉狭窄的标准是在与动脉造影进行比较研究中建立起来的，因此超声诊断动脉狭窄也是采用"直径狭窄率"，并成为广泛接受的外周动脉狭窄程度诊断规范。超声诊断动脉狭窄程度的方法，主要是根据脉冲多普勒频谱分析（具体请参见《腹部与外周血管彩色多普勒诊断学》唐杰，温朝阳主编，第3版，2007年）。

第六节 主要疾病诊断要点

一、颈动脉疾病

（一）颈动脉闭塞性疾病

绝大多数由动脉粥样硬化所致，少数由多发性大动脉炎、夹层动脉瘤、心源性栓子和假性动脉瘤等所致。本部分主要阐述颈动脉粥样硬化所致颈动脉狭窄的超声诊断要点。

颈动脉是动脉粥样硬化好发的部位之一。病变部位多发生在涡流和血流剪切力较大的颈动脉分叉至颈内动脉起始约 2cm 范围内。早期病变常位于颈动脉球部的外侧壁和后侧壁，动脉内膜脂纹形成，内膜局限性隆起，表面光滑；当病变进一步发展累及中层，形成纤维斑块，凸向管腔内并引起不同程度的管腔狭窄。病变部位由于脂类不断沉积，可以反复纤维增生以至纤维化和钙化，管壁增厚；通常，管腔狭窄程度大于 70% 时才出现临床症状。软的粥样斑块可以破碎、脱落，产生溃疡或出血，断面管壁粗糙不平时，容易造成血栓形成，使局部粥样斑块病变变得更为复杂。新鲜血栓容易脱落，纤维帽破裂、出血可使软的粥样斑块碎片冲入脑部血流，造成短暂性脑缺血发作和不同程度脑梗死。

颈动脉粥样硬化小斑块的发生率在 80 岁以上男性高达 80% 以上，并不引起颈动脉狭窄。颈动脉狭窄发病年龄多发生在中年以上，常伴有高血压、冠心病、肥胖或糖尿病史。轻度颈动脉粥样硬化患者，除非有原发病的临床表现，并无其他明显症状。严重颈动脉狭窄者常出现脑缺血发作症状，如头晕、短暂性一侧肢体麻木无力，语言困难等。倘若栓子脱落，则出现脑梗死的系统临床表现。

【超声诊断要点】

1. 二维超声

（1）最早期病变，动脉壁三层结构清晰，主要表现为内膜不规则增厚≥1mm，或有局限性的直径＜5mm 的斑点，这种早期病变并无重要意义。

（2）动脉粥样硬化斑块多发生于颈总动脉分叉处，其次是颈内动脉起始段。颈动脉的内中膜增厚，管壁三层结构消失。粥样硬化斑块具有多种表现，包括斑块的形态、大小、范围、回声强度，以及斑块突入管腔造成狭窄的程度各异：

1）"软斑块"危险性较高，表现为均匀低回声或低回声为主的斑块（低回声成分占斑块的 50% 以上）。均匀性等回声或低回声为辅（低回声成分占斑块的 50% 以下）的斑块，危险性相对较低。

2）溃疡性斑块：斑块表面粗糙，有边缘切迹，似"火山口"样缺损区。溃疡性斑块易继发表面微血栓，脱落后可阻塞远端脑动脉，具有潜在的危险性。

3）稳定性斑块：斑块基底面较大，表面光滑，是比较稳定的斑块。如果低回声虽多，伴有钙化强回声或声影，属于陈旧性病变。值得的注意是，范围较广、形态不规则、低回声或回声不均匀性斑块，可能有发生斑块溃疡和斑块内出血的倾向。

由于超声评价斑块的稳定性方面尚待进一步研究，因此目前临床不常规评价斑块的稳定性能。

颈动脉管腔狭窄率程度：对于直径狭窄率小于 50% 的管腔狭窄，宜测量斑块处或其附近正常管腔内径，以及狭窄处残存管腔内径，计算狭窄处直径狭窄率（百分数），因为多普勒频谱分析法诊断轻度动脉狭窄相对困难。对于直径狭窄率大于 50% 的动脉狭窄，采用多普勒频谱诊断法，准确性高，详见后。

2. 彩色多普勒　将血流速度标尺调节合适，使正常血管血流呈单色，而狭窄处呈另一种颜色（红变蓝，或蓝变红），即可快速识别出动脉狭窄处。彩色多普勒可指导脉冲多普勒取样容积的置放和角度校正，多普勒角度的校正以局部血流方向为准，特别是严重狭窄处血流方向可能与血管壁不同；利于低回声斑块的显示。

3. 脉冲多普勒　颈动脉狭窄处血流增速，频带增宽，狭窄后血流紊乱。频谱分析是诊断颈动脉狭窄的主要方法和依据。

动脉粥样硬化所致的颈动脉狭窄多发于颈内动脉起始段，颈内动脉狭窄的诊断是颈动脉超声检查的重点。

颈内动脉狭窄诊断标准：许多国外血管无创实验室都有自己的诊断标准，各实验室的标准并不完全统一。美国放射学会超声工作者分会 2002 年组织专家，研究文献、总结一个颈内动脉直径狭窄率标准（表 19-2）（图 19-5A、B、C），此标准和目前许多血管无创实验室的诊断标准相似，中国医师协会超声医师分会《血管超声检查指南》即推荐了此标准。

表 19-2　颈内动脉直径狭窄率判断标准（美国放射学会超声专业专家组，2002）

直径狭窄率	基本参数		补充参数	
	PSV_{ICA}（cm/s）	二维及彩色评估狭窄率	R 值（PSV_{ICA}/PSV_{CCA}）	EDV_{ICA}（cm/s）
正常	＜ 125	正常	＜ 2.0	＜ 40
＜ 50%	＜ 125	＜ 50%	＜ 2.0	＜ 40
50%～69%	125～230	≥ 50%	2～4	40～100
≥ 70%，但 ≤"接近闭塞"	≥ 230	≥ 50%	＞ 4	＞ 100
接近闭塞	高、低或无	可见斑块	不定	不定
完全闭塞	检测不到	无法检测	无法检测	无法检测

注：PSV_{ICA}：颈内动脉收缩期峰值流速；PSV_{CCA}：同侧颈总动脉收缩期峰值流速；EDV_{ICA}：颈内动脉舒张末期流速

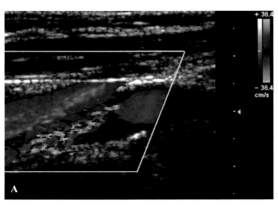
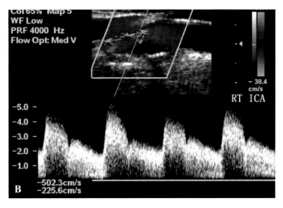
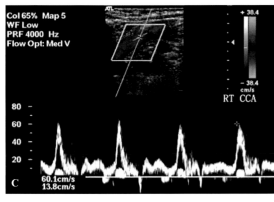

图 19-5　ICA 起始段狭窄

A. ICA 起始段彩色多普勒超声图，可见五彩血流；B. 多普勒频谱测量 ICA 起始段血流速；C. 多普勒频谱测量 CCA 远段血流速度

PSV_{ICA}502.3cm/s ＞ 230cm/s，EDV_{ICA}225.6cm/s ＞ 100cm/s，PSV_{CCA} 60.1 cm/s，PSV_{ICA} / PSV_{CCA} ＞ 4，提示 ICA 起始段狭窄，直径狭窄率＞ 70%。Righ 右，Prox 近段，Distal 远段，ICA 颈内动脉，CCA 颈总动脉，PSV 收缩期峰值流速，EDV 舒张末期流速

CCA 和 ECA 狭窄标准 ICA 狭窄的超声诊断标准并不适用于 CCA 或 ECA 狭窄的诊断。目前尚无广泛认可的 CCA 和 ECA 狭窄超声诊断标准。可参考澳大利亚 Newcastle 心血管中心的标准：

CCA 狭窄诊断标准：（1）正常：无斑块，PSV ＜ 100cm/s；（2）直径狭窄率＜ 50%：灰阶超声可见斑块，PSV ＜ 130cm/s；（3）直径狭窄率＞ 50%：灰阶超声可见斑块，最高 PSV ＞ 130 cm/s，且局部增速 100%，且伴有狭窄即后段湍流；

（4）闭塞：彩色和多普勒超声 CCA 内均未探及血流信号。

ECA 狭窄诊断标准：（1）正常：无斑块，PSV ＜ 200cm/s；（2）直径狭窄率＜ 50%：灰阶超声可见斑块，PSV ＜ 200cm/s；（3）直径狭窄率＞ 50%：灰阶超声可见斑块，最高 PSV ＞ 200cm/s；（4）闭塞：彩色和多普勒超声 ECA 内均未探及血流信号。

4. 颈动脉血流频谱分析注意事项

（1）颈动脉阻塞中最常见的为颈内动脉阻塞而

颈总动脉和颈外动脉通畅。此时颈总动脉的血流频谱显示舒张期血流减少或消失，因其仅与颈外动脉相通而反映颈外动脉血流频谱特征。但如果颈外动脉和颅内动脉之间通过眼动脉、脊膜动脉形成较广泛的侧支循环，则颈外动脉血流频谱显示为较高的舒张期血流，称为颈外动脉"颈内动脉化"。

（2）颈动脉的血流频谱形态不仅与动脉局部病变如动脉斑块或狭窄有关，也与病变近心端及远心端动脉病变有关。颈动脉近侧的病变如主动脉瓣病变可影响颈动脉血流频谱形态，如严重主动脉瓣狭窄可导致颈动脉收缩期加速时间延长，而严重主动脉瓣反流可导致颈动脉舒张期出现反向血流；颈动脉远心端动脉的严重狭窄可导致颈动脉血流阻力增加；对侧颈动脉的严重狭窄或阻塞可导致该侧颈动脉血流速度增加。因此，不能仅依靠频谱多普勒做诊断，而应当将二维、彩色多普勒、频谱多普勒三者结合起来进行综合判断。

5. 其他显像方法及新技术 （1）B-flow 灰阶血流图：无角度依赖性，无血流外溢，有助于狭窄程度的判断和低回声斑块的显示。（2）超声造影：初步研究显示，超声造影有助于颈内动脉远段、斑块溃疡、斑块血供等特性的显示。（3）经口腔颈动脉超声（transoral carotid ultrasonography，TOCU）：有助于颈内动脉颅外段远端的显示。（4）三维超声：有助于显示颈部血管的空间位置关系、腔内病变的立体结构等，尚未能广泛临床应用。

（二）多发性大动脉炎

多发性大动脉炎为主动脉及其分支的慢性、多发性非特异性炎症，多见于青年女性，病变好发部位为主动脉弓、胸腹主动脉及其分支。大动脉炎头臂型患者的血管病变主要累及颈总动脉、锁骨下动脉及无名动脉等主动脉弓的大分支，可以单支受累，也可累及多支。有时病变还可累及颈内动脉或椎动脉。

病理改变以动脉中膜受累为主，继之引起以内外膜广泛纤维增生为主的全层动脉炎。受累动脉出现管壁广泛而不规则的增厚及变硬，内膜不同程度增厚，管腔狭窄或闭塞。部分内膜见表浅糜烂、坏死及溃疡形成，表面有血栓附着。个别病例累及动脉壁弹力纤维和平滑肌纤维导致严重破坏或断裂，形成动脉扩张及动脉瘤。

根据受累动脉部位不同，可分三种或四种类型：三种类型分为头臂动脉型，主、肾动脉型及混合型。四种类型分为头臂动脉型、胸腹主动脉型（病变累及到胸主动脉或/和腹主动脉）、肾动脉型及混合型。

以下介绍三型分类法：

1. 头臂动脉型

此类型多见，病变在主动脉弓及其分支，双侧颈动脉不同程度狭窄，椎动脉表现代偿性扩张，血流增加，如出现无名动脉或一侧锁骨下动脉起始部50% 以上狭窄或闭塞时，则可能发生锁骨下动脉盗血综合征。

2. 主、肾动脉型

病变在胸、腹主动脉及其分支，胸、腹主动脉及肾动脉不同程度狭窄。

3. 混合型

又称广泛型，同时具有上述两种类型的特征。

【临床表现】

在局部症状或体征出现前，少数患者有全身不适、乏力、发热、食欲不振及体重下降等症状，可持续数周，当局部症状或体征出现后，全身症状将逐渐消失。依据大动脉炎临床类型不同，表现如下：

1. 头臂动脉型

因脑部及上肢不同程度缺血，表现为头昏、头痛、患肢无力、发凉及酸痛等症状。体检发现颈动脉或（和）桡动脉搏动减弱或消失。可在锁骨上区及颈部闻及粗糙收缩期杂音。

2. 主、肾动脉型

由于缺血，出现下肢无力、发凉及间歇性跛行等症状。有些高血压或肺动脉高压患者伴有心慌、气短。少数可发生心绞痛或心肌梗死，系大动脉炎波及冠状动脉引起狭窄或闭塞所致。体检发现股动脉和足背动脉搏动减弱或消失，下肢血压明显下降，而上肢血压增高。上腹部可闻及收缩期杂音。

3. 混合型

因病变广泛及多发，病情较重，临床可表现出以上两种类型的特点，或偏重某种类型。

【超声诊断要点】

1. 二维超声

动脉正常三层结构消失，全层呈不规则向心性增厚，呈弱回声、等回声或不均匀回声，管腔不同程度的狭窄，轮廓一般较规整、光滑。病变时间长者，可表现为血管壁明显增厚，血管内、外径均变细。血管狭窄可呈局限性，亦可表现较长段血管。受累血管均在 2 支以上。

由于大动脉炎多为弥漫性，范围广，非局限性病变，多普勒血流速度测量和频谱分析诊断动脉狭窄程度受限。可以测量正常段动脉内径和狭窄处残存内径，计算狭窄处的直径狭窄率。

2. 彩色多普勒

轻度血管狭窄，彩色多普勒血流显示像仍呈单一色泽；随着血管狭窄程度加重，高速血流束呈五彩镶嵌样；较长段血管的严重狭窄，反而显示低速单色（蓝色或红色）细小血流束（图 19-6A、B）。如果狭窄段内未显示彩色血流，提示血管腔闭塞。

3. 脉冲多普勒

狭窄部位血流速度明显加速，频带增宽；狭窄远段动脉可显示狭窄后"小慢波"。

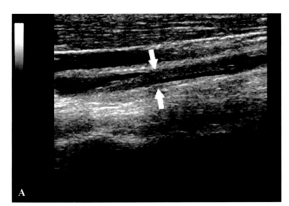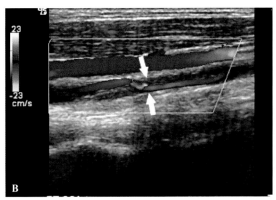

图 19-6 颈动脉多发性大动脉炎图像

A. 灰阶超声图；B.CDFI 显示颈动脉内血流变细（箭头），不规则，血流色彩黯淡

（三）颈动脉瘤

颈动脉瘤（carotid artery aneurysm）可发生于颈总、颈内或颈外动脉。动脉瘤根据其结构可分为真性、假性及夹层动脉瘤三种。动脉瘤多发于肢体动脉，颈动脉瘤发生率较低。

1. 真性动脉瘤

主要由中膜平滑肌萎缩，弹力膜断裂，局部管壁变薄，在血流冲击下局部逐渐膨出形成。瘤壁由动脉壁全层构成，瘤腔内可有附壁血栓形成。

2. 假性动脉瘤

多由外伤所致，由于局部血管壁破裂，在动脉周围形成较大血肿，血肿外可仅有外膜层甚至仅为血管周围组织包绕，构成瘤壁。早期血肿内面直接与血管腔相通，晚期血肿机化，其内层面可有内皮细胞覆盖。

3. 夹层动脉瘤

由于血管内膜破裂，颈动脉血流经裂口注入管壁中层，或因中膜囊性退变坏死及滋养血管破裂出血导致颈动脉中层分离，局部血肿形成。瘤体可向内膜穿破，破裂口可有多处。颈动脉瘤并发症为破裂出血或瘤内血栓脱落，引起脑血管栓塞。

【超声诊断要点】

1. 真性动脉瘤

（1）动脉局限性扩张，内径为相邻正常内径的 1.5 倍以上，呈梭形或囊状；管壁连续性好，瘤腔内出现不同程度的回声为血栓形成。

（2）瘤体内血流缓慢或出现漩涡状血流。多发于颈总动脉及其分支处，多由动脉粥样硬化引起，少数由损伤、先天性、感染、梅毒、马方综合征等引起。超声可检出动脉瘤的瘤体部位、大小、瘤体内有无血栓，具有确诊价值。

2. 假性动脉瘤

多由外伤或医源性因素引起。

（1）颈动脉旁出现无回声肿块，为形成的血肿。

（2）二维及彩色多普勒显示动脉壁连续性中断，颈动脉与血肿之间有一通道（"颈"）相连，通道内见"五彩镶嵌"血流和反向的低速血流交替出现，频谱多普勒可探及双期双向血流频谱，收缩期流向瘤体的血流速度高，舒张期流向动脉的流速较低。瘤内可能合并附壁血栓。

3. 夹层动脉瘤

（1）二维超声见颈动脉内有漂浮内膜，将动脉分为真、假两个腔。分离的内膜随心动周期不停地摆动，收缩期摆向假腔，舒张期则相反。假腔常较真腔大，假腔内可有血栓形成。

（2）彩色及频谱多普勒　真、假腔内血流速度、方向等特征不同，真腔可有管腔狭窄、血流速度较快、血流紊乱。假腔内流速相对较慢，在心动周期中血流方向可能变化而不同。仔细扫查，有时可以观察到真假腔之间的内膜破裂口。

（四）颈动脉体瘤

颈动脉体瘤（carotid body tumor）是临床比较少见的化学感受器肿瘤，因起源于神经脊副神经节细胞，多数为良性，恶性少见。病因不明，可能与长期慢性缺氧有关，高原地区的人群发病率相对较高。

【超声诊断要点】

1. 二维超声在颈总动脉分叉处血管外探及不均质性低回声包块，边界较清晰，瘤体内可见管道样结构，肿瘤可包绕或挤压颈动脉。

2. 彩色多普勒显示肿瘤内血流信号丰富，并常见到从颈动脉直接发出多支血管进入肿瘤，走行不规则；脉冲多普勒显示这些血管为低阻力型动脉血流。

3. 与其他疾病的鉴别要点为　（1）神经鞘瘤：常位于颈动脉分叉的后方，将动脉向前外侧推移，颈动脉分叉不扩大，CDFI肿瘤内血流信号稀少；（2）肿大淋巴结：常为多发，很少包绕颈动脉及其分支；（3）腮腺肿瘤与腮腺囊肿，一般位于颈动脉分叉上方，与颈动脉无明显关系。

（五）颈动脉支架狭窄

颈动脉内支架置放术　目前为临床上治疗颈动脉狭窄的有效方法。超声不仅为术前患者的评估提供重要信息，且已成为术后患者重要的随访手段，可判断术后并发症的有无。常见并发症为支架变形、移位、支架再狭窄等，其中动脉再狭窄为最常见的并发症，发生率为1.9%～16%，一般认为与内膜过度增生及动脉粥样硬化病变进展有关。由于支架的植入改变了动脉壁的弹性和顺应性，因此不能用常规诊断颈内动脉狭窄的标准去诊断。支架置放术后，支架内的血流速度一般要高于自然颈动脉内的血流速度，常可达125～140cm/s。颈动脉支架狭窄的超声诊断标准可参考Armstrong等的诊断标准（表19-3）。

表19-3　颈动脉支架狭窄超声诊断标准

直径狭窄率	PSV（cm/s）	EDV（cm/s）	PSV比值
＞50%	＞150	＜125	＞2
＞75%	＞300	＞125	＞4

PSV比值为支架狭窄处血流PSV与支架近端或CCA的PSV的比值

二、颈静脉疾病及其他疾病

（一）颈静脉扩张症

颈静脉扩张症是指颈内、颈外、颈前或面后静脉呈梭形扩张或局限性囊状扩张，以颈内静脉或颈外静脉多见，可分为原发性和继发性。原发性颈静脉扩张病因不明，而继发性颈静脉扩张多由颈胸部创伤、炎症、颈内或上腔静脉血栓形成、纵隔肿瘤及心脏病所导致。超声可确定瘤体的部位、大小、瘤体内有无血栓，及其与颈部动、静脉的关系。

【超声诊断要点】

1. 二维超声　颈静脉局限性或弥漫性梭形或囊状扩张，病变多位于颈内静脉近段。颈静脉内膜光滑，管壁界限清晰，管腔内为无回声，当增加胸腔内压如咳嗽、哭闹、大声说话或低头时管径明显扩张，扩张处内径为邻近正常血管内径的 1.5 倍以上。

2. 彩色和脉冲多普勒　颈内静脉扩张处充填低速旋流；脉冲多普勒示频谱为平稳低速负向双峰型。Valsalva 动作显示局部血流呈一过性湍流和逆流。

（二）颈动—静脉瘘

颈动—静脉瘘系颈部颈动静脉血流的直接沟通，较罕见，可为先天性或后天性，后天性绝大多数由颈部穿透伤及医源性穿刺引起。颈部检查可扪及震颤，听诊有连续性血管杂音。

【超声诊断要点】

1. 二维超声可显示动、静脉之间有异常通道（口），瘘管近心端静脉扩张明显，静脉壁搏动明显；瘘口远心端动脉内径相对变细。

2. 彩色多普勒显示颈动脉血流经瘘口进入颈静脉内，瘘口处的彩色血流呈"喷射状"。瘘口近心端的动脉血流速度增快，血流色彩明亮，而远心端的动脉血流减慢，血流色彩黯淡。瘘口近端静脉内血流速度亦增快。瘘口附近软组织由于瘘口处的高速血流所引起的组织震荡而呈杂乱色彩。

3. 脉冲多普勒于瘘口处可探及全心动周期高速血流频谱，收缩期血流速度高于舒张期。瘘口近心端动脉流速增加，瘘口远心端动脉流速降低，瘘口近心端静脉流速增加，静脉频谱动脉化，频谱呈毛刺状。

三、椎动脉狭窄和闭塞性病变

椎动脉狭窄和闭塞性病变常见原因为动脉粥样硬化、头臂型多发性大动脉炎、颈椎病等，其中以动脉粥样硬化最为常见，可引起不同程度的脑供血不足，出现眩晕、头痛、恶心、呕吐、听力及视力障碍，甚至出现共济失调、脑梗死等。由于双侧椎动脉汇合成基底动脉的特殊解剖关系，当椎动脉有闭塞时，易于产生侧支循环，脑供血不足的临床症状可不明显。

【超声诊断要点】

1. 二维超声　可见内膜粗糙、管壁增厚、管腔内可见大小不一的强回声或弱回声斑块，管腔可见不同程度狭窄。由于椎动脉图像显示一般较差，因此上述典型表现一般较少。由于本病多由动脉粥样硬化所致，主要发病部位为椎动脉起始段，因此应重点检查椎动脉起始段。

2. 彩色多普勒椎　动脉狭窄处彩色血流变窄，色彩明亮，或呈"彩色镶嵌"血流。当椎动脉完全闭塞时，可无彩色血流显示。

3. 脉冲多普勒　可见局限性血流增速，狭窄即后段显示血流紊乱，严重狭窄时表现为湍流。狭窄远段呈"小慢波"。峰值流速≥125 cm/s，狭窄后有血流紊乱，提示直径狭窄率接近 50%；峰值流速≥150 cm/s，狭窄后血流紊乱，提示直径狭窄率>50%（图 19-7A、B）。

四、锁骨下动脉窃血综合征

锁骨下动脉窃血综合征是由各种原因引起锁骨下动脉近端或无名动脉阻塞，使锁骨下动脉远端管腔内压力下降，患侧血压低于椎—基底动脉压力时，均可造成锁骨下动脉窃血综合征。大多数患者以上肢脉搏减弱或无脉就诊。

【超声诊断要点】

1. 彩色多普勒锁骨下动脉轻度狭窄者，椎动脉血流色彩可与同侧颈总动脉相同；锁骨下动脉中度狭窄者，椎动脉血流在每个心动周期中出现红、蓝交替现象；锁骨下动脉严重度狭窄者，椎动脉血流色彩在整个心动周期完全相反。锁骨下动脉起始部或无名动脉狭窄处可见"五彩镶嵌"样血流。

2. 脉冲多普勒椎动脉出现反向血流频谱为锁骨下动脉窃血综合征的典型表现。其他间接表现为锁骨下动脉远心段或肱动脉出现小慢波。有学者将锁骨下动脉或无名动脉狭窄或闭塞引起的患侧椎动脉反流分为四级：0级为无椎动脉反流；1级为椎动脉流速减低，收缩中期流速降低类似"M"型频谱；2级为部分性椎动脉反流，即收缩期为反流，而舒张期为正向；3级为椎动脉完全反流。0～2级表明锁骨下动脉或无名动脉无严重狭窄，3级提示有重度狭窄或闭塞（图 19-8A、B）。

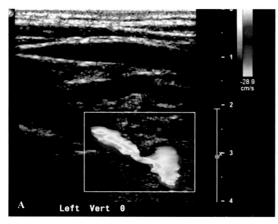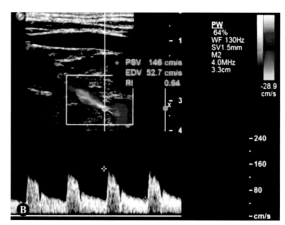

图 19-7　左侧椎动脉起始段狭窄

A. 椎动脉开口处彩色图像，显示开口处血流变细（向左上方的血流束）；B. 多普勒频谱显像血流速度增快 146cm/s，频谱明显增宽，提示狭窄，直径狭窄率接近 50%

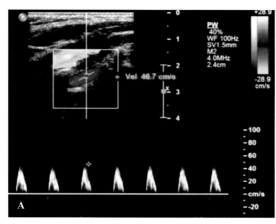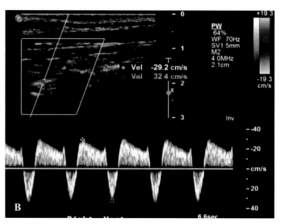

图 19-8　锁骨下动脉窃血

A. 多普勒频谱显示椎动脉血流反向，血流速度 46.7cm/s；B. 另一名患者，多普勒频谱显示椎动脉血流双向，收缩期反向，舒张期正向

肢体血管超声检查

第一节 超声解剖概要

一、上肢血管超声解剖概要

上肢浅静脉，包括头静脉、贵要静脉、肘正中静脉及其属支。

上肢深静脉与同名动脉伴行且多为两条。由于上肢静脉血主要由浅静脉引流，深静脉较细，两条肱静脉在大圆肌下缘处汇合成腋静脉，腋静脉位于腋动脉前内侧，在第一肋外侧缘续为锁骨下静脉，腋静脉收集上肢浅静脉和深静脉的全部血液。

上肢动脉包括①腋动脉：位于腋窝深方至大圆肌下缘移行为肱动脉；②肱动脉：肱动脉沿肱二头肌内侧下行肘窝，平桡骨颈高度桡动脉和尺动脉。肱动脉位置表浅能触之其搏动，肱动脉主要分支是肱深动脉；③桡动脉：位于肱桡肌和旋前圆肌之间，继而在肱桡肌腱与桡侧腕屈肌腱之间下行，绕桡骨茎突至手背，穿第一掌骨间隙到手掌，与尺动脉掌深支吻合构成掌深弓；④尺动脉：在尺侧腕屈肌与指浅屈肌之间下行，经豌豆骨桡侧至手掌，与桡动脉掌浅支吻合成掌浅弓。

二、下肢血管超声解剖概要

1. 下肢动脉血管 ①股动脉：股动脉是下肢动脉的主干，由髂外动脉延伸而来，经腹股沟中点的深面，通过股三角进入内收肌管。在腹股沟韧带稍下方，股动脉位置表浅，股动脉在肢体分出股浅动脉和股深动脉。股浅动脉是下肢最主要的供血动脉。股深动脉是股动脉最大的分支，股深动脉又分出旋股外侧动脉和旋股内侧动脉。②腘动脉：是股动脉在腘窝的直接延续，位置较深。腘动脉是大腿和小腿血管连接的枢纽。③胫后动脉：沿小腿后面浅深屈肌之间下行，经内踝后方转至足底，分为足底内侧动脉和足底外侧动脉。④胫前动脉：由腘动脉发出后，穿小腿骨间膜至小腿前面，在小腿前群肌之

间下行，至踝关节前方移行为足背动脉。⑤足背动脉：胫前动脉移行为足背动脉。行于足背内侧拇长伸肌腱和趾长伸肌腱之间，经第1、2 跖骨间隙至足底。

2. 下肢静脉血管 ①浅静脉：主要有大隐静脉和小隐静脉。大隐静脉在足内侧起自足背静脉弓内侧端，经内踝前方沿小腿内侧和大腿前内侧面上行，至耻骨结节外下方入深面，注入股静脉。大隐静脉在内踝前方位置表浅，易发生静脉曲张。小隐静脉在足的外侧缘起自足背静脉弓外侧端，在外踝后方上行至腘窝，穿深筋膜注入腘静脉。②深静脉：足和小腿的深静脉与同名动脉伴行，均为两条。胫前、胫后静脉汇合成腘静脉。在膝下每条动脉有两条静脉伴行，上行到腘窝合成一条腘静脉。穿收肌腱裂孔移行为股静脉，它伴随股动脉上行，初在其外侧，后转至内侧，达腹股沟韧带深面移行为髂外静脉。股静脉收集下肢所有浅、深部的静脉血。

第二节 适应证

（一）肢体动脉疾病

1. 动脉闭塞性疾病动脉粥样硬化、大动脉炎、血栓闭塞性脉管炎、急性动脉栓塞等。

2. 动脉瘤包括真性、假性和夹层动脉瘤。

（二）静脉疾病

1. 静脉血栓形成。

2. 下肢静脉瓣功能不全、浅静脉瓣功能不全、深静脉瓣功能不全、穿静脉瓣功能不全。

3. 超声引导下肢浅静脉曲张的介入治疗。

（三）肢体动—静脉瘘

第三节 检查方法

（一）仪器选择

一般选用频率为 4.0 ～ 8MHz 的线阵探头为佳，对于较深部位等，可用凸阵低频（频率 2.5 ～ 5

MHz）探头。对于浅表静脉可采用 5 ～ 12 MHz 的高频线阵探头。超声仪应具备二维显像、彩色血流显像、脉冲多普勒等多项功能。

（二）检查方法及步骤

受检者无须特殊准备，取卧位或坐位静息 10 ～ 15 分钟，使全身肌肉放松。检查前应对受检侧的血管进行常规视、触、听诊检查。

1.声像图的方位　成像时示标指向患者右侧或头部，肢体血管在纵切面成像时其近心端显示在图像的左侧，横切面成像时其右侧位于图像的右侧。

2.检查方法　一般先显示血管的横断面，显示血管、明确动静脉关系后再行纵切面扫查。一般先用二维超声扫查，然后加彩色血流显像，最后用脉冲多普勒检测血流速度。

（1）上肢血管检查　取仰卧位，上肢外展，从胸骨上窝开始。左锁骨下动、静脉及右侧无名动、静脉近段的检查可因前方骨骼影响而受限，必要时改变体位、相控阵的小探头和探头方向。腋动、静脉检查时探头置于腋前皱襞处，声束指向该侧的锁骨中段。探查肱动、静脉时，探头置于肱二头肌内侧沟。

（2）下肢血管检查　检查动脉时以仰卧位为主；检查静脉时以站立位为主，有利于下肢静脉的显示。

1）大腿外展外旋，从股血管开始扫查。沿髂前上棘和耻骨结节连线的中点至大腿内侧的中下 1/3 交界处的连线进行。然后，沿大腿内侧中下 1/3 交界处至腘窝中点的连线进行检查股浅血管远段。

2）腘窝处探查腘血管，并沿腘血管向近心端追踪检查直至其与股浅血管远端衔接处，向远心端追踪直至胫前动脉分出处（第一支，走向胫前方向的大动脉），自此处腘动脉延续为胫腓动脉干，后者向远端延伸并分为胫后动脉和腓动脉，各有 2 根同名静脉伴行。

3）小腿内侧面横断面扫查，在胫骨与腓骨表面连线中点（可能偏向胫骨）近皮肤方向侧可见 3 条相邻的胫后血管（1 条动脉及 2 条静脉），在紧靠腓骨处的上方（距探头距离较近方向）可见 3 条相邻的腓血管（1 条动脉及 2 条静脉）（图 19-9A、B、C）。使用彩色多普勒显像和探头加压方法，可以区分动脉和静脉。探头由横断面转为纵切面沿血管走形，可进行全程检查。

4）腘血管、胫腓血管干、胫后血管及腓血管的检查也可取俯卧位，小腿弯曲使呈 20°～ 30°。在腘窝处检查腘血管，向上检查至大腿内侧中下 1/3 交界处，与股浅血管远段衔接。沿腘窝中点至内外踝中点的连线扫查胫腓血管干和胫后血管。

5）胫前血管扫查时沿胫骨粗隆与腓骨小头中点至足背的内外踝中点连线进行，向足背延伸为足背血管。足背血管扫查时沿内外踝中点至第一、二跖趾关节间的连线进行。

3.检查注意事项

熟悉上、下肢动脉和静脉系统解剖，是诊断肢

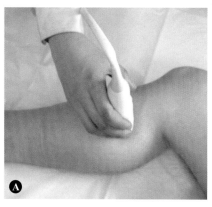
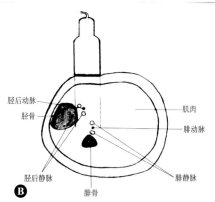
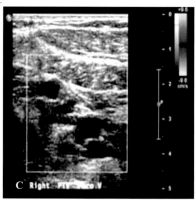

图 19-9　胫后血管及腓血管横断面检查方法

A.检查手法；B.切面示意图；C.超声图像，其中两点红色代表胫后动脉（左上）和腓动脉（右下），动脉旁的无回声区为相应的静脉

体血管疾病的必要前提（参见有关解剖学图谱）。

（1）肢体血管探查应双侧对比，沿其体表投影由近心段依次向远侧段进行全程扫查。

（2）检测肢体应该充分放松，否则影响血管显示。肢体血管一般比较浅表，检查时探头压力适当，以免管腔（特别是静脉）明显受压而引起人为狭窄或闭合。

（3）多普勒增益要适当。壁滤波取 50～100Hz，血管分叉处在正常情况下可出现轻度紊流并引起频带增宽。

（4）彩色多普勒血流速度要合适，以正常血管段血流不出现明显彩色倒置的最低流速为宜。这样在狭窄处，血流显示为彩色倒置、五彩镶嵌等，提高对狭窄的识别效率。肢体近端至远端的血流速度逐渐降低，应随时调整彩色血流速度。

（5）脉冲多普勒频谱采集　取样声束与血流夹角（θ）≤60°，以45°～60°为佳；取样容积置于血管中央或彩色血流较明亮处，角度校正以血管长轴为标杆，动脉狭窄时以狭窄处彩色血流束方向为标杆；取样容积 1～1.5mm，取样容积较大时，将影响频谱分析（具体请参见《腹部与外周血管彩色多普勒诊断学》第 3 版，2007 年）。

第四节　正常声像图

（一）二维超声

在上、下肢血管系统，深静脉都与动脉相伴行，在很多部位静脉是成对的，而表浅静脉并不与动脉伴行。左、右侧肢体血管管径大致对称，管腔由近心端至远端逐渐变小。

1.肢体动脉前后管壁呈两条近似平行的回声带，可分辨出光滑、菲薄而连续的内膜（显示为中等回声）、中膜（低回声）及外膜层（强回声）。横切面显示血管呈圆形，有搏动性，比静脉管腔小。

2.肢体静脉管壁很薄、内膜光滑、腔内无回声、管腔较动脉稍大，探头加压后管腔压瘪或消失，深吸气后屏气或 Valsalva 试验管径增加，尤以股总静脉明显，这种变化说明近心端静脉是通畅的。高分

辨率仪器可见静脉窦（膨大的静脉段）、静脉瓣及其运动情况。部分受检者静脉内血流呈云雾状。

如静脉内径明显宽于伴行动脉时（如两倍以上），则提示有血栓之可能，特别是急性血栓，此时加压探头静脉腔不消失提示静脉血栓形成。其他如充血性心力衰竭、近段静脉梗阻或静脉反流等均可引起下肢静脉内径明显增宽。正常腓静脉内径可以明显宽于伴行动脉。

约25%的股浅静脉和腘静脉为双支畸形，怀疑下肢血栓时应注意是否为双支畸形，因为下肢静脉双支畸形时如有静脉血栓，可能仅其中一支静脉受累。

（二）彩色多普勒

在肢体血管检查中，彩色多普勒的应用大大提高了检查效率。如通过血流的显示，间接地反映血管管腔，并迅速显示病变部位和范围，大大缩短检查时间。

1.正常肢体动脉的彩色多普勒血流特点在每一心动周期中表现为快速的三相血流色彩，即"红－蓝－红"（彩色色标以红迎蓝离显示），其意义与脉冲多普勒所显示的三相频谱是一致的。在检查中，同时记录心电图可以帮助了解心动周期与彩色血流变化的关系。与脉冲多普勒比较，彩色多普勒不能测得实际流速，只能反映平均血流速度。

2.正常肢体静脉的彩色多普勒显像大、中静脉的血流为期相性血流，即血流速度受呼吸影响，表现为血流的亮度随呼吸运动变化而变化；正常肢体的大、中静脉呈自发性血流，是指在休息状态下静脉内出现向心性血流。小静脉（如胫后静脉）可以缺乏自发性血流，挤压肢体时才有血流信号显示。加压肢体远心端或运动时，近心端静脉血流加速，甚至出现"混叠"现象；挤压小腿放松后，大、小静脉内无血流信号显示，无反向血流。

髂静脉超声检查一般较困难，可用间接方法判断其通畅性：股总静脉呈自发性、受呼吸影响的期相性血流，或深呼气时股总静脉血流停止，表明髂静脉开放。当然这种方法不能排除髂静脉非梗阻性血栓形成。

（三）脉冲多普勒

1.正常肢体动脉的脉冲多普勒频谱呈高阻型三相波形，即在一陡直的收缩期血流之后，可见一舒张早期反向血流，接着为一舒张期正向血流。频带较窄，为层流频谱，即在收缩期下面有一个无血流信号的"窗"（图19-10）。

肢体动脉收缩期最大流速由近心端至远心端是递减的（表19-4）。舒张期反向血流是由于肢体动脉的高阻力引起的。股深动脉血管阻力低，因而其反向血流成分比其他外周动脉低。反向血流降低或消失可见于正常情况下反应性充血或肢体温度增高引起的血管扩张，但临床上更多见于近心端动脉高度狭窄。通常肢体动脉流速随年龄增大而有所降低，甚至表现为两相血流频谱。

2.正常肢体静脉（特别是下肢深静脉）血流频谱特点是自发性、随呼吸运动变化的单相、向心血流。远心端肢体加压或运动时，近心端血流加速；挤压小腿放松后，不应出现反向血流。

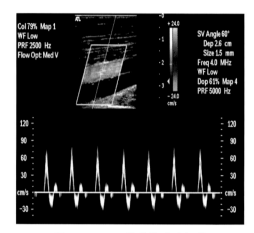

图 19-10　正常肢体动脉频谱

表 19-4　正常人下肢动脉血流速度（cm/s）

	SPV±s	Vr±s	EDV±s
髂外动脉	119.3±21.7	41.5±10.7	18.2±7.5
股总动脉	114.1±24.9	40.6±9.2	16.4±8.3
股浅动脉（近侧）	90.8±13.6	35.8±8.2	14.5±7.2
股浅动脉（远侧）	93.6±14.1	35.0±9.8	14.6±6.7
腘动脉	68.6±13.5	27.8±9.2	9.8±6.0

注：PSV 收缩期峰值血流速度，Vr 最大反向血流速度，EDV 舒张期末期血流速度，s 标准差

第五节　主要疾病诊断要点

一、肢体动脉疾病

（一）肢体动脉闭塞性疾病

绝大多数由动脉粥样硬化所致，少数由多发性大动脉炎、夹层动脉瘤、心源性栓子和假性动脉瘤等所致。本部分主要阐述动脉粥样硬化所致颈动脉狭窄的超声诊断要点。

【超声诊断要点】

1.二维超声显示动脉内中膜增厚，欠光滑，可见多发性或单发斑块,狭窄较重时斑块多伴有钙化，管腔变窄甚至闭塞。多发大动脉炎时正常动脉的三层结构消失，慢性期整个血管变细。

2.彩色多普勒病变处血流束变细、彩色血流色彩明亮或呈五彩镶嵌。斑块处可见充盈缺损。

3.脉冲多普勒为肢体动脉狭窄诊断主要方法和依据。各血管超声实验室稍有差异，标准尚未完全统一，建议采用 Cossman 标准（表19-5）。由于肢体动脉狭窄多为多发性，狭窄处的收缩峰值速度（PSV）与其近心端 PSV 的比率为主要诊断指标，诊断肢体动脉狭窄具有较高的敏感性和特异性。多普勒超声诊断下肢动脉狭窄或闭塞性疾病的敏感性和特异性分别为 96.9% 和 96.2%（Alexander，2002）（图19-11A、B、C）。

表 19-5　下肢动脉狭窄和闭塞的超声诊断标准（Cossman 等）

动脉狭窄程度	病变处收缩期流速峰值（cm/s）	收缩期流速峰值比*
正常	＜ 150	＜ 1.5 : 1
30% ～ 49%	150 ～ 200	1.5 : 1 ～ 2 : 1
50% ～ 75%	200 ～ 400	2 : 1 ～ 4 : 1
＞ 75%	＞ 400	＞ 4 : 1
闭塞	无血流信号	

* 病变处与相邻近侧正常动脉段相比；动脉狭窄程度：直径狭窄率

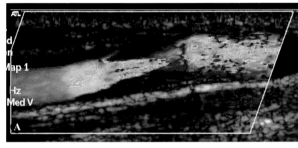
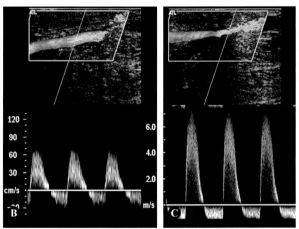

图 19-11　下肢动脉狭窄彩色及频谱多普勒

A. 下肢动脉狭窄的彩色多普勒图像；B. 频谱多普勒显示狭窄前血流速度为 70cm/s 左右；C. 频谱多普勒显示狭窄处血流速度 700cm/s 左右，为狭窄前的 4 倍以上，提示直径狭窄率大于 75%

4. 肢体动脉闭塞的直接征象是二维图像病变血管段管腔内充满实性回声，彩色及脉冲多普勒在闭塞的动脉不能获得血流信号。间接征象是肢体动脉闭塞远侧的彩色多普勒血流信号明显减弱（即颜色变暗），为单一颜色的彩色血流信号；脉冲多普勒频谱特点为单相低速波形（小慢波），甚至呈连续性带状波形；闭塞段近端及远端可见侧支动脉引出及引入血流。

【临床评价】

1. 重点探查粥样斑块的好发部位，如动脉分叉处。

2. 超声常用于无创评价狭窄或闭塞性疾病的治疗疗效及术后并发症，如球囊扩张及支架置入术（Saket，2004）、旁路移植手术等。

3. 常规超声诊断下肢血管阻塞性疾病困难时，初步研究表明应用超声造影剂可显著提高诊断的敏感性（Eiberg 等，2003）。

4. 对于＞ 75% 的狭窄（重度狭窄），各实验室的标准比较统一，即 PSVs/PSVp ＞ 4，而需外科处理的动脉狭窄多为重度狭窄。

（二）急性动脉栓塞

源自心脏或近心端动脉的血栓或粥样斑块脱离，或外源性栓子进入动脉后，随动脉血流冲入并停留在管径与栓子大小相似的动脉内，引起受累动脉供应区组织的急性缺血而出现相应的临床症状。

【超声诊断要点】

1. 二维超声动脉管腔内见不均质实性偏低回声，有时可见不规则强回声斑块伴典型或不典型声影。有时于栓塞近端可能见到血栓头漂浮于管腔内。

2. 彩色多普勒急性动脉完全栓塞时，彩色血流于栓塞部位突然中断。不完全性栓塞时，彩色血流呈不规则细条状，色彩明亮。

3. 脉冲多普勒完全栓塞时，于动脉栓塞段不能探及血流频谱。不完全栓塞时，栓塞区血栓与管壁间可见不规则血流信号，此处的血流速度多不太高。

栓塞远端动脉内可能探及低速低阻或单相连续性带状频谱。

（三）肢体动脉瘤

1. 真性动脉瘤

真性动脉瘤为动脉病变处的管径为相邻正常管径 1.5 倍或以上，其发生常与动脉粥样硬化有关，但其确切发病机制尚不十分清楚。病理上真性动脉瘤的瘤壁由动脉壁全层（内膜、中膜和外膜）组成，而假性动脉瘤的瘤壁无动脉壁全层。

【超声诊断要点】

（1）二维超声显示动脉局限性梭状或囊状扩张，内径为相邻正常动脉的 1.5 倍以上；内壁回声可异常，如不光滑或毛糙、可见强回声斑块；亦可见附壁血栓，呈低回声或中等回声。

（2）彩色或脉冲多普勒动脉瘤内血流紊乱，其程度与动脉扩张的大小与形状有关，扩张明显处可见涡流。附壁血栓形成时，可见血流充盈缺损。

（3）应注意观察有无并发症，如动脉瘤破裂、附壁血栓和继发感染等。

2. 假性动脉瘤

假性动脉瘤是由于局部动脉壁全层破裂，引起局限性出血及动脉旁血肿形成。常见诱因为局部创伤，其他病因有动脉炎性病变、动脉吻合术后因局部血肿、感染或缝合不当引起的吻合口部分或全部离断等。临床上常见医源性股动脉假性动脉瘤。

【超声诊断要点】

（1）二维超声　显示动脉旁见一无回声包块，呈类圆形或不规则，为假性动脉瘤的瘤腔。少数病例可直接显示动脉与病灶之间的分流口。

（2）彩色和脉冲多普勒　彩色多普勒能直接显示动脉与包块之间的小开口，即瘤颈（图 19-12A、B）。频谱多普勒于瘤颈处可探及双向血流，即收缩期由动脉射入囊性包块内的高速血流和舒张期由包块流向动脉的反向低速血流。瘤腔内则为紊乱的血流信号。

【临床评价】

（1）超声对动脉瘤的部位、大小、瘤内有无血栓等提供证据，具有确诊价值。

（2）可在超声引导下，进行探头局部加压治疗肢体动脉假性动脉瘤，CDFI 观察分流口处无血流通过时，再持续加压一段时间即可完成；也可在超声引导下经皮瘤内注入凝血酶促使血栓形成，进行治疗。两种方法均可取得较好临床疗效。

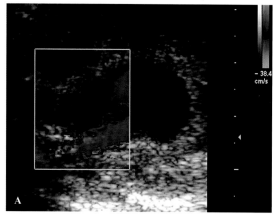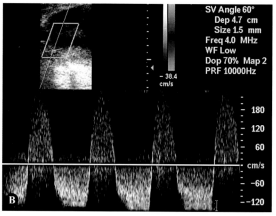

图 19-12　假性动脉瘤彩色和脉冲多普勒超声

A. 彩色多普勒显示无回声病灶（取样筐上半部分）和股浅动脉内可探及血流信号，两者之际可见分流（较细部分，也可叫通道）；B. 于分流口内测探及双向血流，由动脉射入囊性包块内的高速血流（＞160 cm/s）和由包块流向动脉的反流

二、肢体静脉疾病

（一）下肢浅、深静脉血栓

【超声诊断要点】

1. 主要标准

（1）探头加压后，下肢静脉管腔不能被压瘪，仅根据此征象即可诊断静脉血栓。但需注意排除由于肌肉紧张加压力度不够造成的假阳性。

（2）下肢静脉内有实性回声。

（3）静脉完全栓塞时，彩色和脉冲多普勒在病变处不能探及到血流信号。挤压远侧肢体后血流速度不增加，则提示检查部位的远心端静脉内有血栓形成。

（4）静脉部分栓塞时，彩色多普勒于栓塞部分可探及到不规则细小血流信号通过，部分病例仅在挤压远侧肢体后，才可见细小血流。频谱多普勒显示连续性血流频谱，血流速度随呼吸运动变化征象可能消失。在细小侧支静脉和血栓后再沟通的静脉也可见到这种血流频谱。如果血栓引起的梗阻不明显时，血流频谱仍可随呼吸变化（图19-13A、B、C）。

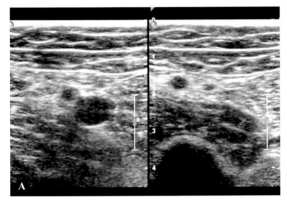

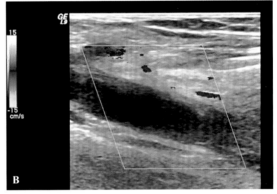

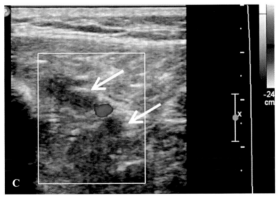

图 19-13　急性下肢静脉血栓超声表现

A. 正常股浅动、静脉横断面。左半部分为探头未加压时，图中右下方的静脉较左上方的动脉内径粗。右半图显示探头加压后，静脉腔被压瘪（不显示）；B. 患侧股浅静脉内呈低回声，其内未见血流信号；C. 患侧小腿横切面显示胫后静脉扩张，内呈低回声，未见明显血流信号（箭头）

（5）部分慢性深静脉血栓患者，二维超声难以显示管腔结构，可通过彩色多普勒显示动脉附近有无通畅的静脉（挤压远段肢体）进行判断。血栓形成部位附近可见侧支循环形成，远心端血流由肢体深部反流至浅部，经侧支循环静脉回流。

2. 次要标准

（1）在深吸气或 Valsalva 试验后，静脉管径变化不明显（直径增加 < 10%）。

（2）静脉壁搏动性消失。

（3）使用高频探头检查时，声像图显示静脉内缺乏血液流动。

（4）缺乏正常的静脉瓣运动。

有的下肢深静脉血栓经血管造影证实为静脉完全性闭塞，但彩色多普勒显示其内可能仍有细小血流，特别是挤压远心端肢体后。

【下肢静脉血栓不同时间阶段的特点】

超声对血栓形成时间的判断较为困难，呈极低回声的血栓可能是近几天的新鲜血栓，而几天、几周甚至几个月的血栓回声差异可能不大。

1. 急性血栓（指 1～2 周以内的血栓）

（1）静脉管腔内可见实性回声，几小时或几天以内的血栓可为低回声，彩色多普勒检查显示血流充盈缺损或无血流信号，脉冲多普勒仅于部分部位探及血流信号，或不能探及血流信号。

（2）探头加压管腔不能压瘪。在急性血栓时，加压时静脉管腔不被压瘪，这是诊断静脉血栓最可靠的征象，它可作为诊断血栓的独立标准。如果加压后，血管腔不完全被压瘪，那么就可能为部分血栓形成。

（3）血栓的静脉段管径明显增宽。急性血栓时静脉壁有炎症，新鲜血栓仅疏松黏附于静脉管壁，其近心端可以在管腔内自由浮动，有引起肺梗死的可能。因此，操作时应倍加小心，一经确诊，尽量避免挤压，患者应平卧、保持安静，等待治疗。进入亚急性期后，血栓便附着于静脉壁上，发生栓塞的危险性很小。

2. 亚急性血栓（指 2 周至 6 月的血栓）

（1）血栓回声增强。

（2）血栓因收缩或溶解而缩小，静脉管腔也随之变小。

（3）探头加压时，静脉管腔不能被压瘪，当有部分再沟通时，静脉管腔可部分被压瘪。

（4）彩色或脉冲多普勒在血栓再沟通的位置可引出血流信号。

3. 慢性血栓（指 6 月到数年的血栓）约 20% 的病例血栓会发生完全溶解。

（1）静脉管壁部分或弥漫性增厚，增厚的管壁回声差异很大，但一般小于肌肉的回声。管腔也会缩小，如管腔很小，血流会发生阻塞。

（2）探头加压时，静脉管腔不能被压瘪，当有部分再沟通时，静脉管腔可部分被压瘪。

（3）腔内偏强回声物：一般表现为网状粘连带突向管腔，有时血栓后的纤维疤痕会沿管壁形成局限性斑状回声向管腔内突出。

（4）纤维带：如果静脉管腔没有再通，始终严重狭窄或阻塞，在慢性期静脉会逐渐缩小而形成一

强回声带，其直径明显小于正常静脉，其管腔非常小或没有管腔。

（5）静脉瓣的异常：表现为瓣尖的增厚、瓣尖与静脉壁的粘连、瓣尖运动受限以及瓣膜关闭不全。静脉瓣受损导致了静脉反流，彩色及频谱多普勒均可显示反流。

（6）多普勒血流异常：除了反流还可显示其他多普勒异常信号。包括缺乏自发性血流、缺乏呼吸期相性、按压远端肢体后血流加速不明显或缺乏，及对 Valsalva 运动缺乏反应等。

【超声检查注意事项】

股静脉和腘静脉的双支变异较为多见，其发生率分别为 20% 和 35%。由于静脉血栓可发生于双支静脉中的其中一支，因此应注意对双支静脉的全面检查。横切面扫查可避免漏诊。

多普勒超声诊断下肢静脉血栓具有很高的敏感性和特异性，是超声诊断技术的重要临床应用，是下肢静脉血栓的首选无创检查诊断方法。

（二）下肢静脉瓣功能不全

1. 原发性下肢深静脉瓣功能不全和单纯下肢浅静脉瓣功能不全

下肢静脉瓣功能不全的超声检查时，患者最好采取站立位或半卧位。站立位时，重心放在对侧腿上。

【超声诊断要点】

（1）二维超声原发性静脉瓣功能不全的静脉壁菲薄、光滑、连续性好，管腔内无实性回声，探头加压后管腔消失，Valsalva 试验管径增加，部分患者可见扩张的静脉窦。

（2）彩色和脉冲多普勒检查患者站立位，显示下肢静脉长轴切面，挤压小腿肌肉（检查下肢浅静脉时，请注意加压其远心端血管所在位置），这时可见静脉血流加速，然后迅速松开挤压的小腿，则可显示静脉反流（图 19-14），反流轻重与病变程度有关。

多数学者认为以反流时间大于 1.0 秒来诊断下肢静脉瓣膜功能不全有较高的准确性。多普勒超声检查反流时，进行反流量分级较难。

（3）检测指标：①反流时间也称瓣膜关闭时间（VCT）。Welch 等认为股浅静脉、腘静脉反流时间之和，即反流总时间能更有效地诊断下肢深静脉瓣功能不全。用反流总时间 ≥ 4s 来诊断重度反流的敏感性为90%，特异性为94%，准确性为93%。②反流速度。

2. 继发性下肢深静脉瓣功能不全　继发性下肢深静脉瓣功能不全出现在下肢深静脉血栓形成后的再沟通过程中，深静脉瓣遭到破坏而引起静脉逆流。

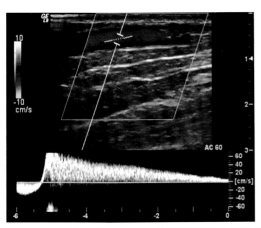

图 19-14　大隐静脉反流。PW 示挤压远端肢体后静脉内可见反向血流，最高流速为 145cm/s

【超声诊断要点】

1. 二维超声继发性下肢深静脉瓣功能不全的声像图所见与慢性血栓基本一致。

2. 彩色多普勒挤压远侧肢体，病变段静脉血流加速，但血流形态异常（充盈缺损或细小），迅速松开挤压的远侧肢体，则显示病变段静脉反流。

3. 脉冲多普勒挤压远侧肢体，病变段静脉血流加速，松开挤压的远侧肢体，显示病变段静脉反流。

【超声检查注意事项】

1. 除下肢深静脉和大隐、小隐静脉外，超声还应注意对穿静脉的检查。穿静脉连接下肢深静脉和浅静脉，其数量在小腿多于大腿，且多位于下肢内侧部位。

2. 小隐静脉汇入深静脉的位置存在变异，可汇入腘窝处的腘静脉，亦可继续向上汇入大腿后部的深静脉，少数情况下可向内、上走行而汇入大隐静脉。

3. 超声检查应注意对静脉曲张反流源头部位的确定，如大隐静脉曲张的反流源头为股隐静脉连接处、小隐静脉曲张的反流源头为隐腘静脉连接处，也可为穿静脉的反流或位于大隐静脉和小隐静脉之间的一个侧支的反流。反流部位有时可为多个。

三、肢体动—静脉瘘

动静脉瘘是指动脉和静脉之间存在的异常通道，分先天性和后天性。先天性动静脉瘘是由于胚胎原基在演变过程中，动静脉之间形成的异常交通所致。后天性动静脉瘘最常见的原因为外伤和医源性损伤，另外常见的为透析患者的人工动静脉瘘。

【超声诊断要点】

1. 二维超声　多可直接显示动脉与静脉相通的瘘口，瘘口近心端静脉管腔内径增宽，可伴有静脉壁搏动。

2. 彩色多普勒　显示一高速血流由动脉经瘘口流入静脉内，血流呈"射流状"，在瘘口近心端静脉内血流紊乱，通过彩色多普勒可以间接测得瘘口的大小。

3. 脉冲多普勒　可在瘘口探及到高速紊乱血流频谱，在瘘口近心端静脉内可探及到不规则的动脉样血流频谱，频谱成毛刺状，静脉血流动脉化（图 19-15A、B、C、D）。

【超声评价】

大部分肢体动—静脉瘘能通过多普勒超声确诊，少数仍需血管造影检查。

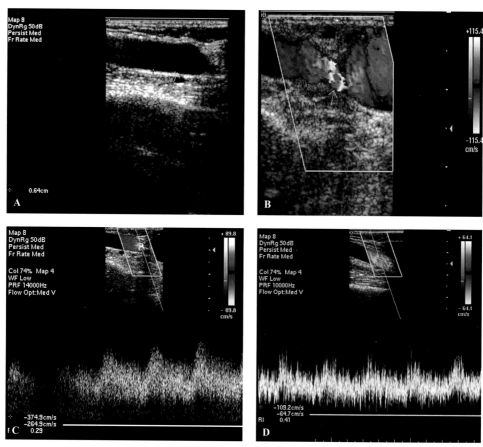

图 19-15　前臂远端人工造瘘术后多普勒频谱图像
　　A.动静脉瘘近心端桡动脉内径增粗，直径为 6.4mm；B.动静脉造瘘瘘口处彩色多普勒图像，箭头所示为吻合口处，血流增速，彩色多普勒可见混叠；C.动静脉造瘘瘘口处脉冲多普勒频谱，可见高速血流信号，最高流速 374.9cm/s；D.动静脉瘘的引流静脉内静脉血流频谱，呈动脉样血流频谱，频谱成毛刺状。

（唐　杰　王月香　温朝阳）

参考文献

1.唐　杰，董宝玮.腹部和外周血管彩色多普勒诊断学.北京：人民卫生出版社，1999.

2. Zwiebel WJ，Pellerito JS.温朝阳主译.血管超声经典教程.北京：人民军医出版社，2008：306-352（正常腹部血管解剖及多普勒特征，腹部大血管及其分支病变超声评价）.

3.李建初，张缙熙，周墨宽，等.彩色多普勒超声对肾动脉狭窄的评价.中华超声影像学杂志，1996，5：159-161.

4. Rumack CM，Wilson SR，Charboneau JW [ed].Diagnostic ultrasound. Third edition. Mosby, 2005：462-482（retroperitoneum and great vessels），377-379（renal artery and vein）.

5. Zwiebel WJ，Pellerito JS. Introduction to vascular ultrasonography.温朝阳主译.血管超声经典教程.北京：人民军医出版社，2008：65-148（脑血管），149-299（肢体动静脉），306-352（腹部血管）.

6.唐　杰，温朝阳.腹部和外周血管彩色多普勒诊断学.第 3 版.北京：人民卫生出版社，2007.

7. Zwiebel WJ，Pellerito JS. Introduction to Vascular Ultrasonography. Fifth ed. USA：Elsevier Saunders Press，2005.

8. Edward G. Grant，MD，Carol B，et al. Carotid Artery Stenosis：Gray-Scale and Doppler US Diagnosis-Society of Radiologists in Ultrasound Consensus Conference. Radiology，2003，229：340-346.

第二十章
经颅超声多普勒（TCD）的临床应用

第一节　超声解剖概要

脑的动脉来源于颈内动脉和椎动脉。以顶枕沟为界，大脑半球的前 2/3 和部分间脑由脑内颈内动脉供应，大脑半球后 1/3 及部分间脑、脑干和小脑由椎动脉供应。可将脑动脉归纳为颈内动脉系和椎—基底动脉系。

颈内动脉起自颈总动脉，自颈部向上至颅底，经颞骨岩部的颈动脉管进入颅内，紧贴海绵窦的内侧壁穿海绵窦腔行向前上，至前床突的内侧又向上弯转并穿出海绵窦而分支。颈内动脉按其行程分为 4 部：颈部、岩部、海绵底部和前床突上部。颈内动脉供应脑的主要分支为：①大脑前动脉，在视神经上方行向前内，进入大脑纵裂，与对侧同名动脉借前交通动脉相连，后沿胼胝体沟向后行；②大脑中动脉，可视为颈内动脉的直接延续，向外行入外

侧沟内，分为数条皮质支；③后交通动脉，在视束下面行向后，与大脑后动脉吻合，是颈内动脉系与椎 – 基底动脉系的吻合支。

椎动脉起自锁骨下动脉第 1 段，穿第 6 至第 1 颈椎横突孔，经枕骨大孔进入颅腔，入颅后，左、右椎动脉逐渐靠拢，在脑桥与延髓交界处合成一条基底动脉，后者沿脑桥腹侧的基底沟上行，至脑桥上缘分为左、右大脑后动脉两大终支。

大脑动脉环，又称 Willis 环，由两侧大脑前动脉起始段、两侧颈内动脉末段、两侧大脑后动脉借前、后交通动脉共同组成（图 20-1，图 20-2）。此环使两侧颈内动脉系与椎 – 基底动脉系相交通。正常情况下，大脑动脉环两侧的血液不相混合，而是作为一种代偿的潜在装置。当此环的某一处发育不良或阻塞时，可在一定程度上通过此环血液重新分配和代偿，以维持脑的血液供应。

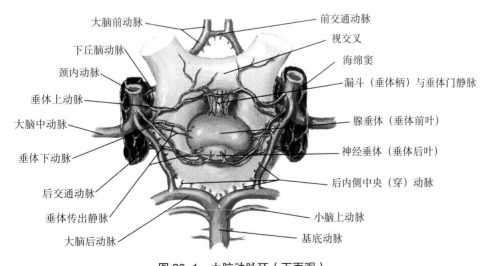

图 20-1　大脑动脉环（下面观）

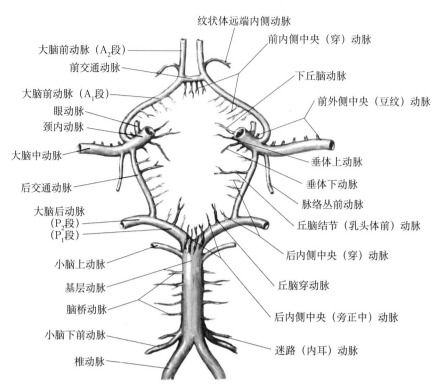

图 20-2　大脑动脉环，分离出的血管（下面观）

第二节　适应证

1. 颅内动脉狭窄、闭塞
2. 脑血管痉挛
3. 脑血管畸形
4. 椎动脉—基底动脉缺血性病变
5. 颅内压增高
6. 脑死亡的判断
7. 术中及术后的脑血流监测

第三节　检查方法

经颅多普勒超声仪有三种，一种是单纯血流频谱分析系统，即国内外普遍应用的经颅多普勒超声（transcranial Doppler，TCD）仪。另一种是经颅实时二维彩色多普超声（transcranial color code Doppler，TCCD），它可以显示颅内动脉环结构及血流影像。再有一种为三维 TCD 仪，它是早期应用

于临床的"假"三维 TCD 仪，即用头部固定架，从冠状切面、矢状切面及水平切面三个方向，对脑血管的血流走行方向定位，可以模拟显示出脑动脉血流走行的数控模拟标识平面图，这第三种 TCD 在国外已停止生产多年。本章主要针对常规 TCD 仪的检查方法进行介绍。

（一）仪器调节

1. 探头

（1）脉冲波多普勒探头：采用 2.0MHz 发射频率，发射脉冲波多普勒。随着机器功能的完善及国人颅骨穿透性的影响需要，现在很多 TCD 仪配置 1.6MHz 脉冲波多普勒探头，提高了脑颅内动脉的检出率。对于颈部血管如颈总动脉及颈内外动脉的检测，可以选择 4.0 MHz 或 8.0MHz 连续波多普勒探头。近年来 TCD 检测技术有了快速的发展，为了检测颈内动脉颅外段全程的血流动力学变化，通常可以选择 2.0MHz 脉冲波多普勒探头，降低发射功率强度至 10%，从最浅的深度（10～15cm）开始向颈内

动脉中远段（6～10cm）连续探查。

（2）连续波多普勒探头：通常采用 4.0MHz 或 8.0MHz 连续波多普勒探头，沿颈动脉走形自下而上连续探查。

2. 超声发射强度

检查颅内动脉时选择探头发射的强度取决于不同的 TCD 机型，多数机型最高可调至 100% 声强输出，发射声强可随检测深度而自动调节，通常随着检测深度的增加，发射声强也应增加。但是，有些机型受最高血流速度检测范围、检测深度、重复脉冲等条件的限制，发射声强（功率）随检测深度的增加而自动减低。

3. 检测深度

不同的机型可探测的深度范围不同，通常可检测的深度在 10～125mm，每 2～5mm 为一个进阶深度，探测中动态追踪观察被检测动脉的全程，逐步加大检测深度。

4. 增益

增益与声强发射须调节适当，以使其相匹配，避免噪声信号太大或多普勒频谱显示不清。一般开始时用较大增益及声强输出，检测到血流后再降低增益或声强以减低或消除噪声信号。

5. 血流速度测量标尺

一般以 ±100～150cm/s 刻度为起点，对高速血流信号应用高速标尺以防止信号混叠。

6. 扫描时间

扫描时间短，血流频谱信号易观察清楚，扫描时间过长，因频谱图形变窄，对信号的时间分辨率降低，容易失真。根据不同机型所配置的显示器大小，选择 4～8 秒的扫描时间间隔较为合适。

7. 音频信号

使用音频信号输出，可帮助判断是否检测到动脉血流信号及判断血流的性质。

（二）患者体位

检查颅内动脉及颈内动脉颅外段时，患者取仰卧位，检查椎动脉及基底动脉时，患者可俯卧位、侧卧位或坐位。

（三）检查部位

1. 颅外动脉

一种方法可采用连续波多普勒探头沿颈动脉走形自锁骨上窝向上，在胸锁乳突肌内缘移动式连续扫查，分别探查颈总动脉、颈内动脉和颈外动脉。另一种方法是选择 2.0MHz 的脉冲波多普勒探头。将发射功率调节至 5%～10%，探头置于甲状软骨的下方，超声束斜向外上方，深度约 10～20mm，首先检测到颈总动脉，随后逐渐增加探测深度（2mm 一个进阶），探头位置不变，仅调整探头声束的方向，向前内侧和后外侧倾斜扫查，分别获得颈外动脉和颈内动脉分叉处血流频谱。检测到颈内动脉起始段后，逐步增加检测深度及适当调节探头方向，保证血流信号的连续性，可比较完整地检测到颈内动脉起始段至岩骨段的颅外段全程血流信号（图 20-3）。

颈内动脉与颈外动脉鉴别是非常重要的，正常情况下两者的多普勒血流频谱信号是截然不同，颈内动脉血流为低阻力型频谱，即收缩期的 S1、S2 峰差别小，舒张期 D 峰较高，颈外动脉血流为高阻力型频谱，收缩期 S1 峰尖锐，高脉冲波形，S2 峰低，舒张期速度明显降低。当颈内动脉重度狭窄或闭塞时，颈外动脉扩张代偿可以出现相对阻力下降的特征，此时二者的鉴别可采用颞浅动脉震颤试验加以区别。当规律性压迫颞浅动脉时，颈外动脉的血流频谱可出现随震颤压迫试验出现的频谱改变（图 20-3A、B、C）。

2. 颅内脑动脉　常用有颞部、枕骨大孔、眼部等透声窗。

（1）颞窗　指颧弓上方眼眶外侧缘与耳郭前缘之间颅骨相对薄的区域，根据检测的部位可分为前颞窗：指颧弓上方额突后方处；后颞窗：位于耳郭前也包括耳郭上；中颞窗：在前与后颞窗之间。中颞窗位于颞骨鳞部的前部，骨质较薄，厚度为 15.7±2.6mm（引自尹保国，1994），检测成功率可达 70% 以上。后颞窗位于颞骨鳞部中央，骨质最薄（14.04±2.2mm），检测成功率也高，但从耳郭上检测时，超声束投射角度较大，因此颞中窗部位是最常用的检测部位。在颞窗可检测大脑中动脉、大脑前动脉交通前段、大脑后动脉及颈内动脉终末段。

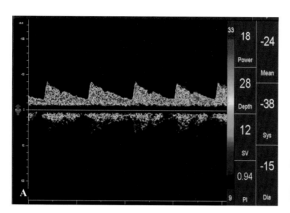

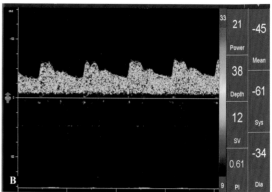

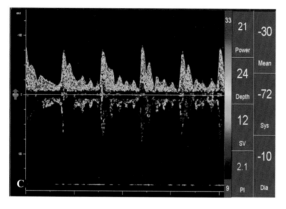

图20-3 使用2.0MHz脉冲多普勒探头对颈总动脉、颈内动脉和颈外的TCD检测

　　A. 颈总动脉，检测深度28mm，峰值流速（Vs）38cm/s，PI =0.94；B. 颈内动脉，检测深度38mm，Vp 61cm/s，PI=0.61；C. 颈外动脉，检测深度24mm，Vp 72cm/s，PI=2.1，颞浅动脉震颤试验于舒张期可见规律性"锯齿"样频谱改变

　　(2)枕窗(枕骨大孔)　位于枕骨粗隆下,发际上,正中线处,超声束向上经枕骨大孔入颅,通常声束需向一侧倾斜。检查椎、基底动脉及小脑后下动脉。因超声束不需穿透骨壁,检测成功率在95%以上。

　　(3)眼窗　检测时探头置于闭合的眼睑上,超声束方向稍向内并指向眶上裂,可检查眼动脉,颈内动脉虹吸弯各段及交叉检测大脑前动脉。

　　(四)检测技术

　　颅内脑动脉的TCD检测是否准确,主要根据:①取样深度;②血流方向;③血流速度;④血管解剖结构所决定的血流频谱特征(如颈内动脉终末段MCA与ACA分支水平血流频谱,图20-3B);⑤颈动脉压迫试验等进行判断。要求检测到每支脑动脉的最高血流速并追踪其主干全长。正常脑动脉血流频谱呈三峰形态,收缩期最高速度为S_1峰,第二峰略低为S_2峰,舒张期为D峰,图20-4A、B为TCD检测到的正常MCA,及MCA与ACA分支水平的血流频谱,三个峰形均可见。

　　频谱图中所有的参数包括:Power 探头发射的功率强度,Depth 取样位置（或深度）,Mean 平均血流速度（可用 Vm 表示）,Sys 收缩峰最高血流速度（可用 Vp 表示）,Dia 舒张期末血流速度（可用 Vd 表示）,SV 取样容积大小,PI 血管搏动指数。

　　1. 大脑中动脉　从颞窗检测,探头稍向前上方倾斜,超声与血流的夹角约为10°,取样深度约30～50mm,主干40～60mm,通常在50mm处,约30mm深度处所检测的是其分支。血流呈正向频谱,静态压迫（压迫时间持续2～3秒）同侧颈总动脉时血流速度明显下降（图20-5A）,动态压迫（震颤式）MCA 流速下降明显,出现与压迫动作一致的震颤血流信号（20-5B）。压迫对侧颈总动脉时 MCA 血流速度无变化或相对升高（取决于前交通动脉的发育）。MCA 检出率接近100%。

　　2. 颈内动脉末段　检测到 MCA 后,当取样深度达60～70mm,可出现双向血流频谱,即查到 ICA 终末段（ICA_1）分叉处,正向的是 MCA,负向的是 ACA 血流信号。在分叉的基础上适当调整检测深度及探测角度,出现单纯的正向血流频谱即 ICA 末段,

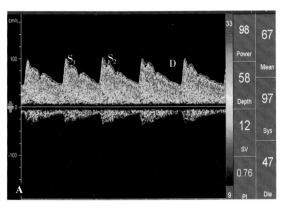 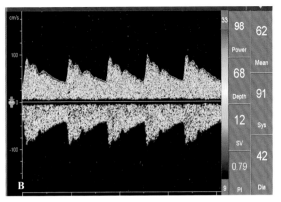

图 20-4　正常脑动脉的 TCD 频谱

A.MCA 频谱，收缩期最高速度为 S_1 峰，第二峰略低为 S_2 峰，舒张期为 D 峰；B.颈内动脉终末段 MCA 与 ACA 分支水平血流频谱

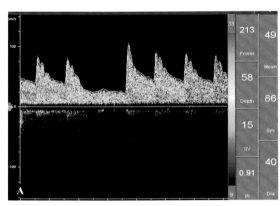 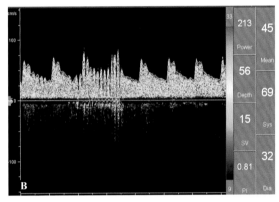

图 20-5　A. 静态压迫（压迫时间持续 2～3 秒）同侧颈总动脉时血流速度明显下降；B. 动态压迫（震颤式） MCA 流速下降明显，出现与压迫动作一致的震颤血流信号

压迫同侧颈总动脉，可使血流信号消失，并出现短暂的低速单峰型逆转血流信号特征。

3. 大脑前动脉（ACA）从颞窗只能检测到 ACA 的交通前段，探头位置与 MCA 相同。在获得 MCA 的基础上，取样深度继续加深在 65～75mm 时，在获得双向血流频谱 ICA 后，调整探头方向或深度，使负向的血流信号显示清晰，即可获得满意的 ACA 血流频谱。当取样深度进一步增加时，可获得对侧 ACA 的正向血流信号。压迫同侧 CCA 时，ACA 血流频谱方向瞬间逆转（图 20-6A），压迫对侧 CCA 时，ACA 血流速度明显增快（图 20-6B）。ACA 血管较细，而且发育不全也较多见，所以检测 ACA 比 MCA 困难，检测不成功约占 10%～30%。当颞窗检测不成功时，可从眼窗探查，探头稍倾向眼眶内侧，探测角度 15°～20°，取样深度约 60～70mm，可查及

对侧 ACA，经眼窗获得的 ACA 为正向血流频谱。

4. 大脑后动脉（PCA）　从颞窗位置，超声束朝向枕部后下方，在 MCA 血流信号消失的基础上，深度约为 55～70mm，可出现 PCA 血流信号。PCA 可分为交通前段（P_1）较表浅，和交通后段（P_2）较深。PCA 血供主要来自基底动脉（BA），P_1 段血流频谱为正向，P_2 段血流频谱为负向。压迫同侧 CCA 可使 PCA 流速相对增快（后交通动脉发育正常，图 20-7A）或无变化（后交通动脉未发育，图 20-7B）。如 PCA 血供来自 ICA 时，仅可以探及 P_2 段负向血流频谱，压迫同侧 CCA 时，使 PCA 血流速度降低。CCA 压迫试验对 PCA 的影响明显小于对 MCA、ACA 的影响，因此要注意结合取样深度、探测角度、血流速度和频谱方向来识别 PCA。

5. 眼动脉（OA）从眼窗检测　超声束稍斜向内

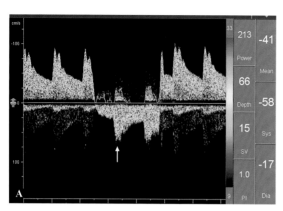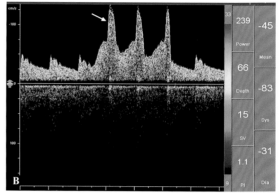

图 20-6　ACA 的鉴别
A. 压迫左侧 CCA 时，LACA 血流方向逆转；B. RACA 血流信号明显升高

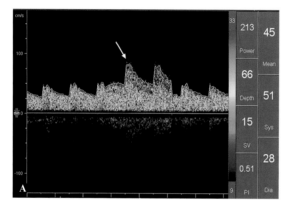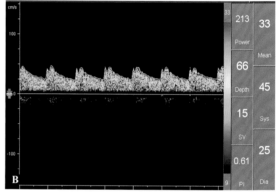

图 20-7　二名患者实施 CCA 压迫试验时 PCA 不同的血流改变
A. 压迫右侧 CCA 时，RPCA 流速升高（右后交通动脉存在）；B. 压迫右侧 CCA 时 RPCA 血流信号无变化（右后交通动脉不存在）

侧，取样深度 40～50mm，正常 OA 为正向高阻力型血流频谱，检出率很高，接近 100%。检查时必须注意超声发射强度调节至 10% 以下。压迫同侧的 CCA 时，血流信号明显减弱或消失，压对侧 CCA 血流信号增强。

6. 颈内动脉虹吸段（CS）　ICA 进入颅内后，在海绵窦内上升走行，经后床突再向前，然后又弯曲向上至前床突内侧，其海绵窦段及床突上段合称虹吸段。检测到 OA 血流后，取样深度增大至 55～75mm，可检测到 CS 血流信号，超声束方向稍向上可查及床突上段血流，呈负向频谱，超声束稍向下可查及海绵窦段血流，为正向频谱。这两部分血管的移行部分呈 C 形弯曲称膝段，为双向血流频谱。压迫同侧 CCA 使海绵窦段及膝段血流消失，而压迫对侧 CCA 使床突上段血流增强（代偿作用）。

CS 段检测较困难，约有 10%～20% 检测失败。从眼窗用交叉检测的方法可检测到对侧 ACA，深度约 65～75mm。

7. 椎动脉（VA）及基底动脉（BA）从枕窗检查超声束向上经枕大孔入颅，取样深度 55～80mm，双侧 VA 呈负向血流频谱。当超声束明显偏向一侧时，可在 35～50mm 深度处检测到硬脑膜外的 VA 血流，即经过寰椎后弓部分的 VA 血管。

当检测到 VA 血流频谱后，沿 VA 血流信号逐渐增加取样深度，在 80～100mm 深度范围，可检测到 BA 的负向血流频谱，继续增加取样深度至 125mm 左右，可查及 BA 远端分叉处。在检测 VA 的深度范围内可检测到正向血流频谱，为小脑下后动脉（PICA）血流信号。VA、BA 检测成功率在 95% 以上，PICA 约为 80%。

三维 TCD 脑动脉血流检测，除显示多普勒血流频谱信号外，还可显示经计算机数据采集处理系统所获得的血流走行的伪二维平面图（为彩色显示），这并非彩色多普勒血流显像，仍是频谱多普勒，但从三维方向进行空间定位。但是近年来此种 TCD 仪器生产厂家已不再研发，它的功能与常规 TCD 仪比较在临床应用方面无明显的优势。

第四节　正常脑血流超声多普勒频谱图

（一）正常脑血流多普勒频谱图

脑动脉多普勒血流频谱图形与外周动脉的频谱图形相似，收缩期有一最高幅的尖峰，即收缩峰值速度（Vs），也称 S_1 峰，随后有一稍低的第二个收缩期峰即 S_2，舒张末期也有峰值（VD），详见图 20-4。

（二）正常血流数据

测量数据包括 Vs、Vd 以及平均峰值速度（Vm），Vm 由仪器自动计算。此外，还需测量计算血管搏动指数 PI（PI=Vs － Vd/Vm）及血管阻力指数 RI（RI=Vs － Vd/Vs）。正常 PI、RI 值范围大致为 0.65 ～ 1.10 及 0.55 ～ 0.85。

脑动脉血流速度测量目前尚未有统一的正常值，本书根据国内外文献报告提出的数据可供参考（表 20-1）。

表 20-1　颅内脑动脉血流速度正常值（20 ～ 40 岁）cm/s

	Vs	Vm	Vd
MCA	90 ～ 110	50 ～ 70	40 ～ 80
ACA	70 ～ 90	40 ～ 60	30 ～ 50
PCA	50 ～ 70	30 ～ 50	20 ～ 40
VA	40 ～ 60	30 ～ 45	20 ～ 35
BA	40 ～ 60	30 ～ 45	20 ～ 35

年龄的影响　随年龄的增长，脑动脉血流速度逐渐下降，从青年期（20 ～ 30 岁组）到老年期（≥ 60 岁组），速度下降幅度约为 15% ～ 30%，按下降幅度大小排列为 VA ＞ BA ＞ PCA ＞ ACA ＞ ICA ＞ MCA。

性别的影响　女性的脑动脉血流速度略高于男性，但女性的检测难度大于男性。

脑动脉血流速度的差异：正常脑动脉血管解剖内径约为 3 ～ 5mm，不同的动脉对脑组织的血供不同，其流速高低存在差异，通常为 MCA ＞ ICA ＞ ACA ＞ CS ＞ PCA ≥ BA ＞ VA ＞ OA。

双侧半球血流速度的差异　正常状态下双侧半球血流速度应该是对称的，不存在具有统计学意义的差异，若双侧半球同名动脉的最高流速相差 30% 以上或 20 ～ 30cm/s，应考虑生理性变异（最常见的是 ACA 发育不对称型）或病理性脑血流速度改变。

PI、RI 与年龄的关系　PI、RI 主要反映血管的弹性或顺应性，因此成年人的 PI、RI 可随年龄增长而增加。

技术熟练程度的影响　TCD 检测技术结果的准确性与操作者技术的熟练程度密切相关，因为 TCD 单纯通过多普勒血流频谱的显示，非实时彩色血流显像，因此，检测结果的判定一定要遵循颅内与颅外动脉、双侧半球同名动脉、前后循环相关动脉血流动力学变化的综合分析。

（三）几种新的指标

1. 容积平均血流速度曲线（MEAN），用加权平均法计算血流速度，可反映取样容积内全部红细胞流速，被认为是颅内血管速度真正可信任的指标。

2. 对血流容量（FLOW），多普勒信号是采集红细胞散射的能量，多普勒信号的强弱取决于取样红细胞的多少，因此有人提出相对血流量的计算方法：FLOW=Vm × P，上式中 Vm 为 intensity weighted mean velocity，P 为 power（输出功率强度），相对血流量可反映供血情况及脑血管调节功能。

3. 相对血管横切面积曲线（AREA），计算出相对血流量和容积平均血流速度后，流量除以血流速度，就容易计算出相对管径横切面积及曲线。

4. 临床意义　上述三种指标，由于只用多普勒技术测量，关于流量及血管横切面积的指标只具有相对定量的意义，即作为同一患者在不同时期的自身对比，不适用于患者间的比较，更不是绝对定量指标值。

第五节　主要疾病诊断要点

一、颅内动脉硬化

脑动脉硬化是全身性动脉硬化的一部分，主要病理所见是动脉粥样硬化。

【TCD 表现】

1.早期脑动脉硬化

尚未引起脑动脉内径明显狭窄时，血流速度可无明显变化，主要是脑血流多普勒频谱表现波峰圆钝，PI、RI 可以在正常范围或略升高。对未造成动脉狭窄或闭塞的脑动脉硬化早期血流改变，TCD 检测无明显特征。高血压病患者的脑动脉硬化，可出现高阻力型多普勒血流频谱，PI、RI 升高，收缩期 S_1 峰高尖型，或 S_1 与 S_2 峰融合，但 S_1 仍高于 S_2 峰，舒张期 D 峰低或消失。但是，对于年轻患者出现血流频谱形态变化时应充分结合临床特征综合分析。

2.颅内动脉狭窄

对于颅内动脉狭窄 TCD 检测结果要通过血流速度、多普勒频谱、血流声频、血流信号的动态变化等特征综合分析。

（1）轻度血管狭窄

1）血流速度变化：当血管造影显示血管内径减小 20% ～ 30% 时，TCD 检测特征表现为血流速度相对升高，平均流速（Vm）90 ～ 120cm/s，或双侧流速不对称大于 30%，对于较长血管（MCA、BA、VA 及颅外段 ICA）随深度增加仔细探查可发现节段性血流速度变化。对于高阻型动脉硬化血流仅表现为收缩峰值流速升高，舒张末流速的相对降低，影响 Vm 的升高，因而，我们通常采用 60 岁以上患者，Vp 120 ～ 150cm/s，60 岁以下 140 ～ 170cm/s 为轻度血管狭窄。

2）频谱和声频变化：多普勒频谱和声频无明显改变，或峰形略有改变，峰时延长，血流频谱分布

仍为层流状态，无明显涡流频谱，频窗减小但仍可分辨。此类病变多见于动脉粥样硬化早期改变。

（2）中、重度血管狭窄

在轻度狭窄的基础上，血管内径进一步减小达 50% ～ 69%，为中度狭窄，当管径减小大于 70% 时，为重度狭窄。

1）血流速度：当动脉狭窄达到中、重度时，病变血管的血流速度明显升高，中度狭窄时 Vp 170 ～ 200cm/s，Vm 达 120 ～ 150cm/s，重度狭窄 Vp 大于 200cm/s，Vm 大于 150cm/s。出现节段性血流速度改变，即狭窄段流速明显升高，狭窄近、远端流速减低，特别是狭窄远端血流减低伴相对低搏动性特征（PI 减低）。如图 20-8 为 MCA 重度狭窄的血流速度及频谱检测特征，血管造影证实为 MCA 起始段重度狭窄。

2）频谱和声频变化：由于流速异常升高，血流层流状态被破坏后，出现紊乱血流，病理性涡流和湍流。涡流信号通常为低频率（低振幅）高强度血流信号，湍流信号为相对涡流振幅高的紊乱血流信号。无论涡流或湍流信号均位于频谱的收缩期，基线上下呈对称性分布，频窗消失。血流加速度时间延长，表现为收缩峰融合，舒张期 D 峰消失。血流声频高尖而粗糙，其内混杂有低钝的紊乱声频或高调的血管杂音。血管杂音特征是位于频谱基线上下方对称分布的索条状高强度信号，与涡流或湍流相混叠，见图 20-8C。

3.颅内动脉闭塞

TCD 对于颅内动脉闭塞具有一定的诊断特异性。特别是对 MCA 血管闭塞可靠性较高。不同脑动脉闭塞有其不同的血流动力学改变。

（1）大脑中动脉闭塞：MCA 是颅内动脉硬化血栓形成或栓子脱落栓塞的好发部位。当 MCA 主干闭塞时，在颞部声窗穿透良好的前提下，TCD 检测到的血流动力学改变包括：

1）沿 MCA 主干深度 45 ～ 60mm，个别双顶径较大的患者，深度达 65mm 均未探测到血流信号。同时要通过对侧颞窗探测深度达 80 ～ 100mm 也未获得 MCA 主干血流信号，可检测到低速（小于 50cm/s）低搏动性多支不连续性的血流信号（图 20-9A）。

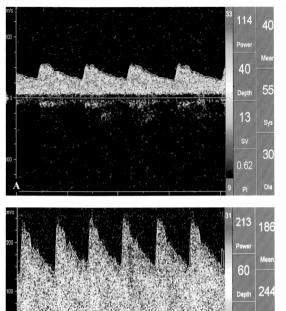

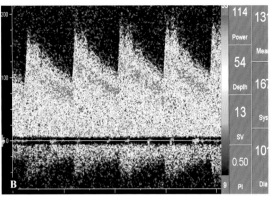

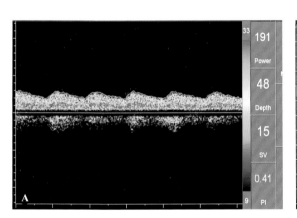

图 20-8　MCA 狭窄的节段血流异常的频谱特征

A. MCA 远段流速明显减低（深度 40mm，峰值流速 Vp 55cm/s，平均流速 Vm 40cm/s，舒张期末流速 Vd 13cm/s，PI 0.62）；B. MCA 主干血流速度（深度 54mm，Vp 167cm/s，Vm 131cm/s，Vd 13cm/s，PI=0.50）；C. MCA 起始段血流速度（深度 60mm，Vp 244cm/s，Vm 186cm/s，Vd 149cm/s，PI=0.51），收缩期频窗消失，伴随涡流频谱

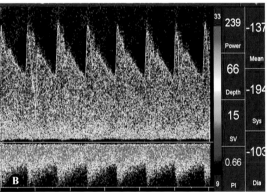

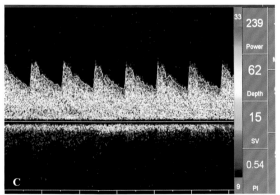

图 20-9　大脑中动脉闭塞

A. 右侧 MCA 主干（50mm 深度）血流速度明显减低，Vp32cm/s，PI 0.64；B. 右侧 ACA 血流速度明显增高（代偿），Vp194cm/s；C. 右侧 PCA 流速也相对升高 Vp92cm/s（代偿）

2）病变同侧 ACA、PCA 血流信号良好，流速较健侧相对升高（20%～30%），这是典型侧支循环代偿的表现（ACA 与 PCA 远端经软脑膜动脉向 MCA 远端脑实质供血的特征），见图 20-9B、C。

3）MCA（M_2）水平闭塞，在 MCA 近端（ACA/MCA 分叉）可测得微弱信号，呈高阻力低速血流频谱特征。这是由于远端血管闭塞，近端阻力升高所致。另外，仔细扫查 MCA 主干水平，可能检测到低搏动性低流速血流信号（颅底侧支血管），此类患者通常是在 MCA 重度狭窄的基础上逐渐闭塞所形成的特征性血流动力学改变。

（2）大脑前动脉闭塞：TCD 对 ACA 闭塞的诊断有一定的局限性，特别是 ACA_1 闭塞时，（ACoA 功能完善），一侧 ACA_1 血流信号消失，对侧 ACA_1 较 MCA、PCA 流速相对升高，此种情况下无法与一侧 ACA_1 发育不全——生理变异相鉴别。只有在 ACA 整支动脉闭塞，血流信号消失，健侧 ACA 血流速度高于 MCA≥30%，同时经眼窗交叉检测深度达 80～90mm 仅获得负向 MCA 血流，无 ACA/MCA 分支血流特征，结合患者临床出现的 ACA 闭塞综合征的特征，可以考虑 ACA 闭塞的可能。

（3）颈内动脉终末段闭塞：当 ICA_1 闭塞，可影响同侧的 ACA、MCA 供血。通常 ICA_1 闭塞往往由 ICA 颅外段闭塞血栓形成并向上蔓延所致，某些心脏病患者如心房纤颤血栓的脱落可造成 ICA_1、MCA、ACA 的 T 型闭塞。ACA 和 MCA 血流信号均消失（颞窗穿透良好时容易判断），同时经健侧颞窗向患侧交叉检测，均未探测到病变侧 MCA、ACA 血流信号，并且，病变侧 PCA 流速明显升高。

（4）椎动脉闭塞：一侧椎动脉血流信号消失，反复探查均不能获得满意的血流信号，同时另一侧椎动脉血流速度相对升高（代偿），TCD 对于椎动脉的闭塞需要检测人员熟练的技术和有一定的脑血管病变判断的临床理论基础。

（5）基底动脉闭塞：通常基底动脉闭塞临床上是非常严重的，需要紧急救治，很难进行日常 TCD 检测。一般多在床边检查。可作为溶栓治疗后血流监测手段。对于重度狭窄后闭塞的患者，由于侧支循环的建立，可以发现 BA 血流的异常，流速及血流方向的改变。

4. 颅外段颈内动脉严重狭窄或闭塞

一侧 ICA 狭窄≥70% 时，TCD 对颅内侧支循环（Willis 环）的检测可以发现典型侧支循环开放（ACoA、PCoA、颈内、外侧支均开放型）的血流动力学特征：

（1）血流速度和血流方向的变化：双侧半球血流速度不对称，患侧 MCA、ACA、ICA_1 血流速度明显减低；患侧 ACA、OA 血流方向逆转；健侧 MCA、ACA、ICA_1 和患侧 PCA、OA、ECA 及椎—基底动脉血流速度增加。特别是 ACoA、PCoA，及颈内外侧支均开放时，健侧 ACA、患侧 PCA 流速升高相对明显（图 20-10）。

（2）PI 指数的变化：双侧半球动脉的 PI 值不对称，患侧 MCA、ACA、ICA_1、OA 为低搏动性血流，PI 值较健侧明显减低。健侧 ACA 较同侧 MCA、ICA_1 的 PI 值相对减低（扩张代偿），参见图 20-11。

（3）频谱形态的变化：患侧频谱形态的改变主要是频峰明显变钝，血流加速度时间明显延长，舒张期频带增宽。健侧血流频谱无明显改变，峰形稍钝。收缩与舒张期频谱分布比例正常（2～2.4：1）。因代偿性高流速的血流冲击，健侧半球 MCA、ACA、ICA_1 出现血管狭窄的特征，基线水平上下出现涡流或湍流频谱。此时容易将健侧的高流速判断为血管狭窄，而低流速一侧误认为正常。必须经 CCA 压迫试验进行鉴别。

（4）CCA 压迫试验的血流变化：当患侧为重度狭窄未闭塞时，压迫患侧 CCA，颅内 MCA 血流稍减低或无明显变化，放松后血流恢复。压迫健侧 CCA，患侧 MCA、ACA 流速明显下降，说明健侧 ICA 经开放的 ACoA 向患侧半球供血（图 20-11A、B）。当 ICA 为完全闭塞时，患侧 CCA 压迫试验前后，MCA 血流无任何变化，压迫健侧 CCA 的血流明显减低，说明患侧血流完全由健侧供应。

当 ACoA、PCoA 代偿充分时，患侧 MCA 流速减低不明显，与升高的同侧 PCA 血流信号的区别在于，MCA 频谱形态与 PCA 不同，MCA 为相对低搏动性改变，PCA 为正常或与 VA、BA 的血流频谱一致。另外，对于鉴别同为正向血流，侧支循环建立后的

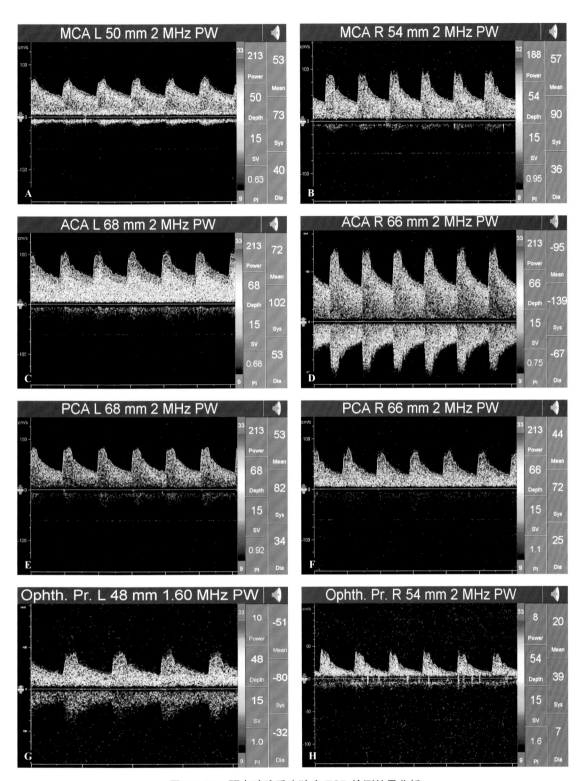

图 20-10 颈内动脉重度狭窄 TCD 检测结果分析

患者，65 岁，男性。左侧颈内动脉重度狭窄经 DSA 检查证实的 TCD 检测结果。双侧 MCA、ACA、PCA 及 OA 流速不对称，左侧半球血流速度相对减低，伴低搏动性改变，LACA、LOA 血流方向逆转（前交通支及左侧颈内外动脉侧支开放征），左侧 PCA 流速明显升高（左后交通开放）

A. LMCA：Vp 73cm/s，Vm 53cm/s，Vd 40cm/s，PI 0.63；B. RMCA：Vp 90cm/s，Vm 57cm/s，Vd 36cm/s，PI 0.96；C. LACA：Vp 102cm/s，Vm 72cm/s，Vd 53cm/s，PI 0.68；D. RACA：Vp 139cm/s，Vm 95cm/s，Vd 67cm/s，PI 0.75；E. LPCA：Vp 82cm/s，Vm 53cm/s，Vd 34cm/s，PI 0.92；F. RPCA：Vp 72cm/s，Vm 44cm/s，Vd 25cm/s，PI 1.10；G. LOA：Vp 80cm/s，Vm 51cm/s，Vd 32cm/s，PI 1.0；H. ROA：Vp 39cm/s，Vm 20cm/s，Vd 7cm/s，PI 1.60

MCA 与 PCA 的最重要的一点，可通过健侧 CCA 压迫试验来鉴别。压迫健侧 CCA，MCA 血流信号减低，PCA 血流信号则明显增强（图 20-11C）。这是由于健侧 CCA 压迫后，阻断了 ICA 经 ACoA 向患侧的供血途径，VA、BA 将进一步增加血流，表现为 PCA 流速的进一步升高。

【临床意义】

TCD 对诊断脑动脉狭窄有较高的准确性，对动脉闭塞的诊断只能限于 MCA，对于 ACA、PCA 的检出率都低于 MCA，MCA 的解剖变异少见，发生率约为 0.3%。对于 MCA 的急性闭塞的判断要注意，经颞窗 MCA 血流信号未探及，但相邻的 ACA、PCA 血流信号存在（流速可升高，但代偿不明显，与慢性 MCA 闭塞性病变不同），同时经对侧颞窗交叉检测也未能获得 MCA 的血流信号，才可以考虑 MCA 急性闭塞。对于 MCA 慢性闭塞性病变的诊断相对容易。

对脑梗死的诊断，必须以 CT 为准，TCD 可作为辅助诊断，TCD 可用以观察有无侧支循环形成及

动脉粥样硬化导致动脉狭窄及血管闭塞的特征血流改变，不可能直接诊断脑梗死。

二、脑血管痉挛

各种原因导致蛛网膜下腔出血（SAH）是引起脑动脉痉挛（VSP）的主要原因。脑动脉瘤破裂、脑血管畸形、动脉粥样硬化后血管的破裂均可造成蛛网膜下腔出血。严重的脑血管痉挛可造成严重的脑缺血而危及患者的生命。

TCD 技术对于 VSP 诊断有很重要的临床意义，结合患者的病史及颅内外动脉血流动力学监测，判断 VSP 的发生、发展及严重程度，判断治疗效果等。

【TCD 表现】

1. 血流速度的变化　颅内动脉血流速度明显升高，通常以 MCA 为主要的观察动脉，根据峰值血流速度（Vp）可以将 VSP 的程度进行分级，当 Vp 120 ～ 140cm/s 为轻度 VSP，Vp 140 ～ 200cm/s 为中度，Vp > 200cm/s 为重度。重度 VSP 时将导致严重的脑缺血发生。

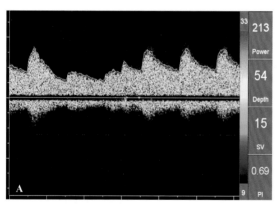

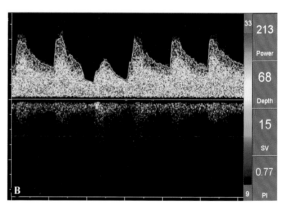

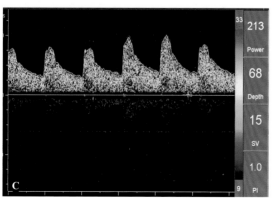

图 20-11　与图 20-10 同一名患者的
TCD 检测结果分析

A. 压迫 RCCA 时 LMCA 血流信号明显减低（前交通支开放征）；B. 压迫 RCCA 时 LACA 血流信号明显减低（进一步证实前交通支）；C. 压迫 RCCA 时 LPCA 流速进一步增加（进一步证实后交通支的开放）

2. 血流频谱的变化 多普勒血流频谱呈现收缩峰（S$_1$ 峰）尖锐，S$_1$ 与 S$_2$ 峰融合，即使患者是由于动脉粥样硬化引起的脑血管破裂出血后继发的 VSP。VSP 早期可出现 Vd 相对升高的血流改变。随着 VSP 的缓解，S$_1$ 与 S$_2$ 峰渐清晰，对于动脉粥样硬化明显的患者可能出现 S$_2$ 峰大于 S$_1$ 峰，波峰圆钝的血流频谱改变。

通常 SAH 后 MCA 的流速变化对于判断 VSP 具有重要的临床意义，但是 ACA 与 PCA 血流速度的异常也因及时发现，因此，现时 TCD 对 VSP 的评价不能仅限于 MCA 的血流速度监测，应对双侧半球动脉血流完整评估。例如，前交通动脉瘤破裂时，往往是先发生载瘤动脉（ACA）流速升高。基底动脉瘤破裂时早期可能以基底动脉流速升高为主，出现 VSP 血流动力学改变，同时伴随 PCA 流速的相对减低。

3. 颅外段 ICA 流速变化 MCA 存在严重的 VSP 时，由于颅内段血管阻力增大，颅外段的动脉向颅内供血的阻力增加，ICA 流速相对下降，采用 V$_{MCA}$/V$_{ICA}$ 比值可以判断 VSP 的程度，正常 V$_{MCA}$/V$_{ICA}$ 比值为 1.2 ～ 2.5，当 V$_{MCA}$/V$_{ICA}$ ≥ 3 即可以考虑 VSP 的形成，当 V$_{MCA}$/V$_{ICA}$ ≥ 6 为重度 VSP。V$_{MCA}$/V$_{ICA}$ 比值越高 VSP 越严重。

【TCD 误诊的原因】

VSP 的 TCD 表现是很明显的，但某些发生了 VSP 的患者，TCD 却未能检测到血流异常，其原因可能为：

1. 血管痉挛发生在动脉远端分支，TCD 因技术原因未能查及该血管。

2. SAH 早期颅内压增高，使颅内灌注下降，导致脑血流速度减低。

3. 血流容积的减低，例如外伤性脑出血导致脑血流量减少，或平均动脉压的减低，使脑灌注下降，即使发生血管痉挛，但血流速度无明显增高。

【临床意义】

1. 对于 SAH 后发生 VSP 时，TCD 血流速度异常增快的特征早于临床症状，有助于早期诊断 VSP。

2. VSP 的病情演变有比较明显的规律性，蛛网膜下腔出血后 VSP 发生率约为 30% ～ 50%，通常发病后 3 ～ 4 天即可出现，高峰期在 4 ～ 8 天，持续时间 1 ～ 2 周。采用 TCD 可随诊观察 VSP 发生的全过程。

3. TCD 可判断 VSP 的严重程度，如动脉血流速度每天增加超过 25%，提示预后不良。

4. 协助选择手术的时机，除根据血流速度的增快程度选择治疗措施外，V$_{MCA}$/V$_{ICA}$ 比值也有重要参考意义，V$_{MCA}$/V$_{ICA}$ < 3.0 时，提示无严重的 VSP，手术治疗无禁忌，当比值达 3 ～ 6 时，应结合临床症状与速度决定是否可行手术治疗，比值 > 6.0 或蛛网膜下腔出血后一周内此比值持续上升，提示 VSP 为重症，不宜手术。

5. 协助诊断治疗效果，TCD 随诊观察，根据血流速度及 V$_{MCA}$/V$_{ICA}$ 比值逐渐下降，可以说明治疗有效。

三、脑血管畸形

脑血管畸形最常见为脑动脉畸形（AVM），其他还有毛细血管扩张，海绵状血管扩张，静脉血管畸形（脑静脉曲张、Sturge-Weber 综合征，大脑大静脉畸形）。其中以 AVM 发病率最高，可达 80%，TCD 主要用于诊断此病。AVM 是在颅内形成异常血管团，血管团内的血管直径大小不一，有的极度扩张、扭曲，其管壁薄，血管团小至粟粒，大至 10cm，72% 直径大于 2cm。分布在顶、颞叶最多见。血管团内有动脉及静脉且相互连通，故血管团有动脉瘤样血管，静脉内有动脉血流，并有营养动脉与血管团连接，又有引流静脉至其他脑组织。TCD 对直径 > 2cm 的 AVM 诊断敏感性很高（可达 95%），对 < 2cm 的 AVM 不能诊断。

【TCD 表现】

用双功能超声仪的彩色多普勒血流显像，可检出位于颞叶的 AVM，清楚地显示血管团内的动脉、静脉血流分布以及供血动脉等，比 TCD 仪有更大的优越性。

1.TCD 检出供血动脉，特征是血流速度明显升高，Vs 可达 140～180cm/s，Vdl20～140cm/s，S/D 比值＜1.2，与健侧同一血管（例如同为 MCA）比较，患侧流速比健侧＞40cm/s，对过度换气试验（使血中 CO_2 浓度下降，引起脑血管收缩，血流阻力增加，血流速度下降）无反应或反应轻微。因供血动脉内径增粗，血流快，PI 及 RI 指数减低，PI＜0.7，RI＜0.5。

2.AVM 血管团的血流显示为双向（血流方向多变）及高速的紊乱频谱图形，从频谱图形可观察到峰值速度参差不齐，杂乱无规律，伴有高调或低调或高调与低调混杂的噪音音频信号，最高流速也可达 180cm/s 或以上，说明血管团内有各种粗、细不等的动、静脉血管，查及 AVM 的引流静脉时，其血流速度也升高。

3. 非 AVM 的供血动脉无异常，与 AVM 供血动脉形成明显对比。

4. "盗血"现象，供血动脉同侧的其他脑动脉，可以是正常所见，也可能出现所谓盗血现象，即流速减慢，而对侧动脉血流增快。由于颅内 AVM 的血管团血流量增大，患侧 ICA 的颅外段血流速度也会相应增快，健侧 ICA 则不受影响。有时还可出现非供血动脉的血流方向逆转。

【临床意义】

双功能超声仪可以直观显示 AVM 的部位、形态及血流分布，但对血流动力学的检测主要依靠频谱多普勒。超声技术对本病（＞2.0cm 以上的 AVM）有肯定诊断的意义，并可大致定位，可作为首选的诊断方法，对需做手术治疗的病例。术前再做 X 线颈动脉造影以精确定位。

四、椎—基底动脉缺血性病变

椎—基底动脉缺血性病变的原因可以是多方面。根据血流动力学的异常分类常见的病因为①椎—基底动脉狭窄、闭塞性病变；②颈椎病变的压迫；③锁骨下动脉病变引起的盗血综合征。

【TCD 表现】

1. 椎动脉狭窄 根据病变的部位不同，椎动脉狭窄可以分为颅外段开口处与颅内段。

（1）开口处椎动脉狭窄 狭窄性病变小于 50% 时，颅内椎动脉血流速度可以无明显变化。当颅外段狭窄大于 50% 时就可以影响颅内椎动脉的血流供应，表现为患侧椎动脉血流速度相对减低，随着狭窄程度的增加，伴随流速下降的同时，出现明显的低搏动性（PI 减低）、血流频谱峰形圆钝的特征。当存在双侧椎动脉开口处严重狭窄时，双侧椎动脉颅内段及基底动脉、大脑后动脉均可能出现低流速低搏动性血流动力学改变。

（2）颅内段狭窄 沿椎动脉全程由浅到深，连续检测可以发现阶段性血流速度升高，Vm≥50cm/s 考虑轻度狭窄，Vm≥80cm/s 中度狭窄，Vm≥100cm/s 重度狭窄。双侧椎动脉在汇于基底动脉前均出现严重狭窄时，除探查到阶段血流异常升高的特征外，其远端基底动脉流速明显减低。

2. 椎动脉闭塞 一侧椎动脉开口处闭塞，反复水平移动（从左向右侧，反之一样）扫查未探及血流信号，另一侧椎动脉流速相对升高（代偿表现）。由于正常人群中有 40% 左右为双侧椎动脉发育不对称性，且右侧 VA 直径小于左侧者多见，右侧椎动脉闭塞血流信号消失较左侧多见。

3. 颈椎病变 由于颈椎病变导致椎动脉的压迫出现血流速度的减低。此类患者通常有明确的颈椎病史，TCD 检测提示双侧椎动脉流速低于正常，但频谱形态多数患者正常，当合并动脉硬化改变时，鉴别诊断有一定的困难，但通过转颈试验（左右侧转颈时，取样深度在基底动脉水平）前后，血流速度改变超过 30%，可以考虑颈椎病变与椎动脉血流异常的相关性。

4. 锁骨下动脉盗血 双侧锁骨下动脉（SA）或无名动脉（INA）近端狭窄或闭塞时，患侧椎动脉（VA）的血供，由健侧 VA 逆流进入患侧 VA 再进入锁骨下动脉远端，也可造成椎—基底动脉系统缺血病变。

（1）SA 盗血的血流途径为健侧 VA→双侧 VA 汇合于 BA 水平→患侧 VA→患侧 SA。患侧椎动脉血流频谱可以表现为收缩期切迹（隐匿型盗血）、振荡型（部分型盗血）、完全逆转（完全型）。

（2）INA 病变引起的盗血征，可由患侧的 PcoA 开放→患侧 ICA—患侧 CCA—患侧 SA。当 INA 严重狭窄但未闭塞时，患侧从 CCA 和 ICA 颅外段也可以出现"振荡型"血流频谱改变。

（3）双侧 SA 均存在严重的狭窄或闭塞时，可出现 PcoA 开放，若患者 PcoA 一侧发育不全或不发育时，可表现为一侧开放，并同时向对侧 PCA 与 BA 供血，再向双侧 VA →双侧 SA。

【临床意义】

TCD 对于椎—基底动脉系统的缺血性病变是很好的筛查手段，特别是对于锁骨下动脉盗血综合征的鉴别具有重要的临床意义。近年来介入治疗的开展，早期发现椎—基底动脉或锁骨下动脉血管狭窄性病变，可以使患者获得及时有效的治疗，预防椎—基底动脉缺血性脑血管病的发生是十分有意义的。

五、颅内压增高

颅内压增高的病因有多种，TCD 不能对病因做出准确的诊断，但可以作为动态观察颅内压进行性增高的监测手段。

【TCD 表现】

由于颅内压升高的程度不同，脑动脉的血流动力学变化也不同，以 MCA 为例，在 TCD 监测中可观察到以下几种血流频谱形态改变：

1. 高阻力型血流频谱　颅内压升高的早期表现为舒张期血流速度明显减低，收缩期血流速度相对减低，但 S_1 峰尖锐，PI 增高（＞1.10）。

2. 舒张期血流信号消失　颅内压升高与舒张期血压相等时，颅脑内动脉舒张期血流消失。此时的颅内压有可能超过 1.95kPa（60mmHg）。

3. 舒张期血流方向逆转　舒张期血流在基线下方出现，表示颅内压继续升高，已超过体循环之动脉舒张压。

4. 无血流信号　表示颅内压升高至等于或超过体循环动脉收缩压，脑灌注等于零，血流速度为零。或收缩期血流速度极低，通常小于 10cm/s，表现为

尖小的"钉子波"。

【临床意义】

TCD 可以监测颅内压动态变化，协助判断颅内压增高的严重程度，判断治疗效果，但不能对病因学做出判断。对于 VSP 合并颅内压升高时，将影响颅内动脉血流速度的实际测值，监测中应注意相关的血流动力学变化。

六、脑死亡

脑死亡是指脑全部功能丧失，且不可逆转。脑以外的生命功能如心脏搏动、呼吸功能等用药物维持短暂时间，并不等于脑死亡不存在或可以逆转，因此，TCD 用于证实脑死亡在临床有重要意义。

【TCD 表现】

脑死亡首先是脑的血液循环功能丧失，TCD 监测及证实脑血流循环停止的过程，可有三个阶段的表现。

1. 舒张期血流频谱呈振荡波形，或称往返血流信号。表现为舒张期血流方向逆转，峰值流速低于逆转的舒张期速度，随着颅内灌注压的持续下降，逆转的舒张期血流信号逐渐减弱，此时可采用净剩血流速度（NFV）及血流方向指数（DFI），评估脑死亡的血流特征。NFV 是正向与反向血流均值之差，一般为 ±4cm/s，如为零或负值，脑死亡不可逆转（图 20-12）。

2. 短暂及极低幅的收缩期血流速度，无舒张期血流，Vm 小于 10cm/s，提示脑死亡。

3. 无血流信号，说明脑血液循环已消失。但对无血流信号的判断应非常严格，经各个声窗同时经两名医师反复检测才能确认为无血流信号。

【临床意义】

TCD 对脑死亡的监测与判断，是依据对脑血液循环的检测，国外早在 90 年代初就已经采用 TCD 对脑死亡血流改变进行评价，采用 TCD、脑电图及体感诱发电位所获得的特征性改变，就可以诊断脑死亡。国内在这方面的临床应用远落后于国外，与

603

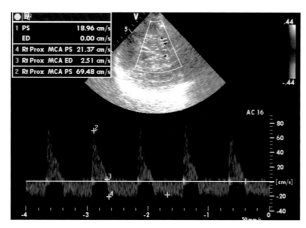

图 20-12　脑死亡频谱图

舒张期反向血流，RI > 1.0

DFI 公式为 DFI = 1 - R/F（R、F 分别为反向与正向血流的血流速度），DFI < 0.8 提示脑死亡

国人的传统旧观念是分不开的。

七、手术中及术后的脑动脉监测

在手术中及术后患者心跳、呼吸、血压等恢复的过程中，用 TCD 对大脑中动脉血流进行监测，用以了解血液循环情况及脑功能状态，对临床判断患者在术中及术后的脑功能情况或损害，例如颅内血管栓塞等，及时采取必要的治疗措施都有较大的实用意义。

八、监测方法

从颞窗以 2.0MHz 探头检测 MCA，获得最高流速（Vs）后，用固定头架调整固定探头位置、方向，即可连续监测脑动脉血流速度变化。由于 MCA 是 ICA 的终末主干，是双侧半球脑组织的主要供血动脉，容易检测，因此，通常以 MCA 作为监测血管。

九、适应证

目前术中、术后或非手术患者适用 TCD 监测的疾病有：

1. 颈动脉内膜剥脱术

2. 颈动脉瘤球囊闭塞术

3. 冠状动脉搭桥术（体外循环 CPB）

4. 颅外—颅内动脉吻合手术

5. 脑外科手术

6. 颅内外动脉介入治疗术

7. 各种重症 ICU 的患者

（华　扬　简文豪）

参考文献

1. 郑　宇，华　扬译著. 血管超声入门. 北京：中国医药科技出版社，2005.

2. 简文豪. 颅脑血管与外周血管超声诊断学. 北京：科学技术文献出版社，2006.

3. 华　扬著. 实用颈动脉和颅脑血管超声诊断学. 北京：科学出版社，2002.

4. 华　扬，高　山，吴　钢，等. 经颅多普勒超声操作规范及标准指南. 中华医学超声杂志（电子版），2008，5（2）：197-222.

5. 华　扬主译. 脑血管超声与卒中防治. 北京：人民卫生出版社，2006.

6. 李秋平，华　扬. 缺血性脑血管病的超声检测与临床病变相关性的流行病学研究. 中华医学超声杂志（电子版），2006，3（4）：247-250.

7. 杜利勇，华　扬. 颅内动脉狭窄的危险因素及其影像学检查方法的研究进展. 中华医学超声杂志（电子版），2006，3（4）：245-247.

8. 凌　锋. 脑血管病理论与实践. 北京：人民卫生出版社，2006：45-51.

第二十一章
妇科疾病

第一节　超声解剖概要

一、盆腔及其内部结构

骨盆是由骶骨、尾骨及左右两髋骨所组成的环状骨性结构。每块髋骨由髂骨、坐骨及耻骨融合而成。骨盆的前方由耻骨及其间的纤维软骨形成耻骨联合。骨盆以耻骨联合上缘、髂耻缘及骶岬上缘连线为界，分为大（假）骨盆和小（真）骨盆。大骨盆的两侧为升结肠和降结肠，后方附着髂腰肌，中部为小肠。

盆腔内的血管主要为髂内、外动静脉及其分支。

小骨盆内的肌肉有闭孔内肌、肛提肌以及深部的梨状肌与尾骨肌等。

小骨盆根据其解剖结构（图21-1），分为前、中、后三部分，前部主要为膀胱和尿道；中部为子宫、宫颈、阴道及两侧的卵巢、输卵管；后部为陶氏腔、直肠和乙状结肠，陶氏腔又称子宫直肠陷窝，此处为腹腔最低部位，内有小肠和肠系膜。

盆腔内有三个潜在的腔隙，或称陷窝，是腹膜在盆腔中的反折而形成的。即前腹膜与膀胱之间的前腹膜陷窝，膀胱子宫陷凹和子宫直肠陷窝。

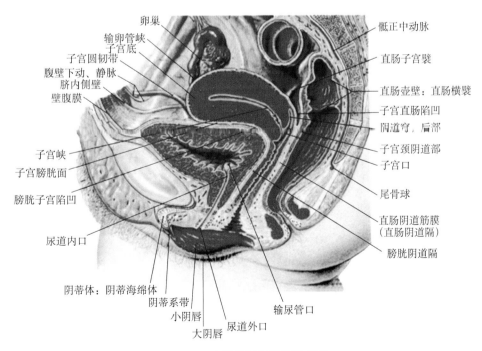

图21-1　小骨盆解剖结构模式图

引自 R.Putz，R.Pabst.董大翠，宋本才主译.人体解剖学图谱

二、女性内生殖器官及其血液供应

（一）女性内生殖器官

主要有阴道、子宫、输卵管及卵巢，后二者合称为子宫附件（图21-2）。

1. 阴道

位于小骨盆下部中央，呈上宽下窄的管道，上端包绕宫颈，下端开口于阴道前庭后部，前壁长约 7～9cm，与膀胱和尿道相邻；后壁长约 10～12cm，与直肠贴近。环绕子宫颈周围的部分称阴道穹窿。分前、后、左、右四部分，其中后穹窿最深，与陶氏腔贴近。

正常情况下阴道前后壁紧密相贴，其壁由黏膜层、肌层和纤维层构成。

2. 子宫

位于小骨盆中央，直肠与膀胱之间，呈前后略扁的倒置梨形，为厚壁空腔性器官，成年人的子宫长约 7～8cm，宽约 4～5cm，厚约 2～3cm，重约50g。

子宫上部较宽，称子宫体，其上端隆起部分称子宫底。子宫底两侧为子宫角，与输卵管相通。子宫下部较窄，呈圆柱状，称子宫颈。其下端连接阴道顶端，故宫颈以阴道附着部为界，分为阴道上部与阴道部。体与颈之间狭窄，称为峡部。子宫体与子宫颈的比例，在婴儿期为 1：2，生育期为 2：1，绝经期为 1：1。

子宫体壁由三层组织构成，外层为浆膜层（即腹膜），中间层为肌层，非孕时肌层厚约0.8cm。内层为黏膜层，即内膜。

子宫内腔分两部分，在子宫体内呈上宽下窄的三角形腔称子宫体腔，容量约5ml。其两侧角与输卵管相通，下端与子宫颈管相通。子宫颈内腔呈梭形，称子宫颈管，颈管上端通宫腔，称子宫颈内口，下端通阴道，称宫颈外口。成年人宫颈长约2.5～3cm。

子宫借助于圆韧带、阔韧带、子宫骶骨韧带及盆底肌肉与筋膜维持其相对恒定的位置。常呈前倾位，贴近膀胱，子宫体与子宫颈之间形成一个钝角。部分呈平位或后倾位。

子宫是腹膜间位器官。覆盖子宫的腹膜，在前面反折至膀胱形成膀胱子宫陷凹；在后面向后翻转至直肠前面，构成直肠子宫陷凹，又称道格拉斯陷凹，因其位置低，腹膜腔的少量液体多积存在此处。

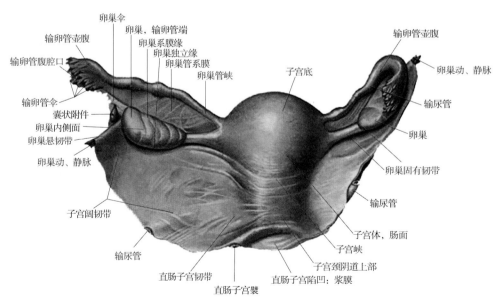

图21-2 子宫及附件解剖模式图

引自 R.Putz，R.Pabst.董大翚，宋本才主译.人体解剖学图谱

3. 输卵管

是始于子宫角的一对细长而弯曲的肌性管道结构，全长约 8 ～ 14cm，内侧与子宫角相通连，外端游离于卵巢附近。根据输卵管的形态由内向外分为四部分。

①间质部（或称壁内部）走行于子宫肌层内，狭窄而短，长约 1cm。

②峡部为间质部外侧的一段，是输卵管最狭窄部分，长约 2 ～ 3cm。

③壶腹部在峡部外侧，是输卵管最宽部分，长约 5 ～ 8cm。卵细胞在此处受精。

④漏斗部（或伞部）为输卵管的末端，开口于腹腔，游离端呈漏斗状，有许多细长的指状突起，长度不等，约 1.0 ～ 1.5cm。

4. 卵巢

为一对扁椭圆形的性腺，位于两侧输卵管的后下方，骨盆侧壁卵巢窝内。其外侧以骨盆漏斗韧带（又称卵巢悬韧带）连于骨盆壁，内侧以卵巢固有韧带与子宫相连，和输卵管之间由输卵管系膜相连。借卵巢系膜与子宫阔韧带后层相连，此处有血管和神经出入卵巢，又称卵巢门。卵巢大小随月经周期略有改变，成年人的卵巢大小约 4cm×3cm×1cm，重约 5 ～ 6g，绝经后变小，变硬。卵巢（图 21-3）表面由单层立方上皮覆盖（又称生发上皮），上皮

的深面有一层致密纤维组织称为卵巢白膜，再往内为卵巢皮质和髓质（即卵巢实质），皮质内有数以万计的始基卵泡及致密结缔组织，成熟卵泡直径可达 2.0cm 左右；髓质在中央，无卵泡，内有疏松组织及丰富的血管、神经、淋巴管及其少量平滑肌纤维。

（二）女性内生殖器官的血液供应

盆腔内脏器的血液供应除两侧卵巢动脉起自腹主动脉外，主要来自髂内动脉的分支。子宫动脉为髂内动脉前干分支，在腹膜后沿骨盆侧壁向内下方走行，达阔韧带基底部时转向内，走行于阔韧带基底部前、后叶之间，在宫颈外侧约 2cm 处（相当于宫颈内口水平）向前跨越输尿管，达宫颈侧缘后分为两支：下支较细，称宫颈 - 阴道支，下行分布于宫颈及阴道上段及部分膀胱壁。上支较粗，为子宫动脉干的延续，称为子宫体支，在阔韧带之间沿子宫侧缘纡曲上行，至子宫底分为宫底支（分布于宫底部）、卵巢支（与卵巢动脉末梢相吻合）及输卵管支（分布于输卵管）。子宫动脉在上行过程中，向子宫肌层的深部发出弓状动脉，再由弓状动脉发出走向肌壁中 1/3 并与宫腔面垂直的放射动脉，在深入子宫内膜之前，每支放射动脉又分为两支：营养基底层的直动脉和营养功能层的螺旋动脉（为子宫动脉的终末支）。

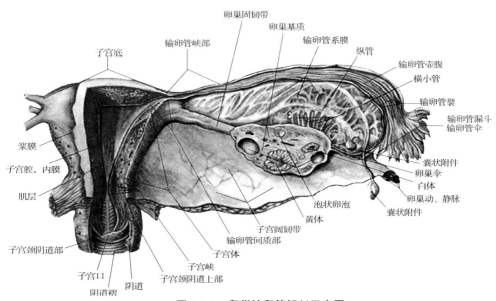

图 21-3 卵巢输卵管解剖示意图
引自 R.Putz，R.Pabst. 董大翠，宋本才主译 . 人体解剖学图谱

卵巢具有双重血液供应，即从腹主动脉发出的卵巢动脉和子宫动脉上升支分出的卵巢支。由腹主动脉发出的卵巢动脉始于腹主动脉的前壁，肾动脉的稍下方，在腹膜后沿腰大肌前面斜向外下，在第四腰椎下缘水平与输尿管交叉后继续下行，越过髂总动脉下段，于真骨盆上缘侧面进入骨盆漏斗韧带内，下降并纤曲内行，在阔韧带两层腹膜之间分支，经卵巢系膜入卵巢门。卵巢动脉在输卵管系膜内进入卵巢门前分出若干支供应输卵管。其末梢在宫角附近与子宫动脉上行的卵巢支相吻合（图21-4）。

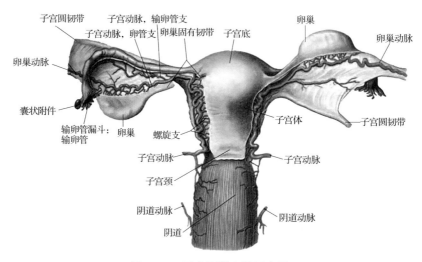

图21-4　子宫卵巢血管示意图
引自 R.Putz，R.Pabst. 董大翠，宋本才主译 . 人体解剖学图谱

输卵管血供来自于子宫动脉和卵巢动脉的网状集合血管。

盆腔周围有丰富的静脉丛，故盆腔感染容易蔓延。卵巢静脉出卵巢门后形成静脉丛，与同名的动脉伴行，右侧汇入下腔静脉，左侧汇入左肾静脉，故左侧盆腔静脉曲张较多见。

第二节　适应证

1. 检查子宫、卵巢的形态、大小及位置；监测卵泡的生长及排卵。

2. 女性生殖器官发育异常。

3. 确定宫内节育器的存在及其位置。

4. 子宫疾病　肌瘤、肉瘤、内膜癌、内膜异位症（腺肌症、腺肌瘤）。

5. 卵巢疾病　各种卵巢肿瘤、非赘生性囊肿。

6. 输卵管疾病　输卵管妊娠、积液、肿瘤。

7. 炎性病变　盆腔炎、输卵管积液、积脓、盆腔脓肿。

8. 盆腔包块鉴别诊断。

9. 妇科介入性超声　经阴道超声引导后穹窿穿刺抽液、取卵等；盆腔脓肿等穿刺引流注药治疗。

10. 术中超声　经腹壁超声监视人工流产、刮宫术、取节育器；经直肠超声监视子宫内膜热消融术治疗功能性出血等。

第三节　检查方法

（一）仪器条件

经腹壁扫查时，多用凸阵或扇扫探头，必要时应用线阵或凸阵探头进行宽景成像。常用探头频率为 3～5MHz，高档设备探头频率可达 6MHz，图像分辨率明显提高。过于肥胖者可用 2～2.5MHz，儿童宜用 5～7MHz。

经阴道扫查探头常用频率为 5～7.5MHz，或 5～10MHz 超宽频带探头。特别适合于观察子宫和附件的细微结构，超声引导下穿刺引流，注药、卵泡穿刺取卵等。对于腹壁过厚、膀胱充盈不良等经腹壁扫查困难者，阴道超声可取得较好效果。

（二）检查前准备

女性盆腔脏器深藏在盆腔底部，表面被肠襻覆盖。为了防止肠腔气体及内容物干扰，经腹壁超声扫查者检查前需待膀胱中度充盈，提供一个良好的透声窗，将其周边的肠襻推开，使子宫及其附件区域显示清晰。膀胱充盈以能显示子宫底为度。

经阴道及直肠超声检查前需排空大便，排空膀胱或膀胱内少量尿液充盈。

（三）扫查方法

1. 经腹部超声检查（transabdominal scanning，TAS）

（1）体位：常规采用仰卧位，必要时侧动体位。

（2）扫查方法：探头作纵向、横向和多角度扫查。

纵向扫查探头置于下腹正中，声束平面与人体矢状面平行，自腹正中线分别向左右两侧移动探头对子宫进行纵向扫查，如果子宫位置不在中线纵轴平面，需调整探头位置以显示子宫的矢状切面图像。

横向扫查探头在上述扫查平面上旋转90°，对子宫进行横切面扫查，以观察子宫、卵巢及盆腔间的相互关系。

2. 经阴道超声检查（transvaginal scanning，TVS）见第23章。

3. 经会阴部超声检查（transperineal scanning，TPS）

（1）体位：常规采用膀胱截石位。

（2）扫查方法：TPS主要适用于子宫下段、宫颈和阴道的检查。将探头用胶套或手套包裹并涂上消毒的耦合剂后，置于大阴唇之间，可对子宫下段、子宫内口情况及其与胎盘的关系、子宫颈及阴道进行纵向与横向扫查。

4. 经直肠超声检查（transrectal scanning，TRS）

（1）体位：普通检查床时取左侧卧位，左下肢伸直，右下肢弯曲，右膝部轻松放于检查床上，妇科检查床时取截石位。

（2）扫查方法：用7～10MHz高频阴道或直肠探头，探头包裹同TVS，在探头放入直肠之前，检查者先用手轻轻按压肛门，嘱患者放松并哈气，检查者先将左手食指缓缓插入肛门，在食指的引导下再将探头缓缓插入肛门，声束平面向前上方扫查，可获得子宫及附件的各种切面。

适用于青少年、未婚妇女、老年阴道狭窄或闭锁者，以及需了解子宫后方与直肠之间的病变情况。

5. 子宫、输卵管超声造影检查见第23章。

第四节　正常超声图像及正常值

（一）子宫、输卵管和卵巢的超声表现

1. 子宫体与子宫颈

纵切面扫查前位或水平位的子宫一般呈倒置的梨形（图21-5）。子宫浆膜层回声强，光滑清晰。宫体实质为均匀的低回声，宫腔呈线状强回声，其周围有内膜层围绕，内膜回声随月经周期的变化而不同（详见后）。宫颈回声较宫体回声稍强且致密，宫颈管内黏膜常表现为一强回声。横切面扫查时，子宫近宫底角部呈三角形，体部呈椭圆形。其中心部位可见子宫内膜线回声。宫颈管横切时呈扁椭圆形，其内部可见宫颈管黏膜呈横置的强回声。

2. 子宫内膜

子宫内膜分两层，贴近子宫肌层的内膜为基底层，超声表现为菲薄的低回声，近宫腔的内膜为功能层，受性激素的影响，内膜的厚薄及回声发生周期性的变化，两侧子宫内膜功能层之间的线状高回声是宫腔实际空间的显示。

子宫内膜在月经不同时期的超声表现：

（1）月经的后期（图21-6）：呈薄的单线状，回声高，可稍不规则。此时子宫动脉血流阻力指数高。

（2）增生早期（卵泡早期）（图21-7）：子宫内膜厚度小于5mm，呈线状高回声，内膜和肌层的分界不清。此时子宫动脉血流阻力指数高。

（3）增生期（卵泡后期，排卵前期）（图21-8）：接近排卵期，子宫内膜"三线"征是排卵前的特征。子宫内膜厚约10mm，内膜和肌层的分界最清晰，螺旋动脉的阻力指数降低。

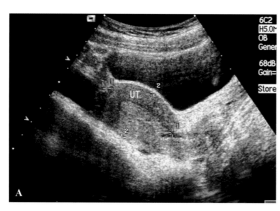
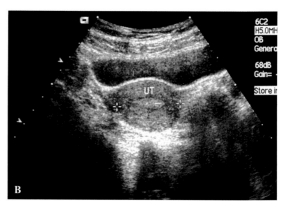

图 21-5　正常子宫声像图
A.经腹部超声，子宫纵切面图；B.经腹部超声，子宫横切面图；UT 子宫

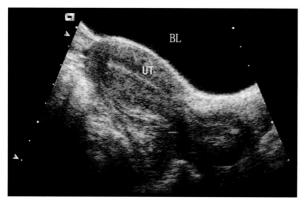

图 21-6　月经后期的子宫内膜呈一线状回声
UT 子宫，BL 膀胱

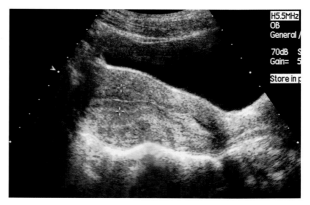

图 21-8　增生期（卵泡后期，排卵前期）子宫内膜呈"三线"征，内膜和肌层的分界清晰

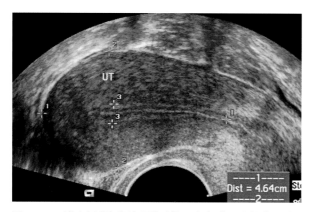

图 21-7　增生早期（卵泡早期）的子宫内膜呈线状高回声，内膜和肌层的分界不清
UT 子宫

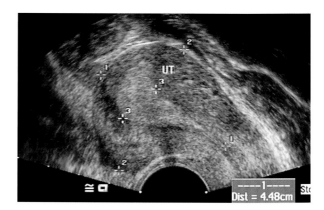

图 21-9　分泌期（排卵后期）的子宫内膜，呈均匀性强回声
UT 子宫

　　（4）分泌期（排卵后期）（图 21-9）：子宫内膜呈均匀性高回声（高于子宫肌层），其"三线"征及周围无回声区消失。内膜和肌层的分界清晰。排卵期子宫动脉血流特点为舒张末期血流速度增加

和阻力指数降低。黄体中期，螺旋动脉的阻力指数呈最小值。

　　3.卵巢、输卵管

　　正常情况下输卵管不易显示，经阴道超声检

查有时可见输卵管间质部，呈条状低回声，有盆腔积液时，输卵管漂浮其间，可见输卵管自宫底部蜿蜒伸展，呈高回声边缘的管状结构，伞端呈细指状。

卵巢一般位于子宫体两侧外上方，子宫后倾位时，卵巢位于宫底上方。正常卵巢切面声像图呈杏仁形（图21-10），内部回声强度略高于子宫。常有大小不等的卵泡回声，排卵前优势卵泡一般可达 2.0cm 以上，排卵后，卵巢内可见黄体血肿回声。成年人的卵巢大小约 4cm×3cm×1cm。

卵巢测量方法：显示卵巢最大短轴切面和长轴切面，分别测量其最大长、宽、厚三径线。有卵泡时应测量卵泡的大小。

4. 正常内生殖器官彩色多普勒超声表现

（1）子宫动脉

彩色多普勒在子宫颈旁作横行、纵行扫查，可以辨认出子宫动脉，显示为宫颈两侧的彩色血流，在宫体肌壁外 1/3 可见弓形动脉血流，呈细条状；子宫肌层可见辐射状的放射动脉分支血流，呈细小条或点状，指向内膜。频谱曲线表现为快速上升陡直的收缩期高峰和舒张期低速血流频谱。有时可形成舒张早期"切迹"。

经阴道扫查时，生育年龄妇女可显示放射状动脉，绝经后则常常无法显示，螺旋动脉则在妊娠早期容易显示，非妊娠期时，偶在排卵后可显示内膜下动脉血流信号。

子宫动脉主干的多普勒频谱波形，在非妊娠期表现为高阻力型，舒张期成分较少，呈驼峰形状，常伴有切迹。阻力指数（RI）为 0.8 左右（图21-11）。随着子宫动脉在肌层内分支逐渐变细，频谱的最大血流速度下降，舒张期血流成分增加，RI 值下降，内膜下动脉血流 RI 值在 0.5 左右。

子宫血供受雌激素及孕酮的循环水平影响，随年龄、生殖状态和月经周期而变化。在绝经前的妇女，随产次的增加，彩色多普勒检测可见的血管数量增加，显示较丰富的血流信号。绝经期的妇女血管数量减少。绝经后，子宫血管进一步减少。

（2）卵巢动脉

卵巢血流的显示率受彩色多普勒仪器灵敏度和扫查手法的影响，尤其是扫查方法，经阴道扫查对卵巢血流的检出率明显高于经腹部扫查。经阴道彩色多普勒可以显示进入卵巢的血管以及在卵巢内呈星状或放射状分布的血流。

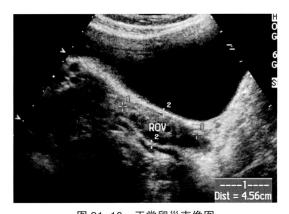

图 21-10　正常卵巢声像图

ROV 右侧卵巢

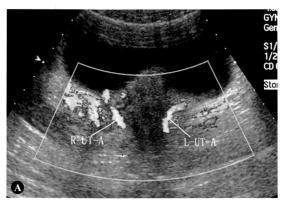
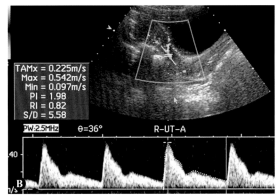

图 21-11　正常子宫动脉彩色多普勒（A）及频谱图（B）

L-UT-A 左侧子宫动脉，R-UT-A 右侧子宫动脉

（二）子宫径线的规范化测量

正常子宫的大小，常因发育阶段不同而有生理性的差异。经产妇的子宫大于未产妇的子宫。体形肥胖者大于瘦弱者。

1. 子宫体纵径

纵切子宫显示出子宫的最大平面后测量，宫底部至宫颈内口的距离为宫体长度，宫颈内口至宫颈外口的距离为宫颈长度。子宫前位或后位时，宫体纵径有时可出现一弧形弯曲，此时须分两部分测量再相加才能得到较准确的数据（图 21-12A）。

2. 子宫体前后径

纵向扫查时测量与宫体纵轴相垂直的最大前后距离（图 21-12A）。

3. 子宫体横径

横切宫底呈三角形后，将探头平行下移，显示宫角下缘的子宫横断面呈椭圆形时，测量最大宽径（图 21-12B）。

4. 子宫颈测量方法

纵切面上测量子宫颈内口和外口之间的距离为长径，前后距离为厚度，子宫颈横切面上测量左右外缘间的距离为横径。

临床超声探测成年妇女正常子宫的参考值为：纵径 5.5～7.5cm，前后径 3.0～4.0cm，横径 4.5～5.5cm，子宫颈长 2.5～3.5cm，厚度小于 3.0cm。

子宫体与子宫颈的比例为：青春期前 1：2，青春期 1：1，生育期 2：1，老年期 1：1。

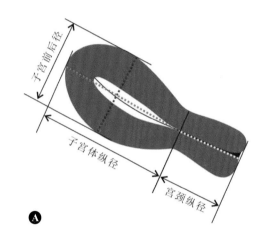
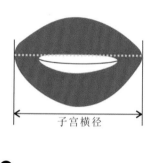

图 21-12　子宫径线测量图
A.子宫长径及前后径测量；B.子宫横径测量

第五节　主要疾病超声诊断

一、阴道及处女膜发育异常

1. 处女膜闭锁

【病理】

又称无孔处女膜，为阴道板下极未贯穿成孔道与阴道前庭相通所致。

【临床表现】

原发性闭经为主要表现，伴有逐渐加重的周期性下腹坠痛，伴肛门坠胀、尿潴留、便秘。阴道积血较多时可引起宫腔积血、盆腔包块。经血可逆流至两侧输卵管，再流入腹腔，形成阴道、子宫、输卵管积血。在青春期前可无任何症状。

【声像图表现】

盆腔内子宫、宫颈下方见长圆形囊状液性暗区，内为无回声或细小密集的云雾状低回声，为扩张的阴道（图 21-13，图 21-14）。子宫积血时，可见宫颈、宫体扩张，宫腔内液性暗区与阴道内液性暗区相连通。严重时宫旁可见类似巧克力囊肿声像的囊性肿块，为输卵管积血和或卵巢子宫内膜异位囊肿；子宫直肠凹内有血时，扩张的阴道后方可见无回声区。

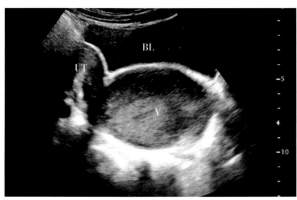

图 21-13 经腹部超声检查：处女膜闭锁，阴道积血
UT 子宫，V 积血的阴道，BL 膀胱

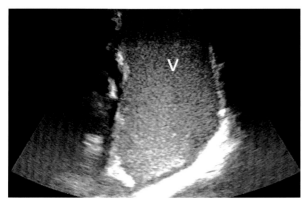

图 21-14 经会阴超声检查：处女膜闭锁，阴道积血
V 积血的阴道

2. 阴道下段闭锁

【病理】

为阴道板下极未贯穿成孔道与阴道前庭相通所致，但与处女膜闭锁常常难以鉴别。

【临床表现】

同处女膜闭锁。

【声像图表现】

超声表现同处女膜闭锁，经会阴扫查可帮助鉴别处女膜闭锁抑或阴道闭锁，测量闭锁段的厚度。阴道闭锁时，闭锁段阴道闭合气线消失。

3. 先天性无阴道

超声纵断和横断面均无阴道结构显示（图 21-15，图 21-16），本病临床诊断较易，超声检查意义在于了解有无其他生殖器官畸形如子宫发育异常。

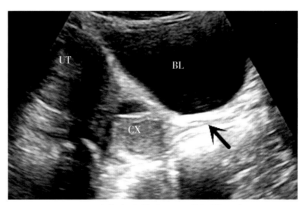

图 21-15 经腹部超声检查：阴道闭锁，宫颈积血
UT 子宫，CX 宫颈，BL 膀胱，黑箭头为闭锁的阴道

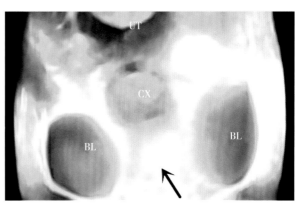

图 21-16 同一患者三维超声图像：阴道闭锁，宫颈积血
UT 子宫，CX 宫颈，BL 膀胱，黑箭头为闭锁的阴道

二、子宫发育异常（见第 23 章）

三、子宫肿物

（一）子宫肌瘤（myoma of uterus）

【病理】

子宫肌瘤主要是由子宫平滑肌细胞增生而成，又称子宫平滑肌瘤，是女性生殖器官中最常见的一种良

性肿瘤，发病率在全部妇女中约为5%～15%，约占妇女全身肿瘤的20%。常见年龄为30～50岁。可单发，亦可多发。可见于子宫任何部位，但绝大多数（95%）发生在子宫体部。根据肌瘤所在的位置分为黏膜下肌瘤（submucous myoma），肌壁间肌瘤（intramural myoma），浆膜下肌瘤（subserous myoma），若浆膜下肌瘤位于子宫体侧壁向宫旁生长，突入阔韧带两叶之间称为阔韧带内肌瘤。子宫肌瘤常发生一种或多种变性，如玻璃样变性、脂肪变性、囊性变及钙化等。

【临床表现】

　　子宫肌瘤的临床表现与肌瘤所在的部位有关。其主要症状为子宫出血。肌壁间肌瘤表现为月经量多，经期延长，周期缩短。黏膜下肌瘤表现为阴道持续或不规则出血。浆膜下肌瘤常不影响月经。肿瘤一般生长速度较慢，长到一定大小后，如果压迫膀胱可引起尿频、排尿困难及尿潴留，压迫直肠可引起排便困难。同时，在下腹部可触及肿块。宫颈肌瘤可压迫尿道或直肠，引起排尿困难或便秘。如果月经量过多可继发贫血。肌瘤压迫输卵管在宫角的开口可造成子宫腔形态改变，从而导致不孕或流产。也有不少子宫肌瘤患者没有任何临床症状。

【声像图表现】

　　1.二维超声表现

　　（1）子宫增大：增大的程度与肌瘤的大小和数目成正比。

　　（2）子宫形态异常：子宫肌瘤可使子宫轮廓线不规则，子宫呈球形或不规则形局限性突出。黏膜下肌瘤的子宫外形轮廓改变较小。

　　（3）瘤体回声

　　单发子宫肌瘤声像图，表现为结节状弱回声（图21-17，图21-18）。多发肌瘤常表现为宫体形态失常，宫壁表面凹凸不平（图21-19），宫体可见多个圆形或椭圆形的结节状或旋涡状回声的实性团块，伴后壁回声衰减，边界清晰，有时可见假包膜回声，即肌瘤周围的低回声圈。子宫肌瘤内部的回声取决于肌瘤平滑肌细胞和结缔组织的比例以及肌瘤内部变性的程度。结缔纤维成分较多时，瘤结节内由于平滑肌细胞和结缔组织细胞呈旋涡状排列。因此其声像图表现为多层同心圆中低相间的回声。

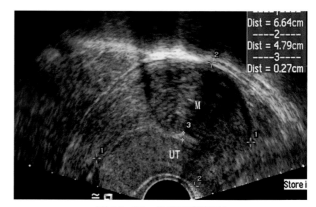

图21-17　单发子宫肌瘤

经阴道超声检查，子宫矢状切面显示子宫底部前壁可见一低回声包块；M 肿物，UT 子宫

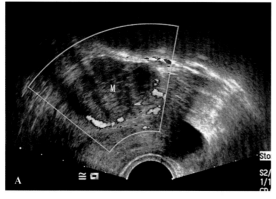
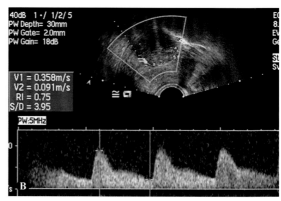

图21-18　单发子宫肌瘤

A.彩色多普勒显示该包块周边环状血流信号，其内可见点线状血流信号；B.动脉频谱阻力指数为0.75
M 肿物

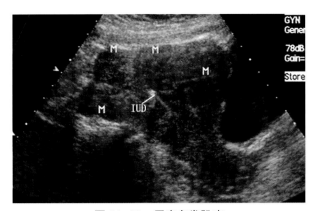

图 21-19 子宫多发肌瘤
经阴道超声检查，子宫矢状切面显示前、后壁及底部肌壁间可见多个大小不等的低回声包块，宫体形态失常，宫壁表面凹凸不平；M 肿块，IUD 宫内节育器

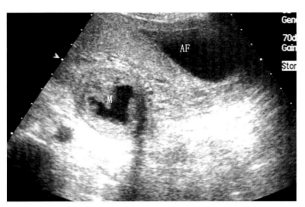

图 21-20 20 周妊娠子宫合并子宫肌瘤液化
子宫后壁肌壁间可显示一低回声包块（M），该包块内可见不规则的无回声区；AF 羊水

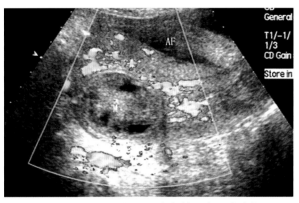

图 21-21 20 周妊娠子宫合并子宫肌瘤液化
彩色多普勒显示显像该包块（M）内部未见明显的血流信号；AF 羊水

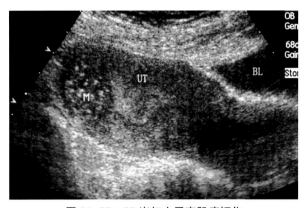

图 21-22 65 岁妇女子宫肌瘤钙化
子宫纵切面显示子宫底部低回声包块（M），其内部可见多个点状强回声，UT 子宫，BL 膀胱

（4）子宫内膜变形或移位：当肌瘤挤压宫腔时，子宫内膜线可发生变形或移位。位于宫腔内的黏膜下肌瘤，在超声图像上可呈现"宫腔分离征"，其间可见中等或弱回声团块。如果黏膜下肌瘤脱入颈管或阴道，可见宫颈管径增大，其间有肿瘤团块，回声强弱不等，宫腔线多扭曲不规则，详见第六节子宫内膜疾病及宫腔疾病。

（5）肌瘤对周边器官的压迫：小肌瘤对周围器官不产生影响，大肌瘤、多发肌瘤及浆膜下肌瘤均可压迫膀胱，使之变形、偏移。

（6）子宫肌瘤变性的声像图表现

①玻璃样变：最常见，是肌瘤内缺乏血液供应的结果。肌瘤变性区的旋涡状及纹状结构消失，多为质地较软的组织。声像图出现相应的弱回声区域，后壁回声略增强。

②液化或囊性变：由玻璃样变进一步发展而来。瘤体内形成空腔，内有液体。声像图显示为肌瘤内出现边界不规则的无回声区（图 21-20，图 21-21），后壁回声增强。

③钙化：常见于绝经后，亦可发生在玻璃样变或囊性变之后。钙化处声像图表现为肌瘤内或周边有强回声团或弧形强回声带伴后方声影（图 21-22）。

2. 彩色多普勒与频谱多普勒表现

（1）彩色多普勒表现：子宫肌瘤的假包膜内有丰富的血流供应瘤体，故肌瘤周边有丰富环状或半环状血流信号，并呈分支状进入瘤体内部，瘤体内血流信号较子宫肌壁丰富，当肌瘤太大或位于远场时，由于声衰减，较难显示肌瘤内部血流信号。壁间肌瘤内部彩色血流信号可呈星状、条状或网状，黏膜下肌瘤血流信号可以极为丰富，充填整个瘤体似彩球状，也可以仅在肌瘤的蒂部显示一条状血管。

（2）频谱多普勒表现：子宫动脉主干的频谱形态显示舒张期成分稍丰富，阻力指数可略低于正常子宫动脉，其降低程度与瘤体大小、位置及瘤体内血管数目多少有关。瘤体周边和内部均可记录到动脉性和静脉性频谱。阻力指数在诊断与鉴别诊断子宫肌瘤方面尚无定论。

（3）继发变性时彩色多普勒与频谱表现：变性的瘤体内彩色血流信号表现较复杂。玻璃样变与囊性变的瘤体内部可出现网状的彩色血流信号，动脉性频谱的多普勒形态与子宫动脉相似，呈高阻力性；肌瘤钙化时，瘤体周边及内部多无血流信号；肉瘤变时，瘤内血流异常丰富，最大流速增加，阻力下降。

【鉴别诊断】

1. 卵巢肿瘤　浆膜下子宫肌瘤应与实性卵巢肿瘤相鉴别。检查时要细致观察肿瘤内部回声水平及其分布状态，以及瘤体与子宫之间的位置关系和活动关系，瘤体与子宫之间"蒂"的检出，对鉴别肿块的来源很有帮助。

2. 子宫腺肌瘤　声像图上表现为宫体回声强弱不均匀，子宫多呈均匀性球形增大，形态规则，腺肌瘤的边界大都欠清晰，无假包膜形成的弱声晕，月经期检查可检出出血小囊。

3. 子宫内膜增生或内膜息肉　超声图像上常呈梭形高回声团块，有时被认为是黏膜下肌瘤，子宫内膜增生的高回声沿宫腔形态分布，无宫腔分离和局部隆起表现，增厚的内膜内可见有多个内膜小囊回声。直径小于 1cm 的黏膜下肌瘤不易与内膜息肉区别。

4. 子宫畸形　双子宫、残角子宫或双角子宫有时易误诊为子宫肌瘤。超声检查时要注意宫腔线的回声及宫体形态，肌瘤内无内膜回声，双子宫时可见左右两侧各有一个对称狭长的宫体。横切面扫查时，两侧子宫内膜回声互相分离。双角子宫的横切面扫查显示为"蝶翅"样。月经中后期复查，有助于鉴别以上疾病。

5. 子宫肥大症　该病常见于多产妇及有子宫复

旧不良或曾有宫体炎的患者。超声图像表现为子宫均匀性增大，宫体回声略强，回声均匀，子宫内膜居中，宫腔无变形。

【临床意义】

超声检查可较准确地观察到子宫的大小、形态及是否存在有子宫肌瘤。但超声诊断多发性子宫肌瘤时，肌瘤的具体数目和大小测量与术中所见会有一定的差异。

（二）子宫内膜异位症

子宫内膜组织出现在正常内膜位置以外的部位时，称为子宫内膜异位症，该病是目前常见的妇科疾病之一。一般仅见于生育年龄的妇女，以 25 ～ 45 岁妇女多见。内膜异位在子宫肌层时，称为子宫腺肌病或内在性子宫内膜异位症。当内膜异位在子宫以外，如卵巢、子宫直肠窝、手术瘢痕、阴道壁等处，称为外在性子宫内膜异位症，以卵巢最常见。

1. 内在性子宫内膜异位症　子宫腺肌病（adenomyosis）和腺肌瘤（adenomyoma）

【病理】

子宫内膜侵入子宫肌层，并随卵巢激素的变化而周期性出血，子宫不同程度增大。弥漫型子宫腺肌病的病灶呈弥漫性分布，多发生在后壁，肌壁厚而软，内见微小囊腔与增粗的肌纤维带。当异位的子宫内膜局限于肌层内的一部分，使局部增厚形成肌瘤样结节，称为子宫腺肌瘤，结节内可见陈旧性出血和小囊腔。

【临床表现】

约 30% 患者无临床症状，多次刮宫可能是主要原因之一。常见的临床症状有下腹痛和进行性痛经，15% ～ 30% 患者有经量增多，经期延长和经前点滴出血，有 40% 患者可致不孕。妇科检查可扪及子宫球形增大、质硬、经期压痛。

【声像图表现】

（1）二维超声表现子宫弥漫性增大，呈球形，肌层回声普遍增高，呈分布不均粗颗粒状（图21-23，图21-24），有时见散在分布的小的无或低回声区（图21-25），在月经期明显。子宫腺肌瘤在声像图上表现为子宫非对称性增大或局限性隆起，子宫肌层局灶性回声异常，似肌瘤回声，但边缘不规则，其内有小的无回声区，在月经期更为明显，无包膜（图21-26）。

（2）彩色多普勒超声表现子宫内血流信号较丰富，在病灶处呈点状、条状散在分布。其动脉性频谱基本同子宫动脉分支的频谱，阻力指数常大于0.5，偶可记录到低阻力性动脉频谱。子宫腺肌瘤的周围血流分布正常，无环状血流信号包绕（图21-27）。

【鉴别诊断】

（1）子宫肌瘤

子宫腺肌瘤与子宫肌瘤的鉴别要点为：子宫腺肌瘤的周围与正常肌层分界不清，无包膜，彩色多普勒血流显示腺肌瘤周围无环状血流包绕，整个肌

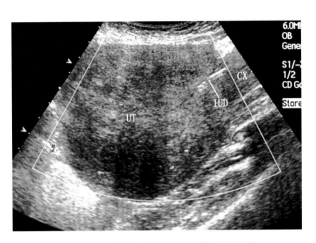

图21-24 子宫腺肌症合并节育环下移

彩色多普勒显示增大的子宫内部散在分布的点状血流信号 UT 子宫，IUD 节育环，CX 宫颈

层血流丰富，呈散在分布。子宫肌瘤边界清晰，有包膜，周围血流呈环状分布。

（2）子宫肥大症

常见于经产妇，指子宫均匀性增大，肌层厚度＞2.5cm，声像图无特异性表现。而较轻的子宫腺

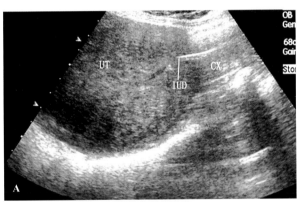

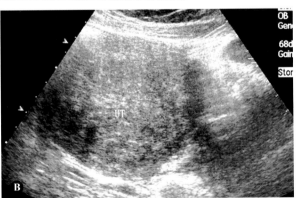

图21-23 子宫腺肌症合并节育环下移

子宫纵切面（图A）及横切面（图B）显示子宫（UT）弥漫性增大，呈球形，肌层回声普遍增高，呈分布不均粗颗粒状，节育环（IUD）下移到宫颈（CX）管内

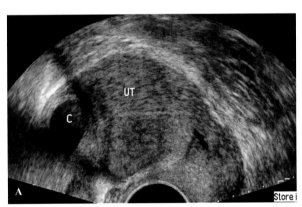

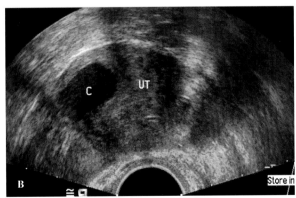

图21-25 子宫肌腺症合并肌壁间巧克力囊肿形成

经阴道超声检查，子宫纵切面（A）及横切面（B）显示子宫（UT）底部偏右侧肌壁间可见一无回声包块（C），其内密集的低回声点

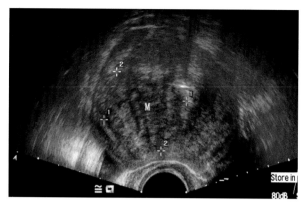

图 21-26 子宫腺肌瘤

经阴道超声检查，子宫纵切面显示子宫底部前壁局灶性回声异常，边界不规则，无明显包膜回声；M 肿块

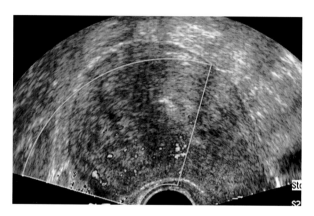

图 21-27 子宫腺肌瘤

经阴道超声检查，彩色多普勒显示该包块周边未见明显的环状血流信号，内部散在分布点状血流信号

肌病肌层也仅表现为肌层增厚、回声不均，此时超声很难鉴别这两种疾病。

2. 外在性子宫内膜异位症

当子宫内膜异位于子宫以外，如卵巢、子宫直肠窝、直肠、膀胱、手术瘢痕等处时，称为外在性子宫内膜异位症，以卵巢子宫内膜异位最常见，主要病理变化是异位的子宫内膜随卵巢功能的变化，发生周期性出血并与其周围的组织纤维化而渐渐形成囊肿，因囊肿内陈旧性血液呈巧克力样，故又称为巧克力囊肿，囊肿大小不定，与周围组织粘连紧密。

约20%巧克力囊肿患者无临床症状，常见症状为继发性渐进性痛经，月经失调，经量增多及经期延长，不孕等。妇科检查可发现子宫位置固定，在子宫一侧或双侧附件区可扪及与子宫相连的囊性包

块，不活动，有轻压痛。子宫后壁或陶氏腔可触及不规则的硬结节，触痛明显。

超声检查可见子宫后方一圆形或不规则形无回声区（图 21-28，图 21-29），大小中等，壁厚，内壁欠光滑，经期可增大，其内部透声欠佳，可见不均匀云雾状细点状回声。

（三）子宫内膜良性疾病及宫腔疾病见第23章

四、卵巢疾病

（一）卵巢非赘生性囊肿

卵巢非赘生性囊肿一般体积不大，多数可以自行消退，临床上不须特殊处理。

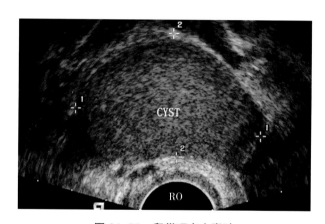

图 21-28 卵巢巧克力囊肿

经阴道超声检查，右侧卵巢纵切面显示其内可见一无回声包块（CYST），壁厚，内壁欠光滑，其内部透声欠佳，可见密集的点状回声；RO 右侧卵巢

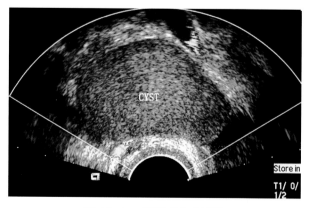

图 21-29 卵巢巧克力囊肿

经阴道超声检查，彩色多普勒显示包块（CYST）内部未见血流信号

1. 卵泡囊肿（follicular cyst）

由于卵泡不破裂或闭锁，卵泡液潴留而形成囊肿，常为单发性，最大直径不超过 5cm。

【声像图表现】（图 21-30）

多为突出于卵巢表面的圆形无回声区，边缘光滑清晰，内径多不超过 5cm。定期检查可发现无回声区可自行缩小或消失。多个卵泡囊肿，常见于用药物后诱发的卵泡因未排卵而形成。

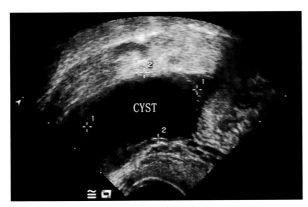

图 21-30 卵泡囊肿

经阴道超声检查，左侧卵巢内圆形无回声区，突出卵巢表面，边界清晰，内透声好
CYST 包块

2. 黄体囊肿（corpus luteum cyst）

黄体腔内有大量液体而形成的囊肿，囊肿直径一般为 4 ～ 5cm。妊娠期黄体一般在妊娠 3 个月自行消失。月经期黄体囊肿持续分泌孕激素，常使月经周期延迟。较大的黄体囊肿可能自发破裂，发生急腹症。

【声像图表现】（图 21-31）

卵巢内可见囊性无回声区，囊内有细小回声，可有分隔带或片状高回声区。呈椭圆形，囊壁较厚，直径约为 4 ～ 5cm。

3. 黄体血肿（corpus luteum hematoma）

正常排卵时，卵泡膜层破裂，血液潴留在黄体内，若出血量多，则形成黄体血肿，又称黄体内出血，正常黄体直径约 1.5cm，黄体血肿直径一般为 4cm，黄体血肿吸收后形成黄体囊肿。较大的血肿破裂可引起急腹症，图像上不易与宫外孕区别。

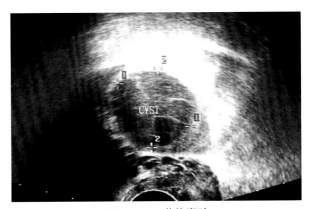

图 21-31 黄体囊肿

经阴道超声，卵巢内无回声暗区其内有多条细小分隔带
CYST 包块

超声表现多样化，早期出血较多时，表现为卵巢内圆形囊肿，壁厚，内壁粗糙，囊内回声低，不均匀（图 21-32A），或呈细网状、粗网状结构，或呈杂乱不均质低回声；黄体晚期即白体形成期，血液吸收后囊肿变小，内部回声稍高，呈实性；黄体内血液完全吸收后囊壁变得光滑，囊内呈无回声改变，与卵巢其他囊肿不易鉴别。

黄体和黄体血肿的彩超表现具有特征性，在黄体近卵巢的髓质部可见一条血管，放射状发出分支到囊壁，在黄体周围呈环状或半环状包绕（图 21-32B）。在早期黄体或妊娠期黄体，血流流速较高，可达 20 ～ 30cm/s，血流阻力低；根据月经周期和环绕囊肿周围的丰富血流等特征，有助于黄体血肿与其他卵巢肿瘤的鉴别诊断。

4. 黄素囊肿

多呈双侧，多房性，囊壁薄，囊液清。受绒毛膜促性腺激素刺激，卵泡过度黄素化而引起。与滋养层细胞伴发，随滋养层细胞肿瘤的治愈而逐渐消失。

声像图表现：卵巢内可见圆形或椭圆形无回声区，壁薄，边界清晰，亦可呈小叶状，内有多房性间隔回声（图 21-33），囊肿大小一般为 3 ～ 5cm。

5. 多囊卵巢综合征（polycystic ovarian syndrome, PCOS）

多囊卵巢综合征又称施李氏综合征，是因月经调节机制失常所产生的一种综合征，多见于 17 ～ 30 岁妇女。患者具有月经稀发或闭经，不孕，多毛和肥胖等一组症状。因卵巢持续无排卵使得卵巢呈多囊性改变。

声像图表现：①子宫大小正常或稍小于正常；内膜无明显周期性改变，可表现为增生期囊腺型或腺型增生过长。②双侧卵巢均匀性增大，轮廓清晰，包膜回声增高。③卵巢包膜下可见大小相近的小囊，直径小于1cm，总数常超过10个，呈车轮状排列，卵巢中间髓质成分增多，回声较高（图21-34）。④彩超检查有特征性改变：在卵巢髓质内常可见到一条贯穿卵巢的纵行血流，与正常卵泡期卵巢血流相比，血流速度常较高，血流阻力中度或偏低。

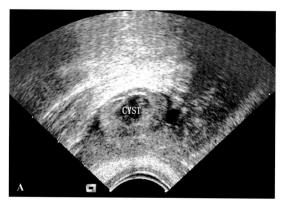
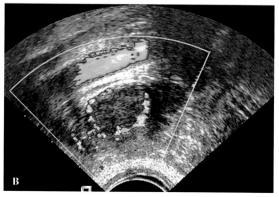

图21-32　黄体血肿

A. 经阴道超声检查，右侧卵巢内圆形囊肿（CYST），壁厚，内壁粗糙，囊内回声低，不均匀；B. 彩色多普勒显示该囊肿周边完整环状血流信号

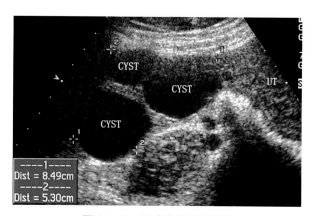

图21-33　绒癌合并黄素囊肿

经腹部超声检查，右侧卵巢内多个大小不等的圆形无回声区（CYST），壁薄，边界清晰，呈小叶状，内有多房性间隔带回声

UT 子宫

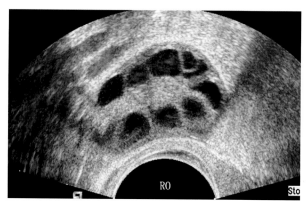

图21-34　多囊卵巢综合征

经阴道超声，右侧卵巢（RO）均匀性增大，包膜回声增强，卵巢包膜下多个大小相近的小囊，直径均小于1cm，呈车轮状排列，卵巢中间髓质成分增多，回声较高

（二）卵巢赘生性囊肿

1. 卵巢畸胎瘤

卵巢畸胎瘤是卵巢最常见的囊实性肿瘤，来源于两个或三个胚层的组织。有成熟畸胎瘤和不成熟畸胎瘤两种。

卵巢畸胎瘤一般无临床症状，但当肿瘤较大，压迫周围的脏器或发生肿瘤蒂扭转时，会表现出压迫症状或急腹症的临床表现。

（1）成熟性畸胎瘤（mature teratoma）

【病理】

该肿瘤为良性，是常见的卵巢肿瘤之一，占各类卵巢畸胎瘤的95%以上，因肿瘤成分多以外胚层为主，故又称为皮样囊肿（dermoid cyst）。

肿瘤呈圆形，表面光滑，直径一般为5～10cm，常为单房。主要内容物为外胚层组织，包括皮肤、皮脂腺、毛发，部分有牙齿和神经组织，也可见脂肪、软骨等中胚层组织。

【声像图表现】

①囊性图像（图21-35），多为圆形或椭圆形，囊壁较薄，内为密集反光较强的光带，这类图形易与巧克力囊肿相混，后者多有痛经史，囊肿内为云雾状点状回声；②面团征（图21-36），囊内出现团状强回声，边缘较清晰，附于囊肿壁的一侧，强回声团后方无声影；③发团征（图21-37），囊内可见一圆形强回声团，表面为强回声或呈弧形强回声，后方衰减，并伴明显声影，肿块后壁及轮廓不清。需与肠气相鉴别。④脂液分层征（图21-38），上层为脂质成分，呈均质密集细小光点，下层为液性

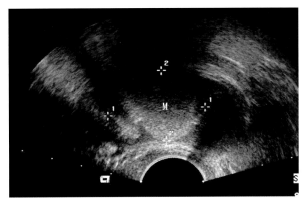

图 21-37　发团征型畸胎瘤

经阴道超声检查，右侧卵巢圆形回声团（M），后方衰减，并伴明显声影，后壁及轮廓不清

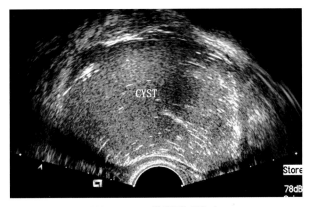

图 21-35　类囊型畸胎瘤

经阴道超声检查，右侧卵巢内圆形囊性包块（CYST），囊壁较薄，内为密集回声较强的光带

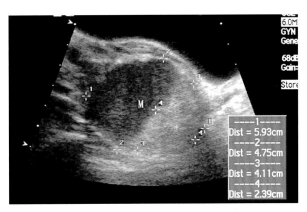

图 21-38　脂液分层征型畸胎瘤

经腹部超声，左侧卵巢混合性包块（M），左侧为脂质成分，呈均质细密细小光点，回声强，右侧为液性无回声区，强回声与无回声区分界清晰

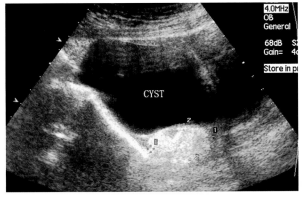

图 21-36　面团征型畸胎瘤

经腹部超声检查，左侧卵巢内圆形囊性包块（CYST），囊内后壁强回声团（"＋＋"之间），边缘清晰，其后方无声影

无回声区。彩色多普勒特征为少血流或无血流信号。

（2）未成熟畸胎瘤（immature teratoma）

【病理】

常为实质性，一般体积较小，全部或部分由分化程度不同的未成熟（胚胎性）组织构成，多为原始神经组织，切面似豆腐或脑组织，软而脆，偶含软骨和骨组织。多发生在青少年。

【声像图表现】

大多数为囊实性肿块，其囊性区或实性区内可含有高回声团或结节状高回声（图21-39），有时伴声影。彩色多普勒表现为瘤内实性区可显示动脉血流信号，血流阻力低。

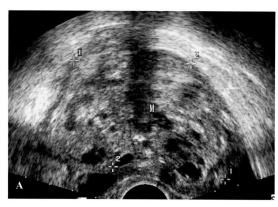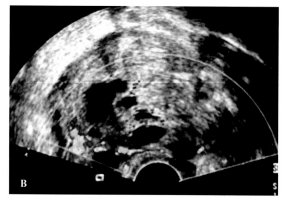

图 21-39　未成熟畸胎瘤

A.经阴道超声，右侧卵巢囊实性包块（M），边界不清，无明显包膜回声，其囊性区或实性区内含有强回声团，部分后方伴声影；B.彩色多普勒显示该包块内血流较丰富

2.卵巢囊腺瘤（癌）

卵巢囊腺瘤是最常见的卵巢肿瘤之一，恶变率高。该类肿瘤发生于体腔上皮，来自覆盖卵巢表面的生发上皮，具有高度多能性。如向宫颈柱状上皮化生则形成黏液性肿瘤，向输卵管上皮化生则形成浆液性肿瘤。

（1）浆液性囊腺瘤（serous cystadenoma）

浆液性囊腺瘤约占所有卵巢良性肿瘤的25%，主要发生于生育年龄的妇女，双侧性占15%，囊肿表面光滑，囊内液体呈草黄色或棕色稀薄浆液性，可分单纯性和乳头状两种。

【病理】

单纯性浆液性囊腺瘤直径一般为5～10cm，个别可充满整个腹腔，多呈球形，表面光滑。多为单房，壁薄，囊内为淡黄色透明液体。浆液性乳头状囊腺瘤多房多见，内壁有单个或多个细小或粗大的乳头状突起。

【声像图表现】

肿瘤轮廓清晰，呈圆形或椭圆形无回声区，与子宫的界限清晰；囊壁纤薄，光滑完整，多房（图21-40）或单房，有乳头者在囊壁内可见大小不一的乳头状高回声突向囊腔内（图21-41），囊肿后方及后壁回声增强。

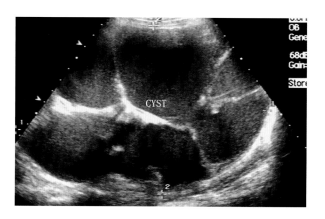

图 21-40　单纯性浆液性囊腺瘤

经阴道超声检查，左侧卵巢内圆形囊性包块（CYST），囊壁纤薄，光滑完整，囊内有多房性强回声分隔，后方及后壁回声增强

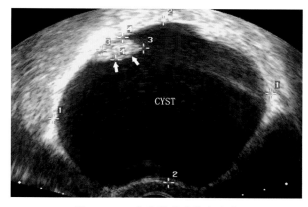

图 21-41　浆液性乳头状囊腺瘤

经阴道超声检查，右侧卵巢内圆形囊性包块（CYST），边界清晰，包膜完整，囊壁可见乳头状突起物（箭头所指），囊内未见明显的分隔

（2）浆液性囊腺癌（serous cystadenocarcinoma）

【病理】

是成人最常见的恶性卵巢肿瘤，占卵巢上皮性癌的50%，约30%伴砂样小体，一半为双侧性。此瘤生长速度快，常伴出血坏死，肿瘤大小约10～15cm，多为部分囊性，部分实性，呈乳头状生长。

【声像图表现】

一侧或双侧附件区出现圆形无回声区，囊壁不均匀增厚。有分隔时，隔膜厚且不均，可见乳头状回声团突入囊内或侵犯壁外（图21-42）；肿瘤伴出血或不规则坏死脱落物时，无回声区内可见点、团状回声并可随体位的改变移动。晚期病例的囊腺癌可向子宫和肠管浸润或腹膜广泛性转移，引起腹水。肠管粘连成团，其间呈现多个不规则无回声。彩色多普勒

检查表现为肿块边缘、间隔上和中央实性区可见到丰富血流信号，可记录到低或极低阻力频谱。

（3）黏液性囊腺瘤（mucinous cystadenoma）

【病理】

黏液性囊腺瘤较浆液性少见，占所有卵巢良性肿瘤的20%，好发于30～50岁，预后不佳，约5%～10%可恶变。囊肿表面光滑，多为单侧多房性，内含黏液性液体或呈胶冻状、藕糊状液体，黏液性囊腺瘤约10%可见乳头生长于囊壁，一般囊肿体积都较大，直径可达15～30cm。如破裂可引起腹膜种植，产生大量黏液性腹膜黏液瘤。

【声像图表现】

肿瘤呈圆形或椭圆形无回声区，体积较大，内径多在10cm以上（图21-43）。多为单侧性；边缘光

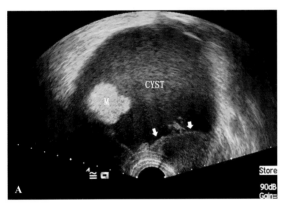
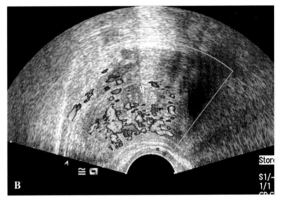

图21-42 浆液性囊腺癌

A.经阴道超声，右侧卵巢内囊性包块（CYST），囊壁不均匀增厚，乳头状（M）突入囊内，囊内有分隔回声（箭头所指）；B.经阴道超声，彩色多普勒显像显示肿块（M）的实质性部分血流信号丰富

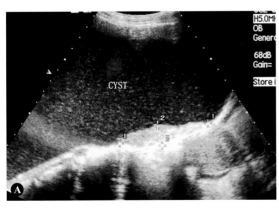
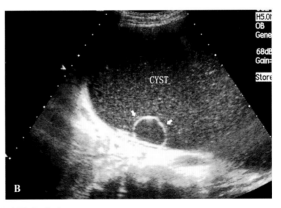

图21-43 黏液性囊腺瘤

经腹部超声，盆腹腔内巨大囊性包块（CYST），包块上缘平脐，内有细弱散在点状回声，壁上局限性片状低回声区（"++"之间）（A）及圆形囊性结构突起（箭头所指）（B）

滑，轮廓清晰，囊壁回声均匀，较厚（＞5mm）；无回声区内有细弱散在点及分隔带回声，呈多房结构，房腔大小不一；少数肿瘤有乳头状物生长时，囊壁上可见乳头状强回声团突向囊内或壁外。

（4）黏液性囊腺癌（mucinous cystadenocarcinoma）

【病理】

约占卵巢上皮性癌40%，常只限一侧，多由黏液性囊腺瘤演变而来，囊腔多变，间隔增厚。

【声像图表现】

肿瘤呈椭圆形或小叶状无回声区，囊壁回声明显增厚且不规则；囊腔内可见大量不均匀增厚的带状分隔和散在的点状、团块状回声（图21-44），增厚的囊壁可向周围浸润，有向外伸展的局限性光团，轮廓不规整，多伴腹水无回声区。彩色多普勒检查表现为肿块边缘、间隔上和中央实性区可见到丰富血流信号，可记录到低或极低阻力频谱。

（三）卵巢囊性肿瘤的鉴别诊断

卵巢囊性肿瘤组织结构的复杂性决定了超声图像的多样性。在结合临床症状、妇科检查及某些声像图特征后仍可做出鉴别诊断。

1. 非赘生性囊肿与小的赘生性囊肿的鉴别

非赘生性囊肿的内径一般不超过5cm，且壁薄、光滑完整。生育年龄的妇女，如果发现单侧卵巢囊性肿块，直径在5～10cm之间，可于1个月后复查，如果不断增大，或两个月后仍不缩小，应考虑为赘生性囊肿。

2. 浆液性、黏液性卵巢囊肿以及卵巢皮样囊肿的鉴别

在卵巢囊性肿瘤中最为多见，三者占卵巢肿瘤中的90%以上，其声像图表现均为无回声区，其鉴别诊断要点见表21-1。

（1）巨大卵巢囊肿与腹水及结核性包裹性积液的鉴别

大量的腹水及结核性包裹性积液易与巨大卵巢囊肿混同，须注意鉴别（表21-2）。

（2）卵巢囊性肿瘤良、恶性鉴别

卵巢囊性肿瘤良、恶性的超声图像鉴别主要依据囊壁的厚薄、均匀程度、内部回声及腹水的有无进行综合判断。国内外学者提出了一种综合评分的方法。国内徐苓介绍一种四级评分法比较简明实用。四级的标准见表21-3。

0级和1级为良性，2级为交界性或可疑恶性，3级为恶性。

彩色多普勒超声检查，根据周边及间隔内血流丰富程度、血管形态和频谱多普勒血流阻力指数(RI)的测定对良恶性的鉴别亦有一定的参考价值。

但是，由于卵巢肿瘤结构的复杂性，单以物理特性的图像特征做出确切诊断有时是困难的。如囊肿内小片区域恶变易于漏诊，成分复杂的囊性畸胎瘤或粘连严重的炎性包块，又可因其回声复杂、轮廓不清而误诊为恶性。因此，超声诊断囊性卵巢瘤良恶性有一定的局限性，要结合临床相关资料进

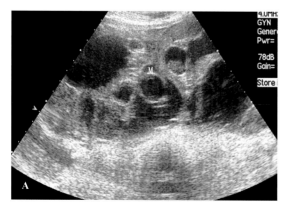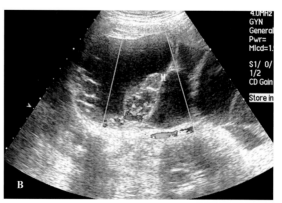

图21-44　黏液性囊腺癌

A. 经腹部超声，右侧附件区囊性包块（M），边界回声明显增厚且不规则，囊腔内可见大量不均匀增厚的带状分隔和散在的点状、团块状回声；B. 彩色多普勒显示肿块（M）边缘、间隔上和中央实性区丰富血流信号

表 21-1 浆液性、黏液性、皮样囊肿鉴别诊断

	浆液性囊肿	黏液性囊肿	皮样囊肿
大小	中等或偏大	大或巨大	中等大
内部回声	光点单纯无回声区 光团附壁、后方无声影	无回声区内细弱光点 附壁、后方无声影	脂液分层征或强弱不均的细小光点，有闪烁感 附壁或悬浮，后方伴声影
单、多房	单（多）房性	多房性间隔	单发性
囊壁回声	薄	厚	厚
单、双侧	多双侧	多单侧	多单侧

表 21-2 巨大卵巢囊肿与腹水及结核性包裹性积液鉴别

	巨大卵巢囊肿	腹水	结核性包裹性积液
无回声区形态	圆球形	不定形	不规则或多个囊腔
边缘回声	边界整齐、光滑	无固定边界，有浮游的肠袢光团并有蠕动	边界不整，壁常为肠袢光团组成
无回声区出现部位	自耻骨上延伸到脐部，形态完整或内部间隔光带	多在腹部两侧及盆底无固定形态	全腹部
肝前或膈下无回声区	无	有	无

表 21-3 卵巢囊性肿块良恶性超声分级标准

超声分级	肿块性质	边界	内部回声	分隔	腹水
0	良性	清楚、光滑	无回声	无	无
1	良性	清楚、光滑	均匀、规则	薄、均匀	无
2	交界性，或可疑恶性	清楚、不光滑	稍不均匀、部分不规则	较厚、部分不均匀	无
3	恶性	不清楚、边界模糊	不均匀、完全不规则	厚、不均匀	有

行综合分析，以提高其诊断率。

（3）过度充盈的膀胱

当膀胱极度充盈时，子宫移位、屈曲或倾斜、偏离中线，超声探测膀胱呈圆球形巨大无回声区，易误诊为卵巢囊肿。但膀胱位置表浅、居中、纵切面的形态为上小下宽，仔细探测可见其后方的子宫图像，较易识别。必要时，可在排尿或导尿后再行探测，若无回声区变小或消失，或在导尿时，显现导尿管双线状光带回声，即可确定为膀胱。

（四）卵巢实性肿瘤

卵巢实性肿瘤较卵巢囊性肿瘤少见，但种类繁多，可分良性、恶性、交界性。良性实质性肿瘤有纤维瘤、平滑肌瘤、纤维上皮瘤、卵泡膜细胞瘤等。

恶性肿瘤有卵巢腺癌、内胚窦瘤、肉瘤、绒毛膜上皮癌等。交界性肿瘤有腺瘤、腺纤维瘤、颗粒细胞瘤、实性畸胎瘤。

1. 卵巢纤维瘤（ovarian fibroma）

卵巢纤维瘤是卵巢良性实性肿瘤中较常见的一种，占卵巢肿瘤的 2% ～ 5%。好发于绝经期前后的妇女，多为单侧，可伴发胸水、腹水，此时称为麦格氏综合征（Meig's syndrome），肿瘤切除后，胸、腹水即自行消失。

【病理】

肿瘤的外观呈白色，质地较硬，呈肾形或多发结节状，少数呈分叶状。直径 5 ～ 10cm 左右，主要成分是梭形成纤维细胞和纤维细胞组成，组织排

列呈旋涡状。类似平滑肌瘤编织状结构。

【临床表现】

瘤体小时多无症状，肿瘤增大至中等大小时，可出现下腹不适，腹胀。瘤体较大时，可出现压迫症状。妇检在子宫一侧可扪及质地坚硬，呈结节状的肿块，活动度可，小的肿瘤无法扪及。

【声像图表现】

在子宫一侧可见实质性肿物，形态呈圆形或分叶状，边界规整，轮廓清晰，包膜完整，内部呈实质性均匀性低或中、高回声，可伴有后方回声衰减，血运不丰富，大多数无血流频谱显示。可伴胸、腹水。彩色多普勒超声检查在肿块的近场可见少许血流信号，可记录到中等阻力动脉频谱，肿块后部分因有声衰减，常无血流显示。

【鉴别诊断】

（1）浆膜下子宫肌瘤

浆膜下子宫肌瘤表现为子宫外形增大，形态失常，瘤体向外隆起，于子宫分界不明显，血运与子宫相通，带蒂的子宫肌瘤有时可见与子宫相连的蒂。瘤体内部呈竖条状回声衰减。

卵巢纤维瘤与子宫分界明显，无血运相通，内部回声均匀。

（2）实质性卵巢癌

恶性实质性卵巢癌，生长迅速，病程进展快，其声像表现有以下特点：肿瘤形态不规则，轮廓模糊，壁厚薄不均，内壁呈弥漫性杂乱回声，实质性回声中常伴不规则无回声暗区。血运丰富，常与周围组织粘连，并伴有转移性腹水。

（3）卵泡膜细胞瘤

该肿瘤声像图表现类似纤维瘤，如瘤体呈圆形，表面光滑、完整，质硬，但内部多呈低回声，均匀，透声好，后方回声轻度增高。

（4）内胚窦瘤

内胚窦瘤形态欠规整，内部回声杂乱，常伴血性腹水。患者血中可检测到 AFP 增高。

2. 卵巢癌

实性卵巢癌分原发和继发两种，原发性卵巢癌多见，约占 80%，有卵巢腺癌、无性细胞瘤、未成熟细胞瘤、内胚窦瘤、肉瘤、绒毛膜上皮癌等。继发卵巢癌又称转移性卵巢癌。

体内的任何部位的恶性肿瘤均可转移到卵巢，如来自于子宫、输卵管、胃肠或乳腺的恶性肿瘤。

（1）原发性实质性卵巢癌

【病理】

卵巢恶性实质性肿瘤，多来自于生殖细胞的肿瘤，约占 15%～20%。主要多发于儿童和生育妇女及未产妇。肿瘤呈实质性，瘤体大者中心部缺血可坏死、液化而形成囊腔。若破裂则可转移到盆腔子宫直肠窝、盆腹膜及周围脏器，呈结节状并粘连，多伴有腹水。

【临床表现】

肿瘤生长速度快，病程进展快，短期内下腹出现肿块，腹水、腹胀、食欲不振、消瘦、贫血等恶病质表现。肿物压迫神经或浸润周围组织后，可出现腰痛、腹痛、下肢疼痛及浮肿。妇检可发现子宫旁肿块，质硬，表面凸凹不平。如已向周围浸润可固定不活动，后穹窿及盆壁等处可扪及结节状肿物，有时与子宫粘连分不开。

【声像图表现】

一侧卵巢增大，肿瘤形态不规则，多样；边缘回声不规则或中断或凸凹不平；内部回声高、低不均，杂乱不一，呈弥漫性分布的强弱不均的点状、团块状回声，肿物内局部可见不规则液性暗区（图 21-45）。瘤体内血流丰富，可见点、条、树枝状或周围绕行的血管，频谱多普勒呈搏动性，具有高速低阻特征。合并腹水时，盆腔内可见暗区，并伴细小回声点。如有转移，盆腹腔内可见多个大小不等的实性团块。

【鉴别诊断】

卵巢恶性肿瘤要与良性肿瘤相鉴别。卵巢良性肿瘤的病程长，进展缓慢，妇检在子宫一侧可扪及肿瘤，表面光滑，活动好，无腹水。超声特点为肿瘤呈圆形，形态规整，边缘光滑、整齐，内部回声

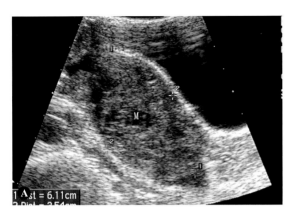

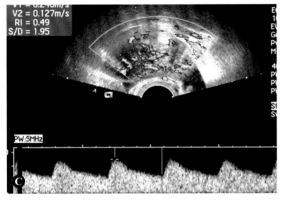

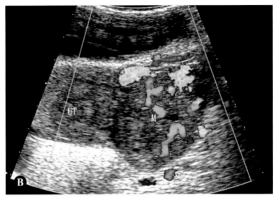

图 21-45　原发性实质性卵巢癌

A. 经腹部超声，左附件区混合性包块（M），以实质性为主，边界不清，无包膜回声，内部回声高、低不均、杂乱不一，呈弥漫性分布的强弱不均的点状、团块状回声，肿物内局部可见不规则液性暗区；B. A 图彩色普勒显示瘤体（M）内血流丰富；C. 瘤体内探及低阻力动脉频谱

UT 子宫

一致，血流信号不丰富。

（2）转移性卵巢癌（metastatic ovarian tumor）

从其他脏器的恶性肿瘤转移到卵巢的都称为转移性卵巢癌或继发性卵巢癌。常见原发部位为胃肠；约占 70% 左右，乳腺癌占 20% 左右，其他生殖道及泌尿道占 10% 左右。转移癌常为双侧，由胃肠道或乳腺转移到卵巢者称为库肯勃瘤（Krukenberg tumor）。

【病理】

多为双侧性，体积大小不一，直径 5～15cm，常伴有腹水。一般都保持卵巢原形，呈肾形或长圆形，表面光滑或结节状，切面为实质性，半透明胶质样，其内因印戒细胞分泌黏液而使肿瘤内可见小圆形暗区。

【临床表现】

卵巢转移癌多见于 40～50 岁的绝经期妇女，由于体内原发肿瘤与继发肿瘤同时存在，症状可互相重叠、干扰，通常继发卵巢癌的临床表现更明显，如下腹部有肿块，且生长迅速，伴腹痛、腹胀，晚期出现腹水或胸水，某些肿瘤因间质细胞发生黄素化或产生雌激素，可引起月经不调或绝经后阴道流血。

【声像图表现】

双侧卵巢增大，形态规则，呈椭圆形或肾形，边界清晰，内部呈实质不均质强弱不等回声（图 21-46），其内可见边界清晰的小暗区，后方回声轻度衰减。肿瘤内部及周边血运丰富，可显示动静脉血流频谱。肿瘤内部有坏死，液化时，可见不规则暗区。常伴腹水暗区，内部细小回声光点。

五、盆腔包块

盆腔炎是指女性生殖器及其周围的结缔组织炎，包括子宫内膜炎、子宫肌层、浆膜层以及输卵管和卵巢的炎症，女性盆腔炎性包块是妇科常见病，如盆腔脓肿、输卵管积水等。

1. 盆腔脓肿

输卵管、卵巢积脓以及急性盆腔腹膜炎与急性盆腔结缔组织炎所致的脓肿均属盆腔脓肿。

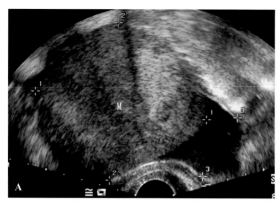
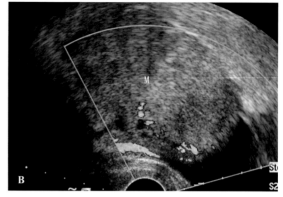

图 21-46　库肯勃瘤

A. 经阴道超声，右侧卵巢明显增大（M），呈椭圆形，边界清晰，内部呈实质不均质强弱不等回声，包块周边片状积液暗区；B. 彩色多普勒显示瘤体（M）内及周边点线状血流信号

【病理】

　　输卵管炎表现为充血、水肿、增粗、渗出物多，伞端及峡部因炎症而粘连、封闭，管腔内积脓、积液而形成腊肠状包块。卵巢炎多表现为卵巢周围炎，并与输卵管积脓粘连贯通而形成输卵管卵巢脓肿。当输卵管内脓液流出沉积在子宫直肠陷凹处或严重的盆腔腹膜炎和急性盆腔结缔组织炎时，引起盆腔高度充血，组织水肿，纤维渗出，大量脓性渗出物流入盆腔底部，形成盆腔脓肿。

【临床表现】

　　急性盆腔炎形成脓肿时，患者高热，寒战，腹痛、阴道脓性分泌物多。妇科检查可扪及盆腔包块，有触痛及波动感。如果脓液流入腹腔可引起严重腹膜炎，甚至败血症。

【声像图表现】

　　（1）急性子宫内膜炎

　　超声表现为子宫增大，内膜增厚，回声低。宫腔有积脓时，可出现无回声区伴细密光点。急性宫体炎时，肌壁间形成脓肿，回声不均，甚至形成弱回声小暗区，内部透声差，可见细小点状回声。

　　（2）急性输卵管炎

　　输卵管积脓时，在盆腔两侧或一侧可见条索状低回声区，边界模糊，形态欠规则，是输卵管肿胀增粗的表现。输卵管合并卵巢周围积脓时，可见不规则囊实混合性低回声（图 21-47），边界不清，内部回声杂乱。

　　（3）急性盆腔结缔组织炎或急性盆腔腹膜炎形成脓肿时

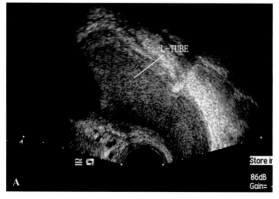
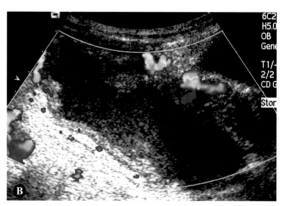

图 21-47　双侧输卵管积脓

A. 经阴道超声，左侧附件区条索状低回声包块，边界不清，形态欠规则，不规则囊实混合回声；L-TUBE，左侧输卵管；B. 经腹超声，彩色多普勒显示该包块的低回声部分可见丰富血流信号

多在子宫直肠窝内，可见边界不清，内有点、条状高回声，伴盆腔中大量游离液体，内有密集细小点或片状高回声漂动。

（4）慢性盆腔炎

常表现为输卵管积水，多为双侧性，表现为条索状或腊肠状或曲颈瓶样。内部透声不清亮或欠佳。如输卵管合并卵巢慢性炎症时，盆腔内可见多房性无回声暗区与周围组织粘连，边界不清，容易形成包裹性积液（图21-48）。

（5）结核性盆腔炎较严重时可形成包裹性积液

呈多个不规则液腔，间隔较厚，有时可见钙化灶呈点、块状强回声。

【鉴别诊断】

盆腔炎性包块由于急慢性阶段不同，部位不同及严重程度不同，而声像图表现不同。当病史不典型或声像图特点不典型时，较难诊断，须与以下疾病相鉴别。

（1）陈旧性宫外孕

宫外孕患者有以下病史特点：停经史，突发下腹痛，伴阴道流血，验血或尿HCG阳性，一般无发热。声像图特点为：盆腔某侧见到实性或囊实性包块，边界不清，形态不规则，多伴有盆腔积液，积液内有细小光点漂动，陶氏腔穿刺可抽出不凝固的暗红色血液。

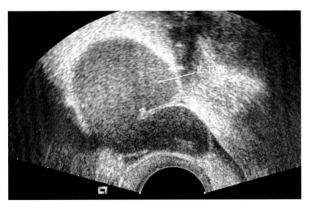

图 21-48 双侧输卵管积水

经阴道超声，右侧附件区曲颈瓶样状无回声包块，边界欠清，壁皱褶样突起，内透声差，囊内密集的点状回声。R-TUBE，右侧输卵管

（2）卵巢子宫内膜异位症

患者病史为渐进性痛经，并常伴有不孕症，但无感染及发热病史，超声检查在盆腔一侧或双侧可见单房或多房囊肿，形态欠规则，内部透声欠佳，可见细小点状或斑片状回声，经期增大。

2. 输卵管积水（hydrosalpinx）

输卵管积水是由于输卵管伞端炎性粘连闭锁，管腔内渗出液积聚而成。输卵管积脓若脓液吸收，液化呈浆液状，也可演变为输卵管积水。

【病理】

输卵管积水时输卵管管壁变薄，表面光滑，组织学上输卵管内膜皱襞基本平坦，偶可在个别区域见到小的皱襞突起，称为单纯性输卵管积水。有的皱襞粘连形成小间隙，间隙内充满液体，称为滤泡型输卵管积水。因输卵管壶腹部管壁肌层较薄弱，液体多积聚在壶腹部，远端膨大成腊肠状或曲颈瓶状，偶可发生输卵管积水扭转。

【临床表现】

多为下腹疼痛，腰骶部酸胀不适，月经不调，不孕等。妇科检查在子宫一侧或双侧可扪及条索状物或囊性肿块，触痛阳性。

【声像图表现】

声像图表现为单侧或双侧附件区可见液体暗区呈长椭圆形，形态规整，边界清，壁薄光滑，典型声像图为腊肠型（图21-49）或纺锤型或节段型，大量积水时呈曲颈瓶状。

【鉴别诊断】

输卵管积水主要和卵巢非赘生性囊肿相鉴别。非赘生性囊肿无炎症病史，超声检查可见囊肿，边界清楚，呈圆形或椭圆形，壁光滑，形态规整，内壁清晰，后壁及后方回声增高，卵泡囊肿在短期内可消失。

黄素囊肿多见于葡萄胎或绒癌患者，常为双侧性，呈多房，表面分叶状，壁薄光滑，大小不等，随葡萄胎或绒癌的治愈而自行消失。

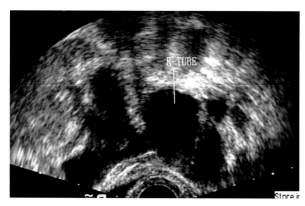

图 21-49　双侧输卵管积水
经阴道超声，右附件区腊肠状无回声包块，边界尚清，壁皱褶样突起，局部透声性差。R-TUBE 右侧输卵管

六、月经周期中的卵巢变化

（一）卵泡的周期性发育

卵巢的周期性发育受下丘脑－垂体－卵巢性腺轴的调节。卵泡的发育分卵泡期（排卵前期）、排卵期和黄体期。超声可观察卵泡的生理变化过程，监测卵泡发育。

1. 卵泡期

卵泡声像图表现为卵巢内圆形无回声暗区，从初级卵泡开始生长发育到成熟卵泡过程中的卵泡均称为生长卵泡，其平均生长速度 1 ～ 2mm/ 日，生长卵泡的直径一般 > 10mm，当卵泡直径达 14mm（图 21-50），称优势卵泡，有成熟的可能。成熟卵泡的特点为：①卵泡最大直径范围 17 ～ 24mm，平均超过 20mm（图 21-51，图 21-52）。②卵泡外形饱满呈圆形或椭圆形，壁薄且清晰。③卵泡移向卵巢表面，且一侧无卵巢组织覆盖，并向外突出。

2. 排卵期

优势卵泡逐渐发育成熟并靠近卵巢表面，卵泡壁变薄，此时卵泡成熟，直径达 20mm（18 ～ 25mm）。已排卵的声像图表现有：①卵泡消失或缩小，同时伴内壁塌陷。②缩小的卵泡腔内可见细弱的光亮回声，继而腔穴增大，并伴较多的高回声，提示早期黄体形成。③ 50% 以上的妇女可出现陶氏腔少量暗区。文献报道卵泡增长的速度为 1 ～ 3mm/d，临近排卵时 3 ～ 4mm/d，排卵前 5 小时可增长 7mm。

3. 黄体期

排卵后卵泡壁内陷，超声表现为菊花瓣样低回声区。卵泡壁内出血，颗粒细胞变大，胞质出现黄体颗粒，血体变为黄体，黄体直径 12 ～ 15mm，表现为囊壁薄，囊内见细小点状回声。

经阴道彩色多普勒可清楚显示卵巢血流情况：排卵前期卵泡壁内血管增加，血流速度增高；排卵期卵巢血流阻力最低；黄体早期卵巢内血流丰富；黄体中晚期血流呈高振幅低阻型。

（二）正常月经周期中卵巢、子宫血流动力学变化

1. 卵巢动脉血流特征

卵巢动脉细小且走行迂曲，与声束夹角较大，故不易检测，文献报道检出率为 66% ～ 70.9%。TVCD 观测到在非功能侧卵巢，卵巢动脉的彩色血流在整个月经周期中无明显变化，频谱呈高阻力型，血流阻力（PI、RI 值）亦维持在较高水平。而在功能侧卵巢，随着卵泡的发育，卵巢动脉的彩色血流、频谱曲线及动力学参数均呈周期性改变：

①卵泡期：卵巢实质内彩色血流不丰富，呈细点状，不易检测到；血流频谱为高阻力型，表现为收缩期低振幅、舒张期极低振幅的连续频谱或仅有收缩期低振幅的单峰型频谱；有学者测得该期卵巢动脉阻力指数为 0.54±0.04。

②排卵期：随着优势卵泡不断长大，卵泡被较多血管包绕，卵巢内血管增粗，血流丰富，血流频谱为低阻力型，收缩期高振幅、舒张期较高振幅，呈双峰，前高后低，舒张期血流速度逐渐升高并在排卵前后达到高峰；排卵前 2 天，卵巢动脉 RI 值开始下降。

③黄体期：卵巢内可见丰富的血流围绕黄体；血流频谱与排卵期相似；排卵后 4 ～ 5 天卵巢动脉 RI 值将降至最低（0.44±0.04）。

④黄体萎缩期：卵巢动脉舒张期血流逐渐减少，血流频谱呈高阻力型，舒张期低振幅或无舒张期血流；月经来潮前，卵巢动脉 RI 值缓慢回升至 0.50±0.04。

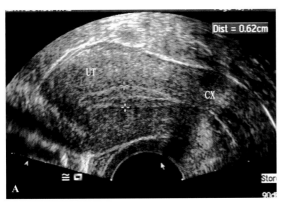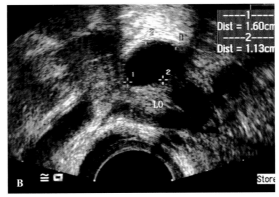

图 21-50 优势卵泡

A.经阴道超声，子宫（UT）内膜（"++"之间）呈典型"三线征"的增生期改变；CX宫颈；B.左侧卵巢（LO）内无回声区，大小约 1.60cm×1.13cm，形状呈椭圆形，壁薄且清晰

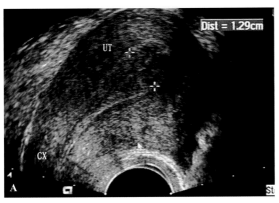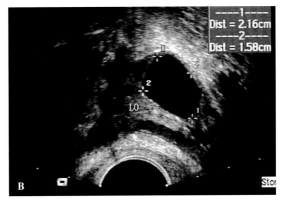

图 21-51 成熟卵泡

A.经阴道超声，子宫（UT）内膜（"++"之间）呈典型"三线征"的增生期改变；B.左侧卵巢（LO）内无回声区，大小约 2.16cm×1.58cm，形状呈椭圆形，壁薄且清晰；CX 宫颈

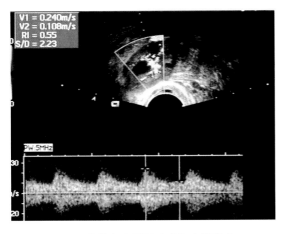

图 21-52 成熟卵泡周围动脉阻力指数为 0.55

2. 子宫动脉血流特征

子宫动脉检出率为 96.5%～100%。彩色多普勒显示为宫颈两侧形状各异的彩色血流，在子宫体肌壁外 1/3 可见弓形动脉，呈细条状，子宫肌层可见辐射状的放射动脉分支血流，呈细小条或点状，指向内膜。频谱曲线表现为快速向上陡直的收缩期高峰和舒张期低振幅，有时可形成舒张早期"切迹"。

子宫动脉血流是否存在周期性变化，文献报道的观点并不一致。正常月经周期中，子宫动脉彩色血流和频谱曲线的周期性变化并不明显，但通过测定血流动力学参数，多数学者对此持肯定的态度。Kurjak 测得增生期子宫动脉血流阻力较高，RI 值为 0.88±0.04；排卵前一天 RI 开始下降；排卵后与月经周期第 18 天 RI 值降至最低（0.84±0.04），并维持于这一水平。Kupesic 也发现在自发排卵月经周期中，子宫动脉 PI 值会由排卵前 2 日的 3.16 降至排卵前 1 日的 2.22。

卵巢、子宫动脉血流的这种周期性变化，对卵泡的发育、成熟和胚胎的着床均具有极为重要的意义。一旦出现异常，无疑会影响卵泡的生长、发育和子宫内膜的接受性，从而导致不孕。

（三）卵泡发育的监测与意义

在卵巢生理功能的研究中，如何精确地观测卵泡的发育和估计排卵日期，一直是产科临床所关注的重要课题。既往，多依赖于基础体温和血及尿中激素水平的变化来估计排卵日期，但因这些检查不能直接反映卵泡形态学改变，而使临床应用受到限制。目前实时灰阶超声已成为监测卵泡发育的重要手段。可以根据超声图像的特征，判断有无卵泡发育以及是否成熟和排卵，连续的超声检查还能发现一些与激素水平变化不一致的特殊情况，如了解异位未破裂卵泡黄素化等情况。根据超声的图像特征可以判断卵泡的成熟度和是否已排卵。

1. 成熟卵泡的特点

① 卵泡最大直径超过 20mm。根据国内有关文献报道，排卵前正常卵泡最大直径范围为 17～24mm，体积为 2.5～8.5ml，有学者报道卵泡小于 17mm 者为未成熟卵泡，多不能排卵。

② 卵泡外形饱满呈圆形或椭圆形，内壁薄而清晰。有时可于优势卵泡内壁见到一金字塔形的无回声区，此即由卵母细胞及其周围颗粒细胞所形成的卵丘。

③ 卵泡位置移向卵巢表面，且一侧无卵巢组织覆盖，并向外突出。

2. 已排卵的指征（即进入黄体期）

① 卵泡外形消失或缩小，可同时伴有内壁塌陷。

② 在缩小的卵泡腔内有细弱的光点回声，继而厚腔穴增大，并有较多的高回声，提示有早期黄体形成。

③ 陶氏腔内有少量液性无回声区，此种情况约占 50% 以上。可能系卵泡破裂后卵泡液的积储所致。亦有认为腹膜对排卵的反应。

根据卵泡测值及形态改变，结合尿或血中 LH 测值进行综合分析，有助于提高预测排卵的准确性。

值得指出的是卵泡的大小固然与卵泡的成熟有密切关系，然而，过度增大的卵泡常会出现卵子老化或闭锁现象，所以在不孕症的治疗中用药物刺激卵泡发育时，既要掌握成熟卵泡的标准，又要注意防止卵泡过度增大，在适当时候可以应用绒毛膜促性腺激素（HCG）促使卵泡最后成熟，这样有利于获得比较成熟的卵子。

经阴道超声可更方便、准确地监视卵泡的成熟、排卵及黄体形成的周期性变化，对未破裂的黄素化卵泡和小卵泡破裂现象有特殊诊断价值，前者可见到排卵期卵泡壁逐渐增厚。后者可见到卵泡在很小时（＜17mm）即发生破裂，上述两种征象是原发性不孕症的常见原因。黄体囊肿在排卵后 1～2d 内呈球形，其大小常不超过 4cm，当囊腔内出血时可大于或等于 8cm，在囊性无回声区内有分支状高回声，呈章鱼状，此多为凝血块或组织碎屑所致。以上观察研究对不孕症的治疗和人类生殖工程的研究具有重要价值。

（四）卵巢血流的监测与意义

卵巢血管供应取决于每侧卵巢的功能状态，通常亦可观察到其随月经周期的变化，无论在哪一侧卵巢均要经历下列变化：滤泡增殖期、排卵期、黄体期和非活动状态。排卵前的卵泡有广泛的毛细血管网，而这些毛细血管网可能是通过前列腺素 E_2 循环水平的增加来调节。这种丰富的血管网可应用经阴道彩色多普勒超声显示。通常位于优势卵泡的周围区。在排卵前 2～4d 更易于显示。频谱多普勒检测时，RI、PI 值逐渐降低。在黄体生成素（LH）达高峰时，RI、PI 值最低，呈明显低阻力状态。

黄体血管的生成和血流阻力与是否妊娠有较大影响。如果妊娠在排卵后的 48～72 小时，黄体便成为血管化。受孕后的 8～20 天（即末次月经的 22～26 天）围绕黄体的周围显示一很强的血管环，频谱检测该血管环，PI、RI 值很低，呈明显低阻力状态。这种表现持续至整个妊娠早期。如果未妊娠，黄体血管则呈中等至较低阻力特征和较低的收缩期血流。阻力增加直到 RI 和 PI 最高值需至下一月经周期的第一天。

卵巢动脉主支显示高阻力的血流频谱图形，表现无功能或不活动状态。卵泡增殖期显示中等阻力，而黄体期则 RI 和 PI 值减低。如果黄体血流阻力增高，

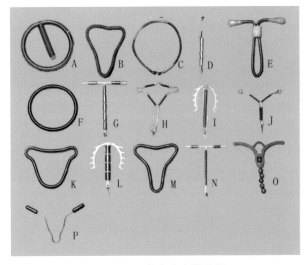

或在受孕后不久便血流减少甚或消失，均提示黄体功能失常，这往往是习惯性流产的原因之一，并可导致不孕。

绝经期和绝经后卵巢在彩色多普勒血流图显示非常少的血管和多普勒频谱图形显示为无舒张期的血流信号，呈高阻力状态。进行激素替代治疗的患者偶可检测到极低的舒张期血流频谱。

七、宫内节育器（intrauterine contraceptive devises，IUD）

（一）宫内节育器的作用机理

关于宫内节育器的作用机理有以下学说：

1. 对内膜和着床不久的胚胎，产生机械性损伤而导致流产。

2. 产生大量吞噬细胞，而吞噬精子甚至溶解受精卵。

3. 加强输卵管蠕动，使未受精的卵子过早的运行到宫腔和阴道。

4. 使宫腔内炎症细胞明显增加，对着床前的胚胎产生一种胚胎中毒样作用。

（二）宫内节育器的种类

目前国内外使用的宫内节育器约40余种（图21-53）。国外大部分是塑料制品；国内多用金属制品。临床上常用的有以下几类：金属环：包括不锈钢单环、双环、麻花环；混合环：外绕不锈钢丝的塑料芯混合环；塑料节育器：节育花，内含33%硫酸钡，在放射线下可显影；带铜的节育器，也称铜T，为塑料制品，并在其纵壁上缠铜丝，一般铜丝的总面积为200mm²，简称TCu200，也有300 mm²者，还有V型节育器，铜丝总面积亦为200 mm²。

【超声检查】

宫内节育器避孕法是我国育龄妇女常用的避孕方法。超声可直观地显示节育器在子宫内的位置，故临床常用超声检查以判断宫内节育器是否位置正常。

【操作方法】

受检者平卧位，膀胱适度充盈，纵切面扫查子

图 21-53 宫内节育器种类

A. 金塑 Cu，B. 宫铜 IUD，C. 环内带铜带药，D. 固定式铜 IUD，E. γ - 铜 IUD，F. 高支撑含铜 IUD，G.T Cu220c IUD 三头型，H.VCu200 IUD，I. MLCu375 IUD（母体乐），J. HCuIUD（花式环），K. 元宫型 IUD，L. FRCuIUD（芙蓉环），M. 镀铜宫形环，N. TCu 380A IUD，O. 铜珠 IUD，P.MCu 功能性 IUD（爱母环）

宫时要显示出子宫颈内口及子宫底部。横切面扫查时要显示子宫最大横径。

【检查内容】

主要观察节育器在宫内的位置，形态，是否存留在宫腔或下移、脱落，有无引起并发症，如偏曲、嵌顿、外移等。

【声像图表现】

金属圆环和宫形环在子宫纵切面表现为两个分离的强回声，其后方出现多次反射形成混响回声，又称彗尾征。T 形环在子宫纵切面显示为宫腔内串珠状或条状强回声（图21-54）。经子宫冠状切面可显示出节育器的形状。如圆环形、V 形、T 形、宫形等。塑料节育器在不同切面扫查均表现为后方无彗尾征的强回声。

一般在子宫纵切面判断宫内节育器在宫腔内的位置，判断标准有很多，但常采用节育器上缘距宫底外缘的距离，正常值不超过 2.0cm。但要注意宫底肌肉的厚度。正常位置的节育器声像图表现为节育器强回声位于宫腔中心，最下缘不超过宫颈内口，其周围内膜显示为低回声。

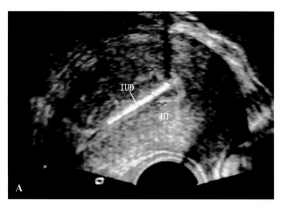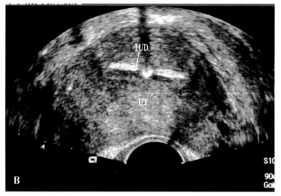

图 21-54　T 形环的正常声像改变

A.阴道超声，子宫（UT）纵切面显示宫腔内条状强回声（IUD），伴彗尾征；B.经阴道超声，子宫（UT）横切面显示宫腔底部与宫腔横径相平行的条状强回声（IUD），伴彗尾征

（三）宫内节育器所致并发症的超声表现

宫内节育器不在子宫腔正常位置时，称为节育器异位，包括下移、外移、嵌顿。

1.宫内节育器下移　节育器达宫颈内口以下。上缘距宫底外缘大于 2.5cm（图 21-55）。

2.宫内节育器外移　因节育器嵌入并穿透肌壁造成的节育器外移（图 21-56）。声像图表现为子宫内未见节育器回声，在子宫附近的腹腔内或陶氏腔、阔韧带等处可见强回声的节育器图像。

3.节育器脱落　当宫腔内多切面扫查均未发现节育器声像时，要仔细检查盆、腹腔以排除节育器外移，必要时行 X 线检查。若仍未发现节育器，则提示节育器脱落。

4.带器妊娠　当节育器下移或节育器与宫腔大小不符时，节育器不能与宫腔广泛接触，致避孕失

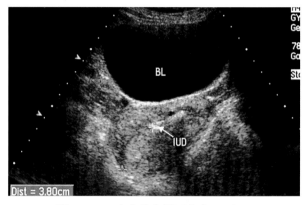

图 21-55　宫内节育器下移（IUD），
上缘距宫底外缘为 3.8cm

BL 膀胱

败，妊娠囊多位于节育器上方或一侧。如果妊娠囊突入节育器内将会影响胚胎发育，甚至导致流产（图 21-57）。

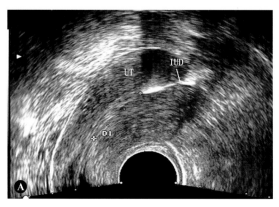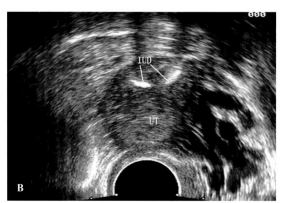

图 21-56　节育器嵌顿入宫底肌层内

经阴道超声，子宫纵切面（A）及横切面（B）显示宫内节育环（IUD）嵌顿入宫底肌层内；UT 子宫

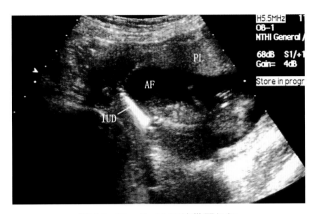

图 21-57　孕 16 周的带器妊娠

经腹超声，在底部后壁绒毛膜下可显示条状强回声（IUD）伴彗尾征；AF 羊水，PL 胎盘

（袁　鹰　李胜利）

参考文献

1.Peter W, Callen MD. Ultrasonography in Obstetrics and Gynecology[M]. 5th ed. Printed in the United States of America：Copyright by W.B.Saunders Company，2007.

2. 周永昌，郭万学 . 超声医学，第 6 版 . 北京：人民军医出版社，2011.

3. 吴钟瑜，焦　彤，车国卿 . 妇产科超声鉴别诊断图谱 . 南昌：江西科学技术出版社，2003.

4. 谢红宁 . 妇产科超声诊断学 . 北京：人民卫生出版社，2004.

5. R.Putz，R.Pabst.Sobotta 人体解剖学图谱 . 董大翠，宋本才译 . 北京：北京大学医学出版社，2005.

6. 爱新觉罗 . 毓　星 . 计划生育超声诊断学 . 北京：科学技术文献出版社，1997.

7. 常　才 . 经阴道超声诊断学 . 第 2 版 . 北京：科学出版社，2011.

8. 陈常佩，陆兆龄 . 妇产科彩色多普勒诊断学 . 北京：人民卫生出版社，1998.

9. 吴钟瑜，张国英，杜祥伯 . 应用 B 超声诊断卵巢肿瘤的研究 . 中华妇产科杂志，1994，10：100-102.

10. 周灿权，庄广伦 . 超声检测排卵及诊断不孕症 . 实用妇产科杂志，1998，3：117-118.

11. 常　才，张钰华，江　峰 . 卵巢恶性肿瘤超声诊断价值 . 中国实用妇科与产科杂志，1995，11：321-326.

12. 严英榴，常　才 . 妇科疾病 . 见：曹海根，王金锐主编 . 实用腹部超声诊断学 . 第 2 版 . 北京：人民卫生出版社，2006；371-400.

13. Rumack CM，Wilson SR，Charboneau JW，et al. Diagnostic ultrasound. Third edition. Mosby，2005：527-601（gynecologic ultrasound）.

14. 常　才，张珏华 . 彩色多普勒超声诊断卵巢良恶性病变 . 中华妇产科杂志，1996，31：502.

15. 张　武，贾建文，周羡梅，等 . 卵巢囊性畸胎瘤的实时超声诊断 . 中华物理医学杂志，1984，6（2）：71-73.

16. 田绍荣，张　武 . 盆腔炎症性疾患超声诊断 . 见：张　武，简文豪主编 . 新编临床超声诊断 . 北京医学杂志，1989，11（增刊）：219-222.

17. 贾建文，张　武，张丽珠，等 . 实时超声监测卵泡发育 . 中华物理医学杂志，1987，9（3）：129-134.

18. 汪龙霞 . 超声引导介入治疗在妇科良性囊性病变中的应用 . 中华医学超声杂志（电子版），2008，（5）1：28-32.

19. Zwiebel WJ，Pellerito JS. 温朝阳主译 . 血管超声经典教程 . 北京：人民军医出版社，2008：378-392（子宫与卵巢的超声评价）.

第二十二章 产科超声检查

第一节 适应证

1. 妊娠的诊断。

2. 预测妊娠龄、估计胎儿体重。

3. 胎儿生长发育的判断：宫内生长迟缓、巨大胎儿。

4. 多胎妊娠，以及胎儿生长的系列评估。

5. 子宫畸形合并妊娠。

6. 胚胎停止发育和胎儿死亡。

7. 水泡状胎块。

8. 胎儿先露、胎位的确定。

9. 异位妊娠。

10. 胎盘定位和前置胎盘、胎盘成熟度的判定、胎盘早期剥离和其他胎盘病变。

11. 羊水过多和羊水过少。

12. 宫颈机能不全、宫颈长度测量、宫颈成熟度的判断。

13. 盆腔肿物合并妊娠。

14. 子宫大小与妊娠时间不相符。

15. 胎儿健康状态的生物物理评价。

16. 胎儿先天畸形和异常，已确定的胎儿畸形和异常的随诊观察。

（1）实验室检查有阳性发现者，如 AFP 升高或降低，β – HCG 升高，游离雌三醇升高，妊娠相关蛋白阳性等。

（2）既往妊娠有结构畸形胎儿出生者，如先天性心脏病。

（3）父母亲有遗传性疾病或家族遗传史者。

（4）母亲孕期有感染史，如风疹、巨细胞病毒感染等。

（5）母亲有糖尿病或其他疾病者。

（6）有明显的致畸因素者，如服用过可能致畸的药物、接触过放射线、接触过毒物等。

17. 介入性超声　超声引导下羊膜腔穿刺、脐静脉穿刺、绒毛活检、胎儿疾病的介入治疗。

18. 高危妊娠的超声监护。

19. 产科急症。

第二节 检查方法

（一）仪器条件

需高分辨力实时超声诊断仪。常用线阵或凸阵式探头，频率为 3 ～ 5MHz。仪器如果备有扇扫式探头（3.5 MHz）和阴道探头（5 ～ 7.5MHz），则更为理想。

（二）检查前准备

1. 检查早期妊娠，包括异常妊娠和并发症时，膀胱需保持适当充盈。

2. 中晚期妊娠（孕 12 周以后至分娩前）胎儿检查则无须充盈膀胱。检查宫颈机能不全和前置胎盘者例外。

3. 经阴道超声检查，需在排尿后进行。检查者应动作轻柔，如阴道流血较多时宜改用经直肠扫查。经阴道检查，一定向患者解释清楚，在患者接受的情况下才能开展，如果操作医师为男性，宜有第三人在场。

（三）检查时体位

1.经腹部检查　一般取仰卧位。遇以下情况，有时需采取侧卧位：

（1）为了变换胎儿位置。

（2）妊娠子宫过大，孕妇难以仰卧。

2.经阴道检查取膀胱截石位。

（四）检查方法

1.经腹壁扫查

充分暴露腹部和耻骨联合上缘。在检查部位涂耦合剂。在子宫范围内作纵切、横切、冠状切等断面，自左至右，由上而下全面扫查。主要寻找子宫腔内有无妊娠改变，如观察早孕期的妊娠囊、胎芽、胎心搏动等。中晚期妊娠的羊膜、胎儿、胎盘、羊水等。进行必要的产科生物学测量，以估计孕龄，了解胎儿生长发育状况，扫查时还应注意子宫壁有无肿物并与妊娠伴随的生理性改变如子宫收缩所致局部增厚，扩张的血管鉴别。此外，还应注意观察两侧附件有无肿物回声，是否存盆腔游离积液。

胎儿不同部位有特殊扫查方法，请参考相关专著。

2.经阴道扫查

将涂有耦合剂的阴道探头套上安全套，再涂无菌耦合剂，置于阴道穹窿部，向前、后、左、右扫查。（注：无阴道探头者，可试用直肠超声检查，但效果不及阴道超声）。

3.经会阴部扫查

将涂有耦合剂的凸阵探头套以保护薄膜，探头表面再涂耦合剂，置于大阴唇表面，进行矢状切面和横切面超声扫查。会阴途径仅作为辅助手段，主要用于测量宫颈长度，诊断宫颈机能不全、宫颈扩张程度及前置胎盘分型。

第三节　检查内容

从我国的医疗具体情况出发，中国医师协会超声医师分会 2012 年在中华医学超声杂志（电子版）发表我国产科超声检查指南，产科超声检查可分为四个层次，不同层次检查内容不同（具体内容详见附录）。

一、早期妊娠超声声像图特征

（一）妊娠囊（gestational sac）

妊娠囊是超声最早发现的妊娠标志，表现为中央极小的无回声区（为绒毛液），小无回声区周边为一完整的、厚度均匀的强回声，这一强回声壁由正在发育的绒毛与邻近的蜕膜组成。随着妊娠囊的增大，囊壁回声强度高于子宫肌层，厚度至少不低于 2mm。正常妊娠囊的位置在子宫中、上部，当受精卵种植到蜕膜化的子宫内膜后，妊娠囊一侧邻近子宫腔回声线，但子宫腔回声线无挤压、移位，有人将此称为"蜕膜内征"，在极早期诊断中较有价值。

随着妊娠囊的增大，它对子宫腔的压迫越来越明显，形成特征性的"双绒毛环征"（Double decidual sac sign）或"双环征"（图 22-1）。这一征象在妊娠囊平均内径为 10mm 或以上时能恒定显示。

当妊娠囊内未见卵黄囊或胚胎时，须与假孕囊相鉴别。假孕囊轮廓不规则或不清楚，囊壁回声及厚度不均匀，位于宫腔中央（两侧蜕膜之间），形状与宫腔一致，或者形态随时间变化较大，囊内无胚芽和卵黄囊，有时可见少许点状强回声，不随孕龄增长而增长，多见于宫腔积血和异位妊娠时的宫内蜕膜反应，以及分泌期子宫内膜出现的环状回声。

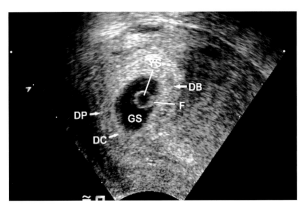

图 22-1　经阴道超声显示双环征，宫腔为潜在的腔隙

DP 壁蜕膜，DC 包蜕膜，DB 底蜕膜，该处增厚，将来发育成为胎盘，GS 妊娠囊，YS 卵黄囊，F 胚芽

（二）卵黄囊（yolk sac，YS）

卵黄囊是妊娠囊内超声能发现的第一个解剖结构。正常妊娠时，卵黄囊呈球形，囊壁薄呈细线状强回声，中央为无回声（图22-2），透声好，在5～10周间，其大小稳步增长，最大不超过5～6mm，此时相当于头臀长30～45mm的胚胎。

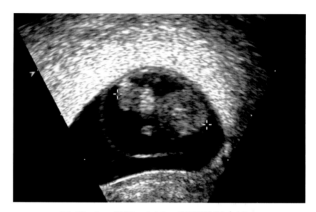

图22-3　停经56天，经阴道超声检查
显示胚胎冠状切面可显示胎头、胎体、肢芽等，此时已初具人形

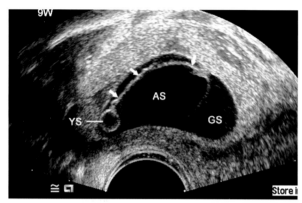

图22-2　停经9周经阴道超声
显示卵黄囊（YS）及卵黄囊蒂（箭头所示）。AS羊膜囊，GS绒毛膜囊

（三）胚芽（fetal pole）及心管搏动（fetal heart beat）

一般来说，胚长为4～5mm时，常规能检出心脏的搏动，相应孕周为6～6.5周，相应孕囊大小为13～18mm。经腹部超声检查，在8周时，妊娠囊平均内径为25mm，应能确认胎心搏动。如果胚长不到5mm，而未见心脏的搏动，应建议复查。

第7～8周，上、下肢肢芽长出，超声显示为一棒状结构，伴随手和足的早期发育，8周时胚胎初具人形（图22-3）。

第9周，四肢更明显，躯干开始增长和变直，同时可出现明显的生理性中肠疝（midgut herniation）（图22-4）。是由于肠袢生长迅速，腹腔容积相对较小，加上肝脏和中肾的增大，迫使肠袢进入脐带内（脐腔 umbilical coelom），在脐带根部形成一细小包块，通常直径不超过7mm，超过7mm则有可能为真正的脐膨出，应追踪观察。当CRL＞40mm时，不应再有生理性中肠疝。

第10周，胚长约30～35mm，胚胎已具人形，

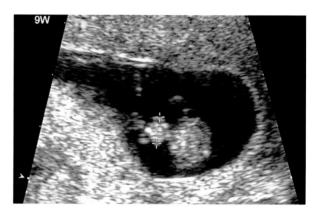

图22-4　9周胎儿生理性中肠疝，疝的直径约0.49cm

超声能显示并区分手与足，尾已退化不再存在。

第11～12周，生理性中肠疝回复到腹腔内。

（四）羊膜囊（amniotic sac）

早期羊膜囊菲薄（0.02～0.05mm），超声常不显示，偶可在胚的一侧显示为膜状结构围成囊状，而另一侧为卵黄囊，两者基本相等，因此有学者将此称为"双泡征"（Double bleb sign）。由于胚及羊膜腔的快速发育，"双泡征"仅为一过性表现，孕7周后不再出现。孕7周以后加大增益或用高频阴道探头检查，可以清楚显示薄层羊膜，在绒毛膜腔内形成一球形囊状结构即为羊膜囊，胚胎则位于羊膜囊内（图22-3）。在头臀长达7mm或以上时，正常妊娠常可显示弧形羊膜及羊膜囊，在超声束与羊膜垂直的部分更易显示出羊膜回声。一般在孕12～16周羊膜与绒毛膜全部融合，绒毛膜腔消失，羊膜不再显示。

（五）头颅（head）

7～8周，超声可明显区分头部和躯干。第10周颅骨开始骨化，第11～12周，颅骨骨化明显，脑内的基本结构在11～12周已基本形成（图22-5），如丘脑、第三脑室、中脑、脑干、小脑半球、侧脑室及其内部的脉络丛等。用高分辨力超声可显示出这些结构。

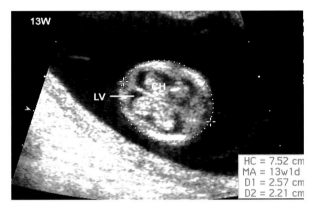

图22-5　13周胎儿头部横切面

显示脉络丛呈强回声（CH），几乎充满整个侧脑室（LV），中央大脑镰呈强回声

（六）脊柱（spine）

胎儿脊柱在妊娠10周以前表现为低回声平行线，10周以后脊椎开始骨化，表现为串珠状平行强回声线（图22-6），但骶尾部的骨化要到16～18周才能完成。

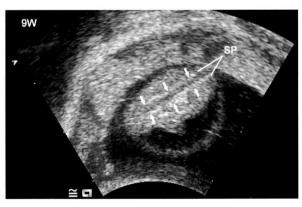

图22-6　9周胚胎脊柱冠状切面

脊柱（SP）呈平行的低回声线（箭头所示）

（七）心脏（heart）

心脏首先为单一的管状结构，8周后心脏分隔形成，与动脉及静脉连接发育完成。经阴道超声检查时，在第10周时就有可能显示四腔心结构。但大部分胎儿要在12周后才能显示四腔心结构。早孕期经阴道超声对胎儿心脏进行完全评价很困难,据报道，13周成功率为43%～95%不等，14周为46%～98%不等。

（八）腹部（abdominal）

胎儿胃在早孕期表现为上腹部左侧的小无回声结构（图22-7），肝为右上腹部均匀的低回声。在孕早期出现在腹部的一个正常生理现象即中肠疝，不要将其误认为异常。

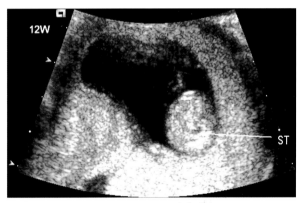

图22-7　12周胎儿上腹部横切面图

显示左上腹部小无回声区为胃（ST）

（九）胎儿肢体（limb）

在妊娠约第8周，超声即可检出肢芽，第9周可分辨出肱骨和股骨，第10周可显示胫、腓骨和尺、桡骨，第11周可显示胎儿手与足，手指和脚趾（图22-8）。早孕期胎儿手指总处于伸开状态而容易显示，与中、晚期胎儿手指常处于握拳状态不同。同样，足也呈自然姿势，膝关节常呈轻曲状态，显示容易。

（十）胎儿颜面部（face）

孕早期,经腹部常规超声通常难以显示颜面部，采用经阴道高频超声可显示。

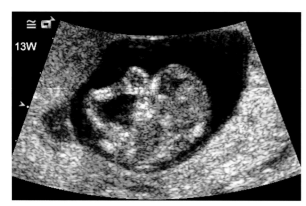

图 22-8　13 周胎儿手指、手掌及前臂与上臂

二、11-13+6 周超声检查

（一）检查目的

目前国内外学者非常关注这一时期的胎儿超声检查，主要目的：

1. 评估胎龄、确定胚胎数目，评价多胎妊娠的羊膜囊和绒毛膜囊。

2. 筛查染色体畸形，特别是唐氏综合征的筛查。

3. 早期诊断胎儿某些严重畸形。

4. 评价子宫或附件的肿块。

这里就唐氏综合征的早期超声筛查和胎儿某些严重畸形早期超声诊断作一简单介绍。其余参见相关专著。

（二）唐氏综合征的早期超声筛查

1. 胎儿颈部透明层（nuchal translucency，NT）

20 世纪 80 年代，许多研究报道中孕期胎儿颈部多分隔水囊瘤与非整倍体染色体异常，尤其与 Turner 综合征（45，XO）有关。与此同时，许多学者发现，早孕期颈部水囊瘤可有不同的表现，主要为无分隔水囊瘤。同时观察早孕期水囊瘤可逐渐消退或形成颈皱增厚，或完全正常，但仍与非整倍体染色畸形有关。1985 年 Benacerraff 等首次报道中孕期超声检测颈皱增厚（nuchal skin fold thick）≥ 6mm，患唐氏综合征的危险性增加。1992 年，Nicolaids 等提出使用"颈项透明层"这一名称来描述早孕期胎儿颈部皮下的无回声带。目前颈项透明层已逐步为广大学者所接受，并广泛应用于临床。

颈项透明层是指胎儿颈部皮下的无回声带，位于皮肤高回声带与深部软组织高回声带之间。它是在早孕期利用超声观察到于胎儿颈后的皮下积水。不论颈后皮下的积水是否有分隔、是否仅局限于颈部，均统一使用"透明层"一词。染色体及其他病变与 NT 的厚度有关而与非形态相关。增厚的 NT 可以逐渐发展成为大的水囊瘤，可伴有或不伴有胎儿水肿，但绝大多数胎儿 NT 增厚，没有明显的胎儿水肿。

【导致 NT 增厚的病因】

（1）染色体异常：最常见的染色体异常为 21- 三体综合征。此外三倍体、13- 三体、18- 三体、22- 三体、12P- 四体等亦常出现 NT 增厚。

（2）先天性心脏结构畸形：先天性心脏结构畸形既可发生在染色体异常中，亦可发生在染色体正常的胎儿中。在染色体正常的胎儿中，先天性心脏结构畸形是导致 NT 增厚的非染色体异常最常见的原因。Hyett 等发现 NT 增厚，心脏及大血管结构畸形发生率增高，并建议将早孕期 NT 测量作为胎儿先天性心脏病早期筛查指标。

（3）某些综合征：文献中已报道的早孕期可出现 NT 增厚的综合征主要有 Cornelia de Lange 综合征、Noonan 综合征、Smith-Lemli-Opitz 综合征、Joubert 综合征、Apert 综合征、Fryns 综合征等。

（4）骨骼系统畸形：主要有软骨发育不全、缺指（趾）－外胚层发育不全畸形、多发性翼状胬肉综合征、Roberts 综合征等。

（5）其他畸形：膈疝、前腹壁缺损、胎儿运动障碍性综合征等亦可出现 NT 增厚。

【NT 增厚的形成机制】

NT 增厚的病理生理基础尚不完全清楚，目前认为有以下几种学说：

（1）正常胚胎发育过程中，颈部淋巴管与颈静脉窦在 10 ～ 14 周左右相通，在颈部淋巴管与颈静脉窦相通之前，少量淋巴液积聚在颈部，出现短暂回流障碍，形成暂时性的颈部 NT 增厚，正常胎儿在 14 周后应消退。如果颈部淋巴管与颈部静脉窦相通延迟，从而出现明显颈部淋巴回流障碍，淋巴液过多地积聚在颈部，NT 增厚明显，甚至到孕中期发展成为淋巴水囊瘤。

（2）染色体核型正常的胎儿，有先天性心脏畸形时常出现 NT 增厚，其机制可能与心功能衰竭有关，发生心衰时静脉回流障碍，导致颈静脉压升高，当颈静脉内压力高于淋巴管内压力时，淋巴管内淋巴液回流入颈静脉受阻，淋巴液过多积聚于颈部，形成 NT 增厚。

（3）对唐氏综合征胎儿的颈部皮肤病理研究发现，唐氏综合征胎儿颈部皮肤细胞外透明基质增加，细胞外液被大量吸附于透明基质的间隔内，进一步导致胶原纤维网发育紊乱，使颈部皮肤发生海绵样改变。同时许多研究证实，NT 增厚的唐氏综合征胎儿先天性心脏畸形发生率高，这表明 NT 增厚与胎儿出现一定程度的心衰有关。唐氏综合征 NT 增厚可能是这两者综合作用的结果。

（4）羊膜破裂序列（amnion rupture sequence）的胎儿身体收缩，膈疝令上纵隔受压，骨骼发育不良使胸腔缩窄等，都可能令头部及颈静脉充血，引致颈部积水。然而，在某些骨骼发育不良个案，例如成骨不全症（osteogenesis imperfecta）中，细胞外间质成分转变亦可能是导致 NT 增厚的额外机制或另一机制。

（5）胎儿贫血与高动力血流相关，而当血红蛋白水平下降超过 7 g/dL 时，便会出现胎儿水肿，导致 NT 增厚。然而，在红细胞同种免疫病中，严重的胎儿贫血不会在孕 16 周前出现，这可能是由于胎儿网状内皮系统发育未完全所致。因此，红细胞同种免疫病不会造成 NT 增厚。相反，遗传病（α 型地中海贫血、Blackfan-Diamond 贫血、先天性红细胞缺紫质症（congenital erythopoietic porphyria）红细胞生成异常性贫血、Fanconi 贫血）及先天性感染引致的胎儿贫血，则可能使胎儿 NT 增厚。

（6）低蛋白血症可能与胎儿 NT 增厚有关。

【NT 的检查时间】

一般认为在 11～13^{+6} 周测量 NT 较好，此时头臀长相当于 45～84mm。可用经腹部超声测量，

亦可用经阴道超声测量，两者成功率相似。

【NT 的测量方法（图 22-9）】

（1）标准测量平面为胎儿正中矢状切面。此切面亦是测量头臀长的标准切面。

（2）显示此切面时，要求尽可能将图像放大，使图像只显示胎儿头部及上胸，令测量光标的轻微移动只会改变测量结果 0.1 mm，并在胎儿自然姿势（无过屈或过伸）时量度 NT。

（3）清楚显示并确认胎儿背部皮肤（而非羊膜），测量时应在 NT 的最宽处测量垂直于皮肤强回声的距离，测量游标的内缘应置于无回声的 NT 的外缘测量。

（4）注意在扫描时，应测量多次，并记录测量所得的最大数值。

（5）有颈部脑脊膜膨出、颈部脐带时，注意辨认，避免误测。

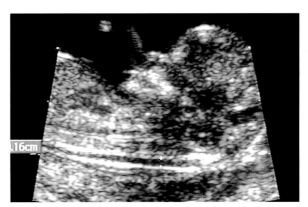

图 22-9　12 周 6 天胎儿的 NT 值测量（"＋＋"之间）

【NT 判断标准】

胎儿 NT 正常厚度随着头臀长（或孕周）的增加而增加，因此在决定透明层是否过厚时，必须考虑测度时的孕周。（图 22-10）显示随着头臀长的增大，NT 在第 5、第 25、第 75 和第 95 百分位数增大。第 99 百分位 NT 值为 3.5mm。

【NT 增厚的临床意义】

胎儿 NT 增厚，是染色体异常（尤其是 21-三体）（图 22-11）多种胎儿畸形及遗传综合征的常见表现。

胎儿病变及不良妊娠结局的流行率随 NT 厚度的增加而呈指数上升。然而，若胎儿 NT 介于第 95 及第 99 百分位数之间，出生无严重病变的婴儿的机会超过 90%；若 NT 介于 3.5 ～ 4.4mm 间则约为 70%、NT 4.5 ～ 5.4 mm 间约 50%、NT 5.5 ～ 6.4mm 间为 30%、而 NT 6.5 mm 或以上则仅为 15%。

在约 1% 的妊娠中，胎儿 NT 会超过 3.5 mm，这些胎儿有严重染色体异常的风险甚高；NT 是 4.0 mm 时，风险约 20%，NT 5.0 mm 时增加至 33%、NT 6.0 mm 时 50% 及 NT 6.5 mm 或以上时 65%。因此，这些妊娠的不管孕妇年龄多大，实验室检测是否正常，均应进行绒毛取样、羊水或抽脐血进行胎儿染色体核型分析。

2. 胎儿鼻骨缺如（absence of fetal nasal bone）

1866 年，Langdon Down 注意到 21- 三体患者的

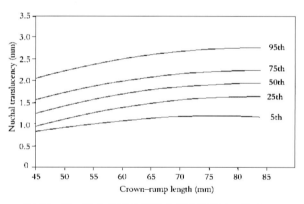

图 22-10　胎儿头臀长与胎儿 NT 的第 5、第 25、第 50、第 75、第 95 百分位关系（引自 *Nicolaids*）

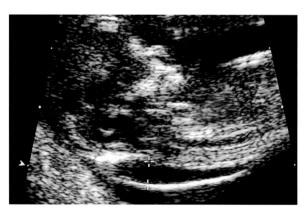

图 22-11　12 周 6 天胎儿
NT 值测量为 0.38cm，染色体核型为 21- 三体

一个共同特征是鼻梁塌陷。人体分析学研究亦发现，有 50% 的唐氏综合征患者的鼻根异常短。在流产的 21 三体胎中进行的尸体 X 线检查发现，约 50% 病例鼻骨缺乏骨化或发育不全。近年许多研究认为，胎儿鼻骨可在孕 11 ～ 13^+6 周以超声观察得到。

【鼻骨的测量方法】

（1）在孕 11 ～ 13^{+6} 周或胎儿头臀长在 45 ～ 84 mm 时进行检查并测量。

（2）测量鼻骨的标准平面：超声声束与鼻骨垂直，获取胎儿正中矢状切面，在此切面上测量鼻骨的长度，和测量 NT 一样，图像应放大至只显示胎儿头部及上胸。

（3）测量鼻骨强回声线两端点之间的距离。

【鼻骨的超声图像特征】（图 22-12）

在胎儿正中矢状切面上，使鼻骨图像尽可能在图像中成水平线状，此时可见三条清晰的回声线，位于上方的线为皮肤回声线，下方较粗且回声较上面皮肤明显增强者为鼻骨回声，第三条线与皮肤几乎相连但略高一点，则为鼻尖形成的短线。经过严格训练的超声医师，在 11 ～ 13^{+6} 周扫描时，胎儿鼻骨检查的成功率超过 95%。

【鼻骨测量的临床意义】

数项研究显示，在 11 ～ 13^{+6} 周鼻骨缺如（图 22-13）与 21- 三体以及其他染色体异常有高度相

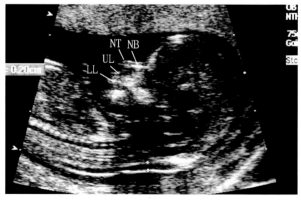

图 22-12　13 周正常胎儿鼻骨（NB）
NT 鼻尖，UL 上唇，LL 下唇

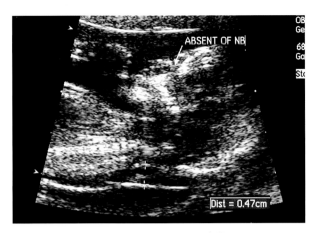

图 22-13 13周2天胎儿

鼻骨缺失（ABSENT OF NB），颈后皮肤透明层增厚约
0.47cm，染色体核型为 21-三体

关性。在 21-三体胎中，60%～70% 缺乏鼻骨，
在 18-三体胎中则有约 50%，13-三体中有 30% 缺
乏鼻骨。但染色体正常的胎儿中亦有 1.4% 缺乏鼻骨。

胎儿鼻骨缺如的发生有明显种族差异，在白种
人中，染色体正常的胎儿鼻骨缺如的发生率少于 1%，
在非裔加勒比海人中则有约 10%。

【其他超声特征】

80% 的 21-三体可检测到静脉导管血流速异
常，与染色体正常胎儿比较，其他超声标记例如脐
膨出（exomphalos）、巨膀胱（megacystis）及单脐
动脉的发生率在某些染色体异常胎儿中较高。此外，
头臀长、上颌长度、胎盘体积、胎儿心率等超声标记，
在胎儿染色体畸形的筛查中均有一定的价值。

三、中晚期妊娠超声声像图特征

（一）胎儿头颅

胎儿头颅的超声检查，由于胎儿体位的关系，
主要采用横切面检查。冠状切面和矢状切面较少使
用，在此不再叙述。

将探头置于胎头一侧，声束平面垂直于脑中线，
自颅顶向颅底横向扫查可获得一系列颅脑横切面。
在胎儿颅脑检查时，最重要、最常用的横切面有丘
脑水平横切面、侧脑室水平横切面和小脑横切面。

1. 丘脑水平横切面（双顶径与头围测量平面）（图

22-14）

标准平面要求清楚显示透明隔腔、两侧丘脑对
称及丘脑之间的裂隙样第三脑室，同时，颅骨环形
强回声呈椭圆形，左右对称。在此平面内主要可见
到以下重要结构：脑中线、透明隔腔（CSP）、丘脑、
第三脑室、大脑及大脑外侧裂等结构。

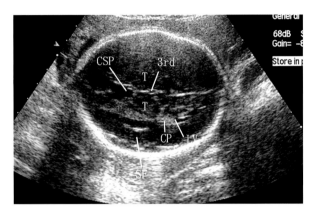

图 22-14 丘脑水平横切面

T 丘脑，CSP 透明隔腔，3rd 第三脑室，CP 脉络丛，SF
大脑外侧裂，LV 侧脑室

2. 侧脑室水平横切面（图 22-15）

在获得丘脑水平横切面后，声束平面平行向胎
儿头顶方向稍移动或探头由颅顶部向下方平行移动，
即可获此切面，这一切面是测量侧脑室的标准平面。

在此切面上，颅骨强回声环呈椭圆形，较丘脑
平面略小。侧脑室后角显示清楚，呈无回声区，内
有强回声的脉络丛，但未完全充满后角。图像中央
尚可显示两侧部分丘脑，脑中线可见。侧脑室额角

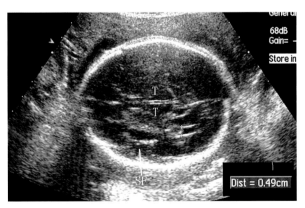

图 22-15 侧脑室水平横切面

侧脑室枕角，显示丘脑（T）侧脑室大脑镰大脑外侧裂
（SF），"＋＋"间，侧脑室枕角宽度 0.49cm

内侧壁几乎和大脑镰相平行，枕角向两侧分开离脑中线较远。测量枕角与额角的内径可判断有无脑室扩张及脑积水，整个妊娠期间，胎儿侧脑室枕角内径均应小于 10mm。中孕期，由于侧脑室内脉络丛呈强回声，其远侧的大脑皮质回声低或极低，应注意和侧脑室扩张或脑积水相区别。

3. 小脑横切面（图 22-16）

在获得丘脑平面后声束略向尾侧旋转，即可获此切面。此切面的标准平面要求同时显示清晰的小脑半球且左右对称以及前方的透明隔腔。小脑半球呈对称的球形结构，最初为低回声，随着妊娠的进展其内部回声逐渐增强，晚孕期显示出一条条排列整齐的强回声线为小脑裂，两侧小脑中间有强回声的蚓部相连。蚓部的前方有第四脑室，后方有后颅窝池。

小脑横径随孕周增长而增长。在孕 24 周前，小脑横径（以毫米为单位）约等于孕周（如 20mm 即为孕 20 周），孕 20 ～ 38 周平均增长速度为 1 ～ 2mm/周，孕 38 周后平均增长速度约为 0.7mm/ 周。

（二）胎儿脊柱

脊柱在胎儿超声诊断中是十分重要的结构。对胎儿脊柱的超声检查要尽可能从矢状切面、横断面及冠状面三方面观察，从而可以更为准确全面地发现胎儿脊柱及其表面软组织的病变情况。但是超声不能发现所有的脊柱畸形。胎儿俯卧位时容易显示胎儿脊柱后部，而仰卧位时难以显示。臀位或羊水

较少时胎儿骶尾部较难显示。

1. 脊柱矢状切面检查

孕 20 周以前，矢状扫查可显示出脊柱的全长及其表面皮肤的覆盖情况。在此切面上脊柱呈两行排列整齐的串珠状平行强回声带，从枕骨延续至骶尾部并略向后翘，最后融合在一起（图 22-17）。在腰段膨大，两强回声带增宽，两强回声带之间为椎管，其内有脊髓、马尾等。

2. 脊柱横切面检查

该切面最能显示脊椎的解剖结构，横切面上脊柱呈三个分离的圆形或短棒状强回声，两个后骨化中心较小且向后逐渐靠拢，呈"∧"字形排列，其中较大者为椎体骨化中心（图 22-18）。

3. 脊柱冠状切面检查

在近腹侧的冠状切面上可见整齐排列的三条平

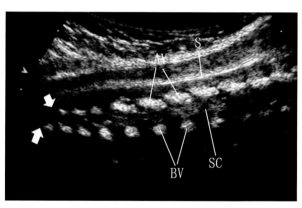

图 22-17　27 周胎儿脊柱矢状切面

脊柱强回声在骶尾部略向后翘（箭头所示），并逐渐靠拢。AV 椎弓，BV 椎体，SC 脊髓，S 皮肤

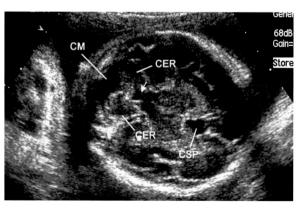

图 22-16　小脑横切面

小脑蚓部前方显示第四脑室（4V），CER 小脑，CSP 透明隔腔，CM 颅后窝池

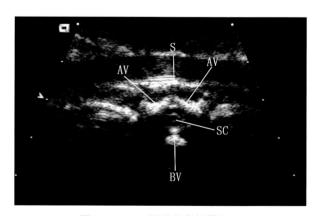

图 22-18　7 周胎儿脊柱横切面

显示脊柱呈"品"字排列。两个后骨化中心呈"∧"字形排列。AV 椎弓，BV 椎体，SC 脊髓，S 皮肤

行强回声带，中间一条反射回声来自椎体，两侧的来自椎弓骨化中心（图 22-19）。在近背侧的冠状切面上，脊柱仅表现为由两侧椎弓骨化中心组成的两条平行强回声带，中央的椎体骨化中心不显示。对于半锥体的观察很有效。

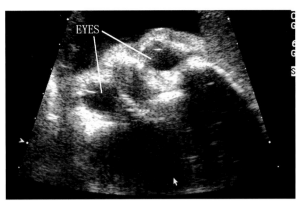

图 22-20　27 周胎儿双侧眼球横切面
显示双侧眼球及其内的晶体，EYES 眼

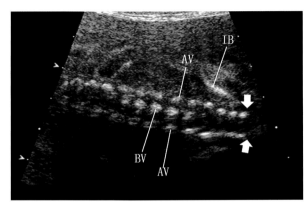

图 22-19　27 周胎儿脊柱冠状切面
显示脊柱呈三条平行线，且两侧带状强回声在骶尾部并逐渐靠拢（箭头所示），两侧为椎弓（AV）骨化中心，中央为椎体（BV）骨化中心
IB 髂骨

（三）胎儿面部检查

胎儿面部可通过矢状切面、冠状切面及横切面来检查，可清楚地显示出胎儿的双眼（图 22-20）、鼻、唇（图 22-21）、人中、面颊、下颌等，实时动态扫查时可显示胎儿在宫内的表情（如眨眼）、吸吮等动作。笔者认为冠状切面可作为常规筛查切面，但确诊面部畸形时，还应在矢状或横切面相互印证。

（四）胎儿肢体骨骼

胎儿骨骼有高对比度，是超声最早能分辨的结构。

一般在孕 8 周后胎儿骨骼开始出现初级骨化中心，如肱骨、桡骨、尺骨、髂骨、胫骨、腓骨等均能被超声所检出；掌骨、趾骨在孕 9 周，指骨在孕 8 ~ 11 周，坐骨、耻骨在孕 16 周出现初级骨化中心，距骨在孕 24 周出现初级骨化中心。

超声不但能显示胎儿骨骼的骨化部分，还可显示软骨部分。正常妊娠 32 周后在胎儿的骨骺软骨内陆续出现了次级骨化中心，不同部位的次级骨化中心出现的孕周不同，据此可帮助评估胎儿的孕周和肺成熟度，如股骨远端骨骺的次级骨化中心出现在

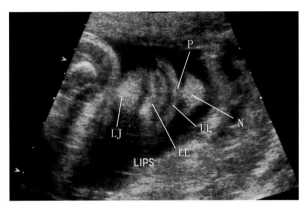

图 22-21　27 周胎儿鼻唇冠状切面
显示胎儿鼻、上唇及人中
UL 上唇，LL 下唇，N 鼻，P 人中，LIPS 唇，LJ 下颌

孕 32 ~ 33 周；胫骨远端骨骺的次级骨化中心出现在孕 33 ~ 35 周；肱骨头内的次级骨化中心出现在孕 36 ~ 40 周。

在超声图像上初级骨化中心表现为低回声的软骨组织中央的强回声区，伴有后方声影。随着孕周的增长而不断增长、增粗。

妊娠中期时羊水适中，胎动较活跃，四肢显示较好，此时期是检查胎儿四肢畸形的最好时期。四肢超声检查应遵循一定的检查顺序，笔者采用连续顺序追踪超声扫查法检查胎儿肢体，取得较好结果。该方法的主要内容是：

1. 上肢检测（图 22-22）

首先横切胸腔，显示背部肩胛骨后，声束平面沿肩胛骨肩峰方向追踪显示胎儿肱骨短轴切面，探头旋转 90 度后显示肱骨长轴切面并测量其长度，

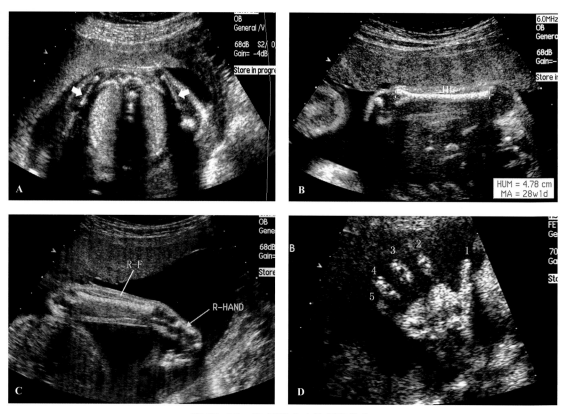

图 22-22　28 周胎儿上肢超声检查

A. 胎儿肩胛骨横切面，显示双侧肩胛骨（箭头）；B. 胎儿肱骨（HL）长轴切面；C. 胎儿右侧前臂（R-F）和手（R-HAND）的纵切面；D. 右侧手长轴切面，显示手呈张手状，1—5：各手指

然后沿着上肢的自然伸展方向追踪显示出前臂尺、桡骨纵切面，在显示前臂后探头再旋转 90°横切前臂，进一步确认前臂有尺、桡两骨，探头此时继续向前臂末端扫查，显示出手腕、手掌及掌骨、手指及指骨回声，并观察手的姿势及其与前臂的位置关系。

2. 下肢检测（图 22-23）

横切面盆腔，显示髂骨，然后髂骨一侧显示胎儿股骨长轴切面并测量其长度，再沿着下肢的自然伸展方向追踪显示小腿胫、腓骨长轴切面，此时探头旋转 90°观察胫、腓两骨的横断面，再将探头转为小腿纵向扫查，并移向足底方向，观察足的形态、趾及其数目、足与小腿的位置关系。

如果系手、足的姿势异常，则应注意探查手或足的周围有无子宫壁和胎盘或胎体的压迫，且应至少观察手、足的运动 2 次以上，如果异常姿势不随胎儿肢体包括手、足的运动而改变，且多次扫查均

显示同样声像特征，此时才对胎儿手、足姿势异常做出诊断。

（五）胎儿胸部

观察胎儿的胸部最常用的扫查方向是横切面扫查，胸部纵切面为辅助扫查切面。胎儿胸廓的大小与肺的大小有关，观察和测量胸廓的大小可以间接了解胎儿肺的发育情况。

在胎儿胸腔内有两个重要的脏器，肺脏和心脏。

中孕期超声检查可清楚显示胎肺，在胎儿胸部横切面上（图 22-24），肺脏位于心脏两侧，呈中等回声的实性结构，回声均匀，随妊娠进展，肺脏回声渐强，两侧肺脏大小接近（在四腔心切面上右肺略大于左肺），边缘光滑，回声相等，不挤压心脏。

（六）胎儿心脏

胎儿心脏的重要切面有：

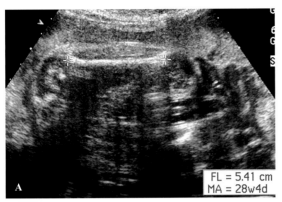

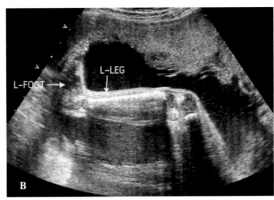

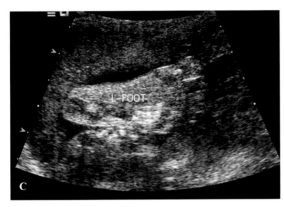

图 22-23 28 周胎儿下肢超声检查

A.胎儿股骨长轴切面；B.胎儿左侧小腿（L-LEG）和足（L-FOOT）的矢状切面；C.胎儿左侧足底（L-FOOT）的长轴切面

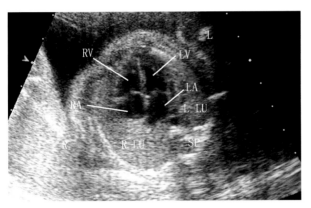

图 22-24 23 周胎儿胸腔四腔心水平横切面

心脏位置和肺回声正常。LA 左心房，RA 右心房，LV 左心室，RV 右心室，L-LU 左肺，R-LU 右肺，L 左侧，R 右侧

1.四腔心切面

在胎儿横膈之上横切胸腔即可获得胎儿四腔心切面。根据胎儿体位的不同,可为心尖四腔心切面(图22-25)，也可为胸骨旁长轴四腔心切面。

正常胎儿四腔心切面图像上，可显示以下许多重要内容：

（1）心脏主要位于左胸腔内，约占胸腔的 1/3，

心尖指向左前方，在此切面上测量心/胸比值（心脏面积/胸腔面积比值），正常值约 0.25 ～ 0.33。

（2）心脏轴的测量：即沿房间隔与室间隔长轴方向的连线与胎儿胸腔前后轴线之间的夹角，正常值偏左约 45°±20°。

（3）可清楚显示心脏四个腔室。左心房和右心房大小基本相等，左心房靠近脊柱，左心房与脊柱

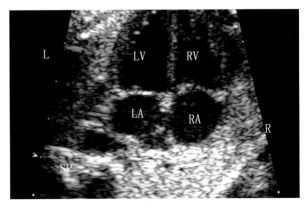

图 22-25 胎儿心尖四腔心切面

声束从胎儿腹侧进入，胎儿腹侧靠近探头；LV 左心室，RV 右心室，LA 左心房，RA 右心房，SP 脊柱，L 左侧，R 右侧

之间可见一圆形搏动性无回声结构即降主动脉的横切面。左、右心房之间为房间隔，房间隔中部可见卵圆孔，超声在该处显示房间隔连续性中断。左心房内可见卵圆孔瓣随心动周期运动。

左、右心室大小亦基本相等，右心室靠前，位于胸骨后方，右心室腔略呈三角形，心内膜面较粗糙，右心室内可见回声稍强的调节束（moderator band），一端附着于室间隔的中下 1/3，一端附着于右心室游离壁。左心室腔呈椭圆形，心内膜面较光滑，心尖主要由左心室尖部组成。两心室之间有室间隔，室间隔连续、完整。左、右心室壁及室间隔的厚度基本相同，实时超声下可见心室的收缩与舒张运动。但应注意，孕 28 周以后，正常胎儿右心室较左心室略大。

（4）左房室之间为二尖瓣，右房室之间为三尖瓣，实时超声下两组房室瓣同时开放关闭，开放幅度基本相等。

（5）房、室间隔与二、三尖瓣在心脏中央形成"十"交叉，二、三尖瓣关闭时"十"字更为清晰，但二、三尖瓣在室间隔的附着位置不在同一水平，三尖瓣更近心尖，而二尖瓣更近心底。

（6）四腔心切面上可清楚显示左、右房室连接关系及左心房与肺静脉的连接关系。

2. 左心室流出道切面

显示心尖四腔心切面后，探头声束平面向胎儿头侧略倾斜，即可显示出左心室流出道切面（心尖五腔切面）。如从胸骨旁四腔心切面开始，则探头声束平面向胎儿左肩部旋转 30° 略向心室前壁倾斜，可获得胸骨旁左室长轴切面（图 22-26），此时可观察升主动脉前壁与室间隔相连续，后壁与二尖瓣前叶延续。

3. 右心室流出道切面（图 22-27）

显示心尖五腔切面后，探头声束平面再向胎儿头侧稍倾斜，即可获得右心室流出道、肺动脉瓣及肺动脉长轴切面。在探头倾斜的过程中可动态观察到主动脉和肺动脉起始部的交叉以及左、右心室与主、肺动脉的连接关系。

4. 三血管平面（图 22-28A）及三血管 - 气管平面（图 22-28B）

显示右心室流出道切面后，声束平面再向胎儿

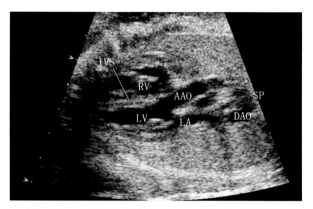

图 22-26　左室流出道切面，显示左室与主动脉的连接关系

胸骨旁左心长轴切面显示左室流出道清楚显示左心室与主动脉的连接关系，主动脉前壁与室间隔连续，主动脉后壁与二尖瓣前叶连续

AAO 升主动脉，RV 右心室，LV 左心室，LA 左心房，DAO 降主动脉，R 右侧，L 左侧，SP 脊柱，IVS 室间隔

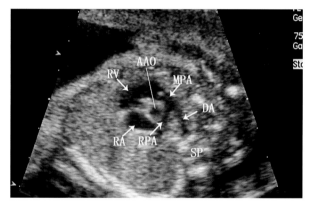

图 22-27　右室流出道

可清楚显示右心房（RA）右心室（RV）肺动脉（MPA）之间的连接关系，可显示动脉导管（DA）和右肺动脉（RPA）。AAO 升主动脉，SP 脊柱

头侧稍倾斜，即可获得三血管平面。在该切面上，从左至右依次为主肺动脉、升主动脉、上腔静脉，三者内径大小关系为：肺动脉＞升主动脉＞上腔静脉。在三血管平面基础上，声束平面再向胎儿头侧稍倾斜，即可获得三血管 - 气管平面。在该切面上，从左至右依次为主肺动脉和动脉导管的延续、主动脉弓的横切面、气管及上腔静脉的横切面，气管位于主动脉弓与上腔静脉之间的后方，且更靠近主动脉弓。主动脉弓与主肺动脉和动脉导管的延续排列关系类似"V"形，动态下主动脉弓和主肺动脉通过动脉导管相互延续，彩色多普勒显示两者血流方

向一致，均为蓝色（图 22-28C）或红色。

（七）胎儿腹部

膈肌是腹腔与胸腔的分界线。胸腹部矢状面和冠状切面均显示膈肌为一个光滑的薄带状低回声结构，随呼吸而运动，胎儿仰卧位时纵向扫查最清晰，若腹围较小且腹腔内未见胃泡，则要警惕是否存在有膈疝或膈肌发育不良。

使用高分辨率的超声诊断仪器，可准确地评价腹壁的完整性，脐带的附着位置、腹壁及腹腔内脏器异常。中孕期超声检查需要观察的腹腔内重要脏器有：

1. 肝脏

位于胎儿上腹部偏右侧，在晚期妊娠后几周，回声略低于胎肺回声。

肝脏内实质回声细小均匀，可见肝门静脉、脐静脉、肝静脉，脐静脉正对脊柱，不屈曲，向上向后走行，入肝组织和门静脉窦，在门静脉窦处与静脉导管相连通，静脉导管汇入下腔静脉。

2. 胆囊

胆囊在孕 24 周后即可显示，与脐静脉在同一切面，呈梨形，宽似脐静脉，内透声好，正常情况下位于中线脐静脉右侧（图 22-29），胆囊底近腹壁但与腹壁不相连，无搏动，囊壁回声较脐静脉的管壁回声强，也较厚。

3. 脾脏

位于胃后方的低回声结构，呈半月形（图 22-30），随孕龄增加而增长。

4. 胃

在孕 12 周，95% 的孕妇即可显示胎儿胃泡。孕 15 周更清晰，位于左上腹，比心脏稍低处，其大小与形状受吞咽的羊水量而改变，正常情况下，显示为无回声椭圆形或牛角形结构，蠕动活跃，孕 20 周后均能显示（图 22-30）。若胎胃充盈不良或显示不清时，应在 30～45 分钟后复查。

5. 肠道

中期妊娠时，胎儿腹部横切面显示肠道呈管壁

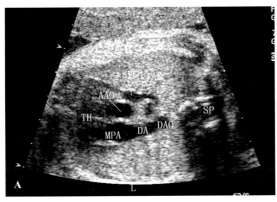

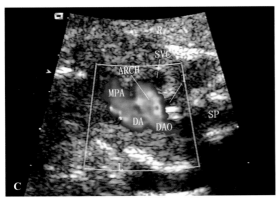

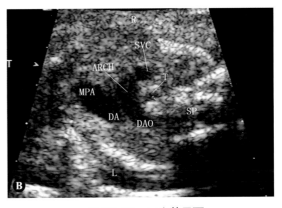

图 22-28 三血管平面

A. 在获得右心室流出道切面后，声束平面再向胎儿头侧稍倾斜，即可获得三血管平面，该切面上从左至右依次为主肺动脉、升主动脉、上腔静脉，三者内径大小关系为：肺动脉＞升主动脉＞上腔静脉；B. 三血管平面再向胎儿头侧稍倾斜，即可获得三血管－气管平面，该平面从左至右依次为主肺动脉和动脉导管的延续、主动脉弓的横切面、气管及上腔静脉的横切面，气管位于主动脉弓与上腔静脉之间的后方，且更靠近主动脉弓。主动脉弓与主肺动脉和动脉导管的延续排列关系类似"V"形；C. 彩色多普勒显示主动脉弓与主肺动脉两者血流方向一致

MPA 主肺动脉，AAO 升主动脉，SVC 上腔静脉，AZ 奇静脉，SP 脊柱，DA 动脉导管，ARCH 主动脉弓，T 气管，SP 脊柱，R 右侧，L 左侧，TH 胸腺，MPA 肺动脉，DAO 降主动脉

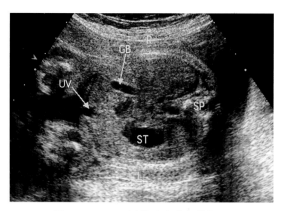

图 22-29　27 周胎儿上腹部横切面

胆囊（GB）位于脐静脉（UV）的右侧（R），胃泡（ST）位于左侧（L）

R 右侧，SP 脊柱

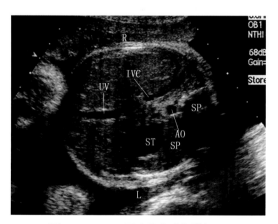

图 22-30　30 周胎儿上腹部横切面

胃泡（ST）位于脐静脉（UV）的左侧（L），脾脏（SP）位于胃泡的后方，呈半月形。R 右侧，IVC 下腔静脉，AO 腹主动脉，L 左侧

回声略强、内含小无回声区的蜂窝状结构（图 22-31），当肠道回声接近或等同或强于脊柱回声，应进一步追踪观察，若同时出现羊水过多或肠管扩张等情况时，病理意义更大。

正常情况下，晚期妊娠时结肠内径小于 20mm，小肠内径不超过 7mm，节段长度不超过 15mm，若超过此径不能排除肠道梗阻可能。

6. 双肾

在孕 14 周时高分辨力超声可显示出双肾，在 18 周后可恒定显示。正常时双肾紧靠脊柱两旁（图 22-32），低于成人肾的位置，在旁矢状面上呈长圆形蚕豆样，横切时呈圆形，右侧稍低于左侧。最初胎儿肾脏为均匀的低回声结构。随着妊娠的进展，

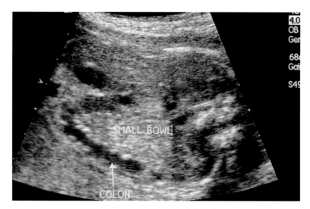

图 22-31　26 周胎儿腹部横切面

腹腔内片状略强、内含小无回声区的蜂窝状结构为小肠（SMALL BOWL），位于在小肠的一侧的长条形低回声区为结肠（COLON）回声

可见到更为详细的内部结构。等回声的肾皮质包绕在低回声的锥形髓质周围，中央强回声区为集合系统，肾外周为肾周脂肪囊。

7. 肾上腺

在孕 18 周后，在肾脏内侧的前上方可见一弯眉状或米粒状的低回声区，其内部中央有一线状强回声，即为肾上腺（图 22-33）。在横切肾脏后稍向上方（头侧）平移探头即可显示。

8. 膀胱

位于盆腔，呈圆或椭圆形无回声区。孕 15 周可清晰显示。膀胱容量不定，或过度充盈时，要在 30 ～ 45 分钟后复查以排除泌尿系异常。

在膀胱两侧壁外侧可见两条脐动脉伸向腹壁与脐静脉共同行走于脐带中（图 22-34），单脐动脉时，仅膀胱一侧可见脐动脉显示。

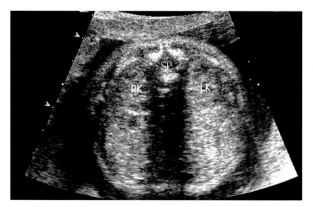

图 22-32　28 周胎儿腹部肾门水平横切面

双肾紧靠脊柱（SP）两旁

RK 右肾，LK 左肾

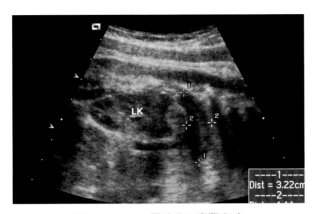

图 22-33　38 周胎儿正常肾上腺

胎儿肾脏矢状切面，"＋＋"间为肾上腺

LK 左肾

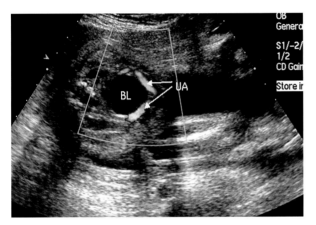

图 22-34　28 周胎儿盆腔横切面

膀胱（BL）两侧壁外侧两条脐动脉（UA）伸向腹壁

（八）胎儿外生殖器

男胎外生殖器较女胎者易显示。男胎外生殖器可显示阴囊、睾丸、阴茎。女性外生殖器可显示大阴唇及阴蒂。

孕 18 周后，阴囊和阴茎可清晰显示。

孕 22 周后，大阴唇可清晰显示。

（九）胎盘

由于胎盘也是随胎儿生长发育而发育的器官，故其超声声像图亦随孕周发展而不同。超声所观察的内容包括胎盘所在位置、大小、数目、内部回声、成熟度、下缘与宫颈内口关系、胎盘后结构回声以及胎盘内多普勒血流情况等，通常采用经腹部超声检查，即能完成上述内容的观察，在观察胎盘下缘与宫颈内口的关系时，有时需经会阴和经阴道超声检查。

从孕 9 周开始，超声即显示胎盘呈月牙状的强回声带围绕在孕囊周边。孕 12 周后胎盘已基本形成，超声可显示清楚的胎盘轮廓，胎盘实质呈均匀点状低回声，胎盘后方由蜕膜、子宫肌层、子宫血管（主要为子宫静脉）形成，呈混合回声。

胎盘分级：临床上通常用胎盘分级来估计胎盘功能和胎儿成熟度，胎盘分级主要根据绒毛膜板、胎盘实质、基底膜三个部分的改变进行判断，见表 22-1。

（十）脐带

1. 正常脐带结构的观察

超声于孕 8 周显示脐带，呈一直而较厚的低回声结构，二维超声难以显示其内部血管（2 条脐动脉和 1 条脐静脉），彩色多普勒超声能显示。整个孕期脐带长度几乎和胎儿身长一致。超声不能确定脐带长度，但是通过观察羊水内脐带回声的多少和应用彩色多普勒血流显像，可以对中孕早期的脐带长度进行粗略的印象估计。

2. 脐动脉血流动力学评估

在中晚期妊娠，可用脐动脉的多普勒血流速度

表 22-1　胎盘声像分级

级别	绒毛膜板	胎盘实质	基底膜
0 级	直而清晰，光滑平整	均匀分布，细微点状回声	分辨不清
Ⅰ 级	出现轻微的波状起伏	出现散在的点状强回声	似无回声
Ⅱ 级	出现切迹并伸入胎盘实质内，未达到基底膜	出现逗点状强回声	出现线状排列的点状强回声，其长轴与胎盘长轴平行
Ⅲ 级	深达基底膜	出现环状强回声和不规则的点状、团状强回声，可伴声影	点状强回声范围增大，可融合相连，能伴有声影

来评估胎盘循环，发现异常妊娠。脐动脉的搏动指数（PI）阻力指数（RI）及收缩期最大血流速度 S 与舒张期血流速度 D 比值（S/D）均是用来反映"顺流"的胎盘血管阻力，正常情况下 PI、s/d、ri 是随孕周而降低的。通常孕晚期 S/D 比值低于 2.5。

（十一）羊水的超声测量方法

应用超声评估羊水量是对胎儿评价的一项重要方法。

1. 羊水指数（amniotic fluid index，AFI）（单位：cm）

以母体脐部为中心，划分出左上、左下、右上、右下四个象限，声束平面垂直于水平面，分别测量四个象限内羊水池的最大深度，四个测值之和为羊水指数。

正常范围：8～18cm。

2. 羊水无回声区的最大深度（单位：cm）

寻找宫腔内羊水最大无回声区，内不能有肢体或脐带。声束平面垂直于水平面，测量此无回声区的垂直深度。最大无回声区 ≤ 2.0cm 为羊水过少。≥ 8.0cm 为羊水过多。

四、超声测量评价胎儿生长

（一）早孕期妊娠龄的估计

1. 妊娠囊平均直径

膀胱充盈适度，完整显示妊娠囊，妊娠囊平均内径（cm）=（纵径＋横径＋前后径）÷3，

所测得的妊娠囊平均内径（mm）加上 30 即为妊娠天数。即：

妊娠龄（天）= 妊娠囊平均内径（mm）+30

但应注意该方法仅适用于孕 7 周内，且各径测值应取妊娠囊内径

2. 头臀长（crown-rump length，CRL）

妊娠 6～12 周，测量头臀长（CRL）是估计妊娠龄大小的最准确的方法。

取胎体或躯干最长，最直的正中矢状切面图像。测量胚胎的颅顶部到臀部外缘间的距离（图 22-35），一般取三次测量的平均值，且测量时不能包

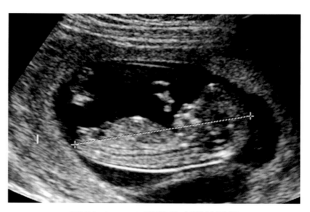

图 22-35　12 周胎儿头臀长测量

括胎儿肢体或卵黄囊。

孕周 =CRL（cm）+6.5

在获得头臀长后，也可通过头臀长与孕龄的关系表查出对应孕周大小

（二）中晚期妊娠胎龄估计

1. 双顶径（biparietal diameter，BPD）

【测量标准切面】

胎头横切时的丘脑平面（头颅外形呈卵圆形，颅骨对称，可见透明隔腔，两侧对称的丘脑，两丘脑之间的第三脑室和侧脑室后角）。

【测量方法】

（1）测量近侧颅骨外缘至远侧颅骨内缘间的距离（图 22-36）。

（2）测量远近两侧颅骨骨板强回声中点之间的

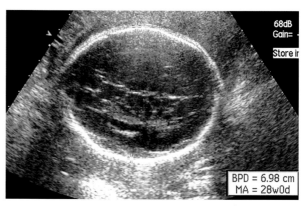

图 22-36　28 周胎儿双顶径

测量光标放置于近端颅骨骨板外缘至远端颅骨内缘间的距离

距离。

（3）测量近侧颅骨外缘至远侧颅骨外缘间的距离。

采用第一种测量方法比较多见，即测量近侧颅骨骨板外缘至远侧颅骨内缘间的距离。如果超声仪器中设置有胎儿生长发育与双顶径的对照换算程序，则要明确该仪器使用的是哪一种测量方法。

【注意事项】

（1）测量时不要将颅骨外的软组织包括在内。

（2）在孕 31 周前，BPD 平均每周增长 3mm，孕 31 ～ 36 周平均每周增长 1.5mm，孕 36 周后平均每周增长 1mm。

（3）受胎方位或不同头型或胎头入盆等因素的影响，晚孕期双顶径测值会出现较大偏差。

（4）在孕 12 ～ 28 周，测量值最接近孕周。

2. 头围（head circumference，HC）（表 22-2）

【测量平面】

同双顶径测量平面。

【测量方法】

（1）分别测量颅骨最长轴和最短轴的颅骨外缘到外缘间的距离（图 22-37），或颅壁中点的距离，即枕额径（OFD）和双顶径（BPD）

HC ＝（BPD ＋ OFD）×1.6

（2）用电子求积仪（椭圆功能键）沿胎儿颅骨声像外缘直接测出头围长度。

【注意事项】

（1）测量值不包括颅骨外的头皮等软组织。

（2）不论胎头是圆形或长型，头围测量都可全面显示出胎头的实际大小，故在孕晚期，头围测量已基本上取代了双顶径测量。

3. 腹围（abdominal circumference，AC）

标准测量切面：胎儿腹部最大横切面，该切面显示腹部呈圆或椭圆形（受压时），脊柱为横切面，胎胃及胎儿肝内门静脉 1/3 段同时显示（图 22-38）。

【测量径线】

分别测量前后径及横径，测量腹部一侧皮肤外

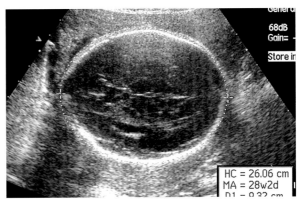

图 22-37　28 胎儿头围测量

测量光标放置于颅骨最长轴和最短轴的颅骨外缘到外缘间的距离

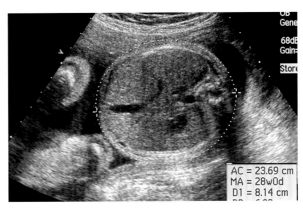

图 22-38　28 周胎儿腹围测量

光标放置于腹部一侧皮肤外缘到另一侧皮肤外缘的距离

缘到另一侧皮肤外缘的距离。

腹围 ＝（前后径 ＋ 横径）×1.57。

电子测量仪（椭圆功能键）沿腹壁皮肤外缘直接测量。

【注意事项】

（1）腹围测量切面要尽可能接近圆形。

（2）肝内门静脉段显示不能太长。

（3）腹围与胎儿的体重关系密切。常用于了解胎儿宫内营养状况，若腹围小于正常值，则要小心胎儿是否有 IUGR。

（4）股骨长 / 腹围 ×100%，该值 < 20% 可能为巨大儿，> 24%，可能有 IUGR。

（5）孕 35 周前，腹围小于头围；孕 35 周左右，两者基本相等；孕 35 周后，胎儿肝脏增长迅速，皮下脂肪积累，腹围大于头围。

4.股骨长度（femur length，FL）（表22-2）

股骨是最易识别的长骨，股骨测量适用于中晚期妊娠的孕龄评估，尤其在妊娠晚期，较其他径线测量值更有意义。

【标准切面】

声束与股骨长径垂直，从股骨外侧扫查，完全显示股骨长轴切面，且两端呈平行的斜面。

测量值：测量点应在股骨两端的端点上。

【注意事项】

（1）孕30周前股骨增长2.7mm/周，在31～36周增长2.0mm/周，在36周后增长1.0mm/周。

（2）应从股骨外侧扫查，若从股骨内侧扫查，可见股骨有些弯曲，此为正常现象。

（3）当胎头测量估测孕周不准时，取股骨测量值。

也可参考FL/BPD及FL/AC比值：

若FL/BPD比值＜70%，则放弃FL测量；

若FL/BPD比值＜86%，则放弃BPD测量；

若FL/BPD比值在71%～86%（为正常范围），可进一步用FL/AC：

若FL/AC比值＜20%，可能为巨大儿；

若FL/AC比值＞24%，可能有IUGR，应放弃AC测量。

（4）必要时测量另一侧股骨作对比。

（5）测量时须测量股骨的骨化部分，不要包括骨骺和股骨头。要显示长骨真正的长轴切面，如果长骨两端的软骨部分都能看到，说明该测量平面是通过长轴切面的。

（6）胎儿矮小症及胎儿骨骼发育畸形时不适用。

5.肱骨长度（humerus length，HL）

【测量切面】

完全显示肱骨，并且声束要与肱骨长径垂直，清晰显示出肱骨的两端。

【测量径线】

肱骨两端端点的距离。

【注意事项】

（1）中孕期，肱骨与股骨等长，甚至可以长于股骨。

（2）必要时测量对侧肱骨做对比。

（3）要测量肱骨真正的长轴切面。

（4）在胎儿短肢畸形时，肱骨不适用于推测孕周。

股骨与肱骨测量值低于平均值的二个标准差以上，可认为股骨或肱骨偏短，低于平均值二个标准差以上5mm（表22-2，表22-3），则可能有骨骼发育不良。

表22-2　13～42周胎儿四肢长骨与双顶径正常测值（单位：cm）

孕周（周）	双顶径	肢体长骨				
		股骨	胫骨	腓骨	肱骨	桡骨
13	2.3（0.3）	1.1（0.2）	0.9（0.2）	0.8（0.2）	1.0（0.2）	0.6（0.2）
14	2.7（0.3）	1.3（0.2）	1.0（0.2）	0.9（0.3）	1.2（0.2）	0.8（0.2）
15	3.0（0.1）	1.5（0.2）	1.3（0.2）	1.2（0.2）	1.4（0.2）	1.1（0.1）
16	3.3（0.2）	1.9（0.3）	1.6（0.3）	1.5（0.3）	1.7（0.2）	1.4（0.3）
17	3.7（0.3）	2.2（0.3）	1.8（0.3）	1.7（0.2）	2.0（0.4）	1.5（0.3）
18	4.2（0.5）	2.5（0.3）	2.2（0.3）	2.1（0.3）	2.3（0.3）	1.9（0.2）
19	4.4（0.4）	2.8（0.3）	2.5（0.3）	2.3（0.3）	2.6（0.3）	2.1（0.3）
20	4.7（0.4）	3.1（0.3）	2.7（0.2）	2.6（0.3）	2.9（0.3）	2.4（0.2）
21	5.0（0.5）	3.5（0.4）	3.0（0.4）	2.9（0.4）	3.2（0.4）	2.7（0.4）

续表

孕周（周）	双顶径	肢休长骨				
		股骨	胫骨	腓骨	肱骨	桡骨
22	5.5（0.5）	3.6（0.3）	3.2（0.3）	3.1（0.3）	3.3（0.3）	2.8（0.5）
23	5.8（0.5）	4.0（0.4）	3.6（0.2）	3.4（0.2）	3.7（0.3）	3.1（0.4）
24	6.1（0.5）	4.2（0.3）	3.7（0.3）	3.6（0.3）	3.8（0.4）	3.3（0.4）
25	6.4（0.5）	4.6（0.3）	4.0（0.3）	3.9（0.4）	4.2（0.4）	3.5（0.3）
26	6.8（0.5）	4.8（0.4）	4.2（0.3）	4.0（0.3）	4.3（0.3）	3.6（0.4）
27	7.0（0.3）	4.9（0.3）	4.4（0.3）	4.2（0.3）	4.5（0.2）	3.7（0.3）
28	7.3（0.5）	5.3（0.5）	4.5（0.4）	4.4（0.3）	4.7（0.4）	3.9（0.4）
29	7.6（0.5）	5.3（0.5）	4.6（0.3）	4.5（0.3）	4.8（0.4）	4.0（0.5）
30	7.7（0.6）	5.6（0.3）	4.8（0.5）	4.7（0.3）	5.0（0.5）	4.1（0.6）
31	8.2（0.7）	6.0（0.6）	5.1（0.3）	4.9（0.5）	5.3（0.4）	4.2（0.3）
32	8.5（0.6）	6.1（0.6）	5.2（0.4）	5.1（0.4）	5.4（0.4）	4.4（0.6）
33	8.6（0.4）	6.4（0.5）	5.4（0.5）	5.3（0.3）	5.6（0.5）	4.5（0.5）
34	8.9（0.5）	6.6（0.6）	5.7（0.5）	5.5（0.4）	5.8（0.5）	4.7（0.5）
35	8.9（0.7）	6.7（0.6）	5.8（0.4）	5.6（0.4）	5.9（0.6）	4.8（0.6）
36	9.1（0.7）	7.0（0.7）	6.0（0.6）	5.6（0.5）	6.0（0.6）	4.9（0.5）
37	9.3（0.9）	7.2（0.4）	6.1（0.4）	6.0（0.4）	6.1（0.4）	5.1（0.3）
38	9.5（0.6）	7.4（0.6）	6.2（0.3）	6.0（0.4）	6.4（0.3）	5.1（0.5）
39	9.5（0.6）	7.6（0.8）	6.4（0.7）	6.1（0.6）	6.5（0.6）	5.3（0.5）
40	9.9（0.8）	7.7（0.4）	6.5（0.3）	6.2（0.1）	6.6（0.4）	5.3（0.5）
41	9.7（0.6）	7.7（0.4）	6.6（0.4）	6.3（0.5）	6.6（0.4）	5.6（0.4）
42	10.0（0.5）	7.8（0.7）	6.8（0.5）	6.7（0.7）	6.8（0.7）	5.7（0.5）

注：括号内数值为 2 个标准差值。（数据引自 Merz E，Mi-sook KK，Pehl S：Ultrasonic mensuration of fetal limb bones in the second and third Trimesters. J Clin Ultrasound，1987，15：175.）

表 22-3　12 ～ 40 周胎儿四肢长骨第 5、第 50、第 95 百分位测值（单位：mm）

孕周（周）	胫骨			腓骨			股骨			肱骨			尺骨			桡骨		
	5th	50th	95th	5th	50th	95th	5th	50th	95th	5th	50th	95th	5th	50th	95th	5th	50th	95th
12	—	7	—	—	6	—	4	8	13	—	9	—	—	7	—	—	7	—
13	—	10	—	—	9	—	6	11	16	6	11	16	5	10	15	6	10	14
14	7	12	17	6	12	19	9	14	18	9	14	19	8	13	18	8	13	17
15	9	15	20	9	15	21	12	17	21	12	17	22	11	16	21	11	15	20
16	12	17	22	13	18	23	15	20	24	15	20	25	13	18	23	13	18	22
17	15	20	25	13	21	28	18	23	27	18	22	27	16	21	26	14	20	26
18	17	22	27	15	23	31	21	15	30	20	25	30	19	24	29	15	22	29
19	20	25	30	19	26	33	24	28	33	23	28	33	21	26	31	20	24	29

孕周(周)	胫骨			腓骨			股骨			肱骨			尺骨			桡骨		
	5th	50th	95th	5th	50th	95th	5th	50th	95th	5th	50th	95th	5th	50th	95th	5th	50th	95th
20	22	27	33	21	28	36	26	31	36	25	30	35	24	29	34	22	27	32
21	25	30	35	24	31	37	29	34	38	28	33	38	26	31	36	24	29	33
22	27	32	38	27	33	39	32	36	41	30	35	40	28	33	38	27	31	34
23	30	35	40	28	35	42	35	39	44	33	38	42	31	36	41	26	32	39
24	32	37	42	29	37	45	37	42	46	35	40	45	33	38	43	26	34	42
25	34	40	45	34	40	45	40	44	49	37	42	47	35	40	45	31	36	41
26	37	42	47	36	42	47	42	47	51	39	44	49	37	42	47	32	37	43
27	39	44	49	37	44	50	45	49	54	41	46	51	39	44	49	33	39	45
28	41	46	51	38	45	53	47	52	56	43	48	53	41	46	51	33	40	48
29	43	48	53	41	47	54	50	54	59	45	50	55	43	48	53	36	42	47
30	45	50	55	43	49	56	52	56	61	47	51	56	44	49	54	36	42	47
31	47	52	57	42	51	59	54	59	63	48	53	58	46	51	56	38	44	50
32	48	54	59	42	52	63	56	61	65	50	55	60	48	53	58	37	45	53
33	50	55	60	46	54	62	58	63	67	51	56	61	49	54	59	41	46	51
34	52	57	62	46	55	65	60	65	69	53	58	63	51	56	61	40	47	53
35	53	58	64	51	57	62	62	67	71	54	59	64	52	57	62	41	48	54
36	55	60	65	54	58	63	64	68	73	56	61	65	53	58	63	39	48	57
37	56	61	67	54	59	65	65	70	74	57	62	67	55	60	65	45	49	53
38	58	63	68	56	61	65	67	71	76	59	63	68	56	61	66	45	49	54
39	59	64	69	56	62	67	68	73	77	60	65	70	57	62	67	45	50	54
40	61	66	71	59	63	67	70	74	79	61	66	71	58	63	68	45	50	55

注：5th，第 5 百分位 50th，第 50 百分位 95th，第 95 百分位。
（数据引自 Romero R，Athanasiadis AP，Jeanty P.Fetal skeletal anomalies.Radiol Clin North Am，1989，28：75-99.）

（三）胎儿体重的估计（表 22-4）

根据胎儿的一项或多项生物学测量值，经统计学处理，可计算出胎儿的体重。

估测胎儿体重的公式很多，不同的作者有不同的计算公式，但目前基本不需要临床超声工作者去按公式计算胎儿体重，因大多数的超声诊断仪都有产科胎儿发育与体重估计的计算软件，输入各超声测量值后，可迅速得出胎儿孕周及体重，非常方便，或者可采用查表法获得。

各项胎儿体重预测的超声参数，以胎儿腹围与体重关系最密切。准确的体重估测对指导临床决定分娩时机与方式意义重大，要获得较准确的胎儿体重，须注意以下几点：

（1）标准切面的准确测量。

（2）测量多项生物学指标，尤其当胎儿生长不匀称时。

（3）多次测量获得平均测量值（一般测 3 次），以缩小测量的误差。

要获得准确的超声测量值,最好在实际工作中,积累经验,对计算公式加以校正,若能采用自己采取的资料统计而得的公式或关系图表,误差会减到最小范围。

表 22-4　胎儿生长参数正常值标准与孕周关系

孕龄（周）	头围（cm）			腹围（cm）			股骨长径（cm）			头围/腹围			预测体重		
	−2sd	$\bar{x}$	+2sd	−2sd	$\bar{x}$	+2sd	−2sd	$\bar{x}$	+2sd	−2sd	$\bar{x}$	+2sd	10th	50th	90th
12	5.1	7.0	8.9	3.1	5.6	8.1	0.2	0.8	1.4	1.12	122	1.31	—	—	—
13	6.5	8.9	10.3	4.4	6.9	94	0.5	1.1	1.7	1.11	121	1.30	—	—	—
14	7.9	9.8	11.7	5.6	8.1	10.6	0.9	1.5	2.1	1.11	1.20	1.30	—	—	—
15	9.2	11.1	13.0	6.8	93	11.8	1.2	1.8	2.4	1.10	1.19	1.29	—	—	—
16	10.5	12.4	14.3	8.0	10.5	13.0	1.5	2.1	2.7	1.09	1.18	1.28	—	—	—
17	11.8	13.7	15.6	9.2	11.7	14.2	1.8	2.4	3.0	1. 08	1.18	1.27	—	—	—
18	13.1	15.0	16.9	10.4	12.9	15.4	2.1	2.7	3.3	1.07	1.17	1.26	—	—	—
19	14.4	16.3	18.2	11.6	14.1	16.6	2.3	3.0	3.6	1.06	1.16	1.25	—	—	—
20	15.6	17.5	19.4	12.7	15.2	17.7	2.7	3.3	3.9	1.06	1.15	1.24	—	—	—
21	16.8	18.7	20.6	13.9	16.4	18.9	3.0	3.6	4.2	1.05	1.14	1.24	0.28	0.41	0.86
22	18.0	19.9	21.8	15.0	17.5	20.0	3.3	3.9	4.5	1.04	1.13	1.23	0.32	0.48	0.92
23	19.1	21.0	22.9	16.1	18.6	21.1	3.6	4.2	4.8	1.03	1.12	1.22	0.37	0.55	0.99
24	20.2	22.1	24.0	17.2	19.7	22.0	3.8	4.4	5.0	1.02	1.12	1.21	0.42	0.64	1.08
25	21.3	23.2	25.1	18.3	20.8	23.3	4.1	4.7	5.3	1.01	1.11	1.20	0.49	0.74	1.18
26	22.3	24.2	26.1	19.4	21.9	244	4.3	4.9	5.5	1.00	1.10	1.19	0.57	0.86	1.32
27	23.3	25.2	27.1	20.4	22.9	25.4	4.6	5.2	5.8	1.00	1.09	1.18	0.66	0.99	1.47
28	24.3	26.2	28.1	21.5	24.0	26.5	4.8	5.4	6.0	0.99	1.08	1.18	0.77	1.15	1.66
29	25.2	27.1	29.0	22.5	25.0	27.5	5.0	5.6	6.2	0.98	1.07	1.17	0.89	1.31	1.89
30	26.1	28.0	29.9	23.5	26.0	28.5	52	5.8	6.4	0.97	1.07	1.16	1.03	1.46	2.10
31	27.0	28.9	30.8	24.5	27.0	29.5	5.5	6.1	6.7	0.96	1.06	1.15	1.18	1.63	2.29
32	27.8	29.7	31.6	25.5	28.0	30.5	5.7	6.3	6.9	0.95	1.05	1.14	1.31	1.81	2.50
33	28.5	30.4	32.3	26.5	29.0	31.5	5.9	6.5	7.1	0.95	1.04	1.13	1.48	2.01	2.69
34	29.3	31.2	33.1	27.5	30.0	32.5	6.0	6.6	7.2	0.94	1.03	1.13	1.67	2.22	2.88
35	29.9	31.8	33.7	28.4	30.9	33.4	6.2	6.8	7.4	0.93	1.02	1.12	1.87	243	3.09
36	30.6	32.5	344	29.3	31.8	343	6.4	7.0	7.6	0.92	1.01	1.11	2.19	2.65	3.29
37	31.1	33.0	34.9	30.2	32.7	35.2	6.6	7.2	7.8	0.91	1.01	1.10	2.31	2.87	3.47
38	31.9	33.6	35.5	31.1	33.6	36.1	6.7	7.3	7.9	0.90	1.00	1.09	2.51	3.03	3.61
39	32.2	34.1	36.0	32.0	34.5	37.0	6.9	7.5	8.1	0.89	0.99	1.08	2.68	3.17	3.75
40	32.6	34.5	36.4	32.9	35.4	37.9	7.0	7.6	8.2	0.89	0.98	1.08	2.75	3.28	3.85

注：1. $\bar{x}$：平均值；sd：标准差；+2sd：上限；−2sd：下限；50 th：50% 中位数；90 th：上限 90%；10 th：下限 10%（Hadlock 等，1983）

2. 预测体重一般根据双顶径股骨径（股骨长径）与腹围 (cm) 联合指标查表

第四节　主要疾病超声诊断

一、宫内发育迟缓（IUGR）

宫内发育迟缓胎儿的围产期发病率和死亡率的风险增高。正确诊断 IUGR 非常关键，因为适当的处理可以带来良好的结局。临床任务是确定处在不良宫内环境的高危胎儿，并给予及时处理。识别小但是健康的胎儿，避免对胎儿和母体进行不必要的、过度治疗和恰当的干预是非常重要的。

（一）宫内发育迟缓（IUGR）和小于胎龄儿（SGA）定义

小于胎龄儿（SGA）未能达到体重阈值（通常定义为第 10 百分位数）的婴儿。根据这个阈值，依照统计学定义 10% 的正常人群将被包括在 SGA，包括体型小但是健康的婴儿。

宫内发育迟缓（IUGR）胎儿体重小于正常值的第 10 百分位数。由于自身健康受到某些因素影响，未能达到生长潜能。这些原因包括遗传疾病，感染疾病，子宫胎盘功能不全等。换句话说，IUGR 与 SGA 相似但是病态的。IUGR 的胎儿通常是 SGA。应该记住的是，胎儿大小与围产期发病率和死亡率增高之间没有必然联系，有必然联系的是生长受限。

表 22-5　与 IUGR 发生相关的原因

产妇因素	胎盘因素	胎儿因素
高血压	原发性胎盘疾病	染色体异常
肾脏疾病	镶嵌现象	先天畸形
糖尿病	前置胎盘	感染
血栓性疾病	胎盘剥离	多胎妊娠
贫血		
营养不良		
吸毒/致畸物暴露/吸烟/酗酒		

宫内发育迟缓（IUGR）的原因

胎儿的正常生长取决于内因（遗传）和外因（胎盘和母体）。任何一项或多项因素存在问题将影响胎儿的生长。分娩前确定 IUGR 的特定原因十分重要。因为病因的确定关系到如何进行临床处理、父母咨询以及妊娠结局的预测。与 IUGR 有关的原因常见的有三大类，即母体、胎盘、胎儿本身因素，详见表 22-5。

（二）宫内发育迟缓（IUGR）的超声评价

1. IUGR 的二维超声表现主要用于胎儿生长参数判断

（1）准确确定妊娠龄：妊娠早期头臀长是准确估计妊娠龄的可靠参数。当用末次月经推断的妊娠龄与头臀长估计的妊娠龄相差 5 天时，应当根据生物测量纠正妊娠龄。当末次月经不确定或不知且未在早孕期（13 周前）做过超声时，20 周前的生物测量有 7～10 天的误差。晚孕期确定的妊娠龄是不准确的，万不可据此更改患者的预计妊娠龄。小脑横径，足长等参数依赖妊娠龄但是不受 IUGR 影响。

（2）胎儿大小与生长：产前正确评价胎儿生长有一定困难。胎儿大小是物理学参数，可以在任何妊娠龄测量。生长是动态过程，只能反复测量才能评价。因此，产前准确区分 IUGR 和 SGA 是有挑战性的。

多年来，SGA 的诊断仅在出生后排除病理改变后方才做出。现在，胎儿的大小可以直接用超声确定。最常用于估计胎儿大小的参数有双顶径，头围，腹围和股骨长。超声仪器的集成软件可以根据这些参数准确计算出胎儿的体重。健康胎儿的体重应该在均数的两个标准差内。当胎儿体重低于均数的两个标准差或低于第 10 百分位数，则 SGA 或 IUGR 可疑。多次超声评价可见 IUGR 的生长降低（图 22-39B），SGA 婴儿的胎儿稳定生长（图 22-39A）。

（3）匀称型 IUGR：HC、AC、FL 低于平均值的两倍标准差（M-2SD），HC/AC 比值正常。

（4）非匀匀称型 IUGR：HC、AC、FL 低于平均值的两倍标准差（M-2SD），HC/AC 比值（或 FL/AC）比值异常增加（M+2SD）。

（5）常合并羊水过少；合并羊水增多时，胎儿染色体异常风险会明显增高。

2. IUGR 的多普勒超声表现

（1）子宫动脉：在 34 孕周以前检查母体子宫脉多普勒较有意义。主要表现为子宫动脉血管阻力增高，舒张早期出现明显切迹（图 22-40）。

（2）脐动脉：脐动脉多普勒频谱主要表现为舒张期成分减少、缺如或逆向（图 22-41），提示胎盘功能不良，胎盘阻力增高。在预计体重（EFW）小于第 10 百分位数且脐动脉多普勒参数和羊水正常的胎儿死亡率极低。小于胎龄儿且多普勒正常的胎儿更多的是表现为体型上的小，而不是病理上的生长受限。相反，脐动脉舒张末期血流缺如或反向者，围产儿死亡率高，结局极差。

（3）其他脏器血流：胎盘循环阻力增高，可引起胎儿缺氧，为保证重要脏器（脑、心、肾上腺）的血供，出现代偿性血流动力学改变，包括大脑中动脉舒张期血流增加，搏动指数减小（图 22-42）；肾血流量减少，导致羊水量的减少；胃肠的血流量减少，引起肠系膜和肠壁缺血坏死，出现肠

管回声增强。这种血流的重新分布机制，使脑血流增加，也称"脑保护效应"，因此用大脑中动脉的多普勒频谱分析可以很好地评价 IUGR。如果缺氧未能得到及时解决，这种"脑保护效应"持续存在，静脉导管也将扩张，可以使更多的血流通过卵圆孔进入左房，再到左室，通过主动脉供应头部。最近的数据提示，有异常大脑中动脉多普勒频谱但是脐动脉多普勒频谱正常的胎儿分娩较早，出生体重低，经阴道分娩少，剖宫产率增加，收入新生儿监护的多。因此，有人提出大脑中动脉 / 脐动脉阻力指数的比值似乎比单独的脐动脉或大脑中动脉阻力指数更精确。

二、巨大胎儿

新生儿体重超过 4000g 为巨大胎儿。巨大胎儿出生死亡率和患病率与生长迟缓相似，较正常胎

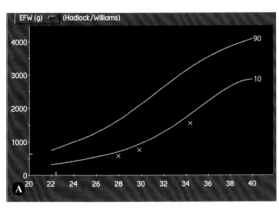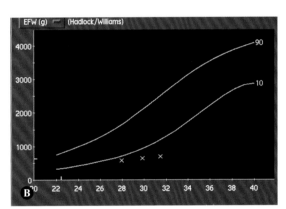

图 22-39　胎儿的体重生长指数曲线图
A. SGA 胎儿的体重生长指数曲线呈稳定性增长；B. IUGR 胎儿的体重生长指数曲线呈生长降低

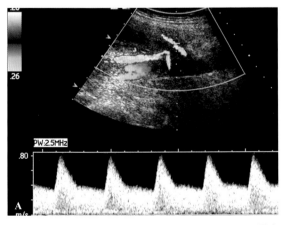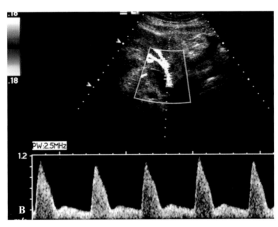

图 22-40　子宫动脉多普勒频谱图
A. 28 周胎儿正常子宫动脉多普勒频谱；B. 28 周 IUGR 胎儿的子宫动脉频谱，表现为频谱的舒张早期的切迹加深，舒张期流速降低，阻力指数增大

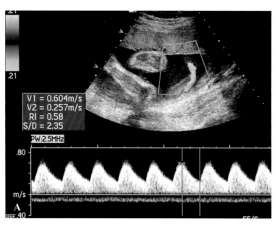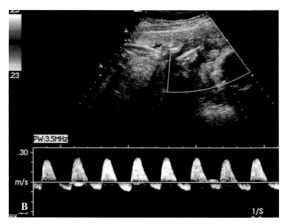

图 22-41　脐动脉多普勒频谱图

A. 28 周正常胎儿脐动脉频谱图；B. 29 周 IUGR 胎儿脐动脉频谱的舒张期正向血流消失，出现逆向血流

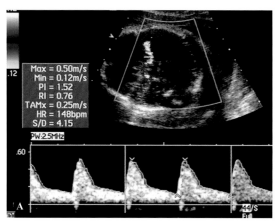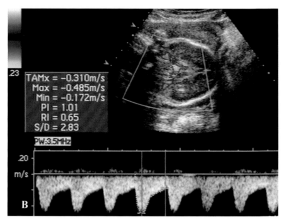

图 22-42　大脑中动脉频谱图

A. 32 周正常胎儿的大脑中动脉频谱；B. 32 周 IUGR 胎儿大脑中动脉频谱显示舒张期血流速度明显增高，搏动指数明显降低

儿为高。通过超声预测体重，如果超过正常值标准 90% 上限，可确定为巨大胎儿。巨大胎儿在以下情况相对多见：①遗传因素。②孕妇体重超过 70kg，或孕期体重增长超过 20kg。③孕妇身高 170cm 以上。④过期妊娠大于 41 周者。⑤妊娠糖尿病。⑥生产史中有巨大胎儿分娩史。

（一）匀称型巨大胎儿

胎儿头和身体各部按比例生长引起胎儿重量超过正常。

【超声表现】

1.BPD（HC）AC、FL、WT 均超过孕龄正常值上限。

2.HC/AC 比值正常。

（二）非匀称型巨大胎儿

胎儿过重是由于软组织生长过度的结果。胎头大小和胎儿长度超过平均值，但一般不超过孕龄正常值范围的上限。

1.BPD（HC）通常不超过孕龄正常值的上限。

2.AC、WT 超过孕龄正常值范围的上限。

3.HC/AC、FL/AC 低于孕周应有正常值范围下限。

三、超声判断胎位

在中孕期超声检查时明确胎产式与胎方位以及胎儿前后、左右、上下关系对诊断某些胎儿异常很有帮助，在晚期妊娠明确胎位，对决定分娩方式很重要。以下对判断胎儿方位很有帮助。

在耻骨联合上方扫查如果是胎头，则为头先露；如为胎儿臀部，则为臀先露；如既未发现胎头又无胎臀（在脐的左侧或右侧发现胎头），则为横位，此时注意有无脐先露（脐带脱垂）足先露或其他先露征象。进一步根据脊柱方位确定胎产式和胎儿方位。

当胎儿为头先露且脊柱在母体右侧时，靠近母体腹壁的一侧为胎儿的左侧，如靠近母体腹壁的上肢为胎儿左上肢。

当胎儿为头先露且脊柱在母体左侧时，靠近母体腹壁的一侧为胎儿的右侧，如靠近母体腹壁的上肢为胎儿右上肢。

当胎儿为臀先露且脊柱在母体右侧时，靠近母体腹壁的一侧为胎儿右侧；而脊柱位于母体左侧时，靠近母体腹壁一侧为胎儿左侧。

清楚胎儿左右侧对判断胎儿各脏器的位置，非常重要。以上内容可以简单描述为：

（一）胎儿头先露时

脊柱右（胎儿脊柱在母体的右侧）前为左（近母体腹壁的一侧为胎儿左侧）

脊柱左（胎儿脊柱在母体的左侧）前为右（近母体腹壁的一侧为胎儿右侧）

（二）胎儿臀先露时

脊柱右（胎儿脊柱在母体的右侧）前为右（近母体腹壁的一侧为胎儿右侧）

脊柱左（胎儿脊柱在母体的左侧）前为左（近母体腹壁的一侧为胎儿左侧）

四、多胎妊娠

（一）双胎类型的确定

1. 早孕期双胎类型确定

（1）绒毛膜囊的计数：绒毛膜囊数等于妊娠囊数目。

于第 6～10 孕周，超声计数妊娠囊数目很准确，此时期通过超声显示妊娠囊数目可预测绒毛膜囊数。第 6 孕周以前超声可能会少计数妊娠囊数目，这种情况大约出现在 15% 的病例中。

（2）羊膜囊的计数

1）双绒毛膜囊双胎妊娠的羊膜计数：由于羊膜分化晚于绒毛膜，双绒毛膜囊一定有双羊膜囊。妊娠囊和胚芽的数目为 1：1，因此如果两个妊娠囊各自有单个胚芽或胎心搏动则可诊断为双绒毛膜囊双羊膜囊双胎妊娠（图 22-43）。

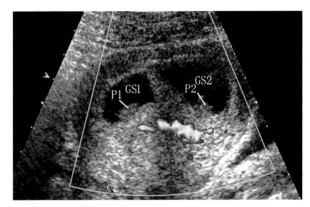

图 22-43　6 周双绒毛膜囊双羊膜囊双胎

经腹部超声检查，彩色多普勒显示宫腔内两个妊娠囊及其内均有胚芽及心管搏动

GS1 妊娠囊 1，GS2 妊娠囊 2，P1 胚芽 1，P2 胚芽 2

2）单绒毛膜囊双胎妊娠的羊膜囊计数：单绒毛膜囊双胎妊娠，可以是双羊膜囊，也可以是单羊膜囊。如果超声显示一个妊娠囊内含有两个胚芽，则可能为单绒毛膜囊双羊膜囊或单绒毛膜囊单羊膜囊双胎妊娠。通过显示清楚羊膜囊数目或卵黄囊数目来确定羊膜囊数目。

2. 中晚期妊娠绒毛膜囊、羊膜囊的确定

（1）胎儿生殖器：双胎性别不同是由于源于两个不同的卵子受精，总是双绒毛膜囊双羊膜囊双胎妊娠，如果胎儿性别相同或外生殖器不能确定，则不能通过这个标准评估绒毛膜囊个数。

（2）胎盘数目：如果超声显示两个独立的胎盘则可确定为双绒毛膜囊双胎妊娠。但当两个胚泡植入地相互靠近，两胎盘边缘融合在一起时，则难以凭超声显示胎盘数目来区分单绒毛膜囊双胎和双绒毛膜囊双胎。

（3）双胎之间分隔膜：双绒毛膜囊双胎妊娠，两胎之间的分隔膜通常较厚（图22-44A），一般大于1mm，或者显示为3～4层；单羊膜囊双胎妊娠，两者之间的分隔膜较薄（图22-44B），或者只能显示两层。但是继发于羊水过少的贴附胎儿则难显示两者之间的分隔膜。

（4）双胎峰（twin peak）：在胎盘绒合的双绒毛膜囊双胎妊娠中，一个呈三角形与胎盘实质回声相等的滋养层组织，从胎盘表面突向间隔膜内。超声横切面呈三角形（图22-45），较宽的一面与绒毛膜表面相连接，尖部指向两胎分隔膜之间。这一特征也是中晚期区分双胎类型的一种有效方法。

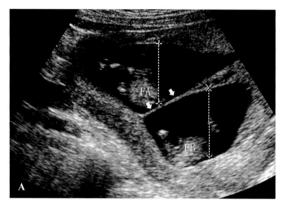
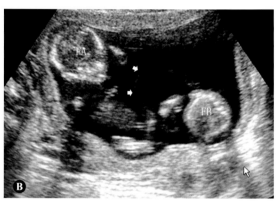

图22-44　双胎之间的分隔膜厚度
A.双绒毛膜囊双羊膜囊双胎之间可见较厚分隔膜回声（箭头）；B.单绒毛膜双羊膜囊双胎之间可见较薄分隔膜回声（箭头）
FA A胎儿，FB B胎儿

（二）双胎及多胎妊娠的生长发育

1. 双胎及多胎妊娠早期的生长特点

在多胎妊娠早期，头臀长（CRL）的生长和单胎妊娠相似。精确估计孕龄的办法是对所有胚胎的CRL进行平均，通过平均CRL估计孕龄。孕早期胚胎的生长主要受到遗传因素的影响。子宫内的种植位置也起到很重要的作用。正常情况下，在孕早期CRL之间存在的差异较小，但是如孕早期CRL存在明显的差别，提示可能异常，如与预计的孕周相差5天以上极可能存在生长不协调，Weissman等发现较小的那个胎儿均存在较大的先天畸形。

2. 双胎及多胎妊娠中晚期的生长特点

迄今认为在孕28～30周以前双胎的生长率与单胎相似，在以后的妊娠中，双胎增加体重较单胎慢。

3. 双胎体重生长的不协调

双胎之间生长不协调的定义为体重相差20%以上，据报道可发生在23%的双胎妊娠。

生长不协调的原因很多：①双卵双胎中可能存在潜在的不同遗传因子，但通常不会引起明显严重的生长不协调。②无论是单卵双胎或双卵双胎，结构畸形，非整倍体染色体畸形，可能仅影响双胎之一，导致严重的生长不协调。③胎盘的不平衡，双胎之一由不良胎盘支持，可能会阻碍该胎儿的生长。④在单绒毛膜囊双胎，两个胎儿共享一个胎盘，两胎儿通过胎盘产生不平衡的血管短路引起严重的生长不协调，结果产生双胎输血综合征。相对体重基

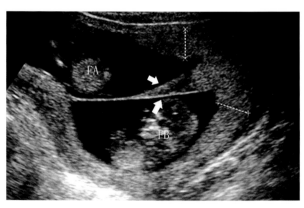

图22-45　双绒毛膜囊双羊膜囊
双胎之间的双胎峰（箭头），呈三角形，尖端指向两胎分隔膜之间
FA A胎儿，FB B胎儿

本相等的双胎而言，生长不协调双胎的发病率和死亡率明显增高。

（三）双胎妊娠与胎儿畸形

双胎及多胎妊娠时，胎儿先天性畸形的发生率较单胎妊娠高。两胎儿可能均有畸形，所发生的畸形可以相同，也可以完全不同；可以出现一胎儿完全正常，而另一胎儿却有严重的畸形，即使是单卵双胎妊娠也不例外。双胎妊娠胎儿畸形除了存在一些与单胎妊娠相同的畸形外，还存在一些与双胎有关的特殊畸形，本节主要讲述与双胎有关的特殊畸形。

1. 联体双胎（conjoined twins）

联体双胎是罕见的畸形，发生率约为 1/50000 到 1/100000。联体双胎只发生在单绒毛膜囊单羊膜囊（即单卵）双胎妊娠中。联体双体可分为相等联胎（对称性联胎）和不相等联胎（不对称性联胎），后者两胎大小不一，排列不一，小的一胎又称为寄生胎。

对称性联胎有多种类型，常根据两胎相连融合的解剖部位来命名，其命名一般在相连融合的解剖部位后加上"联胎"即为某种联胎畸形。如头部联胎指头与头相连，胸部联胎指胸与胸相连，腹部联胎指腹与腹相连等。此类联胎一般为前后相连的联胎，相连融合的范围一般较局限，仅为身体的某一部分相连。如果为侧侧相连融合的联胎，相连融合的范围一般较广泛，常常从头或臀开始向下或向上出现身体侧侧广泛融合，且常融合至胸部，这种大范围、多部位的联胎习惯上用未融合的解剖结构来命名，如双头畸形，指胸、腹部广泛相连而头部未相连，有两个完整的头。

【超声表现】

联体双胎的类型不同，超声表现亦不同，其超声特征有：

（1）两胎胎体的某一部位相连在一起不能分开，相连处皮肤相互延续。

（2）胎儿在宫内的相对位置无改变，总是处于同一相对位置，胎动时亦不会发生改变。

（3）两胎头总是在同一水平，出现胎动后亦不会发生胎头相对位置的明显改变。

（4）仅有一条脐带，但脐带内的血管数增多，有 3 条以上血管。

（5）早孕期检查时，如果胚胎脊柱显示分叉时应高度怀疑联体双胎的可能，应在稍大孕周进行复查以确诊。

（6）大多数联体双胎在腹侧融合，面部表现为面对面，颈部则各自向后仰伸。最常见的类型为胸部联胎、脐部联胎（图 22-46）和胸脐联胎。

（7）双头联胎时，常为侧侧融合，其融合范围广泛，可在颈以下完全融合在一起。

（8）寄生胎为不对称性联体双胎，表现为两胎大小不一，排列不一，一个胎儿各器官可正常发育，而另一个较小的寄生胎则未能发育成形，声像图上有时类似一肿物样图像。

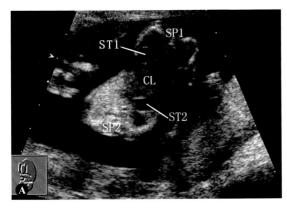
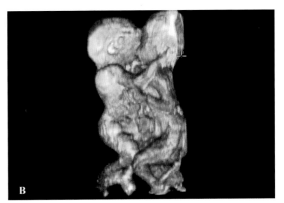

图 22-46 16 周脐部联胎

A.上腹部横切面显示，双胎的肝脏相互融合，形成一个共同肝脏（CL），皮肤线回声相互延续，呈钝角。B.三维成像很直观地显示胎儿脐部联胎

ST1 A 胎儿胃泡，ST2 B 胎儿胃泡，SP1 A 胎儿脊柱，SP2 B 胎儿脊柱

【注意事项】

以下几点可帮助避免误诊和漏诊：

（1）未分开的皮肤轮廓在同一解剖断面必须是恒定的表现，胎动时两胎之间的皮肤无错位表现，这样才能避免假阳性诊断。

（2）双羊膜囊双胎妊娠之间的分隔膜可能显示不清，两胎儿的临近部分紧挨在一起时易造成联体的假象，因此，未能显示两胎之间的分隔膜时，应警惕联体双胎的可能；但如果能显示出分隔膜，则可排除联体双胎。

（3）双胎大小不一致时，不能排除联体诊断，特别是腹部及背部寄生胎，较小的寄生胎可能漏诊或误诊。

（4）非常严重的联体双胎可能掩盖双胎声像特征而形成一个巨体单胎妊娠的假象，应引起注意。

2. 无心畸胎序列征（acardiac twins sequence）

无心畸胎序列征又称动脉反向灌注综合征，发生率在所有妊娠中约为 1/35000，在单卵双胎中约为 1%。无心畸胎对双胎均是一种致死性的严重畸形。

【超声诊断要点】（图 22-47）

（1）双胎儿中一胎形态、结构发育正常，另一胎出现严重畸形，以上部身体严重畸形为主，可有下部身体如双下肢等结构。

（2）无心畸胎体内常无心脏及心脏搏动，如果无心畸胎存在心脏残腔或心脏遗迹，可有微弱的搏动。

（3）上部身体严重畸形，可表现为无头、无双上肢、胸腔发育极差。

（4）部分无心畸胎上部身体结构难辨，仅表现为一不规则实质性团块组织回声，内部无内脏器官结构。

（5）无心畸胎常有广泛的皮下水肿声像改变，在上部身体常有明显的水囊瘤。

（6）频谱及彩色多普勒血流显像可显示无心畸胎脐动脉及脐静脉内血流方向与正常胎儿者相反，无心畸胎脐动脉血流从胎盘流向胎儿髂内动脉达胎儿全身，脐静脉血流从胎儿脐部流向胎盘，正好与正常胎儿脐动脉、静脉血流方向相反。

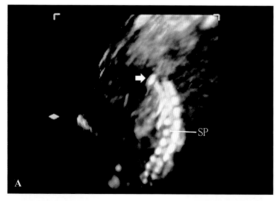

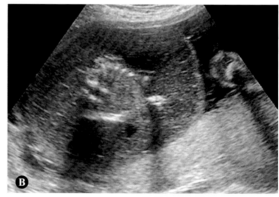

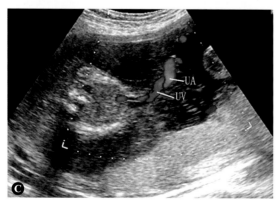

图 22-47　23 周双胎之一胎儿无心畸胎序列征

A. 无心畸胎脊柱的三维超声成像显示，胸椎以上（箭头所示）脊椎缺失，无脑；B. 无心畸胎胸部横切面显示全身皮肤明显水肿增厚，胸腔内无明显心脏；C. 无心畸胎脐蒂处腹部横切面显示脐动脉（UA）和脐静脉（UV）血流均与正常胎儿相反

SP 脊柱

【注意事项】

无心畸胎在妊娠较早时期检查，单纯二维声像图显示无心畸胎可能类似双胎之一死亡，但动态追踪观察，怀疑为"死胎"者继续生长、增大，然后再诊断为本病。但彩色多普勒超声在较早期妊娠即能明确诊断。

3. 双胎输血综合征（twin-twin transfusion syndrome，TTTS）

双胎输血综合征（TTTS）是指两个胎儿循环之间通过胎盘的血管吻合进行血液输注，从而引起一系列病理生理变化及临床症状。TTTS 在单绒毛膜囊双胎妊娠中的发生率约为 4% ~ 35%，在所有双胎妊娠中发生率约为 1.6%。

【超声诊断要点】

（1）两胎儿性别相同，只有一个胎盘，隔膜与胎盘连接处无双胎峰，两胎间分隔膜薄。

（2）胎儿各生长参数有明显不同。两胎儿间体重估计相差 > 20%，或腹围相差 > 20mm。但生长参数差异不是 TTTS 的诊断标准之一。

（3）羊水过少胎儿"贴附"在子宫壁上，胎动明显受限。两胎之间的羊膜常与"贴附儿"皮肤紧贴而难以显示，只有在胎儿边缘与子宫相连处的羊膜才能为超声所检出。

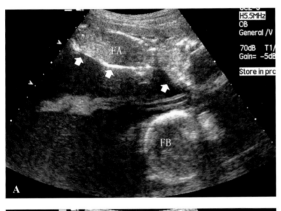

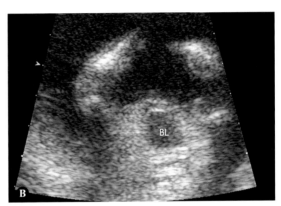

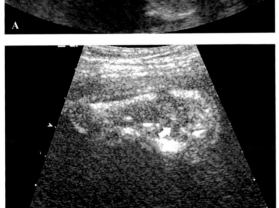

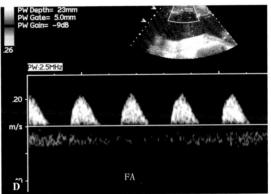

图 22-48 双胎输血综合征

A. 供血儿（FA）羊水过少，贴附于子宫前壁（箭头），胎动明显受限，受血儿（FB）羊水过多，活动频繁；B. 受血儿盆腔横切面显示膀胱（BL）明显增大；C. 供血儿盆腔横切面未显示膀胱充盈（箭头）；D. 供血儿脐动脉多普勒检查显示舒张期血流缺失；E. 供血儿大脑中动脉多普勒检查显示舒张期血流阻力指数降低

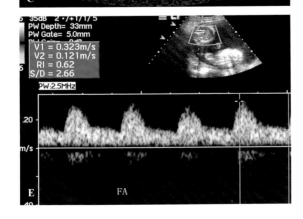

665

（4）贴附儿常贴于子宫前壁和侧壁，是 TTTS 的重要特征（图22-48）。这种"贴附儿"很少会"沉"于羊水底部或位于子宫的其他部位。

（5）根 Quintero 等提出 TTTS 产前超声诊断标准为：

1）单绒毛膜双羊膜囊双胎（同性别，单胎盘，有一薄层分隔膜，"T"字征）。

2）两羊膜囊内的羊水量差异，受血儿羊水过多（20 周前羊水最大垂直深度 ≥ 8 cm，20 周后 ≥ 10 cm），供血儿羊水过少（羊水最大垂直深度 ≤ 2 cm）。

3）基于产前超声表现将 TTTS 分为 5 期：

Ⅰ级：可见供血儿膀胱。

Ⅱ级：供血儿膀胱不显示；受血儿羊水过多。

Ⅲ级：多普勒超声异常，可包括以下异常之一或以上：脐动脉舒张期血流频谱消失或反向、静脉导管 a 波血流消失或反向、脐静脉血流出现搏动（图22-48）。

Ⅳ级：胎儿水肿。

Ⅴ级：双胎或双胎之一死亡。

五、子宫畸形合并妊娠

子宫畸形常见有双子宫、双角子宫、纵隔子宫、残角子宫等。妊娠可发生在任何一侧子宫，而未妊娠的一侧子宫也可表现出某些生理变化，如子宫体稍大、子宫内膜回声较正常增厚和增强（蜕膜反应）。

1. 双子宫合并妊娠　经过纵切面和横切面系列扫查，在盆腔内可见双子宫回声。于一侧宫腔内可显示妊娠囊（图22-49）胚胎或胎儿及胎心搏动等妊娠特征。

2. 双角子宫合并妊娠　子宫底部横断如马鞍形，子宫体部横断仍为椭圆形或圆形。探头自上而下滑动扫查可见二者移行的过程。超声可确切指明受孕侧子宫及其变化。

3. 纵隔子宫妊娠　当人工流产或中期引产失败时，超声在排除宫腔外妊娠后，常可观察胎囊稍偏向子宫的另一侧。

4. 残角子宫妊娠　子宫残角妊娠时，若得不到早期诊断和及时处理，有发生残角子宫破裂的危险。超声检查可见到与子宫相连的残角子宫腔内，可见妊娠特征，周围有子宫肌壁回声。

子宫畸形合并妊娠的超声检查时应与子宫肌瘤和异位妊娠鉴别。

六、盆腔肿物合并妊娠

1. 子宫肌瘤合并妊娠

较常见，妊娠会加速肌瘤生长。较大的肌瘤可能对妊娠产生影响，例如，可能增加流产的机会、异常胎位的发生率增高、影响子宫收缩、胎盘剥离，甚至压迫胎儿引起胎儿变形畸形等。子宫颈部肌瘤可能阻碍产道引起难产。

在病变部位可探及实性均质或非均质性的肿物回声，一般回声较低。在妊娠早期，妊娠囊可能被

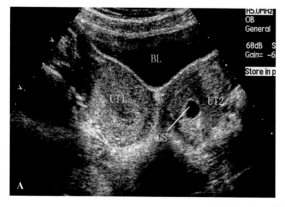
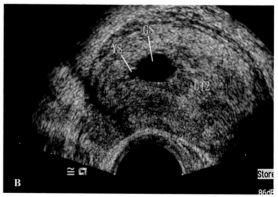

图 22-49　双子宫合并妊娠

A. 子宫横切面可显示两个子宫声像，左侧子宫腔内（UT2）可见一妊娠囊（GS）回声，右侧子宫（UT1）内膜增厚，呈蜕膜反应；B. 经阴道超声左侧子宫矢状切面显示宫腔内妊娠囊回声，妊娠囊内可见卵黄囊（YS）

BL 膀胱

挤向一侧。

妊娠中晚期因胎儿较大，某些子宫肌瘤常不易显示。不要将子宫收缩所形成的图像误认为子宫肌瘤回声。此现象在早孕期多见。子宫收缩部分形成局部隆起可使妊娠囊变形，在等待 15 分钟后复查可见隆起消失。

2. 卵巢肿物合并妊娠

除有可能阻碍胎儿自阴道分娩外，还有可能发生瘤蒂扭转和肿瘤破裂等情况，因此早期诊断很重要。超声检查于妊娠子宫底、体的上方、侧面或后方显示囊性、实性或混合性肿物回声。在妊娠中晚期，由于胎儿较大，肿物被推向一侧或后方，易发生漏诊。

七、胚胎停止发育和死胎的诊断

（一）胚胎停止发育

胚胎停止发育（枯萎孕囊 blighted ovum）系指早期妊娠时妊娠囊内无胚胎，甚至在显微镜下亦不见胚胎。胚囊的绒毛膜和滋养层有的暂时保持完整，有的发生部分变性或完全变性，孕妇常有早期妊娠反应。阴道流血比较常见，也可暂未出现。妊娠试验在一定时间内保持阳性。临床常笼统地诊断为"先兆流产"，一律采取保守治疗。

【超声诊断要点】

1. 妊娠囊变形，轮廓异常。

2. 经腹部超声扫查显示妊娠囊平均内径为 10mm 或以上时，不能显示"双绒毛环征"。

3. 经腹部超声扫查显示妊娠囊平均内径为 20mm 或以上或经阴道超声扫查显示妊娠囊平均内径为 8mm 或以上时，不能显示卵黄囊。

4. 经腹部超声扫查显示妊娠囊平均内径为 25mm 或以上时，不能显示胚芽。

5. 经阴道扫查显示妊娠囊平均内径为 16mm 或以上时，不能显示胎心搏动。

6. 妊娠囊平均内径增长低于 0.6mm/ 天（正常约为 1mm/ 天）。

7. 间隔 5 天以上复查，妊娠囊或胚芽无明显生长，无胎心活动征象，这是胚胎停育的重要征象，有确诊意义。

8. CRL ＞ 5mm 时，不能显示胎心搏动（图 22-50）。

9. 前次检查有胎心搏动，此次胎心搏动消失。

（二）死胎

【超声诊断要点】

1. 子宫径线小于预计妊娠月份。

2. 实时超声显示无胎心搏动和胎动征象。

3. 如果胎死宫内较长时间，还可出现以下表现：

（1）胎儿生长参数明显小于孕周预测值。

（2）胎头、胸腹部、肢体表面出现水肿，呈双层回声。

（3）胎儿颅骨重叠、塌陷，形状不规则。颅内结构模糊不清。

（4）脊柱弯曲度发生改变，甚至成角，胸廓塌

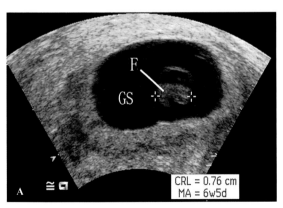
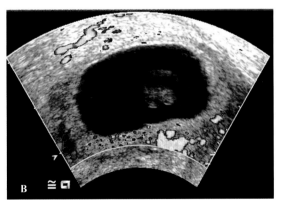

图 22-50 孕 8 周胚胎停止发育

A. 经阴道超声检查，妊娠囊（GS）可见长约 0.76cm 的胚芽（F）回声，实时超声下未见明显的心管搏动；B. 彩色多普勒显示该胚芽内未见明显心管搏动

陷或形状不规则。

（5）胸腹腔内结构显示不清，有时可见胸水或腹水。

（6）胎死过久，则胎儿轮廓不规则，出现肢体变形，残缺等；或一堆塌陷挤拢的肢体和相互交错的骨骼强回声。

（7）胎盘肿胀、增厚，内部回声减弱或不均匀，绒毛膜板模糊不清，甚至胎盘轮廓难以分辨、成片状或团状强回声。

（8）羊水量开始正常，以后减少。羊水无回声区内出现大量漂浮的点状低回声。

【注意事项】

1. 早期妊娠未检出胚芽或心管搏动，在没有达到上述数值标准前不能诊断胚胎停育。

2. 在许多超声表现中，胎心搏动为最敏感、最准确可靠的诊断指标。

3. 诊断胚胎停育或死胎，最好有两位医师检查，相互印证并确认。

八、葡萄胎（水泡状胎块）

本病为滋养叶增生性疾病。胎盘绒毛滋养叶疾病按病变增生程度、有无绒毛及其侵袭能力，可分为葡萄胎、恶性葡萄胎和绒毛膜上皮癌。其中，葡萄胎最常见。特点是：滋养叶细胞增生和绒毛间质水肿变性，形成无数大小不等葡萄样小囊泡组织块，并伴有出血。如果发病在胎儿和胎盘形成期，则病变较局限，亦称部分性葡萄胎。

【超声诊断要点】

1. 子宫一般显著增大，明显与孕周不符。极少数患者由于宫腔内积血，葡萄状变性的绒毛组织大量排出，子宫增大不明显，甚至子宫各径线减小与孕周不符。

2. 在宫腔内可见弥漫分布的点状和小囊泡样回声，小囊泡的直径大小不等，0.3～1cm左右，大者达2cm以上，呈蜂窝状（图22-51）。分辨力低的仪器显示不出小囊泡样或蜂窝状回声，而呈弥漫分布的粗点状强回声或落雪状图形。

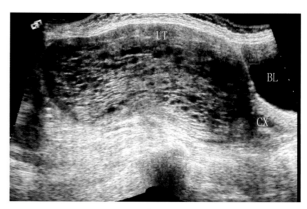

图 22-51　子宫矢切面扩展成像
显示宫腔内蜂窝状的无回声区，UT 子宫，CX 颈部，BL 膀胱

在宫腔靠近子宫壁或蜂窝状回声中间可见无回声区或无回声带（代表血液积聚），其范围大小不等。当加压扫查时，常见宫内液体和小囊泡缓慢流动征象。

3. 子宫肌壁回声与蜂窝状回声分界清楚，肌壁完整，用实时超声在腹壁上适当加压扫查，可见子宫质软，有明显的可压缩性。

4. 宫腔内看不到胎儿结构和胎心搏动，个别局限性胎盘水泡样变性者例外，可与活胎或死胎并存，有部分残存胎盘（呈部分性葡萄胎）。

5. 合并卵巢黄素囊肿，约25%～60%患者有此表现。囊肿位置较高，为双侧性，位于子宫底部两旁或子宫直肠窝内。多数呈椭圆形多房结构，后壁回声增强。

【注意事项】

水泡状胎块声像图有时欠典型，某些其他子宫疾病可能产生与水泡状胎块相似的图形。因此，声像图诊断应注意以下几点：

1. 当葡萄胎的水泡极小或小囊泡样组织很少（大部分为胎盘或胎盘水肿）以及宫腔积血较多时，常不出现典型的葡萄胎图像，呈宫腔内实性团块回声。需与过期流产、不全流产和死胎伴有胎儿浸软、羊水被吸收鉴别。

2. 某些子宫实质性肿物，如巨大的变性肌瘤，以及子宫内膜囊性增生等可能类似葡萄胎图像，易误诊为葡萄胎。

3. 葡萄胎偶尔与完整的妊娠囊合并存在，此时易误诊为胚胎停止发育。

4. 据报道，少数正常中期妊娠者，子宫壁显示丰富的扩张血管（hypervascularity of uterine wall），酷似水泡状胎块与胎儿同时存在，值得引起重视（Hadlock，1980）。

超声诊断水泡状胎块具有临床应用价值，准确率90%以上。但超声诊断宜结合临床资料，如停经和出血、生化检查特别是 β-HCG 测定，有助于鉴别诊断。

5. 与恶性葡萄胎的鉴别诊断 目前常规超声技术尚难完全将葡萄胎与恶性葡萄胎区别，两者子宫和卵巢声像图表现相似。应当特别注意子宫壁有无受累，此为恶性葡萄胎征象。在刮宫术后需惯例进行定期随访。高灵敏度彩色和频谱多普勒检查结合 HCG 测定有助于及早发现局部恶性滋养体绒毛膜上皮癌，表现滋养层周围丰富的低阻力动脉血流（RI ＜ 0.40）。

6. 卵巢黄素囊肿在葡萄胎刮宫术后 2 ～ 4 个月才消失，值得超声随访检查时注意。凭卵巢异常判断有无复发或恶性滋养体病变必须慎重。

九、异位妊娠

孕卵在子宫腔以外着床发育，称为异位妊娠，它是妇产科常见急腹症之一。本病 95% 发生在输卵管，有时也可发生在腹腔、卵巢、宫颈及子宫残角等。

对于大部分异位妊娠病例，超声检查、结合病史及 HCG 测定，可为临床提供有用的诊断线索或依据。

【超声诊断要点】

1. 子宫略显饱满增大，子宫内膜回声增厚、增强。

2. 宫腔内无妊娠囊声像。有时由于蜕膜反应和宫腔内出血可形成圆形或不规则形的单层"假妊娠囊"声像，特别需注意与真孕囊的"双蜕膜征"加以鉴别。

3. 未破裂妊娠囊型的异位妊娠：多见于停经 6 周左右的妊娠。其共同特征是混合回声包块内有完整的妊娠囊回声，即环状强回声包绕的无回声区，有学者将其称为"甜面圈征"（Dunot sign）（图 22-52）。囊内有时可见卵黄囊和胎芽回声，偶见胎心搏动。子宫直肠窝内无积液（血）征象。

（1）输卵管壶腹部妊娠最常见，包块位于宫旁，阴道探头压迫可明显将其与子宫分开。

（2）输卵管间质部妊娠，包块紧邻子宫角部，明显向子宫角外突出膨大，但子宫内膜线在角部是闭合状，与包块无连续关系。

（3）宫角妊娠，包块位于子宫角部，该侧角部明显增大，向宫外凸出，包块壁较厚，有子宫肌层回声，子宫内膜在角部呈喇叭状，与包块相连通。

（4）腹腔妊娠，子宫外腹腔的某处（多为盆腔）可显示妊娠囊或胎体、胎头、胎心搏动及胎动回声。在它们的周围，无光滑而较厚子宫壁包绕。若胎儿

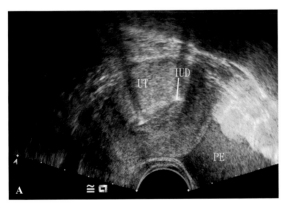 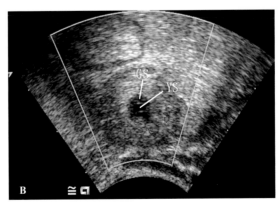

图 22-52 输卵管妊娠

A.经阴道超声检查，子宫(UT)矢状切面显示，宫腔内无妊娠囊回声，但可见节育环声像(IUD)，盆腔内积液(PE)；
B.经阴道超声检查，右侧附件可见一混合性包块，内部为无回声区，无回声区周边可见稍强回声区包绕，呈"甜面圈"征，无回声区内可见卵黄囊回声

GS 妊娠囊，YS 卵黄囊

已死亡，则胎头变形，胎体边界不清晰、无胎心搏动及胎动回声。可见到胎盘的密集点状回声（由于羊水量不足，多处粘连及肠管覆盖，致使胎盘呈境界不清的不均质性肿块回声）。

（5）宫颈妊娠，子宫腔内无妊娠特征。宫颈径线增大，在纵切面上显示宫体较宫颈小，妊娠囊附着在宫颈管内（图22-53）。宫颈和宫体呈葫芦样改变，上方较小者为子宫体，下方较大者为增大的子宫颈。宫颈内口关闭。早早孕时期，宫颈可不明显增大，而缺乏葫芦样声像特征。

4. 异位妊娠破裂合并出血 声像图表现多种多样，常表现为在子宫的一侧或偏前或偏后可见一较大的混合回声包块（图22-54），边界欠清楚，形态不规则，包块中央有时可见"甜面圈"征，出血量多时，在腹腔内可见到移动性无回声区，肠管回声漂浮其中。可显示无回声或大量密集的低回声在子宫直肠窝内，由于血液潴留。这种破裂型的异位妊娠，需密切结合病史和血尿HCG的测定才能做出提示性诊断，单纯凭超声很难做出肯定或否定的诊断。

【鉴别诊断】

1. 与妇产科其他急腹症鉴别，例如：早期妊娠流产、黄体囊肿破裂、卵巢囊性肿物蒂扭转或破裂、急性输卵管炎和积水积脓、急性阑尾炎、盆腔脓肿。勿将附件的小动脉搏动误认为宫外胎心搏动。

应用阴道超声、彩色多普勒超声可提高诊断准确率及鉴别诊断的能力。在附件包块内可检查到胎

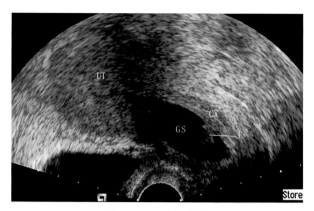

图 22-53 宫颈妊娠
经阴道超声检查，子宫（UT）矢状切面显示宫颈管内妊娠囊回声（GS）和胚芽（F）回声，宫颈（CX）明显增大

芽、胎心和滋养层周围血流频谱，后者呈低阻力动脉血流。

2. 与子宫内膜异位症的宫外包块、双子宫合并一侧妊娠、子宫肌瘤合并妊娠等鉴别。前者通常是位于卵巢内，后两者与子宫关系密切，双子宫的宫颈往往可能合并在一起。子宫肌瘤合并妊娠引起的急症，往往是由于肌瘤太大产生红色变性，引起疼痛。

3. 宫颈妊娠时，需注意和宫颈内部纳氏腺囊肿相鉴别。该囊肿壁薄周围没有较厚的绒毛强回声，不形成特征性的葫芦样改变。积血时，要与结核性腹膜炎所造成的腹水相鉴别。

十、前置胎盘

前置胎盘是妊娠晚期阴道出血的常见原因之一。

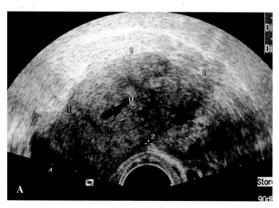

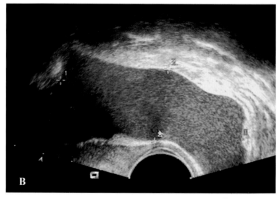

图 22-54 输卵管妊娠破裂
A. 经阴道超声检查，宫腔内未见明显的妊娠囊回声，左侧附件区混合性包块（M）回声，形状不规则；B. 经阴道超声检查，盆腔内可见大片状移动性低回声（++ 之间），其内可见云雾状回声

严重出血不仅危及孕妇生命，而且常常因此必须终止妊娠。实时超声对胎盘进行定位是一种安全、简便、准确和可重复性的检查方法。

超声明确显示宫颈、宫颈内口及其与胎盘下缘的位置关系，是诊断或否定前置胎盘的技术要点。如果胎盘位置较低，附着于子宫下段或覆盖子宫内口时，可按以下标准诊断：

1. 低置胎盘：胎盘最低部分附着于子宫下段，接近而未抵达宫颈内口。

2. 边缘性前置胎盘：胎盘下缘紧靠宫颈内口边缘，但未覆盖宫颈内口。

3. 部分性前置胎盘：宫颈内口为部分胎盘组织所覆盖。胎先露与宫壁间无羊水时，胎先露与膀胱后壁间距离或胎先露与骶骨岬间的距离加大。

4. 中央性前置胎盘（图 22-55）：宫颈内口完全被胎盘组织所覆盖。横切面时，宫颈上方全部为胎盘回声，无羊水间隙。胎先露至膀胱后壁或至骶骨岬的距离加大。

【注意事项】

1. 超声发现中期妊娠"前置胎盘"者高达 20% ～ 45%，与足月妊娠实际发病率（< 1%）相差甚大；中期妊娠"前置胎盘"在足月妊娠时 63% ～ 91% 由于子宫下段延伸和"胎盘迁移"，最终正常分娩。以下经验有助于避免中期妊娠超声诊断的假阳性。

（1）中期妊娠发现的边缘性或部分性前置胎盘，

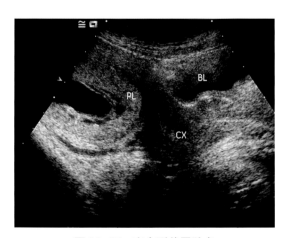

图 22-55　完全型前置胎盘
经腹部超声检查，胎盘（PL）完全覆盖宫颈（CX）内口
BL 膀胱

通常无临床意义，胎盘上缘已附着于宫底者尤其如此。

（2）中期妊娠出血，超声发现边缘性前置胎盘或部分性前置胎盘，需要超声随访检查，根据妊娠 32 ～ 34 周复查结果定论。

（3）中期妊娠发现中央性前置胎盘，无论孕妇有无出血，应引起高度重视。若不再出血，需在妊娠 32 ～ 34 周复查（Hadlock 主张在 36 周复查）。

2. 经腹壁扫查时，在以下情况下可能产生假阳性（有报告假阳性率高达 10%）：

（1）过度充盈的膀胱可压迫子宫下段，易将闭合的子宫下段误认为宫颈内口。为此，需在排出部分尿液之后复查 1 ～ 2 次，仔细观察胎盘附着部位变化。

（2）子宫下段收缩可造成胎盘覆盖宫颈内口的假象，休息 15 ～ 30 分钟，待子宫收缩解除后再观察胎盘和子宫内口的关系（注：正常宫壁厚≤1.5cm，超过此值需考虑局部子宫收缩或肌瘤）。

（3）若前置胎盘位于子宫后壁，在臀位或横位胎儿一般不难识别。但在头位时，胎盘回声常被胎儿颅骨声影遮住，难以看到前置胎盘的典型声像图。此时可试用以下方法：

1）用手轻轻地向上推动胎头，或使孕妇头部放低，垫高臀部，使羊水流入胎头与胎盘绒毛膜板之间。

2）在胎头上加压扫查，若有前置胎盘附着，胎头与子宫后壁的间隙无明显减小。反之，则间隙减小或消失。

3）测量胎先露与母体骶骨岬之间距离，正常小于或等于 1.5cm，同时观察胎盘上缘至宫底的距离。

3. 经会阴扫查（经阴唇扫描 translabial scan）：是显示宫颈内外口，诊断有无前置胎盘良好新途径，它安全、简便、可靠。可将前置胎盘超声诊断假阳性减少到最低程度（Laing，1992）。本方法可作为常规筛选诊断手段。

4. 在紧急情况下，由于不能等待膀胱充盈后再作检查，可在无菌操作下用导尿管向膀胱注入灭菌生理盐水，再行超声检查。

5. 经阴道超声检查：经会阴检查不能明确者，可用经阴道超声检查，对于各种类型的前置胎盘，尤其是其他方法难以诊断的前置胎盘，如较薄的膜状胎盘前置、血管前置有很好的诊断价值。注意动作轻柔，探头置于阴道中上部，以能显示子宫内口与胎盘下缘之关系即可，不必将探头伸入到阴道最内端。

十一、胎盘早期剥离

在胎儿娩出前，胎盘部分从子宫壁分离，引起局部出血或形成血肿。如果血肿较小，临床尚无明显症状，要求超声检查的概率亦少。一般因症状已明显，或有阴道出血才申请超声检查，此时病情已较严重，可危及母婴安全，及时并正确诊断以决定治疗方案十分重要。

【超声诊断要点】

1. 正常胎盘在声像图上紧贴子宫壁。当胎盘与子宫壁间形成血肿时，在胎盘的后方出现较胎盘回声低或强的包块（图 22-56）或等回声包块。急性血肿往往表现为强回声，随着时间的推移，回声逐渐变低，甚至呈无回声。

2. 当胎盘与血肿的界线不清楚或等回声包块，有血肿处的胎盘比正常者明显厚。

3. 探头下局部压痛明显。

4. 胎盘的胎儿面向羊膜腔内膨出。

5. 胎盘后血肿较大时，可影响到胎儿位置，使之偏向对侧。

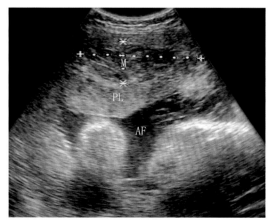

图 22-56　胎盘早剥

胎盘（PL）后方与子宫壁间可显示一低回声包块（M）

AF 羊水

6. 羊水中有血液渗出时，羊水中回声增多，尤其在胎动或孕妇变动体位时更明显。

7. 如果胎盘边缘由子宫壁剥离，血液流向宫腔并积聚于局部内膜腔，而不形成胎盘后血肿，则宫腔内仅有积血回声。在子宫内无局部积血，血液从阴道流出，可见羊膜从胎盘边缘与子宫壁分离，在羊水中有飘动感。羊膜和宫壁间可有无回声间隔（血液）。故在排除前置胎盘的情况下，需结合病史及临床症状提示可能的诊断。

【注意事项】

1. 附着在子宫侧壁的胎盘，易因超声扫查平面与胎盘面不够垂直，产生胎盘斜断图形，而被误认为胎盘增厚。故须尽量使探头与胎盘面垂直进行纵断和横断扫查，将不同断面图像结合起来分析。附着在子宫后壁的胎盘，由于胎儿的影响及位于超声远场区，图像不清晰，影响观察。

2. 要与胎盘附着部位有子宫壁间肌瘤或因局部子宫收缩造成子宫肌层隆起的图像相鉴别。

3. 应当与正常胎盘基底部常出现的低回声区特别是扩张的血窦鉴别，注意避免假阳性。

十二、胎盘绒毛血管瘤

胎盘绒毛血管瘤是一种良性毛细血管瘤，主要由血管和结缔组织构成，有单发或多发，大小不一，约 0.5～20cm。可发生在胎盘的各个部位，多数较小，埋于胎盘内，不易发现。发生在胎盘的胎儿面者（图 22-57），向羊膜腔突出，超声易于显示，呈圆形或椭圆形，有包膜或无包膜。由于其内部含血管和结缔组织的成分比例不同，超声所见也不尽相同。有呈低回声并有索条状交错分隔成网状；或有很多小囊腔如蜂窝状。结缔组织成分多者则回声稍强，如实性肿物样回声。肿物大者可合并羊水过多。彩色多普勒血流显像可显示肿块内丰富血流信号。因常附着在脐带周围，胎儿发育可受影响。大者危及胎儿安全，可导致早产、死胎等。孕妇也常患有产科并发症如妊高征等。

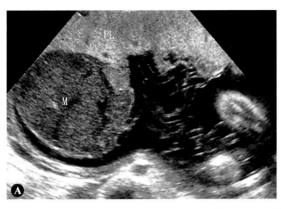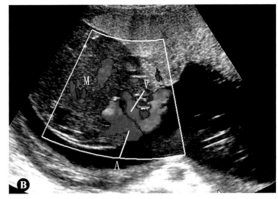

图 22-57 胎盘绒毛血管瘤

A.胎盘（PL）边缘胎儿面可见一圆形低回声包块（M），明显向羊膜腔突起；B.彩色多普勒显示该包块内可见丰富血流信号

V 脐静脉，A 脐动脉，M 肿块

十三、脐带绕颈

脐带绕颈约占分娩人数的 20%。多数绕颈 1～2 周，3 周以上少见。脐带绕颈与脐带过长、胎动频繁、胎位变化有关。缠绕松弛者对胎儿影响不大。缠绕过紧或多圈者可能影响胎儿供血，造成围产期胎儿缺氧、窒息或死亡。个别孕妇在临产时可出现胎盘早剥。

【超声诊断要点】

1.二维超声特征

（1）在胎儿颈背部长轴切面上，颈部软组织可见 U 形、W 形压迹。胎儿枕后位者，脐带压迹显示较困难。

（2）在 U 形或 W 形压迹特征（图 22-58）的前方可见脐带的横断面，其内部脐血管呈品字形或双品形。

2.彩色多普勒超声特征

（1）在颈部 U 形、W 形压迹的前面出现有红色或蓝色血流信号的脐带袢。

（2）在颈部横断面，出现弧形彩带、半圆形或圆形彩带。

（3）在颈部腹侧能同时出现脐带彩色血流。在颈周围有时可见两股"彩带交叉"。

（4）缠绕松紧的判断 "麻花状"卷曲的脐血管或彩色血流代表宽松缠绕。"平行线状"或"平行彩带"提示缠绕较紧或过紧。

（5）脐动脉多普勒频谱，足月妊娠 S/D 比值＜3。

【注意事项】

1.超声检查脐带绕颈的时间应选择在临产前和分娩前。愈临近分娩，其结果愈可靠（准确率

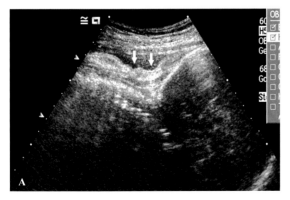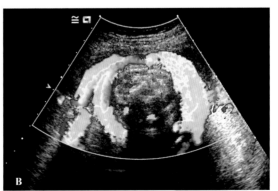

图 22-58 胎儿脐带绕颈 2 周

A.纵切胎儿颈部皮肤可见"W"形压迹（箭头所示）；B.彩色多普勒显示胎儿颈部周围有环形血流（2 周）围绕

97%）。妊娠 30 周前因胎儿活动，缠绕的脐带可解脱或再缠绕（准确率仅 80% 左右）。

2. 脐带绕颈征象伴有胎儿心动过缓或不齐，提示胎儿窘迫，应即时报告并采取紧急措施。

3. 检查时尽可能清楚地显示胎儿颈背部长轴切面，颈部横断扫查范围应尽量包括颈部两侧及腹侧，寻找有无脐带交叉。

4. 扫查时探头不宜重压孕妇腹壁，以免胎儿颈部周围的羊水被挤压而减少，影响诊断。

5. 颈部 U 形压迹要与稍胖胎儿颈肩交界处皮肤皱褶形成的 V 形相鉴别，并注意近场聚集和防止伪象的干扰。

6. 单纯出现颈背 U 形压迹和彩色血流尚不足以确定诊断。应同时在胎儿腹侧出现彩色血流或有 W 形压迹方可肯定。因为脐带可由面颊、眼眶前和肩部绕过，而未形成绕颈。

7. 当孕妇卧位检查因羊水较少不易辨别脐带绕颈时可以改用站立位。羊水因重力关系向羊膜腔下方聚焦，对二维超声显示有帮助。用高敏感度彩色超声无须改变体位。

十四、羊水过多和羊水过少

在正常情况下，羊水量从孕 16 周时的约 200ml 逐渐增加至妊娠 34 ~ 35 周时为 980ml，以后逐渐减少，至孕 40 周时羊水量为 800ml 左右，到妊娠 42 周时减为 540ml。如果羊水量高于或低于同孕周正常值的 2 倍标准值，称羊水过多或羊水过少。

（一）羊水过多

妊娠晚期羊水量超过 2000ml 为羊水过多。分慢性羊水过多和急性羊水过多两种，前者是指羊水量在中晚期妊娠即已超过 2000ml，呈缓慢增多趋势，后者指羊水量在数日内急剧增加而使子宫明显膨胀。

【超声诊断要点】

1. 在超声检查过程中，目测羊水无回声区异常增多，胎儿活动频繁且幅度大时，应警惕有无羊水过多，测量羊水深度应垂直于水平面测量羊水池的最大深度：

（1）羊水指数法：该方法是将母体腹部以脐为中心分为四个象限将每个象限的羊水最大无回声区的最大垂直径相加来估测羊水量。当四个象限的垂直深度相加 > 20cm 时，即应考虑羊水过多。

（2）最大羊水池无回声区垂直深度测量法，最大羊水池垂直深度 > 8cm 为羊水过多，> 10cm 为羊水明显过多。

2. 羊水过多时，应仔细认真观察胎儿有无合并畸形存在，较常见的胎儿畸形有神经管缺陷，约占 50%。其中又以无脑儿、脊椎裂最多见。其次为消化道畸形，约占 25%，主要有食管闭锁，十二指肠闭锁等。

3. 胎盘变薄。

（二）羊水过少

羊水过少通常是指妊娠足月时羊水量少于 300ml。

【超声诊断要点】

1. 超声检查时目测羊水无回声区总体上显得少，图像上很少出现羊水无回声，于胎儿周围和子宫壁间显示不出羊水的无回声间隙，胎儿边界模糊不清，胎儿内脏器官不清晰；膀胱及胎胃不充盈，胎儿肢体明显聚拢，胎动减少时。羊水指数 < 5cm 为羊水过少，5 ~ 8cm 为羊水偏少。

2. 羊水过少时，应进行详细系统胎儿畸形检查，尤其是胎儿泌尿系统畸形，如双肾缺如、双侧多囊肾、双侧多囊性肾发育不良、尿道梗阻、人体鱼序列征等。

【注意事项】

1. 测量羊水时，应注意不要将脐带无回声血管误认为羊水，彩色多普勒血流显像可帮助区别，如无彩色多普勒血流显像的条件下，可提高增益，使脐带回声显示更加清楚，这样可避免将脐带误认为羊水而漏诊羊水过少。

2. 因羊水过少，胎儿常受子宫的机械性压迫，可出现 Potter 综合征。

十五、宫颈成熟度的判断和宫颈机能不全

子宫颈长度指宫颈内口至外口的距离。正常为3～4cm。在排尿后经会阴超声检查，是观察宫颈并准确测量的理想方法。

1. 宫颈成熟度　与临产时间有密切关系。妊娠33周后宫颈逐渐缩短、变软。实时超声可用于观察分娩时宫颈改变，直至宫颈展平、扩张。根据宫颈成熟度评定是否临产和预计引产能否成功，具有指导意义。

2. 宫颈机能不全　妊娠期宫颈过早地缩短、松弛、扩张、胎囊突入宫颈管内，到一定程度则羊膜破裂是造成习惯性流产及早产的一个主要原因。宫颈机能不全的超声诊断标准尚未统一，以下可供参考。

（1）宫颈长度　一般认为，≤2cm则为宫颈机能不全。个别宫颈长2cm尚属正常。

（2）宫颈内口宽度　宫颈横断扫查，其左右径≥1.5cm。由于正常宫颈内口也可稍扩张，故宜结合临床表现评估并随诊观察。

（3）宫颈内口扩张，羊膜突入宫颈管内。

十六、胎儿先天性畸形和其他异常

（一）无脑畸形

无脑畸形系前神经孔闭合失败所致，是神经管缺陷的最严重类型，其主要特征是颅骨穹隆缺如（眶上嵴以上额骨、顶骨和枕骨的扁平部缺如），伴大脑、小脑及覆盖颅骨的皮肤缺如，仅颅底残留少许脑组织。50%以上病例伴脊柱裂，部分病例伴有其他畸形。

【超声诊断要点】

1. 无论纵切、横切和斜切扫查，均扫查不到圆形或椭圆形的环状颅骨回声，仅在颅底部见不规则强回声骨性结构。双眼球异常突出，像蛙眼，俗称"蛙状"面容（图22-59）。三维超声显示更为直观。

2. 无大脑半球、小脑及丘脑等颅内结构，仅在颅底见少量不规则的脑组织回声漂浮在羊水内。

3. 羊水内常有大量有形成分翻动，是由于脑组织碎片脱落在羊水内所形成。

4. 常合并高位脊柱裂和其他畸形，有相应的畸形表现。

5. 常合并羊水过多。

【注意事项】

1. 正常胎儿颅骨在12周已有明显骨化，超声能很好分辨，但12周以前，颅骨骨化较少，在诊断无脑时要慎。

2. 探测胎头时，须细心做纵切、横切和斜切多方向的扫查，以肯定无头颅骨声像图，以免因扫查手法不当而误诊。

3. 妊娠中期，有时因胎儿屈曲、胎头与胎体不在一个平面上，胎头屈曲在肢体后方，使头颅回声

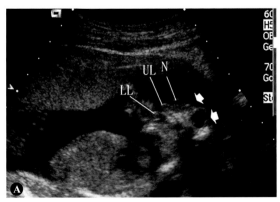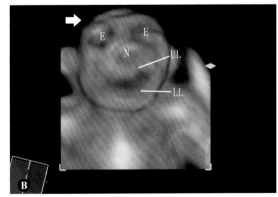

图 22-59　17 周无脑儿

A.胎儿颜面部矢状切面显示，胎儿眼眶以上颅盖骨缺失，其表面未见明显脑组织回声（箭头）；B.胎儿颜面部三维超声显示胎儿眼眶以上颅盖骨缺失，其表面未见明显脑组织回声（箭头），双侧眼球外突

N 鼻，UL 上唇，LL 下唇，E 眼

衰减，可能影响诊断。妊娠末期，若胎儿正枕后位，由于超声通过面骨发生衰减，胎儿头枕骨的回声很弱，甚至不显示，也易误诊。因此，当胎儿头显示不清时，须使膀胱适度充盈后再查，以便最后辨别有无胎头回声。

（二）露脑畸形（exencephaly）

本病主要特征为颅骨缺失，脑组织直接暴露、浸泡于羊水中，脑的表面有脑膜覆盖，但无颅骨及皮肤，脑组织结构紊乱、变性、变硬，此类畸形较无脑畸形为少。露脑畸形亦是前神经孔闭合失败所致。

【超声诊断要点】

1. 胎儿颅骨强回声环消失，脑组织浸泡于羊水中，且脑的表面不规则，脑内结构紊乱（图22-60），脑组织回声增强，不均匀。

2. 伴有其他畸形时有相应表现。

3. 合并羊水过多。

【诊断注意事项】

同无脑畸形。

（三）脑膨出（encephalocele）及脑膜膨出（meningoceles）

脑膨出是指颅骨缺损伴有脑膜和脑组织从缺损处膨出，脑膜膨出则仅有脑膜而没有脑组织从颅骨

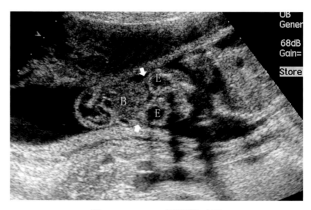

图 22-60　17 周露脑畸形

头部冠状切面显示颅骨缺如（箭头所示），脑组织（B）直接暴露羊水中

E 眼

缺损处膨出。

【超声诊断要点】

1. 缺损处颅骨强回声环连续性中断。脑组织和/或脑膜从该处膨出，形成突出于颅骨以外的包块（图22-61），包块大小与缺损大小有关。包块内部回声均匀或不均匀，大量脑组织膨出时，可导致小头畸形。当仅有脑膜膨出时，囊内仅含脑脊液而呈无回声。

2. 仅脑膜膨出呈囊样改变时，囊壁常较薄，一般小于3mm，内无分隔。

3. 彩色多普勒常显示血管从颅内经过颅骨缺损处延续至包块内部。

4. 位于额部的脑或脑膜膨出，常有眼距过远、

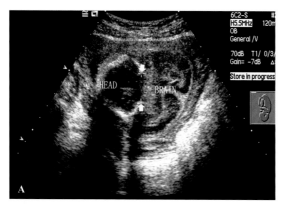
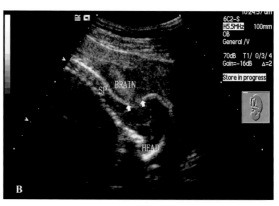

图 22-61　27 周脑膨出

A. 颅脑横切面显示枕部颅骨强回声环连续性中断（箭头所示），颅内组织（BLAIN）从缺损处向外膨出，颅腔内体积明显变小；B. 颅脑背侧矢状切面显示脑组织从枕部颅骨缺损处向外膨出

HEAD 胎头，BRAIN 脑，SP 脊柱

面部畸形、胼胝体发育不良等。

【注意事项】

1. 羊水较少时，胎体较大，胎头或背部向后与胎盘、宫壁密切贴近时，膨出物被挤压，易漏诊。

2. 当缺损太大或太小时，均容易导致漏诊，因这两种情况下形成的脑膜脑膨出包块均不明显。当缺损很小时，向外膨出的包块很小，不易显示。当缺损很大时，由于脑组织无挤压效应，故突出颅骨缺损表面水平不明显，未形成典型的包块，且脑组织回声改变不明显，类似正常，易漏诊。

3. 当发现脑膨出，应注意是否合并肾脏多囊性病变、多指（趾），从而与 Meckel-Gruber 综合征鉴别。

（四）小头畸形（microcephaly）

一般来说，小头畸形是脑发育不良的结果，可以只是小头而不伴其他结构畸形，也可以是多发畸形或某些综合征中的一种表现。其发生率约为 1/1 000。其发病原理可能与染色体畸形或基因突变有关，也可能与胎儿宫内缺氧、先天感染、接触 X 线或致畸物等有关。常伴发于其他脑畸形如全前脑或脑膜脑膨出。

【超声诊断要点】

1. 胎儿头围测值低于同龄胎儿的三个标准差以上（图 22-62），是诊断小头畸形最可靠的指标之一，有研究表明，头围测值和智力发育迟缓相关性较高。

2. 双顶径低于同龄胎儿的三个标准差以上，但其假阳性率较高，可达 44%。主要是由于双顶径测量易受头颅形态的影响，因此头围测量较双顶径更准确。

3. 其他生长参数如胎儿腹围、股骨长、肱骨长等可在正常值范围内。

4. 头围 / 腹围比值，双顶径 / 腹围、双顶径 / 股骨长比值明显小于正常，这些参数在诊断小头畸形时有重要意义。

5. 颅内重要解剖结构显示不清晰，图像模糊，丘脑、侧脑室、第三脑室等结构难以清晰显示。

6. 正中矢状切面，前额明显后缩。

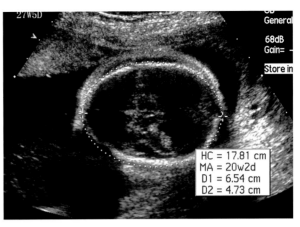

图 22-62 27 周 5 天胎儿

小头畸形，患者为近亲婚配，96 年生育一畸形儿，99 年生育一智力正常的女儿。头部横切显示脑内结构欠清晰，头围 17.81cm，相当于 20 周 2 天，低于正常孕周的 5 个标准差，透明隔腔消失，小脑发育差

【注意事项】

1. 在诊断小头畸形时应注意除外胎儿宫内生长迟缓，腹围和头围的比值在区别两者时很重要。

2. 另外小头畸形在 24 周以前通常难以明确诊断，因为许多小头畸形在此时期之前头颅未低于正常的 3 个标准差以上，而且许多小头畸形常伴发胎儿宫内生长迟缓，则更难判断。因此，超声多在晚孕期才能诊断小头畸形。

3. 由于小头畸形常合并存在于各种原因所致的脑发育迟缓疾病，如先天感染、染色体畸形、全前脑、脑膨出等，因此超声发现胎儿小头畸形后，应对胎儿各系统、结构进行详细、系统的检查，寻找出可能存在的其他畸形。

（五）脑积水（hydrocephalus）

胎儿脑积水是指脑脊液过多地聚集于脑室系统内，致使脑室系统扩张和压力升高。其发生率在新生儿中约 2‰。侧脑室径大于 10mm，小于 15mm 为轻度脑室扩张。侧脑室径大于 15mm 应考虑有脑积水或明显脑室扩张。

【超声诊断要点】

1. 脑室系统扩张，脑脊液呈无回声区，其中的脉络丛呈强回声似"悬挂"于脑室内（图 22-

63）。可为一侧侧脑室扩大，或两侧侧脑室扩大，也可表现为侧脑室、第三脑室、第四脑室均扩大。

2. 脑积水严重时，可有脑组织受压变薄。

3. 侧脑室比率增大。

4. 胎儿双顶径较同孕周为大，其增长率亦高于正常。16～32周胎儿双顶径每周增长超过3mm时应认为增长过速，但双顶径测量不能作为本病诊断的唯一依据。头围与双顶径增大仅能作为间接征象，必须认真检测脑内结构如侧脑室增大。

5. 胎儿头围明显大于腹围。

6. 一侧脑积水时，脑中线向对侧移位。

7. 第4脑室扩张或后颅窝池扩大，此时多合并小脑蚓部缺失，可能为Dandy-Walker畸形。

8. 积水型无脑畸形　有颅骨，颅腔内充满液体，看不见脑中线回声，不能显示大脑镰及大脑半球，不规则的脑干组织突入囊腔内，呈所谓的"空头颅"声像。

【注意事项】

1. 一次超声检查未发现脑室扩张，不能除外胎儿以后发育过程中不出现脑积水，对于高危孕妇，不同孕周的多次检测是必要的。

2. 确认侧脑室很重要。在中孕期，常可出现远侧大脑半球呈无回声或极低回声，而近侧大脑半球由于多次反射而结构不清，此时若把无回声的大脑半球当作侧脑室，则很容易误诊为脑积水或侧脑室扩大。其实，此时真正的侧脑室为强回声而非无回声，

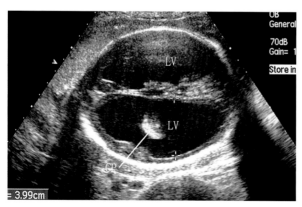

图22-63　30周胎儿脑积水

侧脑室平面显示双侧侧脑室均明显扩张，侧脑室3.99cm，大脑皮质均明显受压变薄

LV 侧脑室，CP 脉络丛

因为侧脑室内有充满强回声的脉络丛。

3. 当检出脑积水或侧脑室扩大时，应注意胎儿其他部位畸形检测。据报道，83%的病例合并有胎儿其他畸形。超声除详细检查胎儿形体结构外，还应进行详细的胎儿超声心动图检查和羊水或脐血穿刺行染色体核型分析。

4. 应与前脑无裂畸形所致的单一巨大侧脑室相鉴别。

（六）前脑无裂畸形（或全前脑）（holoprosencephaly）

前脑无裂畸形为前脑未完全分开成左右两叶，而导致一系列脑畸形和由此而引起的一系列面部畸形，其发生率约1/10 000。本病常与染色体畸形如13-三体、18-三体、18号染色体短臂缺失等有关，也与其他类型的染色体异常如不平衡移位或基因突变有关，但仍有许多病例发病原因不清楚。根据大脑半球分开程度，前脑无裂畸形（全前脑）有三种类型：无叶全前脑、半叶全前脑、叶状全前脑，其中无叶全前脑最严重，叶状全前脑最轻，半叶全前脑介于两者之间。

【超声诊断要点】

1. 典型的无叶全前脑表现为脑内结构紊乱，仅可见一个较大的原始脑室，中央见单一丘脑低回声结构，呈融合状，不能显示两个侧脑室、两个丘脑。脑中线回声消失，透明隔腔、第三脑室及胼胝体消失（图22-64）。脑组织变薄。

2. 半叶全前脑显示前部为单一脑室腔且明显增大，后部可分开为两个脑室，丘脑融合、枕后叶部分形成。

3. 严重面部结构畸形常见于无叶全前脑主要有眼距过近、独眼畸形、喙鼻畸形、头发育不全畸胎、正中唇腭裂等。但半叶全前脑眼眶及眼距可正常，扁平鼻，也可合并上述严重面部畸形或其他面部畸形，如猴头畸形、单鼻孔等。

4. 叶状全前脑　胎儿期超声诊断困难，不易识别。透明隔腔消失时应想到本病可能，可伴有胼胝体发育不全，冠状切面上侧脑室前角可在中线处相

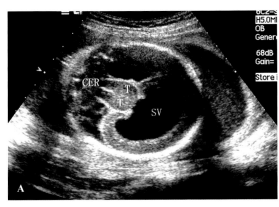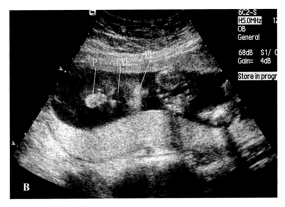

图 22-64 24 周胎儿无叶全前脑

A. 颅脑横切面显示单一脑室（SV）丘脑（T）融合。CER，小脑；B. 颜面部冠状切面显示单一眼眶（EYE），
眼眶上方可见长条形喙鼻回声（P），无人中；UL 上唇

互连通。面部结构一般正常。

【注意事项】

扩大的单一脑室应注意与单纯脑积水鉴别，前者无大脑镰脑中线回声，两组脉络丛位于共同脑室内，常合并严重面部畸形；后者则有大脑镰脑中线回声，两侧脑室均有各自的脉络丛，常无面部畸形合并存在。

（七）Dandy-Walker 综合征

Dandy-Walker 综合征是一种特殊类型的脑畸形，发生率约 1/30 000。典型的 Dandy-Walker 综合征以小脑蚓部缺失、第四脑室和后颅窝池扩张为特征，约 1/3 伴脑积水。

【超声诊断要点】

1. 经小脑横切面上，典型 Dandy-Walker 畸形超声表现为两侧小脑半球分开，中间无联系，蚓部缺如，后颅窝池明显增大，第四脑室增大，两者相互连通（图 22-65A）。

2. 小脑蚓部正中矢状切面上，小脑蚓部完全缺失或蚓部面积缩小（图 22-65 B），面积缩小一般超过 50%。24 孕周之后原裂、次裂及第四脑室顶部显示不清或不显示；九个蚓叶分支的强回声较相同孕周正常胎儿变少或显示不清；蚓部向上方旋转，窦汇明显上移。

3. 小脑蚓部重度向上方旋转，即逆时针旋转。

小脑蚓部正中矢状切面上，脑干 - 蚓部夹角（BV）及脑干 - 小脑幕夹角（BT）是判断蚓部向上方旋转的重要指标。有研究表明，BV 对于鉴别 Blake 陷窝囊肿、小脑蚓部发育不良（VH）和 Dandy-Walker 畸形（DWM）有重要意义。正常胎儿 BV < 18°，Blake 陷窝囊肿胎儿 BV 为 19° ~ 26°，小脑蚓部发育不良胎儿 BV 为 24° ~ 40°，Dandy-Walker 畸形胎儿 BV > 45°（图 22-65B）。

（八）脊柱裂、脊髓脊膜膨出（spina bifida and meningomyelocele）

胎儿脊柱裂是最常见的胎儿畸形之一，是后神经孔闭合失败所致，其主要特征是指背侧的两个椎弓未能融合在一起而引起的脊柱畸形，脊膜和（或）脊髓通过未完全闭合的脊柱疝出或向外露出。

根据是否有神经组织（神经基板）暴露在外或病变部位是否有完整的皮肤覆盖分为开放性脊柱裂和闭合性脊柱裂。开放性脊柱裂背部皮肤缺损，椎管内成分部分或全部经过脊柱缺损处向后膨出，常伴包块，脑脊液通过缺损处漏出，常见类型有脊膜膨出（膨出物为一囊性包块、囊内为脑脊液）脊髓脊膜膨出（膨出物除脑脊液外还有马尾和 / 或脊髓组织）脊髓外露（脊髓呈平板式暴露于外界）。闭合性脊柱裂背部皮肤完整，椎管内成分部分或全部经过脊柱缺损处向后膨出或不膨出，可伴或不伴包块，可分为有包块型和无包块型，有包块型闭合性脊柱裂有脊膜膨

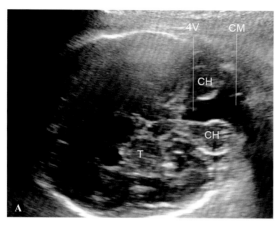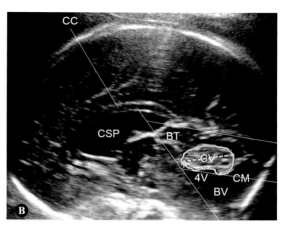

图 22-65 Dandy-Walker 畸形

A. 小脑水平横切面显示两侧小脑半球（CH）分开，中间无联系，蚓部缺如，后颅窝池（CM）与第四脑室（4V）连通；B. 小脑蚓部正中矢状切面上，小脑蚓部（CV）面积（黄线包绕）缩小，脑干 - 蚓部夹角（BV）增大约 46°。T 丘脑，CC 胼胝体，CSP 透明隔腔，BT 脑干 - 小脑幕夹角

出、脂肪脊膜脊髓膨出、脂肪脊髓裂、末端脊髓囊状膨出，无包块型闭合性脊柱裂有脊髓纵裂、终丝脂肪瘤、终丝紧张、皮毛窦、尾退化综合征。

【超声诊断要点】

1. 当发现脊柱裂后，应仔细观察背部皮肤的连续性是否中断，有无"柠檬征""香蕉小脑"、脑积水等颅脑声像改变，以区分是开放性还是闭合性脊柱裂。

2. 开放性脊柱裂的背部皮肤缺损，神经组织与外界相通，脑脊液可以通过裂口进入羊膜腔，导致脑脊液的循环障碍，从而出现一系列颅脑声像和羊水化学成分改变。因此产前可通过特征性脊柱、颅脑声像改变、母体血清学 AFP、羊水 AFP 以及羊水乙酰胆碱酯酶测定等手段诊断开放性脊柱裂。声像图表现包括：

（1）矢状切面上，脊柱椎体和椎弓骨化中心形成的前后平行排列的两条串珠状强回声带在脊柱裂部位后方的椎弓强回声带连续性中断，同时该处皮肤和软组织回声缺损。合并脊膜和脊髓脊膜膨出时，裂口处可见一囊性包块（图 22-66A），包块内有马尾神经或脊髓组织，壁较薄。较大脊柱裂时，矢状切面可显示明显的脊柱后凸畸形。

（2）脊柱横切面时脊椎三角形骨化中心失去正常形态，位于后方的两个椎弓骨化中心向后开放，

呈典型的"V"或"U"字形改变（图 22-66 B）。

（3）脊柱冠状切面亦可显示后方的两个椎弓骨化中心距离增大。

（4）颅脑声像改变：特征性颅内改变是颅后窝池消失及小脑异常，后颅窝池消失，小脑变小，弯曲向前似"香蕉"，称为"香蕉小脑"，即小脑扁桃体疝，又称为 Chiari II 畸形（图 22-67）。有文献报道，几乎所有的开放性脊柱裂都表现为小脑异常及颅后窝池消失。这个特征对于鉴别开放性和闭合性脊柱裂非常重要。其他颅脑声像改变有"柠檬头征"、脑室扩大、双顶径小于孕周等。

（5）并发症：常合并羊水过多、脑积水及无脑畸形。

（6）合并畸形：最常见为足内翻畸形，也可有足外翻、膝反屈、先天性髋关节脱位。其他畸形有染色体畸形、肾脏畸形等。

3. 闭合性脊柱裂种类较多，脊柱声像表现不尽相同，但具有共同特征即背部皮肤连续完整，产前超声检出困难，多在出生后才能发现骶尾部包块。

（1）有包块型闭合性脊柱裂且包块在胎儿已向皮下突出形成明显包块时，矢状切面和横切面背侧有可能发现包块，并能观察到包块与椎管的关系，于后方的两个椎弓骨化中心向后开放，呈"V"或"U"字形改变。

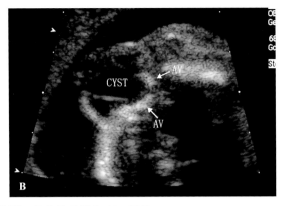

图 22-66 24 周胎儿囊状脊柱裂，染色体核型为 18- 三体

A.脊柱矢状切面显示脊柱裂（箭头）合并脊膜膨出（CYST）；B.脊柱横切面显示椎弓骨化中心（箭头）向后开放，呈"U"字改变，并合并脊膜膨出（CYST）

AV 椎弓骨化中心，SP 脊柱

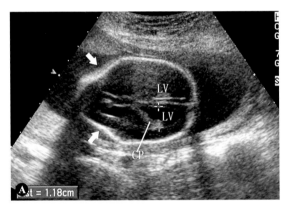
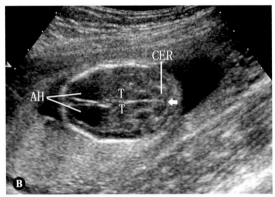

图 22-67 脊柱裂的间接征象

A.头部横切显示双侧额骨塌陷，似柠檬（箭头），侧脑室（LV）扩大，其内脉络丛（CP）悬挂；B.小脑平面显示小脑（CER）发育差，明显缩小，呈香蕉状改变，颅后窝池消失（箭头）

AH 侧脑室前角，T 丘脑

（2）无包块型闭合性脊柱裂，脊柱声像图改变均不明显，很难被产前超声所检出。

（3）闭合性脊柱裂的背部皮肤完整，神经组织及脑脊液与外界不相通，胎儿颅脑及实验室生化检查均正常。

【注意事项】

1. 约 1% ～ 2% 的正常胎儿亦有柠檬征征象，但正常胎儿不伴有脑内其他异常征象,如脑室扩大、香蕉小脑等。胎儿头颅呈"柠檬征"时，一定要有其他颅内异常时，才能考虑开放性脊柱裂可能。

2. 较小的脊柱裂因病变较小，超声直接征象往往表现不明显而易漏诊，尤其在所使用的超声仪器分辨力较差时，小的脊柱裂尤其容易漏诊。常规检查小脑及后颅窝池可减少开放性脊柱裂的漏诊。在诊断脊柱裂时，胎儿俯卧位，声束从胎儿背侧显示脊柱时，且胎儿背部无胎盘和子宫壁压迫，或胎儿背部皮肤与子宫壁之间有羊水相隔时，病变显示最清楚。

3. 经小脑横切面是筛查开放性脊柱裂的有效切面。

（九）颜面部畸形

颜面部畸形包括眼畸形（眼距过近、眼距过远、小眼畸形、无眼畸形），外鼻畸形（无鼻、长鼻或喙鼻、裂鼻、双鼻、鞍鼻），唇腭裂，舌的先天畸形，小下颌畸形，耳畸形（无耳畸形、小耳畸形、耳低位）等，本节主要讲述最常见的颜面部畸形－唇腭裂。

其余畸形请参考有关胎儿畸形产前超声诊断方面的专著。

【超声诊断要点】

1. 单纯唇裂在超声图像上有恒定表现，在胎儿颜面部冠状切面和横切面上观察最清楚，主要表现为一侧或双侧上唇连续性中断，中断处为无回声窄带（图 22-68），窄带可延伸至鼻孔，引起受累侧鼻孔变形、塌陷。单侧唇裂时，两侧鼻孔不对称常为Ⅲ度唇裂；如果鼻孔两侧对称、鼻孔不变形、唇裂裂口未达鼻孔者则多为Ⅱ度唇裂；仅在唇红部显示中断者为Ⅰ度唇裂。Ⅰ度唇裂因裂口小常漏诊。

2. 单侧唇裂合并牙槽突裂或完全腭裂时（图 22-69），除上述唇裂征象外，上颌骨牙槽突回声连续性中断，正常弧形消失，在裂口中线侧牙槽突常向前突出，而裂口外侧牙槽突则相对后缩，在横切面上可见"错位"征象。

3. 双侧唇裂合并牙槽突裂或完全腭裂时（图 22-70），双侧唇与牙槽突连续性中断，在鼻的下方可显示一明显向前突出的强回声块，该强回声浅层为软组织（上唇中部及牙龈），深层为骨性结构（前颌突），这一结构称为颌骨前突（premaxillary protorusion）。

4. 正中唇腭裂（图 22-71）。正中唇腭裂常发生在全前脑和中部面裂综合征，两者在面部超声特征的明显区别是前者眼距过近，而后者眼距过远。正中唇腭裂在超声图像上表现为上唇及上腭中部连续性中断，裂口宽大，鼻结构明显异常，常伴有其它结构的明显异常。

5. 不规则唇裂（asymmetric clefts）：不规则唇

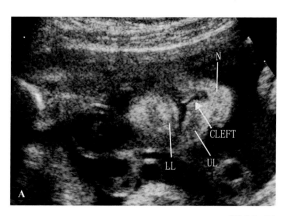
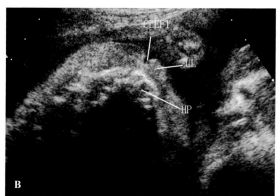

图 22-68 单纯唇裂

A. 鼻唇部冠状切面显示右侧上唇（UL）连续性回声中断，裂口（CLEFT）达鼻（N）根部，LL 下唇；B. 上唇横切面显示右侧上唇（UL）回声连续性中断（CLEFT），上牙槽（HP）回声连续

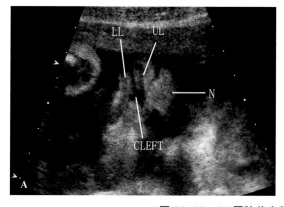
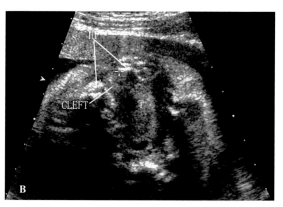

图 22-69 30 周胎儿左侧Ⅲ度唇裂合并完全腭裂

A. 冠状切面显示左侧上唇（UL）连续性中断，裂口（CLEFT）达鼻根部，左侧鼻（N）孔明显塌陷，LL 下唇；B. 上唇横切面显示左侧牙槽突（HP）回声连续性中断，CLEFT 裂口，T 舌

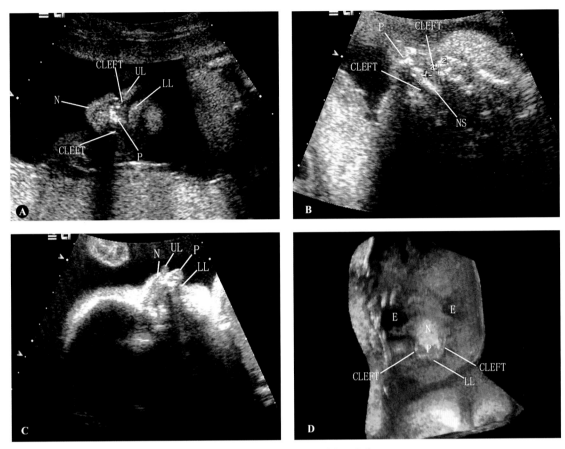

图 22-70　26 周胎儿双侧唇腭裂

A. 鼻唇冠状切面，双侧上唇回声连续性中断；B. 鼻中隔水平横切面显示双侧腭裂，鼻腔与口腔之间形成两条深而窄的无回声带。鼻中隔（NS）呈线状强回声；C. 颜面部正中矢状切面显示颌骨前突（P）；D. 颜面部三维成像显示双侧唇腭裂

LL 下唇，UL 上唇，N 鼻，CLEFT 裂口，E 眼

裂多与羊膜带综合征有关，与一般唇裂不同，不规则唇裂常表现为面部及唇严重变形，裂口形态不规则，形状怪异，裂开的部位亦不寻常，可发生在唇的任何部位。常合并有其他胎儿畸形，如不规则脑或脑膜膨出、腹壁缺损、缺肢、缺指（趾）等，还常有羊水过少。

【注意事项】

1. 常规切面很难显示继发硬腭与软腭，因此单纯不完全腭裂不伴牙槽突裂和单纯软腭裂超声很难显示，几乎 100% 漏诊。

2. 面部周围有羊水衬托时，容易显示颜面部各结构；无羊水衬托时，不易显示清楚。

3. 胎位、面部前方胎手、子宫壁、脐带等结构均影响颜面部的显示。

4. 注意某些假象的辨认，避免假阳性结果。如

人中较深的胎儿有时似唇裂，脐带压迫部可导致唇裂假象，切面不标准，三维超声伪像等都会导致唇裂的假阳性结果。

5. 某些少用切面对腭裂诊断有帮助，如经口或下颌的冠状切面或矢状切面，经梨状孔向下扫查的斜冠状切面等。

（十）十二指肠闭锁

十二指肠闭锁与狭窄是围产儿最常见的肠梗阻，约占小肠闭锁的 37% ～ 49%，其发生率在活产儿中约 1/2710 ～ 1/10000。而且十二指肠闭锁与狭窄相对其他胃肠道闭锁而言，超声相对容易诊断。

【超声诊断要点】

1. 十二指肠闭锁的典型超声表现为胃及十二指肠近段明显扩张（图 22-72），胎儿上腹横切时可见

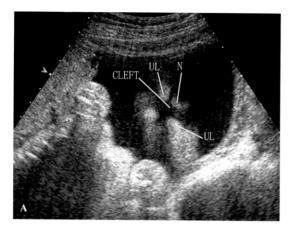

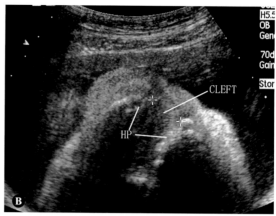

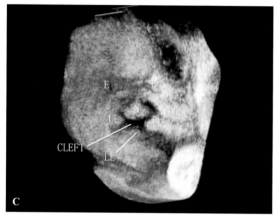

图 22-71　29 周胎儿全前脑合并正中唇腭裂

产前超声冠状切面（图 A）横切图（图 B）及三维超声（图 C）清楚显示上唇中央连续中断，鼻发育不良，鼻结构不正常，不能显示双鼻孔，鼻塌陷，鼻柱缺如，双侧原发腭缺如

N 鼻，E 眼，LL 下唇，CLEFT 正中唇腭裂，UL 上唇，HP 硬腭

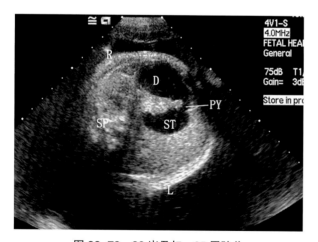

图 22-72　38 岁孕妇，35 周胎儿

十二指肠闭锁合并完全型心内膜垫缺损。染色体核型为 21- 三体。胎儿上腹部横切，显示典型"双泡征"，双泡在幽门处相通，实时下胃（ST）及十二指肠（D）内可见大量点状强回声，随胃的蠕动翻滚，胃蠕动明显增强并可见逆蠕动

SP 脊柱，PY 幽门，L 左侧，R 右侧

典型的"双泡征"，位于左侧者为胃，右侧者为扩张的十二指肠近段，侧动探头时两泡在幽门管处相通。

2. 十二指肠闭锁合并有食管闭锁（不伴有气管食管瘘）时，由于近段十二指肠与胃相通，因此其两端均为盲端，胃及十二指肠的分泌物大量积聚而形成极度扩张的胃与近段十二指肠，幽门部亦显著扩张，形成"C"字形，其扩张的程度远较单纯十二指肠闭锁为明显。

3. 羊水过多。据报道十二指肠闭锁胎儿羊水过多可早在 19 周出现。羊水过多开始出现时间的早晚以及羊水过多的严重程度，取决于十二指肠梗阻的严重程度以及是否伴有其他影响羊水吸收的胃肠道畸形。约 50% 的十二指肠闭锁最终都会出现羊水过多。

4. 伴发其他畸形时，有相应的超声表现，如十二指肠闭锁可以是 VATER 联合征中的一个表现，30% 的十二指肠闭锁胎儿患有 21- 三体综合征。

【注意事项】

1. 正常情况下，当对胎儿腹部略为斜切时，可在同一切面内显示胃与膀胱图像，类似上述"双泡

征"。区别的方法是侧动探头追踪显示两者的连续性,如果两无回声区不相通,则不考虑十二指肠闭锁形成的"双泡征",同时彩色多普勒血流显像可显示膀胱两侧有两条脐动脉。另外,胎儿腹部横切时,尤其在晚孕期,结肠内液体较多时,如果其与胃在同一平面显示,亦可类似"双泡征"假象,但转动探头,可追踪显示结肠的大部分和显示结肠袋。此外胎儿腹部囊性包块与胃同时显示时亦呈"双泡征",也应区别。

2.胎儿呕吐后检查,双泡征可不明显甚至消失,出现假阴性结果。

3.怀疑胎儿十二指肠闭锁时,应建议进行胎儿染色体核型分析。

（十一）泌尿系统异常

1.肾不发育（renal agenesis）

肾不发育又称肾缺如。单侧肾缺如在活产儿中发生率约为1/1000,双侧肾缺如约为1/4000。肾缺如为散发性,但亦可为常染色体隐性、显性及X连锁遗传。

【超声诊断要点】

（1）一侧或双侧肾脏不能显示（图22-73A）。

（2）肾上腺"平卧"征（adrenal lying down sign）。由于肾不发育,肾上腺相对增大,肾上腺缺乏肾脏的支撑而变得长而扁平,呈长条状结构,似"平卧"在腰部肾床区腰大肌的前方（图22-73B）。超声图像上肾上腺表现为两条平行低回声带,中央被线状高回声分隔（肾上腺髓质）。

（3）双侧肾脏不发育时,合并有严重羊水过少,膀胱不充盈而难以显示。

（4）双侧肾脏不发育时,彩色多普勒血流显像不能显示双侧肾动脉（图22-73C）。在盆腔两条脐动脉之间不能显示充盈的膀胱。一侧肾脏不发育时,仅能显示一条肾动脉从腹主动脉发出。

2.肾脏囊性疾病（renal cystic disease）

肾脏囊性疾病种类较多,目前多数学者采用Potter分类法,将其分为四类,虽然这一分类法不够完善,但它包括了绝大多数肾脏囊性疾病：Ⅰ型,常染色体隐性遗传性多囊肾（婴儿型）。Ⅱ型,多

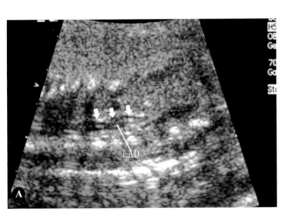

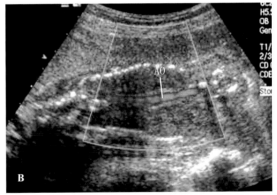

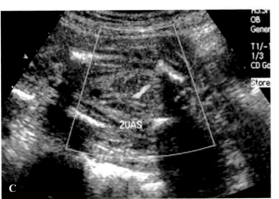

图 22-73　23 胎儿双肾缺如,无羊水

A.腹部矢状切面显示左肾床区未见明显的肾脏回声,左侧肾上腺（LAD）的长轴与脊柱长轴平行,并紧贴于脊柱内侧,呈"平卧征"改变（箭头所示）；B.通过肾床区冠状切面能量多普勒显示腹主动脉（AO）两侧无明显的肾动脉分支；C.盆腔横切面彩色多普勒显示两条脐动脉（UAS）间没有充盈的膀胱

囊性发育不良肾。Ⅲ型，常染色体显性遗传性多囊肾（成人型）。Ⅳ型，梗阻性囊性发育不良。

（1）常染色体隐性遗传性多囊肾（婴儿型）(autosomal recessive polycystic kidney disease, ARPKD)（Potter Ⅰ型）

【超声诊断要点】

1）双侧肾脏对称性、均匀性增大。晚孕期胎儿双侧肾脏常显著增大，可达正常肾脏的 3～10 倍，充满整个腹腔。

2）双侧肾脏回声增强。由于本病肾内囊肿极小，普通超声成像条件下不能分辨出这些囊性结构，但正是由于有大量这样的小囊，其囊壁提供了大量的超声界面反射，而使肾脏回声明显增强。如果使用高分辨力超声探头（如 7～10MHz），则可将这些小囊显示出来，表现为肾实质内均匀分布的、大小约 1～2mm 左右的大量小囊，偶可有 8～10mm 左右的小囊出现。

3）肾脏回声增强主要在肾髓质部分，而周围皮质部分则表现为低回声。实际上，由于肾髓质内集合管扩张、肾髓质增大导致肾脏明显增大和回声增强，因此仔细探测此种特征，对鉴别诊断较有帮助。

4）羊水过少。但也可能羊水正常。

【注意事项】

由于 ARPKD 早期肾脏大小在正常范围，后期肾脏才明显增大，早期羊水亦在正常范围，因此上述超声征象多在 24 周以后才出现，在 24 周以前产前超声可表现正常，许多病例在 16～19 周可无异常发现。因此，本病早期诊断较困难。有作者认为，在 12 周经阴道超声检查，由于肾脏回声增强而使肾脏很容易显示与分辨，应想到有 ARPKD 可能，此时应密切追踪检查，观察肾的大小及回声变化情况，一般在 2～4 周应观察测量一次。

（2）常染色体显性遗传性（成人型）多囊肾 [autosomal dominant (adult) polycystic kidney disease, ADPKD]（Potter Ⅲ型）

常染色体显性遗传性多囊肾（ADPKD）又称成人型多囊肾，是一种常染色体显性遗传病，本病发生率约 1/1000。

【超声诊断要点】

本病超声表现与 ARPKD 相似，亦表现肾脏增大，回声增强。但与 ARPKD 相反的是，ADPKD 可较好地显示低回声的肾髓质，且肾髓质无明显增大。父母一方有多囊肾超声表现是诊断胎儿 ADPKD 的有力证据。

（3）多囊性发育不良肾（Potter Ⅱ型）

【超声诊断要点】

1）病变侧无正常形态的肾脏图像，代之为一多房性囊性包块，包块可大可小，位于脊柱的前方，其形态各异，囊与囊之间互不相通，随机分布。周边较大的囊使肾轮廓扭曲变形为葡萄串样（图 22-74）。

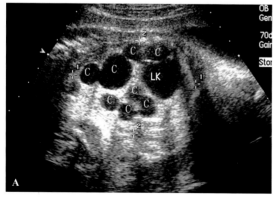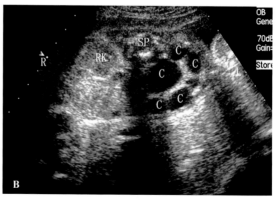

图 22-74　27 周胎儿左肾多囊性发育不良肾

A. 左肾矢状切面显示左肾明显增大，其内多个大小不等的（C）回声；B. 双肾横切面显示右肾（RK）回声正常，左肾明显增大，其内多个大小不等的无回声区（C）

SP 脊柱，R 右侧，L 左侧，LK 左肾

2）肾脏中央或囊之间常可见团状或小岛样实质性组织，无正常的肾皮质及集合系统回声。

3）如为双侧多囊性发育不良肾，则常有羊水过少及膀胱不显示等特征。

4）彩色多普勒显示肾内肾动脉分支紊乱，主肾动脉难显示，动脉频谱为高阻型频谱。

【注意事项】

1）单侧多囊性发育不良肾预后良好，双侧为致死性畸形。

2）应和单纯肾囊肿、婴儿型和成人型多囊肾相区别。

3. 肾积水（hydrorephrosis）（potter Ⅳ型）

胎儿肾积水可由泌尿道梗阻性病变和非梗阻性病变（如膀胱输尿管反流）引起。最常见的原因是肾盂输尿管连接处梗阻、膀胱输尿管反流、膀胱输尿管连接处梗阻、后尿道瓣膜以及重复肾中的梗阻。

【超声诊断要点】

超声诊断胎儿肾盂积水的标准和小儿及成人不同，因为肾盂扩张在许多正常胎儿中亦相当常见。Hoddick等发现18%的正常胎儿24周后肾盂前后径扩张可达3～11mm。许多学者提出了不同的截断值来诊断不同孕周胎儿肾积水（表22-6）。尽管目前肾积水的诊断标准尚有争论，但以下几点能达成一致。

表22-6 不同作者诊断胎儿肾积水的标准

作者	诊断标准
Arger 等（1985）	肾盂扩张前后径≥10mm 肾盂扩张前后径／肾脏前后径比值＞0.5
Corteville 等（1991）	肾盂扩张前后径≥7mm，小于33周者肾盂扩张前后径≥4mm 肾盂扩张前后径／肾脏前后径比值＞0.28
Mandell 等（1991）	小于20周，肾盂扩张前后径≥5mm 20～30周，肾盂扩张前后径≥8mm 30周以上，肾盂扩张≥10mm
Anderson 等（1995）	16～23周＞4mm 23～30周＞6mm 30周以上＞8mm
James 等（1998）	16～28周＞5mm 28周以上＞7mm

1）肾盂扩张＜4mm，大多数胎儿为正常胎儿。

2）肾盂扩张为5～10mm，或者有膀胱扩张、输尿管扩张、肾盏扩张或仅可显示肾盏的肾盂扩张（Ⅱ度肾盂扩张），应在以后妊娠过程中随访观察监测。

3）如果肾盂扩张在10mm以内，肾盂／肾脏前后径之比小于0.5，且胎儿无其他异常发现，那么产后出现临床相关疾病的可能性较低。

4）肾盂扩张＞10mm（图22-75），出现肾脏病理情况的可能性明显增加。产后应行肾功能检查及排泄性膀胱尿路造影除外梗阻和膀胱输尿管反流。

5）产后随访原则 最好于产后5～7天进行，因为此时期新生儿已不再暴露于母体黄体酮类激素影响下的平滑肌松弛状态，由此而引起的轻度肾盂扩张此时已消失，又由于在出生后的48小时内，婴儿有轻度脱水，如果出生后立即行肾脏超声检查可出现假阴性结果。

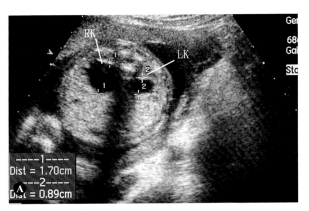

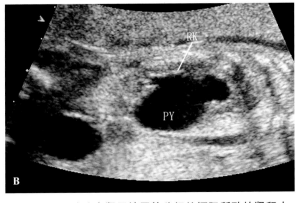

图 22-75 胎儿右肾盂输尿管移行处梗阻所致的肾积水

A. 腹部肾脏水平横切面显示双侧肾盂均明显扩张，右侧肾脏（RK）较左侧肾脏（LK）更为明显，右侧宽约1.70cm，左侧宽约0.89cm；B. 右侧肾脏（RK）矢状切面显示肾盂（PY）及肾盏均明显扩张

（十二）胎儿水肿与浆膜腔积液

胎儿水肿（hydrops fetalis）是较常见的胎儿异常之一。过多的液体在组织间隙或体腔内积聚称为水肿。水肿不是独立的疾病，而是一种重要的病理过程。胎儿水肿的原因有免疫性和非免疫性两大类。免疫性胎儿水肿是由于母婴血型不合所致，但产前的预防、监测、治疗手段都有很大的进展，现极少有因母婴血型不合出现胎儿水肿。非免疫性胎儿水肿的原因很多，其中最常见的胎儿发育异常包括水囊瘤，心脏畸形及复合畸形。各种原因导致胎儿水肿的确切机制尚不清楚，在不同地区和人种中原因不同，在东南亚胎儿水肿的主要原因是纯合子 α-地中海贫血，相反，在白人中主要是心血管、感染、染色体等原因引起胎儿水肿。

【超声诊断要点】

1. 胎儿局部和全身皮肤回声低，明显增厚，至少大于 0.5 cm，横切躯干和四肢时，水肿增厚的低回声皮肤皮下组织如茧样包绕内部结构。颅骨强回声与头皮强回声明显分开，两者之间出现环状低回声带。

2. 胎儿肝脾可能增大，腹围大于相应孕周。腹围/双顶径，腹围/头围，腹围/股骨等比值异常增大。

3. 胎盘肥厚，厚度常＞5.0cm。胎盘肥厚可能是胎儿水肿的早期表现。

4. 浆膜腔积液，包括胸水、腹水、心包积液，表现为胸腔、腹腔、心包腔内出现游离无回声，大量胸腹水时可见胸腔、腹腔内脏器如肺及或胃肠等漂浮在积水无回声区内。

5. 胎儿心功能不全声像改变，包括胎儿心脏三尖瓣反流，二、三尖瓣 A 峰＜E 峰，心脏扩大，心胸比值增大，胎心过速，胎心过缓等。

6. 引起水肿的其他原发病灶，如肿瘤、胎儿畸形、胎盘病灶等的观察。

（十三）脐膨出和腹裂畸形

1. 脐膨出

脐膨出是腹壁中线处肌肉、筋膜、皮肤缺损，导致腹膜及内脏一起膨出体外，表现为一个向外膨出有脐带血管的包块，疝出内容物的表面覆盖有一层很薄的膜，为羊膜和腹膜。脐膨出的发生率为 1/4000～1/5000。男性较女性略多，比率为 3：2。

【超声诊断要点】

（1）前腹壁中线处缺损，皮肤层强回声及皮下层低回声中断，可见一个向外膨出表面有薄膜包裹的包块（图 22-76）。

（2）包块内容物依缺损大小而不同，缺损小，包块内可仅含肠管等器官；缺损大，除肠管外，还有肝脏、脾脏等内容物。

（3）脐带入口往往进入包块中央顶端，CDFI 对显示具体的部位有帮助。

（4）脐膨出常合并其他结构异常，如心脏、肾脏、

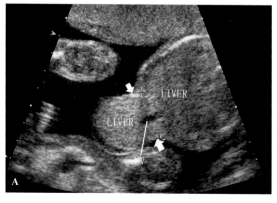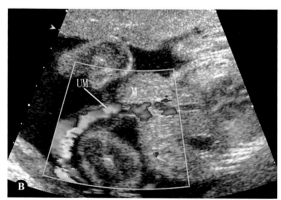

图 22-76　24 周胎儿脐膨出

A. 腹部横切面显示前腹壁连续性回声中断（箭头所示），部分肝脏（LIVER）从缺损处向外膨出；B. 腹部脐蒂部水平横切面显示脐带（UM）入口位于膨出包块（M）的顶部

UV 脐静脉

胃肠道、面部、神经管、肢体等畸形及染色体畸形。

【注意事项】

（1）应注意和脐带本身的包块、腹壁皮肤包块、腹裂畸形等鉴别。

（2）应注意与假性脐膨出和正常的生理性中肠疝相鉴别。胎儿腹部斜切面或因羊水过少使腹部受压变形产生腹部膨出假象，可通过变换角度、改变体位、采用高频探头扫查和彩色多普勒血流显像等方法与真性脐膨出相鉴别。生理性中肠疝常见于第8～11周，其最大直径很少超过7mm。直径大于7mm、回声不均匀、边界不规则者，应高度警惕脐膨出。

（3）小的脐膨出（仅有肠管），发生染色体畸形的危险性高；大的脐膨出（含肝脏等），发生染色体畸形的危险性低。

2. 腹裂畸形

腹裂也称内脏外翻，是与腹腔脏器（如肠管）外翻有关的一侧前腹壁全层缺陷的先天畸形。腹裂发生率为1/3000。

【超声诊断要点】

（1）通常显示脐带入口处右侧的腹壁全层回声中断，缺损大小一般为2～3cm。

（2）胃肠等腹腔内容物突出在腹壁外，其表面无腹膜覆盖，肠管等脏器在羊水内自由漂浮（图22-77）。

（3）由于胃肠等腹腔内容物外翻至腹壁外的羊水内，故腹腔内容物少，腹腔空虚，腹围小于相应孕周大小。

（4）脐带腹壁入口位置正常，通常腹壁缺损在脐带入口的右侧。

（5）外翻的肠管有时可见局部节段性扩张，蠕动差。

（6）羊水过多，羊水内回声增多。

（7）相对脐膨出而言，腹裂合并其他先天畸形不常见，腹裂主要与继发的肠畸形有关（例如闭锁、肠扭转、胎粪性腹膜炎）。

【注意事项】

（1）当外翻内容物仅含少量肠管，且胎儿为正枕前位时，有时易将肠管误认为胎儿男性生殖器，应注意鉴别。

（2）当脐膨出合并大量腹水时，极易与腹裂相混淆，应注意区别。

（十四）肢体畸形

1. 软骨不发育（achondrogenesis）

软骨不发育是一种较常见的致死性骨骼发育障碍性畸形，其发生率约为1/40 000。其病因属常染色体隐性或显性遗传，80%父母属正常发育，这说明本病是特定基因突变的结果。

（1）四肢严重短小，四肢长骨极度短小（图22-78），因骨化差而回声强度减弱，骨后方声影

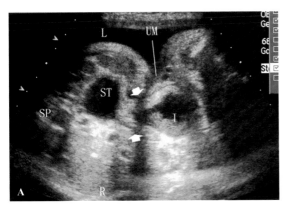
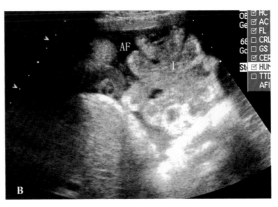

图22-77 32周胎儿腹裂畸形

A.腹部横切面显示脐带（UM）入口右侧的腹壁皮肤强回声中断（两箭头之间），肠管（I）经缺损处向腹腔外突出，漂浮于羊水中；B.漂浮于羊水（AF）中的肠管（I）

ST 胃腔，SP 脊椎，R 右侧，L 左侧

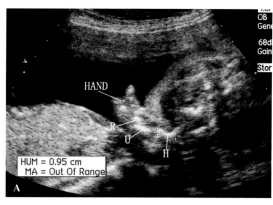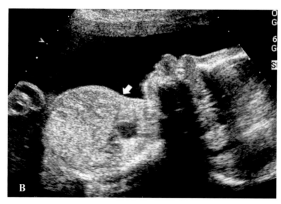

图 22-78　软骨不发育

A. 上肢长轴切面显示肱骨、尺骨及桡骨均明显短小，肱骨长仅 0.95cm；B. 胸腹部矢状切面上因腹部明显膨隆、胸腔狭小而表现为胸部与腹部相接处有明显分界（箭头所示）

HAND 手，R 桡骨，U 尺骨，H 肱骨

不明显。

（2）胸腔狭窄。

（3）腹部较膨隆，可有腹水。

（4）椎体骨化极差而呈低回声，腰骶部更明显。横切时不能显示椎体及两侧椎弓内的三角形骨化中心。

（5）头颅增大，双顶径、头围与孕周不符，不成比例。

（6）Ⅰ型常有肋骨细小，回声减弱，可有多处肋骨骨折。Ⅱ型肋骨较Ⅰ型为粗，无肋骨骨折。

（7）30% 胎儿可有全身水肿，浆膜腔积液，颈部水囊瘤等表现。

（8）50% 病例有羊水过多。

（9）合并畸形表现：如脑积水、唇腭裂、心脏及肾脏畸形等。

　　2. 成骨不全（osteogenesis imperfecta）

成骨不全又称脆骨病或脆骨 - 蓝巩膜 - 耳聋综合征。其总发生率约为 1/25 000。本病病因尚不完全清楚，多与常染色体显性遗传有关，部分病例为常染色体隐性遗传，是由遗传性中胚层发育障碍造成的结缔组织异常而累及巩膜、骨骼、韧带等出现相应症状。

Sillence 将成骨不全分为四大类型，其中Ⅱ型为常染色体显性（新突变）或隐性遗传，发生率约为 1/62 000。此型为致死型成骨不全。其余 3 型为非致死型成骨不全，产前诊断较困难。

【超声诊断要点】

典型成骨不全Ⅱ型的超声特征：

（1）四肢严重短小，长骨短而粗，弯曲，且有多处骨折，骨折后成角（图 22-79）弯曲变形，骨折愈合后局部变粗，钙化差。

（2）胸部变形，横切胸腔时因肋骨骨折而导致胸部变形，肋骨可有多处骨折表现。

（3）因骨化差或不骨化，胎儿颅骨薄，回声明显低于正常，颅骨回声强度较脑中线回声为低，探头侧脑组织结构可显示清晰。实时超声下探头对胎儿头部略加压，即可见到胎头变形，胎头颅骨柔软。

（4）可伴有羊水过多。

　　3. 致死性侏儒（thanatophoric dysplasia，TD）

TD 是最常见的骨骼发育障碍性疾病，发生率约 1/6 000 ～ 1/17 000，为常染色体显性遗传。

【超声诊断要点】

（1）长骨明显缩短。Ⅰ型骨干明显弯曲，股骨干骺端粗大呈"电话听筒"状。Ⅱ型骨干弯曲较Ⅰ型为轻，无典型之"听筒"状股骨。

（2）胸腔狭窄，胸围明显缩小，心胸比值 > 60%，矢状切面上胸腔呈"铃状"，肋骨明显缩短，肺发育不良。

（3）腹部明显膨隆，胎儿躯干部正中矢状切面图上显示最明显。胸部与腹部相接处有明显分界，

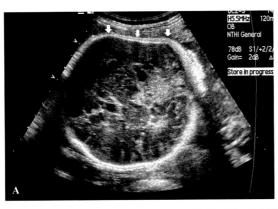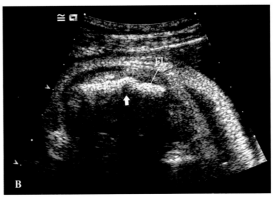

图 22-79　34 周胎儿成骨不全 Ⅱ 型

A. 颅骨横切面显示颅骨回声与脑中线的回声相等，稍用力加压，颅骨回声环即明显变形（箭头所示）；B. 股骨长轴切面显示股骨（FL）增粗、骨折后成角

胸部向腹部移行时，移行处在腹侧突然增大。

（4）头颅大，前额向前突出。Ⅱ 型常有典型的"三叶草形"头颅。Ⅰ 型此种征象不明显。

（5）其他特征有：皮肤增厚、水肿、浆膜腔积液、胎儿在宫内的姿势和运动异常、羊水过多等。

（6）伴发畸形：脑室扩大、胼胝体发育不全、先天性心脏畸形、肾脏畸形如马蹄肾、肾积水、先天性桡尺骨骨性连接（radioulnar synostosis）等。

【注意事项】

（1）产前超声只能对少数几种致死性骨骼系统畸形做出诊断，对非致死性畸形不能做出具体类型的诊断。

（2）区分致死性与非致死性骨骼系统畸形主要特征有：心胸比值明显增大（＞60%），四肢长骨严重缩短（＜4 个标准差），特征性表现如骨折、"三叶草"头颅、"听筒"状长骨等。

4. 先天性桡骨发育不全或缺如（congenital hypoplasia or aplasia of the radius）

先天性桡骨发育不全或缺如可分为三型：Ⅰ 型：桡骨完全缺如，Ⅱ 型：桡骨部分缺如，Ⅲ 型：桡骨发育不全。

【超声诊断要点】

桡骨部分或完全缺如产前超声诊断并不困难，但如果没有系统地连续追踪扫查每一肢体，从肢体近端直至肢体最末端，或者说产前超声未扫查观察胎儿前臂及手，就不可避免漏诊先天性桡骨发育不全或缺如，另外轻度桡骨发育不全不伴其他畸形时产前超声诊断相对困难。当发现前臂骨回声（包括尺骨和桡骨）或手异常时，应对胎儿全身骨骼及胎儿其他器官进行详细观察，确定有无合并其他结构畸形，这对鉴别诊断也很重要。

（1）桡骨缺如时，前臂纵切和横切图上均只能显示一根骨回声，而不能显示两根骨回声。显示出的骨回声是尺骨还是桡骨，要进行鉴别与辨认，与小鱼际在同侧者为尺骨，且手明显向桡侧偏斜，不能显示大拇指也可帮助判断前臂内的骨是尺骨而非桡骨（图 22-80）。

（2）桡骨发育不全或部分缺如时，可显示桡骨明显缩短，以远端缩短明显，超声图像上正常尺桡骨远端基本齐平的两骨声像特征消失，而显示桡骨在远端明显短于尺骨，两者在远端不再齐平。

（3）可显示不同程度的手畸形，多只显示四指回声，大拇指缺如而不能显示。手因缺少桡骨的支持而明显向桡侧偏斜，与前臂成角呈钩状，可合并部分腕骨缺如，第一掌骨缺如等。如能显示拇指，拇指多不正常，发育不良，细小且形态结构不正常。

（4）尺骨缩短、凹面向桡侧弯曲。

（5）胫骨、肱骨缩短，可有足内翻畸形。

（6）表面三维在诊断此种畸形时有一定价值，能更直观地显示手与前臂的位置关系及手畸形。

（7）某些伴有桡骨缺如或发育不全的综合征，

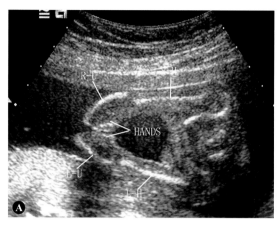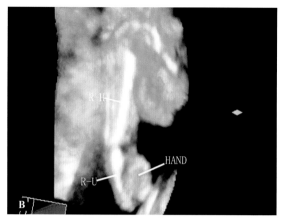

图 22-80　双侧桡骨缺失

A. 产前二维超声显示双侧桡骨缺如，双手向桡侧偏，呈钩状改变；B. 右上肢三维成像显示桡骨缺失

R-U 右侧尺骨，R-H 右侧肱骨，L-U 左侧尺骨，L-H 左侧肱骨，HANDS 双手

除上述超声改变外，可有其他相应征象改变。

5. 先天性肢体缺陷和截肢（congenital limb deficiencies and amputations）

先天性肢体缺失和截肢在出生儿中约占 1/20 000，约有一半此类畸形继发于羊膜带综合征，其余病例常有多发性缺损和内脏或头面部畸形。多数上肢缺陷为单一畸形，伴有下肢受累者常为复杂畸形或综合征的一部分。

先天性肢体缺失和截肢目前分类、命名尚不统一，目前广泛采用的命名分类方法是国际义肢和支具学会在苏格兰由 Kay 起草的一个统一命名草案，该草案将此类畸形分为两大类，即横形肢体缺陷（先天性截肢）和纵形肢体缺陷。横形肢体缺陷包括某一肢体完全缺失、部分缺失。纵形肢体缺陷包括近侧纵形、远侧纵形和混合纵形缺陷，如前所述的桡骨缺失即属肢体纵形缺陷的一种。

【超声诊断诊断要点】

由于胎儿四肢不是常规超声要求检查的内容，且影响胎儿四肢观察的因素较多，产前超声对肢体缺陷和截肢，漏诊较常见，为了减少这类畸形的漏诊，笔者对胎儿四个肢体逐一采用连续顺序追踪扫查法检查胎儿四肢，取得较好的结果，如横形肢体缺陷中的无手畸形、纵形肢体缺陷的桡骨缺如、腓骨缺如等，采用此法均做出了正确的诊断。

（1）先天性截肢（横形肢体缺陷）

1）胎儿某一肢体完全或部分缺失，缺失以远的肢体软组织及其内的骨骼均不显示。

①完全截肢：上肢或下肢整条肢体完全缺失，在肩关节以远的上臂、前臂、手及其内的骨骼或髋关节以远的大腿、小腿、足及其内的骨骼均缺失，产前超声只能显示三条完整肢体图像。在缺失侧的肩关节或髋关节，不能显示有肱骨头或股骨头参与这些关节的形成，断端一般较平整。

②部分截肢：在截肢平面以上的肢体可显示，截断平面以下的肢体不显示（图 22-81），断端可规则、整齐、也可不规则、不整齐。

2）羊膜带综合征引起的截肢，断端常不整齐、不规则，骨回声可突出于软组织，同时可显示羊膜带及其他畸形，如脑膨出、裂腹等。但羊水过少时给诊断增加难度。

（2）纵形肢体缺陷

1）上臂或大腿完全或部分纵形缺陷：上臂或大腿及其内的肱骨或股骨完全或部分缺如而不显示，缺如的远近端肢体仍存在而得以显示。

2）前臂纵形缺陷：如果尺、桡骨完全缺如，则前臂完全缺如，手直接和上臂远端相连；仅有桡骨或尺骨缺如，前臂软组织回声及手仍显示，前臂内仅显示一根骨回声，桡骨缺如较尺骨缺如多见（详见桡骨缺如）。可有手畸形。

3）上臂与前臂、大腿与小腿完全缺如，手、足直接与躯干相连，此时称为海豹肢畸形。也可仅表

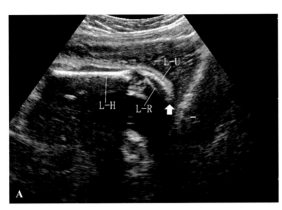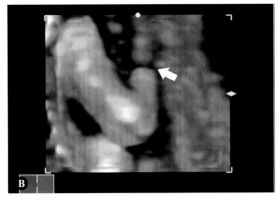

图 22-81　28 周胎儿左侧前壁中段以远缺如

A. 左上肢纵轴切面二维超声显示，前臂中段以远肢体缺如（箭头所示）；B. 左上肢三维超声显示，前臂中段以远肢体缺如（箭头所示）

L-H 左侧肱骨，L-U 左侧尺骨，L-R 左侧桡骨

现为上肢海豹肢畸形或下肢海豹肢畸形。

4）小腿纵形缺陷：胫骨和腓骨完全缺如时，小腿完全缺如而不显示，足直接与大腿远端相连。仅有胫骨或腓骨缺如时，小腿只显示一根骨回声，以腓骨缺如多见。常有足畸形。

【注意事项】

（1）单纯手指缺如时，产前超声诊断难度增大，尤其在羊膜带综合征中，手指部分缺如，未缺如部分粘连在一起，与正常胎儿握拳难以区分。单纯趾缺如诊断亦困难。此种情况要在显示包括足趾在内的足底平面上显示才能诊断，但这一平面的显示，由于胎位、足的位置等影响，对多数胎儿显示较困难。因此，产前诊断手指、趾缺如时应小心。

（2）胎儿肢体检查应遵循一定的检查顺序和方法，决不能盲目检查，四个肢体应逐一检查。

6. 先天性马蹄内翻足（congenital clubfoot deformity）

先天性马蹄内翻足是一种最常见的出生缺陷之一，发病率有种族差异，白种人约 1.12‰，夏威夷人约 6.8‰，我国发病率约 1‰，男女发病比例为 2.5∶1，约 55% 为双侧。可单独存在，也可是其他畸形综合征的一种表现，如肌肉骨骼系统疾病、关节弯曲综合征、遗传综合征、中枢神经系统畸形、染色体畸形等。本病在已出生的新生儿中，10%～14% 伴有其他结构畸形；在产前胎儿中，伴发其他结构畸形的比例可高达 83%，本病病因不明。

【超声诊断要点】

（1）正常足与小腿骨骼的关系是小腿骨与足底平面垂直，即在显示小腿骨长轴切面时，不能显示足底平面。足内翻畸形时，超声在显示小腿骨长轴切面的同时，可显示出足底尤其是前足足底平面，即足底平面和小腿骨长轴切面可在同一切面内显示，且这种关系持续存在，不随胎动而改变。

（2）足内翻严重程度不同，超声表现亦有差异。足内翻严重者有上述典型声像（图 22-82），而轻者前足内收内翻轻，前足足底平面不会完全与小腿及骨长轴切面平行。

（3）足内翻姿势固定，在胎足运动时此种内翻

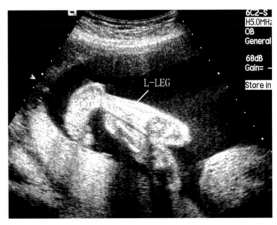

图 22-82　先天性马蹄内翻足

胎儿小腿与足底在同一切面上显示，胎足周边无压迫，且运动后内翻姿势不变

FOOT 足，L-LEG 左侧腿

姿势仍不改变。这一点很重要，可以减少许多假阳性的诊断。

（4）检出足内翻畸形后，应对胎儿全身骨骼及器官进行详细观察，检出可能的合并畸形。我们资料表明，10%足内翻畸形合并其他部位或器官的畸形。

（5）三维超声可较好地显示小腿、足跟与前足的空间位置关系，对理解足内翻很有意义。

【注意事项】

晚孕期孕周过大，羊水相对较少，胎足受子宫的限制与压迫，使足处于一种内翻姿势而不是真正的足内翻畸形，可导致足内翻的假阳性诊断。应等待胎儿足运动后或离开子宫壁的压迫后再观察，可减少这种假阳性的出现。

（十五）心脏畸形诊断

1.胎儿心脏检查方法

四腔心切面加声束平面头侧偏斜法，是一种简便有效的筛查心脏畸形的方法。该方法可对大部分严重先天性心脏畸形进行排除性诊断。具体方法简述如下：横切胎儿胸腔获取四腔心切面后，先判断胎儿心脏位置，观察心房、心室、房室间隔、左右房室瓣以及肺静脉与左房的连接关系，然后探头声束平面略向胎儿头侧偏斜，依次可显示左心室与主动脉的连接关系及右心室与肺动脉的连接关系，且实时动态扫查时可清楚观察到主、肺动脉起始部的相互关系及主、肺动脉相对大小，从而对心脏的主要结构及连接关系做出全面评价。如果这一方法所显示的切面无明显异常，那么，大部分复杂心脏畸形或严重心脏畸形可做出排除性诊断，如心脏房室连接异常，心室与大动脉连接异常，心脏出口梗阻性疾病，均能通过这一简单方法得以检出，从而可避免大部分严重先天性心脏畸形的漏诊。技术熟练者还可进一步获得三血管切面及三血管－气管切面、主动脉弓切面、动脉导管切面，可以更全面了解胎儿心脏及其大血管情况。三血管切面及三血管－气管切面，可以观察主动脉及主动脉弓、上腔静脉、肺动脉及导管的内径及排列关系。

2.常见胎儿心脏畸形的超声诊断

本节仅对主要严重心脏及大血管畸形以列表的形式（表22-7）进行简单总结，详细情况请参考相关专著。

十七、介入超声在产科的应用

（一）羊膜腔穿刺术（amniocentesis）

1.诊断性羊膜腔穿刺抽取羊水时，需考虑胎儿的安全性，因此应在超声引导下进行羊膜腔穿刺，避免胎儿损伤及穿刺失败。目的主要是羊水细胞培养进行染色体核型分析，测定羊水甲胎蛋白、胆红素，进行胎儿DNA检测，晚期妊娠取羊水作胎儿成熟度测定，胎膜早破者取羊水作细菌学检查及胎儿成熟度测定。

2.羊膜腔穿刺治疗羊水过少。

3.羊膜腔穿刺治疗羊水过多。

4.羊膜腔内注药进行中期人工引产。

（二）超声引导下绒毛取样（chorionic villus sampling）

方法有两种：经阴道吸取绒毛标本和经腹壁穿刺抽吸绒毛膜获取绒毛标本。现在一般主张采用经腹壁穿刺抽吸。目的在于对早期妊娠进行染色体核型分析，绒毛标本获取时间在11～13周较合适。

表22-7 部分严重先天性心脏畸形的主要显示切面和超声诊断要点

畸形名称	主要观察切面	主要超声诊断要点
完全型心内膜垫缺损	四腔心切面	1.房间隔下部与室间隔上部连接性中断（图22-83） 2.一组共同房室瓣在心脏中央启闭运动，共同房室瓣横穿房、室间隔缺损处 3.心脏中央"十"字交叉消失，四个心腔相互交通 4.彩色多普勒超声更直观地显示4个心腔血流交通，正常双流入道血流消失，为一粗大血流束进入两侧心室，收缩期可有明显的瓣膜反流

（续表）

畸形名称	主要观察切面	主要超声诊断要点
部分型心内膜垫缺损	四腔心切面	1. 房间隔下部连续性中断（即原发孔缺损） 2. 二尖瓣和三尖瓣在室间隔的附着点在同一水平 3. 伴有房间隔不发育时，可出现共同心房声像 4. 彩色多普勒超声常可检出二尖瓣反流
三尖瓣闭锁	四腔心切面	1. 左、右心明显不对称，右心室明显缩小或不显示，仅见左侧房室瓣启闭运动，右侧房室瓣缺如，无启闭运动，在相当于右房室瓣处超声可显示一强索带状结构 2. 常伴有室间隔缺损，缺损大小将直接影响右心室的大小。不伴有室间缺损时，右心室仅为残腔而几乎不能显示 3. 彩色与脉冲多普勒不能检出右侧房室瓣血流
二尖瓣闭锁	四腔心切面	1. 左、右心明显不对称，左心室明显缩小或不显示，仅见右侧房室瓣启闭运动，左侧房室瓣缺如，实时超声下无启闭运动。在相当于左侧房室瓣处可见一强回声索状结构 2. 常伴室间隔缺损，此时左心室可正常或缩小。不伴室间隔缺损时，左心室仅为一残腔而几乎不能显示 3. 彩色与脉冲多普勒不能检出左侧房室瓣血流
心室双入口与单心房、单心室	四腔心切面 心室流出道切面	1. 四腔心切面上"十"字交叉失常，室间隔不显示，仅显示一个心室腔（图 22-84），有两组房室瓣且均与这个心室相连，心室形态多为左心室 2. 两条大动脉起始部常呈平行排列，主动脉常起源于前方的附属右室腔，肺动脉常起源于后方的左室型主腔，也可为两条大动脉共同起源于主腔，或一条大动脉起源于主腔，另一条大动脉（常为肺动脉）闭锁。亦可有永存动脉干 3. 彩色多普勒血流可显示左、右心房内血流分别经左、右房室瓣流向一共同心室腔内
埃勃斯坦畸形与三尖瓣发育不良	四腔心切面 心底短轴切面	1. 四腔心切面上显示心脏明显增大，尤以右心房扩大为主 2. 四腔心切面上三尖瓣明显异常，三尖瓣明显下移至右心室，三尖瓣下移的程度可各不相同，因下移的三尖瓣过小或缺如时，超声图像上很难检出。三尖瓣发育不良时，三尖瓣附着点无明显下移，仅表现为三尖瓣的明显增厚、结节状、回声增强 3. 彩色多普勒与频谱多普勒常显示三尖瓣严重反流，反流血流束宽大、明亮，常达右心房底部 4. 心胸比例明显增大，心脏增大可导致严重肺发育不良 5. 常伴发肺动脉闭锁和右室流出道梗阻而出现相应征象
法洛氏四联症	左室长轴切面右室流出道切面 心底短轴切面。	1. 四腔心切面可正常 2 左心长轴切面上可显示较大的室间隔缺损，主动脉增宽并骑跨（图 22-85A） 3. 主肺动脉较主动脉小（图 22-85B） 4. 彩色多普勒与频谱多普勒在右室流出道和 / 或肺动脉内检出高速血流
左心发育不良综合征	四腔心切面 左、右室流出道切面 三血管气管平面	1. 四腔心切面心腔明显不对称，左心房、左心室明显小于右房右室（图 22-86A） 2. 二尖瓣闭锁时，二尖瓣显示为一强回声带状结构，无启闭运动 3. 主动脉明显小于正常，主动脉闭锁时，升主动脉难以显示 4. 彩色多普勒与脉冲多普勒：动脉导管内血液反流入主动脉弓及升主动脉内（图 22-86B）
完全型大动脉转位	四腔心切面 左、右室流出道切面 三血管气管平面	1. 大动脉根部形成的"十"字交叉排列关系消失，而代之以两大动脉平行排列 2. 主动脉与右心室相连，肺动脉与左心室相连（图 22-87）
右室双出口	四腔心切面 左、右室流出道切面 三血管气管平面	1. 大动脉长轴切面上显示两条大动脉呈平行排列，均与右心室相连（图 22-88），左心室的唯一出口为室间隔缺损 2. 主动脉瓣下及肺动脉瓣下均可见肌性圆锥组织，主动脉瓣与二尖瓣前叶的纤维连续中断 3. 彩色多普勒血流显像可显示两条平行彩色血流与右室相连，分别为肺动脉与主动脉
永存动脉干	四腔心切面 左、右室流出道切面 三血管气管平面	1. 四腔心切面基本正常 2. 左室流出切面可见一条动脉干，骑跨在室间隔上，动脉干内径增粗（图 22-89） 3. 三血管气管平面仅显示两根血管 4. 可检出肺动脉直接起自动脉干

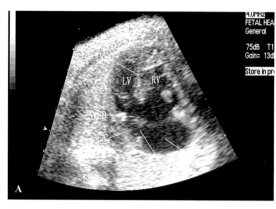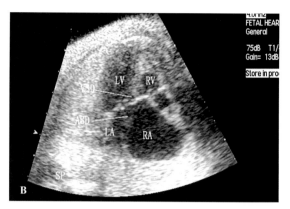

图 22-83 完全型心内膜垫缺损，染色体核型为 21- 三体。

A. 四腔心切面舒张期及 B. 收缩期显示一组共同房室瓣、房间隔下部和室间隔上部连续性中断，在心脏中央形成一个大缺损，四个心腔均相通

LA 左心房，LV 左心室，RA 右心房，RV 右心室，IVS 室间隔，FO 卵圆孔，ASD 房间隔缺损，VSD 室间隔缺损，SP 脊柱，AVSD 房室隔缺损

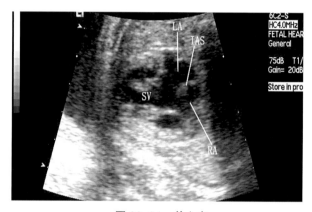

图 22-84 单心室

四腔心切面舒张期（图 A）显示单一心室，房间隔下部缺

SV 单心室，RA 右心房，LA 左心房，IAS 房间隔

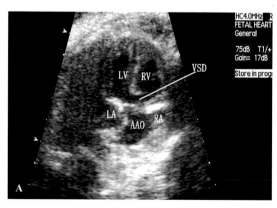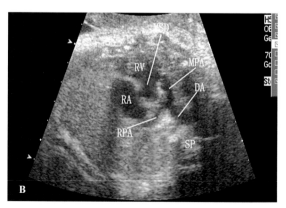

图 22-85 法洛氏四联症

A. 左室长轴切面显示室间隔缺损（VSD），主动脉（AAO）骑跨在室间隔上；B. 心底短轴切面显示膜周部室间隔缺损、右室流出道及主肺动脉（MPA）内径均明显狭窄

RV 右心室，LV 左心室，LA 左心房，RA 右心房，RPA 右肺动脉，DA 动脉导管，SP 脊柱

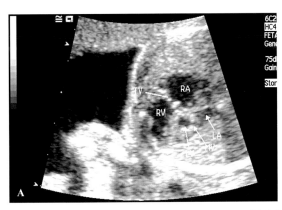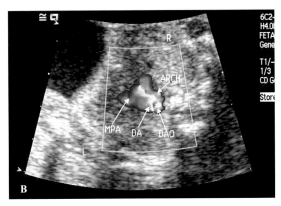

图 22-86 22 周胎儿左心发育不良综合征

A. 四腔心切面显示左心室腔明显缩小，二尖瓣极度狭窄、启闭运动明显受限，右心室增大；B. 三血管-气管平面彩色多普勒血流显像显示主动脉内反向血流，主动脉与肺动脉内血流方向相反

LA 左心房，RA 右心房，LV 左心室，RV 右心室，MPA 主肺动脉，ARCH 主动脉弓，DA 动脉导管，DAO 降主动脉，TV 三尖瓣，MV 二尖瓣，L 左侧，R 右侧

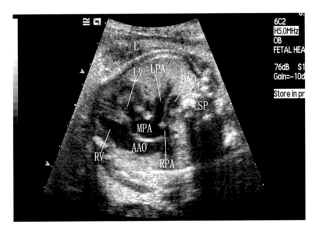

图 22-87 完全型大动脉转位，不合并室间隔缺损

心室长轴切面显示主动脉发自右心室，肺动脉发自左心室，两者在起始部呈平行排列

LV 左心室，RV 右心室，MPA 主肺动脉，LPA 左肺动脉，RPA 右肺动脉，AAO 升主动脉，L 左侧，R 右侧，DAO 降主动脉，SP 脊柱

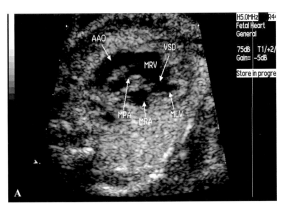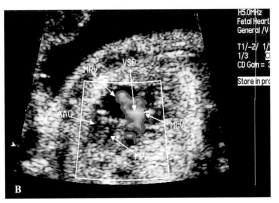

图 22-88 右室双出口，室间隔缺损

A. 右室流出道切面显示主动脉及肺动脉均发自右心室，两大血管在起始部呈平行排列，主动脉位于肺动脉的右前方；B. 彩色多普勒显示室间隔缺损的左向右分流，室间隔缺损是左心室的唯一出口

MLV 形态学左心室，MRV 形态学右心室，MPA 主肺动脉，VSD 室间隔缺损，AAO 升主动脉

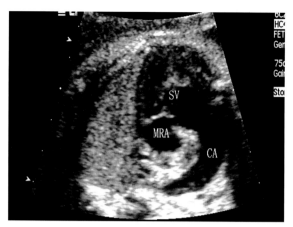

图 22-89　永存动脉干合并单心房单心室

心室流出道长轴切面显示一条大的动脉干起自单一心室
CA 永存动脉干, SV 单心室, MRA 形态学右心房

（三）超声引导下脐血管穿刺术

此法已成为采集胎儿血标本或胎儿血管内输液或输血的常规方法。最近的研究为，本法并发症的发生率与胎儿本身情况有关，宫内生长迟缓和 / 或有结构畸形者明显增加胎儿死亡的危险性。

主要目的有：

1. 进一步证实羊膜腔穿刺羊水细胞培养中所发现的染色体异常如嵌合体等。

2. 快速染色体核型分析。

3. 超声发现胎儿结构畸形等异常时行胎儿染色体核型分析。

4. 有遗传病分娩史或家族史孕妇作胎儿染色体核型分析。

5. 有胎儿弓形体病及病毒感染史等致畸因素者。

6. 宫内胎儿发育迟缓时了解胎儿酸碱平衡情况。

7. 胎儿血型鉴定。

8. 胎儿贫血或先天性胎儿血小板减少症。

9. 疑有血红蛋白病者。

10. 血友病 A、B 或其他凝血因素疾病的诊断。

11. 免疫缺陷及其他白细胞疾病。

12. 先天性代谢异常。

（四）宫内胎儿疾病的治疗处理

1. 双胞胎输血综合征宫内治疗　据 Diehl 对 126 例 TTTS、内镜下的观察，双胞胎血管互相交通的类型有：AV、AA、VV 三种，前者占 74%。如不治疗，严重的 TTTS 有近 100% 的死亡率。治疗包括：反复抽羊水减压、脐带结扎、激光凝固交通血管。

2. 下尿路梗阻宫内治疗　胎儿无法正常排尿，因此，羊膜囊内只有极少的液体。如得不到宫内治疗，胎儿将出现肾损害以及肺发育不良。后尿道瓣膜是常见的梗阻类型，如就诊检查发现羊膜囊内无液体，该胎死亡率为 77%。曾经应用过的治疗包括胎儿膀胱插管造瘘，使尿液进入羊膜入囊内，该法有 1/3 的成功率。但 40% 的造瘘管可能被堵塞、扭结或被胎儿拔出。胎儿肾功能测定可以抽其膀胱内尿液，进行化验来确定。

3. 先天性膈疝　人为地堵塞胎儿气管可以使胎儿呼吸道分泌物不能排出，分泌物的积累使肺膨胀、促进其发育。

4. 双胞胎之一无心无脑畸胎宫内治疗　Quintero 医生在孕妇腹部作 1 至 2 个 3mm 切口，引入腹腔镜和操作器械，并在超声引导下行羊膜腔内、无心胎儿的脐带结扎术。结扎后的无心胎儿仍留在母体内，以后一并产出，目前成功率为 70% ～ 80%。

5. 羊膜束带综合征　目前已有 4 例成功的、胎儿镜下松解缠绕胎儿肢体的索带的报告，保全了肢体。这也是首次对非威胁生命的胎儿疾病进行外科手术的成功病例。手术在全麻下进行，经一个 3mm 切口置入胎儿镜，在超声波协助和直视下确定受压的肢体和束带，予以松解。

6. 胎儿宫内输血　目前宫内输血技术日趋成熟。在不少发达国家，宫内输血已成为治疗胎儿严重贫血的措施，并推动了胎儿宫内治疗的发展。胎儿宫内输血主要目的是纠正胎儿贫血，还可用于治疗胎儿免疫性血小板减少症。胎儿贫血包括：胎儿血型不合所导致的胎儿免疫性贫血，包括 Rh 溶血，ABC 溶血，以及一些少见的血型如 Kell 血型不合溶血。

7. 宫内胎儿治疗性引流术　在超声引导下穿刺囊肿，积液或尿液等，能缓解对胎儿的压迫，使胎儿正常发育。若梗阻未解除，很快又会产生积液，常需要反复多次穿刺放液，以减轻积液对所在器官内的压力。宫内引流指征：①胸腔、腹腔积液，可能妨碍分娩的肺扩者；②脑室积液；③胎儿肾盂输尿管交界处狭窄引起肾积水，伴有对侧肾无功能；④胎儿后尿道瓣膜形成引起的尿潴留，双侧肾积水等。

以上宫内胎儿疾病的治疗处理，操作复杂，国内尚少开展。

附录：产科超声检查指南

一、早孕期超声检查

（一）早孕期普通超声检查

一般情况下经腹超声检查可达到检查目的，但经阴道超声检查，无须充盈膀胱，且能更清楚显示子宫及双附件情况（探头频率较高、探头更接近受检器官），因此，当患者不能憋尿或经腹超声检查不明确且无活动性阴道出血、无阴道炎时可行经阴道超声检查。

1.适应证

证实宫内妊娠、临床可疑宫外孕、明确孕周、诊断多胎妊娠、了解胚胎或胎儿情况（存活或死亡）早孕期出血查因、早孕期下腹痛查因、评估母体盆腔包块、子宫畸形、临床怀疑葡萄胎、辅助绒毛活检。

2.检查内容

▲妊娠囊：要求观察妊娠囊的位置、数目、大小、形态

注：ⅰ.应全面扫查子宫及双附件区，了解妊娠囊的位置及数目，最大限度地减少多胎妊娠、宫角妊娠及异位妊娠的漏诊。

ⅱ.在妊娠囊的最大纵切面和横切面上测量妊娠囊的内径（不包括强回声环）。最大前后径、左右径、上下径之和除以3即为妊娠囊平均内径。

ⅲ.5～7孕周时妊娠囊平均内径生长速度约1mm/天。

ⅳ.如果是多胎妊娠，需明确绒毛膜性、羊膜性。

ⅴ.经腹超声检查妊娠囊平均内径≤25mm或经阴道超声检查妊娠囊平均内径≤20mm，囊内未见卵黄囊及胚胎回声，需1～2周后再次超声复查。

ⅵ.经腹超声检查妊娠囊平均内径＞25mm或经阴道超声检查妊娠囊平均内径＞20mm，囊内未见卵黄囊及胚胎回声，应考虑胚胎停育。

ⅶ.宫内妊娠囊需与宫腔积液鉴别。宫腔积液无明显双环征，周边强回声为分离的子宫内膜，有宫腔积液且宫内无妊娠囊时需警惕宫外孕的发生，应详细检查双侧附件情况。

ⅷ.HCG阳性，宫内未见妊娠囊回声，可以有三种情况：孕周太小或宫外孕或流产，应详细检查宫外情况，对高度怀疑宫外孕者建议阴道超声检查。

▲卵黄囊，要求观察卵黄囊的大小与形态

注：ⅰ.卵黄囊是妊娠囊内第一个能观察到的结构，它的出现是确定妊娠的有力证据。

ⅱ.经阴道超声检查，停经35～37天常能显示卵黄囊；经腹超声检查，停经42～45天常能显示卵黄囊。

ⅲ.卵黄囊直径正常值范围为3～8mm，平均为5mm。

ⅳ.卵黄囊直径＞10mm时，预后不良。卵黄囊不显示、小于3mm、变形、内部出现强回声等改变时，预后不良。

▲测量头臀长，观察胎心搏动

注：ⅰ.对妊娠囊进行全面扫查，包括系列横切面及纵切面，观察胚胎/胎儿数目；头臀长应在胚胎最大长轴切面测量或在胎儿正中矢状切面测量，此时胎儿为自然伸展姿势，无过伸或过屈。

ⅱ.5～7孕周胚胎头臀长生长速度约1mm/天。

ⅲ.经阴道超声检查胚胎长≤5mm或经腹超声检查胚胎长≤9mm而未能观察到胎心搏动时，需7～10天后随访复查。

ⅳ.经阴道超声检查胚胎长＞5mm或经腹超声检查胚胎长＞9mm而未能观察到胎心搏动时，应考虑为胚胎停育。

ⅴ.孕6½周前，胎心搏动＜100次/分，其后胎心搏动逐渐加快，至孕9周时，可达180次/分，随后逐渐减缓，至孕14周时胎心搏动约140次/分。

ⅵ.超声判断胚胎停育的标准如下。

▲子宫及双附件

要求观察子宫形态、肌层回声、宫腔有无积液；双附件有无包块，如有包块需测量包块的大小并观察包块形态、边界、囊实性、血供，与卵巢、子宫

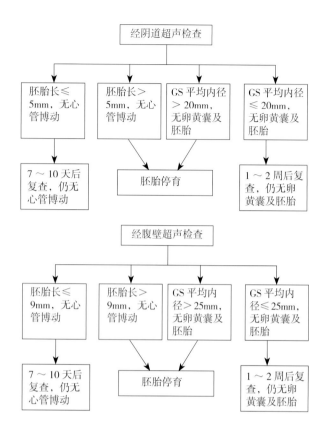

的关系等，并评估包块的良恶性。

3.存留的图像，建议至少存留以下5幅超声图(图 22-90)

妊娠囊最大纵切面测量妊娠囊最大长径及前后径、妊娠囊最大横切面测量妊娠囊最大横径、胚胎最大长轴切面/胎儿正中矢状切面测量头臀长、左侧卵巢、右侧卵巢。

（二）11～13⁺⁶周NT超声检查

1.适应证

适合所有孕妇，尤其是有以下适应证的孕妇：孕妇年龄＜18岁或≥35岁孕妇、夫妇一方是染色体平衡易位携带者、孕染色体异常、孕妇患有如贫血、糖尿病、高血压、严重营养障碍等疾病、孕妇吸烟、酗酒、孕早期有X线照射史或病毒感染史、有异常胎儿妊娠史、有遗传病家族史、试管婴儿等。

2.检查内容

▲胎儿数目及绒毛膜性。

▲胎心搏动。

▲测量头臀长

注：ⅰ.应在胎儿正中矢状切面上测量，胎儿处于自然姿势，无过度后仰及前屈。

ⅱ.尽可能放大图像，使胎儿占据屏幕的2/3或3/4。

ⅲ.头顶部及臀部皮肤轮廓线要清楚显示。

▲测量NT

注：ⅰ.建议在头臀长为45～84mm时测量，相当于11～13⁺⁶孕周。

ⅱ.标准测量切面为胎儿正中矢状切面，此切面亦是测量头臀长的标准切面。

ⅲ.应尽可能放大图像至只显示胎儿头颈部及上胸部，令测量游标的轻微移动只能改变测量结果0.1mm。

ⅳ.标准NT测量平面的特征：胎儿面部轮廓清楚显示，鼻骨表面皮肤线、鼻骨、鼻尖三者形成三条短强回声线；下颌骨仅显示为圆点状强回声；胎儿颅脑清楚显示丘脑、中脑、脑干、第四脑室及颅后窝池；颈背部皮下清楚显示长条形带状无回声即为颈项透明层。

ⅴ.应清楚显示并确认胎儿背部皮肤及NT前后平行的两条高回声带，测量时应在NT最宽处测量，且垂直于皮肤强回声带，测量游标的内缘应置于无回声的NT外缘测量。

ⅵ.应测量多次，并记录测量所得的最大数值。

ⅶ.有颈部脑脊膜膨出时，注意辨认，避免误测。

ⅷ.有脐带绕颈时，需测量脐带绕颈处上下NT厚度，并取其平均值。

Ⅸ.NT随孕周的增大而增厚，但一般不超过3.0mm。NT增厚，胎儿染色体异常风险增大。

Ⅹ.应明确区分皮肤和羊膜，避免将羊膜误认为皮肤而误测NT。

▲脉冲多普勒检测静脉导管血流频谱

注：ⅰ.在正中矢状切面上放大图像至只显示胎儿下胸和上腹部。

ⅱ.调整声束与静脉导管血流之间的夹角，尽可能使该夹角小于60º。

ⅲ.脉冲多普勒取样容积应根据静脉导管血流信号进行调整，尽可能不超越静脉导管大小。

▲胎儿附属物

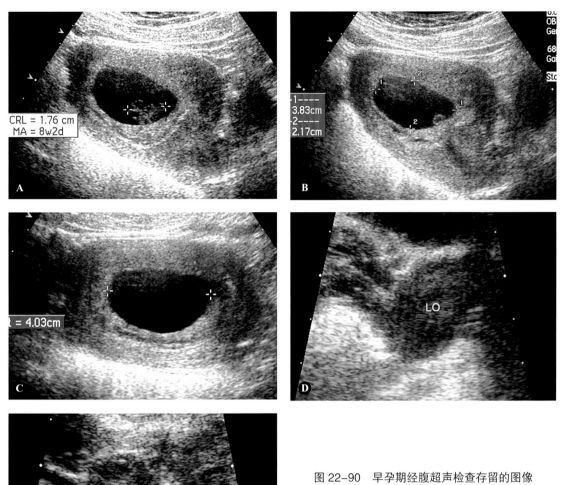

图 22-90　早孕期经腹超声检查存留的图像

A. 胚胎最大长轴切面测量头臀长；B. 妊娠囊最大纵切面测量妊娠囊最大长径及前后径；C. 妊娠囊最大横切面测量妊娠囊最大横径；D. 左侧卵巢（LO）长轴切面；E. 右侧卵巢（RO）长轴切面

（1）胎盘：观察胎盘位置、测量胎盘厚度。

（2）羊水量：测量羊水池最大深度。

▲孕妇子宫：主要观察宫颈内口，如孕妇提供子宫肌瘤病史需评估肌瘤位置及大小。

3.存留的图像，建议至少存留以下3幅超声图(图22-91)

胎儿正中矢状切面图测量头臀长、胎儿头颈及上胸部正中矢状切面测量 NT、静脉导管血流频谱图。

二、中晚孕期产科超声检查

（一）Ⅲ级产科超声检查

1. 适应证

适合所有孕妇，尤其适合有以下适应证的孕妇：一般产前超声检查（Ⅰ级）或常规产前超声检查（Ⅱ级）发现或疑诊胎儿畸形，有胎儿畸形高危因素。

2. 检查内容

▲胎儿数目

注：多胎妊娠，需明确羊膜囊数。

▲胎方位

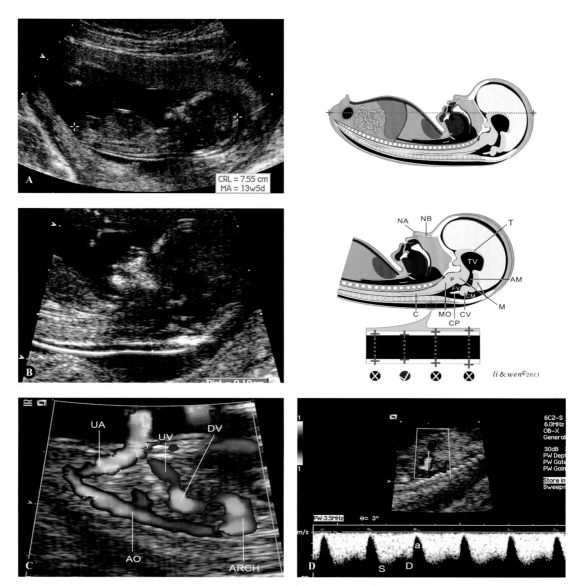

图 22-91 11-13⁺⁶ 周 NT 超声检查

A. 胎儿正中矢状切面图测量头臀长。C. 胎儿头颈及上胸部正中矢状切面测量 NT。E. 静脉导管彩色多普勒血流显像图。F. 静脉导管频谱多普勒血流频谱图。图 B、D 分别为图 A、C 的模式图

NB 鼻骨，NA 鼻尖，AM 中脑导水管，M 中脑，MO 延髓，TV 第三脑室，P 脑桥，C 脊髓，UA 脐动脉，UV 脐静脉，DV 静脉导管，ARCH 主动脉弓，AO 主动脉，S S 波，D D 波，a a 波，T 丘脑，CP 脉络丛，FV 第四脑室，CV 小脑蚓部，CM 后颅窝池

注：ⅰ. 孕 28 周后需报告胎方位。

ⅱ. 多胎妊娠除了报告各胎的胎方位外，还需注明各胎儿间的位置关系，如宫腔左侧、宫腔右侧、宫腔上段、宫腔下段。

▲胎心搏动

注：ⅰ. 正常胎心率 120 ～ 160 次 / 分。

ⅱ. 胎儿心律不齐，或心率持续＞ 160 次 / 分或持续＜ 120 次 / 分应建议进行胎儿超声心动图检查。

▲生物学测量

（1）双顶径

注：ⅰ. 双顶径的测量应在标准丘脑水平横切面上测量。标准丘脑水平横切面要求颅骨呈椭圆形强回声环，两侧大脑半球对称，脑中线居中，清楚显示透明隔腔、两侧对称丘脑及丘脑之间裂隙样第三脑室。测量双顶径时测量游标置于近侧颅骨外缘至远侧颅骨内缘，并垂直于脑中线。

ⅱ. 如果胎头过扁或过圆，利用双顶径估测孕周误差较大，应加测头围。头围与双顶径均在丘脑

水平横切面上测量，测量头围时测量游标置于颅骨强回声环外缘。

（2）小脑横径

注：小脑横径的测量应在小脑水平横切面上测量。标准的小脑水平横切面要求同时清晰显示左右对称的小脑半球以及前方的透明隔腔。

（3）肱骨／股骨长度

注：ⅰ.标准肱骨／股骨测量切面：显示肱骨／股骨长轴切面，声束最好能垂直于肱骨／股骨长轴，或声束与肱骨／股骨夹角在 45 ～ 90°，肱骨／股骨两端可清楚显示，测量游标置于肱骨／股骨两端中点，不包括肱骨／股骨骺。

ⅱ.孕 14 周后，利用股骨长估测孕周较为可靠。

（4）腹围

注：ⅰ.腹围应在标准上腹部横切面上测量。标准上腹部横切面：近圆形，肝脏、胃泡可见，脐静脉与门静脉左支相连，不显示双肾，脊柱横断面显示三个圆形或短棒状强回声，测量游标置于皮肤外缘。

ⅱ.当存在大的脐膨出、腹裂、大量腹水时，利用腹围估测孕周误差较大，应放弃用腹围估测孕周。

（5）超声评估孕周及体重

注：ⅰ.超声评估孕周及体重是通过超声测量双顶径、腹围、股骨长等计算出来的，均有误差。超声估测体重误差范围一般在 ±15%；超声估测孕周在孕 26 周前误差较小，而 26 周后误差较大，约 ±2 ～ 3 周。

ⅱ.超声评估孕周及体重时，存在测量误差及切面误差，即使同一检查者在一次检查过程中多次测量或一次检查中不同检查者进行测量，测量结果不会完全一致。

ⅲ.评估胎儿生长速度的超声复查时间常安排在 2 ～ 4 周后进行。

▲胎儿解剖结构检查

（1）胎头：要求观察颅骨、大脑、大脑镰、透明隔腔、丘脑、第三脑室、侧脑室、小脑半球、小脑蚓部、颅后窝池。以下三个切面对这些内容的显示与观察很重要：丘脑水平横切面，侧脑室水平横切面，小脑水平横切面。

（2）胎儿颜面部：要求观察胎儿双眼眶、双眼球、鼻、唇。以下三个切面对这些内容的显示与观察很重要：双眼球水平横切面，鼻唇冠状切面，颜面部正中矢状切面。

（3）胎儿颈部：要求观察胎儿颈部包块、皮肤水肿、水囊瘤。

（4）胎儿胸部：要求观察胎儿双肺、心胸比值。以下切面对这些结构的显示与观察很重要：胸部横切面（四腔心切面）。

（5）胎儿心脏：要求观察胎儿心轴、心尖指向、心房、心室、房间隔、室间隔、房室瓣、主动脉、肺动脉。以下切面对这些内容的显示与观察很重要：四腔心切面，左室流出道切面，右室流出道切面，三血管切面，三血管气管切面。

（6）胎儿膈肌：要求观察膈肌的连续性、腹腔脏器（胃泡、肝脏等）及心脏与膈肌的位置关系。以下切面对这些结构的显示与观察很重要：膈肌冠状切面（或分别显示左侧及右侧膈肌矢状切面）。

（7）胎儿腹部：要求观察肝、胃、双肾、膀胱、肠道、脐带腹壁入口。以下切面对这些内容的显示与观察很重要：上腹部横切面，双肾横切面（或分别显示左肾及右肾矢状切面或双肾冠状切面），脐动脉水平膀胱横切面，脐带腹壁入口腹部横切面。

（8）胎儿脊柱：要求观察颈段、胸段、腰段及骶尾段脊柱。以下切面对这些内容的显示与观察很重要：常规显示脊柱矢状切面，怀疑脊柱异常时可加做脊柱冠状切面及横切面。

（9）胎儿四肢：要求观察双侧上臂及肱骨、双侧前臂及尺骨、桡骨、双侧大腿及股骨、双侧小腿及胫骨、腓骨，双手及双足。以下切面对这些内容的显示与观察很重要：左、右肱骨长轴切面，左、右尺、桡骨长轴切面，左、右尺、桡骨短轴切面，左、右股骨长轴切面，左、右胫、腓骨长轴切面，左、右胫、腓骨短轴切面，双手／足矢状／冠状切面。

▲胎盘：要求观察胎盘位置、成熟度、胎盘下缘与宫颈内口的关系、脐带胎盘入口，测量胎盘厚度，胎盘厚度应测量胎盘母体面及胎儿面之间的最大垂直距离。以下切面对这些内容的显示与观察很重要：脐带胎盘入口切面，胎盘厚度测量切面，宫颈内口

矢状切面。

注：ⅰ.孕 28 周前一般不诊断前置胎盘。

ⅱ.脐带胎盘入口难以显示或不显示时，应在报告上注明。

ⅲ.胎盘早剥主要为临床诊断，其产前超声检出率低，据报道，约 2%～50%。

▲脐带：要求观察脐带血管数目、脐带胎盘入口及胎儿腹壁入口、28 周后评估脐动脉血流频谱。以下切面对这些内容的显示与观察很重要：脐动脉水平膀胱横切面；脐带胎盘入口切面；脐带腹壁入口切面。

▲羊水量：用羊水池最大深度或羊水指数评估羊水量。

注：ⅰ.测量羊水池最大深度时，超声探头应垂直于水平面。测量区域不能有脐带和肢体。

ⅱ.羊水指数的测量是以母体肚脐为中心将腹部分为 4 个象限，依次测量 4 个象限内羊水池最大深度后求和即为羊水指数。

▲母体子宫及双附件：要求观察子宫壁、宫颈管、宫颈内口、双侧附件。

注：ⅰ.当经腹超声检查宫颈矢状切面显示欠清时，需进一步经会阴超声检查或经阴道超声检查，经阴道超声检查对宫颈内口的观察最好，但在以下情况下禁用：宫颈机能不全、阴道活动性出血、阴道炎。

ⅱ.注意扫查子宫壁，尽可能发现较大的子宫肌瘤，观察双附件区。

ⅲ.目前尚无足够证据支持在低危人群中广泛应用多普勒观测子宫动脉血流情况，但当怀疑 IUGR 或妊高征时建议测量子宫动脉血流频谱。

3.需存留图像，建议至少存留以下 36～40 幅超声图（图 22-92）：

丘脑水平横切面、侧脑室水平横切面、小脑水平横切面、鼻唇冠状切面、双眼球水平横切面、颜面部正中矢状切面、四腔心切面、左室流出道切面、右室流出道切面、三血管切面、三血管气管切面、测量胎心率图（多普勒或 M 型）膈肌冠状切面或膈肌矢状切面、上腹部横切面、脐带腹壁入口腹部横切面、脐动脉水平膀胱横切面、双肾横切面或双肾

矢状切面或双肾冠状切面、脊柱矢状切面（必要时加做脊柱横切面、脊柱冠状切面)肩胛骨水平横切面、左侧及右侧肱骨长轴切面、左侧及右侧尺桡骨长轴切面、左侧及右侧尺桡骨短轴切面、髂骨水平横切面、左侧及右侧股骨长轴切面、左侧及右侧胫腓骨长轴切面、左侧及右侧胫腓骨短轴切面、双手 / 足矢状 / 冠状切面、孕妇宫颈内口矢状切面、脐带胎盘入口切面。

4.注意事项

（1）虽然系统产前超声检查（Ⅲ级）对胎儿解剖结构进行系统筛查，胎儿主要解剖结构通过上述各切面得以观察与显示，但期望所有胎儿畸形都能通过系统产前超声检查检出是不现实也是不可能的。目前国内外文献报道部分胎儿畸形产前超声检出率如下，供参考。

无脑儿的产前超声检出率：87% 以上。

严重脑膨出的产前超声检出率：77% 以上。

开放性脊柱裂的产前超声检出率为 61%～95%。

严重胸腹壁缺损伴内脏外翻的产前超声检出率：60%～86%。

腭裂的产前超声总检出率：26.6%～92.54%。

单纯腭裂的产前超声检出率：0%～1.4%。

膈疝的产前超声检出率：60.0% 左右。

房间隔缺损的产前超声检出率：0～5.0%。

室间隔缺损的产前超声检出率：0～66.0%。

左心发育不良综合征的产前超声检出率：28.0%～95.0%。

法洛四联症的产前超声检出率：14.0%～65.0%。

右室双出口的产前超声检出率：70.0% 左右。

单一动脉干的产前超声检出率：67.0% 左右。

消化道畸形的产前超声检出率：9.2%～57.1%。

肢体畸形的产前超声检出率：22.9%～87.2%。

（2）系统产前超声检查（Ⅲ级）受一些潜在因素影响，如孕妇腹壁脂肪厚可导致声衰减，图像质量差；胎儿某些体位可影响一些部位观察（如正枕前位难以显示胎儿颜面部、心脏观察困难，胎儿面贴近子宫壁难以显示颜面部等）；羊水过多时胎儿

活动频繁，难以获取标准切面；羊水过少时缺乏良好的羊水衬托，胎儿结构显示难度加大等。因此，当一次超声检查难以完成所有要求检查的内容，应告知孕妇并在检查报告上提示，建议复查或转诊。

（3）系统产前超声检查（Ⅲ级）建议在孕20～24周进行。

（二）Ⅱ级产科超声检查

1. 适应证

（1）初步筛查卫生部规定的六大类致死性畸形：无脑儿、严重脑膨出、严重开放性脊柱裂、严

重胸腹壁缺损伴内脏外翻、单腔心、致死性软骨发育不良。

（2）估测孕周、评估胎儿生长情况。

（3）胎动消失、确定胎方位、怀疑宫外孕、怀疑羊水量异常、胎头倒转术前、胎膜早破、阴道出血、下腹痛。

2. 检查内容

除完成Ⅰ级产科超声检查的内容外，应筛查卫生部规定的六大类严重结构畸形的筛查：无脑儿、严重脑膨出、严重开放性脊柱裂、严重胸腹壁缺损内脏外翻、单腔心、致死性软骨发育不良。每个项

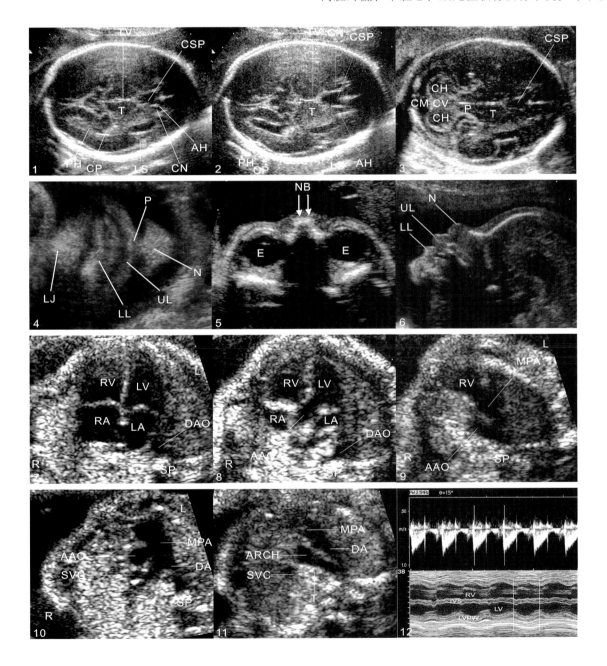

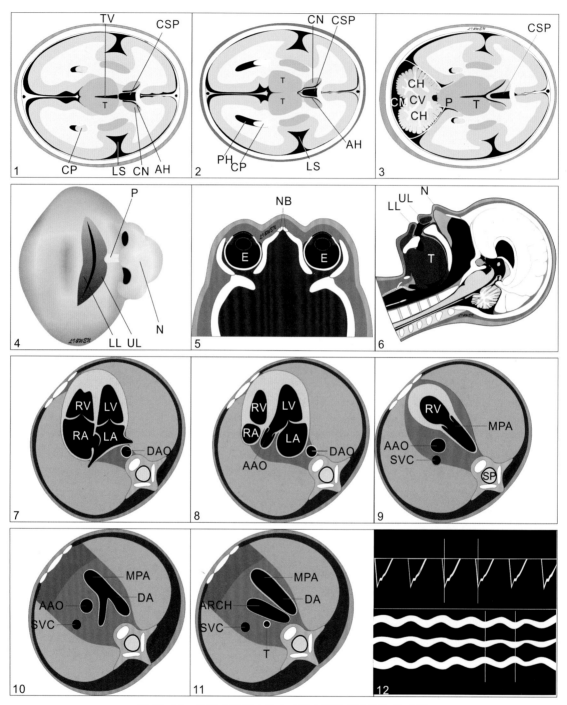

图 22-92 Ⅲ级产科超声检查建议存留的超声图与模式图

1. 丘脑水平横切面；2. 侧脑室水平横切面；3. 小脑水平横切面；4. 鼻唇冠状切面；5. 双眼球水平横切面；6. 颜面部正中矢状切面；7. 四腔心切面；8. 左室流出道切面；9. 右室流出道切面；10. 三血管切面；11. 三血管气管切面；12. 测量胎心率图（多普勒或 M 型）；下大图为上大图的模式图

AH 侧脑室前角，CN 尾状核，CSP 透明隔腔，TV 第三脑室，T 丘脑，LS 大脑外侧裂，CP 脉络丛，PH 侧脑室后角，P 大脑脚，CH 小脑半球，CV 小脑蚓部，CM 颅后窝池，N 鼻子，P 人中，UL 上唇，LL 下唇，LJ 下颌，E 眼球，NB 鼻骨，R 右侧，L 左侧，RV 右心室，LV 左心室，RA 右心房，LA 左心房，DAO 降主动脉，SP 脊柱，AAO 升主动脉，MPA 肺动脉主干，SVC 右上腔静脉，DA 动脉导管，ARCH 主动脉弓，T 气管，IVS 室间隔，LVPW 左室后壁

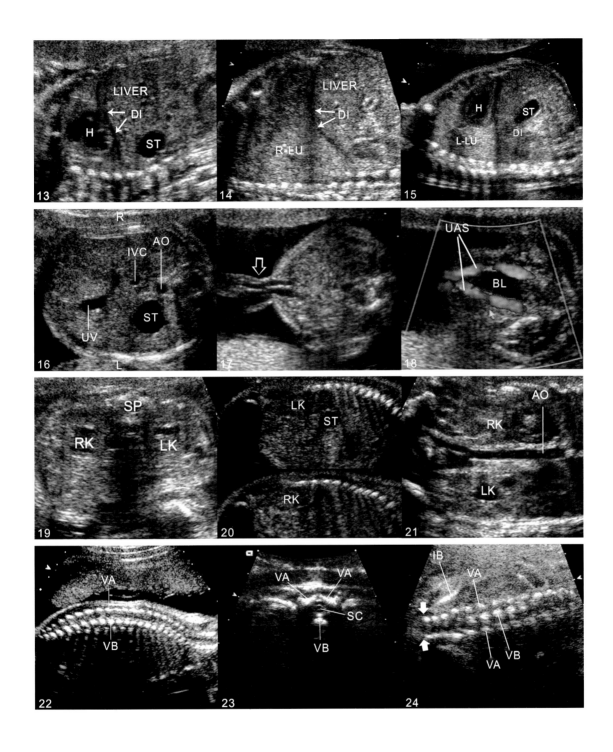

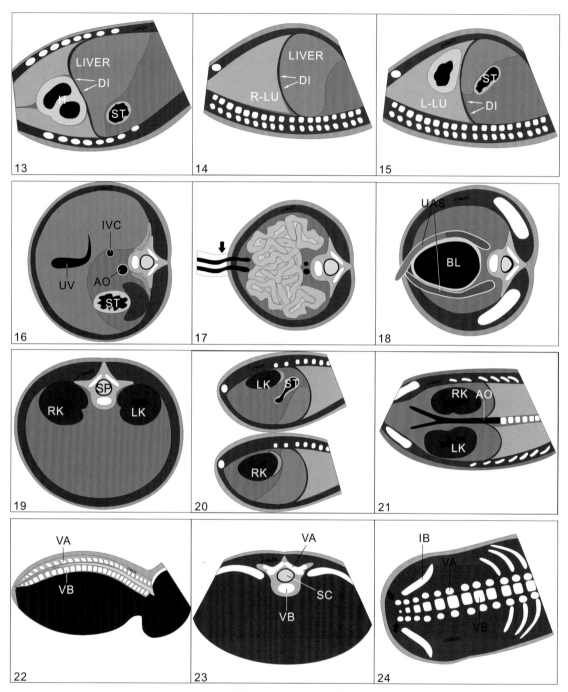

图 22-92　Ⅲ级产科超声检查建议存留的超声图与模式图

13. 膈肌冠状切面；14. 右侧膈肌矢状切面；15. 左侧膈肌矢状切面；16. 上腹部横切面；17. 脐带腹壁入口腹部横切面；18. 脐动脉水平膀胱横切面；19. 双肾横切面；20. 双肾矢状切面；21. 双肾冠状切面；22. 脊柱矢状切面；23. 脊柱横切面；24. 脊柱冠状切面；下大图为上大图的模式图

H 心脏，ST 胃泡，LIVER 肝脏，R-LU 右肺，L-LU 左肺，DI 膈肌（箭头所示），UV 脐静脉，IVC 下腔静脉，AO 腹主动脉，UAS 脐动脉，BL 膀胱，RK 右肾，LK 左肾，VB 椎体，VA 椎弓，SC 脊髓，IB 髂骨，细线箭头所示为膈肌；黑色实心箭头所示为脐带腹壁入口处；白色实心箭头所示为尾椎处，R 右侧，L 左侧，SP 脊柱

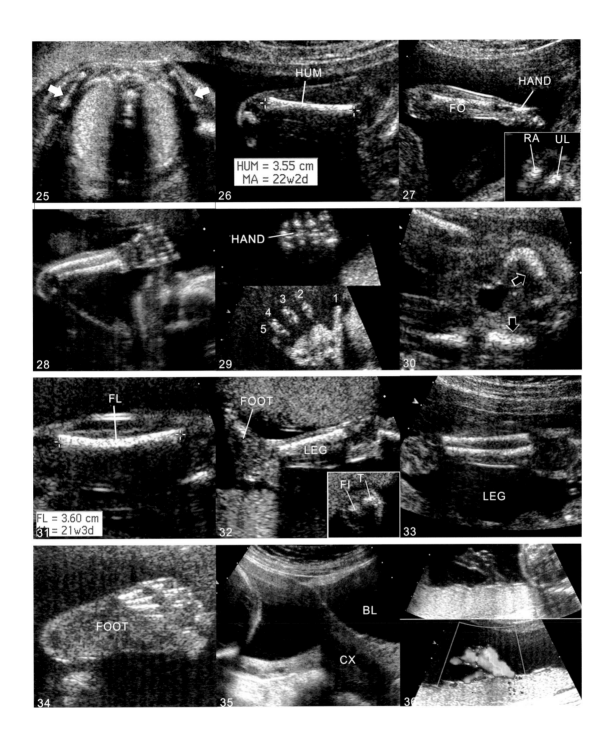

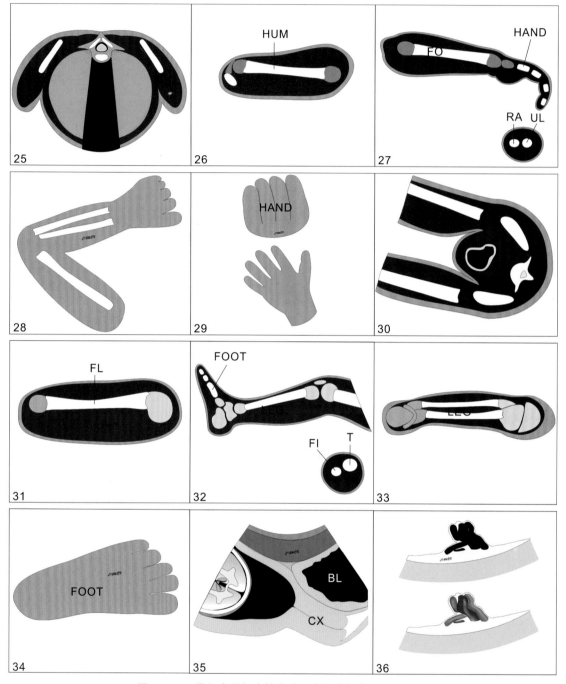

图 22-92　Ⅲ级产科超声检查建议存留的超声图与模式图

　　25. 肩胛骨水平横切面；26. 肱骨长轴切面；27. 前臂矢状切面和横切面；28. 前臂冠状切面；29. 手冠状切面和横切面；30. 髂骨水平横切面；31. 股骨长轴切面；32. 小腿矢状切面和横切面；33. 小腿冠状切面；34. 足底横切面；35. 孕妇宫颈内口矢状切面；36. 脐带胎盘入口切面；下大图为上大图的模式图

　　HUM 肱骨，FO 前臂，HAND 手，RA 桡骨，UL 尺骨，FL 股骨，FOOT 足，LEG 小腿，FI 腓骨，T 胫骨，CX 宫颈，BL 膀胱，白色实心箭头所示为肩胛骨，黑色箭头所示为髂骨

目的具体内容与要求，如未特别说明者与Ⅲ级产科超声检查内容相同。

▲胎儿数目

▲胎心搏动

▲胎方位

▲胎盘

注：只要求对胎盘位置、厚度及成熟度进行评估。胎盘厚度应测量胎盘母体面及胎儿面之间的最大垂直距离。

▲羊水量

▲生物学测量

（1）双顶径、头围

（2）股骨长

（3）腹围

（4）超声评估孕周及体重

▲母体子宫及双附件

▲胎儿解剖结构检查

（1）胎儿头颅：要求观察颅骨的完整性、大脑组织及后颅窝池，以下切面对这些内容的显示与观察很重要：丘脑水平横切面，小脑水平横切面。

（2）胎儿心脏：要求观察心房、心室、房室间隔、房室瓣，以下切面对这些内容的显示与观察很重要：四腔心切面。

（3）胎儿脊柱

（4）胎儿腹部：要求观察腹壁、肝、胃、双肾、膀胱、脐动脉数目。以下切面对这些内容的显示与观察很重要：上腹部横切面，脐带腹壁插入口横切面，膀胱水平横切面，双肾横切面或矢状切面或冠状切面。

（5）胎儿四肢：要求观察并显示一侧股骨，测量股骨长。以下切面以这些内容的显示与观察很重要：左或右股骨长轴切面。

3.存留图像，建议至少存留以下11～14幅超声图（图22-93）

丘脑水平横切面、小脑水平横切面、四腔心切面、上腹部横切面、脐带腹壁入口腹部横切面、脐动脉水平膀胱横切面、双肾横切面或矢状切面或冠状切面、脊柱矢状切面、股骨长轴切面、孕妇宫颈内口矢状切面、测量胎心率图（多普勒或 M 型）。

4.注意事项

（1）孕20～24周常规产前超声检查（Ⅱ级）应筛查卫生部规定的六大类致死性畸形包括无脑儿、严重脑膨出、严重开放性脊柱裂、严重胸腹壁缺损伴内脏外翻、单腔心、致死性软骨发育不良。目前国内外文献报道这些畸形产前超声检出率也不是100%，详见Ⅲ级检查注意事项。

（2）常规产前超声检查（Ⅱ级）最少应检查以上胎儿解剖结构。但有时因胎位、羊水过少、母体因素的影响，超声检查并不能很好地显示这些结构，超声报告应说明。

（三）Ⅰ级产科超声检查

1.适应证

估测孕周、评估胎儿大小、确定胎方位、怀疑宫外孕、胎动消失、怀疑羊水量异常、胎头倒转术前、胎膜早破、胎盘位置及胎盘成熟度评估。

2.检查内容

每个项目的具体内容与要求，如未特别说明者与Ⅱ级产科超声检查内容相同。

▲胎儿数目

▲胎心搏动

▲胎方位

▲胎盘

▲羊水量

▲生物学测量

（1）双顶径

（2）股骨长

（3）腹围

（4）超声评估孕周及体重

3.存留图像，建议至少存留以下4幅超声图（图22-94）：

丘脑水平横切面、上腹部横切面、股骨长轴切面、测量胎心率图（多普勒或 M 型）。

4.注意事项

（1）一般产前超声检查（Ⅰ级）主要进行胎儿生长参数的检查，不进行胎儿解剖结构的检查，不进行胎儿畸形的筛查。

（2）若检查医师发现胎儿异常，超声报告需作

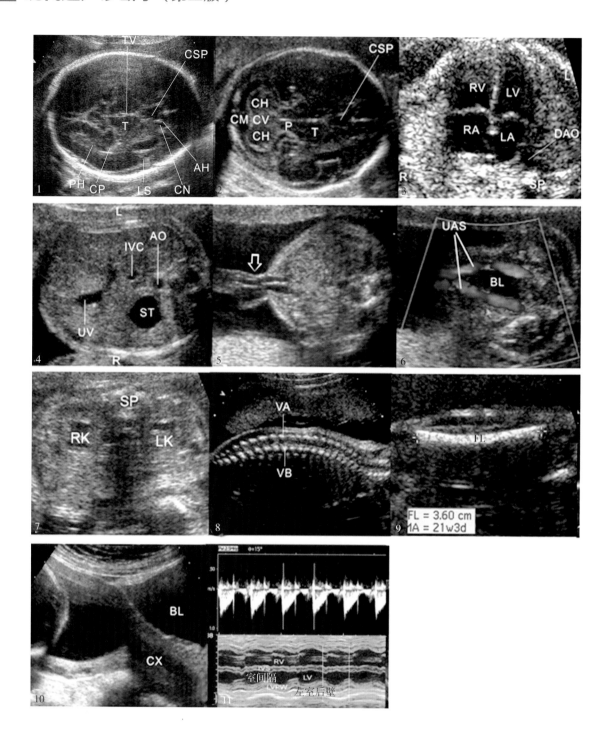

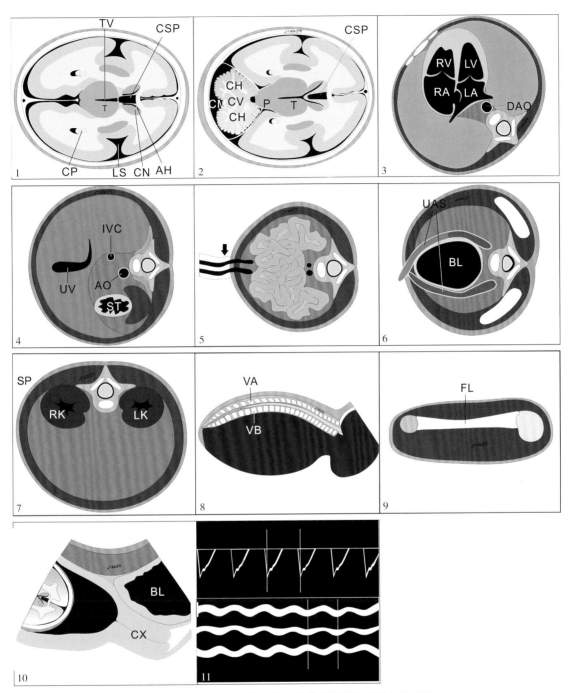

图 22-93　Ⅱ级产科超声检查建议存留的超声图与模式图

1. 丘脑水平横切面；2. 小脑水平横切面；3. 四腔心切面；4. 上腹部横切面；5. 脐带腹壁入口腹部横切面；6. 脐动脉水平膀胱横切面；7. 双肾横切面；8. 脊柱矢状切面；9. 股骨长轴切面；10. 孕妇宫颈内口矢状切面；11. 测量胎心率图（多普勒或 M 型）。下大图为上大图的模式图

AH 侧脑室前角，CN 尾状核，CSP 透明隔腔，TV 第三脑室，T 丘脑，LS 大脑外侧裂，CP 脉络丛，PH 侧脑室后角，P 人中，R 右侧，L 左侧，RV 右心室，LV 左心室，RA 右心房，LA 左心房，DAO 降主动脉，SP 脊柱，UV 脐静脉，IVC 下腔静脉，AO 腹主动脉，UAS 脐动脉，BL 膀胱，RK 右肾，LK 左肾，FL 股骨，CX 宫颈，VB 椎体，VA 椎弓，IVS 室间隔，LVPW 左室后壁，ST 胃泡，CM 颅后窝池，CH 小脑半球，CV 小脑蚓部

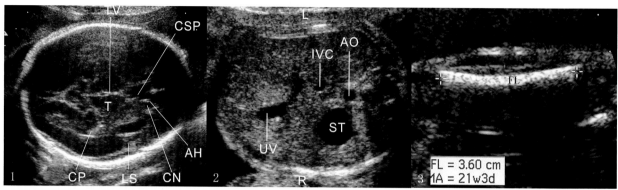

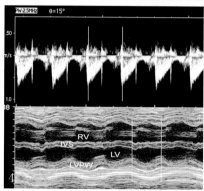

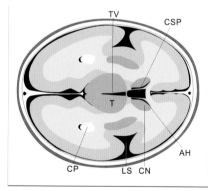

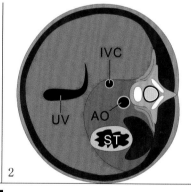

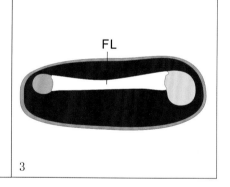

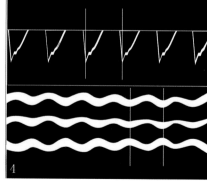

图 22-94　Ⅰ级产前超声检查建议存留的超声图与模式图

1. 丘脑水平横切面超声图及模式图；2. 上腹部横切面超声图及模式图；3. 股骨长轴切面超声图及模式图；4. 测量胎心率图（多普勒或 M 型）超声图及模式图

T 丘脑，CSP 透明隔腔，TV 第三脑室，CP 脉络丛，LS 大脑外侧裂，CN 尾状核，AH 侧脑室前角，R 右侧，L 左侧，ST 胃泡，UV 脐静脉，IVC 下腔静脉，AO 腹主动脉，FL 股骨，IVS 室间隔，LVPW 左室后壁，RV 右心室，LV 左心室

具体说明，并转诊或建议系统产前超声检查（Ⅲ级）。

（四）Ⅳ级（针对性）产科超声检查

针对胎儿、孕妇特殊问题进行特定目的检查，如胎儿超声心动图检查、胎儿神经系统检查、胎儿肢体检查、胎儿颜面部检查等。

一般产前超声检查（Ⅰ级）常规产前超声检查（Ⅱ级）系统产前超声检查（Ⅲ级）发现或疑诊胎儿异常、有胎儿异常的高危因素、母体血生化检验异常等均可进行针对性产前超声检查（Ⅳ级）。

三、有限产科超声检查

有限产前超声检查主要用于急诊超声或床边超声，因病情危急或孕妇难以配合检查，只检查临床医师要求了解的某一具体问题，如只了解胎儿数目或胎心率或孕妇宫颈或羊水量或胎位或盆腹腔积液等。

存留要求检查内容的相关图像即可。

（李胜利）

参考文献

1. 周永昌，郭万学 . 超声医学 . 第 5 版 . 北京：科学技术文献出版社，2005.

2. 李胜利 . 胎儿畸形产前超声诊断学 . 北京：人民军医出版社，2004.

3. 李胜利 . 胎儿畸形产前超声诊断图谱（CD-ROM）. 广州：广东省语言音像出版社，2003.

4. 陈常佩，陆兆龄 . 围生期超声多普勒诊断学 . 北京：人民卫生出版社，2002.

5. 严英榴，杨秀熊 . 产前超声诊断学 . 北京：人民卫生出版社，2003.

6. 田志云，詹姆斯休塔 . 胎儿超声心动图手册 . 上海：同济大学出版社，1994.

7. 王新房，李治安 . 彩色多普勒诊断学 . 北京：人民卫生出版社，1991.

8. 王凤兰 . 中国出生缺陷监测畸形图谱 . 北京：北京医科大学　中国协和医科大学联合出版社，1998.

9. 李　竹，钱宇平 . 出生缺陷监测 . 北京：人民卫生出版社，1984.

10. 李　正，王慧贞，吉士俊 . 先天畸形学 . 北京：人民卫生出版社，2000.

11. 曹泽毅 . 中华妇产科学 . 北京：人民卫生出版社，1999.

12. 薛社普，俞　慧，黄玉苓，等 . 中国人胚胎发生发育实例图谱 . 北京：北京医科大学　中国协和医科大学联合出版社，1991.

13. 崔爱平，王伟敏，孙　红 . 胎儿先天性缺陷的超声诊断价值 . 上海医学影像杂志，2002，11（3）206-207.

14. 李胜利 . 胎儿畸形的产前超声检查 . 中华医学超声杂志（电子版），2005，2（1）：5-9.

15. 李胜利 . 胎儿畸形的产前超声检查 . 中华医学超声杂志（电子版）（续），2005，2（2）：70-73.

16. 李胜利，黄季春 . 超声检查在基层医院胎儿畸形筛查中的思考与建议 . 中华医学超声杂志（电子版），2005，2（4）：11-12.

17. 李胜利，欧阳淑媛，陈琼瑛，等 . 四腔心平面头侧偏斜法快速筛查胎儿先天性心脏畸形 . 中华超声影像学杂志，2005，14（8）：594-596.

18. 李胜利，官　勇，杨晓东，等 . 就"超声诊断胎儿'海豹儿'畸形综合征一例"与作者及编者商榷 . 中华医学超声杂志（电子版），2004，（5）：235-236.

19. 刘菊玲，李胜利，陈琼瑛，等 . 胎儿肢体畸形的产后超声研究 . 中华超声影像学杂志，2005，（1）：42-44.

20. 刘菊玲，李胜利，陈琼瑛，等 . 产前超声诊断胎儿裂手裂足畸形 1 例 . 中华超声影像学杂志，2005，14（3）：228.

21. 姚　远，李胜利，刘菊玲，等 . 胎儿腭裂产前超声诊断研究 . 中华超声影像学杂志，2005，14（8）：597-600.

22. 杨晓东，李胜利 . 胎儿左冠状动脉右心室壁内瘘超声表现一例 . 中华医学超声杂志（电子版），2005，2（2）：126.

23. 姚　远，李胜利，刘菊玲，等 . 四腔心切面在产前超声诊断先天性心脏畸形中的作用 . 中国妇幼保健，2005，（13）：1621-1622.

24. 傅　绢，李胜利，文华轩，等 . 胎儿鼻畸形的产前超声诊断 . 中国妇幼保健，2005，20（12）：1509-1510.

25. 傅　绢，李胜利，陈琼瑛，等 . 胎儿颜面部少见畸形的产前超声诊断 . 中华医学超声杂志（电子版），2005，2（2）：77-79.

26. 姚　远，李胜利，欧阳淑媛，等 . 先天性房室间隔缺损的产前超声诊断 . 临床超声医学杂志，2005，（3）：161-163.

27. 毕静茹，李胜利，刘菊玲，等.三平面超声扫查诊断胎儿唇腭裂的价值.中国妇幼保健，2005，20（16）：2082-2083.

28. 毕静茹，李胜利，刘菊玲.超声诊断人体鱼序列征一例报告.中国超声医学杂志，2005，21（7）：558.

29. 钟晓红，李胜利，陈琮瑛，等.法洛氏四联症的胎儿期超声心动图特征.中国超声医学杂志，2005，21（7）：553-554.

30. 李胜利，陈琮瑛，刘菊玲，等.连续顺序追踪超声法检测胎儿肢体畸形.中华妇产科学杂志，2003，（5）：267-269.

31. 李胜利.胎儿肢体畸形诊断思维方法及各种肢体畸形产前超声诊断.中国医学超声杂志，2004，5：131-135.

32. 陈琮瑛，李胜利，刘菊玲，等.连续顺序追踪超声法检测胎儿桡骨畸形.中华超声影像学杂志，2004，（8）：594-595.

33. 陈琮瑛，李胜利，刘菊玲，等.胎儿足内翻畸形的产前超声诊断.中华超声影像学杂志，2003，12（1）：36-38.

34. 傅娟，李胜利，刘菊玲，等.胎儿肢体中部畸形的产前超声诊断，中国超声医学杂志，2004，（6）：92-94.

35. 刘菊玲，李胜利，陈琮瑛，等.引产后的胎儿正常肢体的体外超声检查.中国医学影像技术，2004，（9）：1413-1415.

36. 刘菊玲，李胜利，欧阳淑媛，等.胎儿肢体缺失的产前超声诊断.中国医学超声杂志，2004，（5）：139-143.

37. 陈琮瑛，李胜利，刘菊玲，等.超声诊断双侧桡骨及拇指缺失并多种畸形1例.中华超声影像学杂志，2002，11（1）：256.

38. 周柳英，陈琮瑛，李胜利，等.超声诊断胎儿双侧桡骨缺失并多种畸形两例.职业卫生与病伤，2004，（2）：103.

39. 李胜利，刘菊玲，陈琮瑛，等.颜面部畸形胎儿尸体超声研究.中华超声影像学杂志，2003，12（5）：316-317.

40. 李胜利，欧阳淑媛，陈琮瑛，等.胎儿颜面部的产前超声研究.中华超声影像学杂志，2003，（6）：355-358.

41. 李胜利，陈琮瑛，刘菊玲，等.胎儿颜面部超声解剖成像研究.临床超声影像学，2003，（6）：321-326.

42. 李胜利，陈琮瑛，刘菊玲，等.Ultrasonographic features of normal fetal face in vitro study. (CMU) 中华超声影像学杂志（英文版），2004，（3）：361-365.

43. 李胜利，欧阳淑媛，陈琮瑛，等.全前脑面部畸形的产前超声诊断.中华超声影像学杂志，2004，（11）：841-843.

44. 陈琮瑛，李胜利，欧阳淑媛，等.胎儿眼畸形的产前超声诊断.中国超声医学杂志，2004，2（6）：89-91.

45. 姚远，梁志敏，李胜利.超声诊断胎儿全前脑并独眼畸形1例.中国超声医学杂志，2004，（6）：62.

46. 陈琮瑛，欧阳淑媛，李胜利，等.胎儿小颌畸形的产前超声诊断.中华超声影像学杂志，2004，13（12）：919-921.

47. 官勇，李胜利，胎儿骶尾部巨大恶性畸胎瘤1例的超声所见.中国超声医学杂志，2003，（11）：820.

48. 刘英.B超诊断胎儿短肢畸形(海豹儿)一例.中华物理医学杂志，1995，17：240.

49. 孙文英.胎儿水肿研究现状和诊断进展.国外医学计划生育分册，1998，17（3）：129-133.

50. 姚苓，陈焰，王喜立.超声诊断胎儿肺囊性腺瘤样畸形.中国超声医学杂志，1999，（4）：308-310.

51. 常洪波，刘金凤，王虹霞，等.胎儿唇腭裂畸形的超声诊断价值.中国超声医学杂志，1999，15：6468-6471.

52. 曹少曼.超声显像诊断胎儿唇裂畸形.中国超声医学杂志，1995，10：770-772.

53. 彭巧英，等.双胎输血综合征发病机制研究.临床儿科杂志，1999，17：5.

54. McHugo JM. Skeletal A, Twining P, eds. Textbook of fetal abnormalities. London：Churchill Livingstone，2000：237-267.

55. Baronciani D, Scaglia C, Corchia C, et al. Ultrasonography in pregnancy and fetal abnormalities：screening or diagnostic test？ Prenat Diagn, 1995, 15：1101-1108.

56. Chitty CS, Hunt GH, Moore J, et al. Effectiveness of routine ultrasonography in detecting fetal abnormalities in a low risk population. BMJ, 1991, 303：165-169.

57. Robins DB, Ladda RL, Thieme GA, et al. Prenatal detection of Robert-SC phocomelia syndrome：report of 2 sibs characteristic manifestations. Am J Med Genet, 1989 Mar, 32（3）：390-394.

58. Callen PW：Ultrasonography in Obstetrics and Gynecology, 4th ed. Philadelphia, WB Saunders, 2000.

59. Twining P，McHugo JM，Pilling DW. Textbook of fetal abnormalities. 1th ed. Churchill Livingstone，2000.

60. Moore KL，Persaud TVN：The Developing Human：Clinically Oriented Embryology，6th ed. Philadelphia，WB Saunders，1998.

61. Vinals F，Heredia F，Giuliano A.The role of the three vessels and trachea view（3VT）in the diagnosis congenital heart defecfts.Ultrasound Obstet Gynecol，2003，22：358-367.

62. Allan LD，Apfel HD，Printz BF：Outcome after prenatal diagnosis of the hypoplastic left heart syndrome，Heart，1998，79：371.

63. Chitty LS，Goodman，Seller M，Maxwell D.Oesophageal and duodenal atresia in a fetus with Down's syndrome. Ultrasound Obstet Gynecol，1996，7：301-309.

64. Borrell A，Costa MB，Martinez J，et al. Early mid trimester fetal nuchal thickness：Effectiveness as a marker of Down's syndrome. Obster Gynecol，1996，175：45-49.

65. Babcook CJ，McGanan JP，Chong BW，et al. Evaluation of fetal midface anatomy related to facial clefts：use of ultrasound. Radiology，1996，201：113-118.

66. Guis F，Ville Y，Vincent S，et al. Ultrasound examination of the length of the fetal nasal bones throughout gestation. Ultrasound Obster Gynecol，1995，5：304-307.

67. Groves AMM，Allan LD，Rosenthal E. Outcome of isolated congenital compelte heart block diagnosed in utero. Heart，1996，75：190-194.

68. Groves AMM，Allan LD，Rosenthal E. Therapeutic trial of sympathomietics in three cases of complete heart block in the fetus. Circulation，1995，92：3394-3396.

69. Koike T，Minakami H，Shiraishi H，Sato I. Fetal ventricular rate in case of congevital complete heart block is increased by ritodrine. Case report. J Pertnat Med，1997，25：216-218.

70. Merz E，Mi-sook KK，Pehl S. Ultrasonic mensuration of fetal limb bones in the second and third Trimesters. J Clin Ultrasound，1987，15：175.

71. Romero R，Athanassiadis AP，Jeanty P. Fetal skeletal anomalies. Radiol Clin North Am，1989，28：75-99.

第二十三章
经阴道超声在妇科和产科的应用

经阴道超声（transvaginal sonography，TVS）是近十余年来妇产科超声检查的一项突破性技术进展，与传统的经腹超声相比，检查时患者无须憋尿，探头置于阴道内紧贴子宫及附件，避免了腹壁脂肪、盆腔内的肠管等对观察目标的影响，显著提高了图像分辨力，从而能更清楚地对子宫及附件的细微结构进行扫查。

第一节　适应证

TVS广泛用于各种妇科疾病的检查，如盆腔炎症、肿瘤、子宫内膜异位症、不孕症等；有临床症状而妇科检查或经腹超声检查未发现异常者；绝经期妇女子宫内膜的检查及卵巢肿瘤的普查。TVS还广泛用于产科，包括正常或异常早期妊娠经腹超声检查难以肯定者，以及某些胎儿畸形的早期诊断。

经阴道介入性超声及三维超声应用：盆腔占位性病变的经阴道超声引导穿刺活检，盆腔囊性病变、盆腔脓肿的经阴道超声引导穿刺治疗；子宫畸形、宫腔病变的宫腔造影等三维超声检查。

第二节　检查方法

1. 直接进行或在常规经腹超声检查后进行。

2. 嘱患者排尿后脱下右侧裤腿取膀胱截石位检查。

3. 将涂有耦合剂的阴道探头套上安全套，再涂无菌耦合剂，置于阴道穹隆部。

4. 检查者戴手套，右手持探头柄，将探头徐徐送入阴道内。

5. 检查过程中根据病变或要观察的子宫附件的部位随时调整探头的位置和方向，对宫颈的观察，需将探头稍向外撤，前位子宫的观察探头应放在前穹隆并将探头柄向下压使子宫所在之处位于观察视野内，对右卵巢的观察探头应放在右穹隆。当病变过大或位置过高经阴道观察不满意时，应配合经腹壁超声检查。

6. 检查完毕后，阴道探头应常规消毒。

【扫查平面】

1. 矢状切面　显示屏上图像的左侧代表患者的腹侧，图像的右侧代表患者的背侧。由于探头是置于阴道内的，活动范围有限，只有正中矢状切面是真正的矢状切面，其他切面都是以穹隆部为支点探头向左或右侧转后得到的斜切面的前后方向图。

2. 冠状切面　经腹壁超声检查通常不能获得这一切面，显示屏上图像的左侧代表患者的右侧，与经腹扫查的横切面图像类似。该切面大多数也不是真正的冠状切面，而是探头向前或向后侧转后的斜冠状切面的左右方向图。

3. 靶器官定位扫查　因为经阴道超声扫查很难获得与体轴完全平行或垂直的平面，在检查时将探头直接对准所要观察的器官或部位进行相互垂直的两个方向的扫查，不考虑所谓固定的扫查切面，反而会简化操作。

【图像的方位】

通常将图像在经腹部检查的基础上上下翻转过

来，使探头侧的图像位于屏幕的下方，也就是使图像的头侧及足侧与患者检查时的实际方向一致。

第三节　经阴道超声在妇科的应用

一、经阴道妇科超声检查内容

（一）子宫颈

子宫颈的大部分位于阴道内，妇科临床检查时打开窥器，对其大小形态及表面状况能够观察得非常仔细而全面，故一般情况下不是超声检查的重点观察部位。但当发生宫颈癌、宫颈管息肉或黏膜下肌瘤等病变时，为了解病变的范围、蒂的位置等时，才是观察的重点对象。

（二）子宫体

是超声检查的重点对象之一，包括其位置（前、中、后）、大小、形态、结构、肌壁回声、有无占位病变、内膜的厚度与回声及宫腔内有无异常。

（三）卵巢

左右附件区各有一个，是全身肿瘤种类最多的器官之一。卵巢除了肿瘤性病变还有多种瘤样病变，包括生理性改变，是临床对超声检查依赖性最大的器官。对卵巢的观察内容包括是否能显示、大小、内部结构、卵泡情况、有无生理性囊肿或其他占位性病变等。

（四）输卵管

正常输卵管在正常盆腔内超声检查不易识别。当盆腔有积液时在液体的衬托下有时可得到清晰显示，当输卵管由于炎症增粗、腔内积脓或发生输卵管卵巢囊肿等病变时可经超声检查发现。

（五）盆腔其他脏器

膀胱、尿道、直肠、小肠及盆腔腹膜后病变在进行妇科超声检查时常常会碰到，子宫附件病变有时也会累及这些邻近脏器。

二、子宫的生理性变化及病变

（一）正常月经周期子宫内膜的生理性变化

1.子宫内膜厚度测量方法

取子宫矢状切面，显示子宫内膜最佳图像，在宫腔中部测量前后子宫肌层与内膜交界面的垂直距离，从一侧强回声外缘到对侧强回声外缘。此测值实际包括两层子宫内膜厚度。内膜最外层声晕是肌层血管网，其内强回声线为基底层，中心强回声线为宫腔（图23-1）。

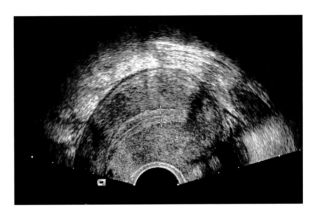

图23-1　子宫内膜厚度测量

2.子宫内膜厚度与回声的周期性变化

增生早期子宫内膜极薄，功能层回声很低，显示出清晰的三条强回声线；增生晚期或排卵前期，内膜逐渐增厚，回声也逐渐增强，仍可显示三条强回声线；分泌期内膜厚度可达16mm以上，且回声明显增强，三线变模糊至消失。

绝经后妇女子宫逐渐萎缩，内膜变薄，宫腔线欠清晰，正常情况下内膜厚度应小于5mm。

（二）子宫良性肿瘤

1.子宫肌瘤

子宫肌瘤是最常见的妇科良性肿瘤，分为浆膜下、肌壁间、黏膜下三大类。浆膜下肌瘤位于子宫外，有一蒂与宫壁相连，黏膜下肌瘤位于宫腔内，也有一蒂与宫壁相连，肌壁间肌瘤瘤体主要位于肌壁间，当瘤体较大时可部分向宫腔方向或子宫表面突出。

肌瘤通常边界清晰，呈圆形或类圆形，内部回声欠均匀。体积大的瘤体可发生多种变性，如囊性变、脂肪变性或钙化等。对判断肌瘤的类型及其内部的变性情况经阴道超声比经腹壁更优越。

2. 子宫腺肌症

子宫腺肌症是除肌瘤外最常见的子宫疾病，由子宫内膜组织异位到子宫肌层内形成。患者痛经，并进行性加重。经阴道超声检查可见子宫局部或弥漫性增大，病变处回声不均，可见由积血小囊形成的小透声区（图23-2），局限性腺肌症无包膜，病变区与周围界限不清。

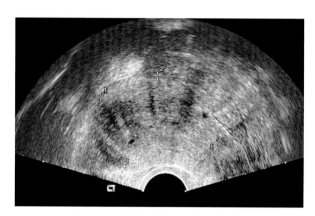

图23-2　子宫腺肌症积血小囊形成

（三）子宫恶性肿瘤

1. 子宫颈癌

子宫颈癌是最常见的妇科恶性肿瘤，发病率逐年上升，发病年龄也趋于年轻化。宫颈位于阴道内，妇科检查时易于直接观察，宫颈刮片等检查能方便快捷地筛查出早期患者，经阴道超声检查的价值在于对较大的病灶观察其病变范围、对周围组织及脏器的浸润程度，淋巴结的转移情况，便于临床分期，制定正确的治疗方案。

2. 子宫内膜癌

子宫内膜癌发病率仅次于子宫颈癌，多发生于中老年妇女。对子宫内膜癌的早期诊断主要还是依赖诊断性刮宫后的病理检查。经阴道超声对子宫内膜癌的诊断价值在于术前分期、判断肌层的浸润程度：Ⅰa期癌局限于子宫内膜；Ⅰb期侵犯肌层小于1/2（图23-3）；Ⅰc期侵犯肌层大于1/2。研究结

果表明，经阴道超声对子宫内膜癌肌层浸润深度的判断准确率在80%以上，其效果稍逊于MRI检查。子宫内膜癌累及宫颈或宫旁时，经阴道超声也可得到满意显示。

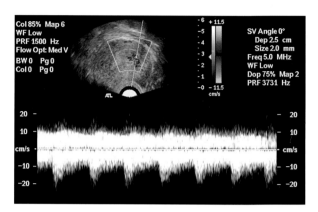

图23-3　子宫内膜癌的阴道超声所见

三、卵巢的生理性变化及病变

（一）卵巢的生理性变化

卵巢的大小与内部结构随年龄、月经周期及激素状态的变化而改变，经阴道超声比经腹壁超声能更清楚显示有无优势卵泡及其发育过程。青春前期卵巢较小，无卵泡发育成熟；青春期卵泡开始发育，一般每月有一个卵泡发育成熟并排卵，成熟卵泡直径一般≥20mm，少部分成熟卵泡排卵前1天可在卵泡内壁某处探及卵丘呈较强回声。排卵后，卵泡消失或明显缩小，子宫直肠窝有时可见少量游离液体。绝经后，卵巢逐渐萎缩变小，卵泡逐渐消失，超声显示比较困难。

（二）卵巢的瘤样病变

1. 多囊卵巢

双侧卵巢增大，卵巢内无优势卵泡，在卵巢周边白膜下可见大量小卵泡，多切面可见≥12个以上小卵泡（图23-4）。患者月经不调，常伴有不孕。

2. 卵巢子宫内膜异位囊肿

由子宫内膜异位到卵巢反复出血引起，囊壁较厚、毛糙，最突出的特点是阴道超声检查在囊腔内可见均匀密集的点状回声（图23-5），当囊腔内有

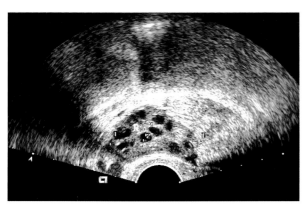

图 23-4　多囊卵巢

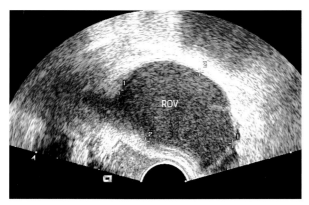

图 23-5　卵巢子宫内膜异位囊肿声像图
ROV 右侧卵巢

机化的凝血块时可见有偏强回声团块。该病常累及双侧卵巢，一侧卵巢内可同时有不止一个囊肿，如为一个囊肿，囊腔内也可有分隔。需要与之鉴别的疾病有黏液性囊腺瘤、囊性畸胎瘤、无症状的盆腔脓肿。

3. 卵巢冠囊肿

卵巢冠囊肿是卵巢系膜中胚胎时期遗留的中肾管或旁中肾管的潴留性囊肿，位于阔韧带内，在输卵管与卵巢之间。经阴道超声能更清晰地了解囊肿与卵巢的关系，通过用探头推挤盆腔组织，必要时加上左手在腹壁按压，可明确两者不是一体的，看清这种关系对提示诊断至关重要。

4. 输卵管卵巢脓肿或囊肿

炎症累及子宫附件，病变发展到一定程度时会出现，因为是炎症，通常病灶处有炎性渗出液并与周围组织粘连，阴道超声能更详细地观察这些微小变化。

5. 生理性卵巢囊肿

卵巢在体内激素的影响下，有时会出现卵泡囊肿或黄体囊肿，这类囊肿一段时间以后会自行消失。生理性囊肿一般直径约 3 ～ 5cm，个别可较大，囊壁薄，内部透声好；黄体囊肿囊壁可较厚，囊腔内可出现网络样纤细分隔，内部透声较差；当生理性囊肿合并囊内出血时，囊内的凝血块使囊肿表现为囊实性肿物，动态观察其变化可确诊。

（三）卵巢肿瘤

不同种类的卵巢肿瘤其内部结构不同，经阴道超声可以清楚辨认肿瘤内的细微结构，包括囊壁及分隔的厚薄、是否规则，囊壁上是否有乳头状及块状实性突起，囊内液体的透声性，有无脂肪成分、毛发、黏液或出血等，辨认清楚这些细微结构可帮助提示肿瘤的良恶性和病理组织类型。

四、经阴道彩色多普勒超声在妇科的应用

（一）女性内生殖器的主要供血动脉及频谱变化

1. 子宫动脉

子宫动脉起自髂内动脉前干，在腹膜后沿盆腔侧壁向下向前走行，达阔韧带基底时转向内，走行于阔韧带基底部前、后叶之间，在距子宫颈外侧 2cm 处从前方跨越输尿管，到达宫颈侧缘后分成宫颈阴道支及子宫体支。前者为下行的小分支，分布到宫颈、阴道上段及部分膀胱；后者为子宫动脉的本干，沿子宫侧缘、在阔韧带前后叶之间向上走行，至子宫底再分成 3 条，即宫底支、输卵管支与卵巢支，前两者分别分布于子宫底与输卵管，后者在输卵管系膜内与输卵管平行向外走行，至卵巢并与卵巢动脉的分支吻合。子宫动脉在沿子宫体侧缘上行同时，向深部肌层发出横断面上环绕子宫的弓形动脉及与弓形动脉垂直呈辐射状的放射动脉。子宫动脉的脉冲多普勒频谱为双峰形，快速向上陡直的收缩期高峰及向下斜率较低的舒张期血流速度频谱（图 23-6）。妊娠后随孕周增加，子宫动脉的阻力逐渐下降，

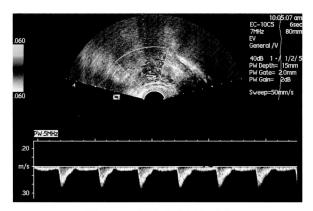

图 23-6　子宫动脉血流频谱

RI 值降低；绝经后子宫动脉阻力增高，RI 值上升。

2. 卵巢动脉

卵巢动脉在肾动脉稍下方处起自腹主动脉的前壁（左卵巢动脉也可自左肾动脉分出，左卵巢静脉回流至左肾静脉），在腹膜后沿腰大肌的前面斜向外下，至第四腰椎下缘水平与输尿管交叉（卵巢动脉在前）后继续下行，在前面越过髂总动脉下段，在真骨盆上缘侧面进入骨盆漏斗韧带内，下降并迂曲内行，在子宫阔韧带两层腹膜之间分支，经卵巢系膜进入卵巢门。卵巢动脉在输卵管系膜内分出若干分支供应输卵管，其末梢与子宫动脉上行的卵巢支吻合。

正常卵巢血流呈周期性改变，在月经周期 1～7 天双侧卵巢内血流极少，脉冲多普勒显示收缩期较低幅度的单峰，无舒张期血流的高阻血流频谱。从第 9 天开始进入卵巢活动期，在优势卵泡发育侧卵巢血流开始丰富，通过排卵进入黄体功能期，血流主要包绕在优势卵泡或黄体周围，脉冲多普勒频谱出现舒张血流，速度由低逐渐升高，约在月经周期第 21 天达到高峰，成为低阻抗型频谱。非功能侧卵巢在整个月经周期一直维持高阻状态，并在下个周期变为功能侧，如此按月交替。

（二）妇科肿瘤的血流改变

1. 良性肿瘤

肿瘤血供分为动脉型、静脉型和无血流型三种。血流显示在实性区域，多数分布在肿瘤边缘区，部分深入瘤体中央，血管腔由粗逐渐变细，比较规律。脉冲多普勒频谱显示动脉型血流的收缩期血流速度较高、舒张期血流速度较低，呈高阻力型频谱。卵巢子宫内膜异位囊肿或囊性畸胎瘤的囊性区域内无血流显示。

2. 恶性肿瘤

肿瘤血供有动脉型、静脉型、无血流型和动静脉短路四种。其血管分布多无规律（图 23-7），管腔粗细不均，彩色血流信号丰富，脉冲多普勒血流频谱显示动脉型血流的收缩期峰值高、舒张期速度也较高，为低阻力型频谱；动静脉短路的收缩期峰值较低、并持续存在较高速度的舒张期血流，也表现为低阻力型频谱。

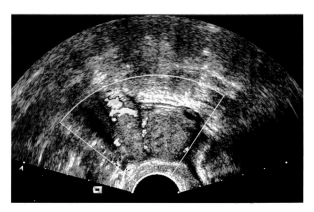

图 23-7　早期卵巢癌的经阴道彩色多普勒超声检查表现

恶性滋养细胞肿瘤：病灶部位血管高度迂曲扩张，二维图像表现为小囊泡状、细条状或不规则出血所致片状无回声区，彩色多普勒血流显像上上述无回声区内探及丰富的五彩血流，脉冲多普勒血流频谱为低阻力型，RI 指数 < 0.40（图 23-8）。

【临床意义】

彩色多普勒超声检查表现在一定程度上反映了肿瘤内部新生血管的情况，恶性肿瘤的血管生长速度快，血管壁缺乏平滑肌组织，加上动静脉短路的形成，故表现为低阻力型血流频谱。在临床实际工作中，卵巢的黄体、炎性病变会表现为低阻型血流频谱，有些恶性肿瘤的血流指数如 RI 也可能比较高，因此不能仅凭彩色多普勒超声表现进行诊断，做出超声诊断的最主要基础还是二维图像特征，同时需结合临床资料。

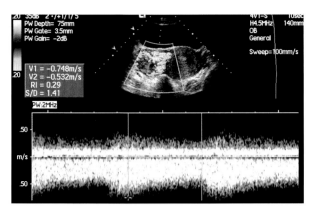

图 23-8 恶性滋养细胞肿瘤的彩色血流表现

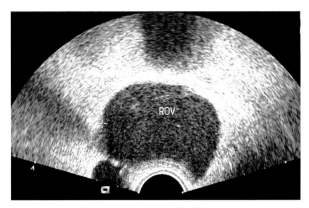

图 23-9 子宫内膜异位囊肿介入治疗前

ROV 右侧卵巢

五、经阴道超声在妇科介入性诊断与治疗中的应用

（一）经阴道超声引导盆腔病变的穿刺活检

有些盆腔深部的占位病变经临床及常规超声检查不能明确诊断，患者又不宜进行剖腹探查手术，为制定进一步的治疗方案，必须进行活检，取得病变组织做病理诊断，经阴道超声引导穿刺活检可在最小创伤的情况下最准确地获取病变组织，以满足诊断的需要。

（二）经阴道超声引导盆腔囊性病变的穿刺治疗

盆腔包裹性积液、子宫内膜异位囊肿、卵巢冠囊肿、盆腔脓肿等病变的传统治疗方法是手术治疗，创伤大、痛苦大，且费用高。经阴道超声引导的穿刺治疗，创伤轻微、痛苦小，费用低，疗效不比手术差，正越来越受到医患双方的青睐（图 23-9、图 23-10）。

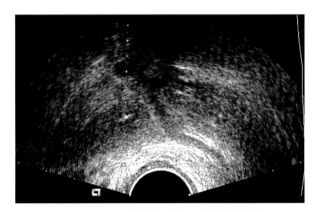

图 23-10 子宫内膜异位囊肿介入治疗后

六、经阴道三维超声的应用

子宫畸形如纵隔子宫等，经阴道三维超声检查能更好地显示子宫的形态及结构变异，特别是宫腔造影后图像更为清晰直观，便于临床医生制定完美的治疗方案。宫内节育器在宫腔内的位置、子宫内膜息肉等通过三维超声显像，可将其更加直观地显

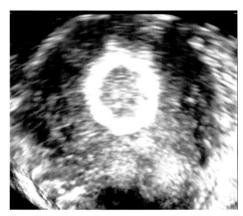

图 23-11 IUD 的经阴道三维超声图像

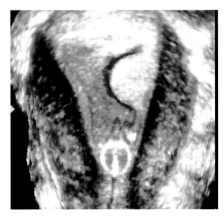

图 23-12 子宫内膜息肉经阴道三维超声宫腔造影图像

示出来（图 23-11，图 23-12）。

第四节　经阴道超声在产科的应用

一、宫内早孕的早期确诊

阴道探头的频率高，分辨力好，目前最高频率可达 10MHz，能分辨直径 0.3cm 的小孕囊。对阴道少量出血的患者，早期确诊可避免担忧患宫外孕，观察到原始心管搏动提示胚胎存活。

二、异常早期妊娠

（一）胚胎停育

1. 经阴道超声检查头臀长大于或等于 7mm 时未见胎心搏动；

2. 经阴道超声检查平均妊娠囊直径大于或等于 25mm 时未见胚胎；

3. 超声上显示无卵黄囊的妊娠囊在 2 周或更长时间后未见胚胎及胎心搏动；

4. 超声上显示有卵黄囊的妊娠囊在 11 天或更长的时间后未见胚胎及胎心搏动。

（二）异位妊娠

90% 以上的异位妊娠发生在输卵管，对未破裂型输卵管妊娠，阴道超声有着更高的敏感性和特异性。阴道超声诊断输卵管妊娠的标准有：

1. 输卵管内有胎囊，胎囊内可有胎芽、卵黄囊、胎心搏动等；

2. 扩张的输卵管内有无定形的不均质低回声物（凝血块和妊娠物质）；

3. 盆腔可有游离液体，液体内常可见点状回声；

4. 同侧卵巢未见异常；

5. 宫内未见孕囊；

6. 临床表现符合妊娠，超声未见宫内或宫外妊娠时，应密切随访。

（三）其他异常妊娠情况

如多胎妊娠、葡萄胎（尤其是部分性者）等，阴道超声能尽早明确诊断。

三、胎儿畸形的早期诊断

产前超声检查的一个重要目的就是发现各种胎儿畸形，及早诊断，及时处理。经阴道超声在妊娠早期就能对胎儿的解剖结构进行较详细的检查。

自妊娠 9 周起胎儿的矢状切面就比较容易显示，外形异常较易识别。正中矢状切面于胎儿腹侧可清楚显示 8 ～ 12 周之间的生理性中肠疝，故真正的脐疝在 12 周之前难以做出诊断，除非疝囊内含有肝脏。腹裂畸形发生部位不在脐根部，可早期确诊。

妊娠 10 周的胎儿头颅已有钙化，故无脑儿畸形能检出。

胎儿心脏四腔切面在妊娠 9 周就可显示，孕早期发现异常的四腔图可提示先天性心脏畸形。随着胎儿的生长发育，超声能观察清楚的胎儿解剖结构的数目越来越多，对畸形的诊断率也不断增加。

四、妊娠期宫颈的检查与测量

阴道超声检查子宫颈和子宫下段的图像清晰而准确，能显示子宫颈内口与胎盘的关系，对前置胎盘的检出几乎达到 100%。测量宫颈的长度变化可预测早产的发生并可帮助判断引产的成功率。

五、经阴道彩色多普勒超声在产科的应用

1. 正常早期妊娠

子宫血流丰富，子宫动脉的显示率可达 100%，妊娠早期子宫动脉的 RI 值与正常健康未孕组比较无显著性差异。

2. 妊娠卵巢黄体血流

妊娠头 3 个月，卵巢血流量明显增加，血流主要分布在黄体周围，脉冲多普勒频谱呈低阻型血流。

3. 滋养层周围血流

妊娠后子宫动脉管径变粗，着床前子宫内膜腺上皮增殖，分泌活动旺盛，血管表浅、迂曲、扩张，呈螺旋状，胚泡进入子宫后游离 3 ～ 4 天，内细胞团迅速分化，发育成胚胎。受精 7 ～ 8 天后滋养层

细胞出现向母体侵入的伪足,孕9天后出现绒毛腔隙网,滋养细胞穿透子宫内膜上皮基底膜侵蚀子宫螺旋动脉,使其直接开放进入缺乏肌肉的绒毛间隙内。螺旋动脉平均压力大约70mmHg,绒毛间隙内只有10mmHg,两者压力阶差巨大,从而形成妊娠囊周围特征性的低阻力滋养层周围血流频谱。

正常非孕子宫内不会产生滋养层周围血流,子宫内是否存在滋养层周围血流,对诊断宫内妊娠及各种异常早期妊娠有重要意义,其特异性为100%,敏感性随妊娠时间增加而提高,孕6周时的检出率为100%,有利于早期诊断与处理。

4. 彩色多普勒超声还可显示胚胎的原始心管搏动、脐动脉、胎儿腹主动脉及脑动脉等的血流,孕早期脐动脉及胎儿各部大动脉均无舒张期血流,其频谱形态为单峰形。

5. 异位妊娠

(1)子宫内是否存在滋养层周围血流可帮助识别宫内妊娠或假孕囊。

(2)彩色多普勒超声检查易于发现异位妊娠囊内出现的胚胎原始心管搏动。

(3)子宫和卵巢以外的盆腔包块内存在滋养层

周围血流,有助于诊断异位妊娠。

(4)子宫和卵巢外肿块不存在滋养层周围血流不能据此排除异位妊娠。

【临床意义】

经阴道彩色多普勒超声更敏感,能更早地发现胚胎期特征性很强的彩色血流图及多普勒频谱,为正常和多种病理妊娠的诊断与鉴别诊断提供更为可靠的早期诊断依据。

(汪龙霞 俞 雯)

参考文献

1. Fleischer AC 著. 房世保,等译. 妇产科超声诊断学(*Sonography in Gynecology & Obstetrics*,2005). 北京:人民卫生出版社,2006:2-257.

2. 陈常佩,陆兆龄. 经阴道超声显像. 见:刘吉斌主编. 现代介入性超声诊断与治疗. 北京:科学技术文献出版社.2004:382-407,407-422.

3. Zwiebel WJ,Pellerito JS. 温朝阳主译. 血管超声经典教程. 北京:人民军医出版社,2008:378-392(子宫与卵巢的超声评价).

第二十四章
肌肉骨骼系统超声检查

现代高分辨力超声诊断仪能够清晰地显示皮肤、浅筋膜、肌肉肌腱、外周神经、血管等软组织结构，还可以显示骨皮质、关节软骨和关节周围韧带及其相关病变。超声检查作为现代影像技术在肌肉骨骼系统方面的应用，它具有许多独到的优点，诸如：操作高度灵活，可多方位、多角度、多平面扫查，可针对局部痛点进行扫查（也称"超声触诊扫查"），能够在肌肉、肌腱及关节运动过程中动态评估，还可实时显示局部组织的血流信号及其变化。目前，超声在软组织、肌肉骨骼系统应用和研究已经成为一个崭新的领域，其范围十分宽广，并且仍在不断拓展之中。宽景超声成像技术、超声弹性成像、超声造影技术的应用，使得肌肉骨骼系统超声已成为现代超声诊断学的重要组成部分，并已成为 MRI、CT 的重要补充，能够为浅表软组织和肌肉骨骼系统病变诊断提供十分重要的信息和诊断依据。

第一节　超声解剖概要

肌肉骨骼运动系统包括骨、关节、肌及其辅助结构。全身的骨借关节相连，滑膜关节是最常见的连接方式，基本结构包括骨关节面、关节腔和关节囊。构成关节的两个关节面彼此形态一般相适合，表面覆盖薄层关节软骨。关节软骨为透明软骨，其形状与骨关节面一致。关节囊附着在关节面的周缘及附近的骨面。外层为纤维囊，厚而坚韧，由致密结缔组织构成。内层为滑膜，薄而松软。某些关节在关节凹面周缘可附着纤维软骨形成的软骨环，形成关

节唇，以增大和加深关节窝。在一些关节面之间还夹有纤维软骨板，即关节盘。

韧带由致密的结缔组织构成，分布在关节周围，加强骨与骨间的连接并限制关节运动。按照韧带与关节囊间的关系可分为囊韧带、囊内韧带和囊外韧带。人体内骨骼韧带多达数百个，大部分韧带以起止点命名，如喙肩韧带；有些根据形态命名，如踝关节内侧三角韧带；有些根据与关节间的位置关系命名，如膝关节侧副韧带。

肌肉一般跨过一个或数个关节，两端分别附着于一块或几块骨。每块肌肉至少由一个肌腹、两个肌腱组成，肌腹通过肌腱和纤维骨性连接附着于骨骼上。肌肉也可能有多个肌腹，肌腹之间由纤维间隔分开，如腹直肌；或有多个肌腱而仅有一个肌腹，如肱二头肌、肱三头肌和股四头肌。肌腱在肌腹的两端，由结缔组织包绕胶原纤维构成。构成肌腱的胶原纤维大都平行排列，走行方向与所承受的牵引力一致。许多胶原纤维组成粗大的纤维束，有的彼此拧绕，增强牢固性。在肌腱的每一纤维束周围，由少量疏松的结缔组织包裹，即腱内膜。较多的纤维束再被同样疏松的结缔组织腱束膜包绕。包绕整个肌腱外的致密结缔组织构成腱外膜。为了减缓肌腱运动时与骨面的摩擦，肌腱周围一般有辅助结构包绕，如滑囊、腱周组织以及腱鞘。腱鞘最为普遍，为包绕在肌腱周围的鞘管，主要位于活动度较大的腕、指和踝附近。腱鞘帮助肌腱固定于某一位置并减少摩擦。腱鞘分外面的纤维层和内面的滑膜层，纤维层由深筋膜增厚形成，与骨共同构成骨性纤维性管道。滑膜层由滑膜构成双层套管，内含少量滑液，

内层贴附肌腱表面，为脏层；外层贴于纤维层内面，为壁层。脏、壁层之间有少量滑液保证肌腱的滑动。

某些肌腱内尚包含小的骨块，称作籽骨，全身最大的籽骨是髌骨，手掌和足底的肌腱中也常含有小的籽骨。籽骨能使肌腱灵活的滑动于骨面，减少摩擦，还可改变肌的拉力方向。

周围神经由神经纤维构成，每条神经纤维包被神经内膜，多条神经纤维交织聚集形成神经束，包被神经束膜，神经束继续聚集由神经外膜包裹后形成神经干，形成周围神经，分布走行于身体各处。

第二节　适应证

（一）软组织病变

1. 皮下结缔组织　水肿、炎症、外伤、异物、肿瘤及瘤样病变等。

2. 肌肉肌腱（包括深筋膜、滑囊、腱鞘）　炎症、外伤、肿瘤及瘤样病变。

3. 外周神经　神经卡压性疾病（腕管、踝管、腓管、肘管及梨状肌综合征等）、肿瘤及瘤样病变。

4. 血管及淋巴管　先天性脉管畸形如海绵状血管瘤、动静脉瘘等。

5. 其他　寄生虫病（包虫病、猪囊虫病）、软组织钙化、假肿瘤性钙质沉着症。

（二）关节及附属结构病变

1. 关节及韧带运动创伤　韧带撕裂、半月板损伤、关节积液、关节脱位。

2. 关节炎、滑囊炎　滑膜增生、关节积液、关节游离体、关节软骨退行性变。

3. 关节及关节周围肿物　腘窝囊肿、滑膜肿瘤。

4. 其他　先天性髋关节脱位等。

（三）骨骼疾病

1. 化脓性骨髓炎。

2. 骨肿瘤及瘤样病变。

3. 骨折。

4. 脊椎疾病　腰椎结核、椎管术中及术后监护。

（四）肌肉骨骼系统介入性超声

1. 超声引导软组织肿物的组织学活检及细胞学检查。

2. 超声引导治疗　关节积液的抽吸、关节腔注射、经皮肌腱粘连松解术、异物术中定位及钳取术、超声引导神经阻滞镇痛等。

第三节　检查方法

（一）仪器

肌肉骨骼系统超声检查首选 5～13.0MHz 高频线阵探头，对于深部软组织、骨及关节（如髋关节、脊柱）可选用 3.0～5.0MHz 凸阵探头。适当调节仪器灵敏度、DGC、聚焦区以及壁滤波、多普勒取样和速度范围，以清晰显示所观察部位的结构和血流为原则。注意随时调整探头角度，尽量减少超声伪像干扰。

具有宽景成像功能的超声诊断仪，提供病变及其周围毗邻结构的整体图像，使之更加直观，便于超声工作者和临床医师理解，还便于和其他影像资料做比较，它更适用于肌肉骨骼系统的超声检查。

（二）扫查方法

1. 检查前准备

（1）一般患者无须特殊准备。骨、关节和脊椎疾病的患者，应带 X 线片和（或）及其他影像资料，以便参考并结合临床相互印证。

（2）超声检查应在关节造影和关节镜检查前进行。

（3）骶骨和骨盆肿瘤需经腹部扫查时，应适当充盈膀胱。

（4）拟进行介入性操作或术中探测者，按介入性超声常规准备，并对探头及配件进行消毒处理。

（5）开放性外伤要注意保护伤口。对怀疑有外科特异性感染者，需进行特殊处理，以免交叉感染。

2. 体位和肢体位置

根据病变部位、观察病变的需要和便于操作，而取不同体位。探测关节一般取中立位，必要时采用不同角度的屈曲、内收、外展、抬高或内外旋（翻）位等。伸直位便于纵向扫查。

3. 扫查方法

（1）直接扫查法：大多数情况均可采用，如探测上下肢肌肉等软组织病变，检查长骨、椎管及髋、膝和肘关节屈侧等。

（2）间接扫查法：在有骨性突起及边缘隆起的部位，在指（趾）部位扫查或判别特别表浅的病变

与皮肤及皮下组织关系时，探头与皮肤间可多敷耦合剂凝胶、超声专用耦合垫或水囊，进行间接探测。

根据需要对病变进行纵、横、冠状及矢状断面扫查。关节的检查应围绕关节由内（外）向外（内），自上（下）而下（上），纵横有序地进行多方位分段扫查。检查骨骼肌、肌腱、韧带、神经等结构时，探头应尽可能垂直于扫查部位，以免探头倾斜发生各向异性（anisotropy）伪像（图24-1A、B）。采用宽景成像时，探头应保持方向稳定，匀速运行。

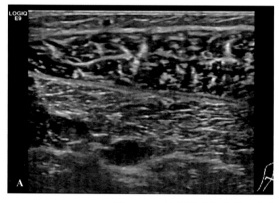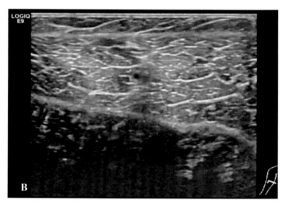

图 24-1 正常骨骼肌声像图与各向异性（anisotropy）伪像的比较

A. 小腿内侧横断面声像图，浅方为腓肠肌内侧头，探头声束平面垂直皮肤扫查，肌肉整体呈偏低回声；B. 同一切面，探头略倾斜，使声束垂直肌纤维方向，肌肉整体回声明显增强

（三）扫查技术注意事项

1. 超声检查应全面仔细，除了解病史、观察主诉部位有无病变以外，根据具体需要还应增加对相邻的骨、关节、滑囊、肌肉、肌腱、韧带、其他软组织及血管神经束等情况进行观察，以便判定其来源和波及范围。

2. 检查肢体或头颈、胸背、腹壁等部位，应进行双侧对称部位的对比扫查。双幅图像对比显示和图像记录，至关重要，它有助于发现异常，尤其是微小病变。对于那些自诉有症状的部位发现病变或除外诊断，均十分重要。

3. 对于较大的病变，有条件者应采用宽景成像技术进行宽景扫查，有利于观察其大小（包括准确测量）、形态、组织来源、侵犯范围及其与邻近组织结构的关系。相反，对于较小的、细微的病变则应当充分利用屏幕，进行图像的放大观察并客观记录。

4. 在探测过程中，除静态观察外，需要时可采用探头加压、相应的关节和肌肉进行主动或被动运动等方法进行动态观察。例如：判别肌肉及肌腱损伤断端的异常活动，显现小的肌肉撕裂，肌腱有无脱位，神经与肌腱的鉴别和定位，关节积液与增厚滑膜及邻近囊肿的鉴别，关节游离体及异物的位移等。

5. 特别注意避免伪像引起的声像图干扰 在肌肉骨骼系统超声检查中出现"回声异常"时，应首先警惕是否为伪像所致。宜结合探头加压、侧动探头、双侧对比扫查等方法以除外可能的伪像。同时，还应考虑年龄增长所引起的生理性变化，如不同程度的肋软骨钙化等。

6. 进行浅表软组织病变血流信号检测时，应尽量减少探头压迫，多涂抹耦合剂，以保持探头刚好和体表接触。

第四节　正常声像图

全身正常的体表软组织，有两个共同的重要特征：第一，是它们由表及里具有层次特点。无论头颅、面颊、颈项、肩背、腰骶、腹壁、肢体以至手指足趾各个部位，这种层次特点概莫能外；第二，是其左右对称性。无论各部位体表软组织，由表及里层次多与少、厚与薄、不同部位断面层次结构的特点和个体差易如何，也无论纵断面或横断面，均具有极好的左右对称性。现分别叙述如下：

（一）皮肤、皮下组织

皮肤位于最表层，呈高回声，其厚度约2～3mm。皮下脂肪为低回声，其厚度因不同部位和个体全身营养状态而不同，其中纤维结缔组织呈细线样高回声，大部分与皮肤平行或略倾斜分布（图24-2A、B）。如果轻置探头，能够显示皮下组织层内被压瘪的皮下浅静脉，呈椭圆形或长条形无回声结构。有时，

在探头频率足够高（＞12MHz）的情况下，通过仔细观察可分辨出浅静脉旁的细小皮下神经断面结构，呈筛网状表现。正常情况下，皮下结缔组织内的淋巴管网不能被显示，除非有各种原因引起的水肿存在（后述）。

（二）肌肉与深筋膜

骨骼肌由肌纤维形成多条肌束组成，其回声低于肌腱、筋膜和皮肤，呈低回声或中等回声。纵断面，肌束外周包绕的肌束膜、纤维脂肪隔、肌外膜、肌间隔及薄层纤维脂肪组织，均呈较强的线状或条状高回声，互相平行、排列有序，纵断面呈羽状、半羽状等结构。肌肉轮廓呈带状或梭形，轻度倾斜于肢体长轴（图24-2A）。肌肉收缩时，肌束直径增加，长度缩短，回声强度常减弱。横断面，肌肉略呈圆形、梭形或不规则形，肌束低回声中间可见网状、带状分隔及点状强回声。肌肉中较大的血管呈管状无回声，动脉有搏动，CDFI 和 PDI 可显示其内彩色血流信号。

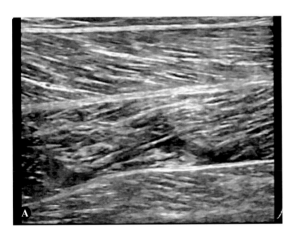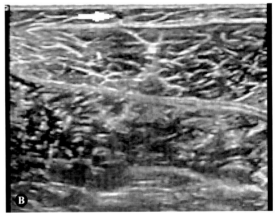

图 24-2　正常肢体软组织纵断面（A）和横断面（B）声像图

A 和 B 清楚显示皮肤、皮下脂肪组织、肌肉的层次结构，注意横断面声像图中，脂肪层内的圆形无回声结构为浅静脉短轴切面（↑）

人体的肌肉分布具有对称性，正常双侧同名肌肉形态、回声对称，扫查时应注意对比观察（图24-3）。

深筋膜为肌的辅助结构，由致密结缔组织构成，位于浅筋膜深面，包裹肌、肌群和神经血管等。深筋膜在腕部、踝部等处加厚并附着于骨面，形成支持带。

手掌和足底的深筋膜于掌心及足底中间部分最发达。掌心处为掌腱膜，远端延续为指腱鞘。足底中间部分为跖腱膜，后端狭窄附于跟骨结节，前端呈扇形散开。成人跖腱膜跟骨附着处厚度一般＜4mm。

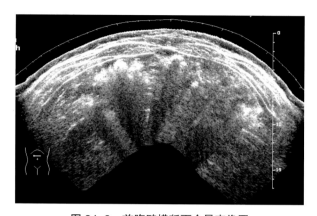

图 24-3　前腹壁横断面全景声像图
显示双侧腹直肌、腹外斜肌、腹内斜肌和腹横肌对称分布，层次清晰

（三）肌腱

连于肌肉附着于骨，由平行排列的纵行胶原纤维和致密结缔组织构成。肌腱的共同声像图表现：

纵断面呈排列规则的束带状高回声，内部呈层状排列（图 24-4B，右图）。横断图显示为圆形、椭圆形或扁平形高回声。当肌腱与声束入射角度不垂直时，肌腱呈低回声，即出现各向异性伪像（图 24-4A，右图）。有腱鞘的肌腱，如肱二头肌长头腱、腕部指屈、伸肌腱，踝部的胫后、趾长屈、踇长屈肌腱及腓长、短肌腱等，周围腱鞘多无法分辨，当存在少量正常滑液时，呈一薄层无回声环绕在肌腱周围，厚度小于 1 ~ 2mm，边界清晰。动态扫查，可见肌腱在腱鞘内自由滑动。无腱鞘包绕的肌腱，周围存在滑囊和腱旁体结构。肌腱的骨连接处由纤维软骨带连接，呈边界清楚的低回声。

正常成人肌腱厚度：髌腱 3 ~ 6mm，跟腱 4 ~ 6mm，肱二头肌长头腱 4 ~ 6mm，指伸肌腱 1 ~ 1.5mm。CDFI 检查，肌腱内无血流信号显示。

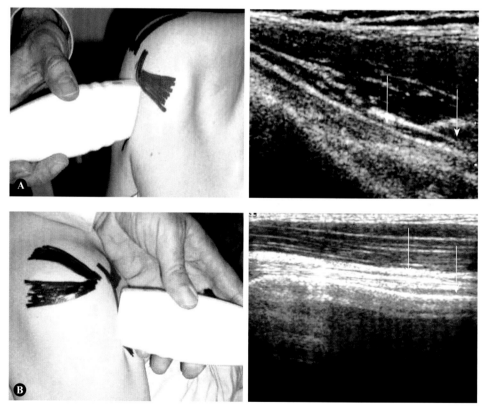

图 24-4　肱二头肌长头肌腱声像图
A. 探头平行于皮肤扫查（左图），声束与肌腱走行不垂直，肌腱呈低回声（↓右图）；B. 调整探头扫查角度（左图），使声束与肌腱走形垂直，肌腱呈强回声结构（↓右图），各向异性伪像消失

（四）滑囊

固有滑囊位置恒定。正常情况下为一潜在间隙，仅有微量滑液，声像图无法显示，或仅显示声学界面形成的线状低回声裂隙，周围被光滑的薄层高回声线包绕。正常滑囊宽度小于2mm，其内滑膜不易分辨。关节附近滑囊如肩峰下—三角肌下滑囊、髌上滑囊、腓肠肌半膜肌滑囊、肩胛下肌滑囊、腘肌滑囊及髂耻滑囊在生理和病理条件下可与关节相通。

（五）关节

各关节形态不同但有共同声像图表现：骨骺表面被覆的透明软骨为均匀薄层低回声，完整连续、厚度一致，其厚度在成人指关节0.3～0.4mm，膝、髋关节2mm左右。骨端骨皮质为薄而光滑的强回声。关节间隙含少量关节液呈无回声，其内的关节盘或半月板为均匀中等回声或高回声。关节囊由外层致密的纤维囊和内衬滑膜囊共同构成，声像图表现为高回声带状结构，部分增厚呈韧带，其内滑膜层甚薄不易被超声显示。关节窝脂肪组织及关节内脂肪垫为高回声。关节周围均有各自的肌腱、韧带和肌肉包裹。其中韧带由致密结缔组织与胶原纤维互相交织组成，声像图特点同肌腱。

1. 膝关节

膝关节屈曲30～45度，于髌骨上横断面扫查主要显示股骨髁部及髁间沟透明软骨，软骨呈均匀低回声，表面光滑，厚度小于3mm（图24-5）。自腘窝横断面扫查，于皮肤、皮下脂肪层深方可见腘动、静脉位于腘窝中部，胫及腓总神经与血管并行，位置略浅，动态扫查容易识别。再深层为腘斜韧带及关节囊共同形成的强回声带。高水平横断面可见两侧股骨髁呈半圆形，表面覆有透明软骨，呈低回声。探头向足侧移动可见胫骨髁间隆起及胫骨平台后面的骨皮质强回声。正常情况下，腘窝区除血管外，无其他无回声结构。

自膝关节侧方扫查，纵断面上半月板呈尖端指向关节腔的楔形结构，位于股骨髁与胫骨平台之间，外缘与关节囊韧带及侧副韧带相贴。半月板边缘光

整，回声高于邻近关节软骨，其回声强度由外向内有逐渐减弱的趋势（图24-6）。横断面半月板呈C字形，边缘曲度光滑自然。周边部回声较强，中心缘隐约可见，呈均匀中等回声。

各切面均不能显示髌骨及胫骨平台的软骨。

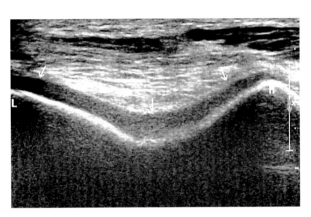

图24-5 膝关节髌骨上横断面声像图
↑示关节软骨，L股骨外侧髁，M股骨内侧髁

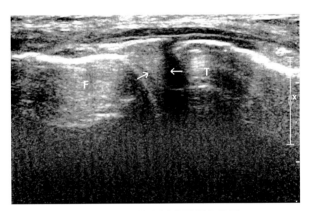

图24-6 正常内侧半月板声像图
↑示半月板，F股骨，T胫骨

2. 髋关节

经前方平行股骨颈扫查除显示皮肤、皮下组织及肌肉外，可见关节囊和髂股韧带、股骨头、股骨颈、髋臼前缘等结构，分别呈高或强回声（图24-7A），其中股骨头呈规整的半球形，表面覆盖低回声关节软骨。新生儿的整个股骨头呈均匀低回声，骨化中心为强回声。正常关节囊回声平直，关节囊回声带向下延续至股骨颈，形成低回声的关节腔前隐窝。正常宽度小于3mm，两侧差小于2mm。2～16岁儿童平均宽度值为5.1～7.3mm（Tegnander &

Terjesen，1996）。髋关节少量积液时，在关节前隐窝容易显示（图24-7B）。

新生儿及婴幼儿的髋关节冠状切面声像图可显示软骨性股骨头、软骨性髋臼顶、大转子及"Y"形软骨，为低回声或近似无回声；髂骨、骨性髋臼顶、关节囊、坐骨、股骨颈及股骨干显示为高或强回声（图24-8A）。按Craf方法，通过关节囊在髂骨的起点到骨性髋臼凸的切线，称基线（BL）；骨性髋臼凸至纤维软骨盂中心点连线，称软骨顶线（IL）；髋臼窝的髂骨下缘与骨性髋臼凸之间的切线，称骨顶线（ARL）。BL与ARL间夹角为骨顶角（α角）；BL与IL间夹角为软骨顶角（β角）（图24-8B）。正常 α＞60°；β＜55°。另外，沿髂骨侧缘画一直线，沿股骨头内外两侧各划一条平行切线，两平行切线间的距离为D，内侧切线与髂骨外线间距为d，d/D×100%为股骨头覆盖率（HCR），正常大于58%（Morin & MacEwen，1985）。

3. 肘关节

屈肘后自关节后上方横断扫查可显示肱骨下端滑车及内外上髁的后表面，均呈强回声，其表面关节软骨呈低回声，浅层为肱三头肌横断面，两者之间可见回声较高的脂肪垫结构。此处为探测肘关节积液和尺骨鹰嘴滑囊炎的最佳切面。

4. 腕关节

主要为腕管结构，腕管底及侧壁由腕骨形成，顶由腕横韧带构成。内含：浅、深指屈肌腱、拇长屈肌腱及正中神经等结构。腕骨呈强回声，其掌侧的指屈浅、深肌腱及拇长屈肌腱纵断面呈带状强回声，横断面扫查为圆形或扁圆形较高回声。正中神经在第二、三指屈浅肌腱浅方，回声结构类似于肌腱但强度稍低，屈指时该结构不随之运动，可资鉴别（图24-9）。正中神经直径3.7～5.6mm，平均4.5mm，受压肿胀时明显增大。

（六）骨及软骨

超声很难完全穿透正常骨组织，不易得到完整的超声图像。在成人仅可见浅表的骨皮质界面反射回声的轮廓，内部骨髓结构与正常骨膜不能显示。正常骨皮质。以长骨为例，连续性良好、平直光滑，呈致密的强回声带后伴声影。骨的骺端膨大，皮质较薄。透明软骨、软骨性骨骺及骺板显示为低回声，骨化或钙化时可见内部强回声结构，纤维软骨呈中等回声或高回声。

婴幼儿骨组织未发育成熟，骨化不完全，有时可显示部分骨髓。小儿关节的骺软骨，不同年龄厚度不同，其骨化中心为高回声。

（七）神经

外周神经的超声检查需要检查医师熟悉相关神经的走行并要有一定的经验。一般采用较高频率的超声探头（10.0～13.0MHz）可显示如臂丛、正中、桡、尺神经以及坐骨神经、胫、腓总神经等大的神经干，细小的周围神经分支需要仔细辨认，有时需借助周围的解剖标志识别。正常神经回声结构与肌腱类似，

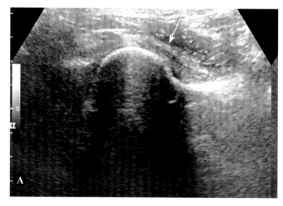 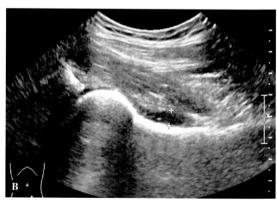

图24-7　髋关节前方纵断扫查声像图

由于关节位置相对深在，多用腹部探头扫查。A. 为正常髋关节，箭头所示为强回声关节囊；B. 显示髋关节少量积液，前隐窝内探及无回声（+…+），液体深度0.7cm

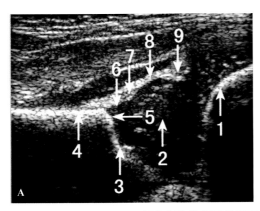
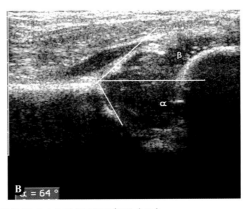

图 24-8 新生儿髋关节冠状切面声像图（A）及测量示意图（B）

图中所示结构，1 股骨颈，2 股骨头，3 髂骨下缘，4 平直的髂骨，5 骨性髋臼突，6 髋臼软骨，7 盂唇，8 关节囊，9 滑膜皱襞

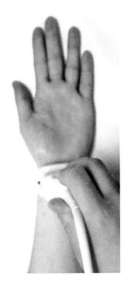
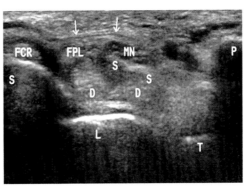

图 24-9 正常腕管横断面扫查位置及声像图

FCR 桡侧腕屈肌腱，FPL 拇长屈肌腱，MN 正中神经，P 豌豆骨，S（左侧位置）舟状骨，D 指深屈肌腱，S 指浅屈肌腱，L 月骨，T 三角骨，箭头腕横韧带

但回声强度稍低（图 24-10）。以下几点可作为鉴别外周神经与肌腱的参考：①外周神经多与血管伴行；②关节活动时神经为被动运动，肌腱为主动滑动；③横断追踪扫查，外周神经形态基本一致，而肌腱则逐渐移行为肌腹。

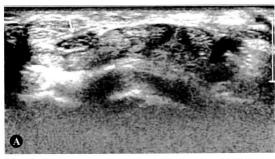
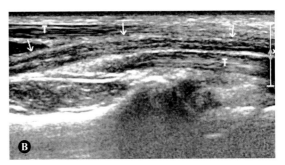

图 24-10 正常正中神经横断面（A）与纵断面声像图（B）

↑正中神经，T 肌腱

第五节　主要疾病诊断要点

一、皮下组织水肿

临床上皮下组织水肿非常多见，故超声工作者有必要了解其意义和声像图特点。例如，充血性心力衰竭可引起淤血性水肿，肾功能衰竭、肝硬化门静脉高压可引起低蛋白血症皮下组织水肿，它们常引起双侧性下肢浮肿，严重者甚至会阴部肿胀；下肢深静脉血栓引起的水肿取决于患者深静脉血栓严重程度，可双侧或单侧。

急性炎症和蜂窝织炎性水肿，往往是局部性的。创伤或大手术后（如乳腺癌切除加淋巴结清扫）也可引起显著的组织水肿。此外，腹膜后病变引起淋巴回流障碍，可以引起局部或单侧肢体皮下组织继发性水肿；少数患者由于慢性严重皮下组织水肿和结缔组织增生，皮下组织弹性减退，也称"象皮病"。

【声像图特点】

一般情况下，轻度水肿时皮下组织声像图仅表现为软组织增厚，未必能够显示的淋巴管扩张，故缺乏特征性。因此，特征性的声像图表现——淋巴管扩张的往往被忽视。事实上，显著的淋巴管扩张，往往造成皮下组织中淋巴管网的普遍扩张。其超声特点是，扩张的淋巴管网限于皮下组织层，呈粗细不一的无回声管状分支或网状结构，分布凌乱，管壁薄且不易辨认；深层的淋巴管道较粗，有时好像有彼此通联的趋势。典型的淋巴管扩张声像图，好似一片"旱灾土地上的裂纹"。深静脉血栓引起者除皮肤色素沉着外，还可见静脉内血栓和血流异常等征象。CDI 表现：水肿的皮下组织缺少血流信号或无血流信号；急性炎症和蜂窝织炎水肿等患者，血流信号增加（图 24-11）。

二、软组织感染及反应性或退行性病变

（一）皮下蜂窝织炎

临床可出现病变区域的红、肿、热、痛表现。声像图显示皮肤和皮下脂肪组织弥漫性明显增厚，结构层次模糊不清，回声不均匀。病变区和正常组织间界限不清，逐渐过渡。脓肿形成后病变中心出现局限性低回声或无回声区，内含破碎组织回声，

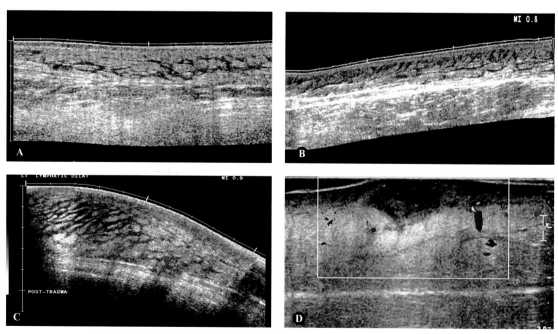

图 24-11　不同原因引起的皮下软组织水肿

A. 深静脉血栓性下肢轻度水肿；B. 肾病所致下肢低蛋白性水肿；C. 肢体严重创伤静脉回流障碍后足背象皮肿声像图；D. 急性蜂窝织炎下肢水肿伴血流信号增多

病变周边呈高回声（图 24-12）。因组织充血，CDFI 显示血流信号增多。常见区域淋巴结肿大，声像图及 CDFI 符合反应增生性改变。

（二）脓肿

早期脓肿为局限性软组织肿胀增厚，呈不均匀低回声，边界不清；脓肿形成后中心部为无回声或混合性回声，单腔或多腔，壁较厚内壁不光滑；完全液化时脓肿壁显示清晰。产气菌感染者，脓腔内可见气体强回声伴后方彗星尾征或不典型声影，并随体位逆重力方向变动。CDFI 脓肿周边可见较多的血流信号。常见区域淋巴结肿大，声像图及 CDFI 符合反应增生性改变。

异物感染引起者，脓腔内可见异物强回声，后伴声影，有时可见不规则低回声窦道与皮肤相通。继发于骨髓炎者，脓肿与深方骨质有炎症窦道相连，并伴相应的骨皮质改变。

部分慢性脓肿呈低回声表现，有时不易与实性肿物鉴别。此时行超声引导下穿刺抽液不但能明确诊断还有利于脓肿的吸收。

（三）肌腱炎、肌腱病

多为慢性劳损性病变，除运动员外，不同年龄和运动水平的普通人群也很常见，最常发生在肱二头肌长头腱、髌腱及跟腱。有时发生在肩袖、股四头肌腱、下肢腘绳肌腱、鹅足腱等。因其病理改变为肌腱纤维的变性而非炎症，更确切的名称应为肌腱病。除损伤所致肌腱病之外，类风湿、痛风等系统性病变也会累及肌腱，形成类风湿性肌腱炎或晶体沉积性肌腱炎。患者往往有相应的临床表现和病史。

声像图主要表现为肌腱性肿大、增厚，回声减低（图 24-13）。病变绝大多数为局限性，弥漫性

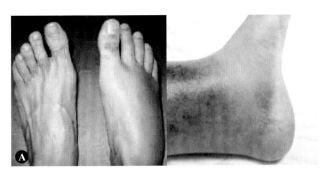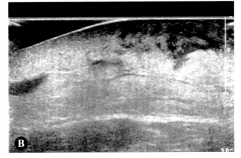

图 24-12 右足局部蜂窝织炎
A. 体表图像，右踝关节内侧软组织明显肿胀，局部呈现红、肿表现；B. 对应的声像图，显示局部低回声脓肿形成，周围脂肪组织回声增强

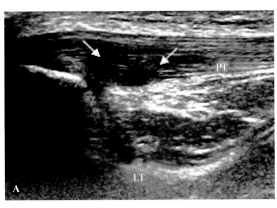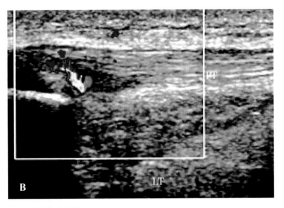

图 24-13 髌腱近端肌腱炎声像图
A. 髌腱髌骨端肿大增厚，深层部分回声明显减低（↑），局部失去肌腱结构；B. 局部血流信号明显增加。注意，为了避免压力造成的伪像，进行 CDFI 检查时应使肌腱处于松弛状态。从本例声像图可以看出，右侧的髌腱因位置松弛，其形态略呈起伏状
PT 髌腱，LT 左侧

全腱炎少见。邻近滑囊、腱周及腱鞘受累时，可出现积液。有时腱纤维鞘（膜）和腱周脂肪组织增厚，回声增强。大部分肌腱病累及肌腱附着端，称作腱端病（enthesopathy），邻近的骨皮质可表现为不光滑、回声中断、骨赘形成，腱体内也可出现强回声钙化灶。CDFI 显示肌腱病变区血流信号增多。

（四）腱鞘炎

急性腱鞘炎：腱鞘内出现积液，呈环状包绕肌腱，腱鞘滑膜增生，呈低回声。肌腱在鞘内滑动受限，但肌腱完整。慢性腱鞘炎时以腱鞘增厚为主要表现，肌腱往往也局部增粗，回声减低。腱与腱鞘分界不清，动态试验腱在鞘内滑动受限或消失。

（五）滑囊炎和滑囊积液

多继发于邻近骨、关节或软组织炎症及损伤，长期摩擦，风湿、类风湿等系统性疾病。因滑囊解剖部位固定，超声容易显示滑囊炎和滑囊积液，因此是首选的诊断方法。

【声像图表现】

在固有滑囊的部位或经常摩擦的骨突起部位，出现圆形或椭圆形无回声，后方回声增强。囊壁完整，内壁光滑或增厚，内部可见点片状低回声代表感染或出血（图24-14）。出血性滑囊炎，由于血块凝缩、纤维蛋白凝块形成，囊内可见游离的不规则高回声团块，探头加压可见浮动。慢性滑囊炎，囊壁明显增厚，内壁不规则隆起，呈绒毛状或团块状，发生

钙化时可见不规则强回声，伴或不伴后方声影。

三、软组织创伤性病变

（一）软组织异物

多有明确外伤史，金属锐器、玻璃、木刺、细塑料管等是常见异物。超声由于不受异物密度影响，特别是对 X 线阴性异物的检查，已逐渐成为首选方法。

【常见声像图表现】

1. 异物本身显示为大小不等点状、片状或团状强或高回声。

2. 金属、玻璃碎片等异物，后方多出现典型的彗星尾征和模糊声影。在脓腔内或邻近骨皮质的异物声影可不明显。

3. 异物合并周围组织出血、渗液、脓肿形成时，异物周围可出现无回声或低回声区。慢性肉芽肿形成时表现为低回声结节。

为了便于术中寻找异物，多通过超声检查后在局部体表定位。也可术中实时超声引导下寻找异物。对于浅表异物，还可尝试超声引导下微创异物钳取术，往往取得意想不到的效果。

（二）肌肉损伤

无论是一般人群还是职业运动员，肌肉损伤都十分常见。按发病原因可分为直接损伤：外力直接作用于肌肉导致肌纤维破裂，血肿形成等病理改变；间接损伤：以运动伤最常见，多由不恰当或过量的

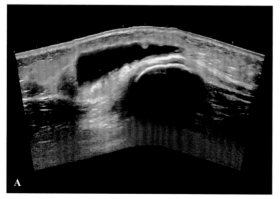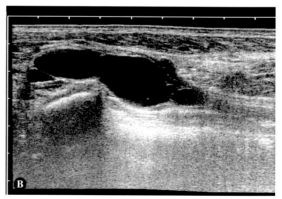

图 24-14　髌前滑囊炎合并滑囊积液

左膝正前方纵断面全景声像图显示髌骨及髌腱前方囊状无回声结构，内壁略欠光滑，为滑囊积液

运动负荷所致。少数间接损伤与运动无关，如凝血因子缺乏导致肌肉自发血肿、横纹肌溶解症等。按发病时间，肌肉损伤又可分为急性损伤和慢性损伤。

1. 急性肌肉损伤

多为运动损伤，最常发生在跨越两个关节的肌肉如半膜肌、半腱肌、股二头肌、腓肠肌及股四头肌等。

【声像图特点】

（1）轻度损伤：肌纤维破裂＜5%，受伤区以少量出血和水肿为主要病理改变。超声表现为局部肌肉正常的羽状结构消失，回声减低。筋膜回声延续无中断，其周围可见少量无回声区。

（2）中度损伤（部分断裂）：肌纤维断裂1/3～2/3，超声显示肌肉回声部分中断，出现低回声裂隙，断端被血肿包绕，轻压探头肌肉断端出现异常飘动称为"钟舌征"（图24-15A）。肌腹内筋膜周围积液出现无回声区，如合并肌外膜破裂出血沿肌筋膜向外扩散。慢性期病变区呈不均质低至无回声，壁厚不规则，腔内含有断端肌肉组织。

（3）重度损伤（完全断裂）：肌纤维断裂＞2/3或全层断裂，声像图示受伤肌肉回声完全中断，肌肉回缩出现较大的裂隙其内充填血肿，并沿筋膜破裂缝隙延伸。动态试验肌肉断端可见异常活动（钟舌征）（图24-15B）。

肌肉损伤愈合期，由于含铁血黄素沉着和纤维组织增生导致断端回声增强，瘢痕形成引起局部

筋膜或肌间隔向中心部回缩，部分可演变为骨化性肌炎。

2. 肌肉血肿

多见于肌肉损伤，此外还可发生在血友病、抗凝血药物治疗、其他凝血因子缺乏等。

【声像图特点】

（1）少量出血，局部肌肉羽状结构回声消失，出现低或无回声灶，邻近肌外膜者，肌肉与筋膜面分离，无明显肿块效应。

（2）大的血肿，在肌肉内形成均匀低回声肿块（图24-16）；数小时后血清、血细胞和纤维蛋白分开，血肿内形成液—液分层；数天后血肿完全液化，则显示为均匀无回声，血肿壁呈较高回声，后方可有回声增强；数周后血肿逐渐吸收消失，较大的血肿不易吸收，可迁延至数月，可能需要超声引导下抽吸治疗。CDFI早期血肿周边血流信号丰富。

3. 横纹肌溶解症

本病由多种病因引起。最常见于感染，肢体长时间受压，不恰当的短期过负荷运动，化学药物中毒如海洛因、甲醇、工业用酒精及一氧化碳中毒等。肌肉直接创伤引起者少见。有30%的患者引起急性肾功能衰竭，因此及时诊断极为重要。

【声像图表现】

轻者肌肉内仅出现局限性结构回声紊乱，表现为肌纤维模糊或消失，出现低或无回声灶（图24-17）；

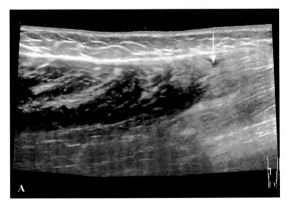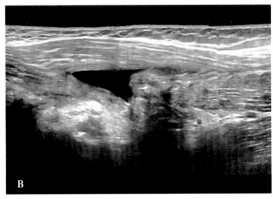

图24-15 肌肉撕裂伤声像图

A. 部分性断裂 左侧股二头肌长轴切面全景声像图，局部肌纤维部分中断，↑示少量积液；B. 完全性断裂 股直肌长轴切面全景声像图，显示肌肉完全性中断，断端挛缩，呈"钟舌样"被无回声出血包绕

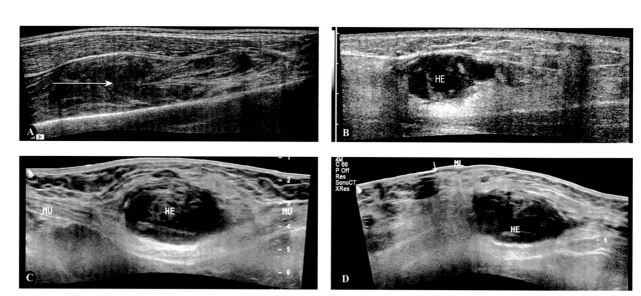

图 24-16　腹直肌鞘血肿声像图（2 例）

A. 肌肉血肿声像图：股四头肌长轴切面全景声像图显示股中间肌外伤形成的血肿，为边界不清晰的低回声区（↑），局部肌肉结构消失；B. 皮下组织血肿声像图：腹股沟部淋巴瘤摘除术后局部肿痛；C. 腹直肌鞘血肿声像图，腹膜透析患者，腹部肿痛 7 天；D. 腹直肌鞘血肿声像图，再生障碍性贫血出血倾向患者

HE 血肿，MU 腹直肌，ML 及↓腹正中线位置

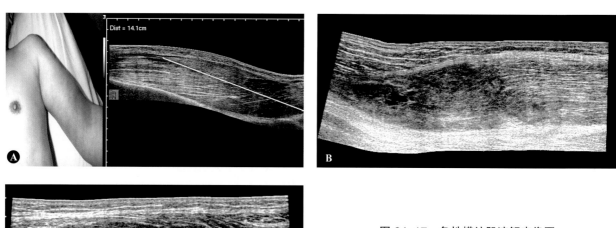

图 24-17　急性横纹肌溶解声像图
（直线代表声像图显示肱二头肌病变范围）

患者为青年男性，醉酒后出现左上肢肿胀、疼痛（A）；超声显示肱二头肌明显肿胀，回声不均匀增强（A）；肌纤维纹理欠清晰，肌内可见少许不规则无回声（B，C）

重者受累肌肉弥漫性肿大，回声明显减低或增高，或在弥漫性低回声中出现多发高回声灶。肌肉纤维纹理不清晰，呈"磨玻璃"改变。

诊断本病需结合病史，血、尿肌球蛋白，血中尿酸、肌酸和肌酸激酶等实验室检查。

4. 骨化性肌炎

属于肌肉急性损伤的慢性并发症，多继发于肌肉挫伤，甚至有 40% 的患者无明显外伤史。其中 80% 发生在四肢大肌肉，常见于大腿、骨盆等部位，病灶往往单发。声像图表现：

（1）早期（假炎症期），伤后 3 周内，肌肉内肿块呈不均匀回声，边界较清楚。CDFI 病灶内可见较多血流信号。

（2）中期（假肿瘤期），伤后 3 ～ 4 周开始肿块周边部出现带状或环状薄层钙化强回声。

（3）成熟期，自伤后 6 周持续至 5 ～ 6 个月，肿块完全钙化或骨化，呈多层强声影，伴明显声影。

钙化区外缘及声影深部无异常软组织包绕，钙化区与周围软组织边界清晰，邻近骨皮质无异常是骨化性肌炎与骨肿瘤鉴别的重要声像图特点。

（三）肌腱、韧带损伤

1. 肌腱损伤

青年人多为急性运动损伤，老年人多在肌腱病基础上发生。常发生于肱二头肌长头腱、胫后肌腱、髌腱、肩袖、跟腱及股四头肌腱等。声像图表现：

（1）急性完全性断裂：肌腱回声中断或因肌腱断端回缩看不到肌腱回声，断端间隙有液体充填呈低回声或无回声，动态试验断端活动异常。腱周、腱鞘内及邻近滑囊积液（图 24-18）。

（2）不完全性断裂：肌腱回声连续性部分中断，断端部回声减低，呈梭形肿大，腱周或腱鞘内可见少量积液。急性损伤 CDFI 示断端周边血流信号增多。

（3）陈旧性损伤：断裂处呈不均匀性高回声、肌腱变薄、表面凹陷；有肉芽组织形成或有滑膜嵌入时出现低回声肿块；合并肌腱钙化时出现灶状强回声，可伴有声影。

肌腱损伤超声诊断的敏感性 100%，特异性 85% 左右。

2. 膝内侧副韧带损伤

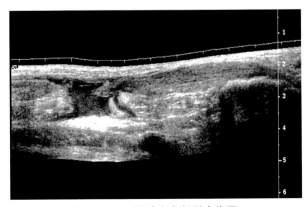

图 24-18 跟腱完全断裂声像图

跟腱连续性完全中断，断端内填充无回声积液

膝内侧副韧带损伤十分常见。在严重运动损伤时，常同时合并交叉韧带和内侧半月板损伤，超声可在伤后快速做出诊断，并能准确判定损伤范围。声像图表现：

（1）全层断裂：超声显示韧带的深浅两层均回声中断，韧带肿胀，结构不清，往往断端及血肿并不明显，探头加压可见断端受压出现错位改变（图 24-19）。有时，可合并股骨局部的撕脱骨折。

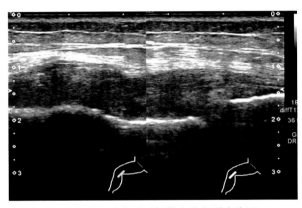

图 24-19 膝内侧副韧带完全断裂声像图

右膝内侧副韧带长轴切面声像图显示韧带股骨段明显肿胀，增厚，回声不均匀，韧带结构完全消失

（2）部分性断裂：只限于深层或浅层，韧带明显肿胀增厚，回声减低，无回声中断及裂隙。超声检查侧副韧带损伤时应同时扫查周围软组织结构。

四、软组织占位性病变

皮下及软组织肿物的超声检查是肌肉骨骼系统疾病中应用最普遍的领域。超声对软组织肿物检出的敏感性甚高，优于 X 线，比 CT 及 MRI 价廉、快速、简便。但大部分软组织肿物的声像图表现无特异性，超声除能准确判定肿物囊、实性外，对肿物的定性及组织来源往往需要组织学活检。

（一）囊性病变

1. 滑膜囊肿与腱鞘囊肿

本病多发生在手腕及足踝部的腱周和腱鞘，关节周围，偶见于肌肉内和神经鞘膜。

【声像图特点】

囊肿多为圆形无回声，突出于皮下，壁完整。体积一般较小，径线不超过 2.0cm。肌肉内的囊肿可较大，文献报道最大达 9.0cm。滑膜囊肿多与关节相交通，而腱鞘囊肿与关节不相通。

2. 腘窝囊肿（Baker 囊肿）

本病十分常见，属于滑囊囊肿，即腓肠肌内侧头与半膜肌腱间的滑囊积液所致。正常情况下该滑囊为一潜在腔隙，与膝关节囊相通。腘窝囊肿可继发于膝关节疾病，但也有相当数量的腘窝囊肿无病理改变，甚至可自行消失。

【声像图特点】

（1）囊肿多呈椭圆形或茄形无回声，有光滑或增厚的囊壁。一般位于腘窝偏内侧，体积大者可向腘窝上方或向下延伸至腓肠肌远端。腘窝囊肿的声像图表现无特异性，诊断的关键是确认囊肿与位于腓肠肌内侧头与半膜肌腱间的扩张滑囊相通（图 24-20）。

（2）无论囊肿体积大小，未破裂的囊肿其周缘均圆钝光滑。一旦超声发现囊肿的周缘，尤其是足侧端，失去圆钝外形，应首先考虑囊肿破裂。破裂时可在腓肠肌表面、腓肠肌与比目鱼肌间出现无回声区并可引起小腿软组织肿胀，此时需与深静脉血栓鉴别。大的腘窝囊肿可压迫神经、血管使之移位，亦可继发囊内出血，囊内钙化，滑膜增生等改变。

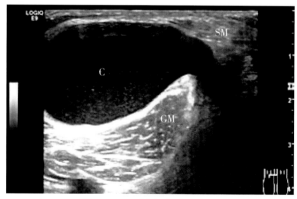

图 24-20　腘窝囊肿声像图
左侧腘窝横断面声像图显示囊肿（C）自腓肠肌内侧头（GM）和半膜肌肌腱（SM）之间延伸至皮下

（二）软组织肿瘤及瘤样病变

1. 软组织良性肿瘤及瘤样病变

（1）脂肪瘤

脂肪瘤为成人最常见的良性肿瘤。大多数发生在皮下组织，有时在筋膜下、肌肉内及肌间。一般为单发，5%～8% 为多发。肿瘤质地柔软，瘤体较大者可能被误认为皮下组织水肿，超声检查容易加以鉴别。

【声像图特点】

表浅者常为扁平形、椭圆形，长轴与皮肤平行，长径＞厚径。深部脂肪瘤多沿肌间生长，其形状与周围组织结构有关，可呈椭圆形、梭形或不规整形（图 24-21）。内部回声与邻近肌肉组织比较可为等回声、低回声、高回声或混合性回声，并可见多发细的条索样高回声与瘤体长轴平行。肿瘤质地较软，探头加压可见变形。CDFI 肿瘤内多无或仅有少许血流信号显示。

（2）海绵状血管瘤

海绵状血管瘤更为准确的名称应为先天性脉管畸形，青少年及儿童多见。好发于肢体的皮下组织、肌肉内和肌肉间隙。比较局限者通常无症状；但是少数肌肉海绵状血管瘤呈弥漫性分布。病变虽属良性，但具有相当的侵袭性，可同时侵犯皮肤、皮下组织、肌肉甚至骨膜和骨骼。笔者遇到一例女孩 11 岁，下肢无力 3 年。临床诊断为难治性双下肢蔓状血管瘤，经过手术证实。声像图显示病变位于双侧膝关节周围及腓侧以下，长达 8～12cm 左右，以肌层为主，部分侵犯骨膜，组织结构紊乱，CDI 显示散在相对丰富的异常血流信号（图 24-22）。

【声像图表现】

肿瘤多为不规则外形，边界不清，内部可见低回声或高回声呈蜂窝状结构，中间可夹杂管状无回声，CDFI 显示不同程度的血流信号。探头加压和减压，可使肿瘤大小及其内部的血流信号发生变动。肌肉内血管瘤，肌肉舒展时血流信号增多，收缩时明显减少或消失。肿瘤大小、形状亦可随肢体位置而改变。合并静脉石的血管瘤内可见点状或斑块状强回声。

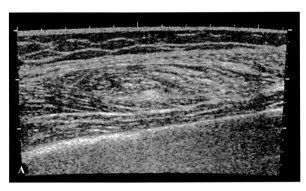

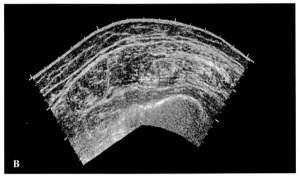

图 24-21　肌肉内脂肪瘤声像图

A 纵切面，B 横切面

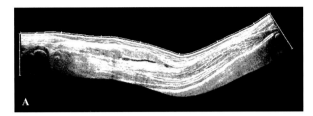

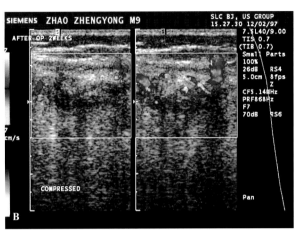

图 24-22　肌肉海绵状血管瘤（弥漫型）

A. 左下肢纵断面示血管瘤呈梭形，可见异常血管断面；B. 肌肉血管瘤的 CDI 表现：丰富的血流信号在探头加压前后的比较，图左为加压时血流信号减少

（3）结节性筋膜炎

结节性筋膜炎属筋膜纤维瘤样增生性疾病，好发于青少年。最常发生在前臂掌侧皮下组织内，有时发生在肌肉中。一般为单发，直径为 2～3cm。

【声像图表现】

浅筋膜呈结节状增厚，呈梭形或椭圆形，突向皮下，边界不光滑。内部回声不均匀，与邻近肌肉相比呈等回声或较高回声。发生黏液变时，内部出现无回声区。

（4）神经纤维瘤及神经鞘瘤

神经纤维瘤及神经鞘瘤源自外周神经鞘膜细胞（Schwann）的良性肿瘤，较多见。多单发，沿神经干生长。超声表现不易区分神经纤维瘤与神经鞘瘤，二者共同的声像图特点：

肿瘤常为椭圆形或类圆形，边界清晰，有包膜，内部多呈较均匀低回声。发生囊性变、出血坏死时，肿瘤内可见小无回声灶，有时可发生钙化。部分肿瘤的一端或两端可见与相关神经干相连，是此类肿瘤的超声诊断特征（图 24-23）。一般认为神经干

偏心性分布者神经鞘瘤的可能性大，而神经干穿入瘤体中心者则考虑神经纤维瘤的诊断。CDFI 常发现瘤体内血流信号增多。

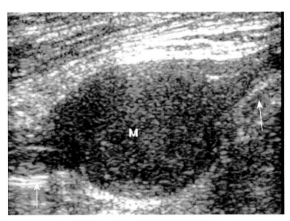

图 24-23　神经鞘瘤声像图

↑示与瘤体相连的神经干，M 肿瘤

（5）莫顿（Morton）神经瘤

莫顿神经瘤又称跖痛症，它不是真正肿瘤，而是跖间神经支反复受跖骨头挤压而引起的局限性纤维瘤样增生。临床症状为跖骨头区域行走时剧烈疼

痛、压痛和足趾麻木。最常发生在3、4或2、3跖骨间趾神经。超声于跖骨头水平跖间，趾横韧带下方，可见到低回声肿物，多为卵圆形，边界欠清楚，直径多在1cm以下，探头加压有明显压痛。超声检查时可将探头自足底位于可疑跖骨头间隙，而同时自足背对应位置进行加压，可增加诊断敏感性，超声诊断敏感性可达95%～98%。

（6）色素沉着绒毛结节性滑膜炎（PVNS）

色素沉着绒毛结节性滑膜炎为滑膜特发性瘤样增生性病变，可发生在关节周围，偶见于滑囊和腱鞘。绝大多数单发于一个关节，发生在腱鞘者亦称腱鞘巨细胞瘤。

【声像图表现】

滑膜增厚呈较均匀的低回声，有时为高回声或混合性回声，可呈多发绒毛结节状，相应关节隐窝积液增宽。滑膜增厚明显时可充满关节腔并向外膨出，呈圆形或分叶状，钙化少见。邻近骨皮质受侵时，超声可发现骨皮质缺损或骨内囊性病变。CDFI显示病变血流信号增多。

（7）血管球瘤

血管球瘤起源于小动－静脉吻合处血管球组织的良性肿瘤，不少见。多发生于手指、脚趾皮下和甲床，也可发生在筋膜、肌腱、关节囊、肌肉、骨膜和骨内，偶见于内脏。临床表现以阵发性剧烈灼痛及压痛、冷温度刺激痛为特征。

【声像图表现】

肿瘤体积较小，多数仅为数毫米，少数可超过1cm。肿瘤多为低回声结节，边界较清楚，探头加压有剧痛。CDFI显示瘤体内血流信号丰富。

（三）软组织恶性肿瘤

1.恶性纤维组织细胞瘤（MFH）

恶性纤维组织细胞瘤是临床最常见的恶性肿瘤之一，多发生在50～70岁。70%～80%发生在肢体，尤以大腿多见。2/3以上病灶较深，多在筋膜下肌肉内，肌间的MFH易侵犯邻近骨。

【声像图表现】

肿瘤呈分叶状或椭圆形，内部多呈不均匀低回声，有时混杂点片状高回声。发生坏死、出血时可见不规则无回声。肿瘤后方回声多无衰减。CDFI瘤体内有较丰富的血流信号（图24-24）。

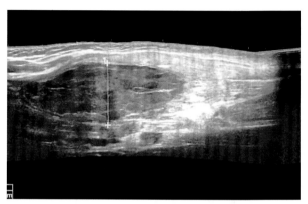

图24-24　恶性纤维组织细胞瘤声像图
上臂肱二头肌长轴切面声像图，显示肌肉内肿物，+…+测量病变厚约3.8cm

2.脂肪肉瘤

脂肪肉瘤是成人较常见的恶性肿瘤，发生率仅次于MFH。好发于大腿、臀部和腘窝深部，肿瘤无包膜或仅有假包膜。

【声像图表现】

瘤体呈椭圆形或分叶状。黏液型脂肪肉瘤多呈较均匀的低回声；多形细胞型和圆形细胞型脂肪肉瘤则为不规则较高回声；肿瘤后方回声多无衰减。多形型及圆形细胞型脂肪肉瘤易侵犯邻近骨和发生转移，CDFI显示血流信号丰富。

3.恶性神经鞘瘤

恶性神经鞘瘤约占神经源性肿瘤2%～12%，可为原发或继发于神经纤维瘤恶变。

【声像图表现】

肿瘤体积较大，边界不规则，常见坏死、出血、钙化。仅从声像图表现，无法与良性神经源性肿瘤区别。因此，对生长较快伴疼痛或存在多年、短期内突然长大的神经源性肿瘤，应警惕恶性可能。必要时，可行超声引导组织学活检证实。

4. 横纹肌肉瘤

横纹肌肉瘤较常见，约占全部软组织肿瘤20%左右。分多形性、小泡性和胚胎性三种类型，肿瘤易发生坏死、出血和黏液变。成人多发生在四肢、躯干和腹膜后，儿童多见于头颈部及泌尿系统。因为发生部位不同，患者可在不同科室首诊。

【声像图表现】

肿瘤多为椭圆形，边界清晰，光滑或不光滑。内部多为不均匀低回声，中心部发生坏死、出血和变性时则出现不规则无回声区。瘤体后部回声无衰减。CDFI 显示瘤内及周边有较多血流信号。

5. 滑膜肉瘤

滑膜肉瘤的组织来源尚未完全明了，并非来自滑膜组织。大多数在膝关节周围，其次为足、踝和腕部，只有少数发生关节内。多见于中年人（20～40岁），很少见于10岁前和60岁以后。肿瘤多为类圆形、椭圆形，深部者可呈分叶状，内部多为均匀低回声，边界清晰可有包膜，后部回声无衰减，CDFI 瘤体内可见较多血流信号（图 24-25）。

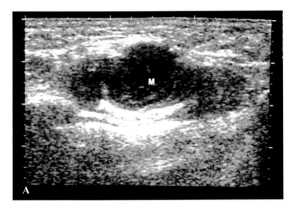
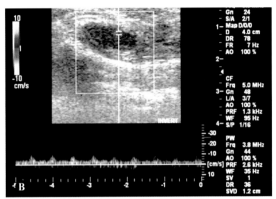

图 24-25　足部滑膜肉瘤声像图

同一患者，A. 足底横断面声像图显示分叶状低回声肿物（M），切除病理为滑膜肉瘤；B. 两年后局部肿瘤复发，CDFI 显示瘤体内低阻动脉血流信号

五、关节疾病

（一）关节积液

活动性关节疾病诊断的重要指标。超声诊断关节积液既敏感又准确，还可在超声引导下穿刺抽液和注药治疗，方便疗效的观察和随访。

【声像图表现】

（1）大量积液关节腔增宽，滑膜增厚，关节囊外突，关节腔内充满液体无回声（图 24-7A）；有时液体内可见点状回声。

（2）少量积液只存在关节囊隐窝内，表现为带状无回声，宽度可能仅数毫米。

各关节最易探测到积液的部位：①膝关节在髌骨上方的髌上囊；②髋关节在关节前方股骨颈间隙；③肘关节在鹰嘴窝；④踝关节在胫骨远端前方；⑤肩关节在肩后方或腋下；⑥腕关节在桡骨茎突前方。

关节液性状及病因的判定，需结合临床其他表现和关节液的检查。

（二）半月板损伤

因位置深在，超声检查半月板的准确性明显低于MRI。MRI是目前术前明确诊断的可靠手段。但是，超声检查因其方便、灵活，常常在膝关节的常规超声检查中发现或提示半月板病变，因此已成为重要的筛选检查项目。

【声像图表现】

半月板内出现横向或纵向低回声裂隙（图 24-26）是半月板损伤的重要征象。边缘型撕裂半月板外缘与副韧带和关节囊分离，向内移位出现裂隙，超声易于诊断。桶柄型撕裂内侧断片向关节中心移位，内缘的楔状回声消失，但受声窗限制，超声往往不能显示；严重的损伤常合并关节积液、软组织肿胀、髌上滑囊积液、侧副韧带和交叉韧带损伤等继发征象。

（三）半月板囊肿

不少见，因大部分突出膝关节腔外，所以超声是极有用的诊断方法，并较易与膝周其他囊性肿物鉴别。超声诊断的敏感性为97%，特异性94%（Rotten 1998）。

【声像图表现】

1. 膝旁关节线附近出现圆形、分叶状或椭圆形低或无回声肿物，外侧缘有壁，内侧缘通过损伤裂隙（多为水平裂）与关节腔相连（图24-26）。外侧半月板囊肿多位于半月板中1/3，突向外侧副韧带前方；内侧半月板囊肿多位于半月板后1/3，突向内侧副韧带后方。

2. 屈膝时囊肿出现并增大，伸膝时囊肿缩入关节，明显变小或消失，这种屈伸膝囊肿的实时显没过程，是诊断半月板囊肿的重要特征并成为与膝周其他囊性肿物鉴别的重要依据。CDFI无血流信号显示。

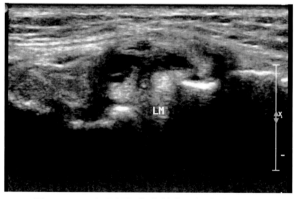

图24-26　半月板损伤合并半月板囊肿声像图

膝关节外侧纵断面声像图，显示外侧半月板（LM）浅方出现不规则囊肿无回声，紧邻囊肿的半月板表面不规则，可见低至无回声裂隙

（四）类风湿性关节炎

关节积液、滑膜增生增厚，关节翳形成，进而软骨水肿和骨质边缘性侵蚀是本病的重要病理改变和诊断证据。声像图表现：

1. 关节积液，多数囊液为无回声，有时含有纤维蛋白凝块，出现点片状或团块状高回声。

2. 关节囊滑膜不规则增厚，有时呈绒毛状或团块状隆起突入腔内，CDFI显示有较多血流信号，表明疾病处于活动期。滑膜周围脂肪组织回声常增强。

3. 关节软骨早期增厚，晚期变薄，凹陷甚至断裂。软骨下及边缘骨组织被侵蚀破坏或有骨赘形成。

4. 膝关节类风湿关节炎可出现腘窝囊肿。

以上改变多项同时出现诊断价值更大。

（五）发育性髋关节发育不良

1. 完全脱位

股骨头向后上方软组织内移位，股骨头与髋臼窝完全分离，髋臼窝空虚变浅。骨性髋臼盖内缘多呈平坦型或圆型（Hattori，1999）。

2. 半脱位

股骨头与髋臼间出现较宽间隙，头与臼不能完全嵌合，骨性髋臼发育不良，由于股骨头向后上移位，髋臼盖受压变形。

3. Graf 分型

α角＜50°～60°，β角＞55°，HCR＜50%。

按Graf（1984）分型，α角＞60°，β角＜55°为正常（Ⅰ型）。α角＞43°～60°，β角＞55°～77°者为骨性髋臼发育不良（Ⅱ型）。α角＜43°，β角＞77°者，为半脱位或完全脱位（Ⅲ型、Ⅳ型）。

六、周围神经卡压综合征

周围神经在其行径中，常经过某些骨－纤维隧道，或跨越腱膜、穿过筋膜。当这些隧道、腱膜、筋膜由于各种原因如增生、肥厚、粘连等均可导致狭窄，使经过该处的神经受挤压，出现神经功能障碍，临床称为神经卡压综合征。根据受压神经的部位及其组成纤维成分的不同，出现疼痛、运动或感觉功能障碍。本征多继发于局部的机械性压迫如邻近骨、关节、肌肉、肌腱、韧带、滑囊、腱鞘的炎症、增生肥厚、血肿、囊肿、肿瘤、外伤及血管畸形等。超声对上述多种病因容易显示，可为诊断和治疗提供重要信息。四肢骨纤维管内走行神经和部位见表24-1。

表24-1　四肢骨纤维管部位和相应走行神经

骨纤维管名称	部位	走行神经
腕管	腕掌侧	正中神经
踝管	内踝后下方	胫神经
腓管	腓骨小头外下方	腓总神经
肘管	肱骨内上髁后方	尺神经
腕尺管	腕掌侧豌豆骨外	尺神经
肩胛上切迹	肩上部	肩胛上神经
桡管	肘关节前外侧	桡神经
四边孔	肩后部	腋神经
旋前圆肌	前臂上方	正中神经
梨状肌	臀后方	坐骨神经

（一）腕管综合征

正中神经受压引起的临床症状，如1～3指掌侧疼痛、感觉异常或缺失，拇指外展、对指运动无力，鱼际萎缩。

超声检查的直接征象为正中神经肿大：在腕横韧带近端正中神经横断面，面积 > 9～15mm²；远、近端及中间部三点平均面积 > 13mm²。间接征象包括腕横韧带肥厚、指屈肌腱肿大、腱鞘滑膜炎、腕管内腱鞘囊肿、肿瘤或腕骨沟骨皮质异常等。

（二）梨状肌综合征

坐骨神经受压引起坐骨神经痛或臀部疼痛等临床表现。

超声检查可发现坐骨神经受压变形；梨状肌肿大，梨状肌下孔变窄；梨状肌筋膜肥厚；梨状肌及其周围血肿、滑膜囊肿或肿瘤等压迫坐骨神经的病变。

七、骨骼疾病

（一）血源性骨髓炎

1.急性骨髓炎

（1）骨膜下或骨周探到脓肿，呈带状无回声或低回声区，脓肿与骨皮质间无其他软组织存在。局部骨膜掀起呈拱形并增厚，此种改变比X线早7～10天。此外，还可见到骨皮质表面不光滑，回声增强甚至皮质破坏征象。

（2）局部软组织肿胀增厚，有时可探到脓肿无回声或低回声区，并与骨质病变相连。

（3）CDFI显示病变区血流信号增多。

2.慢性骨髓炎

（1）骨皮质回声带不规则增强，凹凸不平；骨瘘孔处呈局限性回声中断或缺损；骨膜新生骨"包壳"为强回声，其下肉芽组织呈低回声。

（2）死骨形成，分离的死骨为游离的点状、带状或块状强回声常伴后方声影，其周围被低回声脓腔和肉芽组织包绕。

（二）骨肿瘤及瘤样病变

1.原发性骨肿瘤

（1）良性

1）肿瘤自骨表面向外生长，肿瘤骨皮质与正常骨皮质连续，骨质无破坏，回声强度与正常骨相似，见于骨软骨瘤（外生骨疣）（图24-27）。

2）肿瘤在骨内膨胀性生长，呈均匀或不均匀低回声，边缘清楚，一侧或两侧骨皮质变薄。骨轮廓除合并骨折外一般完整，后方回声无衰减。多见于骨巨细胞瘤（图24-28）、内生软骨瘤、非骨化性纤维瘤、软骨母细胞瘤、软骨黏液纤维瘤、嗜伊红肉芽肿及纤维异常增殖症等。软骨瘤及软骨母细胞瘤可发生钙化，而出现斑点状强回声，CDFI无或有少许血流信号。

肿瘤为无回声，内壁较光滑，后部回声增强者，见于孤立性骨囊肿或动脉瘤性骨囊肿。

（2）恶性

局部骨质溶解破坏，肿瘤易穿破骨皮质向骨外

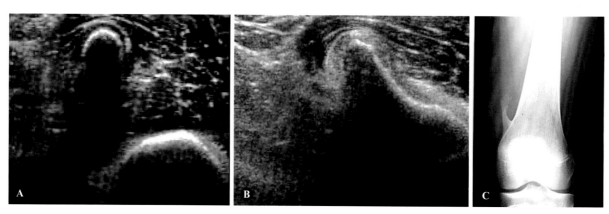

图 24-27　股骨下端骨软骨瘤声像图

A.横断面声像图显示大腿下端肌肉内弧形强回声，表面光滑；B.沿强回声表面旋转纵断面扫查，可见强回声向深方延续至股骨表面，骨质表面光滑，无破坏改变；C.正位X线平片证实为骨软骨瘤

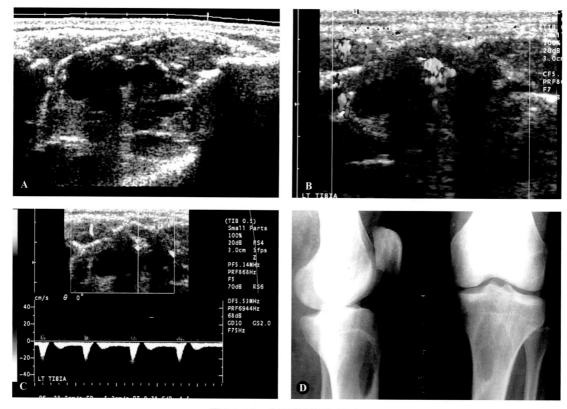

图 24-28　左胫骨骨巨细胞瘤

A.声像图显示胫骨近端局部骨隆起，皮质变薄，连续性中断，局部呈囊样结构；B、C.CDFI显示病变内血流信号较丰富，并探及高阻动脉频谱；D.正、侧位平片显示胫骨近端局部溶骨性病变

生长，致使骨皮质回声中断或缺失，较早形成软组织肿块。

纤维肉瘤及滑膜肉瘤为较均匀低回声，边缘回声较清楚；骨肉瘤（图24-29）呈低回声与强回声相间存在，回声极不规则，或肿瘤呈放射状向骨外突出，后方回声明显衰减，伴有明显的反应性骨膜增厚；软骨肉瘤以低回声为主，常有点片状钙化。CDFI：肿瘤内可见丰富动脉血流信号。

2.转移性骨肿瘤

（1）多发生在躯干骨，一般为多发性。常有其

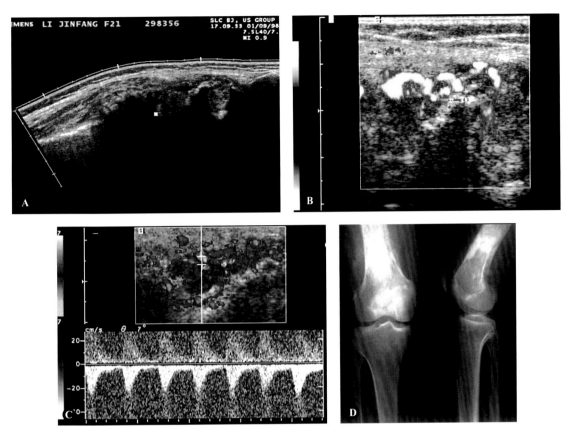

图 24-29 股骨成骨肉瘤

A.声像图显示股骨远端局部骨皮质消失，破坏，可见低回声肿物；B、C.局部血流信号丰富并可探及动脉频谱；
D.股骨下段正侧位平片显示骨质破坏，溶骨及成骨改变并存

他器官原发病灶。

(2) 骨内出现局限性低回声病灶，骨皮质变薄，边缘清楚，后部回声一般无衰减。局部无骨膜反应性增厚，骨质周围可见低回声软组织肿块。

超声检查能够较好显示骨肿瘤形成的软组织肿块并可准确引导穿刺定位，同时可以实时判断肿瘤的血供情况，对骨肿瘤的诊断起筛查补充作用。但是超声对于骨肿瘤及其所在骨骼部位的整体显示不如 X 线、CT 和 MRI。

（三）骨折

1.新鲜管状骨折　纵切面，骨折区骨皮质回声带连续性中断、错位或分离，断端间隙及骨膜下血肿为无或低回声区，软组织肿胀、厚度增加，回声减低。骨折愈合过程中可见骨痂形成和骨膜反应（图24-30）。

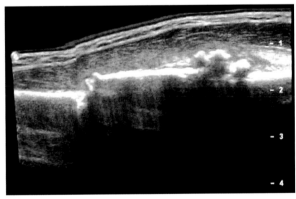

图 24-30 左前臂尺骨骨折

车祸伤腰椎爆裂骨折患者，腰椎术后行康复治疗。治疗期间医师发现患者左前臂明显肿胀，要求超声检查除外局部软组织损伤。声像图显示尺骨两处连续性中断，局部骨质不连续，可见多个钙化强回声代表新生骨痂。本例患者在处理腰椎骨折时并未行前臂 X 线检查

2.粉碎性骨折　骨折断端间可见游离的斑点状或块状强回声，其后常伴声影。

3.嵌插性骨折　骨折区虽无骨皮质回声中断，但可见骨皮质不光滑，台阶状或角状变形，并有不规则回声增强。

4.耻骨联合及胸骨柄体破裂时，两侧（端）分离，可显示断端异常活动。

虽然超声检查可以发现并诊断某些骨折，但是超声对于骨折的精确诊断如：骨折的类型、确切范围、断端错位方向、复位是否恰当等无法提出明确意见。所以骨折的常规诊断仍首推X线检查。

不过，超声检查可以对骨折合并的软组织损伤进行敏感和准确的评价，是X线检查的重要辅助工具。同时，对于X线不显影的软骨骨折超声检查具有独到的优点，例如疲劳骨折。本文作者等曾多次发现胸部外伤而X线检查阴性的患者，剧烈胸痛的原因是源于肋软骨骨折。此外，有学者曾利用超声直方图评价骨折治疗后骨痂的形成及其演变，据称可早于X线检查判断骨折愈合，为早期拆除外固定、进行功能锻炼提供指导。

（崔立刚　张　武）

参考文献

1. 王金锐，刘吉斌，Chhem RK，Nazarian LN. 肌肉骨骼系统超声影像学 . 北京：科学技术文献出版社，2007：21-208.

2. 张华斌，刘　汀，崔立刚 . 肌肉骨骼系统超声解剖图谱 . 北京：科学技术文献出版社，2007：1-135.

3.Anil T, Ahuja ed. Diagnostic Imaging：Ultrasound. Salt Lake City，Utah，Amirsys Inc.，2007，13：2-144.

4.Rumack CM，Wilson SR，Charboneau JW，et al. Diagnostic ultrasound. Third edition. Vol2. Mosby，2005：889-942.

第二十五章
介入性超声

介入性超声（interventional ultrasound）作为超声医学的一个重要分支，于1983年在哥本哈根召开的世界介入性超声学术会议被正式确认。介入性超声是借助超声影像进行实时引导，将穿刺针、导管或装有微型超声探头的特制诊疗器械例如内镜，准确地导向病变或靶标，用微创技术进一步诊断和治疗，以避免许多传统外科手术。开展选择性的介入性诊断与治疗，使患者少受痛苦，还可达到与手术探查和切除相媲美的效果。例如，常用超声引导穿刺活检，使许多临床疑难病变的诊断提高到细胞学—组织病理学诊断水平，还可进行免疫组织化学检查，甚至基因检测，使临床诊断达到分子生物学水平。又如，对于脓肿、囊肿等含液性病变的穿刺抽吸，不仅可进行细胞学、生化和微生物学检验，还可用于引流等微创治疗。现今超声引导消融治疗肿瘤的

多种技术，包括无水酒精注射、射频、微波、冷冻等均取得重要进展，开创了肿瘤介入性治疗的新局面。总之，一门新的"超声介入性诊断与治疗学"已经形成，并且仍在不断地发展中，在提高临床医学诊断和治疗水平方面做出了不可或缺的重要的贡献。

第一节　概述

一、介入超声的临床应用范畴

介入性超声的临床应用范围很广，可以分为诊断和治疗两个方面（表25-1）。介入的途径除经体表外，尚有经腔内（包括血管内）、内镜、术中等（表25-1）。

表 25-1　介入性超声临床应用范围和主要内容

介入性超声诊断
1. 超声引导经皮穿刺：细胞学、组织学活检，抽吸物常规、生化、细菌学检验，X线造影
2. 腔内超声：经直肠前列腺超声、经阴道超声妇产科应用，包括前列腺穿刺活检，经阴道针刺抽吸物活检等
3. 宫内胎儿诊断：羊水穿刺遗传学检查，绒毛活检，脐静脉穿刺取血
4. 手术中超声：进一步明确诊断，发现未知病变，对病变及其范围精确定位，引导术中活检，

介入性超声治疗
1. 囊肿、脓肿、积液（积血/积水）：超声引导穿刺抽吸、置管引流、药物注射、脓肿冲洗
2. 胆囊、胆管系统疾病：重症胆囊炎患者经皮经肝穿刺胆囊置管引流，梗阻性黄疸经皮经肝胆管置管引流
3. 肿瘤治疗：超声引导无水乙醇/药物瘤内注射、射频、微波热消融、激光照射、冷冻治疗、放射性同位素粒子植入
4. 腔内超声：经直肠超声引导用于盆腔积脓、含液病变穿刺引流治疗，经阴道穿刺抽吸取卵，盆腔囊肿的介入治疗
5. 血管内超声：动脉粥样硬化引起管腔狭窄的扩张、斑块切除
6. 胎儿处理：异位妊娠局部药物注射治疗多胎妊娠的减胎术、治疗性穿刺引流术、双胎输血综合征治疗、贫血胎儿输血
7. 手术中超声：术中超声监护，包括经食道超声监护心脏手术过程如安置封堵器；帮助确定腹部脏器最佳手术方案，或引导手术过程；对无法手术切除的肿瘤进行超声引导热消融、冷冻消融或酒精注射消融治疗，引导放射同位素粒子植入瘤内，手术效果评估，放置引流管等

二、超声引导装置

为使超声引导穿刺更加精准，通常在探头上配用穿刺导向器（puncture adapter），简称穿刺架（图25-1）。过去有专为超声导向穿刺设计的多种穿刺探头，现在已很少使用。

穿刺导向器的种类繁多。可以根据探头的种类和具体需要，配用不同类型的导向器。经皮穿刺用的导向器，常用与凸阵/微凸阵或线阵探头相配合的导向装置（图25-1A、B、C）。经直肠、经阴道的腔内探头，需要配用相应的导向器（图25-1 D）。此外，尚有术中超声探头、经食管超声探头、内镜超声探头（胃镜、肠镜、腹腔镜用），它们均需要有相应的导向器或特殊的导向设计（图25-1 E）。

三、穿刺针具与导管

可供穿刺活检、引流用的针具和导管种类很多。介入超声医师必须熟悉并选用适合的针具和导管，

了解其规格、应用范围和使用方法，这对保证介入性超声诊断和治疗的顺利进行至关重要。

（一）穿刺针

1. 直径规格　国际通用以"××G"（Gauge）来表示针管外径的粗细，其数字越大，外径越细；国产针管外径规格以"××号"表示，与国际通用的进口针规格（G）不同（表25-2）。

细针和粗针的概念：国际公认将穿刺针外径等于或小于1mm（19～24G）者称为细针（small-caliber needle）和细针活检（fine needle biopsy），而大于1mm（14～18G）者称为粗针（large-caliber needle）和粗针组织学活检（tissue-core biopsy）。

2. 长径规格　为适应临床不同需要，穿刺针的长度规格也各异。如果为了通过穿刺导向器或导针（图25-1B、C、D），常需要选择15cm、18cm或20cm长针，否则，可选用7～10cm或以下的短针。

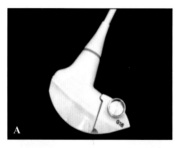
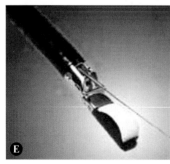
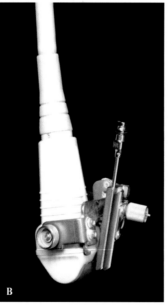
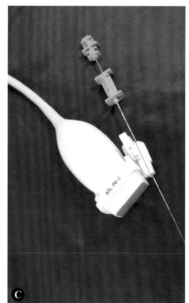
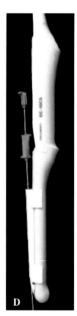

图25-1　超声引导穿刺装置

A. 凸阵探头及导向器；B. 微凸阵探头及导向器（附加一根略粗的引导针）；C. 线阵探头专用导向器（附加一根自动活检专用的内槽式切割针）；D. 端射式腔内探头专用导向器；E. 内镜探头备有专用的穿刺孔

表 25-2　穿刺针直径规格（外径）

国内规格（号）	5	6	7	8	9	10	12	14	16	20
国际规格（G）	24	23	22	21	20	19	18	17	16	14
外径（mm）	0.5	0.6	0.7	0.8	0.9	1.0	1.2	1.4	1.6	2.0
内径（mm）	0.4	0.5	0.6	0.7	0.8	1.0	1.1	1.2	1.4	1.8

3. 针型规格　①普通型穿刺针，针尖斜面25°～30°，包括 Chiba 针 PTC 针。②侧孔穿刺针，具有抽吸引流时不易堵塞、注药时易于弥散的优点。③组织活检针，也称组织切割针。其类型很多，有与自动活检装置配套的 Tru-cut 式活检针，其针芯较长（图 25-1 C、图 25-2）；传统的 Tru-cut 活检针（14G、16G），也称内槽型活检针；Isler 等改进的具有锐利切割缘的活检细针（可将 Chiba 针鞘尖端磨成锐利的切割缘，自制此种改进针型），用它连接注射器负压抽吸，具有"一针两用"作用——兼做细胞学和组织学检查。④ Sure-cut "配套抽吸式活检针"（Holm 1983 年设计），规格 14～25G 不等，其中最常用为 20～22G 细针。其特点是，有锐利切割缘活检针与注射器一体化配套，内有针栓，负压抽吸时不会吸入针管，保证取材组织完整，活检效果良好。⑤其他：骨肿瘤取材专用的活检针等。

（二）自动活检装置

自动活检装置（automatic biopsy device）也称"活检枪"（图 25-2A、B）。自动活检技术是继百余年以来手动活检的重大技术革新，在超声引导下，它安全、准确、快捷，而且取材质量高。我国自 1991 年开始引进，它已成功地用于颅脑和眶内肿瘤、颈部和甲状腺肿物、乳腺肿物、肺和纵隔肿物、肝、胆、胰、脾、肾、胃、肠和前列腺等多种器官，包括浅表软组织及小器官，并在全国范围内普遍推广应用。目前它已成为临床最常用的组织学活检工具之一。

基本原理

自动活检装量是利用两组弹簧的机械弹射作用，分别弹射针芯和套管针，高速自动地完成以往必须用复杂的手动穿刺操作才能完成的组织切割取材或抽吸取材动作（图 25-2B）。所用活检针与 Tru-cut 针相似，即内槽切割式组织学活检针（14G～21G），唯其针芯较针鞘长，以便与活检枪内的两个针座相配（图 25-1C、图 25-2B）。

当两组弹簧拉紧并启动激发开关时，带切割槽的活检针芯首先被第一组弹簧弹射至特定距离（射程 22mm 或 15mm），然后连动第二组弹簧发射具有锐利切割缘的针鞘并将针芯的组织槽合拢，如此在 1/30 秒内高速自动地完成复杂的组织切割动作。

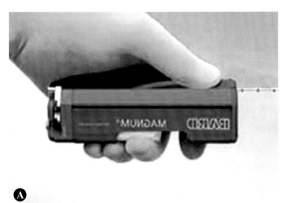
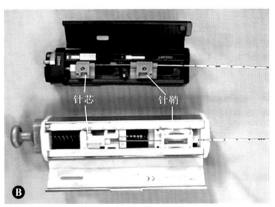

图 25-2　自动活检装置（活检枪）

A. 自动活检装置的外观（此型射程有 22mm、15mm 两档，可根据临床需要选择）；B 示活检枪内部结构：有后、前两组弹簧和后、前两个针座，用来先后弹射带凹槽的针芯和具有锐利切割缘的针鞘

（三）引流管和导管针

1. 直径规格 引流导管或导管针的规格依其外径的粗细用"F"做标记。1F = 1/3mm。例如，较细的 6F 和 7F 导管的外径分别为 2mm 和 2.33mm。外科常用更粗的引流管，为了便于粗引流管通过皮肤穿刺点，事先需要不同外径的扩张管——质地硬的特氟纶（Teflon）管作为扩张用（图 25-3）。

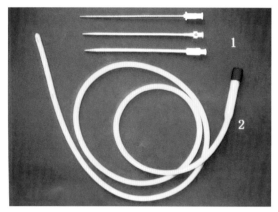

图 25-3　引流管和扩张管

1. 扩张管；2. 引流管（引自刘吉斌. 现代介入性诊断与治疗，2004）

2. 长度规格 引流管、导管针的长度差别很大，可根据临床用途选用不同长度的引流管。

3. 引流管和导管针类型 介入性超声常用引流管和导管针。导管针由塑料导管和穿刺针（带有相应的针芯）两个部分组成（图 25-4）。有普通直的导管，导管前段也可以塑型，使之弯曲成猪尾形，也称猪尾状导管（图 25-5）。为了防止置管后，导管卷曲的猪尾状部分被拉直、脱出，现在的猪尾状导管内有固定拉紧猪尾部分的牵拉线，引流结束拔管时，需将牵拉线的体外部分剪断，才能顺利将猪尾状卷曲部分自然拉直，取出。

引流管和导管针的类型很多。除上述普通导管针（单孔）、猪尾导管针（多孔，可防止阻塞）而外，尚有各种球囊式导管，以及专用的引流管，如胆道引流管、输尿管引流管等。此外，应注意导管有透X线和不透X线之分，后者在需要X线监视和造影时颇为有用。

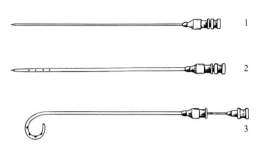

图 25-4　导管针示意图

1. 不锈钢套管针及其针芯；2. 不锈钢针与导管（带柄）相配，不锈钢针尖露出导管的前端；3. 手持导管柄，退出穿刺针（和针芯），导管前段呈猪尾状

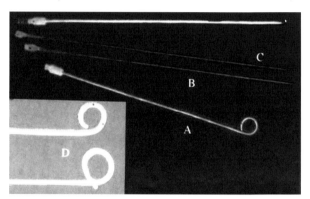

图 25-5　猪尾状导管套件组装后（最上图）及其各组成部分

A. 猪尾状导管 / 引流管；B. 穿刺针（鞘）；C. 穿刺针芯；D. 引流管前端及其侧孔

四、穿刺引流的基本方式

1. 套管针穿刺方法 细的引流管，通常使用 7F（2.33mm）以内的套管针或猪尾状套管针穿刺，在超声引导下穿刺直至进入靶目标，成功后拔出针芯，检查是否有液体流出，一旦确定刺中靶目标，一手固定针柄，一手将软套管向靶目标推进以便抽吸或留置引流。此方法简便易行，也相当常用，包括胸、腹腔积液或积脓等置管引流（图 25-6）。

2. Seldinger 技术 在超声引导下首先用 20 ～ 21G 穿刺针经皮进入目标，经穿刺针放入细长的导丝。然后，根据引入导管的粗细需要，循导丝用扩张管由细到粗地逐渐扩张针道，直至能置入比较适当的粗引流管。这种方法可用于经皮经肝置管胆汁引流、胆囊造瘘，经皮肾盂穿刺置管，血管腔内介入操作等。后者多要求在 X 线监视下进行，也要求更为严格的无菌技术条件，操作技术比较复杂。

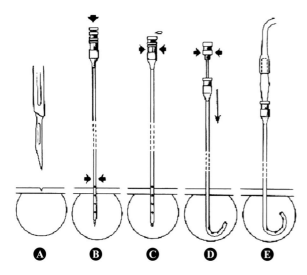

图 25-6　猪尾状导管穿刺引流步骤示意图

A. 用尖头刀片刺做皮肤小切口，深 2 ~ 3mm；B. 导管针经胸/腹壁刺入含液的病变腔隙：用左手扶助针干（双箭头处）以防折弯，右手顶住针尾，用力进针；C. 捏住针柄（双箭头）拔出针芯后液体外流，提示进针顺利，放回针芯；D. 紧捏/固定针座（双箭头），沿穿刺针干方向插入导管（单箭头）；E. 留置导管在皮肤上并防止脱出，接无菌引流管

五、超声引导装置和针具的选用原则

（一）超声引导装置的选用

深部病变的图像显示受超声穿透力的制约，需选用较低频的凸阵探头。为方便迅速进针、控制进针方向，特别是病灶较小时，最好配用穿刺导向器；对于浅表器官病变及相对表浅的病灶，如体瘦者的腹膜后肿大淋巴结，应选择高频探头，经过适当的培训，一般无须配用穿刺导向装置，直接采用无约束（free hand）穿刺法，便于进针角度的调整和穿刺针尖的显示；对血管密集、解剖组织关系复杂的病变部位，先用彩色多普勒超声明确血管位置及周围毗邻关系，选择安全的穿刺路径穿刺则更为理想。

（二）针具的选用

应根据穿刺活检的目的、病变部位、深度、大小、

组织特征等审慎地选择最合适的穿刺针：

1. 对良、恶性实性肿物鉴别需要进行细胞学检查时可以使用细针；当穿刺针可能通过空腔脏器如胃时，原则上选用细针。目前学者们特别推荐采用带切割缘的细针，以便兼做细针细胞学和组织学检查。细针总的来说比较安全，但是取材标本量有限，假阴性率较高，不适合肝、肾、甲状腺等脏器实质弥漫性病变和多种良性肿物。

2. 组织学活检应用范围较广，选用活检针的粗细视临床具体需要和组织性质而有所不同。例如，弥漫型肝、肾疾病或肿物，乳腺肿物、前列腺肿物、淋巴瘤病变活检时，均宜选用粗针；周围型肺肿瘤、胰腺肿物、胃肠肿瘤、脑肿瘤等病变宜首选细针。组织学活检能够为临床提供病理组织学诊断是其最大的优点。理论上，粗针活检引起出血的概率会比细针增加，但经国内外学者们研究一致认为，采用超声引导自动活检技术（18G 针）安全、可靠，与传统复杂的手动细针活检相比，出血的概率实际上并不增加。根据我们一组 3560 例资料统计，其中包括 91 例胃肠肿瘤穿刺成功率高达 97.8%，可以提供足够的组织学标本供病理学检查。

（三）引流管的选用

如果用于液体引流，应考虑抽出液的黏滞性：单纯囊肿或囊液清澈的包虫囊肿引流时，可选用相对较细的穿刺针如 20G；若换用导管针，可用较细的导管针（4F）。对于血性、脓性渗出液，尤其是高度稠厚的脓液，在允许的情况下，尽量使用更粗的引流管。

我们的实验研究和临床经验证明，采用带有侧孔的穿刺针或导管针/多孔导管引流，远比单孔针管引流要好，它可有效防止单孔针管引流过程中经常遇到的困扰——单向性阻塞或"活瓣性"阻塞，意指"注入液体容易，抽出难"。实验研究发现，单孔针管尖部产生抽吸负压，易被脏器包膜或大网膜组织堵塞。多孔针管更适合于含有絮状物浑浊的液体。若做长时间置管引流，应选用猪尾导管（带有多个侧孔）或带球囊的引流管。

六、超声导向穿刺操作方法

（一）利用超声导向装置（导向器）

通常根据不同需要和探头，选配适当的超声导向装置。用导向装置引导穿刺，属于扫描平面内进针。现以 Tru-cut 针经皮穿刺活检为例，说明传统 Tru-cut 针的工作原理以及穿刺针如何通过导向装置完成超声引导下的穿刺活检过程（图 25-7）。

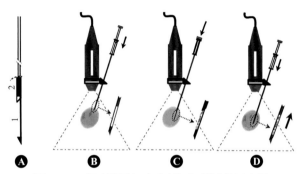

图 25-7　超声引导经皮穿刺组织学活检示意图

　A.Tru-cut 组织活检针的前端结构：1. 针芯前端的组织槽，2. 针鞘尖端为锐利的切割缘；B. 在针鞘和针芯合拢的情况下（针芯的前端含凹槽），推进针尖直至靶目标边缘；C. 固定针鞘，推进针芯进入靶目标；D. 固定针芯，推进针鞘切割病理组织并将其封闭在针芯的组织槽内，然后退出活检针，将获取的组织条取出并置入 10% 福尔马林溶液中固定

（二）超声引导无约束操作（free hand）

使用超声引导装置有利于超声医师迅速掌握自动活检操作技术，容易准确刺中靶目标。大量统计资料表明，穿刺成功率基本上不受操作者经验多少的影响。但是，有时会感到操作的灵活性较差。无约束操作的优点是，在操作过程中可分别移动穿刺针或探头，有较大的灵活性，特别适用于浅表器官如乳腺肿物（图 25-8）。当探头扫描平面内进针受局部空间或穿刺部位周围重要结构阻碍时，例如颈部穿刺活检，扫查平面内进针调整角度时可能受下颌、肩膀等部位的阻碍，此时可选择探头扫描平面外法进行操作（图 25-9）。无约束操作要求操作者有较高的技巧和经验，通常应使穿刺针与超声扫描声束保持在同一切面。

（三）彩色多普勒超声引导

彩色多普勒超声引导对提高介入超声的安全性具有重要意义，特别是对避开射程内的大血管极有帮助；在超声导向穿刺过程中彩色多普勒对判断针尖、针干或导管的位置也很有利，还能敏感地发现抽吸引流和注入药液（后者往往带有微气泡）的动态过程（图 25-10）。用彩色多普勒选择肿瘤病灶血流信号丰富的区域取材，可能增加肿瘤检出率。此外，CDFI 还常用于监护假性动脉瘤的介入性治疗过程。

（四）穿刺点的选择原则

　1. 尽可能选择最短或较短的穿刺途径，以避免长距离可能发生穿刺针偏离靶目标，以及远场声束过宽部分容积效应所致伪像干扰。

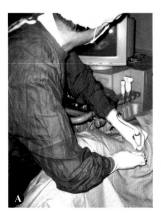
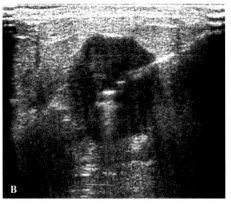

图 25-8　超声引导无约束操作穿刺抽吸乳腺肿物（平面内进针法）

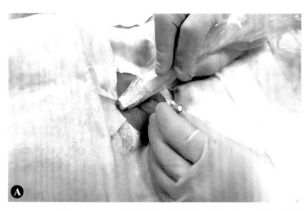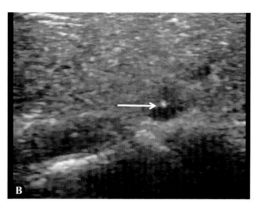

图 25-9　超声引导无约束操作（平面外进针法），采用细针抽吸细胞学活检甲状腺结节
↑所示为穿刺针尖位于甲状腺小结节内

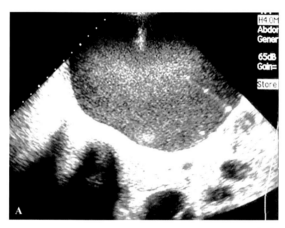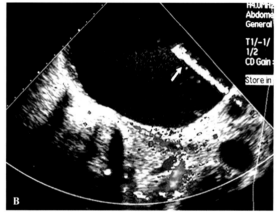

图 25-10　彩色多普勒超声显示穿刺针
A.脓肿灰阶声像图：脓腔内穿刺针的显示模糊不清；B.试抽脓液或向脓腔内注入少许液体，彩色多普勒超声易于显示穿刺针及管内的流动液体（↑）

2.避开血管、肠管、肺等重要脏器，以策安全。

3.对肝肿瘤尤其是血管瘤穿刺活检，或者对肝脓肿、包虫囊肿引流时，经过一定厚度的肝实质，可以减少出血或避免脓液、包虫囊液溢漏，防止发生严重并发症。此外，穿刺路径与声束夹角的大小也直接影响穿刺针显示的清晰度，选择路径时，也应予以兼顾。

4.经肋间穿刺肝、脾实质内贴近膈面的病变时，或经胸骨旁进行心包积液穿刺时，注意尽可能避开肋膈隐窝。此隐窝存在着潜在的胸膜腔间隙（在无胸腔积液时超声不能显示），以免造成胸腔感染或气胸。因此，可选择肋缘下进针方向朝上的路径或在距肺底强回声下缘 3cm 以下进针。

（五）超声显示穿刺针的技术要领

1.克服穿刺针显示不清晰的方法　在穿刺针向病灶方向刺入一定深度时，若针干、针尖显示欠清晰，应立即停止进针，检查并调整好导向器、穿刺针/导针位置，切忌在针尖显示欠清楚的情况下盲目进针。

2.增强显示针尖位置的若干技巧

（1）轻弹针座，或以 2～3 毫米的幅度快速提插穿刺针，由于牵动针周围组织运动，有助于显示针尖。注意不宜粗暴地采用大幅提插穿刺针，以策安全。

（2）在穿刺针位置保持不变的条件下，快速提插针芯，用针芯大幅运动的回声反射，来确定穿刺针位置。

（3）提插针芯时采用彩色多普勒超声监视，可收到更好的效果。

（4）在允许的情况下，拔出针芯，注入少量生理盐水（内含许多肉眼不易见到的微气泡），常有助于显示穿刺针尖位置。

（5）如果穿刺针已经发生偏移，应将穿刺针退出到皮下组织，重新调整方向，使穿刺针保持在探头扫查平面内。

3. 无约束法操作时（free hand），应注意采用"单眼瞄准法"，即沿探头一侧的中线向下看，观察探头扫查平面与穿刺针是否完全平行一致。如果不平行，应通过调整探头位置寻找针尖，而不是强行校正穿刺针位置。探头扫查平面外法进针，穿刺针尖点状强回声首次出现在声像图内后，探头切面应随着穿刺针深入进行追踪摆动。

【注意事项】

1. 无约束法（free hand）操作时，应特别注意首先在探头扫查平面内进针。如果穿刺针与扫查平面不平行，很可能将针干与具有部分容积效应的声束相交点回声误认为针尖回声，造成对针尖位置的错误判断（图25-11）。如果继续进针，容易造成其他部位损伤而产生并发症。

2. 部分容积效应伪像所致超声引导失误　在穿刺小目标如卵泡、脐带、血管、胆管等时，常产生针尖在目标内的错觉（图25-12）。避免这种错觉

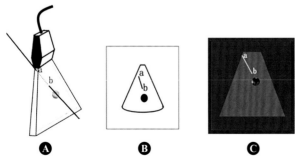

图25-11　穿刺针与扫查平面不平行造成针尖与病灶位置显示错误示意图

A. 示意图说明针体的 ab 段在声束内（虚线）；B. 声像图显示针体线条回声 ab，b 点酷似针尖并贴近圆形病灶。若继续进针，针体已远离声束（图 A 黑色长线所示）；C 声像图显示的 ab 线，酷似穿刺针，且易将 b 误认为针尖回声。识别声像图误判的方法：继续缓慢地进针，注意声像图貌似"针尖"的 b 点竟然静止不动

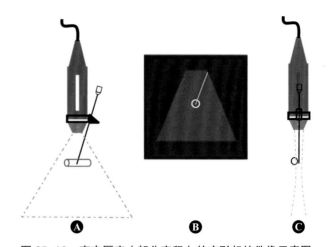

图25-12　声束厚度（部分容积）效应引起的伪像示意图

A. 声像图显示血管长轴后穿刺；B. 显示器显示针尖在血管内；C. 但是，实际是因为声束有一定厚度。血管和穿刺针都在声束内，尽管穿刺针不在血管内，由于二者的回声在显示器上重叠，造成针尖在血管内的假象

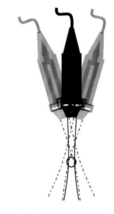

图25-13　侧动探头，使声像图显示病变或管状结构的最大径且边界最清晰

方法是，反复侧动探头，使靶标或病灶径线最大、边界 / 界面反射最清晰（图25-13）。对细管状结构穿刺时，要尽量选择其短轴断面穿刺而非长轴断面。

第二节　细针抽吸细胞学检查

细针抽吸细胞学检查（fine needle aspiration cytology，FNAC），也称细针抽吸活检（fine needle aspiration biopsy，FNAB）。后者如果采用革新的针管，可兼做细胞学和组织学检查，从而克服单纯细胞学检查的不足。

国内外学者一致公认，FNAC 非常安全、操作简便、可迅速获得结果，我国学者 20 世纪 80 年代开始曾广泛用于胸腹部器官肿物(包括肝、胆、胰、脾、肾、腹膜后、肺的外周型肿块) 以及甲状腺、乳腺等肿物良恶性病变的鉴别诊断。90 年代以来，国内外学者们更多趋向于采用细针组织学活检，特别是粗、细针可以任选的自动活检。但甲状腺肿物、浅表淋巴结肿大(尤其是怀疑转移癌引起的小淋巴结)、睾丸肿物良、恶性的鉴别，仍较多采用 FNAC。最新研究进展指出，细针抽吸细胞学检查可以与免疫组化、基因检测等相结合，使相当一部分肿瘤患者诊断进一步可以达到分子生物学水平（注：尚不及组织学活检诊断，后述）。

（一）适应证

超声检查能够显示的胸腹部及浅表部位各种占位性病变或局灶性病变,需要对其良、恶性做鉴别者,原则上都是 FNAC 的适应证。

（二）禁忌证

主要有凝血功能障碍（相对禁忌，特别是浅表部位，穿刺后局部加压多可避免。除非凝血功能严重障碍）、可疑动脉瘤、大量腹水、嗜铬细胞瘤和位于肝脏表面的血管瘤。

（三）术前准备

高分辨力超声诊断仪，一般可选用扇扫、微凸阵或线阵式探头，经胸腹壁穿刺可能需要相应的导向装置。细胞学检查原则上选用 Chiba 带芯 21G 细针（20 ～ 23 G），采用带有锐利切割缘的细针更好。针长 15cm、18cm 和 20cm。深部病变取材时，可使用引导针（一般为 18G，针长 7cm）。引导针只刺入胸/腹壁皮下软组织，不进入脏器内，其主要作用是：①保证细针不因弯曲而偏离方向；②减少沿针道的污染或肿瘤细胞的扩散。

（四）操作步骤方法

单纯细针抽吸细胞学检查目前在腹部肿物趋于少用，其操作步骤参见下图及其说明（图 25-14）。我们以甲状腺肿物为例，具体讨论细针抽吸

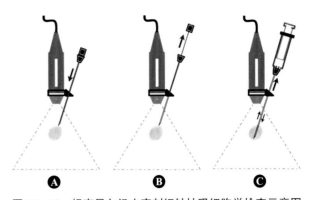

图 25-14　超声导向经皮穿刺细针抽吸细胞学检查示意图
　A. 在实时超声监视下引导穿刺针抵达靶目标；B. 拔出针芯；C. 接 10ml 注射器，在保持负压的情况下使针尖在病灶内旋转的同时作小幅急速上下提插 3 ～ 4 次，减除负压后，迅速拔针

细胞学检查在浅表器官肿物活检的应用。鉴于如今细针抽吸细胞学检查在腹部肿物如肝脏、胰腺肿瘤已经少用，在此从略。

一、甲状腺肿物细针抽吸细胞学检查

（一）步骤与方法

（1）患者仰卧，采用甲状腺超声检查常规体位。为了便于操作，超声医师宜位于患者头侧。

（2）用普通探头扫查识别病变部位，初步确定穿刺点和路径，必要时用防水色笔标记穿刺点。

（3）穿刺部位按常规皮肤消毒、铺巾，换用已消毒的穿刺探头，再次确定穿刺点、穿刺路径和方向。

（4）无须局部麻醉。在实时超声监视下将穿刺针刺入靶目标，并在病灶内的多个方向来回提插若干次。至于穿刺针是否需要连接注射器并保持负压，尚无完全统一规定。上述穿刺操作，一般重复 3 ～ 4 次。

（5）完成每次穿刺操作，立即将针腔内获取或吸取的材料置于载玻片上，均匀涂片，并用 95% 的酒精固定。1998 年以来推广国外引进更为方便、可靠的标本保存的先进技术，以提高细胞学检查肿瘤细胞的敏感度，即将获取的材料用注射器直接推进并注入 TCT（"液基薄层细胞学检测"thinprep cytologic test，简称 TCT）试剂中，送细胞学检查。

（二）注意事项

（1）甲状腺细针穿刺细胞学检查，可以采用国产 7 号注射器针头进行，也可应用 22～25G 进口穿刺活检针（管壁较薄）。一般认为，穿刺针的管壁越薄则内径越粗，细胞标本的获取量越丰富。

（2）是否在细针提插抽吸过程中辅助负压，并无完全统一的标准，有文献报道二者在穿刺成功率、细胞获取量、最终诊断效能上并无明显差异。

（3）甲状腺结节细针穿刺细胞学检查，穿刺针应尽量在多个方向、多个角度进行。针对血流信号丰富区域或超声造影增强区进行取材，有助于病理诊断的成功率。

（三）临床评价

（1）细针抽吸细胞学检查是一种简便、安全、有效的鉴别良、恶性肿物的方法。由于疼痛很轻，通常无须局部麻醉。数以万例的临床实践证明，FNAB 是十分安全的活检方法。尽管如此，肝脏肿瘤细针抽吸细胞学检查的严重并发症发生率国内报告为 1.2%。

（2）恶性肿瘤检出的敏感性高达 86%～94.5%，特异性 97.2%～100%，特别适用于浅表器官如甲状腺肿物、睾丸内小结节的良性与恶性的鉴别，也适合于转移癌引起的浅表淋巴结肿大。

（3）细针抽吸活检的局限性：①单纯细胞学检查标本量少，标本中组织学结构和细胞间质大部分或完全丧失，难以做出组织学诊断。②检出恶性肿瘤的假阴率较高，占 10%～20%，有的报告甚至达 30%。因此，细胞学检查阴性者不能完全除外恶性肿瘤。③ FNAC 不适合良性肿瘤的诊断，无法获得良、恶性肿瘤的组织学诊断；对某些恶性肿瘤如淋巴瘤，有内分泌功能的肿瘤，或交界性肿瘤的诊断，往往很困难。④ FNAC 需要依赖超声医师取材技巧，还需要依靠训练有素的细胞病理学专家配合。⑤如果将针管抽吸的液体标本采用即刻涂片染色，可能由于技术不良影响细胞学诊断的可靠性和检出率。提倡采用先进的标本保存方法——将抽吸液体标本直接注入"液基薄层细胞检查 TCT 试剂"，送细胞病理学检查。

（4）细针活检阳性检出率不足的改进方法：采用"一针两用"原则，即采用具有锐利切割缘的 20～22G 细针穿刺抽吸，除供细胞学检查外，还可以将取到一些细小的组织碎片用针尖挑出送病理组织学检查，以提高肿瘤的检出率。这种"细胞学、组织学检查相结合"的方法，曾被视为重要的技术革新。

第三节　组织学穿刺活检

（一）适应证

临床应用范围很广，凡需要获得组织病理学诊断的病变而又能被超声显示者，原则上均为超声引导穿刺组织学活检的适应证。主要有：①实质性脏器的弥漫性病变，如肝炎、肝硬化、不典型的脂肪肝；原因不明的弥漫性肾脏疾病。②实质性脏器的局灶性病变，特别是良、恶性病变的诊断、鉴别诊断，可以利用各种特异性的免疫组化染色和基因检测手段，进行更为详细的病理组织和分子水平诊断，以指导临床治疗；鉴别肿瘤与良性局灶性增生、结核性肉芽肿、炎症或炎性假瘤等；③细针穿刺细胞学活检或手术活检未能确诊的病例；④移植肾有无排异反应及其鉴别诊断。

（二）禁忌证

主要包括出血倾向、大量腹水、重度阻塞性黄疸、嗜铬细胞瘤、脏器表面的血管瘤等，以及难以合作、合并心肺等严重疾病和全身衰竭者，均属禁忌。

需要特别提出的是：①为减少出血并发症，对脾脏、颅内病变尽量避免粗针穿刺活检；②对胆汁淤积性肝大，淤血引起明显肿大的肝或脾，应避免穿刺；③对影像和检验诊断已经相当明确并决定手术的患者，一般不做活检。④为避免弯针，对于质地较硬的骨骼、软骨病变、近于骨化的肥厚胸膜、韧性较强的真皮，禁用自动活检。⑤避免在容易坏死或液化的肿物中央部位取材，对于体积较大的肿瘤尤应如此。

（三）粗、细针组织学活检的选择

总的原则是：在能够满足病理组织学检查需要的前提下，尽可能使用细针。对于胰腺、脾脏、颅内肿物穿刺，通常使用细针活检。对多种弥漫性肝病或肾脏疾病穿刺活检，要求有完整的肝小叶或足够的肾单位，应选择 18G 或更粗的活检针。软组织良性肿物、某些恶性肿瘤（如淋巴瘤）如果取材过少难以做出病理诊断者，也推荐使用 18G 粗针。对于腹膜后肿物通常用 18G 针，但若经前腹壁穿刺可能穿过胃肠者，宜使用细针活检。

（四）细针组织学穿刺活检

手动负压抽吸式细针组织学穿刺活检采用 Sure-cut 活检针 Isler（21G），提拉针栓后使针腔内形成负压，其前端 3cm 针腔供切取组织用。腹部脏器负压抽吸式细针组织学穿刺活检操作基本步骤方法参见（图 25-15）。

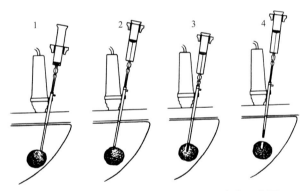

图 25-15 Sure-cut 活检针及其操作步骤示意图

目前更多采用操作简便、高效率的自动活检装置，宜选配切割槽 Tru-cut 式细针（20G）。为防止细针穿刺过程中易弯、扭曲，腹壁经穿刺宜用引导针（18G）。但仍然有部分学者习惯于采用手动抽吸式 Sure-cut 活检针。下面以胰腺肿物细针活检为例，加以说明。

一、胰腺肿物细针组织学活检

（一）患者准备

患者术前必须空腹 8 小时。

（二）步骤与方法

取仰卧位，先用普通探头扫查，了解病变位置，初步确定穿刺部位。穿刺区域常规皮肤消毒，铺无菌巾。换无菌的穿刺探头，再次确定目标进一步选择进针点及穿刺途径。局麻后，稍稍移动和侧动探头。当病变最清晰并且穿刺引导线正好通过活检部位时将探头固定，先将引导针经探头引导器穿刺腹壁，于腹膜前停针，嘱患者屏气，迅速将活检细针经引导针刺入，在肿块边缘停针。通常采用自动活检装置，只要按动扳机便可迅速完成复杂的组织穿刺切割动作，可以立即退针。如果采用手动 Sure-cut 活检针，则先提拉针栓保持注射器内负压，然后迅速将针推入肿块内 2～3cm，停顿 1、2 秒钟，然后旋转以离断组织芯，最后退针。小心取出组织条，肉眼观察所取组织是否满意，置于 10% 福尔马林液中固定后送病理检验（图 25-16，图 25-17）。每例细针须重复取样共 2～5 次。

（三）注意事项

1. 胰腺肿物穿刺时，宜对准肿物活检，必须避免穿刺针对正常胰腺组织和扩张的胰管取材，防止胰腺外伤造成严重并发症。

2. 用细针穿刺胰腺肿物有可能要经过空腹胃腔或肝脏，至今尚未见由此产生并发症的报道。

3. 胰腺细针穿刺细胞学活检敏感性相对较低（89%～94%）。陈秀慧、董宝玮报告胰腺占位病变细针每例穿刺 2～5 次，敏感性为 95.2%，组织学联合细胞学检查为 97.4%。目前，其临床应用已被细针组织学活检（手动或超声引导 20G 细针自动活检）所取代。

二、粗针组织学穿刺活检

利用手动穿刺组织学活检和进行病理诊断已有百余年历史，它被视为临床诊断的金标准。传统手动穿刺活检多采用粗针（Tru-cut 切割针，14～16G），由于操作复杂，脏器出血、感染等严重并发症率高，成为不争的事实。随着技术进步和细针活检（FNAB）的广泛应用，手动粗针活检虽已较少采用，但难以完全替代。1982 年 Lindgren 发明先进的自动活检装置（"活检枪"），并率先成功地用于肝、脾活检。20 世纪 80 年代，学者们将自动活检技术与超声引导相结合，作为穿刺活检技术的重大革新脱颖而出。由于通常采用相对较细的 18G 针，它安全可靠、准确高效，易于操作，出血并发症显著少，故广泛用于胸腹部许多脏器和浅表器官肿物，成百上千例地经直肠前列腺活检，成功率高达 96.3% ～ 100%。我们自 1992 年以来引进国外这一先进技术，证实其临床应用的许多优越性，此后迅速开展并在全国范围内普遍推广应用。根据我院一组 3450 例超声引导自动活检研究资料统计，成功率为 97.8%，病理诊断准确率高达 95.7%（高

于文献报告的细针组织学活检），严重并发症率仅为 0.12%（低于文献报告的 0.22% ～ 6%）。

超声引导最常采用射程为 22mm（长射程）的自动活检装置（automatic device）或"活检枪"。实际上，自动活检普遍配用相对细的 18G 切割式活检针（外径 1.2mm，针芯切割槽长 17mm），也有"标准针"之称。自动活检装置的灵活性在于，根据临床具体需要，粗、细切割针可以任选（14 ～ 21G）。例如，有的学者认为肾活检、乳腺肿物活检时，建议采用稍粗的 16G 活检针。由于乳腺肿物病理诊断的复杂性，采用 14G 粗针逐渐成为主流。儿科以及眶内肿瘤有时需用短射程（15mm）取材，可利用"射程可调的"自动活检装置。

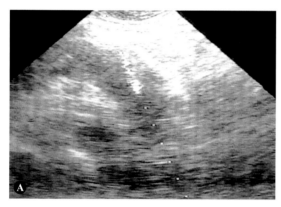
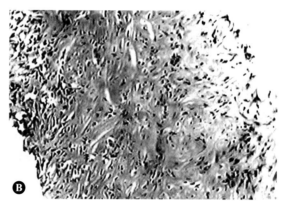

图 25-16　胰尾部肿物细针穿刺组织学活检

A. 胰尾部低回声肿物超声引导下经皮细针穿刺；B. 组织学诊断为慢性胰腺炎合并纤维化
（引自刘吉斌 . 现代介入性超声诊断与治疗，2004）

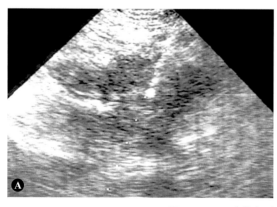
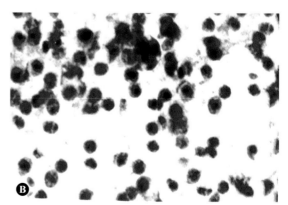

图 25- 17　胰体部肿物细针穿刺组织学活检

A. 声像图示胰腺不规则肿物经皮细组织学穿刺；B. 病理组织学诊断：中分化腺癌（引自刘吉斌 . 现代介入性超声诊断与诊疗，2004）

三、自动活检（18G 针）与手动细针活检的比较

1. 细针穿刺活检安全，出血并发症率很低。文献报道一组 2611 例肝脏细针活检，仅 1 例严重出血，经外科手术治愈。但是，手动细针细胞学检查一般仅能使 80% 以上的病例得到诊断，成功率偏低。手动细针组织学活检，不同器官的成功率不同（85.7% ～ 94.2%）；手动细针组织学对不同类型肿瘤（癌和肉瘤）其确诊率也不同（分别为 90% 以上和 70% 左右）。特别值得指出，细针细胞学和组织学活检不能满足许多其他类型的肝脏病、肾脏病诊断的需要，也不能满足前列腺癌筛查与分级诊断和乳腺良、恶性肿物常规组织学诊断的需要。

2. 现今，国内外学者们公认，超声引导自动活检虽然采用外径 1.2mm 相对较粗的 18G 针，但是可以克服细针组织学活检的许多不足，获得高质量的取材效果以满足临床对病理组织学诊断的需要（94% ～ 100%），还可充分满足许多免疫组化染色或（和）基因检测的需要。后者，已经成为当今恶性肿瘤诊断和治疗的重要依据之一。国内外大量研究资料说明，由于 18G 自动活检操作简便、快捷、安全，出血等并发症率远比传统手动 Tru-cut 粗针为低。和手动 20 ～ 21G 细针穿刺活检相比，并无显著性统计学差异。根据张华斌、张武、贾建文等 3560 例超声引导自动活检（18G 针）总结，发生比较严重的出血并发症仅 2 例（肝、肾活检各一例，占 0.06%）。可见，超声引导 18G 粗针自动活检技术值得推广。

尽管超声引导 18G 针自动活检具有上述诸多优点，根据我们的 3500 余例经验总结认为，外径为 0.9mm 的 20G 细针活检，毕竟比 18G、14G 粗针活检可能带来的组织损伤小。对于那些容易产生严重并发症的某些特殊器官如肺表面的小结节，对于脾、胰、脑组织肿瘤等，最好首选超声引导 20G 细针组织学活检。此外，凡是粗针穿刺活检之后，术后有必要重视对患者进行密切观察和监护，预防、应对可能发生的出血等穿刺并发症。

（王金锐　张　武）

第四节　超声引导自动活检临床应用

一、肝脏组织学活检

（一）适应证

超声检查能够清楚显示的局灶性或弥漫性肝脏肿瘤或可疑肿物；原因不明的肝功能异常和黄疸、可疑药物性肝损害、肝结核性肉芽肿、慢性肝炎的诊断、肝纤维化的分级、自家免疫性肝炎、原发性硬化性胆管炎、胆汁性肝硬化、移植肝的急性或慢性排异等。

（二）禁忌证

大量腹水、重度阻塞性黄疸、脏器表面的血管瘤等，以及难以合作的患者、合并心肺等严重疾病和全身衰竭者。此外还有出血倾向、血友病和血液透析患者，最近一周内未停止使用阿司匹林等抗凝血药物。

（三）术前准备

患者通常无须空腹。器械准备包括无菌自动活检装置和与之相配的活检针（常规用 18G），无菌 16G 导管针和尖头手术刀片。

（四）操作步骤

安排患者体位，用普通探头选择最佳穿刺途径，皮肤消毒、铺巾等步骤均与细针活检相同。换用消毒探头，进一步确定穿刺点。在局麻、穿刺前，通常需要在皮肤穿刺点上用尖头手术刀片刺成一个 2mm 左右的小切口，为了经腹壁穿刺，宜先插入引导针（16G）由小切口刺入皮肤、皮下组织和肌肉，将 18G 针通过导针，沿超声引导线（对准靶目标）向前推进，勿穿透腹膜壁层。在患者屏气条件下，迅速将穿刺针推进至肿物边缘，此时立即激发活检枪，"枪响后退针"（图 25-18，图 25-19）。一般取材比较满意，将标本放进 10% Formalin 溶液中固定，取材 2 次或 3 次即可。如果属于弥漫型肝病穿刺活检取材，应在患者屏气条件下，注意迅速将

穿刺针推进至肝包膜以下 2～3cm 的肝实质内，避开大血管等重要结构，即可按动扳机，"枪响后退针"完成自动取材。在不同部位取材共 2～3 次。

（五）注意事项

1. 使用自动活检穿刺前，必须选择适当的穿刺点并准确预测射程（一般用长射程 22mm），以策安全。尽量避免对较薄的肝脏边缘、在肝包膜浅表部位、胆囊床附近和膈顶等部位穿刺取材。避免在无肝实质覆盖的肝脏肿瘤或可疑血管瘤表面进行穿刺。以防发生出血并发症。

2. 对于较大的肿块，应在其周边部分取材，避开中央组织坏死区。

3. 超声造影适用于灰阶超声显示不满意，而 CT、MRI 显示的肿物或病灶（图 25-20）。如果有条件，采用实时超声造影引导，在肿物的造影增强区进行穿刺，可以提高肿瘤的检出率。

4. 重视穿刺术结束后对患者观察，包括病变穿刺部位的超声扫查（观察有无出血和腹膜腔有无积液迹象）。

5. 穿刺后患者应安静休息 1～2 小时，观察期间必要时测量血压、脉搏。若无出血或其他严重反应征象，方可离去并嘱咐注意卧床休息。据报告，多数患者（60%）出血发生在 2 小时以内，96% 发生在 24 小时以内。

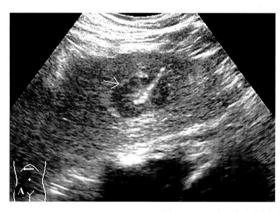
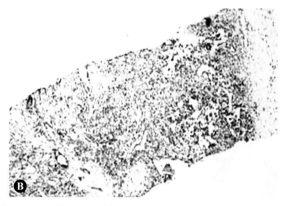

图 25-18　肝肿瘤超声引导自动活检（18G 针）

A. 显示穿刺针经腹壁推进至肿瘤边缘时激发扳机取材；B. 显示获得足够完整的组织学染色标本切片，低倍镜下病理所见。病理诊断：原发性胆管细胞癌（女，30 岁）

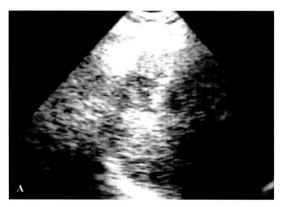
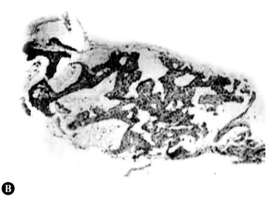

图 25-19　肝右叶巨大非均质性肿物诊断不明（女，54 岁）。CT 拟诊为脂肪肝，超声拟诊为肝癌，超声引导自动活检病理报告确诊为海绵状血管瘤

A. 声像图显示穿刺针呈强回声，经腹壁和肝实质推进至肿瘤边缘，立即激发扳机，"枪响退针" 成功完成穿刺取材；B. 高质量、边缘非常完整的穿刺组织学切片染色标本。低倍镜下见丰富的血窦和平滑肌和纤维间隔，血窦内可见红细胞和多形核白细胞。病理诊断：海绵状血管瘤。（注：本例共穿刺 2 次，用的是 18G 切割针，2 条均为红色细长的柔软组织 17mm×0.9mm 标本。由于经过肝实质穿刺活检，未发生任何出血并发症）

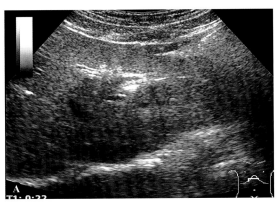
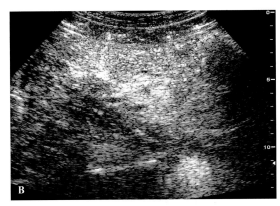

图 25-20 　灰阶超声显示左肝可疑实性结节（矢状部旁），超声造影动脉期显示病灶明显强化。
随即对强化结节进行穿刺活检，病理报告：炎性假瘤

（六）并发症

1. 出血　自动活检与手动粗针活检相比，严重出血并发症非常少见。根据我们 403 例肝脏自动活检（18G 针）统计，发生率仅 0.03%（腹腔内出血 1 例，经保守治疗治愈），远低于文献报告的 1% ～ 2%（Gilmore，et al，1995）。

2. 感染　只要注意器械消毒和严格的无菌操作，我们认为可以避免。

3. 肿瘤沿针道种植、扩散　细针穿刺发生的概率极少（0.005%）。实验研究比较 18G 针自动活检与手动细针多次提插方法，提示自动活检技术引起肿瘤细胞播散的概率较手动为低（吕国荣，张武，等．1993）。

4. 文献报道尚有其他并发症　例如：一过性迷走反射、低血压、气胸、腹膜炎等。所幸这些并发症我们迄今尚未遇到。

二、肾脏组织学活检

肾活检是许多内科肾病诊断的重要手段之一。肾实质血液供应极其丰富。长期以来，由于出血等并发症发生率比较高而严重，肾活检很难被许多患者接受。十多年来国内外学者们一致公认，超声引导自动活检应用于肾活检，其安全性和可靠性显著提高，已使肾活检技术彻底改观。自动活检已成功地取代了许多年来传统沿用的超声定位后手动粗针盲目肾活检，以及效率很低的超声引导下 16G 粗针

手动负压抽吸活检。

（一）适应证

常用于多种内科肾病及其分型，不明原因的血尿、蛋白尿、高血压等。此外，也常用于诊断移植肾有无排异及其鉴别诊断。由于超声引导肾活检非常安全，孤立肾只要有适应证，已非穿刺活检禁忌。

（二）禁忌证

肾实质萎缩，实质厚度＜ 1.5cm 者属于绝对禁忌。出血倾向、重度高血压应在其纠正后进行穿刺。对于肾肿瘤或肾肿物诊断不明患者的穿刺活检，需结合临床需要权衡利弊，具体决定。

（三）步骤和方法

肾穿刺活检取俯卧位。腹部垫枕，借以减少穿刺时肾脏退让。通常选择在右肾下极穿刺。在第 12 肋骨下缘、竖脊肌外缘选择进针点。首先用探头清晰显示肾脏长轴断面及其包膜轮廓，并且做好体表标记（图 25-21）。注意：①尽可能使穿刺引导线与肾下极表面切线相对垂直并通过很厚的肾实质；避免穿刺针位置过高（刺入肾窦区）或过低；②肾脏随呼吸运动上下移动时，肾脏图像应始终保持清晰不变。然后，按常规进行皮肤消毒、铺巾，在穿刺点进行局部麻醉，并做 2 ～ 3mm 的小切口。

根据笔者等多年研究经验，建议常规采用相对较细的 18G 活检针，射程 22mm。在超声引导

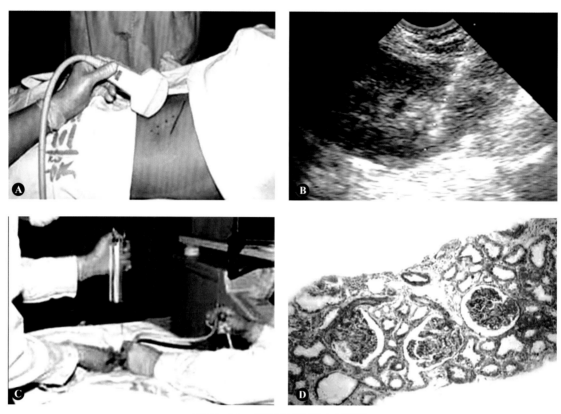

图 25-21　超声引导肾脏穿刺活检

A.首先确定肾脏长轴断面并做好体表标记，初步决定穿刺点，常规皮肤消毒、铺巾；B、C.令患者屏气，在超声引导下对准肾下极完成穿刺操作；声像图显示穿刺针沿引导线刺入肾下极实质内；D.获取完整的肾组织标本，镜下所见足够的肾小球和肾小管

下依次通过皮肤、皮下组织和肌肉，当针尖达到肾脂肪囊外缘时暂停进针，嘱患者屏气，使超声引导线对准肾下极的肾实质，随即迅速将穿刺针尖推进至肾包膜下，此时立即启动活检弹射扳机，"枪响退针"，让患者自然呼吸。将取得的组织芯（一般为 7 ～ 17mm）根据病理检查需要固定或做其他处理。而后根据需要量进行第二或第三次重复活检。取材结束后，及时用彩色多普勒检查有无动静脉瘘。

肾穿刺术后应卧床 12 小时，并注意血压、脉搏变化。告诉患者穿刺术后有可能出现轻度肉眼血尿，不必担心，可以自愈。穿刺后当天留尿标本，以后每日留尿标本，做尿常规检查，观察有无肉眼和镜下血尿并记录，直至恢复到术前水平。

肾脏肿物及肾周局灶性病变的穿刺活检，技术上要比上述肾活检（肾下极，专门取其实质内的肾小球、肾小管）简单，出血的机会很少，具体穿刺步骤方法从略。

（四）临床意义

根据我院一组研究资料统计，超声定位后，肾病科医师手动肾活检，用 16G 针一次成功率很低，仅 39%，2 ～ 3 次穿刺仅达 61%；根据我院 2001 年 678 例肾脏超声引导 18G 针自动活检统计，平均 2.6 次，成功率高达 98.8%。而肾小球数目平均 8.97±0.45 个，与手动 16G 粗针活检肾小球取材数目无明显差异，而且标本完整，足以满足病理组织学诊断需要。出血并发症率（轻度肉眼血尿 6.8%，包膜下血肿 1.5%）比手动穿刺出血并发症率显著降低（肉眼血尿占 9.4% ～ 77.6%）。肾脏超声引导自动活检的另一优点是操作准确、费时少，比起手动肾活检的效率可以成倍提高。

三、腹膜后和肾上腺肿物活检

（一）腹膜后肿物

超声能够显示的腹膜后实性肿块，原则上均可做穿刺活检。腹膜后肿物穿刺途径应尽可能选择经背部或侧腹壁进针，避免穿刺针通过腹膜腔。因此，患者无须禁食等特殊准备。少部分病例活检需要选择经前腹壁穿刺路径，难免经过胃肠道，宜要求患者术前空腹。如果肿物位置深在，经前腹壁穿刺径路无法安全地避开大肠、大血管或其他重要脏器者，不可贸然做穿刺活检。经背部或侧腹壁皮肤对腹膜后肿块穿刺，目前多采用 18G 针超声引导自动活检；少部分病例活检需要选择前腹壁路径，此时必须使用细针，即使穿刺通过胃肠道也很少发生出血、穿孔和感染。

注意事项：①可疑嗜铬细胞瘤、动脉瘤者，禁忌穿刺活检。②在腹膜后肿物中，肿大淋巴结最常见，但是细针穿刺活检标本量少，对于淋巴瘤等组织学活检宜用 18G 粗针。

（二）肾上腺肿瘤

肿瘤通常体积较小、位置深，在超声导向下对其进行组织学活检能够为临床提供重要的诊断信息。宜选择最短途径活检。诊断准确率为 80% ～ 93%。禁忌证：可疑嗜铬细胞瘤。

四、胃肠肿瘤活检

经内镜活检是诊断胃肠病变的最常用方法。但是，对部分外生性或表面坏死较深的胃肠肿瘤内镜活检是困难的。对内镜检查有困难的中、晚期体积颇大或弥漫性增厚的胃肠肿瘤，或内镜活检失败的黏膜下肿瘤，超声引导经皮穿刺活检是一种可供选择的、痛苦少、简便易行的组织病理学诊断方法。

（一）适应证与禁忌证

胃肠肿瘤或不明原因的胃肠壁显著增厚，只要可选到安全径路，原则上都可在超声引导下进行组织学活检。胃肠道肿瘤晚期合并有中等量以上腹水或由于腹部胀气、肠管粘连等原因，无安全穿刺径路者禁忌活检。

（二）术前准备

患者术前需禁食 8 ～ 12 小时。对接受结肠活检者，必须采取预防感染措施：①穿刺当天清洁灌肠，或用"口服胃肠清洁液" 3000ml 清洁肠道，代替清洁灌肠；②口服广谱抗生素 3 天。以上准备对于穿刺针经过结肠腔者，很有必要。

（三）穿刺注意事项

（1）选择胃肠肿物的前壁或侧壁病变穿刺活检（图 25-22）。

（2）穿刺时，尽可能设法避开胃肠腔，特别是结肠腔。

（3）在病变不够大的情况下，要设法在胃肠壁的切线方向进针，对增厚的肿瘤组织进行活检。

（4）病变位置较表浅，或适当加压情况下能够显示时，应尽量采用较高频探头引导，可采用无约束穿刺法，更有利于避开肠系膜动脉血管等结构（图 25-23）。

（5）一般常规选择 20G 细针，学者们多采用 Sure-cut 抽吸式 20G 细针。根据笔者等 91 例经验，自动活检 20G Tru-cut 细针取材标本不及 18G 活检针效果好。18G 针穿刺准确、安全，成功率高达 97.8%。

（6）术后要求患者卧床休息 4 小时，禁食 6 ～ 8 小时。

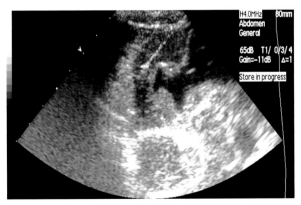

图 25-22　超声引导经皮胃壁肿物穿刺活检（中晚期胃癌）
注意图中穿刺针方向与病变长轴方向一致

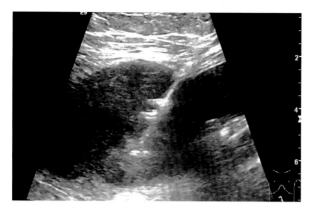

图 25-23　采用较高频线阵探头引导经腹壁
穿刺活检小肠间质瘤

五、前列腺活检

传统采用手指引导经直肠前列腺活检方法。近30多年来，经直肠超声引导穿刺活检（TRUS-directed biopsy）被公认为确诊前列腺癌和分级的金标准。它还可用来与前列腺增生（BPH）、癌前病变、炎症、肉芽肿、局部梗死灶等其他病变进行可靠的鉴别诊断。经直肠超声引导穿刺活检的普及应用，将有力地推动前列腺癌的早期诊断和治疗，从而降低病死率。TRUS 引导前列腺活检，有经直肠和经会阴两种途径。多年来，国内外普遍采用端扫式经直肠途径进行前列腺穿刺活检技术。经直肠超声引导配以自动活检装置（"活检枪"），具有操作简便，定位准确，通常无须麻醉等优点。对于首次穿刺患者，可进行 6 点乃至"扩大范围的 10 ～ 12 点穿刺技术"（Preti，2003），以便进行前列腺癌的 Glisson 分级和决定不同治疗方案；对重复穿刺者还可进行"扩大范围的 13 ～ 15 点穿刺方法"（Babaian 等，2000）。总之，其优点很多，本节将重点介绍这种方法。

人们不禁要问，前列腺活检为什么要采用多点穿刺？究竟应当穿刺多少针？对此，学者们有过许多争论。通过 20 多年来临床应用和大量研究，才趋于形成共识。在早年盛行 TRUS 时期，"靶向穿刺"，即对声像图显示的低回声结节或血流信号较丰富的可疑病变进行选择性穿刺，曾被广泛采用，但 PCA 的漏诊率高达 50%，即准确性差。于是，Hodge 等（1989）和 Stamey 等（1995）提出的"系统 6 针穿

刺法"（systematic sextant pattern）和改良的"系统 6 针穿刺法"应运而生，以替代传统的"靶向定点穿刺"。学者们此后发现"系统 6 针穿刺法"仍然不够理想，因为可能有 30% 左右的癌漏诊，特别是那些位于中央腺体等少见部位的小癌灶和隐匿癌灶。21 世纪以来学者们认为，系统 10 ～ 12 针穿刺方法更为适合。目前，10 ～ 12 针可否替代"系统 6 针穿刺法"作为首次活检，尚未完全统一。

（一）首次前列腺活检适应证

1. 直肠指检（DRE）发现前列腺任何可疑结节，任何 PSA 值（无论是否异常或高低）。

2. 经直肠超声检查（TRUS）或 MRI 发现任何可疑病灶，任何 PSA 值（无论是否异常或高低）。

3. 难以解释的前列腺特异抗原（PSA）升高，通常指 PSA > 10 μg/L，或 PSA 4 ～ 10 μg/L，或游离 PSA 与总 PSA 的比率（f/t PSA）可疑（< 10%）；或 PSA 水平比以往显著增高（或 PSA 增高的速度增加）。

4. 确定前列腺癌的病理分期，例如前列腺增生电切术发现癌后，需要进一步做前列腺癌的分期诊断。

5. 发现全身其他部位、器官转移性肿瘤而原发病灶原因不明而怀疑来自前列腺者。

【禁忌证】

①处于急性感染期、发热期；②有严重高血压或危象，尚未得到控制；③心脏功能不全失代偿期；④有严重出血倾向的疾病；⑤糖尿病患者血糖不稳定期；⑥有严重的内、外痔，肛周或直肠病变（注：可用经会阴途径穿刺）。

（二）前列腺穿刺活检术前准备

1. 术前应常规行血、尿常规检查、凝血功能检查，必要时做肝肾功能检查。如需通过 MRI 评估 PCA 临床分期，建议在前列腺穿刺活检前进行，以免 MRI 评估受到影响。

2. 预防性抗生素的应用。穿刺当天应开始常规口服或静脉预防性应用抗生素 1 ～ 3d，喹诺酮类抗生素是首选。（注：经会阴前列腺穿刺前不需要预

防性应用抗生素）

3.穿刺活检前常规清洁肠道　清洁灌肠，或用 200ml 甘油灌肠后排空粪便，可代替灌肠。（注：常用消化科专用缓泻剂如"口服胃肠清洗液"3000ml，直至排空粪便）建议穿刺前碘伏清洁肠道。

4.停用抗凝血及抗血小板药物。阿司匹林穿刺前应停用 5d，氯吡格雷应停用 7d。

5.麻醉　通常可以避免，因大多数患者能很好耐受。必要时，超声引导下前列腺周围阻滞是经直肠前列腺穿刺麻醉的最优选择。

（三）前列腺活检穿刺针数和部位

对前列腺活检方案——穿刺针数和部位，学术界有过许多争论。通过 20 多年来临床应用和大量研究，逐步形成了共识。在早年经直肠超声（TRUS）盛行时期，最初曾广泛采用"靶向定点穿刺"方法，即对声像图显示的低回声结节或血流信号较丰富处

拟定为前列腺癌（PCA）或可疑的癌灶，进行选择性的穿刺，一般 2～3 针。但是，人们发现，单纯依据超声异常征象进行的"靶向穿刺"，PCA 的漏诊率高达 50%，令人惊奇。据 1994 年 Rifkin 资料，A、B 期前列腺癌的准确率为 58%，尽管优于手动引导穿刺方法（后者仅 40%），而 MRI 可达 70% 以上。说明依据超声"靶向穿刺"有相当大的盲目性和不可靠。

1."系统 6 针穿刺法"　由 Hodge 等（1989）率先提出，以后 Stamey 等（1995）提出改良的 6 针穿刺法——将穿刺点贴近外腺，即 PCA 的好发部位，而非贴近内腺 BPH 的好发部位，认为癌的检出率比靶向定点穿刺方法明显增多（82% vs 59%，图 25-24）。

从此，首次前列腺多点穿刺完全替代了传统的"靶向定点穿刺"。而且，"系统 6 针穿刺法"一度被视为首次前列腺活检的"金标准"。

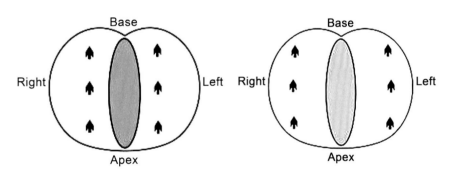

图 25-24　改良"系统 6 针前列腺穿刺法"示意图

左图：Hodge 提出的"系统 6 针穿刺法"；右图：Stamey 提出改良的"系统 6 针穿刺法"技巧

2.扩大范围的穿刺活检　多年广泛临床应用证明，采用"系统 6 针穿刺法"尽管优于"靶向定点穿刺"，但仍存在 20%～30% PCA 的漏诊率。因此，"6 针穿刺"作为首次前列腺活检技术受到许多学者质疑。Levine（1998）等通过精心研究发现，"系统 6 针活检"显然存在着漏误和低检出率（31%），但连续做第二轮"系统 6 针活检"（累计为 12 针），结果令人鼓舞：癌的检出率大大提高（93%）。从此，促使学者们开展"扩大范围的穿刺活检"研究，以

提高 PCA 检出率。

扩大范围的 12 针活检（Extended 12-core biopsy）：Preti 等（2003）根据 2299 例研究资料，比较了 6、8、10、11、12 针及 12 针以上多个活检方案，提出 12 针活检方案，特别强调前列腺的周边取材，建议作为首次多点穿刺方案新的"金标准"。此后，"12 针穿刺活检"在临床被迅速推广应用（图 25-25）。

以后，"扩大范围"的更多穿刺研究仍在不

断继续，有采用 13 ～ 20 针，甚至是更密集 20 针以上的所谓"饱和穿刺"。学者们发现总的规律是：穿刺针数越多，癌的发现率总会略有增高，但穿刺的并发症率也增多。值得注意的是，迄今仍有近 80% 的欧洲医学中心，将"系统 6 针"作为基准（benchmark）用于初次前列腺活检。

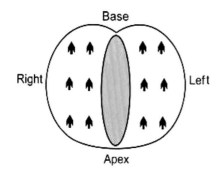

图 25-25　前列腺系统 12 针穿刺示意图（冠状断面）

中间灰色区域代表后尿道、精阜穿刺易损区，癌的检出率很低（引自 Terris，et al. Urol Int，1997，59：239）

3. 首次前列腺活检穿刺针数和部位的中国专家建议（文献资料仅供参考）

"Hodges"等于 1989 年提出前列腺 6 针系统穿刺法，但穿刺阳性率仅为 20% ～ 30%，已不作为初次穿刺的首选。建议前列腺体积为 30 ～ 40 ml 的患者，需接受不少于 8 针的穿刺活检，推荐 10 ～ 12 针系统穿刺作为基线（初次）前列腺穿刺策略"。

常用的前列腺穿刺活检模式，见图 25-26 和图 25-27。

4. 重复前列腺活检适应证及穿刺方案

【适应证】

第 1 次前列腺穿刺结果为阴性，但 DRE、复查 PSA 或其他衍生物水平提示可疑前列腺癌时，可考虑再次行前列腺穿刺。如具有以下情况需要重复穿刺：①首次穿刺病理发现非典型性增生或高级别 PIN，尤其是多针病理结果如上；②复查 PSA ＞ 10ng/ml；③复查 PSA 4 ～ 10ng/ml、% fPSA、PSAD 值、DRE 或影像学表现异常，如 TRUS 或 MRI 检查提示可疑癌灶，可在影像融合技术下行兴趣点的靶向穿刺。

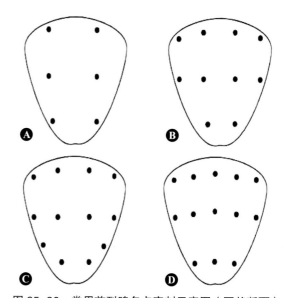

图 25-26　常用前列腺多点穿刺示意图（冠状断面）

A.6 针刺活检；B.10 针穿刺活检；C.12 针穿刺活检；D.13 针穿刺活检

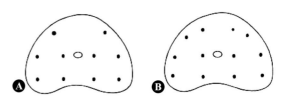

图 25-27　常用前列腺多点穿刺示意图（横断面）

重复穿刺方案：

①通常需要增加穿刺活检的针次，即 8 ～ 11 针及以上更多针的系统穿刺。部分患者难以接受。②做前列腺多参数 MR 检查，而且结果提示有可疑癌灶者，建议在"超声—磁共振影像融合成像"引导下的"靶向穿刺"。新技术的优点是穿刺针数显著减少，结果更精准、可靠，容易被患者接受。

（四）前列腺活检操作步骤

1. 采取左侧卧位，双下肢弯曲，臀部朝向术者，暴露会阴部。

2. 先做直肠指诊，了解前列腺有无结节，确认直肠内无粪便。

3. 常规铺巾、皮肤消毒：采用碘伏对直肠黏膜、肛周和会阴皮肤进行消毒（注：效仿传统手动活检常规直肠黏膜消毒方法，与国外专家学者认为经直肠超声穿刺无须直肠消毒的看法有所不同）。

4.将酒精擦拭消毒过的端扫式直肠探头套上消毒过的阴茎套,装上无菌穿刺导向器,在探头前端涂抹无菌润滑剂,再套上第二个消毒过的阴茎套,并在探头前端涂抹较多的润滑剂。

5.轻轻地将探头插入肛门和直肠,深度6～10 cm。

6.对前列腺做自上而下的超声扫查,观察并记录前列腺形态、各径大小、异常回声结节或血流信号增多的可疑结节——"靶目标"的大小和位置。

7.选用配有18G穿刺针的无菌自动活检装置,将活检针徐徐通过导向器接近探头的前端(而勿伸出导向器),并原位加以固定。

8.将屏幕上穿刺导向线对准前列腺穿刺部位,准备进行多点穿刺(图25-28)。

9.多点穿刺的实施方法:调整探头位置改变穿刺引导线指向,在前列腺左侧的基底部、中部和尖部

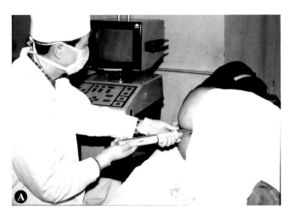
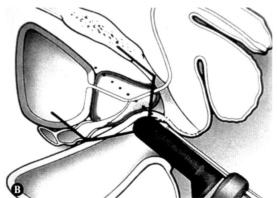

图25-28　经直肠超声引导前列腺穿刺活检术及示意图(B&K公司提供)

各穿刺1针(图25-27);调整探头位置在左侧叶外周带外侧再穿刺2～3针;然后,对前列腺右侧进行同样的穿刺。这样,穿刺总针数为10～12针。

附:系统6针穿刺法(systematic sextant pattern)

Hodge等(1989)首先提出的前列腺改进技术,曾很长时期被普遍接受。即在前列腺左右两侧靠近外腺的上、中、下不同水平(左右基底部、中部、尖部),各穿一针,如果发现可疑的靶向部位还需要补充穿刺一针(图25-29,图25-30),故为"6+1"。这种标准穿刺法,前列腺癌的检出率比单纯靶向定点穿刺高得多(82% vs 59%)。

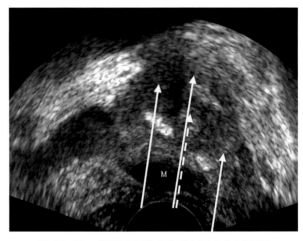

图25-29　前列腺活检多点穿刺的方向示意图
(前列腺纵断面)

黄色箭头代表在前列腺的左/右侧基底部、中部、尖部各穿一针,共6针,请同时参阅前列腺的背面观(图25-29)。M为低回声结节,该处需要增加1针,故为"6+1"

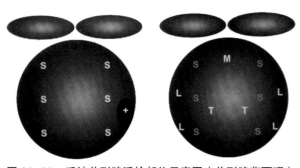

图 25-30　系统前列腺活检部位示意图（前列腺背面观）

图示标准 6 点穿刺部位（S），"＋"为更贴近外腺的可疑癌结节处增加 1 针穿刺，故为"标准 6+1"（引自 Babaian RJ，Toi A，Kamoi K et al. J Urol，2000，163：152）

（五）注意事项

1. 固定标本送检时，应将每一组织条盛放的标本小瓶上做好编号，并认真做好穿刺位置标记，标明该组织条来自前列腺的相应左、右和上、中、下部位，甚至可对组织条近端（靠近包膜）做染色标记，以便以后对前列腺癌病灶位置大小浸润范围做全面评估，有助于癌的分级和临床分期。

2. 系统 6 针穿刺法适合于声像图和 CDFI 未见异常的适应证患者。利用 CDFI 对血供丰富区的结节或病变穿刺活检，可能增加癌的检出率（增加 7%～10%）。有学者认为，利用超声造影在血供丰富区穿刺活检，会更有帮助。

3. 并发症及其预防　经直肠前列腺穿刺的常见并发症有：肠道出血（便血）、血尿、血精、菌血症/败血症等。其中，菌血症为比较严重的并发症。

患者表现为发热、寒战、白细胞增多，国内报告发生率约 0.8%。1 周后发生上述症状者应考虑败血症，Djavan 等报告其发生率为 0.1%。

并发症预防方法：①特别重视穿刺前肠道清洁的准备，穿刺前后必须口服抗菌药物；②直肠、肛门周围常规碘伏消毒作为穿刺前常规准备值得推荐。③注意穿刺技巧，如用左手将探头顶在定位穿刺点稳住不动，用右手进针并启动扳机，穿刺针一旦发射立即退针，切勿在进针后侧动探头并划破直肠壁，以减少直肠严重损伤和出血、便血机会；④穿刺时尽可能避免膀胱和尿道损伤和严重血尿；⑤每次取出组织标本准备下一次穿刺之前，必须对针芯切割槽和针鞘彻底地消毒，严防细菌污染和存活的肿瘤细胞可能沿针道种植。

4. 术后应向患者细心解释可能发生的并发症和注意事项，嘱咐患者多饮水，坚持服用抗菌药物。

（六）临床意义

经直肠超声引导自动活检技术的广泛应用，已使传统的前列腺活检和前列腺癌的诊断发生了革命性的变化。这是因为它有以下许多优点，值得在我国进一步向基层医院推广：

1. 前列腺活检取材高度准确可靠，穿刺成功率高达 99.7%。便于多点取材，取材标本质量高，病理组织学结论可靠，有助于临床医师对前列腺癌患者进行癌的准确分级、分期，并制定科学的治疗方案（图 25-31）。

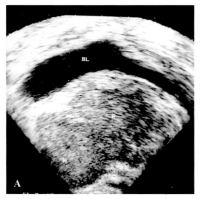
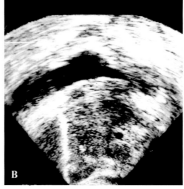
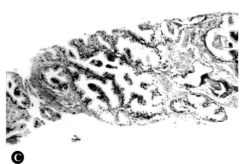

图 25-31　T3 期前列腺癌超声引导穿刺活检，经病理组织学证实

BL 膀胱

2. 许多患者可在门诊进行，一般无须麻醉。痛苦少，大多数患者易于接受。有学者主张采用 1% 利多卡因 5～10ml 注射至双侧前列腺基底部血管神经束处或直接注入前列腺体内以减轻疼痛。

3. 配合直肠指诊和 PSA 人群筛选检查，使前列腺早期癌活检检出率显著增加（30%～60%），有利于前列腺癌及早采用放射性粒子植入的微创治疗或手术根治，改善预后。

4. 有助于前列腺癌的鉴别诊断。临床上有不少良性病变如前列腺结核、局灶性前列腺炎、位于前列腺外腺的良性前列腺增生（呈低回声结节）和局部梗死灶等病变，酷似前列腺癌并需要鉴别，它们的治疗方针全然不同（图 25-32，图 25-33）。

（七）TRUS 引导穿刺的局限性和技术进展

必须承认，TRUS 引导多点穿刺技术有一定的盲目性。即使采用常规"扩大范围多点活检"，依然存在部分高危前列腺癌的漏诊，即假阴性的问题。如何在提高穿刺阳性率的同时避免过度诊断（指穿刺发现某些癌灶，但缺乏临床治疗意义），至今面临着巨大挑战。学者们公认，过多增加穿刺次数乃至饱和穿刺是不可取的。近年来研究表明，超声造影增强和多参数 MRI 检查，对敏感发现有临床意义的前列腺癌、避免过多地增加穿刺针数，展现出显著的优势。特别是 MR 引导前列腺活检，精确性最高，可直接对可疑癌灶进行 2 针精准的"靶向穿刺"，从而提高重复穿刺时高级别前列腺癌的检出率。缺点是操作技术相对复杂，价格昂贵，难以推广。

目前，MR-TRUS 融合成像新技术研究已经发展成熟，并且在我国进入临床实际应用阶段。研究表明，MR 影像具有发现癌灶高度敏感、定位精准的优点，与经直肠超声影像融合结合的"靶向穿刺"技术，仅穿刺 2 针，阳性检出率可与"扩大范围 12 点穿刺"相媲美；其优点在于，显著减少穿刺次数的同时提

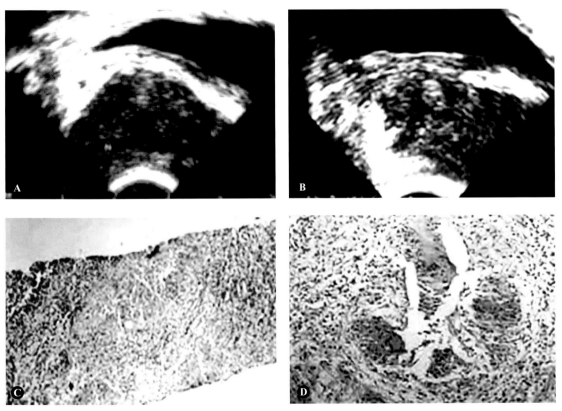

图 25-32 男性 54 岁，直肠指诊筛查发现多个硬性结节，拟诊前列腺癌

A. 声像图显示前列腺肿大，结构紊乱，双侧腺体内有多个结节；B. 经直肠前列腺穿刺时，产生沿针道的组织内出血强回声；C、D. 穿刺病理（低倍、高倍镜检）：增殖性结核。患者经抗结核治疗，5 年后 TRUS 复查除前列腺内腺增生外，其余未见异常

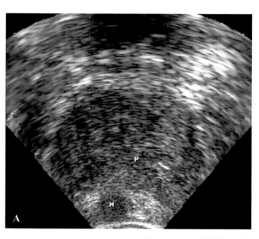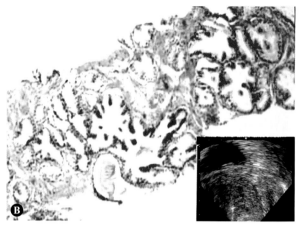

图 25-33　男性 72 岁，直肠指诊阳性，疑诊前列腺癌

A.声像图发现外腺低回声结节，边界模糊，酷似前列腺癌前列腺穿刺做；B.穿刺病理（低倍镜检）：良性前列腺增生；P 前列腺，M 肿块

高穿刺阳性率，增加发现有临床意义的前列腺癌的敏感性，并避免发现无临床意义的前列腺癌。

（张　武　王金锐）

六、胸部、纵隔肿物穿刺活检

（一）适应证

经 CT 检查发现靠近胸壁浅表的肺、纵隔实性占位性病变、胸膜肿物并可经超声清晰显示者，可以考虑作为适应证范畴。包括：

1.周围型肺部肿瘤，为选择化疗、放疗，或手术治疗方案需组织学诊断者。尤其是 X 线发现肿块，痰细胞学、支气管镜和刷取活检未能确诊者，或发现有肺部肿块但因各种原因不能开胸探查者。

2.胸膜结节性增厚或病变，某些肺部实性病变或浸润局灶性病变，经其他检查难以定性者。

3.纵隔实性肿物。

（二）禁忌证

肺部小结节病变因呼吸急促、屏气困难使超声难以清楚、稳定显示者，严重心肺疾病呼吸困难，频繁咳嗽，不能控制呼吸和合作者。纵隔血管性病变，不能除外动脉瘤等。

（三）操作方法

患者体位：参照 X 线、CT 片显示的病变部位加以选择，充分展开肋间隙，经超声检查清晰显示穿刺病灶。常规采用超声引导自动活检。一般选用 18G 针活检，小结节可以选用 20G 细针。让穿刺引导线对准靶病变，在病灶显示最佳时嘱患者屏气，后做穿刺活检。穿刺后具体操作方法请参阅前述腹部穿刺章节。

（四）并发症

比较常见的并发症为轻度气胸和咯血。

（五）注意事项

1.肋间穿刺时自肋骨上缘进针，以免损伤血管。

2.力求避免穿刺含气的肺组织，防止发生气胸。

3.预测自动活检射程，尽可能避免穿刺过深而伤及肿块深部的正常肺组织，尽可能防止咯血。当肺结节病变很小而胸壁薄时，可在胸壁肋间软组织内多注射局麻药物并使软组织增厚，以延长活检射程，可避免穿刺过深。

4.纵隔肿瘤穿刺时，应注意避开心脏和周围的大血管。

5.穿刺后患者应留下观察 1～2 小时，注意有无气胸、局部出血和咯血等并发症。个别患者出现少量气胸或迟发性气胸（＜5%），通常无症状也无须处理，但应 24 小时密切观察。介入性超声室应有气胸处理的应急准备。

（六）临床意义

外周型肺部肿块痰液细胞学和经支气管镜检查活检效果较差，经皮穿刺活检特别是用超声引导组织学活检往往能够获得可靠的结果，包括肿瘤确切的组织学诊断及其分化程度，而且不受胸水、胸膜增厚的限制，可作为放疗或化疗方案的可靠依据。

组织学活检还有助于肺—胸膜、纵隔恶性肿瘤与其他少见的恶性肿瘤（如淋巴瘤）的鉴别（图 25-34），有助于酷似肿瘤的良性病变的鉴别诊断

如矽肺结节、结节病（sarcoidosis）、纵隔结核等。因此，对于制定合理的治疗措施和判断预后具有重要意义（图 25-35，图 25-36）。

国内外报告细针活检 90.2% ~ 98.5% 获得正确诊断。据张华斌、张武等（2001）185 例统计，自动活检（18G 针）平均 2.4 次，成功率高达 98.9%，轻微并发症如少量气胸、痰中带血发生率 8.1%，未发生一例严重并发症。

局限性：中心型肺癌和位于肺内的实性病变，因表浅部位有含气的肺组织，会因多次反射干扰使病变显示困难。（注：可考虑采用更为可靠的"CT 引导细针穿刺活检术"）

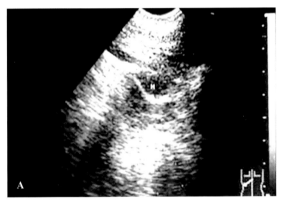
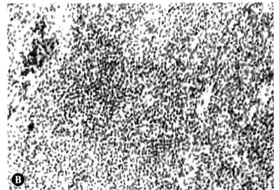

图 25-34　男性 54 岁，CT 发现双侧胸膜增厚合并微小结节原因待查，临床拟诊干燥综合征
（胸膜超声引导自动活检，18G 针）

A. 声像图显示唯一较大的胸膜—肺低回声结节，0.9cm×1.5cm；B. 成功取出组织标本 17mm×1mm 两条，未发生任何穿刺并发症包括气胸、咯血。病理检查结果：非霍奇金淋巴瘤（胸膜广泛转移）。临床诊断：淋巴瘤，Ⅳ期。经积极化疗临床治愈，存活至今已 26 年

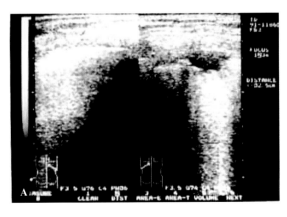
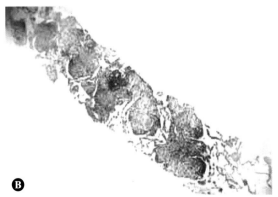

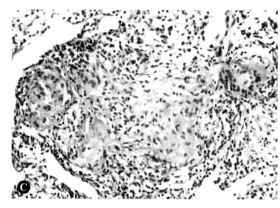

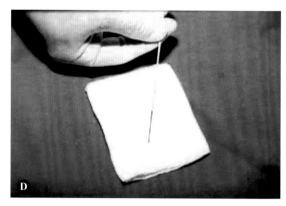

图 25-35　女 61 岁，痰中带血待查，CT 发现左肺肿物，临床拟诊：肿瘤？结核？

声像图检查酷似肺癌，超声引导肺穿刺活检（18G 针）成功取材两次，次日仅有一次痰中少量带血。组织学病理：结节病（sarcoidosis）。患者无须治疗，3 个月以后复查已经自愈

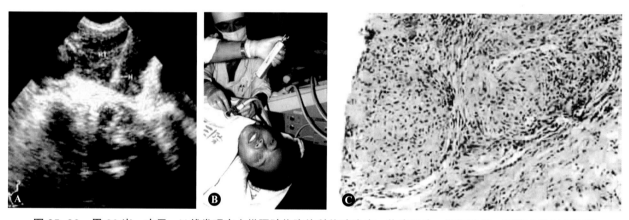

图 25-36　男 30 岁，农民。X 线发现右上纵隔肿物胸外科住院治疗，临床拟诊：纵隔肿瘤，霍奇金淋巴瘤可能

超声经锁骨上窝向内下方扫查发现，形状不规则的实性低回声性肿物。超声引导自动活检（18G 针）成功取材 3 次，病理组织学诊断：增殖性淋巴结结核。患者迅速出院，经正规抗结核治疗痊愈

（张　武　王金锐）

第五节　腹部含液病变穿刺抽吸和置管引流

一、腹部脓肿超声引导穿刺和置管引流

腹部脓肿为一种常见的严重腹部疾病，也是腹部手术后常见而且很难处理的并发症。如未及时诊断和充分引流，积极治疗，其预后恶劣，病死率高达 80%。传统采用手术引流法，因术前诊断不明确，术中对脓腔范围及其周围解剖关系不清而陷于困境者时有发生。超声引导经皮穿刺和置管引流技术提供了一种简便、安全、有效的方法。这技术已成为腹部脓肿诊断和治疗的重大进展。

（一）适应证

腹部脓肿。包括：膈下脓肿，阑尾周围脓肿，盆腔脓肿、肠祥间脓肿、腹膜后脓肿，以及肝脓肿、脾脓肿、胰腺脓肿等。超声除对肠祥间脓肿有时显示困难以外，对其余几种类型脓肿均有助于敏感地发现并确定脓肿的形态、大小和解剖部位。超声引导脓肿穿刺和引流是一种微创治疗腹部脓肿的有效方法，在许多情况下可以替代外科手术治疗。对于位置深在临床诊断困难的膈下脓肿、肝脓肿和肾周围脓肿等，超声引导穿刺可以迅速明确诊断，通过置管引流，可以获得满意的治疗效果。

（二）器械准备

1. 细针 20 ~ 21G，长 15 ~ 20cm，做脓肿抽吸诊断，注射造影剂或药物用。

2. 粗针 18 ~ 14G，用于穿刺抽脓或置管引流。选用侧孔针（前端增加 1 ~ 2 个侧孔）效果更好。

3. 导管针：外径 0.9mm，1.2mm 或 1.4mm，长 10 ~ 20cm。前端带侧孔的直形或猪尾形导管。

4. 其他（少用）：①导丝 直径 0.9mm 或 1.2mm，前端柔软呈"J"形；②导管 8 ~ 12F，长 15 ~ 30cm。前端带侧孔的导管（可以自制）效果更好。

（三）操作方法

超声检查确定脓肿的位置和液腔的大小，随后即可施行超声引导穿刺。具体操作同前。需注意脓液因黏稠度和均匀度不同，有时可能很难抽吸。此时可改用粗针穿刺。抽出脓液即可确诊，同时又可送检做细菌培养和药敏试验以助治疗。当脓肿不太大时或是阿米巴脓肿，可在超声引导穿刺后，尽可能抽出脓液，再注入无菌生理盐水冲洗并抽净，最后注入抗生素或抗阿米巴药物，亦能收到较好的治疗效果。当脓肿较大或如上抽吸后未能治愈者可做超声引导置管引流术，其方法有两种：

1. 导管针法 此方法简便有效，已成为常规引流方法。

将导管仔细地套在穿刺针上，二者必须紧密相配。消毒皮肤，用穿刺探头确定穿刺点，局麻后，用刀尖切小口将套管针经引导槽穿刺脓肿，显示屏上见进入脓腔中央后，拔出针芯，发现脓液流出后便继续推进导管，同时缓缓退出穿刺针。注意将导管紧紧固定于腹壁皮肤，用注射器连续抽吸，或将其连接于引流瓶。

2. 导丝法 此方法技术操作烦琐，已很少再用。

皮肤消毒同前。用 18 ~ 14 号穿刺针沿探头引导方向刺入脓腔，拔出针芯便有脓液流出，若无脓液，需调整方向和深度后用注射器抽吸，但不宜抽脓过多，以免脓腔缩小后针尖脱出。将导丝从穿刺针腔插入脓腔后拔出穿刺针，沿导丝插入引流管，再退出导丝，脓液经导管流出，证实置管成功。

（四）注意事项

1. 对于膈下脓肿做穿刺要注意避免损伤横膈和肺，以防引起脓胸或气胸。

2. 虽然可以经胃肠等对深部如胰腺脓肿作细针穿刺，但若置管引流，则不允许贯穿任何空腔或实质性器官，必须注意选择最直接、最短的途径置管引流。

3. 多发性肝脓肿、脾脓肿可能需要首选外科手术治疗，较大的脓肿如果由多个脓腔构成，必须相应插入多根导管，使得每个脓腔都充分引流。

4. 置管期间应每天用生理盐水冲洗脓腔 2 ~ 3 次，保持导管通畅，以便脓液、坏死组织碎屑等顺利流出。

5. 对腹膜后脓肿，不应从前腹壁插管，只能从侧腹部或背侧穿刺插管，以免污染腹膜腔。

6. 对于盆腔脓肿，经直肠或经阴道超声引导穿刺抽液常更为有效，而且可以避免污染腹膜腔。

（五）临床意义

超声引导经皮穿刺置管引流已成为腹部和盆腔脓肿诊断和治疗的首选方法，可使 82% ~ 98% 的盆、腹部脓肿免于剖腹，可使 86% ~ 92% 的胰腺脓肿治愈。它基本取代了外科手术，可以使患者在最小损伤的条件下，达到与手术引流相媲美的治疗效果。

超声对于局限性液性病变的诊断灵敏准确。然而难以鉴别是单纯性积液、血肿或脓肿。做超声引导细针穿刺有助于迅速确诊，其成功率接近 100%。

在少数情况下，如脓肿太小或受肺或胃肠内气体的干扰，或患者过度肥胖使脓肿显示不清，则本方法的应用受到一定限制。此外，弥散性多发性小脓肿或脓肿有多个分隔的小房或合并有窦道、瘘管等复杂情况，可能需要做相应的手术治疗。

二、腹部囊肿超声引导穿刺硬化治疗

腹部、盆腔囊性病变的超声导向穿刺，有诊断和硬化治疗两种目的。文献报道曾经用于囊肿硬化治疗的药物有无水乙醇、四环素、鱼肝油酸钠、平阳霉素等。其中,应用无水酒精最普遍,效果也确切。

（一）适应证

1. 穿刺硬化治疗中,直径大于5cm的单纯性肝、肾囊肿最为多用。

2. 直径不足5cm的肾盂旁囊肿（常引起肾盂压迫）,或引起明显临床症状或囊肿合并感染者。

3. 假性胰腺囊肿或合并感染。

4. 某些良性、症状性卵巢囊肿,子宫内膜异位性囊肿。

5. 包虫囊肿经皮穿刺消融治疗（请见本节后面专门叙述）。

（二）器械准备

1. 细针20～21G,长15～20cm,做抽吸诊断用。

2. 导管针　一般采用外径0.9mm,1.2mm或1.4mm,长10～20cm。假性胰腺囊肿置管引流,需要选用较粗的猪尾状导管。

（三）操作注意事项

1. 穿刺针抽液和注药全过程应在超声监视下进行,宜将针尖的位置保持在囊腔中央,根据囊肿缩小的情况,随时调整针尖的位置,以免脱出（图25-37）。留置导管穿刺抽液则无此顾虑。

2. 注入酒精量为囊肿的1/3～1/4容量较为理想,具体用量还应视患者的耐受程度而定。

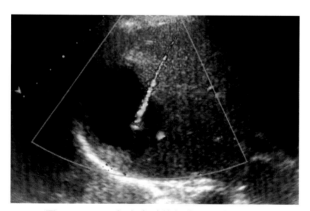

图25-37　肝包虫囊肿的超声引导穿刺治疗
注意将针尖保持在囊肿中央

3. 假性胰腺囊肿或合并感染,穿刺抽液有助于

确立诊断、除外感染和引流处理。

4. 包虫囊肿经皮穿刺消融治疗。本病处理需要特别慎重,详见本节最后专门叙述。

5. 卵巢囊肿传统采用外科治疗。穿刺酒精硬化治疗只限于较大的单纯性有症状的良性囊肿。超声引导细针穿刺有助于迅速有效地缓解症状,据称有效率高达100%。若无硬化治疗,复发率为11%～26%。穿刺后囊液宜送细胞学检查以除外恶性肿瘤。

子宫内膜异位囊肿穿刺硬化治疗时,必须选择在月经来潮后4～7天内进行。首选经阴道途径穿刺,可减少腹膜腔播散的顾虑。应将囊腔内液体尽量抽出并冲洗,以提高疗效。硬化治疗术后2个月内,囊肿可能无缩小,最初2周内反而可能增大。一般3～6个月后才会消失,6个月后不缩小者,可认为无效。

（四）并发症

超声导向穿刺肝、肾囊肿的并发症极少。对胰腺囊肿穿刺并发症也很少。Hancke等对100例共122个胰腺囊肿做了194次穿刺,只有1例在穿刺3个月后,手术发现肝、胃之间有200ml的血肿。较轻的并发症或不良反应包括感染、血尿、黄疸、腹胀、腹痛和醉酒反应等,经治疗后都不会造成严重后果。

三、包虫囊肿经皮穿刺酒精灭活治疗

早在1889年前后,学者们采用"穿刺放液术"治疗包虫囊肿。由于技术限制,遇到过敏性休克、感染等严重并发症和高死亡率,从此定下包虫囊肿禁忌穿刺的戒律。100多年来采用高风险的手术治疗。1985—1990年以来,超声引导穿刺引流即介入治疗包虫囊肿技术取得了突破性进展。经皮穿刺灭活治疗包虫病的技术不断完善。作为一种先进的微创技术,可成功地替代容易播散、复发率和并发症率高的外科手术,甚至可用于术后复发、再发的包虫病和难以手术治疗的肝脏、腹盆腔、椎管和椎管旁包虫囊肿。

（一）适应证

单纯囊肿型、多发单纯囊肿型、子囊（多房）型包虫囊肿，尤其适合于术后复发的难治性包虫囊肿。囊液浑浊、囊壁显著钙化的包虫囊肿无须囊肿穿刺灭活治疗。

（二）禁忌证

包虫囊肿破入胆道者禁用酒精灭活，改用 25% 高渗盐水灭活，效果良好。

（三）术前准备

患者皮肤穿刺点选择、消毒、铺巾、局麻等，按穿刺抽液常规进行。

器械准备包括：

1. 穿刺引流用针具准备：与一般肝囊肿穿刺相同，通常首选 21G 细针，长 15 ~ 20cm。

2. 需要特别备用可与穿刺针柄密切衔接的软管，长约 20cm（可用一段无菌静脉输液用管代替），以便迅速接上注射器负压抽吸，或注药用操作。以便允许穿刺针随患者呼吸时自由摆动，避免划破包虫囊壁和肝包膜。

3. 备用抗过敏药物：肾上腺素（adrenalin）、静脉点滴用氢化可的松，以防万一。

4. 包虫囊肿灭活剂（又称"硬化剂"）：常规选用无水乙醇。25% 高渗盐水或 20% 高渗盐水和 0.125% 冰醋酸的混合液，用于包虫囊肿合并胆道瘘者。

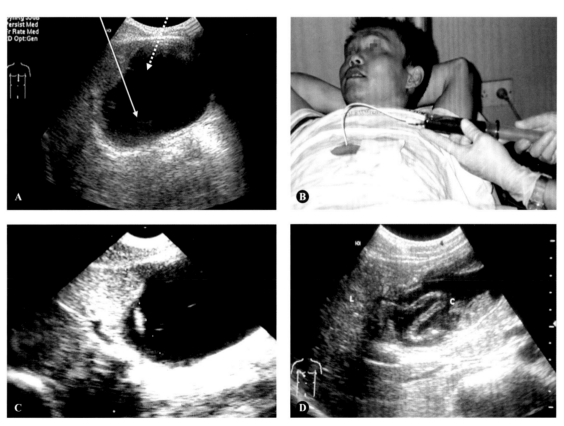

图 25-38　巨大肝包虫囊肿穿刺途径的选择及用猪尾状导管迅速抽液减压过程

A. 通常采用 21G 针，选择经腹壁和肝实质刺入囊肿（黄色箭头），禁忌经腹壁直接刺破囊壁（白色箭头）；B、C. 本例采用经肝实质肝包虫囊肿穿刺。用猪尾状导管针迅速抽液减压，抽出大量清亮液体。之后，还抽出部分囊内血性液体；D. 抽液减压后内囊破裂、塌陷

L 肝脏，C 囊肿

（四）技术要点（图 25-38）

1.严防包虫囊液外溢至腹膜腔引起过敏性休克。单纯囊肿型包虫囊肿，特别是大的囊肿，囊内压（张力）往往很高，穿刺针必须先经过正常肝组织后再刺入包虫囊肿，以策安全（图 25-38A）。

2.让患者屏住气，将穿刺针或导管针迅速刺入囊腔中央，再拔出针芯（或金属针管）后进行负压抽吸，快速减压，防止囊液沿管壁外渗。

3.严防穿刺针划破囊壁，避免囊液大量泄漏。肝包虫穿刺过程中，穿刺针难免随患者呼吸而自由摆动。让患者屏气，从容地在将有接头的塑料软管接金属针柄，再将软管接到较大的注射器进行抽吸减压。切忌将注射器硬接在金属穿刺针柄上直接抽吸，因为患者不可能长时间屏气。

4.无水乙醇硬化剂注入量为囊液抽出量的 15% ～ 50%。多子囊型包虫囊肿需要逐个穿刺子囊并抽液；囊内乙醇注入量为子囊液抽出量的 50% ～ 70%，还须在母囊腔保留 15 ～ 30ml。选用 25% 高渗盐水者，经反复冲洗囊腔后，重新注入 15 ～ 30ml 保留在囊腔。

5.多子囊型包虫囊肿更多见于成年人，需要抽吸囊液进行乙醇冲洗，还要逐一刺破子囊抽吸、冲洗，并且在囊腔内保留更多的无水乙醇或高渗盐水。

6.抽出的包虫囊液用标本瓶收集送检，查找原头蚴。

7.术后密切注意患者有无出血、皮肤过敏（荨麻疹）等并发症，必要时应及时对症处理。

我们认为，穿刺过程中，可以考虑同时静脉点滴生理盐水或葡萄糖盐水，未必需要立即静脉点滴地塞米松或氢化可的松（目的在于警惕发生严重过敏反应，但不必采取过度措施）。穿刺术后，需要口服抗包虫病药阿苯达唑 1 ～ 3 个月，用于预防囊液万一渗出可能引起的原头蚴种植转移。

包虫囊肿穿刺灭活术后，囊腔内长期存留塌陷的内囊和浑浊液体（外科术后仅有残存液体），随访观察若无变化而且无临床症状，可以不加干预。

如遇包虫囊肿合并感染，必要时置管引流，我们一例经验证明，按脓肿处理或酒精冲洗非常有效。

（五）临床评价

包虫病手术治疗并发症率高达 14.9% ～ 25.8%，手术死亡率 1.2% ～ 4%，复发率高达 12%，而且复发后很难再手术。经皮穿刺酒精灭活治疗包虫囊肿，是一项重大的技术革新。据宋书邦（2004）总结 1995 年以来国内外文献报道 1611 例统计，有效率几乎为 100%。穿刺死亡率为 0，复发率为 1.23%，远低于手术死亡率和复发率（分别为 1.2% ～ 4% 和 3.4% ～ 12%）。

过敏性休克是包虫囊肿穿刺的严重并发症。宋书邦综合分析国内外 2108 例资料，发生严重过敏性休克 6 例（发生率为 0.28%），无死亡病例报告。值得指出，尽管过敏性休克发生率并不高，但有可能致命。已知以往确有个例在不正规穿刺操作过程中突然发生过敏性休克，来不及抢救即已死亡（未见报道）。我们认为，只要提高警惕，采用严格的、正规的包虫囊肿穿刺技术和非常周密的防范措施，是完全应当，而且可以避免发生过敏性休克的。

目前，包虫囊肿穿刺并发症、副作用一般很轻，发生率为 0 ～ 19%。常见为低热、荨麻疹、皮肤瘙痒。经对症处理后，一般在 48 小时内消失。少见有腹痛、穿刺后囊腔感染、一过性晕厥等。

包虫囊肿穿刺治疗的局限性：多子囊型包虫囊肿尤其是伴有较多实性成分的患者，一次穿刺治愈困难，可能需要多次，而且费时、费事。新近国外报道，超声引导射频消融治疗对于此类肝包虫病患者可以收到很好的效果，值得进一步研究。

上述包虫囊肿属于最多见的细粒棘球蚴病，占 95% 以上。关于少见的泡型棘球蚴病的酒精灭活治疗，也是有效的，但需要多次注射治疗，限于篇幅，在此从略。

（张　武　王金锐）

第六节 胸部含液病变的超声引导穿刺引流

超声检查能够敏感地检测游离胸膜腔积液（积脓），结合 X 线胸片便于诊断包裹性积液和肺脓肿。超声有助于明确诊断 X 线胸片大片阴影而难以鉴别的大片肺实变、胸膜肥厚和合并胸腔积液。超声引导诊断性穿刺抽液，有助于对胸水的性质鉴别，超声引导穿刺置管引流准确、有效，在胸部含液病变包括肺脓肿治疗方面也有很高的临床实用价值。

（一）适应证

1. 胸膜腔积液（积脓）超声定位，指导诊断性穿刺抽液，鉴别胸水的性质。

2. 胸膜腔积液（积脓）、脓胸及肺脓肿超声定位，指导穿刺抽液、置管引流。

3. 癌性胸膜腔积液，穿刺抽液、注入抗癌药物治疗。

（二）禁忌证

临床根据胸部 X 线拟诊胸膜腔积液而超声未能证实者，例如大叶性肺炎（肺实变），或合并极少量积液；胸膜增厚为主的少量包裹性积液（不易抽出液体）；叶间包裹性积液，经体表超声检查和定位有困难者。此外，剧烈咳嗽很难控制者。

（三）针具、器械准备

普通胸腔穿刺包，内含常规胸腔穿刺针（接一段橡皮管）。

最好有胸腔穿刺用导管针一副备用。（注：侧孔针和导管，多孔导管针属于重要而又简单的革新针具。进口针具比较昂贵，容易做到自行制备）

（四）操作步骤方法

1. 体位　穿刺时患者可采用坐位（骑跨在坐椅上，面朝椅背），半坐位或侧卧位。穿刺时所用的体位，必须与超声定位扫查（下述）所用体位完全相同。

2. 结合 X 线胸片或 CT 片进行超声检查，明确重点检查部位：少量游离积液位于胸部外侧膈肋角；

多量和大量积液位于患侧背部、腋下和肺底部；包裹性积液可能位于肩胛间区、腋下、某个前肋间或后肋间（叶间包裹积液），个别位于肺尖部（需要在锁骨上窝扫查）。

可用防水色笔形象地标出积液范围，探测并记录液层的深度和厚度，操作者应对积液在胸部的分布有一个三维的概念。

3. 进一步确定最佳穿刺点，并且用防水色笔做皮肤标记。穿刺点应避开邻近的重要器官，特别是心脏和大血管。

4. 常规皮肤消毒、铺巾，穿刺部位用 1% 利多卡因局部麻醉（皮肤、肋间肌直至胸膜壁层）。

5. 穿刺方法

（1）普通穿刺法：诊断性穿刺抽液时首选此法。用普通胸腔穿刺针（针柄接一段橡皮管），进针前夹闭橡皮管。进针时，应沿肋骨上缘刺入，避免刺破肋间血管。

（2）导管针穿刺法：置管引流首选此方法。导管针的粗细取决于抽出液的性质和黏稠度。导管针穿刺置管的操作步骤方法，请参见示意图 25-6。

此法抽液优点很多，安全、方便、高效，不易发生穿刺针孔阻塞。而且，一旦导管充分固定在胸壁后，有利于患者变换体位姿势，采取半卧位放松、休息，可长时间缓慢地、安全地抽液，而且无须限制患者咳嗽和深呼吸（图 25-39）。

（五）注意事项

1. 穿刺点超声定位：多量游离积液抽液引流时，背部穿刺点常选择肩胛线或腋后线上的第 7、8 肋间，选点不宜过低（不宜靠近膈肋窦），因为多量抽液后膈肌抬高，膈肋窦闭合。采用多孔导管针穿刺置管引流，可以收到满意的效果。

2. 穿刺针达到胸膜壁层以后宜缓慢前进，使针尖经常保持在液层中央进行抽吸，以防穿刺针损伤肺组织。少量游离性积液时，胸水积聚在肋膈窦，如果决定穿刺抽液，必须十分慎重。注意勿误伤膈肌与肝、脾等脏器。

3. 抽出大量液体后应及时插入针芯，或夹闭橡皮接管，以防空气进入胸腔。

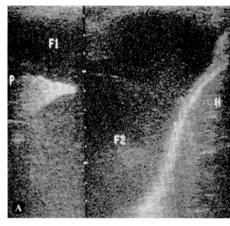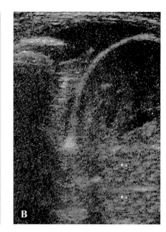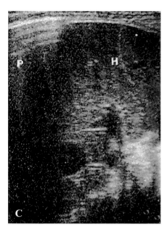

图 25-39　男 22 岁，急性结核性胸膜炎，左侧大量胸水；X 线胸片：右胸部大片致密阴影，
气管左移

A. 大量胸腔积液声像图，合并肺底积液（渗出性）；B. 用自制带侧孔的细导管针穿刺，在 3 ～ 4 小时内分次顺利抽出 1600m 后的声像图；C. 继续抽吸 350ml 后声像图，使胸水基本上"抽尽"。患者经过正规抗结核联合泼尼松口服治疗 1 个月复查，超声、X 线胸片完全正常

F1 代表肺前积液，F2 代表肺底积液，P 肺脏，H 肝脏

4. 肺脓肿或脓胸在抽出脓液后，立即送细菌培养。尽可能抽净脓液，用生理盐水反复冲洗抽吸，然后注入 2% 甲硝唑溶液。穿刺抽脓、冲洗注药宜一次完成。为保持引流通畅，置管引流时，引流管置于脓液的低位水平。

5. 急性渗出性胸膜炎合并大量积液，宜采用积极抽液并配合抗结核和泼尼松治疗（注：此为北京结核病研究所 50 多年来积累的宝贵经验）。可采用较细的多孔导管针穿刺，拔出针芯、留置导管后抽吸引流，首次抽＜ 700ml，以后每日抽液＜ 1000ml，将导管充分固定在胸壁皮肤上，用无菌纱布局部遮盖。可让患者改成舒适的半卧体位，休息片刻至半

小时，鼓励患者补充奶、茶等饮品，再重复或连续抽吸，直至胸水基本上抽尽。如果患者出现疼痛，可每半小时在穿刺部位补充局部麻醉，争取做到患者完全无痛。

6. 癌性胸水可根据患者健康条件进行抽吸，抽吸后还可注药治疗（图 25-40）。

（六）临床意义

大量胸水患者的 X 线片常因大片致密阴影，难以确定其内部结构。超声可以分别观察胸膜、胸水、肺不张的形态及其内的肿块，提供确切的解剖和病变资料。超声检测少量胸水极为敏感，超声引导诊

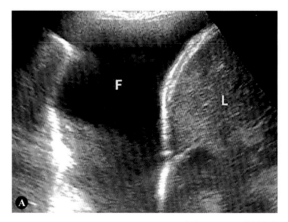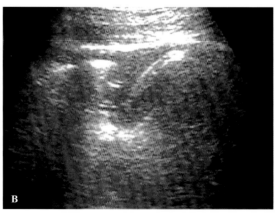

图 25-40　恶性胸腔积液超声引导治疗

A. 治疗前大量胸水声像图（F），L 肝脏；B. 胸腔内注射博莱霉素治疗 2 周后声像图

断性穿刺抽液检查，可进一步明确积液性质，并进行细胞学检查；超声引导经皮穿刺置管引流治疗结核性渗出性胸膜炎、脓胸或肺脓肿，技术先进，较其他方法简便、安全、创伤小，而且可望收到满意的治疗效果，值得普遍推广。

（张　武　王金锐）

第七节　经皮经肝胆管穿刺造影和经皮经肝置管胆汁引流

1976 年，1979 年，Makuuchi 等先后报道超声引导经皮经肝胆管造影（percutaneous transhepatic cholangiography，简称 PTC）和经皮经肝置管胆汁引流术（percutaneous transhepatic bile drainage，简称 PTBD）。学者们认为，实时超声引导 PTC 和 PTBD 能够显著提高穿刺的准确性与成功率。从此，这一新技术很快在临床广泛地应用，结束了以往多年来进行盲目或半盲目地进行肝内胆管穿刺 X 线造影或引流的历史。

一、超声引导经皮经肝胆管穿刺造影（PTC）

（一）适应证

1. 梗阻性黄疸梗阻部位和梗阻原因经 MRCP 等影像检查仍不能明确诊断者。

2. 肠道手术后无法施行 ERCP 或 ERCP 失败者。

（二）禁忌证

对碘造影剂过敏，严重出血倾向，大量腹水，肝肾功能衰竭。此外，高热怀疑脓毒血症者，宜首先 PTCD 进行胆管引流以缓解中毒症状，不可立即施行胆道造影术。

（三）注意事项

肝内胆管宽度宜在 4 mm 以上，小于 4mm 或不扩张，超声引导穿刺的成功率很低。

（四）术前准备

1. 患者做碘过敏试验　查出凝血时间及血小板计数；穿刺当天早晨禁食。

2. 物品准备　穿刺包的准备和消毒；穿刺探头及电缆的消毒；其他如造影剂（60% 泛影葡胺）的准备等。目前倾向于用细针，即 20 ~ 23G，以 22G 针最为常用。引导针采用 18G 粗针。

（五）操作方法

原则上宜选择扩张最显著、靠近腹壁的肝内胆管分支穿刺做 PTC，以左外下支为宜，其优点是仰卧位时该胆管位置最高，造影剂比重较胆汁大，依重力自然充盈右肝胆管分支及整个胆道系统。该支位于剑突下区，不受肋骨遮掩的影响，超声引导穿刺非常方便。若左外支扩张不明显，可选左支主干或右前下支，效果亦较好。梗阻位置较高，左右肝管不相通或肝内多发结石者，造影剂注入后仅一侧或局部胆管显影，则应根据需要另外选择，力求左右各级肝胆管造影满意。

患者常规取仰卧位。用普通探头扫查，选择穿刺的胆管支，确定皮肤进针点。常规消毒铺巾，换上消毒的穿刺探头，安装导向器。皮肤涂消毒耦合剂，用穿刺探头再次确定胆管穿刺点。左手持探头，调整位置和角度，使荧光屏上的穿刺引导线正好穿过选定的胆管穿刺点。局麻后，用 18G 引导针自导向器插入腹壁至腹膜前停针。再将 22G 穿刺针经引导针穿刺，荧光屏上可见针尖强回声点沿着引导线推进，触及胆管前壁时可见向下的压迹，稍加压即有突破感，此时可见针尖位于胆管内。拔出针芯有胆汁溢出或用注射器抽吸见到胆汁即穿刺成功。

抽出的胆汁，一部分送细菌培养，一部分做细胞学检查。抽出一定量胆汁后换注射器缓缓注入稀释为 20% ~ 30% 的造影剂，避免混入气体。造影剂的量，视胆管扩张程度而定。为了避免感染，造影剂内可加入抗生素。在 X 线下观察胆管系统及病变情况，显影满意后拍片并拔针。

（六）注意事项

1. 为了安全，必须采用细针而不用粗针。既往用粗针做 PTC 其并发症发生率为 5%～12%，其中包括腹腔出血、胆汁渗漏、胆汁性腹膜炎。胆系感染可导致败血症、中毒性休克等严重并发症，术前、术中无菌措施和给予抗生素十分必要。

2. 超声和 CT 等影像监视下可以直接用导管针穿刺胆管置管引流。对于阻塞性黄疸尤其是梗阻较严重的病例，原则上首先进行胆管穿刺置管引流，再从容地进行造影检查，以便减少胆汁渗漏和败血症的发生，又能获得较清晰的图像，满足诊断。

3. 术后处理 ①卧床休息，严密观察血压、脉搏、体温及腹部情况。②静滴抗生素及维生素 K 等药物。③有留置引流管者，应充分固定，并保持引流通畅。

（七）临床意义

超声引导细针穿刺造影对胆管扩张的成功率接近 100%。胆道造影能全面清晰地显示胆道系统的病理改变，尤其对胆石症、胆、胰、壶腹部恶性肿瘤以及胆管的良性狭窄等诊断率较高，达 90% 左右。应用超声引导使 PTC 技术操作更顺利、更准确。超声引导还可减少 X 线照射。然而，对于胆管不扩张的病例还须在 X 线下进行。

二、超声引导经皮经肝置管胆汁引流（PTBD）

（一）适应证与禁忌证

作为严重胆道梗阻、合并感染患者的抢救措施，或晚期癌肿的姑息疗法，其中包括：

1. 重度阻塞性黄疸，由于胆管梗阻导致胆汁淤积不宜手术或不能手术者，例如：不能切除的胆管癌、胰头癌、壶腹癌、肝门部肿瘤，胆石症合并梗阻。

2. 严重的化脓性胆管炎，需要紧急胆道减压者。

相对禁忌证：严重出血倾向，大量腹水，肝内多发转移癌作为相对禁忌证。

（二）注意事项

梗阻性黄疸肝内胆管宽度宜在 6 mm 以上。

（三）术前准备

禁食 6 小时，术前给维生素 K。为预防感染，给予抗生素。术前半小时给予镇静剂和镇痛剂。常规超声检查以明确梗阻部位、胆管扩张程度和病变情况，作为制定方案的依据。通常需要在 X 线透视室进行。

针具准备：根据所用 Seldinger 插管法或导管针法而有不同。以 Seldinger 插管法为例：

1. 穿刺针 17G 或 18G，长 20cm，针尖呈斜面，带针芯。

2. 导丝 前端呈 J 形弯曲，直径 0.9mm，长 80cm。

3. 特氟隆扩张管 长 20cm，6～8F。

4. 聚乙烯引流管 7～8F，前端呈猪尾状，有侧孔。

（四）操作方法

1. 穿刺部位 选择穿刺胆管的首要条件：扩张显著并有一定长度，或与肝门有一定距离，便于可靠地置管。该支胆管应能清晰地显示，穿刺途径中无肋骨障碍，也不致损伤胸腔内结构。超声导向穿刺的选择最佳肝内胆管一是左支，二是右后支，具体应根据胆管扩张情况、病情需要和操作者的经验而定。

2. 步骤方法 患者取仰卧位，常规消毒铺巾，换上无菌穿刺探头，再次复核欲穿刺的胆管支及皮肤进针点。局麻后，用小尖刀在皮肤进针点戳深达肌层的小口，将 PTBD 穿刺针放入孔内，调整探头，使穿刺引导线通过欲穿刺的胆管穿刺点。让患者在平静呼吸状态下暂停呼吸，迅速将针刺入肝内，当针尖到达胆管壁时，可见其下凹，稍用力推针即有突破感。此时，荧光屏上可见针尖在胆管内，拔出针芯往往有胆汁流出。将针尖斜面转向肝门。在助手协助下将导丝经穿刺针插入，抵达梗阻部位后，右手固定导丝左手拔出穿刺针。再将扩张管沿导丝推进扩张通道，最后将引流管自导丝插入胆管内。置管后，若引流管的位置不满意或引流不畅，应注入造影剂在 X 线透视下观察引流管与胆道的位置关系，必要时再插入导丝调整。（图 25-41）

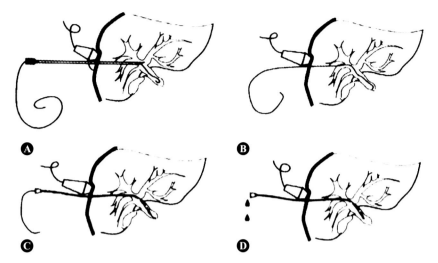

图 25-41　超声引导 Seldinger 插管法 PTCD 引流操作步骤示意图

A. 胆管穿刺成功后插入导丝；B. 深入并留置导丝，退出穿刺针；C. 循导丝扩张穿刺路径并插入引流管；D. 撤出导丝，留置引流管

（五）技术注意事项

1. 扫查选择能容易显示靶胆管，并距皮肤较近的穿刺点；

2. 穿刺针与胆管长轴的夹角要适当，一般在 60°～70°为宜。

3. 切勿选择近肝门部的肝外胆管，包括左、右肝管或肝总管。因为这些大的胆管穿刺后很容易发生严重的胆漏并发症。

4. 确认穿刺针进入胆管后，充分抽吸减压，而后在透视下缓慢注入 25%～30% 泛影葡胺 10～30ml，直到胆管充分显影才摄 X 线片。若患者在造影过程中感到上腹部有压迫感或疼痛，应停止注入造影剂。造影结束后，将造影剂抽出，并注入适量广谱抗生素，以防感染。

5. 上述使用 Seldinger 插管容易实现外引流。如果需要置管引流，则需选用硬头导丝向阻塞部位试插。若导丝能通过阻塞部位，则将有多个侧孔的导管沿导丝插入病灶部位以下或是进入十二指肠。如果导管不能通过梗阻段，则将其保留于胆管内，待外引流 2～3 天后再行试插，常能成功。引流管的插管和定位需要在 X 线监视下完成。

（六）术后注意事项

卧床休息 24 小时，每两小时观察血压和脉搏一次。注意引流胆汁中的血液量。严密观察有无腹膜刺激征等术后并发症。肌内注射抗生素和维生素 K 2～3 天。记录胆汁引流量，引流量突然减少或外引流量低于 100ml/24 小时，说明有堵塞，应 X 线造影了解导管堵塞原因。

（七）临床意义

PTBD 是有一定创伤的介入性操作，许多患者在危重情况下接受这一抢救手术，存在一些严重并发症和死亡危险。据 Classen 等统计的 2471 例中，主要并发症是：胆汁漏、胆汁性腹膜炎、败血症、胆管出血、腹腔出血、膈下脓肿等，总计发生率为 7.4%；死亡率 1.4%。以上病例，绝大多数是在 X 线引导下行 PTBD。

超声引导 PTBD 穿刺准确，对扩张的胆管可一次引流成功，误伤血管和肝外胆管的可能性很小，并发症率远较 X 线引导为低（据 Classen 等报告，分别为 12% 和 3.1%）。

三、超声引导胆囊造瘘术

超声引导胆囊造瘘术（percutaneous transhepatic gallbladder drainage，PTGD）主要用于急性重症胆囊炎而手术风险很高的危重患者、糖尿病和老年体弱患者，合并心、肺、肝、肾等严重疾病无法耐受胆囊手术的患者。此外，还适合妊娠期急性胆囊炎不宜立即接受胆囊切除手术者。此技术广泛适合于有结石的和无结石的胆囊炎，甚至是合并梗阻的化脓性胆管炎患者。超声引导 PTGD 可用一次性猪尾导管法或 Seldinger 插管法。此技术的关键和安全要点：选择胆囊近端 1/3 处经过胆囊床穿刺，需要一次穿刺引流成功，严防胆瘘并发症和急性腹膜炎。否则，意味着 PTGD 失败，需要紧急手术处理！（图 25-42，图 25-43）。

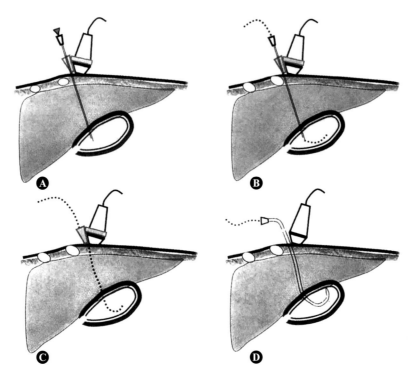

图 25-42　超声引导 PTGD 操作步骤示意图

A. 超声引导下经肝穿刺胆囊；B. 穿刺成功后，经穿刺针置入导丝，退出穿刺针；C. 循导丝扩张穿刺路径并置入引流管；D. 撤出导丝，留置引流管（引自：刘吉斌，现代介入性超声诊断与治疗，2004）

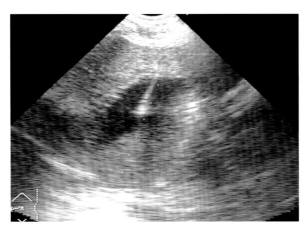

图 25-43　超声引导胆囊造瘘，穿刺针经过肝脏刺入胆囊腔

超声引导 PTGD 是一种重要的微创技术，成熟的应急技术。超声引导 PTGD 的成功率高达 98% 以上，而且在患者危重病情缓解后，还可择期通过胆囊造瘘采用内镜取石。因此，具有重要的临床意义和实际应用价值。有关 PTGB 详细技术操作、注意事项、并发症及其处理，限于篇幅，在此从略。

第八节 超声引导经皮肾盂穿刺与置管引流

一、经皮肾盂穿刺尿路造影

肾盂穿刺造影也称顺行尿路造影（antegrade urography），对于某些泌尿系疾病具有重要诊断价值，常用于决定上尿路梗阻原因包括先天性或后天性病因。经皮肾盂穿刺尿路造影尤其适用于静脉尿路造影（IVP）失败或造影不满意者。超声引导经皮肾盂穿刺造影高度准确，损伤小，早已用来替代X线引导这一比较盲目的方法。值得指出，经皮肾盂穿刺尿路造影仍属于有创、有电离辐射的检查，采用无损伤、无放射性、无须造影剂的磁共振尿路成像（MRU）常可替代经皮肾盂穿刺造影技术，多层螺旋CT结合三维重建也更有助于明确泌尿系疾病的病因诊断。

二、超声引导经皮肾盂穿刺置管引流

也可称为经皮肾造瘘术（percutaneous nephrostomy）。它是诊断和治疗尿路和某些肾脏疾病的常用方法，主要适用于：①急性严重上尿路梗阻造成尿闭，可作为一种有效的应急措施。②重度肾积水或合并感染、肾脓肿，暂时不宜肾切除术，急需减压、引流、冲洗和药物治疗控制感染。穿刺液可供常规和细菌学检查。③输尿管被误扎，在重建以前需要

解除肾积水以保护肾功能。④输尿管损伤合并尿外渗，需要临时性肾造瘘。此外，泌尿外科经皮肾造瘘尚有其他用途，例如：上尿路梗阻尿流改道治疗。⑤超声引导肾盂镜检查，用于肾盂或输尿管取石、碎石、肿瘤化疗等。

（一）经皮肾盂穿刺抽吸与置管引流方法

1.一期法 常用比较简便的导管针方法（当然也可用 Seldinger 法）。急性尿路梗阻可采用较细的导管针，参见图25-44；如果为脓肿穿刺引流，可用 18G 或更粗的长穿刺针，外套与之相配的多孔硬导管。最好用猪尾导管代替，其长度根据具体需要而定。先用尖头手术刀刺破穿刺点皮肤，在超声导向下将细针刺入扩张的肾盂，拔出针芯后，若有液体流出，保持穿刺针不动，向肾盂推入多孔导管。当多孔导管深入肾盂后，拔出穿刺针。充分固定引流导管，严防脱出。

2.二期法 需要二次完成肾造瘘术。主要用于难度大的复杂操作如取石等，需要在X线透视配合下，由专科医生完成，在此从略。

（二）并发症

超声引导经皮肾盂穿刺与置管引流的并发症比X线监视显著减少，如果采用细针或较细的导管针，并发症发生率则更低。可能发生并需要临床处理的并发症有：①出血；②肾周围血肿；③感染与毒血症（肾脓肿穿刺约2%发生）；④肾盂穿孔、尿外渗等。

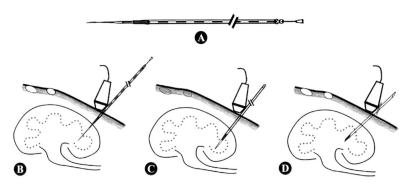
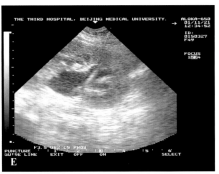

图25-44 MEC肾造瘘方法示意图

A.MEC肾造瘘管；B.22 G长针刺入靶肾盏；C.再将19 G硬套管推入肾盏；D.最后将塑料鞘推入肾盏，并拔出硬套管和22 G穿刺针；E.超声引导经皮肾盂穿刺置管引流声像图

（王金锐）

第九节 超声引导放射性粒子植入治疗前列腺癌

肿瘤的放射性粒子植入疗法，也称近距离放疗。其原理是：将放射性同位素粒子如 ^{125}I 植入肿瘤或有瘤细胞侵犯的器官内，利用 ^{125}I 低能量的 γ 射线近距离照射，破坏肿瘤细胞的 DNA，对肿瘤组织进行最大限度杀伤；由于其 γ 射线的组织半价层为 1.7cm，而半衰期却长达 59.4 天，对相邻的正常器官组织无损伤或只有微小损伤，故比远距离的体外放疗更为有效和可靠。

1983 年 Holm 等对放射性粒子 ^{125}I 治疗前列腺癌方法进行了技术改进，建立了经直肠超声引导通过会阴穿刺将放射粒子植入前列腺的新方法。这种微创技术，确保放射性粒子在前列腺范围内呈均匀的三维分布，使前列腺癌放疗效果显著提高，术后并发症率降低。随着计算机治疗计划系统的开发运用，这一技术日趋成熟，30 多年来得到临床泌尿外科的广泛应用，其疗效可与前列腺癌根治手术媲美

（图 25-45）。北京大学第三医院 2001 年在国内首先开展并推广放射性粒子植入治疗前列腺癌技术，如今已经积累了 421 例丰富的经验，并在国内居于领先地位。

（一）适应证

早期前列腺癌可选择手术和粒子植入。粒子手术相对安全、并发症少，中晚期也可以，但要配合内分泌治疗，要结合患者和医院具体情况选择。

1. 单纯放射性粒子植入，适合于前列腺癌 T1 ~ T2a 期，Gleason2 ~ 6 级，PSA < 10ng/ml。

2. 放射性粒子植入配合外放疗，适合于前列腺癌 T2b ~ T2c 期，Gleason8 ~ 10 级，PSA > 20ng/ml；前列腺活检多点或双侧阳性，或 MRI 提示包膜侵犯。

3. 放射性粒子植入联合内分泌治疗或外放疗。特别适合于许多不愿接受手术的较早期前列腺癌患者。

（二）禁忌证

预期寿命不足 5 年，或已有远处癌转移。

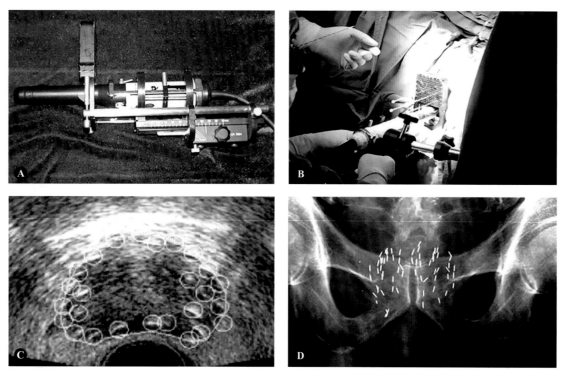

图 25-45 超声导向放射性粒子（^{125}I）植入治疗前列腺癌
A. 装有经直肠探头的步进器装置；B. 按治疗计划植入 ^{125}I 粒子；C. 声像图显示植入的放射性粒子在前列腺内均匀分布；D. X 线平片显示的粒子，也可用 CT 显示粒子的空间分布

（三）临床意义

随着前列腺特异性抗原 PSA 广泛应用于前列腺癌筛查，越来越多的早期癌被发现。粒子植入作为局限性前列腺癌非常有效的非手术治疗方法，可用于避免比较大的手术创伤以及术后并发症、肿瘤播散和转移，以及减少后遗症阳痿发生率。

超声引导的临床应用前景广阔。这一技术推广及成功应用的关键在于，泌尿外科、超声诊断科和肿瘤放疗科、核医学科（需要精确计算放射剂量的物理师）多科专业技术人员的紧密协作与配合。

（张　武　冉维强）

第十节　乳房介入性超声应用

一、乳房肿物组织学活检

乳腺影像学检查包括乳腺 X 线钼靶摄影、超声、CT 和 MR。它们都有各自的优势与一定的局限性。临床实际应用证明，乳腺钼靶摄影和超声的优势互补，二者是最好的"黄金组合"。用钼靶摄影进行乳腺癌普查经常发现乳腺异常病变，有必要进一步明确病变性质包括组织学活检。乳腺超声检查有助于鉴别囊性和实性以及初步判断良性与恶性，而且可以减少许多不必要的组织学活检。尽管如此，声像图是非特异性的，良性病变如乳腺结节性增生、瘢痕、少数良性肿瘤等与恶性结节表现之间存在许多交叉，仍然有赖于组织学活检。影像学检查中特别是超声引导穿刺活检，成为首选的方法。它比 X 线立体定位、MRI 引导穿刺活检简便、经济，易于普及。

以往学者们主张超声引导细针穿刺活检。尽管操作简便、无须麻醉，但是由于活检取材量不足，检查的可靠性差。多年来 20～21G 细针活检只用于乳腺囊肿、脓肿穿刺抽吸诊断与治疗，基本上不再用于乳房实性肿物穿刺活检。下面，我们重点介绍乳腺肿物的粗针组织学活检。

（一）术前准备

复习影像学资料，尤其是超声检查结果，利用高频探头选择穿刺点，用防水色笔做好皮肤标记。注意进针方向，尽可能使穿刺针与胸壁接近平行。备用无菌自动活检装置和 16G 或更粗的活检针以充分满足病理检查需要。

（二）操作步骤、方法

常规皮肤消毒、铺巾，穿刺部位 1% 利多卡因局部麻醉。通过引导装置在超声监视下进针，直至肿物边缘，按动扳机自动切割取材。（注：超声引导徒手操作穿刺方法参见图 25-8）将标本置于 10% Formalin 溶液中固定。一般 16G 针重复穿刺取材共 2～3 次，具体取决于病变的大小。穿刺完毕，用创可贴或纱布覆盖，局部加压 5～10 分钟以防出血。

（三）注意事项

1. 详细记录穿刺肿物的部位，如乳腺左/右侧，位于几点钟处，距离乳头几厘米。

2. 重复穿刺前，必须将穿刺针用酒精彻底擦净、消毒。

3. 并发症　一般轻微，如疼痛、皮下瘀血、小量出血。

（四）临床评价

国内外学者们一致认为，超声引导经皮乳腺肿物粗针活检是一种经济实用、准确可靠、无放射性辐射的方法，而且可以用来替代手术活检。Parker 等（1993）报告 14G 粗针活检 181 个肿物中，49 个经手术切除，符合率高达 100%。未手术的 132 例良性肿物经过随访未发现恶性肿瘤表现。

北京大学第三医院自 1991 年开展超声引导自动活检研究以来，将 18G 针作为乳腺肿物活检的常规方法。根据 160 例统计（2001 年），平均每例穿刺 2.6 次，取材成功率高达 98.8%，仅 1 例失败。资料表明，采用相对较细的 18G 活检针，可以获得很好的诊断效果，而且没有发生局部血肿等明显的并发症。如果超声诊断医师技术熟练，可以选用超声引导"无约束操作方法"（free hand）。

目前尚无乳腺肿物超声引导粗针活检假阴性的报道，与文献资料乳腺 X 线立体定位引导（假阴性率 2.8%）和手术切除活检（漏诊率 2%）相比，超声引导粗针组织学活检技术值得信赖和推广。

超声引导乳房肿物活检还存在一定的局限性，如假阴性率。主要是乳癌的超声诊断的敏感性的限制。例如，对体积过小、多中心性、双侧性的肿物诊断远不及 MR（高达 96%，Skaane，1998），对微钙化也不够敏感。因此，有学者宁可采用 14 ～ 16G 粗针活检。

二、乳腺小肿物的术前定位

现代超声易于发现触诊不清的乳腺微小肿物。触诊不清的乳腺微小肿瘤手术切除常有困难，术前需要超声协助定位。术前超声定位方法比 X 线立体定位等方法简便、准确、可靠，可根据具体需要和条件加以选择应用。定位的方法包括：

1. 简单的防水色笔皮肤标记；

2. 在病灶周围注射亚甲蓝（注射后易弥散）或碳粒（注射后不易弥散）；

3. 超声引导经皮穿刺，插入特制的金属定位针（"∠"形细针）（图 25-46）。

此外，尚有手术中超声定位。

三、经皮乳腺良性肿物旋切术

采用麦默通（Mammotome）乳腺旋切系统，旋切乳腺良性肿物，是微创治疗乳腺良性纤维腺瘤和结节型乳腺增生的新方法。麦默通旋切在超声引导下，具有操作简单、定位准确、切除完全的优点，而且术后穿刺孔愈合快，不留手术瘢痕。

本方法适用于直径< 3cm 的良性乳腺肿物，尤其适合于多发性、双侧性和再发性纤维腺瘤或增生性结节。

方法：麦默通旋切系统主要由旋切刀（13G 或 14G）、真空抽吸泵、控制器组成。采用高频探头引导切割。局部麻醉后，从瘤体的底部插入旋切刀，以避免旋切刀遮挡肿瘤的显示。然后利用负压抽吸将病灶组织吸附于旋切刀的凹槽内，并将其切下、

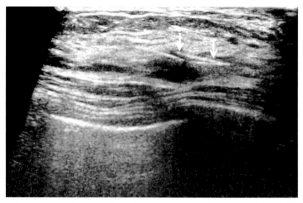

图 25-46　患者 36 岁，双乳结节。右乳结节超声检查提示 BIRADS 5 类，拟行右乳癌根治术。术前，行右乳结节定位针置入定位，声像图显示定位针（↓）刺入结节远端，回拉后勾住结节。术后证实，双乳结节均为浸润性导管癌

吸出。通过调整切割方位，自后向前逐层旋切肿瘤（图 25-47），直至超声显示无病灶残留，达到手术切除效果。受凹槽长度限制，肿物长径一般应小于 3cm。

（王金锐　陈　文）

第十一节　超声引导下注射凝血酶栓塞治疗假性动脉瘤

对假性动脉瘤，传统方法是瘤体加压包扎或外科手术。从 1997 年起，开始采用超声引导下注射凝血酶栓塞治疗，成功率高达 94% ～ 100%，而并发症发生率低于 2%。

彩色多普勒超声引导下避开假性动脉瘤颈部、股动脉、静脉及邻近的其他分支血管，由助手用手指对假性动脉瘤近心端动脉加压，以减少或阻断进出假性动脉瘤内的血流，而后，用 22 ～ 24G 细针迅速穿刺瘤体。当针尖进入瘤腔内时，向瘤腔内缓慢注入凝血酶 50 ～ 70u（约 0.5ml）。注射完 5 ～ 10s 后，即可松开近段加压的动脉，观察瘤腔内血栓形成情况，若声像图显示不均质低回声，彩色信号消失（图 25-48），即可拔针。若瘤腔内仍有彩色血流信号，重复注射一次，直至血栓形成。但凝血酶的总量应< 500u，若用量达 500u 仍未形成血栓，则治疗失败。

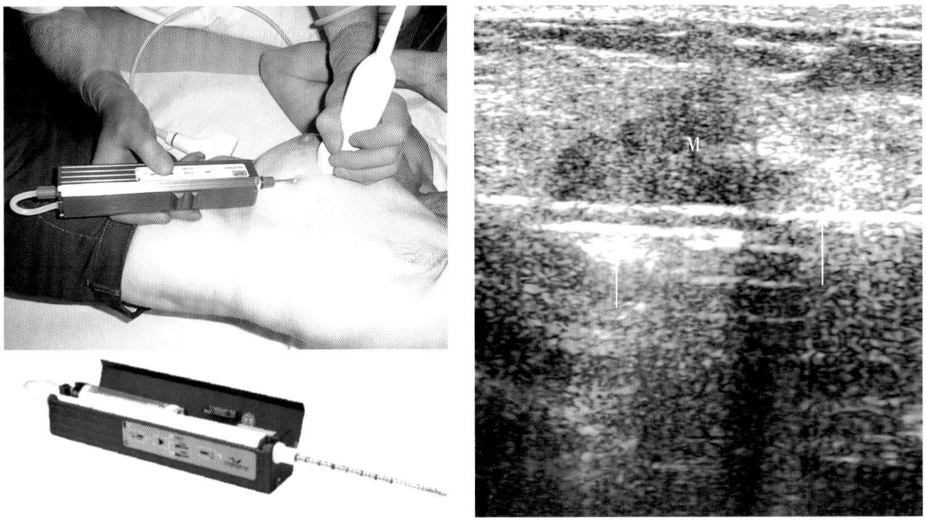

图 25-47　超声引导经皮负压抽吸乳腺良性肿物切除

M：肿瘤；箭头：切割针

术后平卧休息 10 分钟后，复查瘤内血栓，并检查远端血管是否通畅，若无异常，则可返回病房，术后将患肢伸直，平卧 6 小时。嘱咐患者定期检查股动脉及足背动脉搏动情况。术后第一、第三日行彩色多普勒超声复查。

与局部加压疗法相比，栓塞治疗操作时间很短，患者容易耐受，成功率很高，复发率极低。可能发生的并发症有远端动脉栓塞和凝血酶免疫反应，但是发生率很低。

第十二节　术中超声

术中超声（intraoperative ultrasound）在手术过程中，灰阶和彩色超声检查无须通过胸腹壁或颅骨，可借助于更高频率探头贴近内脏或颅脑（硬膜外）进行扫查，进一步提高图像分辨力，显著提高检出微小病变的敏感性，消除常规超声检查难以避免的“死角”。术中超声用于肝脏扫查，能够比其他影像技术（常规超声、CT、MRI、CT 动脉造影）多发现 7% ～ 35% 的病灶。

术中超声可在以下几个方面发挥重要作用：①进一步明确诊断；对病灶大小、范围精确定位，确定它与邻近的血管解剖关系，借助超声进一步明确手术范围，为手术方案提供依据。②常比常规超声发现更多的肿瘤病灶（7% ～ 13%）和血管侵犯。③若发现术前常规超声等影像技术未能发现的转移性肿瘤病变，或发现肿瘤有邻近血管、其他重要组织侵犯，可能改变治疗方针，或决定联合采用其他物理或化学消融治疗——术中无水乙醇注射、冷冻消融、热消融治疗。④引导术中穿刺活检、抽吸、注药和插管等。⑤手术结束前超声扫查 / 超声造影，确认手术效果。

（一）术中超声探头

用 7.5MHz、10MHz 或更高频率，可根据手术野的大小和目的选择不同的术中高频率探头（图 25-49A、B、C），在无术中专用探头的条件下，也可试用普通高频探头。探头必须经过消毒并用无菌套隔离。

术中超声通常由手术者完成。在术者未掌握超声检查技术的情况下，由超声科医师完成，但要让术者充分理解声像图检查所见。

（二）扫查方法

依目标的部位而定，可以直接在脏器表面直接扫查，也可在术野局部灌注生理盐水后做间接扫查。对某个脏器首先进行全面的灰阶超声检查，然后用CDFI进一步补充检查。

术中超声能够发现术前难以发现的微小病灶，或难以触摸到的病灶。已证明，在颅脑（可硬膜外扫查脑肿瘤、脑脓肿），肝脏（原发癌、转移瘤），胆道系统（肝内外胆管结石，胆囊癌的浸润深度及其精确分期），胰腺肿物特别是胰岛细胞瘤等方面，具有重要的临床应用价值（图25−50A、B）。

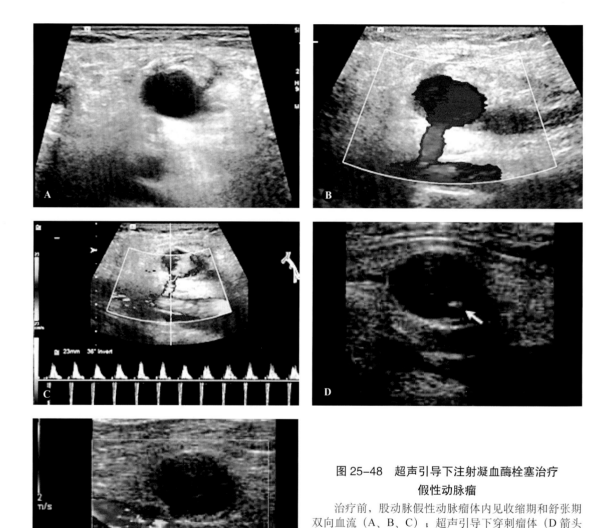

图 25−48　超声引导下注射凝血酶栓塞治疗假性动脉瘤

治疗前，股动脉假性动脉瘤体内见收缩期和舒张期双向血流（A、B、C）；超声引导下穿刺瘤体（D箭头处为针尖）并注入凝血酶50u后1分钟，瘤体被血栓完全封闭（E）

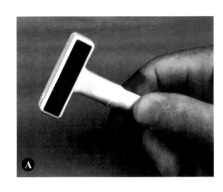 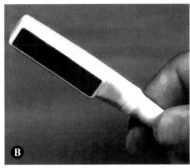 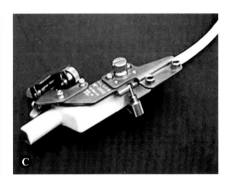

图 25-49　腹部和颅脑术中超声探头

A. T 字型线阵式术中探头；B. I 字型术中探头（引自吕明德、刘吉斌. 现代介入性超声诊断与治疗，2004）；C. 颅脑术中专用探头，配有穿刺导向器

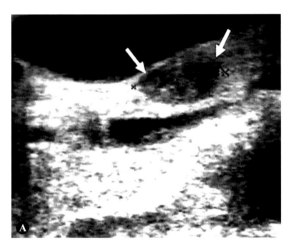 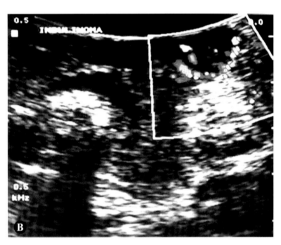

图 25-50　胰岛细胞瘤术中灰阶和 CDFI 超声表现

（引自吕明德、刘吉斌，现代介入性超声诊断与治疗，2004）

（王金锐）

第十三节　超声引导肿瘤的消融治疗

　　肿瘤消融治疗（ablation therapy）是利用物理或化学方法，使局灶性肿瘤发生组织坏死的一类微创介入治疗方法。超声引导多种消融治疗技术的迅速进展和广泛临床应用，不仅增加了治疗肿瘤的手段，而且已经使传统的肿瘤治疗观念（手术、化疗、放疗、经皮动脉导管栓塞——TAE）发生了重要变化。

一、超声引导经皮无水乙醇注射

　　肿瘤局部组织无水乙醇注射，是最常用的肿瘤化学消融治疗技术。

　　1983 年日本 Sugiura 等首先报道经皮无水乙醇注射（PET）成功地用于治疗小肝癌。通过超声引导将无水乙醇注入肿瘤内，组织间隙的无水乙醇浸润使肿瘤细胞脱水，蛋白质变性、凝固和微血管内血栓形成，导致肿瘤组织凝固性坏死。这一技术经济实用，易于推广。

（一）适应证

　　单独 PET 治疗，最适合直径 ≤ 3cm，数目 ≤ 3 个的原发性小肝癌结节消融治疗，而且可以获得与外科手术切除治疗相似的治疗效果和或更好的预后。对于 PET 治疗后复发的小肝癌，重复 PET 治疗同样有效。这一技术尤其适合于难以承受外科手术以及心、肝、肺、肾功能不全或肿瘤位置不当的肝癌患者。但是，PET 用于转移性肝癌的疗效差。

有的学者将 PET 用于直径 4～5cm、病灶数目达到 4 个的原发性肝癌。很多学者认为，无水乙醇注射对于更大的肝癌结节需要多点、较大的剂量注射和定期多次注射，其疗效差。有学者主张根据患者肝功能情况采用 PET ＋ TAE 的联合治疗。

（二）禁忌证

包括晚期的巨大肝癌、弥漫浸润型或合并门静脉、肝静脉癌栓及远处转移。Livraghi 等试图采用一次性大剂量 PET 治疗大病灶或多发性结节作为技术改进，然而严重并发症率大增，包括腹腔内出血、肝段坏死、醉酒反应，死亡率 4.5%，因此并不可取。此外，严重的出血倾向、肝功能失代偿、有黄疸及大量腹水患者均属禁忌。

（三）并发症

肝癌乙醇注射治疗往往有局部疼痛，主要与酒精刺激腹膜和膈肌有关，使得部分患者难以接受。此外，可有低热和 GPT 增高。

（四）临床意义

对于小肝癌可造成完全性坏死。疗效指标可以根据 AFP、CEA 下降，以及影像学指标包括增强 CT 或 MRI 以及超声造影决定。经过规范的 PET 治疗，1 年、2 年、3 年生存率分别可达 88.7%、66.5% 和 25%，其疗效满意，可与手术疗效相媲美。由于微创治疗避免了手术带来巨大创伤，可以显著提高患者生活质量、延长生存期。除了肝癌治疗外，经皮无水乙醇注射还成功地用于甲状旁腺功能亢进和某些较小的转移性浅表性淋巴结肿大。

二、超声（或 CT）引导经皮化疗药物瘤内注射治疗肿瘤

1955 年 Bateman 首先将化疗药物环磷酰胺以瘤内注射方式用于乳癌、肝癌等 486 例晚期肿瘤患者治疗，定名为瘤内化疗（intra-tumoral chemotherapy）。

此后，国内外学者在超声或 CT 影像引导下，对于瘤内注射化疗药物治疗肿瘤陆续进行过探索，取得了一些进展。作为微创性介入性治疗技术，瘤内化疗药物注射似有其一定的新颖之处和优点，或可弥补某些难治性肿瘤的不足。但此项技术尚欠成熟，还存在不少有待商榷和进一步完善之处，需要更多的从事介入性超声和 CT 影像工作者、肿瘤学乃至免疫学专家学者关注和研究。

（一）瘤内化疗药物的缓释作用的研究

在过去 10 多年里，瘤内化疗临床研究应用显著增多。德国学者 Vogl 等报告，采用侧孔（6 个）细针在 CT 引导下，瘤内注射（平均 3.1 次）具有缓释作用的顺铂/肾上腺素凝胶（胶原蛋白载体），治疗原发性和转移性肝癌，取得了肯定的疗效：9 例小肝癌 13 个病灶，肿瘤体积平均减半（29.2 → 14.5ml），平均生存期 14.1 个月；8 例结/直肠转移癌 17 个转移灶（平均体积 77.4ml），采用同样的瘤内化疗药物注射，也收到较好的效果，尽管转移病灶局部控制率不及原发性肝癌（38% vs71%），但生存期仍有 14.5 个月。结果表明，具有缓释作用的瘤内化疗的副作用轻，有短暂的局部疼痛（76%）、多汗（30%）、恶心、呕吐（53%）等。但其优点相当显著：既可增强抗癌疗效，还可减少全身性化疗细胞毒性药物常引起的严重毒副作用。

无水乙醇瘤内注射（PET）早已成功地用于治疗肝癌。我国学者于保法曾利用无水酒精与高浓度化疗药物混合进行瘤内注射，认为能够形成组织凝固块并兼有长时间缓释化疗药物的作用，为此提出利用肿瘤自身坏死灶作为"抗癌药物缓释库"的概念。通过药物动力学研究认为：① "缓释库"内高浓度、具有强大杀伤力的抗癌药如 Ara-C，其半衰期比单纯 Ara-C 瘤内注射延长 27 倍（160min vs 6min）；② 化疗药物与无水乙醇联合注射 15min 后"缓释库"内化疗药物浓度设定为 100%，4hr、24hr 以后分别缓慢降至 82% 和 60%；而全身性/静脉给药后 4hr、8hr、24hr 药物浓度猛然降低至 16%、0 和 0。作者认为以上结果，有利于大剂量、长时间局部强力杀灭肿瘤细胞。2003 年作者们通过临床中晚期肿

瘤 751 例治疗研究认为，"缓释库"可以增加疗效而不产生"全身性化疗"引起的严重毒副作用。其理由是：全身性细胞毒化疗，药物＞95% 分布于全身各器官系统，特别是免疫系统，往往产生严重的毒副作用；反之，进入局部肿瘤内的化疗药物不足 5%，更何况化疗药物对肿瘤的作用时间如此之短暂。为此，作者等继续开展了多种肿瘤瘤内注射化疗药物的临床应用。

（二）瘤内化疗与肿瘤免疫增强的研究

肿瘤介入治疗种类繁多，可分两类：①血管内灌注法，如肝动脉/门静脉栓塞与化疗。②瘤内靶向穿刺法，如经皮无水乙醇瘤内注射、肿瘤、微波消融、激光、冷冻消融等，以上已被国内外学者公认为比较成熟的肿瘤临床治疗技术。③化疗药物的瘤内注射，即肿瘤局部化疗。我国学者陆续开展过蟾酥、缓释蓖麻毒素和复方中药"99 克星"等实验研究，但很少见临床应用报道。上述技术各有所长，但从肿瘤免疫角度来说，肝动脉或门静脉栓塞与化疗，通常使人体免疫功能和肝功能下降。已有学者观察到瘤内局部热消融技术，优点是通过一次性肿瘤消融，大大减轻肿瘤负荷，可使全身免疫功能有所改善，尽管其改善程度有限。而其中冷冻凝固引起的肿瘤组织坏死，往往引发后续炎症反应，可能有一定的促进抗肿瘤免疫功能的作用。20 世纪 80 年代国外学者有两项早期临床研究认为，瘤内化疗可能提高全身免疫能力。其中一项为 33 例Ⅲ～Ⅳ期卵巢癌转移患者 15 例病情得到缓解，14 例肿瘤消退，4 例无效。另有国外学者用 22G 细针在超声引导经皮对 12 例晚期癌症患者进行氨甲蝶呤、氟尿嘧啶、环磷酰胺多药联合瘤内注射，其中 60% 患者病情得到控制或肿瘤消退。但学者们普遍认为，自体肿瘤坏死产物因无抗原性或抗原性很弱，故对自体肿瘤免疫力提高有很大难度，易使残余癌和转移癌免疫逃逸和复发。2008～2013 年我国学者林礼务等报道用缓释蓖麻毒制剂、99 克星进行瘤内注射治疗肝癌取得很好的临床实验结果，也认为与增强自身免疫力有关。

免疫增强佐剂（immune enhancing adjuvant）——

半抗原（hapten），本身是小分子，不具抗原性，但如果同有关抗原如蛋白质搭配，或预先注入机体或瘤体，可增强抗原的免疫应答反应，从而用于抗肿瘤与抗感染的辅助治疗。半抗原有多种类型，其中有卡介苗、二硝基酚或三硝基酚（dinitrophenol，DNP 或 trinitrophenyl TNP）等。20 世纪 50～60 年代，曾有报道卡介苗对白血病、结肠癌、肝癌、肺癌和黑色素瘤等有一定辅助治疗作用。2002 年 Bassi 总结 1496 例临床研究资料，证明卡介苗治疗膀胱癌的完全缓解率为 60%～79%。后来，卡介苗联合化疗治疗肿瘤曾成为研究热点之一。

我国学者于保法 2007 年曾将常用于制备人工抗原的半抗原二硝基酚（DPN），与含乙醇的瘤内化疗药物联合注射，认为 DPN 可对肿瘤内坏死产物中蛋白成分进行修饰，从而增强肿瘤坏死产物的抗原性，从而增加机体抗肿瘤免疫能力。通过其实验室研究包括核医学示踪、若干免疫学指标测定和电镜观察认为，能显著增强抗肿瘤免疫反应。于保法将上述"缓释库"与瘤内化疗药物注射诱发自身免疫作为技术发明项目，先后取得美、中、澳三国 2004、2006、2007 年的发明专利。迄今十年有余，其药物配伍细节仍未公布。于保法"化学免疫治疗药物"和"缓释库"的组成成分可能包括：①常用三种普通化疗药（如表柔比星、吉西他滨、培美曲塞）约占 95%；②凝固肿瘤细胞从而起缓释作用的药物——无水乙醇，加免疫佐剂，共占约 5%。显然，无水乙醇所占百分比很低，遇到多量化疗药水溶液会被稀释，其肿瘤细胞凝固性坏死和化疗药物的缓释作用颇受介入性超声学者的质疑。

（三）于保法"缓释库—瘤内化学免疫治疗"技术简介

1. 采用 CT 或超声引导，对肿瘤进行精准定位。利用细针经皮穿刺，使操作更加安全（注：常用 23 G×15 cm/25 G×9 cm 细针）；必须配用 10 ml、20 ml 高压注射器，以避免细针的针柄与注射器接头滑脱和药液溢出。通常注药过程短暂，容易顺利完成操作。

2. "缓释库"内药物成分的变动：笔者 2016 年

获知，于保法"缓释库"多种药物配方中不再采用无水乙醇用于肿瘤组织凝固性坏死。此外，其配方中加入血凝酶注射液（hemocoagulase injection，是消化科、外科、耳鼻喉科、妇科急诊常用的止血药）。血凝酶注射液的作用是否在于缓释化疗药物，有待查明。笔者通过超声造影随诊观察一例接受瘤内化疗注射后的胰腺癌合并腹壁多发性转移（4个结节，直径2～3cm，CDFI证实血供丰富）。观察结果：瘤内注射技术不可能做到一次性肿瘤消融或灭活，注射后一周肿瘤结节仍表现弥漫性造影增强，肿瘤内和周边呈现丰富血流信号；二次注射2周后，肿瘤仍表现轻度弥漫增强（血流信号较丰富）；三次治疗后，才出现大部分中心性坏死。

3. 于保法等根据多年临床应用研究认为，联合采用2～3种化疗药物比单一化疗药的临床疗效更佳。使用临床常用的三种普通化疗药，已如前述。

4. 根据肿瘤的大小，粗略估算瘤内注入的剂量（三联化疗药物复合配方）。以肝癌、乳腺癌、肺癌和胰腺癌为例：①≤5 cm的肿瘤，肿瘤直径（cm）×2（单位：ml）。②对于>5 cm的肿瘤，肿瘤直径（cm）×1.5（单位：ml）。③疗程：通常每周瘤内注射1次，至少需要2～3个疗程。

（四）瘤内化学免疫治疗的适应证

瘤内化疗药物注射并未在我国各地医院普遍应用。于保法肿瘤专科医院制定的以下适应证范围相当广泛，然而至今并未形成广泛的临床共识。包括：胸腹部和盆腔多种器官的原发性局灶性肿瘤、乳腺癌等浅表器官恶性肿瘤；肢体多种软组织恶性肿瘤、骨肉瘤。于保法等认为还可用于转移性肿瘤。至于瘤内化疗药物注射的禁忌证，未见明确规定。

（五）已知三联化疗药物瘤内注射的毒副作用

（1）局部注射部位疼痛，常比较严重。注射前1 h，通常需要常规口服可待因或肌注镇痛剂进行预处理。曾遇一例胰头癌合并黄疸已有腹痛的患者，接受第一次瘤内注射后腹痛显著，由于持续加重，拒绝接受计划安排的第二、第三次治疗。

（2）瘤内注射后1～3 d内部分患者可能有不同程度发热。肺癌、胰腺癌等患者注射后1～3d内常发热，可达38～39.5℃。患者瘤内注射后，需要卧床休息数小时。由医师根据患者具体病情，决定是否需留院观察。

（3）其他已知毒副作用：①一例胰腺癌合并大网膜转移的2 cm肿瘤患者，瘤内注射后除了严重腹痛外，伴有恶心、呕吐、多日不思饮食；其前腹壁内2个转移结节，注射后腹痛较轻，可以忍受。其另一结节位置浅表，瘤内注射后针眼向外持续渗液，之后发展成难以愈合的癌性溃疡。②一例男性胃癌患者，经皮瘤内注射后自觉胃部症状有所改善，出现黑便数日，所幸不治自愈。③另有一例85岁女性胰腺癌患者，第一次瘤内注射一周后血液细胞免疫检测发现免疫力极端低下，造血干细胞百分比降至0.008（正常值>0.03）；系列淋巴细胞严重减少，免疫学专家会诊确定"预后危殆"；第二次同时接受原发灶和3个肝脏转移结节的瘤内注射（共4个），患者出现贫血、严重乏力、肝区痛、食欲不振和消瘦，此后患者病情迅速恶化。

（六）瘤内化疗药物注射临床意义和存在的问题

瘤内注射化疗药物，只是介入治疗局灶性肿瘤的一种不同途径和方法。与静脉途径用药相比，显然具有高效杀灭局部肿瘤的作用。由于采用CT或超声引导和高压注射器连接细针穿刺技术，操作方便。联合三种化疗药物瘤内注射，可以提高疗效，并用于较多类型肿瘤。对无法手术或拒绝手术（包括微创手术）的肿瘤患者，对于不适合普通放化疗、靶向药物等精准疗法或其他介入性治疗的患者，可能是一种较好的选项。例如，通过增强MR随诊一例第三期肺癌患者，经过临床综合治疗（靶向、化疗、放疗均取得较好疗效）一年后，因PET-CT发现原发灶残留（3.5cm×2cm）伴有心包积液增加，故慎重选择瘤内化疗注射，在二次治疗后2个月MR复查，病灶出现中心性坏死，临床症状改善，但半年后PET-CT再次发现原发灶复燃，在第三次瘤内化疗注射后2个月复查，MR发现病灶完全纤维化，心包积液显著减少。但是细胞免疫检测结果无改善。

瘤内注射化学药物疗法还存在以下问题：①目前其适应证范围、禁忌证、毒副作用、其确切疗效和安全性等，尚缺乏有关专家学者广泛论证和临床共识。例如：适应证方面，我们看到，高龄、体弱、中晚期危重肿瘤、多数性转移瘤、已知检测细胞免疫功能严重低下的患者，瘤内注射化疗药物治疗的风险颇高，瘤内注射治疗后容易促使患者病情恶化（注：三联化疗药物总剂量不低），故需特别慎重选择并进一步加以研究。②介入性超声学者质疑：不用无水乙醇如何发挥"缓释库"作用，目前瘤内注射化疗药似无缓释作用。③目前已知不少接受瘤内化疗药物注射的患者，经过细胞免疫检测发现普遍免疫功能是下降的，与"瘤内注射化学—免疫疗法"预期提高免疫功能结果相反，需要有先进的肿瘤细胞免疫治疗的积极支持。因此，瘤内化疗注射"激发全身性免疫作用"的结论，有待多学科包括免疫学专家学者进一步研究和客观评估。

三、超声引导经皮热消融治疗肝肿瘤——微波和射频消融

在超声引导下，将射频或微波电极针插入肿瘤内，电极尖端及周围组织产生约 $60 \sim 100℃$ 高温，致使高温热场内的肿瘤组织在短时间内发生凝固性坏死。微波或射频消融最常用于直径 $3 \sim 5cm$ 范围内的原发性肝癌或肝转移的消融治疗。合理实施射频或微波消融治疗，肿瘤患者的疗效和预后可以与手术切除相媲美。因此，作为微创技术，超声引导热消融治疗较外科切除手术更容易被患者接受。更为重要的是，肝癌由于多发性或多中心性病变、肝功能异常等许多其他原因，手术率很低，据估计仅20%左右。超声引导热消融治疗特别适合于难以经受手术创伤的许多患者，如肝癌合并肝硬化，年迈体弱，合并其他严重心、肺、肾功能不全等。我国学者董宝玮、陈敏华等分别在微波和射频热消融治疗肿瘤的临床应用研究和技术改进方面取得了举世瞩目的成绩，积累了丰富的经验，已经使超声引导热消融治疗技术在全国范围内推广。

在热消融治疗肿瘤中，射频消融技术受到越来越多的重视。这是因为射频热消融治疗仪具有特殊的优势——射频具有实时温度监测系统，其最佳的消融温度和高温热场由计算机自动控制，从而可以提高肿瘤局部治疗的精准性和可控性，减少对周围正常组织和正常器官不必要的热损伤，故可使复杂的肿瘤消融治疗操作大为简化。举例来说，在超声引导下插入一根 $14 \sim 15G$ 的针管，其内含有 $7 \sim 9$ 根纤细电极，多根电极连同纤细的测温探针在深入肿瘤后呈伞形分散。加温预设范围通常在 $95 \sim 105℃$，加温后仪器能够为每根电极温度的恒定——热场进行自动调整。所用功率和加温的时间取决于肿瘤的大小。自动温控可以避免组织碳化从而保证良好的导热作用，提高肿瘤消融治疗效果（图25-51）。

射频消融治疗肝肿瘤主要包括经皮超声引导、术中、腹腔镜辅助射频消融三种治疗方法。经皮肝穿B超引导下射频消融治疗是最常采用的一种治疗方式，其优点是定位准确、实时监测保证有效的温度控制，且无放射性损伤、操作简便、安全性高。

射频消融治疗肝癌优点是：适应证广、副作用小、疗效确切，有效提高肝癌患者生存质量、延长生存期。

（一）适应证

射频消融适用于：①肝癌直径≤5cm的单发结节。②多发结节：最大径≤4cm，数目≤3个肿瘤；或最大径≤3cm，数目≤5个肿瘤；或肝肿瘤分别位于左、右两叶或侵犯血管，不宜手术切除的患者。③小肝癌（＜2～3cm），患者拒绝手术切除者。④肝癌复发后不宜手术者。⑤肝癌不能耐受手术、全身化疗，或肝动脉栓塞者等。随着经验积累和技术改进，包括采用阻断肿瘤的血液供应、联合经皮肝动脉栓塞疗法，可用于直径更大的肿瘤。

（二）禁忌证

①肿瘤过大，需消融范围达肝脏体积1/3者；TNM Ⅳ期的晚期肿瘤；②弥漫浸润型肝癌；③合并门脉癌栓或肝静脉癌栓；④严重肝功能障碍、黄疸或大量腹水；或合并心肺功能障碍。⑤难以纠正的凝血

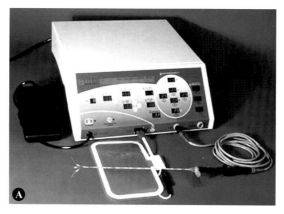
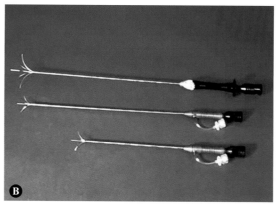
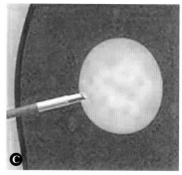
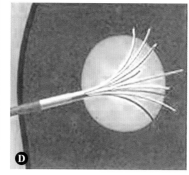
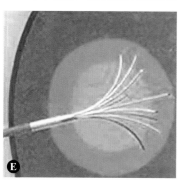

图 25-51　瑞达（RITA）射频治疗仪（引自刘吉斌．现代介入性超声诊断与治疗，2004）

A.射频治疗仪外观及电极针（带有实时多点测温功能）；B.瑞达新型电极针，具有生理盐水灌注功能，可获得较大的凝固性坏死灶；C、D、E.超声引导肝癌射频消融操作步骤示意图

功能障碍；⑥合并感染，特别是胆道感染。⑦此外，射频消融治疗不适合已经安装心脏起搏器的患者。后者可选用微波消融治疗。

原发性和转移性肝癌射频消融治疗的规范化技术操作、术前准备、术中及术后注意事项，以及热消融效果评定方法包括超声造影（图 25-52）、增强 CT（图 25-53）的应用等，在此从略。详细请参见有关肝癌射频消融专著。

（三）射频消融在临床其他方面的应用

除了最多应用于肝癌以外，尚可用于甲状腺肿物（图 25-54）、乳腺肿瘤、肾肿瘤、子宫肿瘤、骨肿瘤以及恶性肿瘤的淋巴结转移等。

四、超声引导冷冻消融治疗（cryotherapy，cryoablation）

冷冻消融治疗属于微创技术，也称冷冻外科（cryosurgery）。肿瘤冷冻消融治疗已有 20 余年历史，我国也在开始临床应用研究。其基本原理是利用液氮或氩气系统产生低温效应，使组织变性和破坏，具体取决于冷冻的温度和时间。通过细胞冰化、冷冻—解冻时细胞外液渗透性受损和小血管阻塞、血栓形成造成组织和细胞凝固性坏死。当冰球温度达到 -40°C，即可造成内部组织完全消融。肝脏实质对于冷冻更敏感，只需 -20°C 即可达到完全组织破坏。

目前冷冻治疗技术和设备已经相当完善，长探头直径仅 3mm 或 8mm，可供外科术中超声引导和经皮超声引导的临床应用。冷冻消融非常适合于肝癌的特别是多发性结节消融治疗，包括转移性肝癌。利用超声可以清晰地实时监控冷冻消融产生的冰球大小和范围。而且，即使恶性肿瘤邻近大血管，也不是冷冻治疗的禁忌证，这一点为射频、微波热消融治疗技术所不及。有学者研究认为，冷冻消融后留下的肿瘤凝固坏死灶，日后作为"自身的肿瘤抗原"可以引发局部慢性炎症，调动机体对肿瘤的全身性

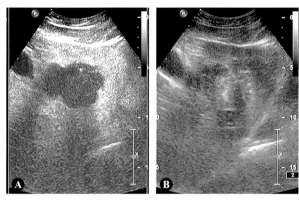

图 25-52 A.超声造影评估肝癌射频消融治疗效果；B.超声造影前声像图显示不清

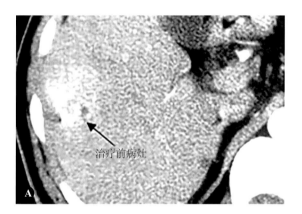

治疗前病灶

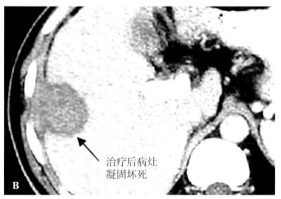

治疗后病灶凝固坏死

图 25-53 肝癌射频治疗效果的增强 CT 图像比较

A.治疗前，B.治疗后

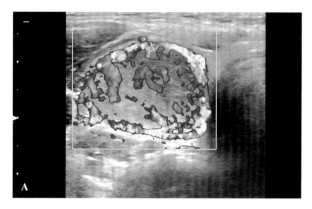

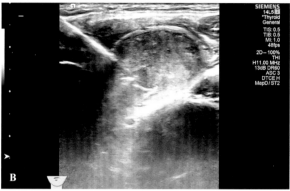

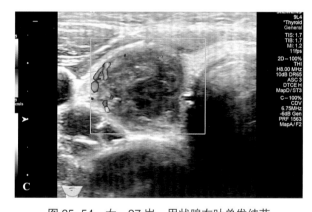

图 25-54 女，27 岁，甲状腺右叶单发结节

A.血供丰富；B.细针抽吸活检证实为甲状腺良性结节；C.患者自觉肿物增大，拒绝手术切除，行超声引导下射频消融术。采用移动消融法，成功消融结节。术后一个月复查，结节体积缩小、血流信号完全消失

免疫反应。冷冻消融也已成功地用于肝脏、肾脏肿瘤的治疗，而且其设备比热消融更为安全。肿瘤冷冻消融的疗效包括 5 年生存率，可以和外科手术相媲美。超声监控冰球深方的病灶是否消融，容易受到声影干扰，此时可能需要 CT 协助监控，以弥补超声的不足。

据 Korpan 等以 10 年的前瞻性随机方法全面比较研究发现,冷冻治疗和手术切除的肝肾肿瘤病例，5 年生存率分别是 44% 和 36%。由此可见，超声引导冷冻消融治疗肿瘤具有良好的临床应用和发展前景。但是，目前在我国仅有少数肿瘤医疗单位在开展应用，值得引起我们广泛的关注。有关冷冻消融治疗肿瘤技术的详细描述，请参阅有关专著。

五、高强度聚焦超声（high-intensity focused ultrasound，HIFU）治疗肿瘤

现代超声诊断历来采用强度或功率极低的超声，其基础和临床应用研究已有 50 多年光辉历史，而且它的发展至今依然日新月异。鉴于超声照射人体组织存在着复杂的声场和生物学效应（参见本书总论第一章），国内外学者对于高强度聚焦超声（HIFU）用于热消融治疗肿瘤，长期处于审慎的实验研究阶段。直至 2001 年才有以色列、法国等个别国家学者，采用美国 FDA 批准的以 MRI 为监控手段的相控阵超声治疗仪，开展单项的经直肠治疗前列腺增生的Ⅲ期临床应用研究。还有英、美等少数国家学者，同样审慎地开展临床应用研究，直到 21 世纪，HIFU 的范围仅限于前列腺病变（主要是前列腺增生和前列腺癌）和子宫肌瘤等个别疾病。至今，美国 FDA 批准 HIFU 治疗肿瘤的仪器生产和临床应用范围依然十分有限。

20 世纪末，我国重庆医科大学、上海交通大学、北京医科大学等附属医院协同其他有关单位，先后积极进行 HIFU 设备的研制和大量的临床研究。国内 HIFU 生产设备和临床应用的规模之大，可谓世界第一。重庆医科大学自 1997 年首先应用于人体疾病治疗以来，已治疗过上千个病例（引自王智彪等，2004）。国内开展 HIFU 消融治疗肿瘤的研究中心或医院曾经多达 200 余单位。据称，国内研制 HIFU 设备的研究单位、厂商曾多达七家，但是已批准生产的若干 HIFU 治疗仪的类型和所用的高功率超声

聚焦原理居然不尽相同（图 25-55），而且它们均缺乏安全保障关键技术——MRI 实时测温和温控系统配套和行业规范。这是国内 HIFU 治疗仪与国外同类产品及其临床应用最大的不同或差距。至于我国一些学者认为可用超声图像监测热凝固性坏死和估测温度的观点，其可靠性受到超声物理学家和临床专家学者们的普遍质疑。

高强度聚焦超声治疗属于介入性治疗的范畴，是肿瘤局部热消融治疗的新技术之一。但至今国内仍有极个别声学物理专家和少数临床学者错误地将高强度聚焦超声技术称之为"无创治疗技术"（non-invasive therapy），或"无创外科技术"。有学者还将高强度聚焦超声称为"海扶刀"或"超声刀"，也未必妥当，容易误导人们以为其杀灭肿瘤可与精准放疗如"伽马刀"相提并论，其实如果缺乏先进的 MRI 测温和温控系统，其热消融治疗的精准度和安全性会大打折扣。

（一）高强度聚焦超声临床应用范围

目前，除了前列腺增生、前列腺癌和子宫肌瘤而外，尚无国内外一致公认的 HIFU 治疗适应范围。

就世界范围来讲，HIFU 治疗在我国的临床应用范围最广。我国率先开展了肝癌、胰腺癌、骨肿瘤、乳腺肿瘤等 HIFU 的临床应用，取得了丰富的经验、教训，引起世界瞩目。

我国学者制定的 HIFU 治疗适应证（注：迄今尚未经过中华医学会和中国医师协会所属肿瘤放射治疗学会、临床肿瘤学会等权威机构以及临床专家

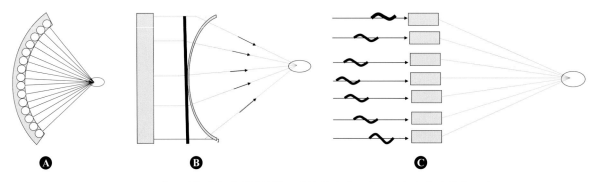

图 25-55 高强度聚焦超声换能器的几种聚焦方式示意图（假想超声聚集图）
A. 曲面阵列自聚焦；B. 声透镜聚焦；C. 相控阵聚焦。注：真实超声聚集及其功率（能量分布），请对比图 1-24

论证并形成共识）：适用于"具有良好软组织声通道的实性器官肿瘤"。例如：子宫肌瘤、骨肿瘤、乳腺肿瘤（纤维腺瘤，晚期乳腺癌的姑息性治疗）、肢体软组织肿瘤，以及必须有良好声通道的肝癌、门静脉癌栓、胰腺癌、膀胱癌、腹膜后肿物等。至于空腔含气器官如胃肠、肺肿瘤，以及无良好声通道的实质脏器肿瘤，被列为禁忌证。

关于 HIFU 治疗肿瘤的技术方法，包括各种肿瘤的病例选择、治疗方案制定与剂量、术前准备（包括全身或局部麻醉），具体操作方法，术中、术后注意事项，疗效评估，HIFU 治疗肿瘤的并发症等项目繁多，由于篇幅所限，在此从略，可参考王智彪等撰写的"HIFU 治疗肿瘤"（见：刘吉斌 . 现代介入性超声诊断与治疗，第 23 章，2004：639–664. 科学技术文献出版社）。

（二）HIFU 治疗肿瘤存在的问题、思考和展望

1. 在国外 HIFU 消融用于治疗肿瘤，历来持以慎重的态度。迄今，美国 FDA 仅批准了 HIFU 临床应用限于前列腺增生、子宫肌瘤和乳腺纤维瘤的治疗。尽管国内外学者在许多其他恶性肿瘤的治疗方面取得了不少成绩，发表了许多文章，目前国外 HIFU 的应用总体上仍处于临床前试验研究阶段。现代肿瘤治疗特别强调精准的个体化综合治疗，在若干热消融治疗技术的选择方面，往往首选更加成熟和精准的射频消融，或微波消融等。

2. 在我国 HIFU 消融治疗肿瘤临床应用曾经形成规模。然而，基于不少治疗单位 HIFU 的并发症率频发，甚至发生某些严重并发症乃至医疗事故，其安全性备受专家学者们和国家医药管理部门的高度关注。多年来中国 FDA 已禁止批准多家 HIFU 治疗仪厂商继续生产，使全国 HIFU 消融治疗肿瘤的临床应用迅速萎缩。例如，北京几个著名肿瘤临床研究中心、试点开展 HIFU 消融治疗肿瘤的若干三甲医院，以及笔者所在单位，已多年来放弃使用。

3. HIFU 治疗并发症频发，与 HIFU 治疗系统缺乏 MRI 的热场显示和温控有关。国内 HIFU 治疗学者多数主张焦点温度必须 65 ～ 100℃，超声需要强

大功率和较长的辐照时间，以便达到一次性消融目的。为避免患者难忍疼痛并保持体位固定不动，不惜让患者接受数小时全身麻醉和必要的生命监护。例如，有学者报告，骨肿瘤 HIFU 治疗效果满意，但严重并发症率可达 30%。还有妇科应用报告，腹、盆腔肿物经 HIFI 治疗的患者再接受手术时，发现其腹、盆腔局部肠管、正常子宫附件已有明显的腹膜粘连并发症。笔者也遇到部分患者，在试用 HIFU 治疗子宫肌瘤、胰腺癌、甲状腺瘤等过程中，由于不用麻醉，患者常感到严重疼痛，只能降低预设治疗功率，有的不得已放弃治疗。我们还参加过一次国内外学者（其中 2 位系美国 FDA 委派）密切合作进行的急性动物（猪）实验，实际观察 HIFU 的消融治疗作用：①为达到正常胰腺组织肉眼可见的白色点状 HIFU 消融灶，解剖时意外发现同时有较大范围的并发症——大网膜充血水肿和肉眼可见的胃肠壁热损伤。②由于缺乏有效温控系统，试图利用超声影像发现 HIFU 引起肝内凝固性坏死灶并不可靠；却意外发现 HIFU 居然引起浅表正常腹壁软组织肉眼可见的热损伤。实验证明，HIFU 引发的严重并发症和热损伤值得高度重视。

为此我们注意到，国内另有学者的主张：对于难以一次性消融的肿瘤如胰腺癌，采用相对较低的温度 50 ～ 70℃ 即较低的 HIFU 发射功率，安全性较高，患者无须麻醉的 HIFU 治疗技术，通过若干次重复治疗，以达到杀灭肿瘤或抑制肿瘤生长目的；建议增加 PET-CT 作为比较敏感的疗效指标。这些学者探索用改良的、也许可更名为姑息性治疗方法，以减少癌症患者痛苦、提高患者生活、生存质量。这一方法的疗效评估，也有待开展临床多学科、大数量的进一步研究。

4. 展望 多年来国内仍普遍采用肿瘤超声定位技术，无法科学进行温度实时监控。个别公司在进行 HIFU 治疗设备改进，包括与西门子公司合作，用磁共振成像（MRI）的技术进行定位和温度的实时监控。其实用性和可行性如何，尚有待观察。

（王金锐 王淑敏 张 武）

参考文献

1.Kamran Ahar，Sanjay Gupta. Percutaneous image-guided biopsy. 张 堃，朱 璐主译 . 影像引导下经皮穿刺活检 . 长沙：湖南科学技术出版社，2017：1-21，42-51，85-96，97-260.

2. 董宝玮 . 临床介入性超声学 . 北京：中国科技出版社，1990.

3. 吕明德，董宝玮 . 临床腹部超声诊断与介入超声学 . 广州：广东科技出版社，2002：253-257.

4.Rumack CM，Wilson SR，Charboneau JW，et al. Diagnostic ultrasound. Third edition. Mosby，2005：625-650.

5. 张 武，吕国荣，贾建文，等 . 超声引导自动组织活检术的临床应用 . 中华超声影像学杂志，1993，2（1）：38-41.

6. 张 武，贾建文，苗立英，等 . 超声引导自动活检在肾组织活检中的应用 . 中国超声医学杂志，1992，8（4）：239-241.

7. 张华斌，张 武，贾建文，等 . 3560 例超声引导自动活检的回顾性分析 . 中国医学影像技术，2001，17（3）：291-292.

8. 董宝玮，梁 萍，于晓玲，等 . 超声引导粗针与细针穿刺活检比较 . 中华超声影像学杂志，2000，9（2）：71-73.

9. 张 武，贾建文，苗立英，等 . 胸腔、腹腔穿刺技术改进实验研究——多孔穿刺针管的应用 . 中国医学影像技术杂志，1989，5（4）：40-43.

10. 陈敏华，周永昌，徐 光，等 . 见 . 刘吉斌 . 现代介入性超声诊断与治疗 . 北京：科学技术文献出版社，2004：549-570.

11. 宋书邦，陈文奎，张玉英，等 . 超声引导经皮穿刺诊断和治疗肝包虫囊肿 . 中国超声医学杂志，1994，10（4）：63-64.

12. 宋书邦 . 肝包虫囊肿介入性超声微创治疗的研究现状 . 中华医学超声杂志（电子版），2004，1：41-43.

13. 林学英，林礼务，何以牧 . 超声引导无水乙醇量化治疗 746 例肝癌远期疗效观察 . 中华医学超声杂志（电子版），2008，1（5）：53-60.

14. 刘 杰，白喜玲，钟 华，等 . 经直肠超声引导下注射无水乙醇治疗前列腺增生的疗效观察 . 中华医学超声杂志（电子版），2007，2（4）：105.

15. 董宝玮，梁 萍，张 晶 . 超声引导微波消融治疗肝癌 . 见：刘吉斌主编 . 现代介入性超声诊断与治疗 . 北京：科学技术文献出版社，2004：571-591.

16. 陈敏华，刘吉斌，严 昆，等 . 超声引导射频消融治疗肝脏恶性肿瘤 . 中华超声影像学杂志，2001，10：404-407.

17. 刘吉斌 . 超声引导射频消融治疗肿瘤 . 见：刘吉斌主编 . 现代介入性超声诊断与治疗 . 北京：科学技术文献出版社，2004：592-610.

18. 陈敏华，严 昆，杨 薇，等 . 提高肝肿瘤射频消融疗效及并发症处理 . 中华医学超声杂志（电子版），2004，1（1）：14.

19. 严 昆，陈敏华，戴 莹 . 超声造影在评价肝癌射频消融临床疗效中的作用 . 中华医学超声杂志（电子版），2004，1（3）：117-119.

20. 吕明德 . 超声引导肝癌消融治疗的发展 . 中华医学超声杂志（电子版），2004，1（1）：1-2.

21. 林礼务，林振湖 . 经皮肝癌消融治疗的现状与进展 . 中华医学超声杂志（电子版），2007，4（1）：2-5.

22. 沈 理 . 肝癌介入性超声微创疗法临床应用与展望 . 中华医学超声杂志（电子版），2008，5（1）：10-15.

23. 刘吉斌，Rick I. Feld. 超声引导冷冻治疗肿瘤 . 见：刘吉斌主编 . 现代介入性超声诊断与治疗 . 北京：科学技术文献出版社，2004：621-637.

24. 曲 锰，王金锐 . 高强聚焦超声的临床应用 . 见：曹海根，王金锐主编 . 实用腹部超声诊断学 . 第 2 版 . 北京：人民卫生出版社，2006：653-662.

25. 王智彪，于廷和，陈文直，等 . 高强度聚焦超声治疗肿瘤 . 见：刘吉斌主编 . 现代介入性超声诊断与治疗 . 北京：科学技术文献出版社，2004：647-664.

26. 熊六林，钱祖文，于晋生，等 . 超声反演法无创测温实验研究 . 中国超声医学杂志，2008，24（1）：17-19.

27. 吕明德，刘吉斌 . 外科手术中的超声显像 . 见：刘吉斌主编 . 现代介入性超声诊断与治疗 . 北京：科学技术文献出版社，2004：141-172.

28.Rumack CM，Wilson SR，Charboneau JW，et al. Diagnostic ultrasound. Third edition. Mosby，2005：705-728.

29. 刘吉斌 . 现代介入性超声诊断与治疗 . 北京：科学技术文献出版社，2004：3-119.